中华医学百科全书

中医药学

中药药理学

国家出版基金项目
NATIONAL PUBLICATION FOUNDATION

中国协和医科大学出版社

图书在版编目 (CIP) 数据

中华医学百科全书·中药药理学 / 刘建勋主编. —北京：中国协和医科大学出版社，2020.1

ISBN 978-7-5679-1295-3

Ⅰ.①中…　Ⅱ.①刘…　Ⅲ.①中药学—药理学　Ⅳ.① R285

中国版本图书馆 CIP 数据核字（2020）第 012539 号

中华医学百科全书·中药药理学

主　　编：刘建勋

编　　审：袁　钟

责任编辑：李亚楠　戴小欢

出版发行：**中国协和医科大学出版社**
（北京东单三条九号　邮编 100730　电话 010-6526 0431）

网　　址：www.pumcp.com

经　　销：新华书店总店北京发行所

印　　刷：北京雅昌艺术印刷有限公司

开　　本：889×1230　1/16

印　　张：32

字　　数：945 千字

版　　次：2020 年 1 月第 1 版

印　　次：2020 年 1 月第 1 次印刷

定　　价：360.00 元

ISBN 978-7-5679-1295-3

《中华医学百科全书》编纂委员会

总顾问　吴阶平　韩启德　桑国卫

总指导　陈　竺

总主编　刘德培

副总主编　曹雪涛　李立明　曾益新

编纂委员（以姓氏笔画为序）

B·吉格木德	丁　洁	丁　樱	丁安伟	于中麟	于布为
于学忠	万经海	马　军	马　骁	马　静	马　融	马中立
马安宁	马建辉	马烈光	马绪臣	王　伟	王　辰	王　政
王　恒	王　硕	王　舒	王　键	王一飞	王一镗	王士贞
王卫平	王长振	王文全	王心如	王生田	王立祥	王兰兰
王汉明	王永安	王永炎	王华兰	王成锋	王延光	王旭东
王军志	王声湧	王坚成	王良录	王拥军	王茂斌	王松灵
王明荣	王明贵	王宝玺	王诗忠	王建中	王建业	王建军
王建祥	王临虹	王贵强	王美青	王晓民	王晓良	王鸿利
王维林	王琳芳	王喜军	王晴宇	王道全	王德文	王德群
木塔力甫·艾力阿吉	尤启冬	戈　烽	牛　侨	毛秉智	毛常学
乌　兰	卞兆祥	文卫平	文历阳	文爱东	方以群	尹　佳
孔北华	孔令义	孔维佳	邓文龙	邓家刚	书　亭	毋福海
艾措千	艾儒棣	石　岩	石远凯	石学敏	石建功	布仁达来
占　堆	卢志平	卢祖洵	叶　桦	叶冬青	叶常青	叶章群
申昆玲	申春悌	田景振	田嘉禾	史录文	代　涛	代华平
白春学	白慧良	丛　斌	丛亚丽	包怀恩	包金山	冯卫生
冯学山	冯希平	边旭明	边振甲	匡海学	邢小平	达万明
达庆东	成　军	成翼娟	师英强	吐尔洪·艾买尔		吕时铭
吕爱平	朱　珠	朱万孚	朱立国	朱华栋	朱宗涵	朱建平
朱晓东	朱祥成	乔延江	伍瑞昌	任　华	任钧国	华　伟
伊河山·伊明		向　阳	多　杰	邬堂春	庄　辉	庄志雄
刘　平	刘　进	刘　玮	刘　蓬	刘大为	刘小林	刘中民
刘玉清	刘尔翔	刘训红	刘永锋	刘吉开	刘伏友	刘芝华
刘华平	刘华生	刘志刚	刘克良	刘更生	刘迎龙	刘建勋
刘胡波	刘树民	刘昭纯	刘俊涛	刘洪涛	刘献祥	刘嘉瀛

刘德培	闫永平	米 玛	米光明	许 媛	许腊英	那彦群
阮长耿	阮时宝	孙 宁	孙 光	孙 皎	孙 锟	孙长颢
孙少宣	孙立忠	孙则禹	孙秀梅	孙建中	孙建方	孙建宁
孙贵范	孙晓波	孙海晨	孙景工	孙颖浩	孙慕义	严世芸
苏 川	苏 旭	苏荣扎布	杜元灏	杜文东	杜治政	杜惠兰
李 龙	李 飞	李 东	李 宁	李 刚	李 丽	李 波
李 勇	李 桦	李 鲁	李 磊	李 燕	李 冀	李大魁
李云庆	李太生	李曰庆	李玉珍	李世荣	李立明	李永哲
李志平	李连达	李灿东	李君文	李劲松	李其忠	李若瑜
李松林	李泽坚	李宝馨	李建勇	李映兰	李莹辉	李晓明
李继承	李森恺	李曙光	杨 凯	杨 恬	杨 健	杨 硕
杨化新	杨文英	杨世民	杨世林	杨伟文	杨克敌	杨国山
杨宝峰	杨炳友	杨晓明	杨跃进	杨腊虎	杨瑞馥	杨慧霞
励建安	连建伟	肖 波	肖 南	肖永庆	肖海峰	肖培根
肖鲁伟	吴 东	吴 江	吴 明	吴 信	吴令英	吴立玲
吴欣娟	吴勉华	吴爱勤	吴群红	吴德沛	邱建华	邱贵兴
邱海波	邱蔚六	何 维	何 勤	何方方	何绍衡	何春涤
何裕民	余争平	余新忠	狄 文	冷希圣	汪 海	汪受传
沈 岩	沈 岳	沈 敏	沈 铿	沈卫峰	沈心亮	沈华浩
沈俊良	宋国维	张 泓	张 学	张 亮	张 强	张 霆
张 澍	张大庆	张为远	张世民	张华敏	张志愿	张丽霞
张伯礼	张宏誉	张劲松	张奉春	张宝仁	张宇鹏	张建中
张建宁	张承芬	张琴明	张富强	张新庆	张潍平	张德芹
张燕生	陆 华	陆 林	陆小左	陆付耳	陆伟跃	陆静波
阿不都热依木·卡地尔		陈 文	陈 杰	陈 实	陈 洪	陈 琪
陈 楠	陈 薇	陈士林	陈大为	陈文祥	陈代杰	陈红凤
陈尧忠	陈志南	陈志强	陈规化	陈国良	陈佩仪	陈家旭
陈智轩	陈锦秀	陈誉华	邵 蓉	邵荣光	武志昂	
其仁旺其格	范 明	范炳华	林三仁	林久祥	林子强	林江涛
林曙光	杭太俊	欧阳靖宇	尚 红	果德安	明根巴雅尔	易定华
易著文	罗 力	罗 毅	罗小平	罗长坤	罗永昌	罗颂平
帕尔哈提·克力木		帕塔尔·买合木提·吐尔根			图门巴雅尔	岳建民
金 玉	金 奇	金少鸿	金伯泉	金季玲	金征宇	金银龙
金惠铭	郁 琦	周 兵	周 林	周永学	周光炎	周灿全
周良辅	周纯武	周学东	周宗灿	周定标	周宜开	周建平
周建新	周荣斌	周福成	郑一宁	郑家伟	郑志忠	郑金福

中医药学

总主编

王永炎　　中国中医科学院

曹洪欣　　中国中医科学院

本卷编委会

主　编

刘建勋　　中国中医科学院西苑医院

副主编（以姓氏笔画为序）

孙建宁　　北京中医药大学

孙晓波　　中国医学科学院药用植物研究所

任钧国　　中国中医科学院西苑医院

编　委（以姓氏笔画为序）

王树荣　　山东中医药大学

龙子江　　安徽中医药大学

曲晓波　　长春中医药大学

吕圭源　　浙江中医药大学

朱晓新　　中国中医科学院中药研究所

任建勋　　中国中医科学院西苑医院

任钧国　　中国中医科学院西苑医院

孙　蓉　　山东省中医药研究院

孙建宁　　北京中医药大学

孙晓波　　中国医学科学院药用植物研究所

李廷利　　黑龙江中医药大学

吴符火　　福建中医药大学

余日跃　　江西中医药大学

吴清和　　广州中医药大学

余日跃　　江西中医药大学

余林中　　南方医科大学

张艳军　　天津中医药大学

张恩户　　陕西中医药大学

陆　茵　　南京中医药大学

陈卫平　　天津市医药科学研究所

苗明三　　河南中医药大学

林　娜　　中国中医科学院中药研究所

林成仁　　中国中医科学院西苑医院

孟宪丽　　成都中医药大学

赵军宁　　四川省中医院科学院

侯金才　　中国中医科学院西苑医院

侯建平　　陕西中医药大学

徐　立　　中国中医科学院西苑医院

徐惠波　　吉林省中医药科学院

崔晓兰　　中国中医科学院中药研究所

梁爱华　　中国中医科学院中药研究所

焦亚斌　　深圳大学

戴　敏　　安徽中医药大学

前　言

　　《中华医学百科全书》终于和读者朋友们见面了！

　　古往今来，凡政通人和、国泰民安之时代，国之重器皆为科技、文化领域的鸿篇巨制。唐代《艺文类聚》、宋代《太平御览》、明代《永乐大典》、清代《古今图书集成》等，无不彰显盛世之辉煌。新中国成立后，国家先后组织编纂了《中国大百科全书》第一版、第二版，成为我国科学文化事业繁荣发达的重要标志。医学的发展，从大医学、大卫生、大健康角度，集自然科学、人文社会科学和艺术之大成，是人类社会文明与进步的集中体现。随着经济社会快速发展，医药卫生领域科技日新月异，知识大幅更新。广大读者对医药卫生领域的知识文化需求日益增长，因此，编纂一部医药卫生领域的专业性百科全书，进一步规范医学基本概念，整理医学核心体系，传播精准医学知识，促进医学发展和人类健康的任务迫在眉睫。在党中央、国务院的亲切关怀以及国家各有关部门的大力支持下，《中华医学百科全书》应运而生。

　　作为当代中华民族"盛世修典"的重要工程之一，《中华医学百科全书》肩负着全面总结国内外医药卫生领域经典理论、先进知识，回顾展现我国卫生事业取得的辉煌成就，弘扬中华文明传统医药璀璨历史文化的使命。《中华医学百科全书》将成为我国科技文化发展水平的重要标志、医药卫生领域知识技术的最高"检阅"、服务千家万户的国家健康数据库和医药卫生各学科领域走向整合的平台。

　　肩此重任，《中华医学百科全书》的编纂力求做到两个符合。一是符合社会发展趋势：全面贯彻以人为本的科学发展观指导思想，通过普及医学知识，增强人民群众健康意识，提高人民群众健康水平，促进社会主义和谐社会构建。二是符合医学发展趋势：遵循先进的国际医学理念，以"战略前移、重心下移、模式转变、系统整合"的人口与健康科技发展战略为指导。同时，《中华医学百科全书》的编纂力求做到两个体现：一是体现科学思维模式的深刻变革，即学科交叉渗透/知识系统整合；二是体现继承发展与时俱进的精神，准确把握学科现有基础理论、基本知识、基本技能以及经典理论知识与科学思维精髓，深刻领悟学科当前面临的交叉渗透与整合转化，敏锐洞察学科未来的发展趋势与突破方向。

　　作为未来权威著作的"基准点"和"金标准"，《中华医学百科全书》编纂过程中，制定了严格的主编、编者遴选原则，聘请了一批在学界有相当威望、具有较高学术造诣和较强组织协调能力的专家教授（包括多位两院院士）担任大类主编和学科卷主编，确保全书的科学性与权威性。另外，还借鉴了已有百科全书的编写经验。鉴于《中华医学百科全书》的编纂过程本身带有科学研究性质，还聘请了若干科研院所的科研管理专家作为特约编审，站在科研管理的高度为全书的顺利编纂保驾护航。除了编者、编审队伍外，还制订了详尽的质量保证计划。编纂委员会和工作委员会秉持质量源于设计的理念，共同制订了一系列配套的质量控制规范性文件，建立了一套切实可行、行之有效、效率最优的编纂质量管理方案和各种情况下的处理原则及预案。

《中华医学百科全书》的编纂实行主编负责制，在统一思想下进行系统规划，保证良好的全程质量策划、质量控制、质量保证。在编写过程中，统筹协调学科内各编委、卷内条目以及学科间编委、卷间条目，努力做到科学布局、合理分工、层次分明、逻辑严谨、详略有方。在内容编排上，务求做到"全准精新"。形式"全"：学科"全"，册内条目"全"，全面展现学科面貌；内涵"全"：知识结构"全"，多方位进行条目阐释；联系整合"全"：多角度编制知识网。数据"准"：基于权威文献，引用准确数据，表述权威观点；把握"准"：审慎洞察知识内涵，准确把握取舍详略。内容"精"："一语天然万古新，豪华落尽见真淳。"内容丰富而精练，文字简洁而规范；逻辑"精"："片言可以明百意，坐驰可以役万里。"严密说理，科学分析。知识"新"：以最新的知识积累体现时代气息；见解"新"：体现出学术水平，具有科学性、启发性和先进性。

《中华医学百科全书》之"中华"二字，意在中华之文明、中华之血脉、中华之视角，而不仅限于中华之地域。在文明交织的国际化浪潮下，中华医学汲取人类文明成果，正不断开拓视野，敞开胸怀，海纳百川般融入，润物无声状拓展。《中华医学百科全书》秉承了这样的胸襟怀抱，广泛吸收国内外华裔专家加入，力求以中华文明为纽带，牵系起所有华人专家的力量，展现出现今时代下中华医学文明之全貌。《中华医学百科全书》作为由中国政府主导，参与编纂学者多、分卷学科设置全、未来受益人口广的国家重点出版工程，得到了联合国教科文等组织的高度关注，对于中华医学的全球共享和人类的健康保健，都具有深远意义。

《中华医学百科全书》分基础医学、临床医学、中医药学、公共卫生学、军事与特种医学和药学六大类，共计144卷。由中国医学科学院/北京协和医学院牵头，联合军事医学科学院、中国中医科学院和中国疾病预防控制中心，带动全国知名院校、

目　录

zhōngyào yàolǐxué

中药药理学 (pharmacology of triditional Chinese materia medica)

在中医药理论指导下，运用现代科学方法和手段，研究中药和机体相互作用及其作用规律的学科。

形成与发展 中药药理学起源于 20 世纪 20 年代。1924 年，中国学者陈克恢在研究中药麻黄化学成分的基础上，发表了关于麻黄碱药理作用的论文"麻黄有效成分——麻黄碱的作用"。这是第一篇具有重要影响的中药药理研究的论文。

形成阶段 20 世纪 20~40 年代，中药药理学初步形成，研究的中药品种主要有当归、草乌、延胡索、黄连、常山、延胡索、仙鹤草、防己、贝母、鸦胆子等几十种。其中常山、鸦胆子在抗日战争期间，作为抗疟、止痢药物。此时期中药药理通过开创性研究，形成了以提取化学成分为主的研究思路。中华人民共和国成立（1949 年）后，中国政府对中医中药的整理研究和发展十分重视，中药药理研究进入了一个快速发展阶段，研究范围从单方发展到复方，研究品种多、研究范围广，对延胡索、粉防己、人参、黄连、葛根、川芎、丹参、三七、枳实、枳壳、灵芝、莪术、大黄、青蒿、青木香、益母草、天花粉等均有较深入研究。20 世纪 50~60 年代，主要在强心、降压、抗菌、驱虫、镇痛、抗炎、利尿、解热等方面寻找有效中药，发现了具有较强抗菌活性的穿心莲、黄连等中药。20 世纪 70 年代，主要从防治冠心病、防治慢性支气管炎、抗肿瘤、松弛肌肉、抗肝炎、中药麻醉、抗生育等方面进一步深入研究，发现了对气管炎有治疗作用的紫金牛、杜鹃花等，防治冠心病的丹参、川芎、复方丹参注射液等，抗肿瘤药莪术、薏苡仁、长春新碱等，抗生育药棉酚等，抗疟药青蒿素等，并且日益重视在中医药理论指导下进行药理研究。20 世纪 80 年代，通过实验研究，证实中医扶正固本为基础的整体观与现代医学神经内分泌激素、免疫功能调节网络系统学说。于 1984 年提出神经、内分泌激素与免疫功能网络三结合作为中医药整体思想的现代医学基础。同时，通过复方实验研究，部分阐明了中医药理论（如活血化瘀、扶正培本等治则），明确了某些中药的药理作用（如延胡索镇痛，镇静；桔梗、满山红祛痰，镇咳），改良了某些剂型（如感冒冲剂、生脉注射液等），发现了某些药的新用途（如枳实、青皮、鹤草芽等），研发了丹参、川芎、冠心Ⅱ号方等活血化瘀方药；确定了中药的有效成分，如小檗碱、苦参碱、川芎嗪、丹参酮、青蒿素、葛根黄酮、麝香酮等。

完善与成熟阶段 随着国内外中药药理研究的深入研究，常用中药药理研究逐渐系统化，中药药理学学科的形成已经成熟。20 世纪 50 年代，王筠默主编出版了《中药药理学》，系统整理了当时中药药理的研究成果。20 世纪 80 年代初，国家正式将中药药理学列入有关专业的教学计划，标志着中药药理学学科被国家教育管理部门正式接受。20 世纪 80 年代末，在周金黄和王筠默主持下编写了全国第一本《中药药理学》教材，奠定了中药药理学的学科基础。

现代技术应用与研究阶段 20 世纪 90 年代，虽然中药药理仍以整体动物试验为主，但各种新技术、新方法不断开始在中药药理研究中应用。但一直困扰着学术界的中药粗制剂体外研究的方法学问题，随着中药血清药理学的引进和发展，也得到了一定程度的解决。复方、作用机制和不良反应的研究增多。复方研究在 20 世纪 60~70 年代已经开始，并且取得显著成果，如四君子汤、生脉散等的研究，到 20 世纪 90 年代，有关复方研究的思路和方法渐成体系，进一步明确中药复方药理作用多层次、多靶点的概念，强调中药复方作用的多效性，并通过整体复方的分离提取寻找有效部位或单体。作用机制研究在此阶段有较明显提高，许多单味药的研究已深入到细胞水平、分子水平，以至基因水平。同时，不良反应及毒性问题受到国内外学者的关注，中药毒理作用研究有了较大发展，对雷公藤、关木通、朱砂等中药的毒性问题，已引起国内外学者的高度重视。

中药药代动力学是中药药理学的重要组成部分之一，其发展较晚，始于中国学者 20 世纪 60 年代对中药大黄有效成分体内过程的研究。早期的中药药代动力学研究主要进行活性成分的体内过程研究，并未应用现代药代动力学理论，对实验数据进行动力学分析。20 世纪 70 年代以后，随着大量高灵敏的现代分析仪器和测定方法的应用，中药药代动力学研究的论文数目急剧增加，动力学模型理论在许多中药有效成分的药代动力学研究中普遍应用，如丹参、人参、银杏叶、甘草等药物的药代动力学研究。20 世纪 90 年代以后，伴随中药药代动力学的研究，体现中医药特点的中药药代动力学的新理论不断出现，证治药代动力学、辨证药代动力学、霰弹理论、中药胃肠动力学、中药指征药代动力学等丰富与活跃了中药药代动力学的研究，对于中药药代动力学的形成与发展起到积极促进作用。中药药代动力学的研究方法，早期主要以生物效应法为主，血药浓度测定法已经成为主流，药代动力学与药效动力学（PK/PD）结合的研究方法也成为中药药代动力学研究的发展趋势。中药药代动力学的发展对于了解中药的作用机制、指导临床合理用药、优选用药方案、指导剂型改进和新药研究设计均具有重要的价值。

研究范围　中药药理学从其学科的属性来讲仍属于中医药范畴，其研究范围主要是针对中药、方剂及其有效成分的药理作用及体内过程。其基本研究范畴包括中药药效学、中药药代动力学和中药毒理学。但中药药理学与中医药理论密不可分，因此，中药药理学的研究范围不仅仅是研究中药，而是与中医药理论结合，扩展了研究范围。比如治法药理学、中药时辰药理学、中药临床药理学等。

研究方法　中药药理学主要采用以整体动物反应及基本的药理实验方法和设备进行研究。21世纪以来，虽然仍以整体动物试验为主，但计算机自动控制、图像分析处理和多媒体等多种现代最新的方法和技术开始在中药药理研究中应用，中药体外实验方法学的兴起亦引起中国中药药理学界的注意和重视。膜片钳、细胞内微电极和离子选择性微电极等已用于研究中药对动作电位、跨膜电位、离子通道等的影响。研究手段除利用整体反应、组织和细胞反应、生化测定外，细胞

因子、神经递质等生物活性物质测定以及离子通道、基因、受体功能分析等分子生物学手段均已进入中药药理学领域。新发展起来的基因探针、细胞重组技术等用于中药对基因表达与调控影响的研究亦已成为热点，能得到大家公认的适合中药特点的研究方法仍在不断的研究发展之中。尽管系统生物学、网络药理学的出现，为中药药理学的研究带来新的曙光，但该方面仍有许多的研究技术与方法仍面临众多问题需要解决。

研究任务　中药药理学的主要研究任务会随着时代的进步与社会的需求而有所变化，但基本任务有3个方面。①揭示中药防治疾病的科学内涵：应用现代科学技术方法，结合物质基础的研究，阐明中药主要治疗作用及作用机制，揭示中药治病的现代科学基础，并指导临床更为合理用药。②研究中药新药：基于传统用药经验和现代药理-化学相结合的研究结果，推动传统中药的进步，发展现代中药与创新中药。③促进中医药理论的发展：以中药药理作用的研究为基础，总结、发现中药作用的规律、特点与优势，联系中医药基本理论的发展与进步，创建现代中药药性理论。

与相关学科关系　中药药理学是一门新兴的交叉学科，是中西医药结合的产物，是中药学和药理学的分支学科，是连接传统医学与现代医学的纽带，是沟通基础医学和临床医学的桥梁，是中药现代化发展的基础学科，是中药化学、中药制剂学、中药鉴定学等其他中药相关基础学科研究中药结果的判定标准，也为中医临床各学科的发展提供了良好的中药药效基础。中药药理学在

阐述、发展和完善中医药理论，指导中药临床安全有效应用，推动中药新药研发，促进中药现代化和走向世界的进程中具有重要的作用。

发展水平与研究意义　经过几十年中药药理学的研究与发展，中药药理学已从引进西药药理的阶段，不断朝向中药药理学自身发展规律的方向发展。中药药理学不仅要验证中药的传统功效，更重要的是解释中药产生功效的机制，阐释中医药防病治病的道理，这已成为中药药理学发展的必然趋势。中药药理学的研究应在单味中药研究的基础上，大力提倡中药复方药理及其物质基础的研究；进一步体现中医辨证论治，病证结合的临床诊疗特点，加强中医证候动物模型的研究与应用；在还原论研究的基础上，不断结合现代的科学技术与方法，开展中药多靶点、多途径的非线性的药理作用模式与机制的研究，从分子层面揭示中药功效的科学内涵，提升中药药理的研究水平。

(刘建勋)

zhōngyào shíyàn yàolǐxué
中药实验药理学（experimental pharmacology of traditional Chinese materia medica）　在中医理论指导下，以模式生物为研究对象，运用现代科学方法与手段，研究中药及复方的药理作用及作用规律的学科。

形成和发展　中药实验药理学是中药药理学的起源，其形成与发展是中药药理学的重要内容。随着现代科学实验技术的发展，中药实验药理学的发展也更为迅速，中药的药理研究呈现单味药、有效成分、中药复方等多方面研究的情形，许多新技术、新方法在中药药理研究中得到了广泛的

应用，尤其是基因组学、蛋白质组学、代谢组学、网络药理学等系统生物学的发展在中药复方药理研究中的应用越来越多，为解决中药多成分复杂的作用机制提供了有用的方法。

研究范围与方法 中药实验理学研范围主要指中药对实验动物的药理作用及体内过程。基本研究范畴包括中药药效学、中药药代动力学和中药毒理学。

中药实验药理学的研究方法主要是采用现代医学的多学科手段，指标涉及生理学、生化学、免疫学、病理学、分子生物学、系统生物学、网络药理学等。虽然与西药药理的研究方法基本相同，但由于中药的特殊性，在研究中也会与中医药理论与临床相结合建立符合中医药理论、具有中医特色的动物模型，如气虚证模型、血瘀证模型、气虚血瘀证冠心病模型。此外，根据中药的特点，创新实验方法，如血清药理学、脑脊液药理学、中药网络药理学等等。因此，中药实验药理学与药理学具有共性，也具有其特殊性，主要体现在以下几方面：①体现中医药理论的指导。中药实验药理学的结果要与中药的药性、配伍、功效等结合。②中药实验药理研究的对象是中药。因此，还要注意炮制、配伍、辨证论治，以及品种、采收季节、地点等对中药药理的影响，与单一成分的西药、生物药相比较为复杂与困难。③病证结合研究。证是中药药理学的基础，辨证论治、病证结合是中医临床治病的特点，中药实验药理学多建立证或病证结合模型开展研究，既保持了中医药的特色，也促进了中医药的发展，与一般的药理学研究具有较大的不同。

研究任务 中药实验药理学的基本研究任务：①建立反映中医临床证候、疾病、病理环节、分子靶点的动物模型、细胞模型及其评价技术体系，为中药药理研究提供技术支撑。②揭示中药防治疾病的科学内涵，通过研究中药对动物、组织器官、细胞的作用来揭示中药药理作用的机制和物质基础，并指导临床更为合理用药和准确用药。③研究中药新药，运用中药实验药理学的技术开展中药新药的药效学评价，为新药的临床试验提供相关的实验数据与参考。④促进中医药理论的发展，以中药药理作用的研究为基础，总结、发现中药作用的规律、特点与优势，联系中医药基本理论的发展与进步，创建现代中药药性理论。

与相关学科关系 中药实验药理学与中药临床药理学同属于中药药理学的范畴，二者相互补充，相互支持。中药实验药理学与中药学其他的实验学科，如中药化学、中药制剂学、中药鉴定学等也存在紧密的关系，也为中医临床各学科的发展提供了良好的中药药效基础。

发展水平与研究意义 经过几十年中药实验药理学的研究与发展，中药实验药理学已从引进西药药理的阶段，不断朝中药药理学自身发展规律的方向发展，中药实验药理学无论是研究中药的数量，还是研究的深度与水平，与西药相比已无较大差异。由于中药多成分的复杂特点，中药复方的作用机制研究仍有待深入，在研究过程中还应进一步注意体现中医辨证论治，病证结合的临床诊疗特点，加强中医证候或病证结合动物模型的研究与应用；进一步吸收现代的科学技术与方

法，从分子层面揭示中药作用的科学内涵，提升中药药理的研究水平。

（刘建勋）

zhōngyào línchuáng yàolǐxué
中药临床药理学（clinical pharmacology of traditional Chinese materia medica） 在中医理论指导下，以人体为研究对象，运用现代科学方法与手段，研究中药及复方的药理作用和作用机制的学科。是从药理学发展而来，它将药理学的发展与临床研究相结合，成为以人为研究对象的一门新兴学科。中国在 20 世纪 60 年代就已经开始进行临床药理研究，1979 年在北京召开第一届临床药理讨论会。1983 年卫生部在全国范围内建立了 14 个临床药理基地，包括中国中医研究院西苑医院、广安门医院的临床药理基地。1995 年成立了中国中医药学会中药临床药理学会，后更名为中华中医药学会临床药理专业委员会。全国已经形成涉及中医临床，中药药理、毒理，中药植物化学，中药制剂，生物统计等多学科的临床药理专业队伍。中药临床药理通过 30 多年的发展已经成为一门新兴的边缘学科，对中国的中药新药研制、中药管理、医疗临床、临床科研水平的提高及中医药走向国际市场起到了不可忽视的作用。

研究范围与方法 中药临床药理学是研究中药与人体相互作用规律的一门学科，阐述中药代谢动力学（简称药动学）、药物效应动力学（简称药效学）、毒副反应的性质和机制及药物相互作用规律等；以促进医药结合、基础与临床结合，指导临床合理用药，提高临床治疗水平，推动医学与药理学发展的目的。中药临床药

理研究是评价新药最重要的内容之一。中药临床药理学的基础是基础药理学和中医临床医学，其范围涉及临床用药科学研究的各个领域，包括临床药效学、临床药物代谢动力学、新药临床试验、临床疗效评价、不良反应监测、药物相互作用以及病原体对药物的耐药性等方面。药物治疗是临床治疗的重要组成部分，中药临床药理学为药物治疗学提供理论基础。从新药研究的角度看，临床药理学是新药研究的最后阶段，对新药的临床疗效、体内过程及安全性等做出评价，为制订给药方案，药物生产、管理以及指导临床合理用药提供科学依据等。

研究任务　①主要研究任务是进行中药新药临床研究与评价，对中药新药使用的安全性、有效性做出实事求是的评价，作为新药申报、审批的重要依据。②对中药不良反应的监察。③对市场汇总中成药进行再评价，包括评价疗效、评价安全性、评价经济性以及国家基本药物目录的评估。④参与制定中药新药临床指导原则。⑤中药技术咨询和中医药教育。

发展水平和研究意义　中药临床药理研究的发展，表现在中药毒性、中成药引申应用、中西药物联用以及中药临床药理分析等不同的方面。随着中医药、中西医结合临床学术研究和进展，中药临床药理理论亟待进一步提高和发展。中药临床药理的研究成果，对中药临床药理的发展提供了广阔的思路，有相当数量的中药尚缺乏临床药理实验资料。中药需从各个方面加大力度，研究深度，保证中药临床药理研究向纵深发展，使临床病人用药更加合理、安全、有效。

（刘建勋）

zhōngyào yàowù xiàoyìng dònglìxué
中药药物效应动力学　（pharmacodynamics of traditional Chinese materia medica）　研究中药对机体功能的影响，以及药物剂量与效应之间的关系与规律的学科。即研究药物的效应及其作用机制，是中药药理学的理论基础。

研究范围　药效学研究主要指对其药理作用的观测和作用机制的探讨。内容包括：①观测生理功能的改变。如新药对中枢神经系统产生兴奋还是抑制；对心肌收缩力或胃肠道运动是加强还是减弱；对血管或支气管是扩张还是收缩等。②测定生化指标的变化，如血糖、电解质；生理活性物质，如血管紧张素、前列腺素、环磷酸腺苷浓度的改变等。③观测组织形态学变化，如血细胞大小、甲状腺大小、肾上腺皮质萎缩等。

研究目标　主要达到两个目的：一是确定中药的治疗作用，二是确定中药的一般药理作用。为新药临床试验提供可靠依据。

研究方法　药效学研究方法很多，概括讲可分综合法和分析法。①综合法：在整体动物身上进行，是在若干其他因素综合参与下考察中药作用，根据实验动物情况不同，可分为正常动物法和实验治疗法。②分析法：采用离体脏器，例如离体肠管、离体心脏、血管、子宫及离体神经肌肉制备等，单一地考察药物对某一部分的作用。深入研究还包括细胞水平、分子水平的分析研究。

整体动物实验　一般应用小鼠、大鼠、兔、猫、猴、犬，根据不同情况可用正常动物、病理模型动物、麻醉动物。

正常动物　观察中药对动物行为影响，是研究中枢神经系统

药物作用的基本方法之一。最常用正常动物。如将动物的行为分级，对用药组和对照组动物进行细心观察，并按分级法打分，求出平均数，进行显著性检验，从而可判定药物是中枢抑制作用还是中枢兴奋作用。用转棒法观察动物的协调运动，是测定药物对中枢神经系统抑制作用和对骨骼肌松弛张作用的最简单而经典的方法。观察药物对记忆力和影响，以及测定药物的依赖性实验都是用正常动物。

病理模型动物　观测药物对疾病的疗效，常用病理模型动物。①研究抗精神病药：常用阿扑吗啡造成大鼠舔、嗅、咬等定向行为，从而观测中药的安定作用。②研究抗惊厥药物：常用电惊厥法，化学物质引起的惊厥法，如戊四氮、苦味毒等造成动物惊厥模型，从而观测药物的抗惊厥作用。③研究镇痛药物：常用热刺激法，如小鼠热板法，电刺激小鼠尾部法以及化学刺激法，如用酒石酸锑钾腹腔注射造成扭体反应，从而观测镇痛药的作用。④研究抗炎药物：用定量的致炎剂如鸡蛋清、右旋糖酐等注入大鼠踝部皮下，造成关节肿胀，测定用药前后的肿胀程度，从而观测抗炎药物的作用。⑤研究抗高血压药物：用线结扎犬或家兔肾动脉，造成肾性高血压。或使大鼠长期处在噪声刺激中，以诱发神经源性高血压等，是观察抗高血压药物最常用的动物模型。⑥研究抗心律失常药物：用氯仿、肾上腺素、乌头碱等诱发小鼠或大鼠心律失常，或将电极直接联在心房或心室诱发房颤或室颤，是评价抗心律失常药的常用模型。⑦研究抗溃疡药物：常采用大鼠或豚鼠制备实验性溃疡模型。方

法有应激性刺激法（如将大鼠浸于20℃水中）、组胺法、幽门结扎法等诱发溃疡。其中以应激性刺激法较优，成功率达100%，更为常用。⑧研究镇咳药：猫静脉注射致咳物二甲苯基哌嗪，引起咳嗽，发生咳嗽次数在一定范围内与致咳物剂量呈线性关系。是研究评价镇咳药的常用模型。⑨研究抗糖尿病药：给兔、大鼠、犬、猫、猴、羊静脉注射四氧嘧啶，选择性地损伤胰岛β细胞，引起实验动物糖尿病，是经典的研究抗糖尿病的动物模型。⑩研究抗肿瘤病药：动物移植肿瘤，用来评价研究肿瘤药，是发现肿瘤药最多的途径。⑪研究抗微生物药：将致病微生物接种小鼠、计数死亡数，是抗微生物药实验室评价的常用方法。

麻醉动物　用整体动物实验时，常用麻醉动物，但应注意麻醉深度的控制和麻醉药物的选择。如在研究评价镇咳药物时，麻醉过深则明显抑制咳嗽反射，从而影响实验结果。在研究药物对子宫影响时，最好不用乙醚和氯仿，而选用戊巴比妥钠。因前者对子宫有明显抑制，而后者只要剂量适当，不影响子宫活动。

离体器官实验　常用的离体器官有心脏、血管、肠段、子宫及神经肌肉标本，用离体标本可比较直观地观测药物的作用。不同的动物标本用于测定不同类的药物作用。离体蛙心和兔心是观测药物对心脏活动（包括心率、心排血量、收缩力等）的影响最常用的标本；猫、兔、豚鼠和犬乳头肌标本制备比较简单，在适宜条件下，可较长时间保持良好的实验状态，是观测药物对心肌基本生理特性（如收缩性、兴奋性、自律性）的影响较好的实验

标本。兔主动脉条对α受体激动药十分敏感，是测定作用于α受体药作用的一个理想标本。已被广泛用来鉴定和分析拟交感药和其对抗药的作用。豚鼠回肠自发活动较少，描记时有稳定的基线，可用来测定拟胆碱药的剂量–反应曲线。而兔空肠具有规律收缩活动，可观测拟肾上腺素药和抗肾上腺素药，拟胆碱药和胆碱药对活动的影响。未孕兔子宫对α受体激动药十分敏感，可用于鉴定α受体激动药或拮抗药。豚鼠离体气管片主要含β受体，广泛用于鉴定和分析作用于β受体的药物的作用。蛙坐骨神经腓肠肌标本，小鸡颈半棘肌，大鼠膈神经标本常用来评价作用于骨骼肌的药物。

在离体器官法中，不同动物的不同器官都要求最适宜的营养环境，因此各种动物的人工生理溶液成分和配制都有区别。在离体器官研究中应特别引起重视。①渗透压：要等渗，但不同动物对同一物质的等渗浓度要求不同。如生理盐水溶液，变温动物（冷血动物）用0.60%～0.75%；恒温动物（温血动物）用0.80%～0.90%。②各种离子：溶液中含有一定比例的不同电解质离子 Na^+、K^+、Ca^{2+}、Mg^{2+}、H^+、OH^- 等是维持组织器官功能所必须。组织器官不同，对生理溶液中离子的成分和浓度要求亦不同。③pH值影响：人工生理盐水中pH值一般要求为中性。对于哺乳动物心脏冠状动脉，酸性可使平滑肌松弛；碱性则可使节律加快，振幅缩小。④其他条件：葡萄糖提供组织活动所需能量，临用时再加入，以防变质；有的离体器官需要氧气，如离体子宫、离体兔心、乳头肌等。而离体肠管通

以空气就可以了。

细胞培养实验　细胞培养是在细胞水平，甚至亚细胞水平研究药物作用并分析作用机制的实验方法。①抗肿瘤药物体外研究：利用细胞培养技术，根据不同原理测定药物抗肿瘤作用。亚甲蓝（美蓝）试管法是根据癌细胞含有脱氢酶，该酶可使代谢底物脱氢使亚甲蓝还原变为无色这一原理，将肿瘤细胞悬液与受试药物混合，加放亚甲蓝孵育。如亚甲蓝不褪色，即初步判定该药具有抗癌作用。②免疫药理学研究方法：在细胞水平观察免疫功能改变。如小鼠腹腔区吞噬细胞吞噬鸡红细胞实验及玫瑰花结试验，可用于初步评价免疫增强剂或免疫抑制剂。③抗生素作用机制研究：利用透射式电子显微镜对金黄色葡萄球菌超薄片进行观察，可以看到青霉素类抗生素使其细胞形态发生改变，还可看到氨基苷类抗生素使肺炎杆菌核糖体数目减少，这些都是在亚细胞水平对药物作用机制的探索。

生化实验　随着药理研究不断深入，药理研究手段逐渐由生理转变为生化或酶学手段。成为分子药理学的主要内容。①用离体脂肪组织研究作用于β受体的药物：脂肪组织存在β受体，如果药物对β受体有激动作用，则引起游离脂肪酸释放增加。预先加入β受体拮抗剂，则可使游离脂肪酸释放量明显减少，甚至完全阻断。因此通过测定游离脂肪酸含量，可评价作用于β受体的药物。②抗过敏药物研究：先腹腔注射抗原致敏，24小时后注射受试药物，再次注射抗原攻击，然后处死动物，收集腹腔液并离心，用荧光分光光度法测定组胺含量，从而评价受试药物抗变态

反应的作用。③分析鉴定作用于β受体的药物作用机制：利用蛋白激酶与一定量氚标记的环磷腺苷（cyclic adenosine monophosphate，cAMP）结合，而内源性cAMP可竞争置换出氚标记的cAMP，再通过微孔滤膜把结合的和游离的氚标记的cAMP分开，再用液体闪烁计数器测定放射性，从而可换算成体内cAMP含量。④研究受体的分布和数量：将配基（如药物）用放射性同位素标记，应用放射自显影技术测受体的分布和数量。总之，这些技术和新方法的应用，使中药药理学的研究达到崭新的境界。

作用机制的研究是对一个药物最本质的研究，但由于机体的复杂性，使之耗时、费功、致使大部分药物在分子水平的作用尚不清楚。然而，尽管一个药物作用机制还不清楚，只能在临床上有适应证而毒副反应小，就可以使用，并在使用过程中再进行深入地研究。不少药物，通过基础研究—临床应用—基础研究的途径，加深了对药物作用本质的了解，还发现了新的用途，即所谓的老药新用。

(刘建勋)

zhōngyào sìqì yǔ yàoxiào

中药四气与药效（four nature of traditional Chinese materia medica and their relationships with pharmacodynamics）

四气是中药具有寒热温凉四种不同的药性，又称四性。它反映了中药对人体阴阳盛衰、寒热变化的作用倾向，为药性理论的重要组成部分，是说明中药作用的主要理论依据之一。中药四气与药效之间的关系非常密切，而且复杂，四气是对中药某些药效的概括与总结，药效是四气科学内涵的表征与反映。

历史沿革 四气是《黄帝内经》最早明确提出，之后《神农本草经》补充了平性。在20世纪60年代报道寒证、热证患者的代谢功能有很大变化，认为寒、热、温、凉药性最本质的属性是对体内产热过程的影响；而温热药和寒凉药作用于机体调节产热过程的不同环节（交感-肾上腺系统、肌肉活动等），或同时作用于几个环节，影响体内的热生成。20世纪末，对于中药四气的药理研究主要从对中枢神经系统、自主神经系统、内分泌系统、代谢功能等的影响进行研究。如有学者研究发现热药附子、干姜能兴奋神经-内分泌系统。四气研究多结合分子生物学、生物热力学、代谢组学等进行深入研究。如有学者结合生物热力学和代谢组学研究发现热性中药高良姜能使机体产热增加，基础代谢增高；此外，还有学者结合分子生物学通过临床观察来研究热药治疗寒证的差异基因表达谱。

范围与方法 随着现代科学技术的迅猛发展，学科间的相互渗透，以及多学科研究人员的广泛参与，四气研究的新思路、新方法不断提出和开展。主要采用的方法：①药理学方法。主要从整体、组织器官、细胞、分子不同层次开展研究。结果显示，寒凉药主要是抑制机体功能活动，温热药主要是兴奋机体功能活动；寒凉药能降低动物的自主神经平衡指数，抑制交感神经-肾上腺系统功能，热温药能提高动物的自主神经平衡指数，兴奋交感神经-肾上腺系统功能；寒凉药使"副交感神经-M受体-环磷酸鸟苷（cGMP）系统"的功能亢进，热温药使"交感神经-β受体-环磷酸腺苷（cAMP）系统"的功能偏高；寒凉药可抑制甲状腺、肾上腺皮质、卵巢等内分泌功能，而温热药能提高这些内分泌功能。寒凉药或温热药还可通过影响垂体甲状腺轴功能和细胞膜钠泵（Na^+-K^+-ATP酶）活性，来纠正热证（阴虚证）或寒证（阳虚证）异常的能量代谢，给"药性"赋予了一些"效应"的内涵。②化学方法。从多个不同层次阐明构成中药四气的药效物质。研究发现，多数温性药含有挥发油，热性药所含化学成分种类较多，或含更多的挥发油，或含强烈刺激性的脂肪油，或含生物碱；寒性药含苷类，以皂苷、蒽苷为多见，也含有一些极苦的生物碱。中药所含的无机元素、微量元素、稀土元素也是影响中药四性的物质基础，这些元素与药性之间存在一定的相关性。也有研究认为，中药主要有效成分的相对分子质量与药性相关。③物理学方法：主要应用红外成像技术、电子得失、热力学、原子吸收光谱法等方法研究中药四气。如采用红外成像技术应用于中药寒热药性研究，在人体服用不同寒、热中药前后2小时分别进行红外成像的对比观测，分析结果用来解释服用中药后的机体热变化，进而推导出所服中药的寒热属性。又如根据量子理论提出电子得失吸推偏移能级升降说，将量子理论引入到四气研究中，认为中药之所以有四性也许在于其所含的化学元素具有寒、凉、热、温四性。一般说来给出电子为碱为寒凉，接受电子为酸为热温。酸碱有强弱之分，故有四性，酸碱平衡者即为平性。此外，热力学理论在中药四性研究中也有应用，利用微量热法测定寒热中药生物热效应，认为与中医传统认识基本吻合。④数学方法：根据中药与人体作用四性的生物物理学特征、热力学第一定律以及赫斯（Hess）定律建立中药四性测定的通用数学模型，并以寒、热、平性中药验证。由此模型可知，中药作用于机体所体现的四性为中药代谢热焓与机体热焓改变值之差，也可用中药代谢热焓与标准平性物质热焓之差表示。当该值小于零时，中药体现热性，反之体现寒性。⑤系统生物学方法：通过基因组研究发现中医寒热证候异常表达基因与能量代谢、糖代谢、脂代谢、蛋白质代谢、核酸代谢、免疫和内分泌等七类基因有关。热温性可激发基因组活性，增强基因组的演化功能；寒凉性则相反。

发展水平和研究意义　各学者充分运用现代科学技术，在中医药理论指导下对中药四气理论进行了多层次、多学科交叉、多因素的研究，研究表明四气的药理作用主要体现在对机体中枢神经系统、交感神经系统、内分泌系统及能量代谢等方面的影响；寒凉药对中枢神经系统呈抑制性作用，热温药则呈现中枢兴奋作用；寒凉药降低交感神经兴奋性、增强副交感神经兴奋性，热温药则使交感神经兴奋性增强。除深化四气与中药药效作用的相关性研究外，诸多学者还进行了更深层次的研究。如采用"药效谱"概念来表达四气，并提出了一系列四气研究的假说，如"中药药性三要素假说""性-效-物质三元论""中医药热力学观""一药二气说""瞬时受体电位通道假说"等，这些研究在一定程度上为四气研究提出了新的思路与方法。

对于四气的研究，从指导临床实践或中药产品研发的终极目标考虑，上述研究仍然值得深入思考和分析，如寒热是机体阴阳偏离的表现，而各系统疾病均可出现寒热证候；寒热药性是针对机体寒热证候而确定的药物属性，而机体包含数量巨大的生理生化等微观变化，病态时也包含数量巨大的生理生化等病理变化；中药又有数以千计的不同品种，用如此高度概括的精微的现代科学语言阐述四性，针对某个具体中药时又如何应用；寒热证动物模型是否应针对各系统疾病分别制备，而现有动物模型又存在严重局限性等。从四气研究应有指导临床等直接应用价值考虑，用中药药理学的方法为主开展研究，并将四气与味、归经等药性的其他内容综合考虑开展研究，使研究结果具有实际指导意义。

（吕圭源）

zhōngyào wǔwèi yǔ yàoxiào

中药五味与药效（five flavors of traditional Chinese materia medica and their relationships with pharmacodynamics）　五味指中药具有辛、甘、酸、苦、咸五种不同的药味。五味不仅仅是药物味道的真实反映，更重要的是对药物作用的高度概括。中药五味与药效之间的关系非常密切，而且复杂，五味是对中药某些药效的概括与总结，药效是五味科学内涵的表征与反映。

历史沿革　味起源于远古至西周时期，春秋至西汉时期产生了"五味"理论及其配属、功效，东汉时期"五味"理论应用于中医药领域，并在隋唐时期得到了广泛发展，宋金元时期构建了中药"五味"理论系统。五味的产生，首先是通过口尝，即用人的感觉器官辨别出来的，它是中药真实味道的反映。更重要的是通过长期的临床实践观察，不同味的中药作用于人体，产生了不同的反应，获得不同的治疗效果，从而总结归纳出五味的理论。辛能散能行，即具有发散、行气、行血的作用；甘能补能和能缓，即具有补益、和中、调和药性和缓急止痛的作用；酸能收能涩，即具有收敛、固涩的作用；苦能泄、能燥、能坚，即具有清泄火热、通泄大便、燥湿、坚阴等作用；咸能下、能软，即具有泻下通便、软坚散结的作用。中药五味理论的现代研究从最初的文献整理及古籍考证到逐渐结合现代科学技术，对中药五味的药效等展开了一系列的探讨和研究。人们为对中药五味的研究多着重于探索中药味与效作用的物质基础，主要是运用了超分子结构分析法、色谱学法、生物感受器、直接分步法和实验动物学等方法，从药理学研究、味觉生理学研究、仿生学研究、元素范畴研究、化学宏观学说、化学信息学及文献学和统计学的药性研究等方面展开研究。

范围与方法　人们对中药五味研究多在于探索味与效作用的物质基础，主要从以下4个方面来研究。①化学成分与药理学结合研究：对五味化学成分分析结果表明辛、甘、酸、苦、咸五味与所含化学成分及药理作用有密切联系，且五味-化学成分-药理作用三者之间存在一定规律性。辛味药大多辛温芳香，含挥发油、皂苷及生物碱等，尤以唇形科、伞形科、菊科、芸香料、樟科、姜科等植物多见，其药理作用则能刺激汗腺分泌而发汗，即能散能行。甘味药多含糖类、苷类、氨基酸及蛋白质等，如人参、党参、灵芝等能调节机体免疫功能；人参、枸杞等有丰富的营养物质，可以纠正人体物质等缺失，改善人体新陈代谢。苦味药多含有生物碱、苷类等，如大黄、番泻叶、虎杖等能通便；黄连、黄芩、黄柏等具有广泛的抗菌、抗病毒作用，并能减轻炎症。酸味药多含鞣质、有机酸等，有收敛固涩的作用，如乌梅、金樱子等所含鞣质或鞣酸能与创伤、溃疡生成不溶于水的鞣酸蛋白，凝固于组织表面形成致密的保护膜，促进伤口愈合。咸味药主要含有中性盐（氯化钠外、氯化钾、氯化镁和硫酸镁），如芒硝可以增加肠道内水分，软化大便以利于排出。②以无机元素含量为基础研究：分析201味具专一药味的中药五味与无机元素含量的关系显示，五味含11种元素的总量是咸味药>辛味药>甘味药>苦味药>酸味药。咸味药含元素总量最高，且呈现高Fe高Zn高Na低Li的元素谱征；辛味药含元素总量较高，但Zn、Ca含量低；甘味药无论各个元素总量还是单个元素值均较适中；苦味药含元素总量较低，但Ca、Li含量高，苦味药的高Li可能与"泻火"有关；酸味药含元素总量最低，所测多数元素均低于其余四类。③仿生学研究：基于中药"五味"的滋味、气味内涵及电子鼻、电子舌等仿生技术的工作原理，通过电子舌、电子鼻等仿生技术来判定滋味、气味等，并结合对中药五味药性表征的实践，提出中药五味药性物质基础界定和表征的基本研究模式，为中药五味药性研究提供可参照的技术方法。④气味学研究：以《神农本草经》中的365味中药性味及药效记载为数据源，在建立气-味-效三维数据立方体的基础上，运用关联规则挖掘中的Apriori算法，寻找气-味-效三者之间的频

繁模式和强关联规则并进行综合分析。

发展水平和研究意义 对味的研究，有从临床及药理的角度，亦有从中药有效成分角度进行研究。研究表明五味的药理作用主要体现在对机体中枢神经系统、内分泌系统、交感神经系统及能量代谢等方面的影响。如辛味药具有调节胃肠平滑肌、平喘、改善血液流变学、抗血栓作用、抗菌、抗病毒的药理作用；甘味药具有调节免疫、增强肾上腺皮质功能、促进造血、改善代谢的药理作用；酸味药具有止泻、止汗、止血、止滑精、止遗尿、促进伤口愈合、抑制肠运动等药理作用；苦味药具有通便、止咳平喘、抗菌、抗病毒的药理作用；咸味药具有抗肿瘤抗炎、通便、抗甲状腺肿、镇静、抗惊厥等药理作用。

但是对于五味的研究，仍然存在较多问题。味只是药性的内容之一，其重要性也远在性与归经等之后。中药成分非常复杂，现有研究中药的已知成分较少；同一中药，不同产地、不同采收时间，成分也可出现较大差异；由于尚不知与功能相关的具体成分；不同成分间还可能产生相互作用；未知的微量成分也可能与功能有关；而且现有研究中药的样本量较少，尚不能得到较完整的规律，只是对中药五味的科学探索，其科学意义、研究思路、研究方法、研究结果与结论均有待于继续思考和探索。

（吕圭源 陈素红）

zhōngyào guījīng yǔ yàoxiào

中药归经与药效 （channel tropism of traditional Chinese materia medica and its relationships with pharmacodynamics）

归经是指中药对于机体某部分

的选择性作用，即某药对某些脏腑经络有特殊的亲和作用，是阐明中药作用，指导临床用药的药性理论基本内容之一。中药归经与药效之间的关系非常密切，而且复杂，归经是对中药某些药效选择性的概括与总结，药效是归经科学内涵的表征与反映。

历史沿革 中药归经理论起源于《黄帝内经》"五入五走"，归经学说在春秋秦汉开始说起，在金元时期基本确立，在明清时代逐渐完善。而中药归经理论的现代研究从最初的文献整理考证逐步进入现代药理药效研究，20世纪80年代有学者将常用中药根据其药理作用分类，运用中药药效分析的方法，总结出归肝经、归大肠经中药的作用特点，开创了中药归经与药效关系研究的先河。有报道将临床常用429种中药按药理活性分组，并统计各组的归经频数，发现两者之间存在相关性，如具有抗惊厥作用的钩藤、天麻、羚羊角、地龙、牛黄、全蝎、蜈蚣等22种中药入肝经率达100%，高于无抗惊厥作用中药的入肝经率42.9%。这与中医理论"肝主筋""诸风掉眩，皆属于肝"相吻合。53种具有壮阳功效的中药全部入肾经，符合"肾病用肾药"的药性理论；桔梗、款冬花能治疗咳嗽气喘的肺经病，归肺经等。又如当归入心、肝、脾经，有补血活血功效，心主血脉、脾统血、肝藏血，当归可通过增加和调节血流量，维持血液循环功能，推动血液在脉中运行，防止血栓形成并促进血栓溶解而达到补血活血作用。到21世纪初，相继出现了中药有效成分体内分布观察法、微量元素分析法、环核苷酸分析法等，发现归经与药效作用存在相关性；也兴起了

一些中药归经理论研究的新方法，如蛋白组学、生物光子检测、中药多成分多靶点的网络药理学、热断层技术等。

研究范围与方法 归经的现代药理研究主要包括中药有效成分体内分布观测法、中药微量元素体内分布观测法、受体学说和环核苷酸分析法等，为中药归经理论提供了新的研究思路。研究表明：采用同位素示踪、高压液相色谱和放射自显影等现代药动学技术，证实^{3}H-川芎嗪的靶器官是消化器官，尤以肝、胆中标记物含量较高，标记物可穿越血脑屏障进入大脑，且标记物在大脑中停留时间较为持久，说明^{3}H-川芎嗪在机体内的分布，同川芎归肝、胆经与脏腑的络属关系基本相符，也与"主中风入脑"有相吻合之处。采用微量元素分析法发现由于锌、锰缺乏导致的代谢紊乱及免疫功能低下等一系列症状与中医肾虚证相似，而补肾中药（补骨脂、肉苁蓉、熟地黄、杜仲等）中均含有较高含量的锌、锰络合物，可以改善肾虚证。从受体学说来看，药物对作用部位的选择性就是受体对药物的选择性。受体具有饱和性、特异性和可逆性，某些受体的分布可以跨器官、跨系统。中药进入体内后，由于受体性质的限制，只能作用于特定的受体，表现为某一种或某几种效应，而非其他效应，这与中医药理论上的归经极其相似。以"分子靶向化合物有机合成或者寻找有效单体-补肾方剂的组分最佳配伍比例探索归经-内脏-靶器官-受体-靶基因"为思路框架进行归经理论的研究，发现补肾方药的"归经"，至少在骨和性腺两个靶点起作用，与雌激素受体有一定的相关性。在扩大归经范围方面，也进行了探索性研究，麝香中麝香酮可通过正常大鼠的血脑屏障分布于脑组织内，且很快达到高峰，具有相当浓度，而代谢较其他脏器缓慢。得出麝香可以"归经入脑"的结论，扩大了传统意义上的归经范围。也有将性味与归经结合起来研究归经，更能反映中药功效的整体性。

发展水平和研究意义 随着归经理论与药效研究的不断推进，发现中药归经与药效作用存在相关性。①入肾经与调节性功能、改善肾功能、调节免疫功能、提高学习记忆能力等药理作用有关。如海马、菟丝子能调节性激素，改善性功能等；淫羊藿能兴奋下丘脑-垂体-性腺轴，分泌促性腺激素，加速性成熟过程等。②入脾经与调节胃肠平滑肌、促进消化液分泌、利胆、调节免疫功能等作用相关。如党参有抗胃肠道溃疡作用；党参、白术等能调节消化道平滑肌运动；橘皮能促进胃液分泌等。③入肝经与保肝、利胆、促进造血系统、改善血液流变学、降血脂、抗凝血等功能有关。如何首乌能促进造血，升高血小板；龟甲、女贞子、垂盆草有保肝作用。④入肺经与祛痰、止咳、平喘等作用有关。天南星、桔梗、枇杷叶具有祛痰作用等。⑤入心经主要与扩张冠状动脉、抗心律失常、抗心肌缺血、抗血栓、改善微循环等功能有关。如丹参、红花、延胡索能扩张冠状动脉，增加冠状动脉血流量；延胡索能对抗心律失常；丹参能改善外周微循环等。归经理论的药效研究虽已取得了一系列成果，但仍存在较多问题，如忽视了中药多成分产生疗效与其某一成分的很大差异性等。

归经可认为是中药的作用部位，也是中药功能的内容之一；中药作用广泛，有的中药还归多经，但在归经指导下应用，其疗效或针对性会更强，开展归经与药效的相关性研究是归经研究的主要方法，也可产生明确的指导作用。但是由于历代医家对中药归经的描述存在的差异，归经方法的不同，以及中药品种的混乱，出现了本草文献中对某些中药归经的记载不统一不准确，造成归经混乱的现象。据不完全统计，仅大黄一味就有十四种归经的说法，涉及十经之多，归复经的中药又有许多，更增加了归经研究的复杂性。归经理论部分体现了中药性能，对于临床用药有一定指导意义。用中药某个成分阐述归经，与中药归经本意相距甚远，用药理研究方法为主，将归经与性味等药性其他内容综合开展研究，为归经研究的主要方面。

（吕圭源 陈素红）

zhōngyào shēng jiàng fú chén yǔ yàoxiào

中药升降浮沉与药效（ascending, descending, floating, and sinking of traditional Chinese materia medica and their relationships with pharmacodynamics） 升降浮沉是指中药对人体作用的不同趋向性。升，即上升提举，趋向于上；降，即下达降逆，趋向于下；浮，即向外发散，趋向于外；沉，向内收敛，趋向于内。升降浮沉表明了中药作用的定向概念，是四气五味的补充和发展，也是中药作用的理论基础之一，对临床用药也有指导作用。中药升降浮沉与药效之间的关系非常密切，而且复杂，升降浮沉是对中药某些药效的概括与总结，药效是升降浮沉科学内涵的表征与反映。

历史沿革 中药升降浮沉理论起源于《黄帝内经》中的气机升降出入学说，为中药升降浮沉理论的产生和发展奠定了基础。金元时期升降浮沉学说得到了全面发展，张元素在《医学启源》中旨承《内经》，首倡"气味厚薄升降图说"，用运气学说阐发了中药具有升降浮沉不同作用趋向的道理。其后，李杲、王好古、李时珍等又作了进一步的补充，使中药升降浮沉学说趋于完善。古代对"升降浮沉"理论多以取类比象的法象药理学为指导原则，带有笼统的直观色彩，缺乏科学客观依据。自20世纪70年代以来，陆续有学者开展对升降浮沉理论与药效相关研究，这些研究多借助于药理学、药物化学、药代动力学及现代机能学科等方面展开，有助于比较分析现象与本质之间的关联性。

研究范围与方法 "升降浮沉"理论的现代研究主要是针对理化特征、物质基础、病位及病理发展趋势或结合药物的药理作用展开。单味药升降浮沉的研究多从与功效相关的有效成分的药理作用展开，有研究表明生大黄能明显促进小鼠小肠排空，表现出向下的趋势；清半夏具有明显的中枢神经抑制作用，表现为沉降作用；常山对消化系统有明显的抑制作用，能降低血浆中β-EP含量，具有升浮之性；也有将麻黄用于特发性肺纤维化的前期治疗，依据其升浮宣发之性，能促进肺泡巨噬细胞向肺泡外移动。还有研究借助现代医学新技术如电子计算机断层扫描、磁共振成像等进行活体脏器组织的物理因子测定，观察了常山、姜半夏、旋覆花水煎液对大鼠胃电及小鼠胃排空等影响，结果发现常山能

抑制胃肠道正常运动，表现出向上的趋势，为升浮药；姜半夏和旋覆花会促进胃肠道的正常运动，表现出向下的趋势，为沉降药。

发展水平和研究意义 中药升降浮沉的现代研究取得一定的进展，丰富了中药药性理论内涵，并对中药鉴定学、中药化学等相关学科的发展也有影响。但与中药药性理论其他方面如四气、五味等研究相比，有关升降浮沉的药效研究资料报道比较缺乏。而中药所具有的升降浮沉药性在一定条件下是可以改变的，升浮之性可转变为沉降之性，沉降之性也可以转变为升浮之性，因此准确归类中药的升降浮沉药性有一定难度，加之其他因素的影响，比如炮制中药、配伍其他中药，都会使一部分中药的升降浮沉之性发生变化。因此，还应该继续从深层次进行文献研究与挖掘，渗入多学科，借助现代药理学的研究方法，分析特征指标的作用趋势，并与性味归经等药性的更重要内容综合考虑，对升降浮沉药性进行进一步的深入研究。

(吕圭源 陈素红)

zhōngyào yàowù dàixiè dònglìxué

中药药物代谢动力学 （pharmacokinetics of traditional Chinese materia medica） 在中医药理论指导下，借助于药物动力学原理，研究中药在体内吸收、分布、代谢、排泄的动态变化的学科。

形成与发展 中草药代谢研究始于20世纪60年代。1963年，陈琼华教授首先开展了中药大黄中蒽醌衍生物在体内的药代动力学研究，开始将药代动力学的概念引入到中药研究中。从新中国成立（1949年）到20世纪70年

代末期，共发表中药药物代谢动力学的论文34篇；研究主要关注中药中活性成分的体内过程，仅少数进行了房室模型拟合及参数计算。

形成阶段 自20世纪80年代，随着气相色谱、高效液相色谱等仪器及酶免疫法等微量分析技术的应用，体液中药物浓度检测水平得到显著提高；房室模型拟合开始广泛用于药-时数据的解析和参数计算。1986年，中国药理学会药物代谢专业委员会成立，极大地推动了中药药物代谢动力学学科的发展。为体现中药的整体观，对于物质基础不明确、有效浓度低、无适宜的化学法定量血药浓度的中药，采用生物效应（毒理或药理反应）为指标，从主要研究有效成分单体的中药动力学向中药有效组分和中药单、复方的转变，为中药药物代谢动力学研究开创了一个新领域。

完善与成熟阶段 随着气相质谱联用、液相质谱联用、核磁共振、同位素等方法技术的进一步发展，各种体内、体外、在体的药物吸收、分布、代谢、排泄（absorption，distribution，metabolism，and excretion，ADME）模型的应用，中药的药代动力学研究方法得到进一步完善。很多单味中药如丹参、人参、银杏叶、甘草等，复方药如六味地黄汤、牛黄解毒丸、如意金黄散、麻黄汤、桂枝汤、银翘散、四物汤、雷公藤片、银黄冲剂等的代谢及动力学得到大量研究。

现代技术应用与研究阶段 从20世纪90年代开始，体现中医药特点的中药药物代谢动力学研究的新理论不断出现。例如，中药多组分整合药代动力学根据中药中多个成分各自的药时曲线

下面积（area under curve，AUC）在总 AUC 中所占的比值自定义各成分的权重系数，整合成中药的药动学参数来表征中药组分在生物体内的整体处置动力学特征，反应整体效应物质在生物体内的存留特征。还有研究者采取了甄选 1 个或者几个药效明确、结构已知的"药代标志物"来评价中药的策略，这些标志物（marker）均具相对较高的药物暴露量、可接受的生物利用度、较好的剂量依赖性，并在作用部位有分布；药代标志物的应用能表征机体服用中药后多成分的系统暴露情况和变化特征，并通过解释不同中药成分药代属性差异的原因使中药中多种成分的体内变化过程清晰化。中药血清药理学通过研究血清中中药移行成分及其代谢产物与药物体内作用的相关性，从而明确中药实际产生作用的有效成分群体或药效物质基础，并用代谢组学对整体代谢轮廓的描述来评价复杂性多元效应，为中药候选药物的发现提供支持（见中药血清药理）。为关联指标成分与整体药效的关系，还有研究者将指标成分的血药浓度，以对药效学指标的贡献大小进行加权组合，以"组合血药浓度"替代单一指标成分，与多个药效学指标进行相关性分析，探索中药复方药效物质基础。有研究者结合中医药理论，关注同一药物作用不同的中医病证时药代动力学的差异提出证治药代动力学，研究中药与人体的相互作用关系。

药代动力学/药效动力学（pharmacokinetics/pharmacodynamics，PK/PD）相关性研究通过建立剂量、浓度与时间的关系，描述和预测药物的效应以及探讨药物作用机制，成为中药药物代谢研究中一个热点。例如，中药复方指征药代动力学以复方在机体发挥作用的机制为黑箱系统，将 PK 数据为系统的输入，PD 产生的相应变化数据为输出，通过定量描述成分和药效结合来分析 PK/PD 间的关系和规律。复杂网络及代谢组学等系统生物学技术发展已引入到中药 PK/PD 的研究中。自 1999 年代谢组学首次将整体性、系统性作为其主要特征，定量描述机体受外界刺激或扰动后内源性代谢物组的变化规律。研究证实内源性标志物的变化可以描述机体的状态，可作为疾病分子层面的药效指标或诊断指标；有研究者利用中药复方这个"干预系统"去影响生物机体（应答系统），使其在内源性代谢产物产生应答，表现出药效或毒性，而中药复方在机体的 ADME，代谢组学可以间接的反映 PK 的特征，甚至能表征个体用药的 PK 差异。

中药-药物（中药）相互作用以及中药对药物代谢酶的复杂调控研究也是中药药代动力学领域新热点。例如，针对中药代谢研究中大量复杂非靶标成分的结构鉴定，基于液相色谱/质谱-飞行时间（LC/MS-TOF）分析技术，根据中药成分间含有的共同碎片离子进行结构分析，可构建成分网络，鉴定中药中多种成分及代谢产物。

研究范围　主要是研究中药活性成分、组分、中药单方和复方体内 ADME 的动态变化规律及其体内时间-剂量-效应的关系。

研究方法　主要包括血药浓度法、血清药物化学法、药理效应法、效量半衰期法、效应半衰期法、毒理效应法、微生物指标法等，还包括一些在新理论指导下采用的证治药动学、群体药动学、时辰药动学、复方效应成分药动学、中药胃肠药动学等。

研究任务　①研究中药在体内的 ADME 动态变化规律：为阐释中药的药效物质基础和作用机制，为临床应用选择合适的剂型和剂量提供科学依据。②揭示中药复方的科学内涵，促进中医药理论的发展。

与相关学科关系　中药药物代谢动力学是将动力学原理用于中药研究的一门边缘学科和交叉学科。它致力于研究药物及其他外源性物质在体内动态行为的量变规律，即药物的吸收、分布、代谢、消除和排泄等的处置，数量（浓度）与时间的关系。中药化学、中药分析化学的发展可为其提供研究对象及工具；为中药药理研究阐释药效物质基础及作用机制提供依据；它对研究开发中药、指导中医临床合理用药和中药质量控制等方面具有重大的理论和实用价值。

（朱晓新）

zhōngyào dúlǐxué

中药毒理学（toxicology of traditional Chinese materia medica）　以中医药理论为指导，运用现代科学方法和手段研究中药对机体损害的程度、特点和机制的学科。

形成发展　历代文献古籍虽没有中药毒理学这门学科的记载，但对中药"毒"的记载，可以追溯到上古时代。《周礼·天官冢宰》"医师掌医之政令，聚毒药以供医事"之说。《黄帝内经》有药物"有毒无毒"的论述，《素问》中提到大毒、常毒、小毒和无毒。《神农本草经》载上、中、下三品药物，并称"下品"药物"多毒，不可久服。"秦汉时期，提出了以四气五味为主要内容的药性理论，而毒是指药物的这种气味偏胜之性。《伤寒杂病论》有30多种有毒中药经"炮、熬、洗、炒、煅（烧）"等炮制减毒的记载。自魏晋始，毒的含义逐渐演变为专指药性强烈服后易出现毒副作用，甚至致死，将此称为毒性。《肘后备急方》有"治卒服药过剂烦闷方""治卒中诸药毒救解方"等中药毒副作用记载。隋代，《诸病源候论·卷二十六》专列"解诸药毒候"一章，谓"凡药云有毒及大毒者，皆能变乱，于人为害，亦能杀人。"指出"因食得者易愈，言食与药俱入胃，胃能容杂毒，又逐大便泻毒气，毒气未流入血脉，故易愈"，为后世采用洗胃导泻救治药物中毒奠定了理论基础。唐代《新修本草》和后续本草书籍均有"有毒无毒"的记载，并据临床经验总结了配伍用药的"十八反""十九畏""妊娠禁忌""服药禁忌"等注意事项。南北朝，《雷公炮炙论》提及适宜炮炙可增效、减毒。宋代，归纳出妊娠用药禁忌，毒性较强或药性猛烈之药为禁用，如巴豆、牵牛、大戟、斑蝥、商陆、麝香、三棱、莪术、水蛭、虻虫等；慎用药物包括通经去瘀、行气破滞及辛热药，如桃仁、红花、大黄、枳实、附子、干姜、肉桂等。元代，《元医药政令》颁布乌头、附子、巴豆、砒霜、大戟、芫花、藜芦、甘遂、天雄、乌喙、莨菪等为毒药。明代，《类经》"药以治病，因毒为能，所谓毒者，以气味之有偏也"，是指药物的偏性。《本草纲目》中有312种中药标明有毒，并按大毒、小毒、微毒分类、应用、解毒。清代，《医宗金鉴》《疡医大全》《外科大成》《洞天

奥旨》等均对中药毒性有详载。近代，历版药典对有毒中药记载进行了补充完善。

20世纪20年代，中国药理学工作者借鉴毒理学方法对麻黄素毒副作用进行研究。70年代，主要通过研究毒性成分来认识中药毒性，其评价方法技术相对落后。80年代，国家开展"常用中药材品种整理和质量研究"和"中药材质量标准规范化研究"，获知了部分有毒中药系统毒理学数据，提出70种药材农残、重金属限量标准建议。2000年以后，先后开展了"含马兜铃酸中药安全性评价研究""中医药疗效及安全性基本问题研究""'毒性中药'安全性评价方法及其质量控制研究"，并建立具有"毒性成分""毒性药材""含毒性药材的中成药"之间交叉检索功能的数据库，为进一步深入研究提供思路、方法和手段。"药品安全关键技术研究"和"常见与重要药品安全标准研究"，国家973计划支持了"确有疗效的有毒中药科学应用关键问题的基础研究"项目，这期间中药毒性物质基础、毒效、药效、机制、减毒等方面的论文、专著和研究成果不断涌现，2006年中药毒理学拥有独立学科代码并成为中药学领域里发展最活跃的学科。

学科内涵 针对中药、方剂及其物质基础对生物机体的损害作用及其作用机制，除了包含"中药对生物体的毒性作用、作用性质及特征、中毒机制及救治原则"的核心内容外，还应包括中医理论对中药"毒"的传统认识，中药毒性成分、部位、组分发现，评估有毒中药或中药毒性物质基础对人体危害的严重程度与发生率，中药毒性早期发现的生物靶

标、诊断标准、炮制和配伍减毒原理、适宜于中药毒副作用预警体系构建等。

研究方法 中药毒理学研究仍是以整体动物试验为主，并结合体外毒性评价，逐步形成了一套以体内和体外相结合的中药毒性评价方法。毒代学、基因组学、代谢组学、蛋白组学等新技术不断应用到毒理学研究中，对中药毒理学研究起到了积极推动作用。

研究任务 总体目标是发展中药毒理学基本理论、丰富科学内涵、完善学科结构和体系，其研究任务主要包括：①科学发现中药的毒性反应，尤其是有毒中药的两重性问题。②确定中药毒靶组织或器官，明确中药毒副作用路径和机制。③确定毒性作用剂量范围，明晰有毒中药发挥疗效的安全剂量，进一步了解"量-效"和"毒-效"关系。④判断中药毒性的可逆性和受损生理功能的可复性。⑤研究炮制、配伍等解毒技术及药物中毒解救措施。⑥注重有毒中药的新药开发研究。

与相关学科关系 中药毒理学是毒理学与中药药理学的交叉学科，是中药学研究重要组成部分和安全性评价核心内容，是中药国际化进程的先决条件和现代化的重要保障，是连接临床合理用药与中药新药研发成败的判定标准；中药毒理学在阐述、发展和完善中医药功效和毒性理论，指导中药临床安全有效应用，推动中药新药研发，促进中药现代化和走向世界的进程中具有重要的作用。

发展水平和研究意义 随着学科迅猛发展，中药毒理学研究内容日益丰富，研究水平从整体、组织、细胞走向亚细胞和分子水

平，逐步形成了中药毒理学创新理论体系和"毒性物质基础-毒作用规律和机制-控毒方法体系"的有毒中药评价模式，为解决中药安全性这一中药产业瓶颈问题奠定了基础。学科已形成了基础毒理学、毒代动力学、毒作用机制和控毒方法研究三个分支方向，对中药毒理学学科构架形成、完善学科内涵，提升学科研究水平都有着重要意义。

（孙 蓉 黄 伟）

zhōngyào bùliáng fǎnyìng

中药不良反应（adverse reaction of traditional Chinese materia medica）

中药在治疗、预防疾病时出现的与用药目的不符，且给患者带来不适或痛苦的有害反应。主要是指合格中药在正常用量、用法条件下所产生的非预期或可预期的、有害反应。这是根据世界卫生组织和中国药监部门对药品不良反应的定义。但由于历史原因，中药临床应用较为灵活，实际应用时剂量差异大、给药途径多样，自行用药现象普遍，特别是中药成分复杂、作用靶点多等特点，中药不良反应的概念界定比化学药物更加困难，临床报道大多涉及了较为宽广的范围，不可一概而论。

发展历程 中药不良反应的认识是伴随中药学的发展而萌芽的。古人在同疾病的斗争中同时注意到了某些自然物质的药效和毒性，即其治疗作用和不良反应，如《淮南子·修务训》即有关于神农尝百草，一日遇七十毒的记载。"遇毒"是原始人类在医药发现时对药物毒副作用的认识。《周礼·天官冢宰》记载："医师掌医之政令，聚毒药以供医事。"东汉，郑玄注曰："毒药，药之辛苦者，药之物恒多毒。"表明了周代

沿袭了上古"以毒为药"的传统并且已认识到药物的两重性，即"毒"与"药"。中国现存最早的一部药物学专著《神农本草经》即是根据药物的功效和毒性将药物分为上、中、下三品，上品专主补益，无毒，可以久服；中品治病补虚，有毒或无毒，当斟酌使用；下品专主治病，多毒，不可久服。对于药物毒副作用的防治方法，《神农本草经》提出药物配伍的"七情合和"理论，将药物之间相互配合应用及其可能发生的相互作用进行了总结，概括为七个方面，称为药物的"七情"，即单行、相须、相使、相畏、相杀、相恶、相反，认为正确的配伍可以增强药物的疗效，减轻或消除药物的毒性、烈性和副作用，而不合理的配伍则可降低药物的作用，甚至可以引起不良反应。

梁代，陶弘景《本草经集注》增列了"畏恶反忌表""解百毒及金石等毒例""服药食忌例"等篇章，专门论述了药物使用不当所致不良反应、药源性疾病及其防治措施。南北朝刘宋时期，雷敩《雷公炮炙论》专门叙述了药物通过适宜的炮制，可以减轻毒副作用、提高疗效，其中很多有效的炮制方法和技术一直沿用至今。其后历代医药学家对药物的毒副作用和不良反应都十分重视，对药物毒副作用严重性的认识，隋代，巢元方《诸病源候论》做出了高度概括："凡药物云有毒及有大毒者，皆能变乱，于人为害，亦能杀人。"唐代，《新修本草》《药性本草》对药物的有毒无毒、配伍禁忌进行了专门论述。金元时期已明确认识到不恰当的配伍是引起药物不良反应的重要原因，并将此类配伍禁忌归纳总

结，提出了"十八反""十九畏"的概念。明代，《本草纲目》还对一些比较著名的医药书籍中的药物配伍宜忌、服药禁忌、妊娠禁忌、饮食禁忌等进行了整理，并详细论述了药物的畏恶反忌，对药物的毒副作用及不良反应的论述颇为详尽。

近代，随着中国的中医药事业进步和发展，有关中药的毒副作用、不良反应越来越受到人们的重视，有关中药不良反应的报道逐年增多，对不良反应的认识逐步深入，对药物相互作用有了进一步了解。

研究内容 包括中药不良反应的类型、临床表现、发生的原因等。

类型 中药不良反应按其发生的原因和临床表现可分为三种基本类型的不良反应。

A型药物不良反应 是可以预知的药物不良反应，是由药物已知药理、毒理导致的临床反应和表现，是药物本身的固有成分或代谢产物所致。此类不良反应，一方面是由药物本身和/或其代谢产物所引起，占所有不良反应的70%~80%。常是药物固有作用增强或持续发展的结果，也可认为是由药理作用增强所引起的。另一方面，不良反应的程度呈剂量依赖性，多能预知，易于预测，发生率高而死亡率低。临床主要包括：①作用增强型。是药物本身固有作用的增强和放大而导致。如三七、云南白药具有止血抗凝作用，可引起出血倾向；消渴丸可引起低血糖反应。②副作用型：是在治疗剂量时，随药物的治疗作用而发生的一些与防治目的无关的作用。如应用人参来补阳补气的过程中，可引起口干、心烦，即属于此类。③毒性型：主

要是指药物在正常剂量、正常用法下发生的毒性反应，也包括用药时间过长、用药剂量过大和相对剂量过大所引起的毒性反应，均可导致人体的生理生化功能异常和结构的病理改变，可发生在任何系统。包括急性中毒和慢性蓄积性中毒反应。如应用雷公藤抗风湿，治疗腰腿痛过程中，可引起肝肾损伤及妇女不孕症。④继发型：是药物作用诱发的一些病症。如番泻叶、火麻仁等可以引起此类反应。⑤首剂综合征：是指首次应用某些药物时所发生的不可耐受的强烈反应。⑥撤药综合征：是指突然停用某种药物后出现的症状反跳现象。如长期服用罂粟类药物可出现成瘾现象。

B 型药物不良反应　是与药物和病人的异常性有关，此类不良反应的特点与药物的固有作用、用药剂量、用药时间无关，是药物不可预测的不良反应，占所有不良反应的 20%～30%。常规的毒理学筛选不能发现，因此发生率低而死亡率高，究其原因可能与中药成分复杂、大分子物质含量高、中药制剂工艺以及中药制剂的稳定性有关。引起 B 型药物不良反应的药物剂型包括：中药制剂、中药汤剂、单味中药；用药途径既有全身用药，也有局部外用。B 型药物不良反应在中药所致的不良反应中不仅发生率较高，而且也较为严重，处理不及时或不恰当甚至会引起死亡。B 型药物不良反应在临床主要包括：①不耐受性不良反应。是因患者个体差异而表现出来的对药物毒理作用耐受低下，低于常量时就可发生的不良反应。②特异质性不良反应。是一种与正常药物作用不同的特异反应，与患者遗传

背景有关，多由机体生物化学过程的异常引起，发生率较低。③变态反应性不良反应。是患者被药物致敏，再次用药时诱发的一种免疫反应。中药中的很多种动物药，如蟾蜍、僵蚕、全蝎等都可引起此类反应，不少中药注射剂注射给药特别是静脉注射给药时可引起变态反应。

C 型药物不良反应　是与药物本身药理作用无关的异常反应，一般在长期用药后出现，其潜伏期较长，药品和不良反应之间没有明确的时间关系，其特点是背景发生率高，用药史复杂，难以用试验重复，其发生机制不清，有待于进一步研究和探讨。

临床表现　①神经系统：口唇或肢体麻木，瞳孔缩小或扩大，严重者可见抽搐、昏迷等。②循环系统：心悸、胸闷、面色苍白、四肢厥冷、血压下降或升高、心电图改变。③呼吸系统：呼吸困难、急性肺水肿、呼吸衰竭等。④消化系统：恶心呕吐、食欲缺乏、腹泻、肝功能损害等。⑤泌尿系统：排尿困难或尿道灼痛、尿毒症、急性肾衰竭等。⑥血液系统：白细胞减少、过敏性紫癜、再生障碍性贫血等。

发生的原因　中药不良反应的发生原因及其影响因素主要涉及药物饮食、患者机体状态因素、用药因素三个方面，而中药不良反应的发生机制则更为复杂，既与中药本身作用增强有关，也与机体靶器官的敏感性增强有关；既与药物体内代谢异常有关，也与机体生理生化功能异常有关。各种因素单一或相互作用即可导致中药不良反应的发生。

A 型药物不良反应的发生原因、发生机制主要表现为药物代谢动力学和药物效应动力学两方

面的异常。B 型药物不良反应的发生原因或是由于药物方面的异常，或是由于机体方面的异常，或是由于两方面的异常同时存在。正是由于 B 型不良反应的这种异常性，较难用一般药理学理论即从药物的化学成分、药理作用对其进行预测和解释。C 型潜伏期较长，用药史复杂，难以用试验重复。其发生机制不清，有待于进一步研究和探讨。

(孙　蓉)

zhōngyào fùzuòyòng

中药副作用（side effects of traditional Chinese materia medica）

中药在治疗量下出现的与用药目的无关的作用。可给病人带来不适和痛苦，但一般危害较小，多为可恢复性的功能失调的作用。又称中药副反应。属于药物的固有作用，因其副作用与治疗作用是同时存在的，所以在治疗过程中难以避免。

如用麻黄止咳平喘治疗哮喘或喘息型支气管炎，用药过程中患者可能会出现失眠。这是由于麻黄中所含的有效成分麻黄碱，一方面能解除支气管平滑肌痉挛而改善哮喘症状，而另一方面兴奋中枢则引起失眠，失眠就成为副作用。再如大黄有泻热通便、活血祛瘀、清热解毒的作用，作用广泛，当用大黄来活血祛瘀治疗妇女经闭痛经时，活血祛瘀就成为治疗作用，而其泻热通便所引起的腹泻便溏就成为副作用；相反，当用大黄治疗热结便秘，泻热通便就成为治疗作用，而活血祛瘀所导致的妇女月经过多就成为大黄的副作用。

一般而言，药物的治疗范围越广，选择性越低，药物的副作用就表现得越多。而且在一定条件下，随着用药目的的不同，药

物的治疗作用和副作用可以相互转化。副作用是药物的固有作用，因此，是可以预防的。可以针对其采取一些必要的预防措施，减轻或消除药物的副作用，或用药时将药物的副作用预先告诉病人，以免引起病人的紧张和不安。如应用大黄泻热通便治疗热结便秘，对于月经期妇女就应该慎用，可适当减轻用量或改用其他作用缓和的药物。

（孙 蓉 李晓宇）

zhōngyào dúxìng fǎnyìng

中药毒性反应（toxic reactions of Chinese materia medica）

长时间或大剂量使用中药后，体内药物蓄积后出现的机体有较大危害的作用。主要包括中药急性毒性反应、中药亚急性毒性反应、中药慢性毒性反应，致癌、致畸、致突变反应等。

产生原因 ①品种混乱：中药品种繁多存在很多同名异药、同药异名以及形似而不易区分现象。中药品种基源混杂，导致化学成分、生物活性及毒性等亦不同，如独活与毒芹俗名均称"走马芹"，但独活是无毒、祛风除湿药，毒芹是剧毒植物，临床误服可致死。②炮制不当：绝大多数中药需要炮制入药，从而达到减毒增效、减毒存性、改性增效的目的，是中医药特色的重要组成部分，炮制不当易产生毒性。③配伍不当：早在《神农本草经》中就有"当用相须相使则良，勿用相恶相反者，若有毒宜制，可用相恶相杀者，不尔，勿合用也。"的记载，既可通过相须、相使发挥药物协同增效作用，又可通过对有毒药味相制配伍方法，以制其毒性作用。④剂量疗程：常规中药用量过大、长时间服用会发生毒性作用，有毒和剧毒药

味的极量和致死量接近，误服可短期内中毒，甚至有死亡。⑤煎煮不当：不同方剂煎煮火候、时间，药物先煎、后入、冲等要求不同；煎煮不当可导致药味成分变化；乌头、附子、雪上一枝蒿、落地金钱、商陆等，先煎、久煎能达到减毒目的。⑥中药剂型：中药引起的过敏反应增多的一个重要原因是中药针剂的使用。许多药物在传统用法中无过敏现象，改用针剂后出现了过敏反应。⑦辨证不准：辨证论治是中医治病精髓，方证对应、药证相符是临床合理用药、降低毒性反应发生的有力保证。⑧体质因素：体质是由先天遗传、后天获得、在形态结构、功能方面固有的、稳定的个体特性，与中药毒性反应发生有着密切的关系。

对策 ①严格掌握用药指征：对于部分有毒、甚至毒性很强的中药，要高度重视，严格遵循传统医学对疾病的诊疗程序，认真辨证，遣方选药。②规范处方剂量：控制剂量、疗程，纠正中药就是无毒、副作用的观念，慢性病患者需长期服药时，当了解药效成分的半衰期及其体内过程。对有蓄积可能的药物，应采用少量、间断服用的方法，减少蓄积中毒的可能。③遵医嘱用药。④在治疗过程中，密切观察其任何不耐受现象和特异性反应，一旦发现，立即停药。⑤加强对中药不良反应的临床和实验研究。

（孙 蓉 李晓宇 黄 伟）

zhōngyào jíxìng dúxìng fǎnyìng

中药急性毒性反应（acute toxic reactions of traditional Chinese materia medica）

常规剂量、大剂量和超大剂量的有毒中药进入体内，在短时间内出现的急性中毒症状、体征，甚至死亡

的毒性反应。

特点 ①发病快，病情变化迅速。②病程短，难划分潜伏期、前驱期、发作期和恢复期的界限。③经及时救治，一般可预后良好。

试验研究 药物急性毒性常用半数致死量（LD_{50}）表示。LD_{50}越小，中药毒性越大。不能求得LD_{50}的药物，可用最大耐受量（MTD）或最大给药量（MLD）来表示。

试验目的：观察24小时内一次或多次给予受试动物后在短期内可能产生的毒性反应、毒性强度，估计新药安全性范围（计算新药的治疗指数LD_{50}/ED_{50}），为进行长期毒性试验、特殊毒性试验和临床试验的剂量设置提供参考，为深入观察毒性作用靶器官提供方向。

试验方法：中药急性毒性实验一般选用品种清楚、健康活泼、体重20g±2g的小鼠，每组20只，雌雄各半，给药前禁食不禁水12~16小时。包括以下3种试验。

半数致死量试验：指引起半数动物死亡所需的药物一次给药剂量，是定量反应药物毒性大小的基本参数，对于设计长期毒性试验或药效学试验的剂量有重要参考价值。①给药途径和受试药物容积：给药途径和受试药物容积与推荐临床研究相一致。②试验分组和观察时间：按体重随机分为4~5组，组间剂量比以0.65~0.85为宜。给受试药后立即观察，一般观察7天，若在给药24小时后仍不断出现死亡者，应延长观察时间至2周。③观察指标：动物死亡只数、死亡时间、死亡前症状表现，死亡后立即尸检，记录所有肉眼可见病变，分析受试药物中毒的靶器官。④计算方法：使用加权回归概率单位

法（Bliss 法）。

最大耐受量试验：指动物能够耐受而不致死亡的最高剂量，此法适宜于未能引起半数动物死亡的受试动物的急毒安全信息获取。每组动物灌服不同浓度的药物，每只 0.5ml，观察 7 天内动物的中毒反应或有无死亡。以刚不出现死亡组为准，此剂量为小鼠的最大耐受量。

最大给药量试验：指以动物能给药的最大浓度、最大体积的药量一日内给药 1 次或 2~3 次，每次间隔 6~8 小时的日耐受剂量。以最大给药量给药，连续观察 7~14 天，动物不产生死亡，此时的用药量即为小鼠对该药的最大给药量。如单次给药量远远大于药效学试验等效剂量而没有出现不良反应，可不必进行更大剂量的观察。

最大给药体积应不造成给药局部损伤，灌胃所能接受的容量，小鼠每次 0.2ml/10g，最大不超过每只 0.8ml；大鼠每次 1~2ml/100g，最大不超过每只 4ml。

（孙　蓉　黄　伟　李晓宇）

zhōngyào mànxìng dúxìng fǎnyìng

中药慢性毒性反应 （chronic toxic reactions of traditional Chinese materia medica）

长期或重复多次服用中药所致药物在体内蓄积而出现中毒症状和体征的毒性反应。多见于慢性病治疗过程中长期服用一种或数种药物的患者，职业长期接触者，严重者可出现死亡。

特点 ①起病过程隐匿，病程较长，早期症状多不明显。②发病情况与用药时间、药物浓度、给药方式、环境及个体差异密切相关，有中药毒性作用特有的临床表现。③重度中毒治疗效果较差，难以全部恢复，遗留有

器质性脏器损伤。

试验研究 受试药经过药效学和一般药理、急性毒性试验后发现有进一步研究开发价值，应根据临床拟定疗程，进行长期的慢性毒性试验。

试验目的：观察中毒开始时间、症状，症状发展过程，停药后器官功能和病理损伤及恢复情况；确定毒性靶器官、敏感指标，为临床安全用药提供科学依据。

试验方法：此试验一般流程包括选择动物、确定给药途径和容量、确定给药周期、观察指标、恢复期观察。

动物：一般要求用两种动物（包括啮齿类和非啮齿类），啮齿类常用大鼠，非啮齿类常用犬。大鼠一般为周龄 8~10 周，体重80~100g，雌雄各半，动物数量依据给药时间长短而定；犬以比格犬为例，6~12 月龄，以 6~8 月龄、体重 7~8kg 为宜，体重尽量一致即可（差别不超过 20%），雌雄各半。动物数量依据给药时间长短而定，一般要求试验结束时每个剂量组每一性别啮齿类动物数不少于 10 只，非啮齿类动物数不少于 4 只。

给药途径：原则上应选择与推荐临床试验的给药途径一致。若临床用药为静脉注射给药，可采用腹腔或皮下注射代替。给药容量：大鼠为 1~2ml/100g 体重，并根据体重调节给药量，总量每次不应超过每鼠 5ml。

给药周期：给药时间通常为临床试验用药期的 2~3 倍。对于高血压、糖尿病等需反复用药的疾病，应按照最长时间计算，大鼠最长为 6 个月，犬和猴最长为 9 个月。

观察指标：①一般观察。包括进食量、体重、外观体征和行

为活动、粪便性状等。如发现死亡应立即进行尸检。②血液学指标。包括红细胞（RBC）、白细胞（WBC）、血红蛋白（Hb）、血小板总数（PTC）、白细胞分类和凝血时间（秒）等。③血液生化学指标。丙氨酸转氨酶（ALT）、天门冬氨酸转氨酶（AST）、总胆红素（T-BIL）、碱性磷酸酶（ALP）、肌酐（Cr）、尿素氮（BUN）、总蛋白（TP）、白蛋白（ALB）、血糖（GLU）、三酰甘油（TG）、总胆固醇（TC）等。④心电图。一般检查 II 导联心电图。⑤病理学检查。包括系统解剖、脏器系数测定和病理组织学检查，脏器系数指每 100 克体重相当脏器的克数或毫克数。⑥指标观察时间。一般观察，每天 1 次，体重和进食量每周 1 次。其他检测项目视给药周期而定。

恢复期观察：留下部分（1/3~1/2）动物停药观察 2~4 周，做同上指标的恢复期检查，以了解毒性反应的可逆程度和可能出现的延迟性毒性反应。给药周期在 3 个月以上者，可在试验中期对较少量动物做全面检查，对濒死动物应及时检查。

（孙　蓉　李晓宇　黄　伟）

zhōngyào tèshū dúxìng fǎnyìng

中药特殊毒性反应 （special toxic reactions of traditional Chinese materia medica）

中药长期或反复进入机体所致遗传毒性、生殖毒性和致癌作用的毒性反应。

研究进展 研究发现雷公藤、槟榔、款冬花、千里光、石菖蒲、广防己、关木通、马兜铃、细辛、土荆芥、雄黄、砒霜、土贝母、野百合等可导致特殊毒性。雷公藤：治疗类风湿关节炎、慢性肾炎、红斑型狼疮等自身免疫性疾病，对人体外周淋巴细胞染色体

有损伤作用，长期用药可致细胞染色体畸变；对小鼠也有细胞染色体畸变作用。槟榔：长期嚼食槟榔居民其口腔癌、食管癌及胃癌发生率偏高。所含槟榔碱水解后的水解槟榔碱对大鼠、小鼠均有致癌作用。款冬花：花粉长期喂养大鼠可诱发肝血管内皮瘤。千里光及该属植物所含不饱和吡咯里西啶类生物碱：不仅具有肝毒性，而且对动物也有致癌性、致突变和生殖毒性。关木通、广防己、青木香等所含马兜铃酸：有致突变作用，能引起染色体损害，对啮齿类动物有较强的致癌作用。雄黄、砒霜、枯痔散、紫金锭、牛黄解毒片、牛黄清心丸、安宫牛黄丸等含砷化合物：具有致突变和致癌作用，已证明砷可诱发皮肤癌、支气管癌和肝癌。细辛、小茴香、八角茴香、胡椒、肉豆蔻、杜衡、土荆芥等挥发油中所含的黄樟醚，野百合所含的野百合碱，水菖蒲及石菖蒲所含的β-细辛醚，藿香、辛夷所含胡椒酚甲醚等均可诱发动物肿瘤。巴豆油中所含的大戟二萜醇衍生物、续随子所含的巨大戟二萜醇一元酯、棉籽油所含的环丙烷脂肪酸、梧桐酯酸等也有促癌作用。此外，槐花、紫菀等多种药物中所含的槲皮素，黄芩中黄芩素等也有一定的诱变性。

特点 中药致畸、致癌作用较弱，尤其在致癌方面多是弱致癌原，多是体内代谢产物具有致癌作用，有的品种炮制后致癌作用下降，有的致癌成分本身也有一定的抗癌作用；亟须进行规范和系统研究。

试验研究 主要研究中药可能对遗传物质、生殖能力和潜在致癌方面的影响。①遗传毒性试验：进行基因突变试验、染色体畸变试验和啮齿动物微核试验等测试受试中药的遗传毒性。②生殖毒性试验：进行一般生殖毒性试验、致畸敏感期毒性试验、围产期毒性试验的三个时期的毒性试验，综合评价中药的生殖毒性。③致癌性试验：进行短期致癌试验和长期致癌试验，综合评价中药致癌作用。

（孙　蓉　黄　伟）

zhōngyào guòmǐn fǎnyìng

中药过敏反应（allergic reactions of traditional Chinese materia medica）
应用中药后出现的非正常免疫反应。是中药所致的变态反应。

特点 见于少数人，与体质有关；过敏反应潜伏期长短不一，多非首次用药发生；与药物剂型、剂量无关；轻微过敏反应停药可消退，重症救治不及时可有死亡或致后遗症；一旦发生过敏反应，可持续很久，一般随着用药次数增多，过敏反应可重现或日益加重；中药皮肤试验会有假阴性，结构相似药物易发生交叉或不完全交叉过敏反应；疾病本身可加大中药致敏性；机体遇重病、创伤或大手术后对中药致敏性的反应程度会减轻或消失。

成因 中药成分复杂、种类繁多，很多蛋白质、多肽、多糖等物质既有免疫原性，又有免疫反应性，易发交叉反应。质量控制不严导致质量不稳定，可直接导致药物过敏反应。患者过敏性体质。注射剂与注射途径较口服剂型易发过敏反应。与制剂辅料、提取有机溶媒有关。受饮食禁忌影响。

导致过敏反应的中药种类 ①常用中药：如黄连、延胡索、泽泻、大黄、红花、怀菊花、三七、银杏叶、雷公藤、穿心莲、辛夷、天麻、栀子、桔梗、玉竹、木瓜、桂圆、陈皮、川芎、何首乌、丁香油、白头翁、旋覆花等。②中成药：如十滴水、牛黄上清丸、风油精、跌打丸、牛黄解毒片、复方胆通片、鼻炎宁冲剂、复方甘草片、正清风痛宁、止痛消炎膏、云南白药、九华膏、消渴丸、联邦止咳露、颈复康冲剂、藿香正气水及丸、银黄口服液、银翘解毒口服液、川贝止咳露、骨刺消痛液等。③中药注射剂：如血栓通注射液、刺五加注射液、复方丹参注射液、清开灵注射液、茵栀黄注射液、猪苓多糖注射液、生脉注射液、路路通注射液、鱼腥草注射液、脉络宁注射液、板蓝根注射液、蝮蛇抗栓酶注射液、参麦注射液、穿琥宁注射液、莪术油注射液、天地欣注射液、银黄注射液、柴胡注射液、葛根素注射液、黄芪注射液、苦木注射液、苦黄注射液和双黄连粉针等。

预防 多不发生在首次用药，且随用药次数增多而渐重，不易被察觉，应高度重视。详细询问过敏史。对中药多成分相互作用、提取溶媒、辅料添加以及与成分间相互作用等环节提高质量控制水平。注重中药半抗原类物质体内代谢、过敏特点、反应类型、致敏机制、临床救治等方面的基础研究，经过多中心临床规范研究后，最终形成临床诊疗规范和救治指南。过敏反应发生率低，发生与药理作用、用法用量无关，体内代谢受患者体质影响，导致很难研究和预防，要严密观察用药反应，一旦发现应立即停药并采取相应措施，减少患者痛苦。中药注射液应尽量不与其他注射剂同时使用，以免发生过敏反应。

（孙　蓉　黄　伟）

zhōngyào yàolǐ yánjiū fāngfǎ

中药药理研究方法 （research methods in pharmacology of traditional Chinese materia medica）

在中医药理论指导下，运用现代科学方法研究中药与机体（包括病原体）相互作用及其作用规律的方法。既有中药学及药理学固有的特点，也有本学科的特点，即中医药理论的指导。

中国古代医书中即有"药理"一词。"神农尝百草"为其典型。通过望闻问切的方法，掌握患者病情，根据中药性味辨证论治，属于传统的中医药药理。20世纪20年代从单味药麻黄中提取麻黄素进行动物实验，是现代中药药理的起源，基本上是按照西药药理思想，提取中药成分，测定对器官功能的影响，已研究了多种中药及有效成分的药理作用。20世纪后期中国中药药理学者强调以中医理论为指导研究中药药理，中药复方研究及综合研究受到重视，对阐明中医药理论，提高临床用药疗效，开发新制剂有重要意义。从20世纪60年代用皮质激素造成"阳虚"动物模型开始，建立"证"动物模型和研究中药防治作用越来越受到重视，并逐渐发展为疾病模型、动物模型、病症结合模型等研究方法，但这些模型与临床还存在差距；随着药理研究的深入及交叉学科的发展，药理研究方法逐渐丰富。1987年，日本学者田代真一提出了血清药理学法，首先给动物服药，然后取其血清作为药物源进行药理学观察，比较接近药物体内环境中产生药理作用的真实过程，适用于中药，特别是复方进行药效评价及其作用机制的研究，还可进行血清药物化学及药物动力学的研究。1999年，梅建勋等提出适用于中药的神经保护研究的脑脊液药理学法等。以对整体动物药理效应观察及对器官、组织、细胞的影响等仍为中药药理学主要的研究方法，现代生物技术如分子生物学研究方法也受到广泛关注和应用。中药药理研究方法包括：筛选法、适应证法、综合法、中药血清药理、中药脑脊液药理、中药网络药理等。中药药理研究通过上述研究方法取得了大量研究成果，但是这些研究方法也存在缺陷，尚需要开发更适合中药药理研究的新方法。

（张艳军）

shāixuǎnfǎ

筛选法 （screening method）

筛选中药活性物质和药理活性的方法。分为广筛法和定向筛选法两种。广筛法是指无特定指标的广泛筛选，是通过多种实验方法以发现某种中药或复方的药理作用，选用简便、可靠的方法，某项明确的指标，从大量的备选药物中筛选具有某种特殊作用的药物。此法不受中药主治、中医药理论的限制，其优点是研究面广，发现问题多，常能发现一些新的药理作用，但广筛法为较粗浅的药理学方法，工作量大，盲目性多，筛选效率不高。定向筛选法是根据中药或复方的主治、功效，进行定向筛选，此法是以中医理论和临床经验为依据，成功率高，工作量较少。需要在中医理论和临床经验基础上，用现代科技进行实验研究，观察药物的药理作用，选择关键指标，探讨药物的作用及机制。

筛选中药活性物质的方法：①分离分析与活性追踪结合的方法，即对中药的化学成分进行提取、分离、结构鉴定，然后进行生物活性筛选，确定有效成分，阐明物质基础。②血清药物化学和血清药理学方法，即针对血清中的中药化学成分进行生物活性筛选。③应用组分敲除技术，即剔除单个或多个组分，研究去组分后对原方药效的影响，以评判所去除组分对原方药效的贡献。④应用分子生物色谱技术，即将生物体内活性物质如酶、受体、蛋白质等特异性物质固定于色谱填料中，对中药的成分进行活性筛选。⑤应用代谢组学的方法来揭示中药药效物质基础。⑥利用计算机进行虚拟筛选。

筛选药理活性的方法：①利用整体动物模型和离体器官实验筛选，但是大规模筛选时，工作量大。②体外细胞培养，在细胞水平进行大规模筛选。③建立转基因、基因剔除动物或细胞模型，在基因水平筛选。

（张艳军）

shìyìngzhèngfǎ

适应证法 （indication method）

根据某种中药的适应证研究其相应的药理作用的方法。中药复方多遵循"理、法、方、药"与"君、臣、佐、使"的原理组方，从中药复方中分析某一药物的主要作用，可采用此法。可将含某种药物的常用复方的成分和临床适应证列表出来，每出现一次记1分，然后积分，便可初步探出此药的主要适应证，然后针对其适应证设计药理实验指标。这样可以结合临床用药经验来选择药理研究指标，减少实验的盲目性。经此法筛选某药的药理作用命中率较高，筛选出的药理作用更符合中药临床用药实际。通过计算机技术可以利用适应证分析方法更为简便地筛选分析大量中药与复方。

任何药物都有特定的适应证，药物多在病理情况下更敏感产生

治疗。

中医证候模型在中医药理论研究中仍处于探索阶段，尚不能替代人体证候，还有许多不足之处有待于进一步改进。如中医病因学说的非特异性，使传统中医致病因素与证候模型并非完全一一对应，造模因素缺少标准，传统中医病因并不一定是能直接引起相应中医证候的客观因素。研究中利用的一些手术、药物的不良反应或毒性反应导致的证候动物模型并无临床病因学支持，与中医临床没有明显的联系。因此，此类模型作为证候实验研究受到质疑。但是，中医证候动物模型在中医科研中仍具有不可替代的作用，只有通过努力使其更加完善，更加符合中医整体观念、辨证论治的特色，才能有效地应用于中医临床，促进中医药现代化的发展。

(刘建勋)

bìngzhèng jiéhé dòngwù móxíng

病证结合动物模型 （animal models of disease-syndrome combination） 通过相关中医临床调查研究，选择有密切联系的疾病和证候，分别或同时复制出的具有两者特征的动物。此过程需寻找疾病和证候在临床的结合点或同一点，可用于疾病证候的本质研究，中药新药的药效评价与作用机制探讨。

基本内容 病证结合是中医临床的基本模式，也是中西医结合医学的重要理论创新，其不仅要求在临床诊疗中重视对西医疾病的诊断，同时又注重对中医证候的辨证认识。为适应临床辨病与辨证相结合的实际以及中药新药非临床研究的需要，建立病证结合动物模型也日益受到关注并逐渐成为中医实验动物模型发展

的新方向之一。因此中医病证结合动物模型既有西医疾病的特点，又有中医证候的特征，它将有助于中药药理学研究和中药药效的评价，有利于更全面、客观地认识中药的科学内涵，对于探讨疾病病理生理变化与中医证候特征之间的关系，更是显示出较大的优势。病证结合动物模型相对于其他动物模型主要有以下特点：①具有西医疾病动物模型的特点。疾病病理生理为基础，模型具有良好的可靠性和稳定性。②采用"病"将"证"的不确定因素进行限制而使其变得更加清晰，同时在中医证候方面将时间观念引入动物模型中，更好地体现出中医"证"的动态性与阶段性特征，二者结合更符合临床实际，更能精确地阐明中医疾病证候的本质，从而体现出中医对疾病发展规律的认识。③将疾病与证候结合，宏观与微观结合，既体现出中医学理论的指导性，又能满足现代医学对动物模型研究的要求，可接受性、实用性和操作性较强。

制作方法 常用的病证结合动物模型制作方法分为3种。①先构建疾病动物模型，在此基础上再施以中医病因造成相应的证候。人类和实验动物由于存在种属差异，宏观和微观的疾病变化规律也不完全一致。首先在构建疾病动物模型选择与人体组织器官相似的动物来复制模型，或者是某个系统，甚至是某个器官相似的动物用作造模动物。如实验小型猪的心脏解剖结构及侧支循环与人类相似，选择介入球囊阻塞冠状动脉引起小型猪心肌梗死比线栓法结扎大鼠或犬冠状动脉诱发心肌缺血更符合临床心肌梗死的病理生理特点。②在中医病因造成中医相应的证候动物模

型基础上构建疾病模型。不同种属、不同品系、不同性别的实验动物对造模刺激因素的耐受程度和敏感度不同，因此同一类型的造模因素作用于不同种系、不同生长阶段的动物上所表现出来的造模效果也是不相同的，这在类似中医病因刺激因素的模型过程中表现尤为突出。③对疾病动物模型进行辨证而建立的病证结合动物模型。即单一的病理因素作为病证结合模型疾病与证候共同的造模因素。疾病在发展过程中必然通过表现出的症状特点而显示出证候的变化。以上无论哪种方法，病证结合动物模型必须反映出疾病和证候的双重特征。因此病证结合动物模型除了要面临中医证候动物模型的问题外，包括如何在动物身上模拟中医病因学因素和证候辨证所依赖的主观和客观症状，同时还要阐述这些中医病因和疾病模型的致病因素相互关系，实验动物证候客观化表现等更高层次上的问题。这些都可归结为病证结合动物模型的评价方法问题。结合上述，病证结合动物模型的评价方法同样可以从病因、症状和体征、实验室客观指标、药物反证等四个方面进行。总体来说，除在中医病因方面与病机关系的评价外，在临床的证候诊断标准基础上，注重挖掘动物身上具有诊断意义的信息特征，对动物模型进行恰当地辨证诊断和证候评价。但是由于人与动物种属差异，需要借鉴四诊的客观化研究成果将人与动物之间四诊观察进行转换。如利用动物体重指数反映痰多体胖的症状，利用心电图反映动物的心脏缺血的情况等。将临床研究和基础研究中能够较客观地反映证候特征的微观指标，也移植到动物

模型评价上,如采用血脂水平的异常变化反映"无形之痰",血液流变学或血小板功能异常改变反映血瘀证的变化。随着生物科学技术的发展,采用具备反映和解决证候问题的代谢、基因、蛋白组学的分析技术,通过检测实验对象不同时间的尿液或血液,可以发现一种特定疾病的不同中医证候的系统生物学特征以及相关的生物学标志物,这有助于从认识疾病的生物学角度审视中医疾病证候的生物学特征。从而可以提高疾病辨证的科学化、定量化,避免了人为因素的干扰,这为证候和疾病标准化的研究提供了一种可行的方法。同时只有在实验动物身上阐明中医证候与疾病的生物学关系,才可能建立真正意义上的可以被世界公认的病证结合动物模型。此外,根据"有是证用是方"的治疗思路,以及方证相应理论,可采用中药反佐证明的方法,对病证结合动物模型进行科学性与合理性的评价。

病证结合动物模型的研究应当基于中医学理论,坚持中医特色,采用多种技术和方法,从简单的外部造模手段的病、证结合,逐渐延伸到病、证本质的内在联系。同时又掌握先进科学技术并灵活运用于科研工作,不断完善病证结合动物模型评价体系,建立既符合中医学理论和临床实际,又能充分体现证候实质的动物模型,为研究现代医学疾病、中医证候的本质、中医药疗效以及中药新药开发等创造更好的条件。

(刘建勋)

jiěbiǎoyào yàolǐ

解表药药理 (pharmacology of exterior-resolving medicinal)

解表药是以发散表邪主要作用,治疗表证的药物。

发展历程 近现代的中药药理学研究正是开始于解表药药理研究。1923 年陈克恢等率先开展对辛温解表药麻黄的化学成分与药理作用研究,并于次年报道了麻黄生物碱麻黄碱的拟肾上腺素样药理作用。这项开创性的研究工作,为推动用现代科学方法研究中药奠定了基础,也是从天然产物中寻找开发新药的典范。至 20 世纪 70 年代后期,开始注重在中医药理论指导下开展中药药理研究,将解表药药理研究与中医有关表证的病因病机理论和在现代对表证本质的认识相联系,既重视各解表药单味药的药理研究,亦重视解表方的药理研究,先后对麻黄、桂枝、紫苏、生姜、香薷、荆芥、防风、羌活、细辛、白芷、藁本、苍耳子、辛夷、鹅不食草、薄荷、牛蒡子、蝉蜕、桑叶、菊花、蔓荆子、柴胡、升麻、葛根、淡豆豉、浮萍、木贼、葫荽、大豆黄卷、西河柳等数十种常用解表药,以及麻黄汤、桂枝汤、银翘散等十余首常用解表方进行了广泛的药理研究。特别是 20 世纪 80 年代后期,在解表药与解表方药理研究的基础上,还进一步开展了对中医治疗表证的基本治法汗法的药理研究,建立了一些具有中医特色的研究方法。进入 21 世纪以来,随着现代生命科学的发展,包括现代药理学及相关学科的新理论、新方法与新技术更多地用于解表药的药理作用与作用机制研究,在不同的层次上揭示了解表药治疗表证的药理基础,有效指导临床应用及解表药新产品开发,也促进中医表证等相关理论研究的进步。

研究内容 中医认为表证是外邪侵犯机体的浅表部位所引起的证候,相当于现代医学一些感染性疾病或传染病的初期阶段。解表药药理研究成果表明,针对表证产生的病因、病机及主要证候,解表药药理作用主要体现在如下方面:①发汗作用。中医认为表证可通过发汗使邪由汗解。一些解表方药能促进汗腺分泌增加,有利于祛寒、散热。②解热作用。发热是表证的常见症状之一,多数解表方药可通过抑制内生致热源的生成、释放,减少机体产热等机制而发挥解热作用。③镇静、镇痛作用。头身疼痛是表证的主要症状。不少解表药具有不同程度的镇静、镇痛作用。④镇咳、祛痰、平喘作用。咳喘是表证常见的呼吸道症状,部分解表药具有镇咳、祛痰及平喘作用。⑤抗炎、抗过敏及调节免疫作用。炎症、过敏反应等是表证的基本病理过程,不少解表药常通过抗炎、抗过敏及调节机体免疫功能而发挥解表功效。⑥抗病原微生物。细菌、病毒等可视为引起表证的重要外邪,针对细菌、病毒等的抗病原体作用是解表药发散表邪的药理基础。解表药所涉的研究方法较多,多根据所研究方药的功效及主治证候选择发汗、解热、镇静、镇痛、抗炎、镇咳、祛痰、调节免疫、抗菌、抗病毒等研究方法。部分研究工作还采用了复制表证动物模型方法研究解表药的作用与机制。

(余林中)

máhuáng

麻黄 (Herba Ephedrae)

为麻黄科植物草麻黄 *Ephedra sinica* Stapf、中麻黄 *Ephedra intermedia* Schrenk et C. A. Mey. 或木贼麻黄 *Ephedra equisetina* Bge. 的草质茎。味辛、微苦,性温。归肺、膀胱经。具有发汗散寒,宣肺平喘,利水消肿功效。用于风寒感冒,胸闷咳喘，风水浮肿等。麻黄含多种生物碱和少量挥发油。生物碱中主要有效成分为麻黄碱，其次为伪麻黄碱，以及微量的甲基麻黄碱、甲基伪麻黄碱、去甲基麻黄碱、去甲基伪麻黄碱、麻黄次碱等。挥发油中含松油醇、萜品烯醇等。

药理作用　麻黄的药理作用多体现于神经系统、呼吸系统、心血管系统等方面。

神经系统　主要包括发汗、解热、镇痛、抗炎及兴奋中枢神经系统等作用。

发汗　汗法是中医治疗表证的基本治法，中医认为作为辛温解表代表药物，麻黄可通过发汗达到散寒解表之目的。研究表明，麻黄煎剂、水溶性提取物、挥发油、麻黄碱注射或灌胃给药，均可促进动物汗腺分泌。麻黄的发汗作用与中枢神经系统功能状态有关，麻醉状态下发汗作用减弱，其发汗机制可能与兴奋中枢相关部位及外周 α 受体有关，亦可能与阻碍汗腺导管对钠离子重吸收有关。

解热、镇痛　发热、头痛、身痛是表证常见症状，炎症亦是表证的基本病理反应。麻黄挥发油对多种发热模型动物有解热作用，麻黄挥发油及伪麻黄碱有镇痛作用。

兴奋中枢神经系统　麻黄碱脂溶性高，易于通过血脑屏障，兴奋大脑皮质和皮质下中枢，引起精神兴奋、失眠等。亦能兴奋中脑、延脑呼吸中枢和血管运动中枢。

呼吸系统　主要包括平喘作用和镇咳、祛痰作用。

平喘　麻黄碱、伪麻黄碱及麻黄挥发油是其平喘的主要物质基础。2,3,5,6-四甲基吡嗪及萜品烯醇是从草麻黄中分离出的新有平喘作用的成分。麻黄平喘机制主要体现在如下两个方面：①拟肾上腺素样作用。麻黄碱与肾上腺素结构相似，可直接兴奋支气管平滑肌上的 β 肾上腺素受体，松弛支气管平滑肌；直接兴奋支气管黏膜血管平滑肌 α 肾上腺素受体，收缩末梢血管，降低血管壁通透性，减轻支气管黏膜水肿；促进肾上腺素能神经和肾上腺髓质嗜铬细胞释放去甲肾上腺素和肾上腺素，间接发挥拟肾上腺素样作用。②阻止过敏介质释放。麻黄水提物及醇提物均可抑制 5-羟色胺、组胺、白三烯等过敏介质的释放。

镇咳、祛痰　麻黄水提物及麻黄碱灌胃，可使二氧化硫或氨水刺激引起的小鼠咳嗽潜伏期延长，减少咳嗽次数。麻黄挥发油有祛痰作用。

心血管系统　麻黄有兴奋心脏作用，麻黄碱能兴奋肾上腺素能神经受体，具有增加心肌收缩力及心排血量，加快心率效应；能收缩血管，升高血压。其升压作用缓慢、温和、持久，反复应用易产生快速耐受。

泌尿系统　麻黄煎剂及其多种成分有利尿作用，以 D-伪麻黄碱利尿作用最明显。其利尿作用机制可能与扩张肾血管增加肾血流量及抑制肾小管对钠离子的重吸收有关。

抗病原微生物　麻黄对细菌、病毒有抑制作用。麻黄挥发油对金黄色葡萄球菌、甲型及乙型溶血性链球菌、流感嗜血杆菌、肺炎球菌、大肠埃希菌、奈瑟双球菌等有不同程度的抑制作用。麻黄煎剂体外对亚洲甲型流感病毒有抑制作用，挥发油对感染甲型流感病毒小鼠有保护作用。

免疫系统　麻黄有免疫调节作用。麻黄水提物、醇提物有免疫抑制作用，能减轻二硝基氯苯引起的小鼠耳肿胀，使胸腺萎缩。给用弗氏完全免疫佐剂诱导的自身免疫性甲状腺炎小鼠灌服麻黄水煎剂，能够减少甲状腺的淋巴细胞浸润，增加甲状腺球蛋白阳性滤泡，血中 T 细胞增多，B 细胞和 B 细胞产生的针对甲状腺抗原的甲状腺球蛋白抗体（TGAb）减少。

抗炎　麻黄水提物、醇提物及生物碱类有抗炎作用。其中伪麻黄碱抗炎作用最强，甲基麻黄碱、麻黄碱次之。麻黄的抗炎作用可能与其抑制花生四烯酸的代谢有关。

骨骼肌系统　麻黄有松弛胃肠道平滑肌及抑制胃肠蠕动作用，麻黄碱对离体回肠自发性收缩有抑制作用，也可对抗乙酰胆碱、5-羟色胺的收缩效应。麻黄碱对动物子宫平滑肌及输精管有兴奋作用。

其他　麻黄及麻黄碱可影响蛋白质、糖、脂类代谢及基础代谢。麻黄水提物十二指肠给药可使麻醉犬血糖升高，腹腔注射可使小鼠血糖一过性升高继而持续性下降。麻黄碱能促进大鼠肝微粒体蛋白合成，腹腔注射可使小鼠肛温升高。麻黄还有抗凝血、提高纤维蛋白溶解功能、改善血液流变性作用。麻黄水提物灌胃，对 5-羟色胺引起的小鼠腹泻有对抗作用，麻黄碱腹腔注射可引起大鼠剂量依赖性的食欲减退。

毒性与不良反应　麻黄毒性较小，麻黄水提物小鼠灌胃半数致死量（LD_{50}）为 8g/kg，腹腔注射为 0.65g/kg。麻黄挥发油小鼠灌胃 LD_{50} 为 2.79ml/kg，腹腔注射为 1.35ml/kg。麻黄碱、消旋麻黄碱、伪麻黄碱大鼠腹腔注射最小致死量分别为：0.35 g/kg，0.31 g/kg，0.31g/kg。

体内过程 麻黄碱和伪麻黄碱口服吸收良好，用药后 1~2 小时血药浓度可达高峰。麻黄碱和伪麻黄碱体内分布较广，肝、肾、脑、脾、脂肪、乳汁、唾液均有分布，麻黄碱与器官的亲和力高于伪麻黄碱，肝脏代谢和肾脏排泄较慢。麻黄碱在体内代谢产物因动物而异，大鼠、家兔和犬尿中以原形排出较少，以代谢产物排出居多，而人约 75% 以原形由尿排出。

(余林中)

guìzhī

桂枝（Cinnamomi Ramulus）

樟科植物肉桂 Cinnamomum cassia Presl. 的干燥嫩枝。味辛、甘，性温。归心、肺、膀胱经。具有发汗解肌，温通经脉，助阳化气，平冲降气之功效。主要用于风寒感冒，脘腹冷痛，血寒经闭，关节痹痛，痰饮，水肿，心悸等证。桂枝主要含挥发油，油中主要有效成分为桂皮醛，并含桂皮酸及少量醋酸桂皮酯，醋酸苯丙酯等。

药理作用 桂枝的药理作用多体现于神经系统、心血管系统等方面。

神经系统 主要包括解热、镇痛、抗炎以及镇静、抗惊厥等作用。

解热、镇痛 桂枝煎剂及桂皮醛、桂皮酸对实验性致热家兔有解热作用，并能降低正常小鼠体温。解热与降温作用可能与其扩张皮肤血管，促进发汗使散热增加有关。桂枝水煎剂、醇提物及桂皮醛对小鼠热刺激致痛及腹腔注射醋酸致痛均有抑制作用。

抗炎 桂枝煎剂、挥发油对角叉菜胶、二甲苯、蛋清等多种致炎物质引起的急性炎症有抑制作用，可降低小鼠腹腔毛细血管通透性。桂枝挥发油还可抑制小鼠棉球肉芽肿。桂枝煎剂给豚鼠灌服，对柯萨奇病毒诱导的多发性肌炎有治疗作用。桂枝挥发油对脂多糖诱导的急性肺损伤大鼠肺组织中活化的核因子 κB 炎症信号通路及异常升高的蛋白酪氨酸激酶有抑制作用；对免疫性炎症模型大鼠佐剂性关节炎有抑制作用。桂枝对免疫球蛋白 IgE 所致肥大细胞脱颗粒释放介质有抑制作用，并可抑制补体活性。其抗炎机制亦与抑制组胺、前列腺素 E 的合成释放及清除自由基有关。

镇静、抗惊厥 桂枝挥发油、水提物及桂皮醛可抑制小鼠自主活动，增强巴比妥类药物的催眠作用，对抗甲基苯丙胺所致的运动亢进，使小鼠转棒运动失调；并能延长士的宁引起的强直性惊厥及致死时间，减少烟碱引起的强直性惊厥及致死率，还可抑制小鼠的听源性惊厥。桂枝提取物对毛果芸香碱所致癫痫模型有抑制作用。

心血管系统 桂枝水煎剂灌胃，能增加小鼠心肌营养血流量，扩张外周血管。桂枝水煎液加芳香水混合液灌胃，有改善"寒凝血瘀"模型小鼠微循环障碍，促进体温恢复作用。桂枝有增加冠状动脉血流量作用，对心肌缺血再灌注损伤有保护作用。桂枝蒸馏液能降低大鼠离体心脏再灌注致室颤的发生率，改善心功能，增加心肌摄氧量。其作用机制与抑制心肌细胞乳酸脱氢酶及磷酸肌酸激酶的释放，减少心肌过氧化产物的生成，提高抗氧化酶活性有关。桂枝还对脑缺血再灌注大鼠脑组织有保护作用，可降低血清丙二醛、一氧化氮含量。

抗病原微生物 桂枝对细菌、真菌、病毒有抑制作用。桂枝浸出液对金黄色葡萄球菌、白色葡萄球菌、铜绿假单胞菌、变形杆菌、甲型链球菌、乙型链球菌有不同程度抑制作用。桂枝蒸馏液对大肠埃希菌、白念珠菌、金黄色葡萄球菌、枯草杆菌有抑制作用。桂枝挥发油、醇提液对金黄色葡萄球菌、大肠埃希菌有抑制。桂皮油及桂皮醛有抑制结核杆菌作用。桂枝煎剂对常见致病性皮肤真菌有抑制作用，桂皮醛对黄曲霉等 22 种条件致病性真菌有抑菌作用。此外，桂枝对流感病毒亚洲甲型京科 68-1 株和埃可病毒有抑制作用。

其他 桂枝煎剂有利尿作用，可降低良性前列腺增生大鼠前列腺湿重及前列腺指数，改善前列腺组织病理改变。桂皮醛有抑制血小板聚集及抗凝血酶作用。在消化系统方面，桂皮醛具有抑制肠蠕动，桂皮酸具利胆作用。桂皮醛注射，对猿猴空泡病毒 40（SV40）所致小鼠肿瘤有抑制作用。

毒性与不良反应 桂皮醛给小鼠灌胃、腹腔注射和静脉注射的半数致死量（LD$_{50}$）分别为：2.225g/kg、0.61g/kg 和 0.132g/kg。

体内过程 大鼠灌服桂枝提取物后，血浆中主要检测到桂皮酸及代谢物马尿酸，桂皮酸及马尿酸的半衰期（$t_{1/2}$）均为 20 分钟左右。桂枝中桂皮醛在胃肠及肝中转化为桂皮酸，桂皮酸吸收迅速且较完全；桂皮酸在体内分布较快，经代谢消除，主要代谢产物为马尿酸。

(余林中)

zǐsū

紫苏（Perillae Folium Et Caulis）

唇形科植物紫苏 Perilla frutescens (L.) Britt. 的茎、叶。味辛，性

温。归肺、脾经。具有解表散寒，行气和胃之功效。主要用于风寒感冒，咳嗽呕恶，妊娠呕吐，鱼蟹中毒等证。紫苏主要含挥发油，内含紫苏醛、紫苏醇、薄荷酮、薄荷醇、丁香油酚及白苏烯酮等，尚含有黄酮类化合物及糖类。

药理作用 紫苏的药理作用多体现于神经系统、呼吸系统及消化系统等方面。

神经系统 主要包括解热及镇静等作用。

解热 紫苏煎剂、水提取物及紫苏挥发油对实验性致热家兔有解热作用。

镇静 紫苏水提物灌胃，能减少大鼠自主活动；紫苏水提取物、甲醇提取物与紫苏醛均能延长巴比妥类药物催眠作用时间。

呼吸系统 紫苏能减少支气管分泌，缓解支气管痉挛。紫苏子脂肪油灌胃，能够抑制氨水致小鼠咳嗽反应，腹腔注射能够抑制乙酰胆碱及磷酸组胺所致豚鼠哮喘反应。

抗病原微生物 紫苏水浸液、水煎液及乙醇提取液对白念珠菌、新型隐球菌及红色毛癣菌、石膏样小孢子癣菌、絮状表皮癣菌有抑制作用。紫苏叶挥发油、紫苏的石油醚提取物、乙酸乙酯提取物对金黄色葡萄球菌和大肠埃希菌有抑制作用。紫苏体外对埃可病毒有抑制作用。

消化系统 紫苏水提浸膏及挥发油灌服，可抑制洋地黄酊引起的家鸽呕吐反应。紫苏能促进消化液分泌，增强胃肠动物功能，紫苏酮是促进小鼠小肠运动有效成分。紫苏叶提取液对四氯化碳（CCl_4）引起的大鼠小肠黏膜损伤有保护作用。紫苏可拮抗乙醇引起的肝损伤，对 CCl_4 和乙酰氨基酸诱发的肝损伤小鼠模型亦有减轻肝损伤作用。

抗炎 紫苏提取物粗品的大孔树脂 70% 乙醇洗脱物能抑制巴豆油所致小鼠耳肿胀，拮抗组胺所致的大鼠皮肤毛细血管通透性增加。紫苏水提物可通过抑制肿瘤坏死因子生成发挥抗炎作用。紫苏煎剂灌胃对大鼠膜增殖性肾小球肾炎有抑制作用，紫苏多糖可剂量依赖性地抑制致敏肥大细胞释放组胺。

其他 紫苏可抗胶原及腺苷二磷酸（ADP）诱导的血小板聚集，延长家兔、大鼠的凝血时间。紫苏水提物灌服，可降低高脂血症模型家兔血清总胆固醇、三酰甘油、低密度脂蛋白胆固醇含量，提高高密度脂蛋白胆固醇含量，对抗高脂饮食引起的动脉粥样硬化。紫苏水提物还可清除超氧阴离子自由基、羟自由基，抑制脂质过氧化。

毒性与不良反应 紫苏叶毒性较小，紫苏水提物小鼠灌胃的最大给药量为 187.5g/kg；紫苏挥发油给小鼠灌胃的半数致死量（LD_{50}）为 10.68g/kg。

体内过程 紫苏醇为挥发油，水溶性差，口服给药生物利用度低，大鼠口服生物利用度为 4.5%，人口服生物利用度约为 2%。紫苏醇代谢迅速，在大鼠和人的血浆中均能很快检测到其代谢产物紫苏酸。大鼠静脉注射紫苏醇溶液、紫苏醇亚微乳的吸收符合二室模型，紫苏醇在肝、脾、肺及肾组织中有蓄积作用。

（余林中）

shēngjiāng

生姜（Zingiberis Rhizoma Recens）

姜科植物姜 *Zingiber officinale* Rosc. 的根茎。味辛，性微温。归肺、脾、胃经。具有解表散寒，温中止呕，化痰止咳，解鱼蟹毒功效。主要用于风寒感冒，胃寒呕吐，寒痰咳嗽，鱼蟹中毒等。生姜主要含挥发油，油中主要成分为姜醇、姜烯。其辣味成分姜辣素可分为姜酚、姜酮、姜醇等不同类型。

药理作用 生姜的药理作用多体现于神经系统、消化系统、呼吸系统、心血管系统等方面。

神经系统 主要包括解热、镇痛及镇静、抗惊厥等作用。

解热、镇痛 生姜煎剂、挥发油及姜烯酮灌胃，对酵母致热大鼠有解热作用。生姜挥发油灌胃，能抑制醋酸致小鼠扭体反应及提高小鼠热刺激痛阈值。姜酚、姜烯酮注射亦有类似的镇痛作用。

镇静、抗惊厥 生姜挥发油、姜酚、姜烯酮灌胃或注射给药均能减少小鼠自主活动，延长戊巴比妥钠或环己烯巴比妥诱导的睡眠时间。生姜挥发油腹腔注射能对抗戊四氮致小鼠惊厥，姜酚和姜烯酮亦有类似的抗惊厥作用。

消化系统 主要包括止吐、抗溃疡及保肝、利胆等作用。

止吐 生姜汁及生姜浸膏灌服能抑制末梢性催吐剂硫酸铜所致犬呕吐。生姜汁、生姜水蒸气蒸馏物及醇提物对顺铂、硫酸铜及运动病引起的水貂呕吐有抑制作用。

抗溃疡 生姜煎剂灌胃能抑制大鼠因乙醇、吲哚美辛、盐酸刺激及应激性胃黏膜损伤。生姜丙酮提取物及姜烯、姜酚对盐酸-乙醇致胃黏膜损伤有抑制作用。生姜煎剂灌胃，能够抑制小鼠水浸应激性胃溃疡及利血平诱发的小鼠胃溃疡，对于幽门结扎及乙醇诱发的大鼠胃溃疡亦有保护作用。

保肝、利胆 生姜挥发油灌胃，对四氯化碳和对乙酰氨基酚致小鼠急性肝损伤有保护作用，生姜油萜烯类、姜油酮类及姜酚类和姜烯酚类灌胃亦有类似的保肝作用，其保肝效应与抗氧化作用有关。生姜丙酮提取物及姜酚对大鼠有利胆作用。

呼吸系统 姜烯酮静脉注射有镇咳作用，体外试验显示生姜汁有收缩支气管平滑肌作用。

心血管系统 姜醇心脏注射及对离体心脏有增强收缩力作用。生姜水提物可抑制腺苷二磷酸（ADP）、肾上腺素、胶原、花生四烯酸诱导的血小板聚集，抑制血小板血栓素生物合成，亦能抑制大鼠主动脉前列腺素合成。生姜提取物姜总酮有抑制血栓形成作用。生姜掺入饮料给药，能降低大鼠血清低密度脂蛋白胆固醇、总胆固醇及三酰甘油水平。

抗炎 生姜挥发油灌胃，可抑制二甲苯致小鼠耳肿胀及肉芽组织增生，拮抗二硝基氯苯引起的小鼠迟发性皮肤超敏反应，抑制大鼠蛋清致足肿胀，抑制弗氏完全佐剂致小鼠继发性足肿胀，降低胸腺指数和脾指数。姜烯酮灌胃，能抑制角叉菜胶致大鼠足肿胀。

其他 生姜汁、煎剂、水浸剂体外对金黄色葡萄球菌、伤寒杆菌、痢疾杆菌、大肠埃希菌及幽门螺杆菌有抑制作用。生姜水提取液、石油醚提取物具有清除自由基，抑制脂质过氧化作用。生姜提取液给犬及大鼠灌胃或腹腔注射有抗运动病作用。生姜提取物对小鼠移植性肉瘤 S$_{180}$、艾氏腹水癌有抑制作用，对 X 射线损伤小鼠有保护作用。

毒性与不良反应 生姜油小鼠腹腔注射半数致死量（LD$_{50}$）为 1.23ml/kg，灌胃为 3.45ml/kg，小鼠先后出现了活动减少，共济失调，肌肉松弛等现象，死于呼吸麻痹。

体内过程 6-姜酚给大鼠静脉注射后血药浓度经时过程可用二房室开放模型描述，从血浆中消除快，半衰期为 7.23 分钟，血浆蛋白结合率为 92.4%。姜酚口服对小鼠细胞色素 P450（CYP450）含量及亚型 CYP2E1，CYP3A 活性有抑制作用。姜酮给大鼠口服或静脉注射血药浓度经时过程可用二房室开放模型描述，姜酮的肠道最佳吸收部位为十二指肠，其在大鼠肠道的吸收呈一级吸收动力学特征且吸收机制为被动转运。姜酮给药后分布广泛，可透过血脑屏障，以原形经尿液、粪便、胆汁排泄。

（余林中）

xiāngrú

香薷（Moslae Herba） 唇形科植物石香薷 Mosla chinensis Maxim. 或江香薷 Mosla chinensis 'Jiang xiangru' 的干燥地上部分。味辛，性微温。归肺、胃经。具有发汗解表，化湿和中，利水消肿功效。主要用于暑湿感冒，恶寒发热，头痛无汗，腹痛吐泻，水肿，小便不利等。香薷主要含挥发油，油中主要成分有麝香草酚、香荆芥酚、百里香酚、聚伞花素、乙酸百里酯、乙醇香荆酯等。

药理作用 香薷的药理作用多体现于神经系统、抗病原微生物及免疫系统等方面。

神经系统 香薷有镇痛、镇静作用。石香薷挥发油灌胃，可抑制醋酸刺激致小鼠扭体反应，能增强小鼠阈下剂量的戊巴比妥钠的催眠效应。

抗病原微生物 石香薷挥发油有广谱抗菌作用，其抗菌有效成分为百里香酚、香荆芥酚和对聚伞花素等。石香薷挥发油对金黄色葡萄球菌、伤寒杆菌等有抑制作用，石香薷挥发油或水煎剂对大肠埃希菌、表皮葡萄球菌、乙型链球菌、乙型副伤寒杆菌、鼠伤寒杆菌、痢疾杆菌、白喉棒状杆菌、肺炎杆菌、变形杆菌、炭疽杆菌、铜绿假单胞菌及脑膜炎球菌等均有不同程度抗菌作用。石香薷挥发油在体外对亚洲甲型流感病毒和埃可病毒有抑制作用，体内试验研究，在埃可病毒-11（ECHO11）感染同时或感染后给药能延缓病变出现 72～96 小时。石香薷挥发油具有抗流感 A3 型病毒的作用，对小鼠流感病毒性肺炎有治疗作用。

免疫系统 香薷油具有增强特异性和非特异性免疫应答、提高机体防御机制的作用。香薷油能使小鼠脾重量增加，脾抗体形成细胞合成和分泌抗体的活力增强，抗绵羊红细胞（SRBC）抗体总量增加。香薷油能增加外周血酸性 α-乙酸萘酯酯酶阳性（ANAE$^+$）淋巴细胞的比率，提示可提高细胞免疫功能。在非特异性免疫应答方面香薷油能够使血清溶菌酶的含量增加，具有提高吞噬细胞的吞噬功能和加强溶菌作用。香薷油能够直接激活补体系统，可于抗体形成之前发挥其抗感染作用。

其他 石香薷挥发油对小鼠、大鼠、豚鼠和家兔离体回肠的自发性收缩均有抑制作用。体外对鸡蛋清、磷酸组胺、乙酰胆碱、氯化钡引起豚鼠回肠过敏性收缩或痉挛性收缩有抑制作用。香薷提取物体外对血管紧张素 II 受体和羟甲基戊二酸单酰辅酶 A（HMG-CoA）有抑制作用，提示可能具有降压和降低胆固醇的活性。石香薷油有利尿、镇咳和祛痰作用。

毒性与不良反应 石香薷挥发油小鼠灌胃的半数致死量（LD₅₀）为 1.304 ~ 1.333 ml/kg。

体内过程未见文献报道。

（余林中）

jīngjiè
荆芥（Schizonepetae Herba）

唇形科植物荆芥 *Schizonepeta tenuifolia* Briq. 的干燥地上部分。味辛，性微温。归肺、肝经。具有解表散风，透疹，消疮功效。主要用于感冒，头痛，麻疹，风疹，疮疡初起等。荆芥主要含挥发油类、单萜类、单萜苷类、黄酮类及酚酸类成分。挥发油中主要有荆芥内酯、柠檬醛、薄荷酮、胡薄荷酮、异薄荷酮、异胡薄荷酮、柠檬烯等。单萜类成分包括荆芥苷、荆芥醇、荆芥二醇等。

药理作用 荆芥的药理作用多体现于神经系统、呼吸系统、抗病原微生物及血液与造血系统等方面。

神经系统 主要包括解热、镇痛及镇静等作用。

解热 荆芥煎剂或浸剂灌胃，对伤寒混合菌苗致热家兔有解热作用。荆芥挥发油灌胃，对正常大鼠有降低体温作用。荆芥内酯聚乳酸乙醇纳米粒对酵母致热大鼠有解热作用。荆芥内酯提取物腹腔注射，可提高大鼠汗腺腺泡上皮细胞的空泡发生率，数密度和面密度，提示有促进发汗作用。

镇痛、镇静 荆芥水煎剂能提高小鼠对热刺激致痛的痛阈。荆芥酯类提取物灌胃、荆芥内酯聚乳酸乙醇纳米粒静脉注射对热刺激致痛及腹膜化学刺激致痛均有镇痛作用。荆芥挥发油灌胃，可使家兔自发活动减少。

呼吸系统 荆芥挥发油可直接松弛豚鼠离体气管平滑肌，对抗组胺、乙酰胆碱致支气管收缩。荆芥挥发油灌胃或喷雾吸入均可对抗组胺、乙酰胆碱混合液致豚鼠哮喘反应，延长引喘潜伏期，减少抽搐动物数。荆芥油灌胃或腹腔注射有祛痰作用。

抗病原微生物 荆芥水煎剂体外对金黄色葡萄球菌、白喉棒状杆菌、炭疽芽胞杆菌、乙型链球菌、伤寒沙门菌等有不同程度抑制作用。荆芥挥发油对流感病毒 A1 型（H1N1）鼠肺适应株 FM1 感染所致病毒性肺炎小鼠有保护作用。荆芥醇提物、荆芥穗总提取物、荆芥油对甲型流感病毒感染小鼠有保护作用。

血液与造血系统 荆芥炭提取物有止血作用，体外可促进血小板聚集。荆芥内酯类提取物有改善大鼠血液流变性作用。

抗炎 荆芥水煎剂能抑制巴豆油混合致炎剂引起的耳炎症，抑制醋酸致小鼠腹腔毛细血管通透性升高。荆芥挥发油对二甲苯致小鼠耳肿胀、醋酸致小鼠腹腔毛细血管通透性升高、花生四烯酸致大鼠足肿胀、角叉菜胶致大鼠急性胸膜炎、小鼠棉球肉芽肿等多种炎症模型有抑制作用。其作用机制与拮抗白三烯活性、抑制磷脂酶 A₂（PLA₂）活性、减少前列腺素释放、抑制致炎细胞因子表达及抗氧化作用有关。荆芥酯类成分及荆芥内酯聚乳酸乙醇纳米粒亦具有类似的抗急性炎症作用。

其他 荆芥甲醇提取物、荆芥炭提取物有抗氧化作用，荆芥挥发油体外对肺癌 A549 细胞株有抑制作用。

毒性与不良反应 荆芥挥发油小鼠灌胃半数致死量（LD₅₀）为 1.22ml/kg，水煎剂小鼠腹腔注射 LD₅₀ 为 39.8g/kg。

体内过程 荆芥内酯给大鼠灌胃后，血浆药物峰浓度（C_{max}）和药物从零时间至所有原形药物全部消除这一段时间的药时曲线下总面积（$AUC_{0-\infty}$）与给药剂量呈非线性关系。荆芥内酯在大鼠体内的口服绝对生物利用度为 69.1%。

（余林中）

fángfēng
防风（Saposhnikoviae Radix）

伞形科植物防风 *Saposhnikovia divaricata*（Turcz.）Schischk. 的干燥根。味辛、甘，性微温。归膀胱、肝、脾经。具有祛风解表，胜湿止痛，止痉功效。主要用于感冒头痛，风湿痹痛，风疹瘙痒，破伤风等证。防风主要含色酮类成分：防风色酮醇、5-O-甲基维斯阿米醇苷、升麻素、升麻素苷，香豆素类成分：香柑内酯，还含有酸性多糖、挥发油等。

药理作用 防风的药理作用多体现于神经系统、免疫系统等方面。

神经系统 主要包括镇痛、解热及镇静、抗惊厥等作用。

镇痛 防风乙醇浸出液灌服，能提高小鼠电刺激致痛的痛阈。对小鼠热刺激致痛、化学刺激致痛均有镇痛作用，其镇痛作用能被纳洛酮拮抗，表明其作用部位在中枢。防风挥发油、防风中升麻素苷和 5-O-甲基维斯阿米醇苷和部分色酮类化合物亦有类似的镇痛作用。

解热 防风水煎液对酵母及伤寒、副伤寒甲菌苗精制破伤风内毒素混合制剂致热大鼠有解热作用，对百日咳、白喉、破伤风三联疫苗致热家兔亦有解热作用。防风乙醇提取物腹腔注射，对伤寒、副伤寒甲乙三联菌苗致热大鼠有解热作用，阿米醇苷、升麻素苷亦有类似的解热作用。

镇静、抗惊厥 防风煎剂灌

胃可抑制小鼠自主活动，对阈下催眠剂量的戊巴比妥钠有协同作用。防风甲醇提取物亦可延长戊巴比妥催眠小鼠的睡眠时间。防风还能延长戊四氮、士的宁致小鼠惊厥的潜伏期。

免疫系统 防风水提取物能提高小鼠腹腔巨噬细胞吞噬功能，提高氢化可的松致免疫功能低下小鼠的巨噬细胞吞噬百分率和吞噬指数，增加脾指数，表明其能提高机体非特异性免疫功能。防风多糖能提高 NK 细胞的杀伤活性。防风还对致敏豚鼠离体支气管、回肠平滑肌过敏性收缩及 2,4 二硝基氯苯致豚鼠迟发型超敏反应有抑制作用。防风还对卵白蛋白致豚鼠过敏性哮喘及组胺致豚鼠局部瘙痒、二甲基亚砜致豚鼠耳肿胀均有抑制作用。

抗炎 防风煎剂及醇浸剂对蛋清致大鼠足肿胀及巴豆油致小鼠耳肿胀有抑制作用，还可降低小鼠腹腔毛细血管通透性。防风中的 5-O-甲基维斯阿米醇苷、升麻素、升麻素苷亦能抑制二甲苯引起的皮肤肿胀，减轻炎症反应。

其他 防风提取物体外对金黄色葡萄球菌、乙型溶血性链球菌、肺炎球菌等有抑制作用，还对流感病毒 A3 有抑制作用。防风能抑制小鼠小肠推进运动及胃排空运动。防风正丁醇萃取物有抗凝血作用，5-O-甲基维斯阿米醇苷、升麻素苷对腺苷二磷酸（ADP）诱导的血小板聚集有抑制作用。而防风的超临界萃取物又可缩短小鼠出血时间和大鼠凝血酶原时间、凝血激酶时间，促进血小板聚集。防风多糖对 S_{180} 移植瘤有抑制作用。

毒性与不良反应 防风煎剂小鼠灌胃半数致死量（LD_{50}）为 213.8g/kg。防风水提物、醇提物给小鼠腹腔注射的 LD_{50} 分别为 112.8 g/kg、26.83g/kg。

体内过程 单次灌胃给予防风后，升麻素苷和 5-O-甲基维斯阿米醇苷在大鼠体内表现出相似的药动学行为，在大鼠体内的吸收较为迅速，但吸收量很少，代谢和排泄速度较快，绝对生物利用度均不到 1%；大鼠的炎症的病理状态会影响升麻素苷和 5-O-甲基维斯阿米醇苷在大鼠体内的吸收和代谢过程，半衰期延长，血浆药物达峰时间变快；防风中的某些化学成分可以促进升麻素苷和 5-O-甲基维斯阿米醇苷在大鼠体内的吸收。

（余林中）

qiānghuó

羌活 （Notopterygii Rhizoma et Radix）

伞形科植物羌活 *Notopterygium incisum* Ting ex H. T. Chang 或宽叶羌活 *Notopterygium forbesii* H. de Boiss. 的干燥根茎及根。味辛、苦，性温。归膀胱、肾经。具有解表散寒，祛风除湿，止痛功效。主要用于风寒感冒，头痛项强，风湿痹痛，肩背酸痛等证。羌活主要含挥发油，还含有香豆素类成分羌活醇、异欧前胡素、紫花前胡苷，酚性成分花椒毒酚等。

药理作用 羌活的药理作用多体现于神经系统、心血管系统及抗病原微生物作用等方面。

神经系统 主要包括解热、镇痛等作用。

解热、镇痛 羌活挥发油灌胃或腹腔注射，对酵母致热大鼠有解热作用。羌活水提物、乙酸乙酯提部位及正丁醇提取物均对醋酸致小鼠扭体反应有抑制作用。羌活香豆素类成分紫花前胡苷及羌活醇亦具有类似镇痛作用。

抗病原微生物 羌活挥发油体外对福氏志贺菌、大肠埃希菌、伤寒沙门菌、铜绿假单胞菌等有抑制作用。羌活水提取物还对部分致病性浅部真菌有抑制作用。羌活对流感病毒感染的小鼠肺炎有对抗作用，可延长小鼠平均存活时间。

心血管系统 羌活水溶性部分给小鼠、大鼠和家兔灌服，对乌头碱、氯仿-肾上腺素诱导的心律失常有治疗作用，可延长心律失常发生潜伏期及缩短持续时间。羌活水提物对氯化钡致大鼠室颤有对抗作用。羌活挥发油灌胃，对注射垂体后叶素致大鼠急性心肌缺血有保护作用，能扩张冠状动脉，减慢心率，增加心肌营养血流量。羌活水煎醇沉制剂静脉注射，对麻醉犬和麻醉猫有增加脑血流量作用。

抗炎 羌活挥发油给小鼠灌胃或腹腔注射，均能抑制二甲苯致耳肿胀、角叉菜胶及右旋糖酐致足肿胀。羌活水提液灌胃，对小鼠二甲苯致耳部炎症、腹腔毛细血管通透性增高，纸片致小鼠炎性增生以及蛋清致大鼠足肿胀和弗氏完全佐剂致大鼠佐剂性关节炎均有抑制作用。羌活醇提物亦有类似的抗炎作用。羌活挥发油灌胃或腹腔注射，还能抑制 2,4-二硝基氯苯所致迟发过敏反应。羌活抑制炎症反应及迟发型变态反应或与下调基质金属蛋白酶从而抑制白细胞迁移功能有关。

其他 羌活醇提物灌胃，能延长电刺激致大鼠颈总动脉血栓形成时间和凝血时间。羌活还有一定的抗氧化作用。

毒性与不良反应 羌活给小鼠灌胃最大耐受量为 40g/kg。羌活挥发油给小鼠灌胃的半数致死量（LD_{50}）为 6.64ml/kg。

体内过程 灌胃给予大鼠含

相当剂量的羌活水提液和紫花前胡苷溶液后，紫花前胡苷在大鼠体内吸收及消除均较缓慢，但二者在大鼠体内的药动学参数有一定差别，羌活中其他的化学成分能促进紫花前胡苷在大鼠体内的吸收，药材中紫花前胡苷生物利用度较高，药效持久。

（余林中）

báizhǐ

白芷 （Angelicae Dahuricae Radix）

伞形科植物白芷 *Angelica dahurica*（Fisch. ex Hoffm.）Benth. et Hook. f. 或杭白芷 *Angelica dahurica*（Fisch. ex Hoffm.）Benth. et Hook. f. var. formosana（Boiss.）Shan et Yuan 的干燥根。味辛，性温。归胃、大肠、肺经。具有解表散寒，祛风止痛，宣通鼻窍，燥湿止带，消肿排脓功效。主要用于感冒头痛，鼻塞流涕，鼻鼽鼻渊，牙痛，带下，疮疡肿痛等。白芷主要成分为香豆素类成分如欧前胡素、异欧前胡素、氧化前胡素、水合氧化前胡素、别欧前胡素、别异欧前胡素；还含挥发油等。

药理作用 白芷的药理作用多体现于神经系统、抗炎、抗病原微生物等方面。

神经系统 主要包括镇痛、解热等作用。

镇痛、解热 白芷煎液、白芷香豆素、白芷挥发油给小鼠灌服，对热刺激致痛模型及醋酸致内脏痛模型均有抑制作用。白芷香豆素灌胃，对酵母致热大鼠有对抗作用。白芷水煎液灌胃，对蜜蜂毒素、甲醛以及机械刺激引起的大鼠发热与疼痛有抑制作用。白芷挥发油的镇痛作用与调节机体单胺类神经递质含量、激活内源性镇痛系统有关。

抗炎 白芷煎剂灌胃，对二甲苯致小鼠耳肿胀有抑制作用。杭白芷香豆素给小鼠灌胃，能对抗巴豆油致耳肿胀、醋酸致腹腔毛细血管通透性增强和角叉菜胶致足肿胀，对急性炎症渗出过程有抑制作用。白芷的抗炎作用与其抑制一氧化氮（NO）、前列腺素 E_2（PGE_2）、肿瘤坏死因子-α（TNF-α）等多种炎症介质的释放有关。

抗病原微生物 白芷水煎剂体外对大肠埃希菌、痢疾杆菌、伤寒沙门菌、变形杆菌、铜绿假单胞菌、人型结核杆菌、金黄色葡萄球菌等有不同程度抑制作用。白芷还对絮状表皮癣菌、石膏样小孢子菌、黄色毛癣菌等致病真菌有抑制作用。

其他 白芷体外能抑制家兔离体小肠运动，对抗毒扁豆碱、新斯的明和氯化钡所致的痉挛性收缩。异欧前胡素对兔回肠有解痉作用。白芷中分离得到的佛手柑内酯、水合氧化前胡素、白当归素有抑制组胺释放作用，滇白芷总香豆素对豚鼠哮喘反应有抑制作用。白芷及白芷提取物欧前胡素能抑制毒激素-L 诱导的脂肪分解反应，阻遏肿瘤恶病质的发生发展。白芷中的戊烯氧呋豆素、异欧前胡素能对抗诱癌物质作用，戊烯氧呋豆素还能诱导人早幼粒白血病细胞（HL60）凋亡。白芷富含香豆素类成分，其中线型呋喃香豆素如欧前胡素、花椒毒酚、异欧前胡素、珊瑚菜内酯具有光敏作用，进入机体遇日光或紫外线照射会出现皮炎、红肿、色素增加、表皮增厚等。白芷水溶性成分有止血作用，脂溶性成分对外周血管有扩张作用。白芷浸膏灌胃，可缩短小鼠出血时间、凝血时间及凝血酶原时间。

毒性与不良反应 白芷煎剂给小鼠灌胃半数致死量（LD_{50}）为 43g/kg。白芷挥发油小鼠灌胃 LD_{50} 为 5.86ml/kg。

体内过程 大鼠口服欧前胡素后体内代谢符合二室模型，并在组织中广泛分布；异欧前胡素大鼠口服与白芷中其他香豆类成分相似，吸收迅速，消除较快。

（余林中）

xìxīn

细辛 （Asari Radix Et Rhizoma）

马兜铃科植物北细辛 *Asarum heterotropoides* Fr. Schmidt var. *mandshuricum*（Maxim.）Kitag.、汉城细辛 *Asarum sieboldii* Miq. Var. *seoulense* Nakai 或华细辛 *Asarum sieboldii* Miq. 的干燥根和根茎。味辛，性温。归心、肺、肾经。具有解表散寒，祛风止痛，通窍，温肺化饮功效。主要用于风寒感冒，头痛，牙痛，鼻塞流涕，鼻鼽，鼻渊，风湿痹痛，痰饮咳喘等证。细辛主要含挥发油，挥发油中主要有效成分为 α-蒎烯、莰烯、香叶烯、柠檬烯、细辛醚、甲基丁香酚、榄香素、黄樟醚等。细辛还含有去甲乌头碱、多种氨基酸等。

药理作用 细辛的药理作用多体现于神经系统、呼吸系统、心血管系统、抗病原微生物作用等方面。

神经系统 主要包括解热、镇痛及镇静等作用。

解热 细辛挥发油灌胃，对伤寒及副伤寒甲乙混合菌苗和四氢 β-苯胺致热家兔有解热作用。大鼠腹腔注射细辛挥发油对啤酒酵母引起的发热有解热作用。

镇痛 细辛煎剂灌胃，可提高小鼠对热刺激的痛阈值，抑制醋酸刺激致内脏疼痛的扭体反应；抑制家兔电刺激齿髓神经所致疼痛。小鼠腹腔注射挥发油亦有类似的镇痛效应。

镇静、抗惊厥 细辛挥发油腹腔注射，能减少小鼠及豚鼠自主活动，小鼠出现翻正反射消失，呼吸减慢。对阈下剂量的戊巴比妥钠、水合氯醛均有协同催眠作用，并能抑制戊四氮、士的宁及电刺激引起的惊厥。

呼吸系统 细辛有镇咳祛痰作用，其甲基丁香酚成分对氨水诱导的小鼠咳嗽有镇咳作用，并能增加气管酚红分泌量，具祛痰作用。细辛挥发油能抑制组胺、乙酰胆碱引起的离体气管平滑肌痉挛。

心血管系统 细辛有增加心肌收缩力，加快心率，改善心功能，保护心肌细胞作用。细辛醇提液可升高犬平均动脉压、左心室内压，加快心率，增加心排血量。细辛所含去甲乌头碱对麻醉犬亦有类似作用。细辛水煎液体外可提高鼠心肌细胞搏动频率。细辛煎剂静脉注射对麻醉犬有缓慢、温和的降压作用。细辛所含甲基丁香酚亦有降压作用。

抗炎 细辛挥发油具有抗炎作用。细辛挥发油能抑制甲醛、酵母、角叉菜胶等致炎剂引起的大鼠足肿胀，巴豆油致小鼠耳肿胀、大鼠皮下肉芽增生及组胺致大鼠血管通透性增加。其抗炎作用机制与增强肾上腺皮质功能、抑制炎症介质释放、抑制白细胞迁移等有关。细辛水提液对甲醛、蛋清致大鼠关节炎亦有类似的抗炎效应。

其他 细辛有抗组胺、抗变态反应及免疫抑制作用。所含的甲基丁香酚、去甲乌头碱能抑制组胺致豚鼠回肠收缩，细辛水和乙醇提取物能使速发型变态反应总过敏介质释放减少。细辛浸出液小鼠灌服，可减少溶血空斑试验细胞数目，降低巨噬细胞吞噬百分率、吞噬指数、白细胞移动抑制指数，降低辅助性T细胞（Th）百分率。细辛还有抑制新城疫病毒和伴刀豆球蛋白A（ConA）诱导的小鼠脾细胞产生干扰素作用。细辛还具有一定的抗氧化、抗衰老和阻滞神经传导作用。

毒性与不良反应 细辛根散剂和细辛全草散剂给小鼠灌服半数致死量（LD$_{50}$）分别为6.52g/kg、11.71g/kg。华细辛煎剂小鼠灌胃LD$_{50}$为12.8 g/kg。细辛挥发油可致蛙、小鼠、家兔呈现先兴奋、后抑制，呼吸减慢，反射消失，呼吸麻痹而死亡。华细辛油小鼠腹腔注射LD$_{50}$为247mg/kg。细辛长期毒试验表明其有肝肾毒性。

体内过程 细辛给小鼠灌胃，镇痛作用的时间-体存量过程的参数表明其在体内属二室模型，体内分布广泛，消除并不快。细辛活性成分去甲基乌头碱10mg/kg给犬静脉注射，药-时曲线符合二室模型，半衰期（$t_{1/2}$）为8.60分钟。

(余林中)

gǎoběn

藁本（Ligustici Rhizoma et Radix）
伞形科植物藁本 Ligusticum sinense Oliv. 或辽藁本 Ligusticum jeholense Nakai et Kitag. 的干燥根茎及根。味辛，性温。归膀胱经。具有祛风，散寒，除湿，止痛之功效。主要用于风寒感冒，头痛，风湿痹痛等。藁本含藁本内酯、3-丁基苯酞等苯酞类成分，阿魏酸等有机酸类，还含萜类、烯丙基苯类、香豆素类、挥发油等。

药理作用 藁本的药理作用多体现于神经系统、消化系统等方面。

神经系统 主要包括解热、镇痛及镇静等作用。

解热、镇痛 藁本中性油给家兔灌胃或给小鼠腹腔注射，可对抗伤寒、副伤寒菌苗所致发热，藁本内酯是解热活性成分之一。藁本醇提取物灌胃，能提高小鼠对热刺激致痛的痛阈，对抗化学刺激致小鼠扭体反应。

镇静 藁本中性油灌胃，能抑制小鼠的自发活动及对抗苯丙胺引起的运动性兴奋，能加强硫喷妥钠的催眠作用。

消化系统 藁本醇提物灌胃，能对抗蓖麻油致小鼠小肠性腹泻及番泻叶引起的腹泻，藁本中性油亦具类似的止泻作用。藁本醇提取物十二指肠给药有促进大鼠胆汁分泌作用。藁本中性油体外能抑制兔和豚鼠离体肠管的收缩，并能对抗组胺、乙酰胆碱、烟碱、毒扁豆碱、酚妥拉明和氯化钡收缩肠管的作用。

呼吸系统 藁本内酯给豚鼠腹腔注射，能缓解组胺与乙酰胆碱的致喘反应。在豚鼠肺溢流实验中，静脉注射藁本内酯亦能对抗组胺引起的支气管收缩。藁本内酯体外对豚鼠离体气管条有松弛作用，还对乙酰胆碱、组胺以及氯化钡引起的气管平滑肌痉挛有解痉作用。藁本多种苯酞类成分有松弛气管平滑肌的作用。

抗炎 藁本水提取物灌胃，可抑制角叉菜胶致小鼠足肿胀。藁本醇提物给小鼠灌胃，能抑制二甲苯致耳肿胀和醋酸致腹腔毛细血管渗透性增高。藁本中性油灌胃，亦能抑制醋酸致小鼠腹腔毛细血管渗透性增高及组胺致大鼠皮肤毛细血管渗透性增高，抑制二甲苯致小鼠耳肿胀，抑制角叉菜胶致正常大鼠及摘除肾上腺大鼠足肿胀。

其他 藁本醇提物灌胃，有对抗电刺激致大鼠颈动脉血栓形成作用，藁本中性油体外抑制兔离体子宫，并能对抗催产素兴奋子宫的作用。藁本煎剂体外对许兰毛癣菌等常见致病性皮肤真菌有抑制作用。藁本挥发油灌胃有提高小鼠耐缺氧能力。

毒性与不良反应 藁本中性油小鼠灌胃半数致死量（LD_{50}）为70.17g/kg。

体内过程 藁本内酯是藁本活性成分之一。大鼠口服藁本内酯血药浓度经时过程符合二房室开放模型，药代动力学参数显示藁本内酯吸收快，40分钟达到最大血药浓度，以中等速率从血液分布到组织。口服给药生物利用度只有2.6%，显示存在强的首过效应，主要由尿、粪、胆汁排泄。大鼠静脉注射后藁本内酯在体内分布广泛且清除速率快。

（余林中）

cāng'ěrzǐ

苍耳子（Xanthii Fructus） 菊科植物苍耳 *Xanthium sibiricum* Patr. 的干燥成熟带总苞的果实。味辛、苦，性温。有毒，归肺经。具有散风寒，通鼻窍，祛风湿功效。主要用于风寒头痛，鼻塞流涕，鼻衄，鼻渊，风疹瘙痒，湿痹拘挛等。苍耳子主含脂肪酸类成分如亚油酸、油酸、棕榈酸、硬脂酸等，还含苍术苷、蜡醇等。

药理作用 苍耳子的药理作用主要有镇痛、抗炎、抑制免疫等方面。

镇痛 苍耳子有镇痛作用。苍耳子水提物灌胃，能抑制醋酸刺激致小鼠扭体反应。

抗炎 抑制醋酸致小鼠腹腔毛细血管通透性增高，抑制二甲苯致小鼠耳肿胀。苍耳子水提物腹腔注射，能抑制组胺致小鼠毛细血管通透性增高。苍耳子所含的二萜羟酸苍术苷对角叉菜胶致大鼠足肿胀有抑制作用。

抑制免疫 苍耳子对细胞免疫与体液免疫均有抑制作用。苍耳子水煎液灌胃，可抑制小鼠溶血空斑形成，巨噬细胞吞噬功能及白细胞迁移，使辅助性T细胞和抑制型T细胞数减少。苍耳子体外还可抑制化学物诱导的大鼠腹腔肥大细胞释放组胺以及卵蛋白诱导的致敏大鼠腹腔肥大细胞释放β-氨基己糖酶。提示其可能通过稳定肥大细胞膜，抑制肥大细胞脱颗粒而阻滞炎症介质释放。苍耳子水煎液可抑制伴刀豆球蛋白A刺激的人外周血淋巴细胞表达白介素-2受体。还可抑制新城疫病毒和伴刀豆球蛋白A诱导的小鼠脾细胞产生干扰素。苍耳子乙醚和乙酸乙酯提取物亦有类似的免疫抑制作用。

其他 苍耳子水煎液对金黄色葡萄球菌、肺炎球菌有抑制作用。苍耳子水煎液和醇沉液可延长化学刺激致小鼠咳嗽的潜伏期，有一定的镇咳作用。苍耳子水提物给小鼠灌胃，有清除自由基、抗脂质过氧化作用。苍耳子水提液中的苷类物质有降低血糖作用。

毒性与不良反应 苍耳子煎剂40g/kg给小鼠灌胃，24小时内10只小鼠有8只死亡。大鼠、小鼠、豚鼠及家兔对不同途径给药的中毒表现基本相同，如活动减少，对外界刺激反应迟钝，呼吸不规则，死前呼吸极度困难，伴有阵发性惊厥。病理组织学检查，发现各种动物中毒后损害的主要脏器，除程度上的差异外，基本病变相同。肝退行性变或坏死；肾曲管上皮细胞肿胀，管腔内有蛋白管型；肺和脑充血、水肿，心肌细胞轻度肿胀。其中肝损害最为严重，与四氯化碳损害相似，故认为种仁浸剂中毒的主要原因为肝坏死，继发的脑组织水肿所致

的惊厥，可能为死亡的直接原因。苍术苷是苍耳子毒性成分之一。大鼠口服苍耳子提取物，苍术苷在体内的吸收速度与消除速度均较快。在12.5～50g/kg剂量范围内，苍术苷在大鼠体内的毒代动力学行为呈非线性动力学特征。

体内过程未见文献报道。

（余林中）

xīnyí

辛夷（Magnoliae Flos） 木兰科植物望春花 *Magnolia biondii* Pamp.、玉兰 *Magnolia denudata* Desv. 或武当玉兰 *Magnolia sprengeri* Pamp. 的干燥花蕾。味辛，性温。归肺、胃经。具有散风寒，通鼻窍功效。主要用于风寒头痛，鼻塞流涕，鼻衄，鼻渊等。辛夷含挥发油，其中含乙酸龙脑酯、反式丁香烯、1,8-桉叶素、β-蒎烯等。辛夷还含木兰脂素、松脂素二甲醚等木脂素类成分，芸香苷、槲皮素-7-O-葡萄糖苷等黄酮类成分，柳叶木兰碱、木兰箭毒碱等生物碱成分。

药理作用 辛夷的药理作用多体现于抗炎、心血管系统、免疫系统等方面。

抗炎 辛夷有抗炎作用。辛夷油灌服，有抑制小鼠炎症组织的毛细血管通透性增高，减轻充血、水肿、坏死和炎细胞浸润等炎症反应，其机制与抑制炎症介质产生有关。

心血管系统 辛夷有降血压作用，辛夷水提物、醇提物给麻醉犬、猫、兔、大鼠静脉、腹腔或肌内注射给药均有降血压作用，其降压作用与扩张血管、阻断神经节及抑制心脏有关。

免疫系统 辛夷挥发油灌胃，能减少豚鼠变应性鼻炎模型动物鼻分泌物量、喷嚏次数，减轻鼻黏膜炎症病理性改变。辛夷挥发

油滴鼻，能提高二异氰酸酯诱导的豚鼠变应性鼻炎模型动物红细胞补体C3b受体花环率和免疫复合物（IC）花环率，并可减轻喷嚏、流涕症状，改善局部黏膜充血、水肿，减少嗜酸性粒细胞、肥大细胞浸润。辛夷挥发油体外能对抗组胺和乙酰胆碱致豚鼠离体回肠痉挛性收缩，对卵蛋白引起的致敏豚鼠离体回肠平滑肌过敏性收缩亦有抑制作用。辛夷挥发油及木兰脂素有抑制致敏大鼠肥大细胞脱颗粒作用。

其他 辛夷水浸和醇浸膏体外有不同程度抑菌作用，辛夷木脂素成分有抑制血小板活化因子诱导的兔血小板聚集作用。辛夷煎剂和流浸膏对家兔、犬子宫有兴奋作用。

毒性与不良反应 辛夷酊剂（去醇）腹腔注射小鼠半数致死量（LD_{50}）为19.9g/kg，大鼠为22.5g/kg。

体内过程未见文献报道。

（余林中）

ébùshícǎo

鹅不食草（Centipedae Herba）

菊科植物鹅不食草 Centipeda minima (L.) A. Br. et Aschers. 的干燥全草。味辛，性温。归肺经。具有发散风寒，通鼻窍，止咳功效。主要用于风寒头痛，咳嗽痰多，鼻塞不通，鼻渊流涕等。鹅不食草主要含甾醇类成分如蒲公英甾醇、蒲公英甾醇棕榈酸酯、菜油甾醇、山金车烯二醇等，还含愈创木内酯类、三萜类、黄酮类及挥发油。

药理作用 鹅不食草的药理作用多体现于神经系统、免疫系统等方面。

神经系统 鹅不食草有抗炎作用。鹅不食草挥发油给小鼠灌胃，对醋酸致腹腔毛细血管通透性增高及角叉菜胶致足肿胀有抑制作用。鹅不食草挥发油给大鼠灌胃，能抑制急性肺损伤大鼠肺水肿及中性粒细胞增多，还能对抗胸膜炎大鼠血清中C反应蛋白和肿瘤坏死因子升高，其抗炎作用与抑制炎症介质释放有关。

免疫系统 鹅不食草有抗过敏作用。鹅不食草水提物及氯仿提取物均有抗变态反应作用。鹅不食草挥发油滴鼻，可减轻豚鼠过敏性鼻炎模型的鼻黏膜组织病理变化，抑制嗜酸性粒细胞和肥大细胞产生，抑制中性粒细胞、嗜酸性粒细胞、淋巴细胞以及肥大细胞等炎细胞浸润。

其他 鹅不食草挥发油和乙醇提取液部分有止咳、祛痰、平喘作用。鹅不食草水煎剂对结核杆菌有抑制。鹅不食草总黄酮对S_{180}实体瘤有抑制作用。

毒性与不良反应 鹅不食草味辛，性温，用量过大，对消化道刺激大，可出现上消化道烧灼感、恶心、呕吐、胃痛等不良反应。

体内过程未见文献报道。

（余林中）

bòhe

薄荷（Menthae Haplocalycis Herba）

唇形科植物薄荷 Mentha haplocalyx Briq. 的干燥地上部分。味辛，性凉。归肺经、肝经。具有疏散风热，清利头目，利咽透疹，疏肝行气之功效。主要用于外感风热、头痛、咽喉肿痛、食滞气胀、口疮、牙痛、疮疥、瘾疹、温病初起、风疹瘙痒、肝郁气滞、胸闷胁痛。薄荷的主要药理成分有以左旋薄荷醇为主的挥发油类，以及香叶木素、橙皮苷等多种黄酮类化合物。

药理作用 薄荷药理作用的研究主要集中在对心血管系统、中枢神经系统、呼吸系统、消化系统及抗病原微生物等方面。

中枢神经系统 薄荷对中枢神经系统具有兴奋与抑制双重作用。内服少量薄荷或薄荷油可兴奋中枢神经，使皮肤毛细血管扩张，促进汗腺分泌，有发汗解热作用。但有报道薄荷醇能加强戊巴比妥钠的中枢抑制作用，且具有一定的量效关系。

心血管系统 薄荷油对离体蛙心有麻痹作用，对血管灌流有血管扩张作用。薄荷酮能使家兔及犬呼吸兴奋，血压下降，对离体蛙心也有抑制作用。

呼吸系统 薄荷醇能促进分泌，使黏液稀释而表现祛痰作用。

消化系统 薄荷能增加胆汁排出量，对四氯化碳造成的大鼠肝损害有一定保护作用。在离体状态下，薄荷醇对回肠、子宫等平滑肌有一定的舒张作用。

生殖系统 薄荷油及薄荷醇对家兔和豚鼠的离体子宫的张力和强度有抑制作用。另外薄荷油具有终止早孕和抗着床作用。

抗病原微生物 薄荷煎剂对单纯疱疹病毒、牛痘病毒和流行性腮腺病毒均有抑制作用，可抑制真菌的生长、繁殖。

抗肿瘤 薄荷对路易斯（Lewis）肺癌细胞株和S_{180}荷瘤小鼠有抑制作用。

其他 薄荷油外用，能麻醉神经末梢，刺激皮肤的冷感受器而产生冷感，具有清凉止痒的作用。薄荷醇可以促进对乙酰氨基酚、氯霉素、水杨酸等多种药物的透皮吸收，其机制与引起皮肤超微结构的改变有关。

毒性与不良反应 薄荷毒性的现代研究主要集中在急性毒性及肝毒性研究上。薄荷油对小鼠灌胃最大耐受量大于3077ml/kg，腹腔注射半数致死量（LD_{50}）为

（1147.5±78.5）ml/kg，其急性毒性主要表现在对中枢神经系统的抑制作用。

体内过程未见文献报道。

（崔晓兰）

niúbàngzǐ

牛蒡子（Arctii Fructus）

菊科植物牛蒡 *Arctium lappa* L. 的干燥成熟果实。味辛、苦，性寒，归肺、胃经，具有疏散风热，解毒，透疹利咽，消肿等功效。主要用于治疗外感风热，咽喉肿痛，发热咳嗽，麻疹初期，疹出不畅，风热疹痒，热毒疮肿，痄腮，咽喉肿痛等。主要有牛蒡苷、牛蒡苷元、罗汉松脂素以及数十种 2,3-二苄基丁内酯木脂素等。在此类组分中，以牛蒡子苷的含量远较其他组分为高。牛蒡子中还含有约 26.1% 的油脂，还有挥发油、糖及蛋白质、酚羟基物质及少量的生物碱、甾醇、维生素 A 样物质、维生素 B 及醛类、多炔类物质等。

药理作用　牛蒡子的药理作用多集中内分泌系统、免疫系统等方面，具有抗糖尿病、抗炎、抗菌、抗病毒、抗肿瘤等作用。

内分泌系统　主要是降糖作用。牛蒡子提取物能降低大鼠尿白蛋白排泄率，减少肾重/体重比值，肾小球过碘酸希夫（PAS）染色阳性基质面积比，减轻肾脏病理损害，对糖尿病大鼠肾脏病变有一定的改善作用。牛蒡子中的总木脂素能够降低糖尿病小鼠血糖、三酰甘油、总胆固醇，是一种安全的降糖物质并可预防糖尿病并发症的发生。

免疫系统　牛蒡子醇提物能调节机体免疫功能，使正常小鼠淋巴细胞转化率和小鼠的乙酸萘酯酶阳性率显著提高，并可明显增加抗体生成细胞的形成，增强小鼠巨噬细胞的吞噬功能。牛蒡子苷元通过调节免疫应答反应对活性巨噬细胞、淋巴细胞包括肿瘤坏死因子-α（TNF-α）、一氧化氮（NO）产生及淋巴细胞增殖起作用。牛蒡子苷元还是牛蒡子中促进小鼠 M1 细胞分化作用最强的化合物，以其为母核进行结构修饰来研究促进分化作用的构效关系发现它的脂肪族酯类在诱导 M1 细胞分化作用上比芳香族酯类更有效。

抗病原微生物　牛蒡子对金黄色葡萄球菌、肺炎球菌有抑制作用，有抗结核作用。牛蒡子苷元具有抗 HIV 病毒和甲型流感病毒的作用。

抗肿瘤　牛蒡子对乳腺癌，结肠癌，胰腺癌，皮肤癌，肝癌，前列腺癌和白血病均有一定抑制作用。

毒性与不良反应　牛蒡子苷能引起蛙、小鼠、兔强直性惊厥，呼吸微弱，随意运动消失，最后转入麻痹状态，此时心脏尚未停止搏动。另有报道服用牛蒡子致过敏反应 1 例。

体内过程　体内及体外药动学研究表明，牛蒡子在胃肠道中至少生成两种代谢产物牛蒡子苷与 2-（3″，4″-二羟基苯甲基）-3-（3′，4′-二甲氧基苯甲基）丁内酯，经肠吸收后，后者在肝儿茶酚-氧位-甲基转移酶的作用下经甲基化转化为牛蒡子苷，这样血液中仅以牛蒡子苷形式存在，牛蒡子苷被血液输送到各个器官从而发挥作用。

（崔晓兰）

chántuì

蝉蜕（Periostracum Cicadae）

蝉科昆虫黑蚱 *Cryptotympana pustulata* Fabricius 的幼虫羽化时脱落的皮壳。味甘，性寒。归肺、肝经。为辛凉解表药。具有疏风清热，明目退翳，透疹止痒，镇惊解痉，利咽消肿等功效。用于风热感冒，各种炎症，惊风抽搐，咽喉肿痛，痘疹疔疮等。蝉蜕的主要化学成分包括大量的氨基酸及一些酚类化合物。

药理作用：蝉蜕对高脂血症大鼠的血液流变学有明显的改善作用，能显著降低其全血和血浆黏度，抑制血栓形成，降低红细胞聚集指数，血清三酰甘油及总胆固醇水平。另外蝉蜕具有抗惊厥，镇痛解热，镇咳祛痰平喘，抗炎抗氧化，免疫抑制和抗肿瘤等作用。

（崔晓兰）

sāngyè

桑叶（Mori Folium）

桑科植物桑 *Morus alba* L. 的干燥叶。味苦、甘，性寒。归肺、肝经。具有疏散风热，清肺润燥，平肝明目，凉血的功效。用于风热感冒，肺热燥咳，头晕头痛，目赤昏花。桑叶化学成分复杂，含有黄酮、甾体、生物碱、氨基酸、维生素、无机盐和多种矿物质。

药理作用：桑叶的药理作用多集中于心血管系统和内分泌系统等方面，具有降血压、降血脂、降血糖、抗衰老等作用。桑叶中的槲皮素、芸香苷、槲皮苷能增加心脏的收缩能力与输出能力，减轻血液黏稠度，能有效地预防心肌梗死及脑出血的发生。桑叶中的生物碱和黄酮类物质均能起到降低血糖的作用。桑叶中所含的槲皮素、酚类化合物、维生素 C 等成分，具有清除自由基，防止氧化损伤，延缓衰老的作用。

（崔晓兰）

júhuā

菊花（Chrysanthemi Flos）

菊科植物菊 *Chrysanthemum morifo-*

lium Ramat. 的干燥头状花序。味甘、苦，性微寒。归肺、肝经。具有散风清热、平肝明目之功效，用于治疗风热感冒、头痛眩晕、目赤肿痛、眼目昏花。菊花的主要药理成分有挥发油类，黄酮类，以及多种氨基酸和微量元素，其中挥发油类主要包括 α-侧柏烯、龙脑等萜烯类成分，黄酮类化学成分主要包括芹菜素、金合欢素-7-O-β-D-吡喃半乳糖苷、芹菜素-7-O-β-D-吡喃半乳糖苷、木犀草素、槲皮素、金合欢素-7-O-（6′-鼠李糖基）-β-D-吡喃葡萄糖苷、黄芩苷等。

药理作用 现代药理学研究表明，菊花具有防治心血管疾病、抗炎、抑菌、抗肿瘤、抗氧化及延缓衰老等作用。

心血管系统 菊花中的黄酮类化合物对心血管系统的作用是多方面的，能明显增加冠状动脉血流量，对抗乌头碱和氯仿诱发的心律失常，拮抗 Ca^{2+} 的内流从而改善心肌细胞的收缩力，而且具有明显的舒张血管和降血脂作用。菊花水煎醇沉制剂具有增加离体兔心和在体犬心冠状动脉血流量的作用，可改善由电刺激兔中枢神经引起的缺血心电图 ST 段压低状况。对实验性冠状动脉硬化兔的离体心脏，也能增加冠状动脉血流量和提高心肌耗氧量。因此，菊花在临床上常用于治疗冠心病。菊花中的菊苷，有很好的降血压作用，临床上常配合其他药物治疗高血压。

抗炎 菊花提取物对小鼠腹腔注射，可使皮内注射组胺引起的局部台盼蓝之扩散减小，显示其能抑制毛细血管的通透性而有抗炎作用。从菊花中分离出 27 种具有抗炎作用的三萜类化合物，对它们的蛋白酶抑制特性进行了研究，发现 27 种三萜类化合物对丝氨酸蛋白酶、胰蛋白酶或糜蛋白酶均有潜在的抑制作用，有 7 种对胰蛋白酶和糜蛋白酶具有交叉作用。

抗病原微生物 菊花在体外对革兰阳性细菌（金黄色葡萄球菌及 β-溶血性链球菌）和人型结核杆菌具有抑制作用。其水浸剂（1∶4）对某些常见皮肤致病性真菌亦有抑制作用。菊花对单纯疱疹病毒（HSV-1）、脊髓灰质炎病毒和麻疹病毒具有不同程度的抑制作用。另有研究表明，菊花具有抗人类免疫缺陷病毒（HIV）作用，金合欢素-7-O-β-D-半乳糖苷是抗 HIV 的新活性成分，且毒性很低。

抗肿瘤 从菊花中分离出来的 3-羟基三萜类对小鼠皮肤肿瘤有显著的抑制作用。菊花倍半萜烯内酯类化合物的主要活性成分小白菊内酯（PN）能诱导人鼻咽癌细胞 CNE1 细胞凋亡。

抗氧化及延缓衰老 菊花中的黄酮类化合物具有明显的抗氧化作用，能够清除自由基，抑制脂质过氧化反应，提高抗氧化物酶的活性，减轻机体的氧化损伤。

毒性与不良反应 菊花中分离的 3-羟基三萜类半数致死量为 0.03~0.06mg/kg。

体内过程 菊花提取物容易被人、大鼠、比格（Beagle）犬及家兔的肠道菌群所代谢，主要代谢产物为木犀草素和芹菜素，随着代谢时间的延长，两者均出现降解代谢的现象，24 小时后几乎检测不到这两种代谢物。

（崔晓兰）

mànjīngzǐ

蔓荆子（Viticis Fructus） 马鞭草科植物单叶蔓荆 *Vitex trifolia* L. var. *simplicifolica* Cham. 或蔓荆 *Vitex trifolia* L. 的干燥成熟果实。味辛、苦，性微寒。归膀胱、肝、胃经。具有清热解表、清利头目、利湿解毒、止咳祛痰及缓解支气管痉挛等作用，常用于治疗头痛、齿龈肿痛，目赤多泪，目暗不明，头晕目眩，周期性偏头痛、慢性支气管炎、感冒咳嗽、哮喘，尤其是小儿咳嗽。蔓荆子的主要药理成分有二萜类化合物，黄酮类化合物和木脂素类化合物。其中二萜类化合物是蔓荆子主要的特征成分，主要为半日花烷型结构，亦有部分松香烷型二萜。黄酮类成分包括紫花牡荆素、木犀草素、木犀草素-7-O-葡萄糖苷等。蔓荆子叶也具有一定的药理作用。

药理作用 现代药理研究表明，蔓荆子的药理作用主要集中在神经系统，心血管系统，免疫系统，呼吸系统等方面，另外还具有抗肿瘤，抗氧化等多种生物活性。

神经系统 蔓荆子具有明显的镇痛作用。蔓荆子的水煎液、醇浸液腹腔注射 30g/kg 能延长小鼠热板法痛阈潜伏期，在给药后 20 分钟痛阈明显提高。蔓荆子 70% 甲醇提取物亦具有镇痛作用，口服给药剂量 500mg/kg 的抑制率为 32%。

心血管系统 ①降压作用：蔓荆子醇浸液有明显降压效果，且维持时间长，对心电图无明显影响。②改善微循环作用：蔓荆子叶蒸馏提取物中主要含挥发油及少量生物碱，具有增进外周及内脏微循环作用。静脉给予 10mg/kg 蔓荆子叶蒸馏提取物可使家兔及大鼠血流速增加，血管交叉点增加。

免疫系统 主要包括抗炎作用。蔓荆的提取物具有抑制组胺释放的活性。从蔓荆子醇提物中分离出的紫花牡荆素能够抑制炎症因子 5-脂氧合酶活性，抑制 T 淋巴细胞、B 淋巴细胞增生。

呼吸系统 蔓荆子叶挥发油灌胃和腹腔注射给药对实验性哮喘有显著的保护作用，明显降低组胺对离体豚鼠气管平滑肌收缩的反应性，能显著地对抗组胺或乙酰胆碱对回肠的强烈兴奋收缩作用，具有明显缓解哮喘的药理作用。另外蔓荆子水煎液及醇浸液，口服给药在小鼠酚红排泄法中均能显示明显的祛痰作用。

抗肿瘤 单叶蔓荆果实中分离的黄酮醇蔓荆子黄素对淋巴细胞增殖具有很强的抑制作用。另外蔓荆子中的木犀草素和半日花烷型二萜能够抑制人骨髓白血病细胞 HL60 的增殖并诱导其凋亡。

毒性与不良反应 水煎液小鼠灌胃 270g/kg，腹腔注射 90g/kg，全部存活。醇提取物小鼠灌胃 9g/kg，腹腔注射 60g/kg，全部存活。小鼠的口服半数致死量（LD_{50}）= 627.78g/kg。

体内过程未见文献报道。

（崔晓兰）

cháihú

柴胡（Bupleuri Radix） 伞形科植物柴胡 *Buplerum chinese* DC. 和狭叶柴胡（南柴胡）*Buplerum scorzonerifolium* Willd. 的干燥根。按性状不同，分别习称"北柴胡"和"南柴胡"。味辛、苦，性微寒。归肝、胆、肺经。有疏散退热、疏肝解郁、升阳举气之功效，用于治疗寒热往来，胸满胁痛，口苦耳聋，头痛目眩等。柴胡的主要有效成分为柴胡皂苷，其次含有植物甾醇、侧金盏花醇以及少量挥发油、多糖。

药理作用 现代药理研究表明，柴胡的药理作用多集中于神经系统、免疫系统与消化系统等方面，主要有解热、抗炎、保肝等作用。

神经系统 柴胡对神经系统的作用主要表现为解热作用。现代药理学证明大剂量柴胡煎剂对人工发热的家兔有解热作用，其有效成分为柴胡挥发油。柴胡对外感内伤所致高热均可奏效，且退热平稳，无反跳现象，也可安全用于儿童及孕妇，这是其他退热药无法比拟的，故临床上常用柴胡制成的柴胡注射剂治疗各种热症。柴胡皂苷对大肠埃希菌、伤寒沙门菌、副伤寒疫苗或酵母液等所引起的实验动物发热均有明显解热作用，而且还能使正常动物的体温降低，人体试验及临床研究发现柴胡皂苷对感冒发热总有效率高达 95%，尤其对风热外感发热疗效最佳。

心血管系统 主要是柴胡皂苷具有降血脂作用，可以显著降低小鼠血清总胆固醇、三酰甘油，其降血脂作用程度优于已知的降血脂药。

免疫系统 柴胡具有免疫调节作用，柴胡多糖可促进造血干细胞向淋巴细胞分化，增强巨噬细胞吞噬能力，诱生干扰素，激活免疫功能。

抗炎 柴胡皂苷是其抗炎的有效成分。柴胡皂苷 d 的抗炎作用最强，它对多种炎症过程包括炎性渗出、毛细血管通透性升高、炎症介质释放、白细胞游走和结缔组织增生等均有抑制作用。柴胡的抗炎作用与泼尼松相似，但无毒副作用，抗炎作用的机制是直接刺激肾上腺皮质，使糖皮质激素分泌增加。

消化系统 柴胡皂苷可以抑制胆碱酯酶，发挥拟胆碱样作用，进而对消化系统发挥调节作用。柴胡皂苷对肝细胞具有保护作用，可以抑制小鼠肝细胞的凋亡。柴胡皂苷对 CCl_4，D-氨基半乳糖和脂多糖与卡介苗致小鼠慢性肝损伤有显著的修复保护作用。

抗病原微生物 ①抗细菌作用：体外试验表明柴胡具有抑制流感嗜血杆菌、肺炎球菌、大肠埃希菌、铜绿假单胞菌、痢疾杆菌的作用，能降低感染致死量。②抗病毒作用：柴胡对鸡胚内流感病毒有显著抑制作用，能显著降低鼠肺炎病毒所致小鼠肺指数增高，阻止肺组织渗出性变性，降低肺炎病毒所致小鼠的死亡率，对抗地塞米松对巨噬细胞吞噬活性的抑制作用，柴胡能抑制病毒对机体的损伤，增加机体对抗原的处理。柴胡中的有效成分柴胡皂苷 a、d 和二次生成的柴胡皂苷 b_1、b_2、b_3、b_4 对于 Na^+-K^+-ATP 酶有很强的抑制作用，能引起能量和水盐代谢的变化，从而起到抗病毒作用。由于柴胡具有较强的抗病毒能力，因此柴胡常被用来治疗病毒性流感和病毒性呼吸道感染。③抗细菌内毒素作用：体外抗内毒素实验表明浓度大于 25% 的柴胡提取液对细菌内毒素有明显破坏作用。柴胡对内毒素致热家兔有很好的解热作用，大剂量时与阿司匹林解热作用相当。通过体内、外抗内毒素实验证明柴胡总皂苷具有非常明显的抗内毒素活性。

抗肿瘤 柴胡提取物对人肝癌 SMMC-7721 细胞线粒体代谢活性、细胞增殖以及小鼠移植 S_{180} 实体肿瘤有明显抑制作用。柴胡能使人肝癌细胞 BEL-7402 细胞内长春新碱（VCR）浓度升高，可以增加 VCR 在 BEL-7402 细胞内的积聚浓度，部分逆转 BEL-7402 细胞的多药耐药性（MDR）。柴胡皂苷 d 对白血病细胞 K562 和人急性早幼粒白血病细胞 HL60 均有抑制作用。

其他 柴胡总皂苷及柴胡皂苷单体 I 有显著的促酶分泌作用。

毒性与不良反应 柴胡的肝毒性研究日益受到人们的重视，柴胡总皂苷小鼠口服半数致死量（LD_{50}）为 4.5g/kg，大鼠给柴胡 30 天可致肝功异常。

体内过程 原生柴胡皂苷口服后的胃肠道吸收很差，但是经过盲肠内容物水解后，柴胡皂苷的水解产物可以被迅速吸收，柴胡皂苷的肠道通透性按照柴胡皂苷、前柴胡苷元、柴胡苷元的顺序依次提高。柴胡皂苷通过静脉注射给药和灌胃给药后，在体内的暴露程度和药动学行为有很大的区别，主要表现在相较于静脉给药，灌胃给药后的柴胡皂苷生物利用度极低，但是消除半衰期延长；且相较于单体皂苷给药，多种皂苷同时给药后各单体柴胡皂苷的消除会更加缓慢。

（崔晓兰）

shēngmá

升麻（Cimicifugae Rhizoma）毛茛科植物大三叶升麻 Cimicifuga heracleifolia Kom.，兴安升麻 Cimicifuga dahurica（Turcz.）Maxim. 或升麻 Cimicifuga foetida L. 的干燥根茎。味辛、微甘、微寒。归肺、脾、胃、大肠经。具有清热解毒，升举阳气的功效，用于治疗风热头痛，咽喉肿痛，子宫脱垂等。已从升麻属中分离得到 200 多个化合物，主要含有三萜及其苷类（如升麻醇、升麻亭）、酚酸类及其衍生物（如阿魏酸、异阿魏酸、咖啡酸），另外还有色原酮、挥发油及其他化合物（如升麻酰胺、异升麻酰胺）等。

药理作用 升麻的药理作用主要集中在神经系统，心血管系

统，内分泌系统，抗病原微生物，抗氧化及抗肿瘤等方面。

神经系统 ①镇静催眠作用：升麻对动物的中枢神经系统具有镇静作用，其所含异阿魏酸可使动物运动迟缓、趋于镇静。②抗惊厥作用：升麻水提取物在小鼠实验中可以对抗樟脑或士的宁引起的惊厥。③解热作用：升麻提取物或异阿魏酸均可使大鼠正常体温下降，且对伤寒、副伤寒混合疫苗所致大鼠发热有显著解热作用。

心血管系统 升麻水提取物有降压、抑制心肌、减慢心率的作用。兴安升麻能降低血压，加强心跳振幅而不影响其节律。升麻中的有机酸具有舒张血管的作用，可以持续而缓慢地松弛去甲肾上腺素引起的鼠主动脉收缩，其机制是抑制了 Ca^{2+} 内流。兴安升麻总皂苷具有降血脂的作用，其机制是代谢成甾醇类似物竞争性抑制胆固醇的生成。

内分泌系统 升麻三萜及其苷的提取物可以使切除卵巢大鼠的血清雌二醇水平升高，而黄体生成激素浓度降低。其根茎提取物可以使绝经妇女黄体生成激素水平显著降低。德国已有此类制剂用于临床，治疗内分泌紊乱引起的疾病。

抗病原微生物 升麻对金黄色葡萄球菌、炭疽芽胞杆菌有较强的抑制作用；对乙型链球菌、白喉棒状杆菌、伤寒沙门菌、铜绿假单胞菌、大肠埃希菌、痢疾杆菌亦有不同程度的抑制作用。另外，升麻对猴免疫缺陷病毒（SIV）具有抑制作用。

抗肿瘤 升麻提取物对人肝癌细胞，人乳腺癌细胞，人神经胶质瘤细胞，血液瘤人白血病细胞及耐药肿瘤人肝癌细胞耐药株，

口腔癌等均有良好的抑制作用。

抗氧化及延缓衰老 升麻中的咖啡酸及其衍生物具有抗氧化作用，常常被用作防止皮肤氧化的"美容液"和食品中的脂质抗氧化剂。

其他 升麻还具有抑制核苷酸转运，抑制小鼠 CCl_4 诱导引起的肝损伤，以及抑制骨质疏松等作用。

毒性与不良反应 人应用大剂量后出现头痛、震颤、四肢强直性收缩，阴茎异常勃起；升麻碱无特殊药理作用，能使皮肤充血，乃至形成溃疡；内服则引起胃肠炎，严重时可发生呼吸困难、谵妄等。小鼠灌胃、大鼠灌胃，异阿魏酸的半数致死量分别为 8.1g/kg 及 7.9g/kg。

体内过程未见文献报道。

（崔晓兰）

gégēn

葛根（Puerariae Lobatae Radix） 豆科植物野葛 Pueraria lobata（Willd.）Ohwi 的干燥根。味甘、辛，性凉。归肺、胃经。葛根具有发表解肌，透疹，升阳止泻，生津止渴之功效，用于外感发热，项背强痛，麻疹不透，湿热泻痢，脾虚泄泻，热病烦渴，消渴证等。葛根主要化学成分包括异黄酮类，葛根苷类，三萜皂苷类以及生物碱类。异黄酮类中主要活性成分为大豆素、大豆苷、葛根素、葛根素-7-木糖苷等。葛根苷类主要包括葛根苷 A、B、C。

药理作用 葛根的药理作用主要集中在神经系统，心血管系统和内分泌系统等方面。另外还具有抗肿瘤，抗氧化等药理活性。

神经系统 主要是改善学习记忆功能。葛根醇提取物及总黄酮均能对抗东莨菪碱所致的小鼠记忆获得障碍和 40% 乙醇所致的

记忆再障碍，葛根醇提取物尚能对抗东莨菪碱所致的大鼠操作式条件反射的抑制。研究发现，东莨菪碱能降低小鼠大脑皮质和海马中乙酰胆碱的含量，并降低海马乙酰胆碱转移酶活性。这可能是葛根能改善学习记忆作用的机制。

心血管系统 主要包括以下几方面。

降血压 葛根对正常和高血压的动物均有一定的降压作用，葛根浸膏能对抗异丙肾上腺素引起的升压，减弱甚至完全抵消肾上腺素的升压作用，增强其降压作用。葛根素与β受体结合后能完全抑制肾上腺素对腺苷酸环化酶的激活作用，从而从分子水平证明葛根素为一种β受体拮抗剂，这可能是其产生众多心血管药理作用的分子基础。

抗心律失常 葛根浸膏具有对抗异丙肾上腺素引起的心率加快作用。葛根乙醇提取物、黄豆苷元和葛根素均能明显预防乌头碱和氯化钡诱发的心律失常。前两者还能预防氯化钙所致大鼠室颤和氯仿引起的小鼠室颤，后者明显缩短氯仿-肾上腺素诱发的家兔的心律失常时间，显著提高哇巴因（毒毛花苷G）引起豚鼠的室性期前收缩和室性心动过速的阈值，使猫心肌的活动电位二相延迟，并延长总活动电位和持续时间，使心肌有效不应期明显延长，说明葛根上述成分可能影响细胞对钾、钙离子的通透性从而降低心肌兴奋性，预防心律失常的发生。

抗心肌缺血 葛根总黄酮和葛根素可以明显地扩张正常和痉挛的冠状血管，从而改善缺血区的心肌血供，而且随着剂量的增加而加强。两者均可对抗垂体后叶素引起的大鼠急性心肌缺血，很有可能是扩张冠状动脉的结果。此外，葛根素还可以明显减少因缺血引起的心肌乳酸的产生。

降血脂 大剂量的葛根素能明显降低血清胆固醇，但对血清游离脂肪酸和三酰甘油则无明显影响。

改善微循环 葛根素可促进正常金黄地鼠脑循环和改善造模引起的局部微循环障碍，其作用机制是增加微血管运动的振幅，提高局部血流量。此外，葛根素对于正常鼠脑循环和去甲肾上腺素引起的微循环障碍都有明显的改善作用，葛根素能改善异丙肾上腺素引起的小鼠微循环障碍，可使毛细血管前小动脉的管径增加，流速加快。

改善血液流变学 葛根素可以用于治疗视网膜动脉阻塞，其对血管和血液只起物理作用，对血液的化学性质无影响。治疗后，病人的全血比黏度、红细胞电泳、血细胞比容和纤维蛋白原均见明显降低，而对全血还原黏度、血浆比黏度、血沉几乎无影响。

内分泌系统 葛根煎剂对正常家兔有轻微的降血糖作用。葛根素给四氧嘧啶高血糖小鼠灌服有显著降血糖作用。

抗肿瘤 葛根中所含大豆苷元可抑制白血病细胞HL60，黑色素瘤B16细胞的增殖。

抗氧化及延缓衰老 葛根能通过清除氧自由基和抗脂质过氧化而使酒精导致的血清黏度异常变化恢复到正常状态。葛根异黄酮类化合物可显著抑制氧化损伤引起的红细胞溶血、微粒体活性氧类造成的过氧化反应的发生发展，并提高体内超氧化物歧化酶（SOD）活性强度。

毒性与不良反应 急性和亚急性毒性试验表明葛根及其制剂基本属于无毒化合物。染色体畸变分析未显示有遗传毒性，微核测定未显示出对靶细胞的致突变活性，致畸试验表明对胎鼠无致畸作用。

体内过程 葛根素经口服和静脉给药均可吸收，人静脉注射5mg/kg符合二室开放模型。健康人分布半衰期、清除半衰期分别为1013分钟、7410分钟，平均滞留时间为1128小时，说明葛根素在人体内分布快而广，消除快，不易蓄积。葛根素主要分布在肾、血浆、肝，其他脏器次之，可通过血脑屏障进入脑组织。

（崔晓兰）

dàndòuchǐ

淡豆豉（Sojae Semen Preparatum） 豆科植物大豆 *Glycine max*（L.）Merr. 的成熟种子的发酵加工品。味辛、甘、微苦，性寒（根据炮制方法另有辛、微温）；性平。归肺，胃经。具有解肌发表，宣郁除烦之功效，主治外感表证，寒热头痛，心烦，胸闷，虚烦不眠。淡豆豉中含有大豆素和染料木素等多种异黄酮类成分，另含少量有机酸。

药理作用： 淡豆豉对心血管系统，内分泌系统均有作用，主要包括抗血栓，降血脂，降血糖等方面。淡豆豉具有抗肿瘤和抗氧化作用，另外对消化系统具有健胃、助消化作用。

体内过程： 大鼠单剂量口服给予大豆素和染料木素，体内血药浓度吸收较快，消除较慢，两者的达峰时间（T_{max}）均约为0.33小时，达峰浓度（C_{max}）分别为0.20μg/ml和0.22μg/ml。口服异黄酮提取物后，达峰浓度分别提高约为0.22μg/ml和0.25μg/ml。

（崔晓兰）

fúpíng

浮萍 （Spirodelae Herba） 浮

萍科植物紫萍 *Spirodela polyrhiza* (L.) Schleid. 的全草。味辛，性寒。归肺经。具有发汗解表，透疹止痒，利水消肿，清热解毒之功效，可用于风热表证、麻疹不透、隐疹瘙痒、水肿癃闭、疮癣丹毒和烫伤等病症。浮萍中的化学成分主要有多糖类，黄酮类，甾醇类等。

药理作用：①神经系统。用青萍煎剂或者浸剂灌胃，对静脉注射伤寒混合菌苗所致发热的家兔有微弱的解热作用。②心血管系统。1%浮萍煎剂对奎宁引起的衰弱的蛙心有显著的强心作用，但剂量过大可使心跳停止在舒张期。此外，浮萍还具有收缩血管和升高血压的作用。③其他。浮萍还具有抗肿瘤，抗氧化，抗病毒等多种药理活性。

（崔晓兰）

mùzéi

木贼 （Equiseti Hiemalis Herba）

木贼科植物木贼 *Equisetum hyemale* L. 的干燥地上部分。味甘、苦，性平。归肺、肝经。具有疏散风热，明目退翳的功效，主要用于风热目赤，迎风流泪，目生云翳，出血症。主要药理成分包括挥发性成分琥珀酸等以及黄酮类成分山奈酚等。

药理作用：①神经系统。木贼具有镇静，镇痛作用。②心血管系统。木贼具有扩张血管，增加心脏冠状动脉血流量，降血压，预防动脉粥样硬化斑块形成等作用。③其他。木贼还具有抗血小板聚集，抗血栓，抗衰老，抗菌，抗病毒等多种药理作用。

毒性与不良反应：木贼水提取物小鼠腹腔注射的半数致死量（LD_{50}）为 49.09g/kg，小鼠以能接受的最大浓度、最大体积灌胃，按400g/kg，2 次/天给药，观察 7 天，小鼠未见任何不良反应。

（崔晓兰）

ruírén

蕤仁 （Prinsepiae Nux） 蔷薇

科植物蕤核 *Prinsepia uniflora* Batal. 或齿叶扁核木 *Prinsepia uniflora* Batal. var. *serrata* Rehd. 的干燥成熟果核。味甘，性微寒。归肝经。具有养肝明目，疏风散热，安神的功效，主要用于目赤肿痛，睑弦赤烂，目暗羞明，夜寐不安。其主要化学成分有苯并二氢呋喃类木脂素，阿魏醛，香草酸，原儿茶酸，没食子酸，山奈酚，槲皮素，熊果酸，豆甾，里白烯，丁二酸，胡萝卜苷等。关于蕤仁的药理作用报道较少，临床上主要用于治疗眼科疾患，广泛应用于白内障等的治疗，另外也有研究报道蕤仁对肝阳上亢型眩晕具有较好的疗效。

（崔晓兰）

dàdòuhuángjuǎn

大豆黄卷 （Sojae Semen Germinatum） 豆科植物大豆 *Glycine

max* (L.) Merr. 的成熟种子经发芽干燥的炮制加工品。味甘，性平。归脾、胃、肺经。具有解表祛暑，清热利湿的作用，主要用于治疗湿温初起，湿热不化，汗少，胸痞，水肿胀满，小便不利，湿痹，痉挛，骨节烦疼等。其主要药理成分有氨基酸类成分和大豆异黄酮类成分。大豆黄卷具有抗病原微生物作用：对肺炎球菌、金黄色葡萄球菌等均有抑制作用，也具有抗病毒作用，用于病毒性感冒、流感等。

（崔晓兰）

xīhéliǔ

西河柳 （Tamaricis Cacumen）

柽柳科植物柽柳 *Tamarix chinen-* *sis* Lour. 的干燥幼嫩枝叶。味甘、辛，性平。归心、肺、胃经。有散风，解表，透疹之功效。常用于麻疹不透，风湿痹痛。西河柳主要药理成分有黄酮类、萜类、有机酸类、脂类和挥发油等。

药理作用主要包括 6 个方面。①神经系统：西河柳煎剂具有明显的镇痛作用和解热作用。②免疫系统：西河柳煎剂能对抗二甲苯所致的鼠耳化学性炎症。③呼吸系统：西河柳煎剂对氨水喷雾所致的小鼠咳嗽症状有抑制作用。④消化系统：西河柳提取物对酒精及四氯化碳诱导的小鼠肝损伤均有保护作用。⑤抗病原微生物：西河柳煎剂在体外对肺炎球菌、甲型链球菌、白色葡萄球菌和流感嗜血杆菌有抑制作用。⑥抗肿瘤：西河柳提取物对人肺腺癌细胞、小鼠白血病细胞、人乳腺癌细胞具有细胞毒性。

（崔晓兰）

guìzhītāng

桂枝汤 （guizhi decoction） 由

桂枝、芍药、炙甘草、生姜组成，是东汉·张仲景《伤寒论》中的著名方剂。具有解肌发表，调和营卫之功；能化气温阳。传统用于外感风寒表虚证。头痛发热，汗出恶风，鼻鸣干呕，苔白不渴，脉浮缓或浮弱者。本方不单可用于外感风寒的表虚证，对病后、产后、体弱而致营卫不和，证见发热自汗出，兼有微恶风寒等，都可酌情使用。现代临床常用于感冒、流行性感冒、原因不明的低热、产后及病后的低热、妊娠呕吐、多形红斑、冻疮、荨麻疹等。桂枝汤中的化学成分复杂，主要包括桂皮酸、马尿酸、芍药苷、甘草次酸、芒柄花素、甘草素、异甘草素、6-姜醇、(3S, 5S) -姜辣二醇、(3R, 5S) -

姜辣二醇等。

药理作用 现代药理研究表明，桂枝汤对试验动物汗腺、体温、血压、肠蠕动、免疫功能有双向调节作用，具有抗菌、抗病毒、镇痛、抗过敏、降血糖、增加心肌血流量、改善胃肠消化传导和解痉止痛的药效学作用，并能防治关节炎，治疗颈椎病和慢性胰腺炎。

神经系统 桂枝汤具有镇痛和调节体温作用。①镇痛作用：桂枝汤镇痛作用明显。可使小鼠疼痛阈值增加，且镇痛作用有显著的昼夜节律性变化。②调节体温作用：桂枝汤对体温具有双向调节作用。其机制与抑制下丘脑组织 15-羟基前列腺素脱氢酶活性，调节下丘脑组织中磷酸化环腺苷酸（cAMP）反应元件结合蛋白的活性等多种机制相关。

心血管系统 主要表现在对血压和心肌血流量的影响。①调节血压：桂枝汤对动物的血压具有升高或降低双向调节作用，能降低自发性高血压大鼠血压，升高低血压大鼠血压。其机制与调节下丘脑及主动脉中内皮素、神经降压素含量有关。②抗心肌缺血：桂枝汤对动物血流量的影响研究表明，该方可以显著快速地增加家兔心肌血流量，直接兴奋心脏，增加心肌功能。

内分泌系统 桂枝汤水煎剂可以降低血糖，且其降血糖效果随着时间延长而增强。

免疫系统 桂枝汤具有抗过敏及调节免疫作用。①抗过敏：桂枝汤可有效地治疗豚鼠变应性鼻炎，其作用机制与通过提高体内环腺苷酸（cAMP）含量，降低环鸟苷酸（cGMP）含量，抑制介质释放有关。②调节免疫：桂枝汤对免疫功能具有双向调节作用，

可提高小鼠巨噬细胞吞噬率及吞噬指数，且吞噬细胞活动能力随服药次数及天数的增加而增加。桂枝汤对偏亢或受抑动物的循环抗体水平和 T 淋巴细胞、B 淋巴细胞比率，有明显的双向调节作用并使之正常化。

呼吸系统 桂枝汤煎剂灌胃能延长氨水所致的小鼠咳嗽潜伏期、减少咳嗽次数，提高小鼠气管内酚红排泄量，延长组胺所致的豚鼠哮喘发生的潜伏期。

消化系统 主要表现为对胃肠运动的调节作用。桂枝汤可对胃肠的运动进行双向调节。桂枝汤可抑制新斯的明引起的小鼠胃排空加快、肠推进加速。也可拮抗阿托品引起的胃排空减慢、肠推进减弱，使两种偏亢或偏抑的胃肠功能状态趋于正常，而对正常动物却无明显的影响。其机制与调节胃泌素、胃动素等多种机制有关。

抗病原微生物 ①抗细菌：桂枝汤有一定的抗菌作用，对金黄色葡萄球菌、表皮葡萄球菌、甲型链球菌、枯草杆菌、变形杆菌和铜绿假单胞菌均有抑菌作用。②抗病毒：桂枝汤 8mg/ml 对副流感病毒-Ⅰ，呼吸道合胞病毒（RSV），腺病毒 3 型（AdV3），腺病毒 7 型（AdV7），埃可病毒（ECHO11），柯萨奇病毒 B 组 4、5、6 型（CVB4、CVB5、CVB6），单纯疱疹病毒（HSV-1，HSV-2）均有抑制作用，且大鼠含桂枝汤血清对所试 HSV-1，HSV-2，CVB4，CVB5 等病毒致细胞病变有延缓作用。

其他 桂枝汤还具有对汗腺分泌的双向调节作用，以阿托品及阿尼利定（安痛定）肌注大鼠造成其汗腺分泌受抑和亢进的病理模型，应用桂枝汤后，能分别

增强和抑制汗腺的分泌。

毒性与不良反应 桂枝汤煎剂腹腔注射小鼠的半数致死量（LD_{50}）为 25.79g/kg，最小有毒剂量 11.94g/kg。以不同剂量桂枝汤 20 g/kg、40 g/kg、80g/kg 灌胃大鼠，连续 3 个月，对动物一般情况、体重增长、血象、血液生化指标及病理组织检查均未发现异常。

体内过程 桂枝汤中甘草苷、芍药苷、肉桂酸和甘草酸在各肠道均为线性吸收，符合零级吸收速率；甘草苷在十二指肠、空肠、回肠，芍药苷、肉桂酸和甘草酸在十二指肠、空肠、回肠和结肠中的吸收速率常数均随桂枝汤浓度的增加而增加，符合被动吸收；甘草苷在结肠中的吸收速率常数随桂枝汤给药浓度的增加没有差异，符合主动转运；桂枝汤中甘草苷的最佳吸收部位为结肠，芍药苷和甘草酸的最佳吸收部位为十二指肠，肉桂酸在十二指肠和回肠中吸收均较好。

（崔晓兰）

yínqiáosǎn

银翘散（yinqiao powder） 由金银花、连翘、桔梗、薄荷、淡竹叶、甘草、荆芥、淡豆豉、牛蒡子组成，是清代医家吴瑭创制的著名中药方剂。其中金银花、连翘具有透表，清热解毒之效；薄荷、牛蒡子具有疏散风热，增强解表祛邪的作用；荆芥、淡豆豉辛温解表，荆芥温而不燥，免伤津之弊，淡豆豉又能透邪外出；桔梗、甘草二药能解毒利咽，宣肺祛痰，有助于清在肺之热及逐邪外出；淡竹叶具有清热生津之功；甘草调和诸药。临床上常用的中药制剂银翘解毒片、银翘解毒水、银翘解毒口服液等是根据银翘散方组成而生产的。银翘散

具有辛凉解表、清热解毒的功效。主治风温初起，以治疗风温、温热病以及某些杂病属于邪在卫分、上焦而闻名。现代用于治疗流行性感冒、急性扁桃体炎、咽炎、肺炎、疱疹、流行性腮腺炎等病毒性感染疾病。银翘散方中的化学成分复杂，其中金银花主含多种绿原酸类化合物，另含黄酮类化合物，肌醇及挥发油。连翘主含木脂素及其苷、苯乙酸醇苷、无环三萜、黄酮及挥发油等多种成分，如连翘苷等。牛蒡子含牛蒡子苷、脂肪油、维生素 A 及生物碱等。

药理作用 现代药理研究表明，银翘散具有解热、镇痛、抗炎、抗过敏、抗菌、抗病毒等药理作用。

神经系统 银翘散在神经系统方面主要是解热镇痛作用。许多动物实验表明，银翘散对不同致热剂所引起的家兔发热均有明显的解热作用。银翘解毒片大鼠分别腹腔注射 50mg/kg、灌胃 125mg/kg 均有明显的镇痛效果，并能明显抑制三联疫苗致大鼠体温的升高。银翘散不同剂型的解热镇痛作用强度不同，袋泡剂有明显解热作用，但片剂的解热作用较弱，口服液与片剂的解热作用无明显差异，颗粒剂、丸剂、片剂均有较强镇痛作用。在对银翘散的解热作用机制的研究中，基本排除了银翘散通过对内毒素的灭活解毒而产生解热作用的可能性，但有研究发现银翘散能够解除致热原对大鼠温度敏感神经元的作用，证明该药为中枢性解热药，且其作用原理不全同于解热镇痛类药物。另外以伤寒副伤寒甲乙混合菌苗作为激活物，观察银翘散对体外培养炎灶单核细胞（MNC）合成释放内生致热源

（EP）的影响，结果表明其对 EP 合成无明显影响，提示银翘散的解热作用可能在于阻断 EP 产生以后的环节。

免疫系统 银翘散具有很强的抗炎与抗过敏作用，能增强巨噬细胞对异物的吞噬能力，对多型变态反应均有明显的抗过敏作用。其抗过敏活性主要是通过抗组胺作用而实现，对 5-羟色胺无明显抑制，对前列腺素作用也较弱。银翘散能显著抑制致炎剂二甲苯引起的小鼠皮肤毛细血管通透性增高，并呈显著的量效相关。银翘散对小鼠耳郭肿胀、大鼠足趾肿胀均有抑制作用，明显地抑制巴豆油致小鼠耳部炎性水肿；腹腔注射银翘解毒片对鲜鸡蛋清引起的大鼠足跖肿胀也有明显的作用。银翘解毒水灌胃对大鼠蛋清性足肿胀和二甲苯所致小鼠耳郭肿胀有明显的抑制作用。另外银翘散还能增强炎灶巨噬细胞对异物的吞噬作用，促进鼠刚果红吞噬功能；还能促进抗内毒素抗体的产生，从而加速机体内毒素的清除。

抗病原微生物 银翘解毒片在体外有广谱抗菌作用和抗病毒作用，在体内也表现出明显减少病毒引起的死亡。动物实验取小鼠随机分为治疗组、预防组及对照组，前两组以银翘散 140g/kg、土霉素 0.42g/kg 灌胃给药，观察腹腔注射细菌悬液后 24 小时内动物死亡情况，判断体内抗菌效果；结果银翘散组与对照组比较，差异显著，与土霉素比较无显著差异。银翘散与银翘解毒口服液的抑菌实验中动物连续给药 4 天后再感染，则可明显减少死亡率，其中感染后 24 小时与对照组比有明显差异。两种剂型间无明显差异，均可提高动物的抗感染力。

另外体外抑菌作用表明银翘散与银翘解毒口服液均有明显抑制肺炎球菌的作用。银翘解毒水对乙型溶血性链球菌等 9 种细菌有不同程度的抑菌作用，对金黄色葡萄球菌感染小鼠有保护作用。

毒性与不良反应 银翘散的不良反应暂时还不明确，但在服用银翘散期间注意要忌烟、酒及辛辣、生冷、油腻食物；不宜在服药期间再服用滋补性中成药；风寒感冒者不适用银翘散。高血压、心脏病、肝病、糖尿病、肾病等慢性病严重者应在医师指导下服用；服药 3 日后症状无改善，或症状加重，或出现新的严重症状如胸闷、心悸等应立即停药，并去医院就诊；小儿、年老体弱者、孕妇应在医师指导下服用；脾胃虚寒，症见腹痛、喜暖、泄泻者慎用。

体内过程 以对鲜酵母所致发热大鼠解热效应为指标的药物动力学研究表明银翘散的最小起效剂量为 0.18g/kg，作用期为 6.4 小时，体内生物相当药量的消除半衰期为 1.11 小时。另外以发汗的药效法测定药物的药效动力学实验结果表明，银翘散的最低起效剂量为 0.267g/kg，相当于临床等效剂量的效应消退半衰期为 3.90 小时，效应维持时间为 23.71 小时，效应达峰时间为 2.21 小时。

（崔晓兰）

qīngrèyào yàolǐ

清热药药理（pharmacology of heat-clearing medicinals） 清热药是以清解里热为主要作用，主治里热证的药物。其药性寒凉，多入肺、胃、心、肝、大肠经，主要具有清热泻火、解毒、凉血、清虚热等功效，主要用于热病高热、热痢、痈肿疮疡以及阴虚内

热等各种里热证候。根据清热药的主要功效，将其分为清热泻火药、清热燥湿药、清热凉血药、清热解毒药、清虚热药。

发展历程 清热药是中药药理学领域中最早系统研究的一类药。早在 20 世纪 30 年代就已经开始了对清热药的研究，从最初发现的清热药大多具有抗菌作用开始，到临床应用于治疗病原微生物引起的急性感染类疾病。特别是 20 世纪 70 年代开始的对青蒿素的研究，直至 80 年代，青蒿素作为治疗疟疾药物在临床全面应用，使得在全球范围内对中药的认识进入了一个新的阶段，在国内也进入了研究和认识清热药的高潮。同时也发现虽然一直以来人们常把清热解毒与抗菌抗病毒作用等同起来，将清热解毒药与抗生素相提并论，但还没有一个像抗生素那样有很强的体内外抗菌作用的清热药用于临床，而有的中药对全身感染性疾病的疗效却是肯定的。所以单纯用抗菌抗病毒来解释清热药的作用非常不全面。随着现代试验方法的不断更新和科学检测技术的不断提高，对清热药的研究也从简单的抗菌、抗病毒作用到从细胞、分子、基因、蛋白水平，阐明清热药的作用及作用机制，其药理作用范围也不断扩大，如：抗炎、调节免疫、抗肿瘤、保肝、利胆、抑制血小板聚集、抗凝血等作用。

研究内容 研究药物包括：①清热解毒药。金银花、连翘、大青叶、板蓝根、鱼腥草、穿心莲、山豆根、贯众、秦皮等。②清热泻火药。石膏、知母、栀子等。③清热燥湿药。黄连、黄芩、黄柏、苦参、龙胆草等。④清热凉血药。淡竹叶、生地黄、赤芍、玄参、牡丹皮等。⑤清虚热药。青蒿、地骨皮、银柴胡、胡黄连等。

清热药药理作用主要集中在抗病原微生物作用、神经系统作用、免疫系统作用、抗肿瘤、血液造血系统等方面，具有抗菌、抗病毒、抗炎、解热、镇痛、调节机体免疫功能、抗癌、抗血小板聚集等药理作用。①抗病原微生物作用：通过体内外抗菌、抗病毒试验，观察其对多种病毒、细菌、真菌、螺旋体、原虫及内毒素、白喉毒素、溶血毒素等引起的机体感染的保护作用。②解热作用：许多清热药对不同致热原引起的发热均具有不同程度的解热作用，这类药的退热多不伴有明显的出汗。③抗炎作用：多数清热药均具有抗炎作用，主要是抑制炎症早期的毛细血管通透性的增加、渗出、水肿。④调节免疫功能：主要是增强机体的抗感染免疫能力，抑制变态反应。⑤抗肿瘤作用：中医认为肿瘤的发生与毒邪有关，清热解毒是治疗肿瘤的基本治则；体内外试验均证明清热药对肿瘤具有明显的抑制作用，如山豆根、苦参、穿心莲等。⑥保肝利胆作用：肝脏为机体的排毒器官，多种病原体及毒素的清除场所，肝损伤的发生可大大提高机体对感染的敏感性；试验也证明许多清热药均具有保肝利胆作用，如栀子、黄芩、茵陈等。⑦抑制血小板聚集、抗凝血作用：温热病发展至一定阶段常见血小板功能异常、体内外凝血系统激活、血液流变性改变等血瘀证表现，而清热药很多具有抑制血小板聚集、抗血栓、抗凝血、改善血液流变性，如赤芍、板蓝根、穿心莲等。⑧其他：有些清热药具有降压、抗蛇毒、抗心律失常、强心、清除自由基等

作用。常用研究方法主要有体内外抗菌抗病毒试验、炎症反应试验、抑瘤试验、免疫反应试验、发热模型、变态反应模型、肝损伤模型、血小板功能、凝血功能、血液流变性检测等。

（徐惠波）

shígāo

石膏（Gypsum Fibrosum） 硫酸盐类矿物硬石膏族石膏，主含含水硫酸钙（$CaSO_4 \cdot 2H_2O$），采挖后，除去杂石及泥沙。味甘、辛，性大寒，归肺、胃经。具有清热泻火，除烦止渴的功效，主要用于外感热病，高热烦渴，肺热喘咳，胃火亢盛，头痛，牙痛。石膏中除含有含水硫酸钙外，还含有铝、镁、铁、锰、锌、铜等人体所必需的微量元素。

药理作用 石膏的药理作用多表现在神经系统、免疫系统等方面，主要有解热、镇静、解痉、抗炎、调节肌肉运动等作用。

神经系统 主要有解热、镇静、解痉作用，可用于高热、感染等治疗。①解热：石膏可使发热时过度兴奋的体温调节中枢得到抑制，也可抑制汗腺分泌，表现为退热而不发汗，其解热作用是通过影响致热原对视前区-下丘脑前部（POAH）温敏神经元的电活动而实现的。②镇静、解痉：石膏可抑制肌肉的兴奋性，降低血管的通透性，起到镇静、解痉作用，主要是其内服经胃酸作用后，一部分变为可溶性钙盐被吸收，从而增加血钙浓度的结果。

免疫系统 石膏具有抗炎、抗过敏、调节机体免疫功能作用。由于石膏中除含有钙外，还含有铁、铜、锌等微量元素，在发热等应激状态下，借助白细胞的内原物的激发，产生协同抗感染作用；同时还可改善 T 淋巴细胞亚

群间比例，还可激活吞噬细胞，加强抗炎、抗过敏，调节免疫功能作用。

其他　调解肌肉运动。石膏上清液可使蟾蜍、家兔的离体心脏心率加快，收缩振幅加大，血管扩张；同时对离体小肠和子宫平滑肌有双向调节作用，低剂量使其收缩增加，高剂量则降低。

体内过程　以钙为测定指标观察石膏的体内吸收过程：若石膏上清液十二指肠给药，正常大鼠 60 分钟后可吸收 90%，结扎胆管大鼠钙吸收仅 50% ~ 70%，即胆汁可促进石膏中钙的吸收；试验还显示石膏中的钙吸收较其他钙盐如氯化钙、葡萄糖酸钙等要多。若静脉注射血清钙迅速上升，6 小时达高峰，16 小时恢复正常。

（徐惠波）

zhīmǔ

知母（Anemarrhenae Rhizoma）　百合科植物知母 *Anemarrhena asphodeloides* Bge. 的干燥根茎。味苦、甘，性寒。归肺、胃、肾经。具有清热泻火，滋阴润燥的功效，用于外感热病，高热烦渴，肺热燥咳，骨蒸潮热，内热消渴，肠燥便秘。知母的主要药理有效成分有知母皂苷和芒果苷。知母皂苷包括 A-Ⅰ、A-Ⅱ、A-Ⅲ 和 A-Ⅳ 以及 B-Ⅰ、B-Ⅱ 和 B-Ⅲ 型等，其苷元为菝葜皂苷元、马尔可皂苷元以及新吉托皂苷元。此外，还有知母皂苷 C 以及知母皂苷 E1、E2 等。知母的根茎中所含另一种有效成分是知母聚糖。其他成分还有知母甾醇、二十五烷酸乙烯酯、7-O-葡萄糖基芒果苷、知母双糖以及锌等微量元素。知母中含有多糖成分，单糖组成为 D-甘露糖和 D-葡萄糖，其他为总糖和蛋白质。

药理作用　知母的药理作用多集中于神经系统、心血管系统、内分泌系统、免疫系统、呼吸系统、泌尿系统、骨骼肌系统、抗肿瘤、抗氧化等方面，主要具有镇静、影响交感-肾上腺系统、改善学习记忆、抗脑缺血、抗抑郁、降血脂、抗血小板聚集、抗炎、调节免疫、平喘、抗肾损伤、抗骨质疏松、抗肿瘤、抗氧化及抗衰老等作用。

神经系统　主要包括镇静、影响交感-肾上腺系统、改善学习记忆、脑缺血的保护、抗抑郁等作用。

镇静　知母的镇静作用表现在对应激负荷小鼠引起的中枢神经功能变化有改善作用；知母皂苷 A₂-Ⅲ 和洋菝葜皂苷元对缩短的戊巴比妥睡眠时间有延长作用。

影响交感-肾上腺系统　知母能使甲亢模型 β 受体-环腺苷酸（cAMP）系统对 β 受体激动剂异丙肾上腺素的反应性降低，减少肾脏 β 受体最大结合容量，但对 β 受体的亲和力无影响。知母皂苷可抑制甲状腺素对 cAMP 系统反应性的刺激作用，降低甲亢大鼠注射异丙肾上腺素后血浆 cAMP 的升高，降低病理性升高的 β 受体密度。

改善学习记忆　Y 型迷宫试验显示知母皂苷元可使大鼠学习记忆能力提升。知母皂苷能拮抗三氯化铝致老年痴呆模型大鼠的学习记忆能力的下降，抑制背海马和齿状回中 β 淀粉样前体蛋白（β-APP）阳性神经元的生成。知母皂苷水溶性化合物可影响双侧颈总动脉结扎致痴呆模型大鼠的学习记忆能力及脑源性神经生长因子（BDNF）、细胞间黏附分子（ICAM-1）、血管细胞黏附分子（VCAM-1）的表达。

脑缺血的保护　知母皂苷化合物能明显减轻脑缺血再灌注大鼠的神经症状、缩小脑梗死范围，提高脑组织中超氧化物歧化酶（SOD）活性，减少丙二醛（MDA）含量，降低脑组织髓过氧化物酶（MPO）活性，其脑缺血保护作用与其抗氧化作用有关。

抗抑郁　知母总皂苷对多种抑郁模型具有抗抑郁作用，与增强去甲肾上腺素能及 5-羟色胺能神经系统有关。

心血管系统　主要包括降血脂、降血压、抗血小板聚集。

降血脂　知母总皂苷可以使鹌鹑高血脂和动脉粥样硬化模型动物血清总胆固醇、三酰甘油、低密度脂蛋白的含量降低，并缩小动脉斑块面积，显示其治疗高血脂和动脉粥样硬化的作用。其作用机制与知母总皂苷增强肝低密度脂蛋白受体基因的表达，促进低密度脂蛋白受体蛋白合成，从而增加了肝细胞表面的低密度脂蛋白受体数量与活性，增强了肝对血脂的代谢有关。

降血压　知母皂苷有降压作用，与其下调血管紧张素酶原基因、肾上腺素 α₂A 受体基因、内皮素转换酶-1 基因的表达，从而调控血管内皮功能有关；同时可抑制血管平滑肌增殖，促进其凋亡而起到降压作用。

抗血小板聚集　知母皂苷 A-Ⅲ 对由二磷酸腺苷（ADP）、5-羟色胺（5-HT）和花生四烯酸（AA）诱导的兔和人血小板聚集均有抑制作用。知母皂苷 A-Ⅲ 在体内外都具有抗血栓作用，但不影响体内凝血时间。

内分泌系统　主要为降血糖作用、抗甲亢作用。

降血糖　知母多糖可使四氧嘧啶造成胰岛细胞损伤而致血糖升高模型小鼠血糖降低。

增加，蠕动减少，阿托品可阻断之；高浓度栀子乙醇提取物可使肠肌松弛，小肠蠕动完全被抑制。栀子苷或京尼平能抑制大鼠自发性胃蠕动及毛果芸香碱诱发的胃收缩，但维持时间短；京尼平可减少幽门结扎大鼠的胃液分泌，降低总酸度；栀子对离体胃及十二指肠条有明显兴奋作用。

保护胃黏膜 栀子总苷对无水乙醇、阿司匹林及吲哚美辛所致的小鼠胃黏膜损伤具有保护作用，能降低阿司匹林诱导的胃黏膜损伤大鼠的胃黏膜损伤指数，增加一氧化氮（NO）含量与一氧化氮合酶（NOS）活性，降低细胞间黏附分子-1（ICAM-1）在胃组织中的表达。

骨骼肌系统 栀子可减轻家兔膝关节炎的程度，减少膝关节病理活动度，减少关节滑膜和软骨中白介素-1（IL-1）的表达和关节液中 IL-1β 的含量，下调关节软骨中 Bax 的表达，并增加 Bcl-2 的表达。

抗病原微生物 栀子对多种病毒和皮肤癣菌都具有抑制作用，并可降低内毒素的毒性。栀子能抑制裸鼠体内丙型肝炎病毒的复制。栀子提取物可降低流感病毒性肺炎小鼠的死亡率、延长存活时间；可抑制甲型流感病毒、单纯疱疹病毒 1、2 型（HSV-1、HSV-2）等病毒的致细胞病变作用；对 HSV-1 的作用主要是阻止病毒对 Hep-2 细胞表面的吸附，改善细胞膜的流动性从而维持细胞的正常功效。栀子提取物对实验性疱疹病毒性角膜炎有治疗作用。栀子水煎剂能抑制柯萨奇病毒 B3（CVB3）的吸附与增殖，并能减少 CVB3 所致小鼠病毒性心肌炎心肌组织病毒量和病变面积。栀子水提物 CJ-1 与内毒素活

性中心脂质 A（lipid A）有较高的特异性结合力，能减少由脂多糖（LPS）介导 RAW264.7 细胞的 TNF-α 释放量。体外试验显示栀子水煎液对多种皮肤癣菌，如毛癣菌、黄癣菌、小孢子菌有抑制作用。

抗肿瘤 栀子提取物能够抑制小鼠体内 S_{180} 和肝癌细胞的生长，并能降低肝癌细胞中 Bcl-2 的表达，促进肝癌细胞凋亡。栀子苷对体外培养的 B16 恶性黑素瘤细胞的增殖有抑制作用。栀子苷能抑制亚致死量强度的 X 射线的致癌作用，能减少高强度 X 射线对细胞的伤害。

毒性与不良反应 栀子醇提物对小鼠的半数致死量（LD_{50}）灌胃为 107.4g/kg，大剂量栀子及其有效成分对肝脏有一定的毒性，栀子水提物、醇提物（均相当于生药 9g/kg）及栀子苷在 0.28g/kg 连续灌胃 3 天，可使大鼠肝指数增高，肝组织肿胀，出现坏死区域，镜下出现细胞肿胀、核浓缩，气球样变，坏死，肝细胞索排列紊乱，汇管区胆管增生交错等现象，ALT，AST 活性增高，总胆红素含量增高。

体内过程 栀子苷单次口服在大鼠体内分布广，消除慢，清除率低，平均滞留时间长，吸收总量大，生物利用度高。其血药浓度变化符合权重为 1 的二室模型，其主要药代动力学参数：分布半衰期（$t_{1/2α}$）=（50.0038 ± 3.8310）min；消除半衰期（$t_{1/2β}$）=（495.1572 ± 11.6839）min。从药物分布结果来看，血浆中药物浓度最高，组织中药物浓度由高到低依次为肾、肝、脾和脑。栀子苷静脉注射，在大鼠体内过程符合三室模型，消除快，滞留时间短。代谢参数为 $t_{1/2α}$ =

12.187min；$t_{1/2β}$ = 38.614min。

（徐惠波）

xiàkūcǎo

夏枯草（Prunellae Spica） 唇形科植物夏枯草 *Prunella vulguris* L. 的干燥果穗。味辛、苦，性寒。归肝、胆经。具有清肝泻火，明目，散结消肿的功效。用于目赤肿痛，目珠夜痛，头痛眩晕，瘰疬，瘿瘤，乳痈，乳癖，乳房胀痛。夏枯草药理有效成分为三萜及其皂苷类化合物，主要为齐墩果烷型、乌索烷型和羽扇豆烷型三萜。其中以齐墩果酸和熊果酸含量最高。此外还有黄酮类化合物芸香苷、金丝桃苷、木犀草素等；苯丙素类化合物、咖啡酸、迷迭香酸等。

药理作用 主要集中在神经系统、心血管系统、免疫系统、内分泌系统以及抗病原微生物、抗肿瘤等方面。

神经系统 主要包括镇静催眠，临床可用于失眠症。夏枯草乙醇提取物及其氯仿萃取部位、乙酸乙酯萃取部位均能减少小鼠自主活动次数，延长阈上剂量戊巴比妥钠致小鼠的睡眠时间，增加阈下剂量戊巴比妥钠致小鼠的睡眠只数，提示具有镇静催眠的作用。

心血管系统 主要包括降血压、抗心肌梗死等作用。

降血压 夏枯草煎剂可降低肾上腺素致家兔血压升高；水溶性成分可降低自发性高血压大鼠的血压；总皂苷静脉注射可降低麻醉大鼠血压。体外试验显示夏枯草醇提取物可拮抗氯化钾（KCl）、氯化钙（CaCl₂）、去甲肾上腺素（NA）所导致的大鼠离体主动脉条收缩反应。

抗心肌梗死 夏枯草总皂苷可降低麻醉大鼠冠状动脉结扎室

性期前收缩（室早）个数的对数值及室性心动过速（室速）与心室颤动（室颤）总时程的对数值，缩小心肌梗死面积，提示具有抗心肌梗死作用。

内分泌系统 主要包括降血糖作用。夏枯草醇提物和水提物能减低正常及四氧嘧啶糖尿病小鼠的餐后血糖，并增加肝糖原合成；还可缓解链脲佐菌素导致的小鼠多饮多食症状及体重下降；降低血糖同时能降低血清三酰甘油、胆固醇、低密度脂蛋白的含量，并提高高密度脂蛋白的含量。夏枯草中的迷迭香酸在体外可抑制α-淀粉酶、α-葡萄糖苷酶的活性，并能可逆性非竞争抑制小鼠离体肠管中α-麦芽糖酶的活性。

免疫系统 主要包括调节免疫功能及抗炎作用。

免疫兴奋 夏枯草醇提物能提高耐多药结核分枝杆菌（MDR-MTB）感染的小鼠血清中γ-干扰素（IFN-γ）、白介素-12（IL-12）含量，降低白介素-10（IL-10）含量，并可使外周血单个核细胞（PBMC）中 IFN-γ、IL-12 和颗粒裂解肽（GLS）的 mRNA 表达水平升高，IL-10 mRNA 表达水平降低。夏枯草多糖可提高环磷酰胺致免疫抑制小鼠的胸腺和脾的脏器指数。提高腹腔巨噬细胞吞噬功能。

免疫抑制 夏枯草注射液可使豚鼠、小鼠肾上腺明显增大，胸腺、脾明显减小；其免疫抑制作用与促进肾上腺皮质激素合成、分泌有关。

抗炎 夏枯草水煎醇沉液可抑制巴豆油引起的小鼠耳肿胀；生药可抑制酵母液引起的足跖肿胀。其中熊果酸抗炎作用最强。

泌尿系统 夏枯草水提物和50%甲醇提取物可抑制乙二醇和氯化铵（NH₄Cl）共同引起的大鼠肾草酸钙结石形成，50%甲醇提取物还能抑制肾组织骨桥蛋白形成，减少肾小管管腔中草酸钙结晶的形成。夏枯草水提取物体外能抑制尿草酸钙结晶的生长和自发性结晶，且随着人工尿液中离子强度降低和 pH 值升高，抑制活性逐渐增强。

抗病原微生物 ①抗细菌：夏枯草水煎剂对大肠埃希菌、金黄色葡萄球菌、铜绿假单胞菌混合感染导致的大鼠阴道炎有治疗作用。体外实验显示夏枯草水煎液对结核分枝杆菌具有抑制作用。②抗病毒：夏枯草水煎醇沉液可减小单纯疱疹病毒-1（HSV-1）导致的家兔单纯疱疹病毒性角膜炎病变范围，减少浸润点。体外试验表明，夏枯草水煎醇沉液对 HSV-1 感染的 Vero 细胞具有保护作用并呈一定的量效关系；其中三萜类成分及提取物分别具有抗人类免疫缺陷病毒（HIV）的作用和抑制 HIV-1 在淋巴细胞 MT-4、单核细胞 U937、外周血单核细胞内的复制；其多糖可提高 HIV 感染者的外周血单核细胞白介素-2（IL-2）水平；其水提取物有抗乙型肝炎病毒表面抗原的作用。

抗肿瘤 夏枯草对多种肿瘤均具有抑制作用。夏枯草及夏枯草水煎剂对 B 淋巴瘤白血病细胞、T 细胞淋巴瘤、甲状腺癌细胞、结肠癌细胞、胃癌细胞等均具有抑制作用；夏枯草中所含的三萜类化合物 3α，19α，24-三羟基-乌苏-12 烯-28 酸和 3β，16α，24-三羟基-齐墩果-12-烯-28 酸可抑制人肺癌细胞 A549 的增殖；夏枯草中的科罗索酸可抑制非小细胞肺癌 SPC-A-1 细胞的生长；其抗肿瘤作用与抑制肿瘤细胞的增殖、促进细胞凋亡、增加 Bav、p53、

Caspase-3 的表达等途径有关。

抗氧化 夏枯草多糖对羟自由基、ABTS 和 DPPH 自由基具有清除作用，抑制卵磷脂脂质过氧化损伤。夏枯草酸性多糖能够清除 NO₂·自由基，同时具有还原能力和对铁离子的螯合能力。

毒性与不良反应 急性毒性试验夏枯草浸膏雌、雄性小鼠半数致死量（LD₅₀）> 21.5 g/kg；亚慢性毒性试验夏枯草浸膏 1.29g/kg，3.91g/kg 和 11.73g/kg 连续口服 90 天，未显示毒性。提示 LD₅₀ 剂量分级标准，夏枯草浸膏属于无毒级物质；最大未观察到有害作用剂量大于 11.73 g/kg，相当于夏枯草生药量 92.58 g/kg。

体内过程未见文献报道。

（徐惠波）

juémíngzǐ

决明子（Cassiae Semen） 豆科植物决明 Cassia obtusifolia L. 或小决明 Cassia tora L. 的干燥成熟种子。甘、苦、咸、微寒。归肝、大肠经。具有清热明目，润肠通便的功效，用于目赤肿痛、羞明多泪、头痛眩晕、目暗不明、大便秘结等。决明和小决明的种子均含有蒽醌类、萘并吡咯酮类、脂肪酸类等，两者在成分和含量上有一定差异。蒽醌类都含有大黄酚、大黄素、大黄素甲醚、黄决明素等；决明另含有大黄素蒽酮、大黄素-6-葡萄糖苷、葡萄糖基美决明子素等；小决明另含去氧大黄酚、大黄酚-8-甲醚、大黄素-1-甲醚、1,2-二甲基-8-羟基-3-甲基-9,10-蒽醌等。萘并吡咯酮类含有决明苷、决明种内酯等。决明另含有决明内酯、异决明种内酯等。

药理作用 决明子的药理作用多集中于神经系统、心血管系统、内分泌系统、免疫系统、消化系统、五官系统、抗病原微生

物、抗诱变等方面。

神经系统　主要是改善学习记忆功能。决明子蛋白和决明子蒽醌苷对 D-半乳糖致衰老小鼠学习记忆障碍有改善作用，降低脑组织中的丙二醛含量，提高超氧化物歧化酶的水平，减少肝组织中脂褐素的含量。决明子蛋白还能降低脑组织单胺氧化酶含量。体外试验也证明决明子乙酸乙酯提取物、正丁醇提取物、水提取物具有清除自由基的能力，其中乙酸乙酯提取物作用最强。

心血管系统　主要包括降血脂、降压、抑制血小板聚集作用，用于治疗高脂血症、高血压。①降血脂：决明子乙酸乙酯提取物、水提取物、蛋白质、蒽醌苷可使高脂血症家兔及大鼠的总胆固醇、三酰甘油和低密度脂蛋白降低，对高密度脂蛋白无明显影响。②降压：决明子水浸液、醇水浸液、醇浸液可使犬、猫、兔血压降低；其蛋白质、低聚糖和蒽醌苷对试验性高血压大鼠有降压作用。③抑制血小板聚集：决明子可抑制二磷酸腺苷（ADP）、花生四烯酸（AA）、胶原诱导的血小板聚集；三个蒽醌糖苷类化合物：葡萄糖基美决明子素、葡萄糖基橙黄决明素和葡萄糖基黄决明素均具有抗血小板聚集作用。

内分泌系统　决明子水煎剂可以抑制链脲佐菌素所致的糖尿病肾病模型大鼠外周血单个核细胞以及肾组织因子-κB 活化和纤黏蛋白表达，减少 24 小时尿蛋白排泄，减轻肾小球肥大、系膜细胞增生和细胞外基质堆积；同时决明子水煎剂还可以降低肥胖大鼠体重、李氏（Lee's）指数，空腹血清三酰甘油、胰岛素、丙二醛的含量。

免疫系统　决明子水提物可提高小鼠腹腔细胞的吞噬指数和吞噬率。体外实验显示，决明子蒽醌苷可促进 T 淋巴细胞、B 淋巴细胞增殖，增强巨噬细胞吞噬功能及自然杀伤（NK）细胞活性，拮抗丝裂霉素 C 对淋巴细胞增殖的抑制作用。

消化系统　主要包括抗肝损伤和泻下作用，主要用于保肝和大便秘结的治疗。①抗肝损伤：决明子乙醇提取物可降低四氯化碳所致急性肝损伤小鼠血清丙氨酸转氨酶和天冬氨酸转氨酶活性的升高，同时使血清的丙二醛含量降低，提高超氧化物歧化酶活性，减轻肝细胞的病理损伤。对酒精性及非酒精性脂肪肝有预防、治疗作用，可使肝细胞脂肪变性程度减轻。②泻下：决明子石油醚提取物、正丁醇提取物、炒决明子正丁醇提取物能明显缩短燥结便秘小鼠的首便时间，增加排便粒数及粪便重量。决明子泻下的有效成分可能是油脂类或苷类。

五官系统　主要是指决明子的明目作用。决明子煎剂可提高犬、家兔睫状肌中乳酸脱氢酶活性，从而改善视网膜和视神经血液循环，预防近视。

抗病原微生物　决明子乙醇及氯仿提取物对镰刀菌、弯孢菌、油菜菌核病菌、金黄色葡萄球菌、棉花炭疽病菌有抑制作用，其中对油菜菌核病菌和棉花炭疽病菌抑制效果最好。

抗诱变　主要是抗诱变作用。决明子中甲基钝叶决明素、橙钝叶决明素和大黄酚对黄曲霉毒素致鼠伤寒沙门菌 TA100、TA98 的诱变反应中有抗诱变作用。

毒性与不良反应　将含有不同生药量的决明子乙醇提取物掺入饲料饲喂大鼠 13 周，可见肾脏肿大、肾小管上皮细胞内有褐色颗粒样物质沉积；肠系膜淋巴结色素沉积、反应性增生；结肠直肠固有层色素沉积、结肠浅表面黏膜炎；睾丸曲细精管萎缩，提示决明子不宜长期大量服用。

体内过程未见文献报道。

（徐惠波）

gǔjīngcǎo

谷精草（Eriocauli Flos）　谷精草科植物谷精草 *Eriocaulon buergerianum* Koern. 的干燥带花茎的头状花序。味辛、甘，性平。归肝、肺经。具有疏散风热，明目退翳的功效。用于风热目赤，肿痛羞明，眼生翳膜，风热头痛。谷精草的药理有效成分为黄酮及其苷类成分，其中还含有生物碱、有机酸等成分。

谷精草主要药理作用体现在神经系统、抗病原微生物、抗氧化等方面。①神经系统：具有保护神经细胞的作用。谷精草乙醇提取物能够提高 6-羟基多巴胺（6-OH DA）损伤的 PC12 细胞的存活率，减少 6-OH DA 引起的细胞凋亡，并可以抑制 6-OH DA 在斑马鱼上所引起的多巴胺神经元的减少。②抗病原微生物：主要为抗菌作用。其水提物对金黄色葡萄球菌、链球菌、巴氏杆菌、沙门菌、大肠埃希菌都有抗菌作用；谷精草提取物制成洗剂对合轴马拉色菌和糠秕马拉色菌有抑制作用。③抗氧化：谷精草黄酮提取物具有清除自由基的抗氧化作用，且随着浓度增加，作用增强。

（徐惠波　刘　博）

mìménghuā

密蒙花（Buddlejae Flos）　马钱科植物密蒙花 *Buddleja officinalis* Maxim. 的干燥花蕾和花序。味甘，性微寒。归肝经。具有清热泻火，养肝明目，退翳的功效。

用于目赤肿痛，目生翳膜，肝虚目暗，视物昏花。密蒙花主要含有黄酮类、苯乙醇苷类及其三萜皂苷类和挥发油类成分。其主要药理活性成分为黄酮类，包括刺槐苷即蒙花苷、刺槐素、木犀草素、芹菜素等，其中蒙花苷为其主要标志性成分。

密蒙花的药理作用主要集中在免疫系统、内分泌系统、五官系统及抗病原微生物等方面，具有调节免疫、降血糖、抑菌、治疗眼部疾病等作用。①免疫系统：主要为免疫调节作用。密蒙花水煎液能够提高正常小鼠及环磷酰胺诱导的免疫低下小鼠外周血T淋巴细胞酸性A-醋酸萘酯酶阳性率，提示其具有提高和改善机体免疫功能的作用。②内分泌系统：主要为降血糖作用。密蒙花正丁醇提取物可降低链脲佐菌素导致的大鼠血糖升高水平，并抑制醛糖还原酶的活性。③五官系统：主要用于干眼症、结膜炎的治疗。密蒙花提取物及总黄酮可增加去势干眼症模型大鼠和家兔的泪腺基础分泌量，延长泪膜破裂时间，减轻泪腺炎症反应，增加Bcl-2、TGF-β_1的表达，降低Bax、肿瘤坏死因子（TNF-α）和白介素-1β（IL-1β）的表达，抑制泪腺细胞凋亡，降低角膜退行性病变程度和泪腺组织，并增加泪腺雄激素受体的含量。体外试验也得到相同的结果。④抗病原微生物：主要为抗菌作用，密蒙花总提取物及黄酮类单体有金黄色葡萄球菌和乙型溶血性链球菌的作用。

（徐惠波 刘博）

qīngxiāngzǐ

青葙子（Celosiae Semen）

苋科植物青葙 *Celosia argentea* L. 的干燥成熟种子。味苦、辛，性微寒。归肝、胆经。具有清热泻火、明目退翳的功效。用于肝热目赤，目生翳膜，视物昏花、肝火眩晕。青葙子含有皂苷类化合物，羟基苯甲酸、棕榈酸胆甾烯酯、烟酸、β-谷甾醇及丰富的矿物质元素等。

药理作用 主要体现在内分泌系统、消化系统、五官系统、抗病原微生物、抗肿瘤等方面。①内分泌系统：主要为降血糖作用。青葙子醇提物和水提物均可降低四氧嘧啶引起的小鼠血糖升高，粗多糖还具有促进胰岛素分泌的作用。②消化系统：主要为保肝作用。青葙子对四氯化碳引起的小鼠急性肝损伤具有保护作用，可抑制肝指数升高，降低小鼠血清中的丙氨酸转氨酶（ALT）和天冬氨酸转氨酶（AST）含量，提高血清超氧化物歧化酶（SOD）活性。③五官系统：青葙子具有抗白内障作用，可通过提高晶状体抗氧化能力，抑制晶状体上皮细胞凋亡，减轻晶状体浑浊，起到治疗白内障作用。④抗病原微生物：青葙子的乙醇提取物对白念珠菌、铜绿假单胞菌、金黄色葡萄球菌、蜡样芽胞杆菌具有抑制作用。⑤抗肿瘤：青葙子提取物可抑制结肠癌细胞肝转移，并且具有剂量依赖关系。对小鼠全脾细胞有丝分裂有促进作用，同时具有免疫调控作用。青葙苷A具有诱导人肝癌HepG2细胞凋亡的作用。

毒性与不良反应 青葙总皂苷一次性灌胃给药的无毒剂量为672mg/kg，半数致死量（LD_{50}）为713.4mg/kg。

体内过程未见文献报道。

（徐惠波 刘博）

xīmì

菥蓂（Thlaspi Herba）

十字花科植物菥蓂 *Thlaspi arvense* L. 的干燥地上部分。辛，微寒，归肝、胃、大肠经。具有清肝明目，和中利湿，解毒消肿的功效，用于目赤肿痛，脘腹胀痛，胁痛，水肿，带下。其主要有效成分为黄酮类、多酚类。菥蓂的药理作用主要集中在神经系统和抗氧化等方面。①神经系统：主要是抗抑郁作用，菥蓂多酚类化合物能使小鼠悬尾和强迫游泳的不动时间减少，显示抗抑郁作用；能使利血平引发的动物体温下降和眼睑下垂得到改善，使5-羟色氨酸（5-HTP）诱导的小鼠甩头反应增强，但不能抑制高剂量阿扑吗啡引起的体温下降，并且对育亨宾的毒性没有增强作用；表明菥蓂子提取物的抗抑郁可能与去甲肾上腺素和多巴胺递质系统无关，而与5-HTP递质系统有关。②抗氧化：体外实验显示，菥蓂30%乙醇提取物及乙酸乙酯提取物具有清除二苯基苦基苯肼自由基和羟自由基及对Fe^{3+}的还原能力、抑制油脂氧化的能力，表明具有抗氧化活性。

（徐惠波 王鑫）

tiánguāzǐ

甜瓜子（Melo Semen）

葫芦科植物甜瓜 *Cucumis melo* L. 的干燥成熟种子。味甘，性寒。归肺、胃、大肠经。具有清肺润肠、化瘀排脓，疗伤止痛的功效。用于肺热咳嗽，便秘，肺痈，肠痈，跌打损伤，筋骨折伤。甜瓜子含有结晶性球蛋白、谷蛋白、脂肪油及半乳糖等。甜瓜子的药理作用主要是驱虫。甜瓜子口服可使猫体内的绦虫和蛔虫死亡，而动物行为无任何变化。全种子乙醚提取物能使蚯蚓陷入麻痹状态，可将蛙直肠取出的滴虫杀死。全种子水提物可杀死猫蛔虫；去皮种子的70%乙醇、乙醚和水的提取物作用较弱，稀释液经过较长时间才能杀死猫蛔虫；猫绦虫对去皮种子的各种制剂的敏感度比蛔虫要低得多，稀释液不能引起绦虫的死亡，而只显示出麻痹虫体的作用。其含有的脂肪油同样具有驱虫作用。

（徐惠波 刘 博）

xuánmíngfěn

玄明粉（Natrii Sulfas Exsiccatus） 芒硝经风化干燥制得，主含硫酸钠（Na_2SO_4）。味咸、苦，性寒。归胃、大肠经。具有泻下通便，润燥软坚，清火消肿的功效。用于实热积滞，大便燥结，腹满胀痛；外治咽喉肿痛，口舌生疮，牙龈肿痛，目赤，痈肿，丹毒。玄明粉的药理作用主要集中在消化系统，具有通便作用。玄明粉可使复方地芬诺酯便秘模型小鼠 6 小时内排便粒数增多，首次排便时间缩短。

（徐惠波 王 鑫）

dōngkuíguǒ

冬葵果（Malvae Fructus） 锦葵科植物冬葵 Malva erticillata L. 的干燥成熟果实。为蒙古族常用药材。味甘、涩，性凉。具有清热利尿，消肿的功效，用于尿闭，水肿，口渴，尿路感染。其主要有效成分为多糖和挥发油、微量元素。

药理作用：冬葵果的药理作用集中在泌尿系统、抗病原微生物和抗氧化等方面。①泌尿系统：主要是利尿作用。冬葵果石油醚提取物及乙酸乙酯提取物对大鼠有促进排尿的作用。②抗病原微生物：主要是抑菌作用。冬葵果乙酸乙酯提取物具有抑菌作用，水提物对痢疾杆菌有抑制作用。③抗氧化：冬葵果多糖对氧自由基有清除作用，对脂质过氧化反应有抑制作用，对 $O_2^- \cdot$ 的清除能力与维生素 C 相当。冬葵果还具有补钾作用。

（徐惠波 王 鑫）

huángqín

黄芩（Scutellariae Radix） 唇形科植物黄芩 Scutellaria baicalensis Georgi 的干燥根。味苦，性寒。归肺、胆、脾、大肠、小肠经。具有清热燥湿，泻火解毒，止血，安胎的功效，主要用于湿温、暑湿，胸闷呕恶，湿热痞满，泻痢，黄疸，肺热咳嗽，高热烦渴，血热吐衄，痈肿疮毒，胎动不安。黄芩的药理有效成分主要包括黄酮类化合物、萜及 β-谷甾醇等。黄酮类主要有黄芩苷、黄芩素、汉黄芩苷、汉黄芩素、黄芩黄酮Ⅰ、黄芩黄酮Ⅱ、白杨素等，其中黄芩苷为主要有效成分。

药理作用 多集中在神经系统、心血管系统、调节免疫、抗病原微生物、抗肿瘤等方面。

神经系统 黄芩苷能影响大鼠神经细胞内钙离子释放和细胞外钙离子内流，有效保护神经元免受兴奋性毒性作用。通过用中枢兴奋性神经递质谷氨酸受体激动剂海人酸（红藻氨酸）对大鼠纹状体进行脑室定位注射，并用组织化学染色，发现注射区神经元大量坏死，而在注射海人酸的同时注射黄芩苷类似物，则可有效抑制神经元的坏死，这说明黄芩苷类对海人酸所致神经毒性有抑制效应。

心血管系统 黄芩苷能提高心肌梗死大鼠的左心室收缩压（LVSP），特别是能明显升高左心室内压最大上升速率（$+dp/dt_{max}$）和心室内压最大上升速率（$-dp/dt_{max}$），并且黄芩苷能够缩小心肌梗死范围。通过静脉注射乌头碱、哇巴因（毒毛花苷 G）、氯化钡或结扎大鼠左冠状动脉前降支复制各种动物心律失常模型，

在预先静脉注射黄芩苷的基础上，观察黄芩苷对各种实验性心律失常的预防作用。结果发现黄芩苷可增加乌头碱或哇巴因诱发大鼠或豚鼠所致室性心律失常所需的剂量，推迟氯化钡所致心律失常的出现时间和持续时间，推迟缺血再灌注诱发大鼠心律失常的发生时间并缩短室性心动过速（室速）和心室颤动（室颤）的持续时间，降低室颤的发生率，证明黄芩苷具有一定的抗实验性心律失常的作用。

调节免疫 黄芩苷可明显提高小鼠血清溶血素和 B 细胞分泌溶血素的水平。对血清溶血素含量的影响呈浓度依赖性，并可显著增加血清溶血素的含量，体内给药还可增加机体的体液免疫功能。将大鼠结扎冠状动脉 4 个月后，大鼠血液中 CD3 升高，但 CD4/CD8 值显著降低，表明心肌梗死后大鼠的免疫功能紊乱，细胞免疫功能明显降低。然后给予黄芩苷，灌胃，40mg/（kg·d），其血液中 CD3、CD4/CD8 均接近正常，证明了黄芩苷能改善心肌梗死后大鼠的免疫功能。

抗病原微生物 ①抗菌：黄芩的抗菌范围较广，其中对金黄色葡萄球菌、铜绿假单胞菌的抑制作用最强，并且对钩端螺旋体也有一定抑制作用。黄芩水煎剂、水浸出液对甲型流感病毒 PR8 株以及亚洲甲型（京甲 1）均具有抑制作用。黄芩的醇溶性部分对红色毛癣菌作用较强，对白念珠菌、新型隐球菌、絮状表皮癣菌和石膏样毛癣菌抑制作用较弱。黄芩水溶性部分对白念珠菌、新型隐球菌、红色毛癣菌、絮状表皮癣菌和石膏样毛癣菌均有较强的抑制作用。以金黄色葡萄球菌作为供试菌，发现黄芩素的抑菌

作用是通过影响细胞膜通透性，抑制菌体内蛋白质合成，抑制细菌代谢和DNA拓扑异构酶等多靶点来实现的。②抗病毒：黄芩苷能抑制由包壳蛋白介导的热带T细胞株X4与感染人类免疫缺陷病毒1型（HIV-1）的热带单核细胞株R5的细胞融合，并能在HIV-1感染的早期阶段阻止DNA的复制。黄芩茎叶提取物对感染柯萨奇病毒B3（CVB3）的细胞病变有抑制作用，对未感染或已感染病毒的海拉（HeLa）细胞具有保护作用。

抗肿瘤 黄芩是一种具有抗肿瘤作用的中药，其与白术或与黄芪、白术组成复方后，仍有较强的抗肿瘤作用。汉黄芩素明显抑制卵巢癌A2780细胞增殖，抑制作用呈时间和浓度依赖性，其抗肿瘤作用机制与诱导凋亡有关，抑制端粒酶活性可能起部分作用，诱导肿瘤细胞的凋亡和调节端粒酶活性可能成为肿瘤治疗的一条新途径。

其他 黄芩苷对大鼠脑水肿具有保护作用，这种保护的作用与抑制铁依赖脂质过氧化、螯合脑组织中二价亚铁离子及激活脑组织中铜锌超氧化物歧化酶（CuZn-SOD）的活性有关。荧光法研究黄芩苷对芬顿（Fenton）反应生成的羟自由基（·OH）的清除作用证明黄芩苷对·OH的清除作用高于特异性清除剂甘露醇。

毒性与不良反应 黄芩的毒性较小，黄芩水煎液、胶囊剂等，都未见报道其具有毒性。但在实验模型下黄芩苷具有弱胚胎毒性，将胚胎干细胞D3和胚胎成纤维细胞（BALB/c 3T3）分别与黄芩苷20 mg/L、40 mg/L、60 mg/L、80 mg/L和100 mg/L共培养，发现不同浓度黄芩苷作用10天后，

胚胎干细胞和胚胎成纤维细胞的存活能力随着黄芩苷浓度增加缓慢下降，黄芩苷对以上两种细胞增殖均有一定程度的抑制作用，并且黄芩苷对胚胎干细胞分化有一定的抑制作用。

体内过程 小鼠静脉注射黄芩素后，在小鼠体内药-时曲线符合二室模型，主要药动学参数：消除半衰期（$t_{1/2\beta}$）= 16.42 min，药时曲线下面积（$AUC_{0-\infty}$）= 128.97（mg/L）·min，清除率（Cl）= 0.14 L/（min·kg）。组织分布结果表明，黄芩素主要分布在肝脏和肺部组织，其次为心、肾和骨骼肌，脑和脾分布最少。大鼠灌服黄芩素，原形药物及其主要的代谢物在大鼠体内分布在20~40分钟及10小时呈现出双峰现象，与血药浓度曲线的规律一致。给药20分钟后肾中代谢物浓度显著高于原形，胃、肝及肠中原形药物浓度高于代谢物，肺中两者接近。排泄研究显示，大鼠胆汁与尿液中代谢物浓度远高于原形药物，而在粪便中以原形药物为主。因此，黄芩素在大鼠体内吸收迅速，20~40分钟迅速分布至各主要脏器并发生生物转化。

（孙晓波）

huánglián

黄连（Coptidis Rhizoma）

毛茛科植物黄连 *Coptis Chinesis* Franch.、三角叶黄连 *Coptis deltoidea* C. Y. Cheng et Hsiao 或云连 *Coptis teeta* Wall. 的干燥根茎。以上三种分别习称"味连""雅连""云连"。味苦、性寒。归心、脾、胃、肝、胆、大肠经。功能清热燥湿、泻火解毒，是一种很好的清热解毒消炎药，常用于治疗湿热内蒸、痞满胀闷、烦躁呕逆、泄泻痢疾、消渴、暴发火眼、痈疽肿毒、中耳炎、急性扁桃体炎、

百日咳、大叶性肺炎、流行性脑脊髓膜炎、胆囊炎等。黄连的药理有效成分主要包括多种生物碱，主要是小檗碱（BR），含量高达3.6%以上，其次为黄连碱、药根碱、甲基黄连碱等。

药理作用 主要是在神经系统、心脑血管系统、血液造血系统、内分泌系统、免疫系统、消化系统等方面。尚有抗病原微生物、抗肿瘤的作用。

神经系统 黄连解毒汤治疗创伤后应激紊乱，能够改善多梦、噩梦等引起的睡眠障碍。中央多巴胺系统可以介导可卡因的行为强化效应，黄连及其小檗碱可通过调整中央多巴胺系统有效抑制可卡因的行为效应。

心脑血管系统 黄连对心血管的作用广泛，主要表现在抗心律失常、抗心力衰竭、治疗心肌炎等。小檗碱低浓度时能兴奋猫离体心脏，并增加冠状动脉血流量；对兔、大鼠的离体心房也有兴奋作用。黄连对肺源性心脏病有一定的治疗作用，能减慢心率，抗心律失常。口服黄连水提物能改善以高胆固醇食物饲养的兔血中总胆固醇与总脂质之比，使之趋于正常，提示它有预防动脉硬化作用。小檗碱经肠道外给药有降血压作用，其机制与加强乙酰胆碱作用有关，降血压的主因是心脏受到抑制。脑卒中的病因中，脑缺血占第一位，小檗碱对急性脑缺血、缺氧具有较好的改善作用。临床上对脑血管病患者广泛使用黄连解毒汤，能够获得与脑循环代谢改善药相同的改善率，并具有益智的作用。

血液造血系统 黄连能够降低血小板聚集，达到抗血栓作用。小檗碱对二磷酸腺苷（ADP）、花生四烯酸（AA）、胶原等诱导的

血小板聚集和 ADP 释放均有不同程度的抑制作用，且以对胶原诱发的聚集和诱导的血小板抑制作用最强，其疗效与双嘧达莫合并阿司匹林近似，且副作用小，易被病人接受。此外，黄连与黄芩、甘草适当配伍，对降低 6-磷酸葡萄糖脱氢酶（G6PD）缺陷大鼠红细胞渗透脆性有一定意义。

内分泌系统 黄连碱有降血糖作用，对正常小鼠及自发性糖尿病 KK 小鼠均有降血糖作用，亦可抑制注射葡萄糖引起的血糖升高。临床上应用黄连治疗消渴症历史悠久，早在唐代名医孙思邈所著的《千金要方》中就记载有用黄连配伍生地治疗消渴症。小檗碱灌胃给药后血中总胆固醇（TC）及低密度脂蛋白-胆固醇（LDL-C）显著降低。小檗碱对 2 型糖尿病小鼠脂代谢异常有明显的调节作用，可降低血清 TC、三酰甘油（TG）、LDL-C 含量，升高血清中高密度脂蛋白-胆固醇（HDL-C）的含量。小檗碱降脂的作用机制是通过提升低密度脂蛋白受体（LDLR）的表达实现的。在临床治疗方面，小檗碱治疗高脂血症已取得了确切的疗效，治疗后 TG、TC、LDL-C 均显著下降，HDL-C 明显升高。

免疫系统 小檗碱对体外肿瘤细胞的繁殖有很强的抑制作用。小檗碱静脉注射可提高金黄色葡萄球菌败血症犬巨噬细胞吞噬金黄色葡萄球菌的能力，使实验动物免于死亡。黄连对免疫系统的影响主要表现在对 T 淋巴细胞的作用，小檗碱对 T 细胞早期活化抗原（CD69）和中期活化抗原（CD25）的表达有明显抑制效应。另外，小檗碱对蛋白激酶 C（PKC）或其下游的信号途径有影响，并可以通过下调黏附分子表达而抑制淋巴细胞与血管内皮细胞间的黏附作用，从而影响淋巴细胞再循环。可见小檗碱对 T 细胞的活化和增殖均有明显的作用。黄连解毒汤通过抑制血管通透性抑制炎症，最终可能影响到免疫系统，可治疗流行性脑脊髓膜炎、大叶肺炎、肺脓肿、滴虫性阴道炎、皮肤感染性炎症等。

消化系统 口服黄连甲醇提取液或其生物碱成分对大鼠有轻度抗溃疡作用。黄连提取液能够抑制大鼠、小鼠离体小肠的痉挛性收缩。黄连有保护胃黏膜作用，小鼠皮下注射黄连或小檗碱均能明显地抑制胃液分泌。

抗病原微生物 黄连抗菌谱广泛，对革兰阳性和阴性细菌及流感病毒、真菌均有一定的抑制作用，对钩端螺旋体有相当强的作用，极低浓度就可以抑制霍乱弧菌、肠伤寒沙门菌、痢疾志贺菌的繁殖。黄连对特殊细菌也有抑制和杀灭作用，对内毒素也有很好的抵抗作用。小檗碱能够介导 IL-12 产生，从而产生抗感染、抗肿瘤的作用。黄连对柯萨奇病毒、流感病毒、风疹病毒、单纯疱疹病毒等很多病毒均有抑制作用。黄连抗病毒不仅在细胞水平上能显著地抑制、延缓细胞病变出现，在整体水平上，可有效地抑制流感病毒性肺炎、病毒性心肌炎、胰腺炎的发生与发展。

抗肿瘤 黄连对鼻咽癌和宫颈癌有治疗作用。小檗碱还可抑制癌细胞对羧胺的利用，从而抑制嘌呤及核酸的合成。体外实验证明，小檗碱对艾氏腹水癌和淋巴瘤 NK/LY 细胞有一定抑制作用。含有黄连的生药在焙炒过程中部分小檗碱受热分解变成小檗红碱，它呈剂量依赖性的抑制 P388 白血病细胞、L-21210 白血病细胞、B16 黑色素瘤细胞等肿瘤细胞的增殖。小檗碱能够抑制人体表皮癌细胞中环氧化酶-2（COX-2）的表达，并对转录激活因子（AP-1）在口腔癌细胞中的表达具有明显的抑制作用。黄连及其有效成分可通过抑制肿瘤细胞增殖、诱导细胞凋亡、增强机体免疫功能、调节细胞信号传导、抗氧化、诱导细胞分化等机制发挥抗肿瘤作用。

其他 黄连注射剂对白细胞致热原性发热有解热作用，并可使脑脊液中环腺苷酸（cAMP）的含量下降，表明其解热作用与中枢 cAMP 生成有关。

毒性与不良反应 黄连虽然具有广泛的药理作用，但亦存在着一定的毒副作用。黄连同多种西药如乳糖酸红霉素、氨基苷类抗生素、庆大霉素、链霉素、卡那霉素存在配伍禁忌，临床多有不良反应报道。

体内过程 盐酸小檗碱在大鼠体内的药动学过程符合一室开放模型，其药动学参数达峰时间（T_{max}）约为 119 分钟。在大鼠体内盐酸小檗碱的代谢出现了双峰现象，引起血药浓度回升的原因可能是药物在体内存在肠肝循环或其他循环过程（胃-肠循环、肠-肠循环）或者是存在多部位吸收所致。

（孙晓波）

huángbò

黄柏（Phellodendri Chinensis Cortex） 芸香科植物黄皮树 *Phellodendron chinense* Schneid. 的干燥树皮。习称"川黄柏"。味苦，性寒。归肾、膀胱经。具有清热燥湿、泻火除蒸、解毒疗疮之功效。用于湿热泻痢，黄疸尿赤，带下阴痒，热淋涩痛，脚气痿躄，骨蒸劳热，盗汗，遗精，疮疡肿毒，湿疹湿疮。盐黄柏滋阴降火。用于阴虚火旺，盗汗骨蒸。黄柏的药理有效成分除提取物、总生物碱外，还包括了小檗碱、黄柏碱、木兰碱、巴马汀、药根碱、黄柏酮、黄柏内酯等单体化合物。其中主要活性成分为小檗碱。

药理作用　关于黄柏的药理作用已有大量的研究报道，归纳起来主要有以下几个方面。

心血管系统　黄柏提取物具有降压作用。对麻醉动物静脉注射或腹腔注射黄柏水煎液，可产生显著而持久的降压作用，颈动脉注射较静脉注射的更强，其降压作用可能是中枢性的。犬静脉注射黄柏中的小檗碱后，血压显著降低，且不产生快速耐受现象，降压作用可持续 2 小时以上。黄柏对心脏作用与剂量有关，小量的小檗碱可以使心肌兴奋、收缩力增强，具有正性肌力作用，且发生作用较快；而大剂量的小檗碱抑制心肌作用，使其收缩力减弱。所以小剂量小檗碱静脉滴注用于心衰病人的治疗。

降血糖　黄柏总生物碱中的主要成分小檗碱能改善糖尿病肾病大鼠肾功能不全。有人研究了黄柏提取物对糖原合成的影响，结果肝癌细胞 HepG2 经与黄柏的丁醇提取物（$10\mu g/ml$）培养 1 小时后，糖原的含量比对照组增加 1.8 倍。黄柏的丁醇提取物通过激活细胞外信号调节激酶（ERK2）及磷脂酰肌醇激酶（PI3K），促进肝糖原合成，调节血糖浓度。

免疫系统　黄柏可抑制二硝基氟苯（DNFB）诱导的小鼠迟发型变态反应，降低其血清 γ-干扰素（IFN-γ）水平，抑制其腹腔巨噬细胞产生白介素-1（IL-1）及肿瘤坏死因子-α（TNF-α），抑制其脾细胞产生白介素-2（IL-2），这表明黄柏有抑制小鼠迟发型变态反应的作用，从而抑制免疫反应，减轻炎症损伤。此外，从黄柏中分离得到的黄柏碱能明显抑制局部移植物抗寄主反应，在对 X 射线辐射小鼠全身移植物抗寄主反应实验中，发现黄柏碱能够明显延长小鼠的存活时间和存活率。在空肠弯曲菌免疫小鼠制备自身免疫病模型中，不同剂量黄柏的大补阴丸（汤）连续灌胃两周，能增加胸腺细胞的凋亡率。方中黄柏表现出较强的类似糖皮质激素样的作用，有较强的免疫抑制作用，使 B 细胞产生抗体的能力下降。

抗炎　黄柏可以对抗多种因素所致的炎症反应。通过小鼠热板法和扭体法镇痛实验，结合小鼠巴豆油耳肿胀与大鼠佐剂性关节炎模型，发现防己黄柏凝胶能显著提高小鼠痛阈，降低毛细血管通透性，抑制由巴豆油及角叉菜胶所致的炎症反应，显著减轻佐剂性关节炎大鼠足跖原发性肿胀，证明防己黄柏凝胶有明显的镇痛和抗炎作用。化腐生肌实验显示，复方黄柏冷敷剂对金黄色葡萄球菌感染的破损皮肤，有明显的抗菌、抗炎作用。

抗溃疡　黄柏具有显著的抗胃溃疡作用。不含小檗碱类生物碱的黄柏水溶性组分能抑制胃液分泌，对正常状态小鼠胃黏膜超氧化物歧化酶（SOD）活性及大鼠胃黏膜血流量无影响，但可抑制水浸拘束应激小鼠 SOD 活性的降低以及吲哚美辛所致大鼠胃黏膜前列腺素 E_2（PGE_2）的减少，并使正常小鼠胃黏膜 PGE_2 增加，说明其对胃溃疡有抑制作用，其抗溃疡作用与胃黏膜 PGE_2 的机制有关。黄柏提取物（去小檗碱）100mg/kg 皮下注射，100 mg/kg、1000mg/kg 灌胃或皮内注射，对乙醇、阿司匹林或幽门结扎诱发的大鼠胃溃疡有抑制作用。

抗菌　黄柏煎剂、水浸出液或乙醇浸出液对化脓性细菌抑菌作用强，尤其对金黄色葡萄球菌、表皮球菌、化脓性链球菌等革兰阳性球菌有较强的抑菌效果，对铜绿假单胞菌也有抑制作用，但作用较弱。黄柏中盐酸小檗碱对常见皮肤癣菌如红色毛癣菌、须癣毛癣菌、犬小孢子菌、石膏样小孢子菌和絮状表皮癣菌均有抑制作用，并且呈一定量效关系。黄柏具有较明显的抑杀毛囊蠕形螨的效果，杀螨时间小于以往报道较多的百部提取物，因此黄柏在治疗人体蠕虫病方面具有较好的应用前景。

抗癌　有研究以 BGC823 人胃癌细胞为实验材料，研究黄柏在 480 nm 和 650 nm 光照下对癌细胞的光敏作用。发现黄柏对癌细胞生长、癌细胞噻唑蓝代谢活力均有光敏抑制效应。同时，黄柏明显减少实验组癌细胞酸性磷酸酶含量以及癌细胞质 3HTdR 的掺入量，延缓 S 期细胞周期过程。透射电镜发现黄柏使实验组细胞线粒体、内质网广泛肿胀、扩张，细胞核糖体明显减少。这些结果证明黄柏对 BGC823 人胃癌细胞的确具有光敏抑制效应。

抗氧化　黄柏生品、清炒品、盐炙品和酒炙品水提取物和醇提取物可清除次黄嘌呤-黄嘌呤氧化酶系统产生超氧阴离子（$O_2^-\cdot$）和芬顿（Fenton）反应生成的羟自由基（·OH），并能抑制羟自由基诱导的小鼠肝匀浆上清液脂质过氧化作用，炒炭品则无抗氧化作用。

其他 黄柏生品和盐制品低剂量和高剂量均可降低高尿酸血症小鼠血清尿酸水平，抑制小鼠肝黄嘌呤氧化酶活性，具有抗痛风作用，对正常动物血清尿酸水平无显著影响。

毒性与不良反应 黄柏毒性较小，关于其临床不良反应研究报道也不是很多。黄柏味极苦，故有医家认为临床应用该药时，对胃弱者，恐其太苦伤胃，用量需谨慎。黄柏洗消剂对小鼠急性经口毒性试验：半数致死量（LD_{50}）>5000mg/kg（体重）。

体内过程 黄柏中小檗碱口服不易吸收，血中浓度较低，因而口服给药时毒性很小。小檗碱主要经过肝脏代谢，其原形及代谢产物均经肾脏排泄，但以原形排出很少。大鼠灌胃盐酸小檗碱单体，大鼠体内的血药浓度达峰时间（T_{max}）约为2.1小时，药物在体内0到24小时的平均滞留时间（$MRT_{0\sim24}$）约为8.6小时，$MRT_{0-\infty}$约为18.7小时。

（孙晓波）

lóngdǎn

龙胆（Gentianae Radix Et Rhizoma）

龙胆科植物条叶龙胆 *Gentiana manshurica* Kitag.、龙胆 *Gentiana scabra* Bge.、三花龙胆 *Gentiana triflora* Pall. 或滇龙胆 *Gentiana rigescens* Franch. 的干燥根及根茎。前三种习称"龙胆"，后一种习称"坚龙胆"。味苦，性寒。归肝、胆经。具有泻胆肝火、清热燥湿的功效，用于湿热黄疸，阴肿阴痒，带下，湿疹瘙痒，肝火目赤，耳鸣耳聋，胁痛口苦，强中，惊风抽搐等。龙胆主要有效成分包括环烯醚萜、裂环环烯醚萜及其苷类，龙胆苦苷、当药苷、当药苦苷；生物碱类，龙胆黄碱，秦艽甲、乙、丙素；黄酮类，异荭草素；多糖类，蔗糖等；挥发油，苯甲酸甲酯等；还包括齐墩果酸、熊果酸、豆甾醇、乌苏酸等。

药理作用 主要集中于神经系统、心血管系统、内分泌系统、免疫系统与消化系统等方面。

神经系统 低剂量龙胆碱对小鼠中枢神经系统有兴奋作用，而大剂量则产生麻醉作用。龙胆苦苷能通过下调N-甲基-D-天冬氨酸受体（NMDA）GluN2B亚基在伏隔核（NAc）中的表达，从而抑制吗啡所致的小鼠条件性位置偏爱和自发活动行为敏化观察的成瘾性。龙胆苦苷还有抗惊厥、抗抑郁、止痛等功能。

心血管系统 京尼平-1-β-D-龙胆双糖苷（GG）通过提高心脏的收缩功能及降低其前负荷，改善戊巴比妥钠引起的大鼠心力衰竭。龙胆苦苷后处理可以明显降低缺血再灌注对C57BL6小鼠心脏的损伤，增加心脏收缩能力，增强抗凋亡分子B淋巴细胞瘤-2（Bcl-2）的表达，抑制Bax以及胱天蛋白酶3（Caspase-3）所介导的心肌细胞凋亡。此外，龙胆苦苷对压力超负荷等诱导的心肌肥厚具有保护作用。龙胆多糖灌胃与皮下注射相结合给药对高血脂模型鼠三酰甘油、总胆固醇、高密度脂蛋白和低密度脂蛋白有明显的抑制作用。

内分泌系统 龙胆碱有升高血糖作用，大鼠腹腔注射龙胆碱30分钟后血糖浓度明显升高，能够持续3小时。龙胆能抑制肝脏对类固醇还原酶的活性，还可抑制甲亢大鼠肝中皮质分解代谢的关键酶（类固醇还原酶）的活性，从而降低甲亢大鼠肝中皮质醇的降解作用。

免疫系统 龙胆苦苷能减轻二甲苯所致小鼠耳肿胀、角叉菜胶所致大鼠足肿胀、冰醋酸所致小鼠腹腔毛细血管通透性增加，表明龙胆苦苷具有一定的抗炎作用。龙胆水提物能明显抑制苦基氯所致的接触性皮炎，表明龙胆苦苷具有一定的抗炎作用。龙胆泻肝胶囊能抑制2,4-二硝基氯苯和羊红细胞致小鼠迟发过敏反应，提高小鼠血清溶血值，对碳廓清吞噬指数和单核巨噬细胞吞噬功能无影响，表明对小鼠、大鼠急性炎症反应都有抑制作用，具有抗炎、调节免疫作用。龙胆苦苷可以用于治疗风湿性关节炎。

消化系统 龙胆有保肝以及健胃的作用，用于治疗肝损伤以及胃肠道疾病。龙胆水提物能够减轻不同机制诱导的实验性肝损伤。龙胆苦苷能明显降低四氯甲烷急性肝损伤小鼠血清天冬氨酸转氨酶（AST）、丙氨酸转氨酶（ALT）水平及增加肝组织中谷胱甘肽过氧化物酶（GSH-Px）活力，从而达到对肝脏的保护作用。另外，龙胆乙醇提取物对D-氨基半乳糖及内毒素所致小鼠急性肝损伤有保护作用。

其他 龙胆有利尿及抗细菌作用，主要用于治疗小便困难、细菌性感染。龙胆煎剂对变形杆菌、痢疾杆菌、铜绿假单胞菌、伤寒沙门菌、金黄色葡萄球菌等均有不同程度的抑制作用。临床上龙胆还可治疗眼病及脚气，还具有松弛骨骼肌、抗肿瘤等作用。龙胆苦苷水溶液能够增加胃液中游离酸及总酸浓度，刺激胃液和胃酸分泌。

毒性与不良反应 龙胆的毒性较小，水提液及醇提液均未见毒性，但是由于其大苦、大寒，用量过大仍会对胃肠道有轻度刺激作用，大剂量服用会妨碍消化，并可出现头痛、面红、头晕、心率减慢等症。另外，龙胆为大寒之品，泻火力强，易伤阳气，使用不当会出现不良反应。例如用龙胆长期清泻，会出现头晕、乏力、神倦。龙胆碱小鼠灌胃的半数致死量（LD_{50}）为 460mg/kg，皮下注射 LD_{50} 大于 500mg/kg，静脉注射 LD_{50} 为 250~300mg/kg。

体内过程　龙胆苦苷在比格（Beagle）犬体内的药动学过程表现为静脉内给药一房室模型。而在大鼠体内静脉注射龙胆苦苷，其处置过程符合二室模型；口服龙胆苦苷和龙胆水煎液后，龙胆苦苷在大鼠体内的处置过程符合一室模型。龙胆苦苷在比格犬体内的平均半衰期（$t_{1/2}$）= 1.1324h，消除速率常数（K_e）= 0.5811/h，表观分布容积（V）= 0.5316L/kg，消除率（Cl）= 0.3274L/（h·kg），提示龙胆苦苷在体内经历了迅速分布、消除过程，在体内不易蓄积，生物利用度较低。而龙胆水煎液能提高龙胆苦苷的生物利用度。

（孙晓波）

qínpí

秦皮（Fraxini Cortex）　木犀科植物苦枥白蜡树 *Fraxinus rhynchophylla* Hance、白蜡树 *Fraxinus chinensis* Roxb.、尖叶白蜡树 *Fraxinus szaboana* Lingelsh. 或宿柱白蜡树 *Fraxinus stylosa* Lingelsh. 的干燥枝皮或干皮。味苦、涩，性寒。归肝、胆、大肠经。具有清热燥湿、收涩、明目等功效，用于热痢、泄泻、赤带白下、目赤肿痛、目生翳膜等。秦皮中含有多种内酯类成分及皂苷、鞣质等，其中主要有七叶苷、七叶内酯、秦皮苷及秦皮素等。

药理作用　秦皮具有抗病原微生物、抗炎镇痛、抗肿瘤、抗氧化以及保护神经和保护血管等作用。临床上秦皮主要用于治疗各种炎症、细菌性痢疾等病，并可用于清热解湿、止咳平喘。

保护神经　秦皮甲素、秦皮乙素、秦皮素对中枢神经系统有一定的保护作用。秦皮乙素作为脂氧合酶抑制剂，可显著降低由通透性细胞内钙螯合剂（BAPTA/AM）引起的小鼠神经毒性。秦皮甲素和 6,7-二-O-吡喃葡萄糖基-秦皮乙素均能对抗多巴胺引起的 SH-SY5Y 人神经母细胞瘤细胞的细胞毒性，提示二者对治疗帕金森病等神经退行性疾病具有重要的意义。秦皮素通过抗氧化和抗凋亡保护鱼藤酮诱导的人成神经细胞瘤细胞毒性。

保护血管　秦皮乙素具有较好的血管保护作用，对白三烯引起的血管收缩有保护作用。秦皮乙素抑制 Ras 介导的血管平滑肌细胞增殖，并可以减轻血管成形术后的血管再狭窄；可以显著抑制铜离子或一氧化氮供体介导的低密度脂蛋白的氧化修饰，对于预防肥胖、动脉粥样硬化具有积极的意义。

抗炎镇痛　秦皮中的秦皮甲素、秦皮乙素、秦皮苷和秦皮素均具有明显的抗炎镇痛作用。秦皮乙素对巴豆油诱导的耳郭肿胀具有显著的抗炎和外周镇痛作用；还可以用于治疗骨关节炎和风湿性关节炎造成的软骨损伤。其可以直接调控微血管功能，通过降低一氧化氮（NO）的分泌和抑制可溶性细胞间黏附分子（ICAM-1）的分泌两种途径来发挥其抗炎机制。秦皮总香豆素对微晶型尿酸钠混悬液局部注射诱发的大鼠足爪肿胀以及家兔急性痛风性关节炎均有对抗作用，对实验性痛风性关节炎具有显著的防治作用。

保肝　秦皮乙素、秦皮提取物具有一定的保肝作用。秦皮乙素对对乙酰氨基酚、四氯化碳和对叔丁基过氧化氢引起的大鼠肝损伤具有明显的保护作用；诱导的大鼠肝损伤具有明显的保护作用。秦皮乙醇提取物对大鼠实验性脂肪肝具有一定的治疗作用，其机制可能与抑制三酰甘油、载脂蛋白 B 的生成及转运有关。秦皮提取物对四氯化碳所致小鼠急性肝损伤具有一定的保护作用，其作用机制可能与保护细胞膜、清除氧自由基、抑制脂质过氧化相关。

利尿　秦皮甲素和秦皮苷有一定的利尿作用，秦皮用于治疗痛风疗效甚佳，其有效成分为香豆素类成分。在氧嗪酸诱导的小鼠和大鼠高尿酸血症模型中，秦皮甲素腹腔注射 100mg/kg 或以上浓度显示很强的降低血尿酸的作用，但口服给予此剂量的秦皮甲素无显著的作用；另外在小鼠和大鼠肝匀浆的体外试验中，秦皮甲素对黄嘌呤氧化酶和黄嘌呤脱氢酶无抑制作用。

抗病原微生物　秦皮中的秦皮甲素、秦皮乙素为抑制病原微生物的有效成分。秦皮对金黄色葡萄球菌、白色葡萄球菌、大肠埃希菌、变形杆菌、铜绿假单胞菌、宋内志贺菌、痢疾志贺菌、福氏志贺菌等致病菌均有抗菌作用；可降低由伤寒沙门菌引起的小鼠急性腹腔感染的死亡率。秦皮水煎醇沉后制成的浸液具有抗单纯疱疹病毒的作用。

抗肿瘤　秦皮乙素、秦皮甲素在体内外均显示抗肿瘤和免疫调节作用。秦皮乙素在体外对 A549 肺癌细胞、黑色素瘤细胞、人 T 淋巴细胞性白血病细胞以及人胃癌细胞等几种肿瘤细胞株均具有抑制细胞增殖的作用，还可以增强紫杉醇诱导的人肝癌细胞HepG2的凋亡作用。秦皮乙素对鼠类具有免疫调节作用，这可能是其抗肿瘤作用的机制之一。秦皮乙素和秦皮甲素均能抑制化学致癌物质1,2-二甲肼诱导的大鼠结肠DNA氧化损伤和肿瘤生长。

抗氧化 研究发现秦皮乙素、秦皮素具有较强的抗氧化活性。在香豆素类化合物中，秦皮乙素具有较强的抑制黄嘌呤氧化酶、清除氧自由基、保护光损伤的活性，对脂质过氧化物引起的细胞DNA氧化损伤具有保护作用。秦皮素在体内可增加谷胱甘肽含量，对抗机体衰老过程中氧自由基的攻击。秦皮乙素对自由基的清除作用最强，秦皮乙醇提取物次之，秦皮甲素最弱。

其他 经甲醇提取后用石油醚再提取得到的秦皮提取物有望代替碱式氯化铝用作化妆品中的止汗成分，从而避免无机止汗剂造成的皮肤损伤。秦皮乙素在体外具有抑制蛋白酪氨酸激酶的活性，5 μmol/L的秦皮乙素抑制B16小鼠黑色素瘤细胞系黑色素的合成，通过启动线粒体介导的脂肪细胞的凋亡程序，减少脂肪细胞的作用。

毒性与不良反应 秦皮中毒后会出现恶心、呕吐、惊厥、昏迷、呼吸麻痹而死亡。小鼠口服秦皮素的半数致死量（LD_{50}）为2.39 g/kg，秦皮苷在11.5 g/kg剂量时只有30%动物死亡；亚急性毒性试验结果显示，小鼠口服秦皮素1 g/kg，连续2周未观察到毒性反应，表明秦皮素与秦皮苷毒性很低。秦皮水煎剂对小鼠骨髓细胞染色体无明显损伤作用，经体内、外代谢活化后均未显示遗传毒作用。

体内过程 秦皮甲素在大鼠各肠段吸收有差异，大鼠在体肠灌流模型中，秦皮甲素在十二指肠、空肠、回肠的消除速率常数（K_a）依次为0.1850/min，0.1865/min，0.0657/min。秦皮甲素在小肠吸收迅速完全，其吸收呈一级吸收动力学特征且吸收机制为被动转运，适于制成缓释给药系统。七叶苷口服后在小肠上部吸收，胃与大肠不吸收。3H-七叶苷给豚鼠静脉注射后，发现在肾上腺、肾、睾丸中含量较高，特别是肾含量最高，大鼠静脉注射之后，肾髓质的线粒体在给药后4小时含量最高，依次为细胞核、微粒体。此外，3H-七叶苷还可出现在胆囊及脑中，无论口服或静脉注射均由尿及大便中排泄，以原形为主。

（孙晓波）

kǔshēn
苦参（Sophorae Flavescentis Radix）

豆科植物苦参 *Sophora flavescens* Ait. 的干燥根。又称苦骨、苦豆根、牛参、苦平子、野槐根等。味苦、性寒。归心、肝、胃、大肠、膀胱经。具有清热燥湿、杀虫、利尿等功效，用于热痢、便血、黄疸尿闭、赤白带下、阴肿阴痒、湿疹、湿疮、皮肤瘙痒、疥癣麻风，外治滴虫性阴道炎。苦参中主要化学成分包括生物碱类和黄酮类，此外还分离出氨基酸类、糖类、脂肪酸类、三萜皂苷类、甾醇类、二烷基色原酮、醌类、香豆素类等成分。苦参生物碱以苦参碱和氧化苦参碱含量最高。此外还含有羟基苦参碱、N-甲基金雀花碱、安那吉碱、巴普叶碱和去氢苦参碱等。

药理作用 苦参的药理作用以抑菌、抗心律失常为主，还具有抗炎、抗肝损伤、抗肝纤维化

及抗肿瘤、中枢抑制等多种药理活性。广泛用于治疗急性细菌性痢疾，顽固性湿疹等疾病。也用于治疗非典和肿瘤，还可作天然绿色动植物杀虫剂。在畜牧业上，苦参作为一种兽药应用广泛。

神经系统 苦参能明显抑制小鼠的自发活动，拮抗苯丙胺和咖啡因的中枢兴奋作用，增强戊巴比妥钠及水合氯醛的中枢抑制作用。槐果碱、苦参碱、槐胺碱及槐定碱均能不同程度升高大鼠纹状体及前脑边缘区的多巴胺代谢物-二羟苯乙胺（DOPAC）和高香草酸（HVA）的含量。槐果碱还能降低纹状体中多巴胺含量，将其注入延髓能明显升高脑内的环腺苷酸（cAMP）。氧化苦参碱具有明显的镇静、催眠等中枢神经抑制作用，这与脑中递质γ-氨基丁酸和甘氨酸含量增加有关。

心血管系统 苦参中的多种生物碱在对抗心律失常方面有显著作用。苦参碱、氧化苦参碱均能对抗乌头碱、哇巴因、肾上腺素、氯化钡及冠状动脉结扎等所诱发的动物实验性心律失常。苦参碱有抗β受体作用。苦参碱对酸化条件及长期心肌缺血的心室肌细胞仍表现出明显的抑制作用，表明其对心肌梗死致心律失常有效。苦参碱主要是通过作用于离子通道，从而影响心肌细胞的搏动。苦参碱对静息状态下心肌细胞内钙离子流的影响不明显，主要是通过影响心肌细胞膜上的L型钙通道阻滞细胞内钙离子浓度的升高，是一种钙通道阻滞剂。

不同剂量的氧化苦参碱能明显降低感染性休克大鼠血浆中乳酸脱氢酶（LDH）和肿瘤坏死因子（TNF-α）的含量，抑制无氧酵解的进行，使心肌糖原消耗减少，储备增加，乳酸产生减少，

浓度下降，纠正细胞酸中毒等，从而改善感染性休克所致的心肌组织结构和超微结构的损伤。一定剂量的氧化苦参碱能明显改善急性心肌梗死所致的心肌组织间水肿炎细胞浸润等病理组织学的改变，还能提高心肌梗死大鼠血清中超氧化物歧化酶（SOD）、过氧化氢酶（CAT）、谷胱甘肽过氧化物酶（GSH-Px）的活性，降低血清中脂质氧化产物丙二醛（MDA）的含量。苦参碱降低高胆固醇血症心肌缺血大鼠血清肌酸磷酸激酶（CPK）和 LDH 水平，增加血清及心肌组织中 SOD、CAT 和 GSH-Px 的活性，并减少MDA 的生成，提示苦参碱可减轻细胞膜的损害程度，降低细胞膜的通透性，通过增强内源性氧自由基清除系统能力，进而减轻自由基对心肌组织的过氧化反应及其有害代谢物对心肌细胞的损害，从而发挥保护缺血心肌的作用。苦参碱在防治动脉粥样硬化方面具有一定的意义。

苦参碱能抑制血管紧张素Ⅱ（Ang-Ⅱ）诱导的人胚肺成纤维细胞增殖和胶原合成，并呈一定的浓度依赖性，可以发挥有限的抗纤维化作用。苦参可以对抗胰岛素引起的心肌成纤维细胞增殖和增加心肌细胞蛋白含量，并且呈剂量依赖性。

免疫调节 苦参中的苦参碱、氧化苦参碱、槐果碱、槐胺碱及槐定碱均为免疫抑制剂，对 T 细胞介导的免疫反应有不同程度的抑制效应，对依赖 T 细胞的抗致敏红细胞（SRBC）有抗体反应，苦参碱、氧化苦参碱、槐胺碱均具有明显的抑制效应。氧化苦参碱对小鼠脾 T 淋巴细胞、B 淋巴细胞和细胞因子呈双向调节作用，即高浓度呈不同程度的抑制效应，

而低浓度则有明显的增强效应。氧化苦参碱还可使低反应性的人扁桃体淋巴细胞增殖能力提高，对高反应性的人扁桃体淋巴细胞及正常小鼠脾细胞增殖则表现为抑制作用。

抗炎 苦参中的有效成分苦参碱及氧化苦参碱均可调节小鼠或大鼠腹腔肥大细胞组胺释放，两者可有效抑制 IgE 及其特异性抗原引起的肥大细胞释放组胺、白三烯等介质，而对一些非特异性激活剂，如植物血凝素（PHA）等诱导的组胺释放无影响。临床上可用于治疗荨麻疹、湿疹、急性肾炎、鼻炎及皮炎等。

抗肝炎病毒及肝损伤 苦参碱及氧化苦参碱对各种肝损伤有一定的保护作用，可用于肝功能损伤较重并伴有黄疸的患者。其对肝细胞的保护作用，主要表现在降低丙氨酸转氨酶，肝脏病理变化明显减轻，抑制巨噬细胞释放肿瘤坏死因子。此外，苦参碱及氧化苦参碱还可阻断肝细胞的异常凋亡，具有抗乙型肝炎病毒（HBV）和抗肝纤维化的双重作用，不仅可以抑制 HBV 的复制，还对感染后的免疫系统具有双向调节作用，从而减轻肝病小鼠的肝衰竭，保护肝。苦参碱及氧化苦参碱在抗肝纤维化、抗皮肤纤维化、抗肾小球硬化和肾间质纤维化等方面都有较强活性，广泛应用在治疗慢性肝炎和肝纤维化等方面。

抗病原微生物 苦参水煎液对大肠埃希菌、金黄色葡萄球菌、甲型链球菌、乙型链球菌、痢疾杆菌、维白痢沙门菌以及变形杆菌均有明显抑制作用。苦参中黄酮类化合物对细菌和真菌均有明显抑制作用，对革兰阳性菌的作用强于革兰阴性菌，对单细胞真

菌作用强于丝状真菌。复方苦参洗液对妇女外阴、阴道炎常见致病菌具有较强抑菌效力，对家兔阴道黏膜金黄色葡萄球菌感染具有显著疗效。此外，苦参素具有明显、明确的抗乙型肝炎病毒和抗肝纤维化的双重作用。现已知苦参抗菌的主要活性成分是苦参碱、氧化苦参碱、槐定碱、三叶豆紫檀苷和高丽槐素。

抗肿瘤 苦参碱和氧化苦参碱能有效地抑制肿瘤细胞的增殖与转移，同时促进肿瘤的凋亡并诱导分化，提高患者机体免疫力。苦参对恶性葡萄胎、绒癌、子宫癌、艾氏腹水瘤和淋巴内癌细胞都有不同程度的抑制和消灭作用。苦参碱对肿瘤细胞具有选择性杀伤作用，还能通过改变细胞核酸的分子序列抑制肿瘤的生长，而且这种影响是广泛的、多部位的。用苦参碱治疗各种晚期癌肿，能减轻症状，延长存活期，且不破坏正常白细胞的产生，甚至能升高白细胞，提高机体抵抗力，这是许多治疗药物难以达到的。

苦参碱的抗肿瘤作用可能与抑制肿瘤细胞增殖、诱导凋亡及抑制肿瘤细胞转移有关。苦参碱可抑制肝癌细胞 HepG2 的增殖，并具有直接杀伤作用，且作用呈时间和剂量依赖性，其作用机制可能与上调 G_1 细胞周期负调节因子及促凋亡基因的表达，下调 G_1 期正调节因子 Cyclin D1 及抗凋亡相关基因的表达有关。大部分肿瘤有端粒酶活性表达，而正常细胞（除生殖细胞外）没有端粒酶活性表达，不能无限分裂，因而端粒酶有可能成为肿瘤治疗的突破口。不同浓度的苦参碱能显著降低慢性髓性白血病细胞（K-562）细胞端粒酶活性的活性，同时伴随着细胞的明显分化。CD44

物和代谢产物均为吸收入血成分。

（孙晓波）

qīngyèdǎn
青叶胆 （Swertiae Mileensis Herba） 龙胆科植物青叶胆 *Swertia mileensis* T. N. Ho et W. L. Shih 的干燥全草。又称小青叶胆、走胆草、肝炎草、金鱼胆等。味苦、甘，性寒。归肝、胆、膀胱经。具有清肝利胆，清热利湿的功效，用于肝胆湿热，黄疸尿赤，胆胀胁痛，热淋涩痛。青叶胆中的药理有效成分主要包括黄酮类、环烯醚萜苷类、三萜类、内酯类、齐墩果酸以及口占吨酮类化合物。

药理作用 具有保肝、抗炎、解痉、解毒、降糖、降脂、降酶、中枢神经系统保护以及皮肤保护等多种药理作用。从青叶胆中分离的獐牙菜苷已成为一种抗肝炎药物。獐牙菜苷能减轻或防止 D-氨基半乳糖肝中毒大鼠的肝细胞损伤，还能促进受损肝细胞的修复。从金沙青叶胆分离的獐牙菜苦苷有较好的解痉止痛和改善睡眠作用，对小儿腹痛有较好疗效，已成为解痉止痛新药。

毒性与不良反应 青叶胆总甘毒性较低，安全范围较大

体内过程 大鼠 20mg/kg 口服獐牙菜苦苷后，主要组织中獐牙菜苦苷含量达峰时间为 1 小时左右，达峰时，各组织中含量从高到低为肾、肝、脾、心、脑，3 小时时各组织中浓度已显著降低，12 小时后接近完全消除。该药口服后吸收、分布快，生物利用度低，难以透过血脑屏障，以原形药物在尿及粪便中排泄比例低。

（孙晓波）

shuǐfēijì
水飞蓟 （Silybi Fructus） 菊科植物水飞蓟 *Silybum marianum* (L.) Gaertn. 的干燥成熟果实。味苦，性凉。归肝、胆经。具有清热解毒，疏肝利胆功效。主要用于肝胆湿热，胁痛，黄疸。水飞蓟果实及种子中含有大量的黄酮类化合物，其总提物即水飞蓟素的主要成分为水飞蓟宾、异水飞蓟宾、水飞蓟亭、水飞蓟宁、水飞蓟醇等化合物的总称，其中，以水飞蓟宾含量最高。水飞蓟果实中还含有水飞蓟油，水飞蓟的根中含聚乙炔化合物、聚烯烃以及甜菜碱等生物碱。

药理作用 水飞蓟药理作用主要为抗保肝、抗氧化、抗癌等。广泛用于治疗急慢性肝炎及肝硬化等症。水飞蓟素对于由四氯化碳、半乳糖胺、醇类和其他肝毒素造成的肝损害具有保护作用，这一作用可能与其抗氧化和稳定细胞膜的作用有关。水飞蓟素进入肝细胞后可结合并激活雌二醇受体，有利于肝细胞的修复和再生。水飞蓟素对乙醇介导的狒狒肝纤维化有抑制作用。水飞蓟素对服用抗结核药物（利福平、异烟肼、吡嗪酰胺）所引起的肝损害具有一定的保护作用。水飞蓟宾在体外能够抑制肿瘤坏死因子（TNF），对肝细胞 GSD-7701 和成纤维细胞 L929 有细胞毒作用；在体内对脂多糖（LPS）诱导的痤疮丙酸杆菌致敏的小鼠肝炎症损伤具有保护作用。水飞蓟还具有抗肿瘤、抗血小板聚集、抗炎、免疫调节、心脏保护、降血脂、防治糖尿病及其并发症、肾保护等作用。

毒性与不良反应 水飞蓟毒性较低，安全性较好。

体内过程 水飞蓟素难溶于水和一般有机溶剂、口服吸收差且生物利用度低，从而影响了其临床疗效。正在研制的水飞蓟素的复合物的口服生物利用度有所增加，疗效增加。

（孙晓波）

jīnyínhuā
金银花 （Lonicerae Japonicae Flos） 忍冬科植物忍冬 *Lonicera japonica* Thunb. 的干燥花蕾或带初开的花。味甘，性寒。归肺、心、胃经。具有清热解毒、疏散风热的功效，主要用于痈肿疔疮，喉痹，丹毒，热毒血痢，风热感冒，温病发热。金银花主要含有机酸类成分，如绿原酸、异绿原酸、咖啡酸等；还含有木犀草素、木犀草素-7-O-葡萄糖苷、忍冬苷等黄酮类化合物。

药理作用 主要有抗病原微生物、抗内毒素、抗炎、解热及抗肝损伤、利胆、提高免疫功能等作用。抗病原微生物、抗内毒素、抗炎、解热及提高免疫功能等药理作用体现了其清热解毒、疏散风热的功效。

抗病原微生物 主要包括抗菌、抗病毒等，可用于上呼吸道感染等疾病的治疗。①抗菌：具有广谱抗菌作用。体外对金黄色葡萄球菌、溶血性链球菌、肺炎球菌、脑膜炎球菌、大肠埃希菌、痢疾杆菌、霍乱弧菌、伤寒沙门菌、副伤寒沙门菌、铜绿假单胞菌、结核杆菌等多种致病菌有抑制作用。对变形链球菌、幽门螺旋杆菌等口腔病原菌也有抑制作用。对金黄色葡萄球菌、肺炎球菌感染小鼠，本品可延长其存活天数，降低致死率。绿原酸和异绿原酸是主要抗菌有效成分。②抗病毒：金银花及绿原酸体外对流感病毒京科 68-1 株、埃可病毒 11（ECHO11）、呼吸道合胞病毒、柯萨奇病毒、疱疹病毒、人类免疫缺陷病毒、流感病毒、腺病毒、伪狂犬病毒、巨细胞病毒

等有抑制作用。体内给药能提高动物抗病毒能力，减轻炎症反应，降低死亡率。

抗内毒素 金银花有一定的拮抗内毒素毒性作用，可加速内毒素从血中清除。金银花注射液能减少铜绿假单胞菌内毒素或铜绿假单胞菌所致的小鼠死亡。

解热 金银花煎剂能延缓酵母所致大鼠的体温升高，对内毒素、白介素-1β（IL-1β）引起的家兔发热有解热作用。

抗炎 金银花提取物对角叉菜胶、鲜蛋清所致的足跖肿胀有抑制作用。金银花提取液对巴豆油肉芽囊肿的炎性渗出和肉芽组织形成也有抑制作用。

免疫系统 ①抗过敏：金银花乙醇提取物的水溶性组分有抗过敏活性，有效成分为绿原酸、番木鳖苷等。②调节免疫：金银花可提高机体免疫功能。有报道金银花能提高小鼠腹腔炎性细胞及外周血白细胞的吞噬能力，增加小鼠血清溶菌酶的活性，从而提高机体的非特异性免疫功能。

消化系统 ①抗肝损伤：金银花煎剂可降低四氯化碳所致肝损伤小鼠血清丙氨酸转氨酶（ALT）、天冬氨酸转氨酶（AST）水平。金银花总黄酮对卡介苗和脂多糖（BCG+LPS）所致免疫性肝损伤小鼠有保护作用，作用机制与抗氧化、抗炎有关。忍冬总皂苷能降低四氯化碳、D-半乳糖胺、对乙酰氨基酚中毒小鼠的ALT活性及肝中三酰甘油含量，并减轻肝病理损害。②利胆：所含绿原酸、咖啡酸可促进大鼠胆汁分泌。

血液系统 ①促凝血：所含绿原酸、咖啡酸能缩短凝血及出血时间。②抑制血小板聚集：金银花及所含的有机酸类物质对腺苷二磷酸（ADP）诱导的家兔血小板聚集有抑制作用，且与剂量呈正相关。

其他 ①抗氧化：所含绿原酸等多酚类化合物有抗氧化作用，对氧自由基、羟自由基、过氧化氢自由基系统有清除作用，尚可抑制油脂的氧化。②降血糖：金银花能降低四氧嘧啶所致高血糖小鼠的血糖。③降血脂：金银花提取物可降低高脂血症小鼠、大鼠血清及肝组织三酰甘油水平。

毒性与不良反应 金银花水浸剂口服对家兔、犬等无明显毒性，对血压、呼吸、尿量等无明显影响。绿原酸对幼年大鼠灌胃的半数致死量（LD_{50}）大于1g/kg，腹腔注射大于0.25g/kg。咖啡酸小鼠腹腔注射的LD_{50}为1.58g/kg。

体内过程 大鼠灌胃金银花提取物后，以绿原酸为检测指标，达峰时间（T_{max}）为30.6分钟，微生物效应法测定T_{max}为30.1分钟，半衰期（$t_{1/2}$）分别为26.7分钟和27.6分钟。分别以芦丁、木犀草素-7-O-β-D-葡萄糖苷、槲皮素-3-O-β-D-葡萄糖苷、忍冬苷为检测指标，其T_{max}分别为48.1分钟、29.6分钟、31.8分钟、28.8分钟，$t_{1/2}$均为1小时左右。人体对绿原酸的吸收率约为服入量的三分之一。大鼠按200mg/kg、400mg/kg、600mg/kg分别灌胃绿原酸，口服吸收的绝对生物利用度分别为34.28%、64.06%和85.2%。大鼠注射给予绿原酸后，在体内代谢广泛，代谢主要途径之一是与谷胱甘肽结合。胆汁中主要代谢产物为O-甲基绿原酸谷胱甘肽结合物，尿中主要为原形、O-甲基结合物、水解代谢产物及葡糖醛酸结合物，粪中主要为O-甲基结合物及其半胱氨酸

结合物，血浆中主要为原形化合物。绿原酸及其代谢产物经尿和粪便排泄比例相近。人服用金银花茶后，绿原酸主要经尿排泄，$t_{1/2}$为1小时左右。

（孙建宁 孙文燕）

忍冬藤（Lonicerae Japonicae Caulis） 忍冬科植物忍冬 *Lonicera japonica* Thunb. 的干燥茎枝。味甘，性寒。归肺、胃经。具有清热解毒、疏风通络的功效，主要用于温病发热、热毒血痢、痈肿疮疡、风湿热痹、关节红肿热痛。忍冬藤主要成分为有机酸类（绿原酸、异绿原酸、咖啡酸等）、挥发油类、黄酮类（忍冬素、木犀草素等）、皂苷类等。忍冬藤药理作用主要有：①抗菌。忍冬藤对链球菌、葡萄球菌、伤寒杆菌、痢疾杆菌等有抗菌作用，治疗流行性感冒和炎症有一定疗效。②抗肿瘤。忍冬藤粗提物腹腔注射，对小鼠 S_{180} 实体瘤具有一定抑制作用，抑瘤率为34.81%；体外抑制人肿瘤细胞 Raji 细胞的半数抑制浓度（IC_{50}）为7.31mg/L，其 95% 的可信限为 4.56～11.71mg/L。忍冬藤提取物（主要有效成分为木犀草素等）体外对艾氏腹水癌（EAC）细胞具有光动力灭活的作用，瘤内注射对荷 S_{180} 实体瘤小鼠的瘤重抑制率为63.6%。

（孙建宁 孙文燕）

连翘（Forsythiae Fructus） 木犀科植物连翘 *Forsythia suspensa* (Thunb.) Vahl 的成熟果实。味苦，性微寒。归肺、心、小肠经。具有清热解毒、消肿散结、疏散风热功效，主要用于痈疽，瘰疬，乳痈，丹毒，风热感冒，温病初起，温热入营，高热烦渴，神昏

发斑，热淋尿闭。连翘药理有效成分主要包括苯乙醇苷类、木脂素类、萜类、环己醇类、环己酮类、黄酮类和生物碱类化合物。

药理作用 连翘具有抗病原微生物、抗炎、解热镇痛、抗氧化、利胆、镇吐、抗肝损伤、松弛血管、降血脂等作用。

抗病原微生物 连翘体外对金黄色葡萄球菌、肺炎球菌、溶血性链球菌（甲型、乙型）、痢疾志贺菌、宋内志贺菌、鼠疫杆菌、人型结核杆菌、伤寒沙门菌、霍乱弧菌、副伤寒沙门菌、福氏志贺菌、大肠埃希菌、变形杆菌、白喉杆菌等均有抑制作用。连翘乙醇提取物体外对大肠埃希菌、金黄色葡萄球菌、白色葡萄球菌、甲型链球菌、乙型链球菌均有明显的抑菌作用，并可提高伤寒沙门菌感染小鼠的生存时间，降低脾重量指数及脾菌落计数，并通过升高血清抗体 IgG 水平，调节细胞因子的释放，增强宿主的体液免疫和细胞免疫功能。连翘提取物呈剂量依赖性抑制金黄色葡萄球菌 α-溶血素分泌，α-溶血素是金黄色葡萄球菌主要的毒力因子，其在金黄色葡萄球菌致病和逃避机体免疫过程中发挥了关键性作用。连翘挥发油对金黄色葡萄球菌、肺炎球菌、白念珠菌有明显的抑制作用，并对流感病毒感染的小鼠有保护作用，在鸡胚内能抑制流感病毒亚洲甲型副流感仙台株的增殖。连翘酯苷是连翘抗菌的主要成分之一，不仅有较强的抗菌作用，对多种耐药性金黄色葡萄球菌有较好的抑制作用，还有明显的抗革兰阴性菌内毒素及抗病毒作用。连翘酯苷在体外对合胞病毒、腺病毒 3 型和 7 型、柯萨奇病毒 B 组 3 型和 7 型具有一定的抑制作用，并能对抗猪繁殖与呼吸综合征病毒（PRRSV）和猪圆环病毒（PCV2）的感染。α-干扰素（IFN-α）为一类具有抗病毒活性和调节免疫作用的蛋白质，IFN-α 与细胞表面受体结合后，诱导细胞产生蛋白激酶 K、Mx 蛋白、2′,5 腺苷酸合成酶等一系列抗病毒蛋白。连翘酯苷不仅能够诱导外周血淋巴细胞产生 IFN-α，并能在小鼠体内诱生 IFN-α，上调 PCV2 感染小鼠 IFN-α 和 Mx 蛋白的表达，发挥抗病毒作用。

抗炎 连翘醇提取物可减轻巴豆油性肉芽囊的炎性渗出，降低炎性部位血管脆性，促进炎性屏障的形成。连翘挥发油可抑制二甲苯致小鼠耳郭肿胀、大鼠角叉菜胶性足肿胀及大鼠棉球肉芽肿形成，降低小鼠腹腔毛细血管通透性。连翘提取物能够促进实验性自身免疫性脑脊髓炎小鼠抗原特异性 T 淋巴细胞增殖，降低 γ-干扰素（IFN-γ）分泌。

解热镇痛 连翘煎剂对人工发热家兔有解热作用。连翘酯苷可显著降低酵母致大鼠发热模型、内毒素致家兔发热模型的体温，减少细菌感染动物的死亡数和死亡率。连翘甲醇提取物有镇痛的作用，可降低醋酸致小鼠扭体的次数。

抗氧化 连翘酯苷具有较强的清除活性氧的能力，并且可以抑制脂质过氧化产物丙二醛（MDA）的生成，对肝微粒体的脂质过氧化有一定的抑制作用。

利胆 连翘酯苷可增加正常麻醉大鼠胆汁的流量，呈现比较明显的量效关系，但对胆汁成分影响不明显。

镇吐 连翘煎剂灌胃能抑制家鸽静脉注射洋地黄的催吐作用，减少呕吐次数，其镇吐效果与注射氯丙嗪两小时后的作用相似。连翘还可能抑制犬皮下注射阿扑吗啡所引起的呕吐，减少呕吐次数并延长潜伏期。

抗肝损伤 连翘水煎液能明显降低大鼠皮下注射四氯化碳引起的血清丙氨酸转氨酶活性增高，减轻肝变性和坏死，促进肝细胞内蓄积的肝糖原、核糖核酸恢复。齐墩果酸和熊果酸是连翘抗肝损伤的有效成分，可降低实验性肝损伤动物的血清丙氨酸转氨酶。

松弛血管 从连翘中分离得到的具有血管松弛作用的成分是连翘酯苷。连翘酯苷可松弛血管平滑肌，舒张大鼠离体胸主动脉，其松弛作用呈浓度依赖性增强，其机制可能是阻滞细胞膜上的受体调控性通道和电压门控钙通道，抑制肌质网释放 Ca^{2+} 和抑制细胞外的 Ca^{2+} 通过细胞膜进入细胞内。

降血脂 连翘苷可不同程度地降低血浆总胆固醇、三酰甘油、低密度脂蛋白水平，升高高密度脂蛋白水平，有降血脂的作用。

体内过程 连翘酯苷在大鼠胃肠道内无特定吸收部位，在大鼠胃、十二指肠、空肠、回肠及结肠中每小时吸收率分别为 6.36%、8.38%、8.19%、9.10%、6.91%。连翘酯苷吸收呈线性动力学过程，吸收机制为被动扩散。静脉注射连翘酯苷后，其体内过程的药时曲线符合三室开放模型，具有体内分布快、血药浓度下降迅速等特点。连翘酯苷 A 具有中等强度的血浆蛋白结合率，在大鼠体内符合二室开放模型，具有体内分布快、血药浓度下降迅速等特点。

（孙建宁）

chuānxīnlián

穿心莲（Andrographis Herba）

爵床科植物穿心莲 *Andrographis paniculata*（Burm. f.）Nees 的干

燥地上部分。味苦，性寒。归心、肺、大肠、膀胱经。具有清热解毒、凉血消肿功效。主要用于感冒发热、咽喉肿痛、口舌生疮、顿咳劳嗽、泄泻痢疾、热淋涩痛、痈肿疮疡、毒蛇咬伤等。穿心莲的药理有效成分主要包括二萜内酯、黄酮类化合物等，主要有穿心莲内酯、去氧穿心莲内酯、新穿心莲内酯、高穿心莲内酯等。现已制成了多种穿心莲内酯的注射剂，临床上应用较为广泛的如穿琥宁、炎琥宁、莲必治等。

药理作用 穿心莲的药理作用多集中于解热抗炎、抗病原微生物、调节免疫、抗肿瘤、抗肺损伤、心血管系统、抗脑缺血、降血糖、保肝利胆等方面。

解热、抗炎 穿心莲提取物对酵母菌引起的大鼠发热有对抗作用，可减轻冰醋酸诱导的腹腔毛细血管通透性增高，角叉菜胶诱导的大鼠足肿胀，以及棉球肉芽肿增生。其抗炎机制包括抑制一氧化氮（NO）合成，减少黏附分子表达，清除自由基等。

抗病原微生物 主要包括抗细菌作用和抗病毒作用，可用于上呼吸道感染、急性菌痢、胃肠炎等疾病的治疗。

抗菌 穿心莲提取物对流感病毒所致小鼠肺炎，可减轻肺部炎症，降低肺指数。穿心莲内酯对枯草芽胞杆菌、大肠埃希菌、金黄色葡萄球菌、铜绿假单胞菌、甲型链球菌、乙型链球菌和白酵母等具有抑菌活性。穿心莲内酯能抑制绿脓菌素的分泌、细胞外蛋白水解酶和弹性蛋白酶活性，抑制铜绿假单胞菌毒力因子产生。

抗病毒 穿心莲内酯对香港病毒（HKV）、埃博拉病毒（EBOV）和呼吸道合胞病毒（RSV）具有抑制作用。脱水穿心莲琥珀酸单酯对人类免疫缺陷病毒 HIV_{21} 和 HIV_{22} 有抑制作用。

调节免疫 穿心莲提取物对环磷酰胺造成的小鼠溶血素抗体分泌低下具有促进作用，并能增强巨噬细胞的吞噬功能。体外研究表明，莲必治注射液（穿心莲内酯）能提高豚鼠腹腔单核巨噬细胞对鸡红细胞的吞噬百分率，提高人外周血中自然杀伤（NK）细胞活性，促进 α-干扰素（IFN-α）、γ-干扰素（IFN-γ）、肿瘤坏死因子-α（TNF-α）等免疫活性物质产生。穿心莲二萜类化合物可增加 B_{16} 细胞致敏小鼠脾 T 细胞比例，提高细胞毒性 T 淋巴细胞（CTL）杀伤活性。但穿心莲内酯能够抑制小鼠 T 淋巴细胞的体外活化及增殖，阻滞 G_0/G_1 期的细胞向 S 期和 G_2/M 期转化，具有抑制细胞免疫作用。

抗肿瘤 穿心莲内酯在体内、体外均有抑制多种肿瘤增殖和诱导分化的作用。莲必治注射液与淋巴因子激活的杀伤细胞（LAK 细胞）或化疗药物（环磷酰胺）联合使用，对 S_{180} 瘤小鼠的肿瘤生长有抑制作用，能延长荷瘤鼠的生存时间。莲必治注射液可以提高恶性肿瘤患者的免疫功能，促进外周血 T 淋巴细胞转化，刺激 NK 细胞活化，降低外周血可溶性白介素受体水平，改善患者临床症状，提高生活质量，减轻瘤负荷。体外研究，穿心莲内酯对乳腺癌 MCF-7 细胞、肺癌 A549 细胞、食管癌 Ec9706 细胞、结肠癌 HCT-8 和 HCT-16 细胞、前列腺癌 PC-3、急性早幼粒白血病细胞 HL-60 等肿瘤细胞，均有抗肿瘤活性。

抗肺损伤 穿心莲内酯、脱氢穿心莲内酯琥珀酸半酯能够抑制脂多糖（LPS）诱导的小鼠急性肺损伤病理改变。脱氢穿心莲内酯琥珀酸半酯可以减少肺泡灌洗液中白介素-1β（IL-1β）、白介素-6（IL-6）、肿瘤坏死因子-α（TNF-α）的浓度和丙二醛（MDA）的水平，增加超氧化物歧化酶（SOD）的水平，抑制诱导型一氧化氮合酶（iNOS）的表达。穿心莲内酯可抑制磷酸化的 $I\kappa B_{\alpha}$ 的降解及 P65 单体的磷酸化，调节 NF-κB 通路。

心血管系统 主要包括抗心肌缺血、降压、抗动脉粥样硬化、改善血液流变学等作用。

抗心肌缺血 穿心莲注射液、穿心莲内酯能改善垂体后叶素所致实验性心肌缺血大鼠心电图 ST 段的偏移，降低心肌及血清中丙二醛水平，降低血清中乳酸脱氢酶和二羟丁酸脱氢酶的活性，对心肌缺血具有保护作用。穿心莲根总黄酮对异丙肾上腺素引起的心肌损伤和实验性心肌梗死缺血性损伤均有保护作用。

降压 穿心莲注射液静脉注射可使麻醉犬的血压产生快速而持久的下降，其降压作用具有快速耐受性。

抗动脉粥样硬化 穿心莲提取物能降低去内皮和高胆固醇饲养诱发的粥样硬化性兔髂动脉狭窄的发生率，减轻狭窄程度，并能减轻血管成形术后的再狭窄。穿心莲成分 API_{0134} 能够预防兔的高脂血症，减少实验性动脉粥样硬化兔主动脉脂质斑块的面积。API_{0134} 具有抗脂质过氧化作用，可拮抗氧化修饰低密度脂蛋白对内皮细胞的损伤，并具有抑制动脉平滑肌细胞增殖的作用。

改善血液流变学 穿心莲提取物（API_{0134}）有抗血小板聚集作用，API_{0134} 治疗可以降低犬心肌梗死溶栓后血浆血栓素 B_2

（TXB$_2$）水平，抑制溶栓后血小板活化，预防再闭塞发生。体外研究表明，API$_{0134}$可使前列腺素 I$_2$（PGI$_2$）增加，血栓素 A$_2$（TXA$_2$）减少。穿心莲提取物有促进纤维蛋白溶解的作用，能增加血浆组织型纤溶酶原激活物活性，降低血浆纤溶酶原激活物抑制剂（PAI）活性。临床研究证明，穿心莲提取物可降低患者血液黏度。

抗脑缺血 穿心莲内酯能提高脑缺血-再灌注后海马结构中 SOD、谷胱甘肽过氧化物酶（GSH-Px）、Ca^{2+}-ATP 酶、Na$^+$-K$^+$-ATP 酶活性，降低脂质过氧化产物 MAD 含量，对脑缺血-再灌注损伤的海马结构有保护作用。

降血糖 穿心莲内酯能降低链脲佐菌素（STZ）实验性糖尿病大鼠血糖，降低血清 MDA 含量，抑制胰岛细胞凋亡。穿心莲水提物尚具有降低大鼠内毒素（ET$_1$）、升高 NO 作用，能够保护糖尿病大鼠内皮依赖的血管舒张功能，抑制细胞间黏附分子-1（ICAM-1）和血管细胞间黏附分子-1（VCAM$_1$）的表达，防治糖尿病性动脉硬化。

保肝利胆 穿心莲内酯对四氯化碳、D-半乳糖、对乙酰氨基酚肝损伤有对抗作用，对非酒精性脂肪性肝炎大鼠有一定防治作用，对大鼠、豚鼠具有显著利胆作用。

毒性与不良反应 穿心莲有效部位最大给药剂量（5g/kg）未见急性毒性反应。不同厂家批号穿琥宁注射液的半数致死量（LD$_{50}$）分别为 667.16mg/kg、810.29mg/kg 和 1166.98mg/kg。小鼠静脉注射不同剂量穿琥宁注射液 50 mg/kg、100 mg/kg、200mg/kg（分别相当于临床剂量的 1/2、等倍和 2 倍剂量），大鼠皮内注射穿琥宁注射液 50μg、100μg，均可引起类过敏反应。穿心莲注射剂的临床不良反应表现为过敏性休克、血小板减少、白细胞减少、肝肾功能损害等。

体内过程 大鼠口服穿心莲片后，血浆中穿心莲内酯和脱水穿心莲内酯的主要药代动力学参数：①穿心莲内酯。最大血药浓度（C_{max}）= 1.44 μg/ml，达峰时间（T_{max}）= 1.6h，半衰期（$t_{1/2}$）= 7.29h，曲线下面积（$AUC_{0,∞}$）= 11.64（μg/ml）·h。②脱水穿心莲内酯。C_{max} = 5.46μg/ml，T_{max} = 0.6h，$t_{1/2}$ = 8.8h，$AUC_{0-∞}$ = 34.65（μg/ml）·h。人口服穿心莲片后，脱水穿心莲内酯在人体内吸收迅速，达峰较快，消除半衰期较长。平均达峰时间为 1.5 小时，分布半衰期（$t_{1/2α}$）= 0.60 ±0.33h，消除半衰期（$t_{1/2β}$）= 3.62 ± 1.16h，C_{max} = 147.30 ± 53.29μg/L，AUC_{0-t} = 256.63 ± 64.18（μg/L）·h。

（孙建宁）

dàqīngyè

大青叶（Isatidis Folium） 十字花科植物菘蓝 *Isatis indigotica* Fort. 的干燥叶。味苦，性寒。归心、胃经。具有清热解毒，凉血消斑的功效，主要用于温病高热，神昏，发斑发疹，痄腮，喉痹，丹毒，痈肿等。大青叶的药理有效成分主要包括靛蓝、靛玉红、菘蓝苷 B、2,4-（1H，3H）喹唑二酮、5-羟基吲哚酮、扶桑甾醇等，还含有有机酸、氨基酸等。

药理作用 多集中于抗病原微生物、抗内毒素、解热、免疫系统、抗炎、心血管系统、消化系统、抗肿瘤等方面。

抗病原微生物 主要包括抗细菌、抗病毒和抗钩端螺旋体作用，可用于温病热盛烦渴，流行性感冒，急性传染性肝炎，菌痢，急性胃肠炎，急性肺炎，丹毒，吐血，衄血，黄疸，痢疾，喉痹，口疮，痈疮肿毒。

抗细菌 大青叶煎剂对金黄色葡萄球菌、白色葡萄球菌、甲型链球菌、乙型链球菌、脑膜炎球菌、肺炎球菌、卡他球菌、伤寒沙门菌、大肠埃希菌、流感嗜血杆菌、白喉杆菌及痢疾杆菌均有一定程度的抑制作用，对多种耐药菌株仍敏感。

抗病毒 大青叶对乙型脑炎病毒、腮腺炎病毒、流感病毒、单纯疱疹病毒等有抑制作用。采用鸡胚法对不同种质的 15 种大青叶水提醇沉提取物进行抗流感病毒检测，结果大多数样品对甲型流感病毒 A1 京防 86-1 株有明显的抑制作用，无论是同病毒直接作用还是治疗作用和预防作用均有效，直接作用普遍强于治疗和预防作用。大青叶多种提取部位对单纯疱疹病毒 1 型（HSV-1）有直接灭活作用，但各种部位均不能阻止 HSV-1 侵入细胞，石油醚、氯仿、正丁醇提取部位均有抑制 HSV-1 生物合成的作用，正丁醇部位能显著降低 HSV-1 脑炎小鼠死亡率。大青叶提取物在体外对单纯疱疹病毒 2 型（HSV-2）无直接灭活作用，也无抗 HSV-2 吸附细胞作用，但能抑制 HSV-2 在细胞内的复制繁殖。采用细胞病变法和 MTT 法观察发现大青叶乙醇提取物体外抗豚鼠巨细胞病毒的抑制率为 96.28%。对于柯萨奇病毒 B3（CVB3）所致的小鼠病毒性心肌炎，大青叶煎剂灌胃可见心肌病变积分较感染对照组明显减轻，心肌坏死灶数量和范围显著减少，炎细胞浸润减轻。

抗钩端螺旋体 大青叶对钩

端螺旋体有杀灭作用。

抗内毒素 采用动态浊度法测定细菌内毒素浓度，观察大青叶不同化学部位对放线菌素 D 敏化小鼠内毒素致死攻击的保护作用，并以内毒素制备家兔发热模型，测定其肛温变化，实验发现大青叶的正丁醇萃取部位能直接中和降解内毒素，显著降低内毒素的致热性和致死性，说明其具有显著的体内、外抗内毒素活性。另有研究证明大青叶有抗大肠埃希菌 O111B4 内毒素作用，按细菌内毒素检查法进行体外实验，发现大青叶氯仿提取物有显著破坏内毒素作用，体内实验按热原检查法，结果发现经药物作用后的内毒素按家兔注入 40 EU/kg 剂量，不产生典型的致热反应。同时实验结果表明：大青叶的抗内毒素的活性强度与之所含的有机酸类、氨基酸类等化学成分密切相关。这些活性成分通过直接灭活细菌内毒素，抑制其毒性生物效应或者增强机体免疫功能抵御毒素侵袭从而发挥持久且有益的抗内毒素作用，但其具体分子作用机制有待进一步研究。

解热 大青叶醇沉物灌胃对干酵母所致的大鼠发热及内毒素所致的家兔发热均有明显的降温作用；大青叶所含的总有机酸能够明显降低干酵母引起的大鼠体温升高。

调节免疫 大青叶水煎剂能促进伴刀豆球蛋白 A（Con A）正常小鼠的淋巴细胞分泌白细胞介素-2（IL-2），辅助 Tc 细胞核 B 细胞分化和增殖。但对小鼠腹腔巨噬细胞分泌肿瘤坏死因子-a（TNF-α）水平无影响。大青叶水煎剂对小鼠脾淋巴细胞的增殖反应具有上调作用，并促进 Con A、脂多糖（LPS）对小鼠脾淋巴细

胞的增殖，并促进小鼠腹腔巨噬细胞的吞噬功能。

抗炎 大青叶煎剂对大鼠蛋清性、右旋糖酐性足肿胀均有显著的消肿抗炎作用，灌胃给药对小鼠甲醛性关节炎有明显的抑制作用。此外还可抑制二甲苯引起的兔局部皮肤炎性反应，降低毛细血管通透性。

心血管系统 蓼蓝叶煎剂对离体蟾蜍心脏有抑制作用，且随剂量增大而增强，甚至导致心脏停搏。对大鼠下肢血管有扩张作用，当血管呈收缩状态时，扩张作用尤为明显。

消化系统 主要包括：①利胆。大青叶有明显的增加犬胆汁分泌的作用。大青叶有一定的利胆作用，能促进胆汁排出并缓解疼痛。②抗肝损伤。大青叶具有显著的保肝作用，靛蓝混悬液灌胃对四氯化碳引起的动物肝损伤有明显的保护作用。

抗肿瘤 靛玉红具有抗肿瘤作用，靛玉红对动物移植性肿瘤有中等强度的抑制作用。靛玉红灌胃对小鼠路易斯（Lewis）肺癌细胞及小鼠乳腺癌有一定的抑制作用；靛玉红皮下或腹腔注射对大鼠 W256 癌肉瘤的抑制率较灌胃为高。靛玉红抗肿瘤的机制可能是对肿瘤细胞大分子合成的抑制作用及对肿瘤细胞脂质代谢的影响．对动物移植性肿瘤有较强的抑制作用。

其他 灌服大青叶水煎剂 0.76g/kg，6 天对小鼠肝微粒体 $Cyp1A_1$ 的酶活性呈诱导作用，药效随时间与剂量的增加而增加。大青叶水煎液还能使小鼠肝微粒体 $Cyp2E_1$ 酶活性增加，但其对信使核糖核酸（mRNA）转录水平无影响。

毒性与不良反应 大青叶口

服毒性小，大青叶煎剂腹腔注射对小鼠的半数致死量（LD_{50}）为 $16.25 \pm 1.47g/kg$，大青苷灌服 $LD_{50} > 8g/kg$，腹腔注射 LD_{50} 为 $5g/kg$。大青叶的大剂量长期毒性实验，可使肝发生肝窦扩张淤血、肝细胞普遍萎缩和肝细胞肿胀变性的两种形式的变化。

体内过程 给家兔口服从路边青叶中分离出来的吲哚苷，服药后 3 小时血药浓度达高峰。皮下注射后 0.5 小时最高，可维持 1 小时多。静脉注射后，血中浓度于 1 小时后逐渐消失。口服后主要分布于肝、肾、肌肉与胃肠。以尿中排泄为主，速度很快，无蓄积中毒作用。

（孙建宁）

bǎnlángēn

板蓝根（Isatidis Radix）

十字花科植物菘蓝 *Isatis indigotica* Fort. 的干燥根。味苦，性寒。归心、胃经。具有清热解毒，凉血利咽的功效，用于瘟疫时毒，发热咽痛，温毒发斑，痄腮，烂喉丹痧，大头瘟疫，丹毒，痈肿等。板蓝根的药理有效成分主要包生物碱类、氨基酸类、喹唑酮类、有机酸类等。生物碱类主要有告依春、表告依春等；氨基酸类主要包括精氨酸、脯氨酸谷氨酸、络氨酸等；喹唑酮类主要包括 4（^3H）-喹唑酮、3（-2 羧基苯基）-1（^3H）-喹唑酮；有机酸类包括水杨酸、丁香酸、邻氨基苯甲酸等。还含有靛玉红、靛蓝、羟基靛玉红、谷甾醇、腺苷、丁香苷、落叶松树脂醇及多糖等。

药理作用 板蓝根的药理作用多集中于抗病原微生物、抗内毒素、解热、调节免疫、抗炎、抗肿瘤等方面，主要有抗病毒、抗细菌、抗内毒素、解热和抗炎等作用。

抗病原微生物　主要包括抗细菌、抗病毒和抗真菌作用，可用于温毒所致的疾病，如流感、上呼吸道感染、扁桃体炎、咽炎、乙脑、流脑、腮腺炎、急性肠炎、菌痢、急性传染性肝炎等疾病的治疗。

抗细菌　板蓝根水浸液对金黄色葡萄球菌、表皮葡萄球菌、枯草杆菌、大肠埃希菌、伤寒杆菌、甲型链球菌、肺炎球菌、流感嗜血杆菌、脑膜炎球菌均有抑制作用。板蓝根的抑菌有效成分为色胺酮和一些化学结构尚未阐明的吲哚类衍生物。

抗病毒　板蓝根对流感病毒、腺病毒、流行性腮腺炎病毒、单纯疱疹病毒、柯萨奇病毒、巨细胞病毒、出血热病毒、鸡新城疫病毒、乙型脑炎病毒、乙型肝炎病毒、猪繁殖与呼吸综合征病毒以及猪细小病毒等均有不同程度的抑制作用。板蓝根可明显延长甲型 H1N1 流感病毒感染小鼠的存活天数并提高存活率，且对受感染小鼠的肺组织有一定程度的保护作用。板蓝根能抑制病毒感染并抑制其增殖。其抗病毒机制可能与其所含尿苷、尿嘧啶、次黄嘌呤、生物碱等成分有关，这些物质干扰病毒脱氧核糖核酸（DNA）和核糖核酸（RNA）的复制，从而抑制病毒增殖，起到保护细胞免受病毒损害的作用。板蓝根对流感病毒的神经氨酸酶有明显的抑制作用。

抗真菌　板蓝根中所含的色氨酮对羊毛状小孢子菌、断发癣菌、石膏样小孢子菌、紫色癣菌、石膏样癣菌、红色癣菌、絮状表皮癣菌等 7 种皮肤病真菌有较强的抑菌作用。

抗内毒素　板蓝根、板蓝根注射液及板蓝根中分离的多种组分均有抗内毒素的作用。体外实验能抑制鲎试剂的凝胶化，镜下可见内毒素结构破坏，能保护内毒素攻击所致正常或者敏化小鼠的死亡，抑制内毒素发热，抑制内毒素所致的巨噬细胞分泌肿瘤坏死因子-α（TNF-α）、白介素-6（IL-6）及一氧化氮（NO）的生成，抑制脂多糖（LPS）诱导鼠肝、脾、肾组织中膜突蛋白（moesin）mRNA 的表达，对于内毒素所致家兔的急性血管内凝血也有明显的保护作用，减少肾中凝血栓的形成。板蓝根抗内毒素的主要有效成分有 4（^{3}H）-喹唑酮、3（-2 羧基苯基）-1（^{3}H）-喹唑酮，苯甲酸、丁香酸、邻氨基苯甲酸、水杨酸等。

解热　板蓝根含片能有效降低伤寒、副伤寒甲、乙三联菌致家兔体温的升高，板蓝根醇沉物对干酵母所致的大鼠发热及内毒素所致的家兔发热均有明显的降温作用。

调节免疫　板蓝根多糖可明显增强小鼠对二硝基氯苯（DNCB）的迟发型变态反应，诱导体内淋巴细胞转化和增强脾细胞的自然杀伤细胞活性。板蓝根多糖腹腔注射可明显提高小鼠免疫功能，从而明显增加正常小鼠脾重、白细胞总数及淋巴细胞数，对氢化可的松所致免疫功能抑制小鼠脾指数、白细胞总数和淋巴细胞数的降低有明显对抗作用；显著增强二硝基氯苯所致正常及环磷酰胺所致的免疫抑制小鼠的迟发型过敏反应；增加正常小鼠外周血淋巴细胞酸性 α-乙酸萘酯酶（ANAE）阳性百分率，并明显对抗氢化可的松所致的免疫抑制作用；但板蓝根多糖体外实验对伴刀豆球蛋白 A（Con A）诱导的小鼠脾细胞淋转反应无明显

增强作用；此外，板蓝根多糖还能明显增强抗体形成细胞功能，增加小鼠静脉注射碳粒廓清速率。

抗炎　板蓝根 70% 乙醇提取物对二甲苯所致小鼠耳郭肿胀、角叉菜胶所致的大鼠足肿胀、醋酸致小鼠腹腔毛细血管通透性亢进以及大鼠棉球肉芽肿均有抑制作用。板蓝根在体内外均能抑制炎症介质合成与释放，阻滞其级联反应，有利于控制过度的炎性反应，从而有效地控制病情，降低病死率。还能降低血清中过氧化脂质物（LPO）水平，升高超氧化物歧化酶（SOD）等氧自由基清除酶活性，提高机体对氧自由基的清除能力，减轻机体遭受自由基攻击所致损伤。

抗肿瘤　板蓝根二酮 B 对人肝癌 BEL-7402 细胞、卵巢癌 A2780 细胞的抑制作用，集落形成实验观察药物的诱导分化作用，PCR-ELISA 试剂盒测定细胞的端粒酶活性，结果显示：板蓝根二酮 B 可抑制肝癌 BEL-7402 细胞及卵巢癌 A2780 细胞的增殖，并具有诱导分化、降解低端粒酶活性的表达和逆转肿瘤细胞向正常细胞转化的能力。MTT 法证实板蓝根高级不饱和脂肪酸有体外抗人肝癌 BEL-7402 细胞活性，并且还发现该酸可以致 S_{180} 肉瘤的生长，延长 H_{22} 腹水型肝癌小鼠的生命。板蓝根中所含的靛玉红具有抗肿瘤作用，它能治疗慢性粒细胞白血病，但其本身的水溶性和脂溶性较差。

毒性与不良反应　板蓝根口服不良反应少，偶有胃肠道反应。板蓝根注射液可引起过敏反应，如皮疹、眼结膜充血、呼吸急促、头晕等，严重时有过敏性休克和肾损伤等。有报告板蓝根水煎液能明显诱发小鼠骨髓嗜多染红细

胞微核和小鼠精子畸形。

体内过程 板蓝根总生物碱 50mg/kg 灌服，其有效成分表告依春（含量占 12.8%）于正常和酵母致发热大鼠体内主要药动学参数：半衰期（$t_{1/2}$）分别为 $4.94±0.84$h 和 $5.71±0.09$h，峰浓度（C_{max}）分别为 $4.01±0.21μg/ml$ 和 $4.15±0.25μg/ml$，药时曲线下面积（AUC）分别为 $28.37±2.42$（μg/ml）·h 和 $30.35±2.58$（μg/ml）·h，表明与正常和发热动物药动学行为无明显差异。但板蓝根水提液、总生物碱及表告依春单体在正常大鼠口服主要药动学参数有明显差异，水煎液口服时 $t_{1/2}$ 明显延迟，C_{max} 减低，AUC 与总碱相似而显著低于单体。丁香酸静脉注射于兔药动学为二室模型，腹腔注射的生物利用度为 86.27%。

（孙建宁）

qīngdài

青黛（Indigo Naturalis） 爵床科植物马蓝 Baphicacanthus cusia (Nees) Bremek、蓼科植物蓼蓝 Polygonum tinctorium Ait. 或十字花科植物菘蓝 Isatis indigotica Fort. 的叶或茎叶经加工制得的干燥粉末、团块或颗粒。味咸，性寒。归肝经，无毒。具有清热解毒，凉血消斑，泻火定惊的功效。主要用于温毒发斑，血热吐衄，胸痛咳血，口疮，疳腮，喉痹，小儿惊痫。丹参的药理有效成分主要包括靛蓝，靛玉红及青黛酮、色胺酮等。

药理作用 青黛的药理作用主要有抗菌、抗肿瘤等作用。

抗菌 青黛煎剂体外对金黄色球菌、炭疽杆菌、痢疾志贺菌等有抑制作用，对皮肤真菌有较强的抑制作用。色胺酮为青黛的抗真菌的活性成分。

抗肿瘤 靛玉红皮下或腹腔注射抑制大鼠 W256 实体瘤的生长，口服给药抑制大鼠 W256 实体瘤、小鼠肉瘤 S_{180} 的生长，能延长淋巴细胞白血病 L7212 小鼠的生存时间，电镜下观察，靛玉红作用下，白血病变性坏死的细胞多呈肿胀、溶解性坏死。体外研究显示，靛玉红对人白血病细胞株 K562、人胃癌细胞株、人淋巴瘤细胞株、人宫颈癌细胞株 He-La、人早幼粒白血病细胞株 HL-60、人胆囊癌、肝癌、肝门胆管癌细胞株等多种肿瘤细胞的生长有抑制作用，对粒细胞白血病病人的白血病细胞有抑制作用。作用机制可能与抑制癌细胞的核酸代谢和影响免疫功能有关。

其他 青黛灌胃或外涂给药有镇痛抗炎作用。青黛对实验性肾小球肾炎，溃疡性结肠炎、胃炎及胃溃疡有保护作用。靛蓝有一定的保肝作用。靛玉红具有明显的抗氧化能力。

毒性与不良反应 青黛可引起消化道刺激症状，靛玉红可引起强烈腹泻和便血。

体内过程 ^{3}H-靛玉红给小鼠灌胃，可经消化道缓慢吸收，10 分钟后血液可测得放射性，12 小时达高峰，72 小时血中仍存在。在消化系统组织中分布较高，故虽亦有分布，并能通过血脑屏障。所有组织消除均较缓慢，与血液中药物变化相似。本品生物利用度为 6.48%，静脉或灌胃给药均在肝胆代谢，主要随粪便排泄。尿和肝的氯仿提取物中，除少量靛玉红原形外，大部分为其代谢产物。小鼠单次灌胃靛玉红的药代动力学参数为：半衰期（$t_{1/2Kα}$）= 5.9h；消除相半衰期（$t_{1/2Ke}$）= 21.0h；理论峰值达到时间（T_{max}）= 15.1h；生物利用度

（F）= 46.5%。靛玉红小鼠静脉注射半衰期 = 17.5h。

（孙建宁）

guànzhòng

贯众（Dryopteridis Crassirhizomatis Rhizoma；Osmundae Rhizoma） 鳞毛蕨科植物粗茎鳞毛蕨 Dryopteris Crassirhixoma Nakai、紫萁科植物紫萁 Osmunda Japonica Thunb. 的干燥根茎及叶柄基部。味苦、性微寒，有小毒。归肝、胃经。具有清热解毒、驱虫、凉血、止血之功效。主要用于虫积腹痛，疮疡，崩漏等（炒炭）。贯众含绵马酸类成分，还有萜类、鞣质、挥发油、黄酮类等成分。

药理作用 主要有抗病原微生物、抗肿瘤、抗肠寄生虫及抗肝损伤作用。

抗病原微生物 贯众对痢疾杆菌、伤寒沙门菌、大肠埃希菌、变形杆菌、铜绿假单胞菌、枯草芽胞杆菌、金黄色葡萄球菌及部分皮肤真菌均有不同抑制作用。贯众体外对 479 号腺病毒 3 型、72 号脊髓灰质炎 II 型、44 号爱可 9 型、柯萨奇 A9 型、柯萨奇 B5 型、乙型脑炎（京卫研 1 株）、140 号单纯疱疹等七种有代表性病毒株有较强的抗病毒作用。贯众水提取液对感冒病毒、单纯疱疹病毒、乙肝病毒、人类免疫缺陷病毒具有一定的抗病毒作用，能够保护感染柯萨奇 B3（CVB3）病毒大鼠心肌细胞，改善感染 CVB3 病毒心肌细胞的能量代谢，减轻心肌细胞病变。

抗肿瘤 贯众在体内、体外对白血病细胞均有明显的抑制作用，可延长白血病 L-615 小鼠的生存期，对正常造血细胞没有明显的杀伤作用。贯众提取物能抑制人肝癌细胞的生长，降低线粒体的代谢活性。间苯三酚类化

合物是贯众抗肿瘤的有效成分。贯众间苯三酚类化合物可导致P388白血病细胞线粒体性肿胀，降低P388细胞耗氧率，抑制肿瘤细胞的呼吸。

抗炎 紫萁贯众和荚果蕨贯众可不同程度地改善内毒素致全身炎症反应综合征模型小鼠肺组织充血水肿，对全身炎症反应综合征有一定程度的保护作用，其中紫萁贯众作用更为明显

抗肠寄生虫 贯众的乙醚、乙醇提取液对致倦库蚊和白纹伊蚊幼虫具有较强的杀伤作用。绵马贯众能使绦虫、钩虫麻痹变硬，达到驱除肠虫的效用。绵马贯众石油醚萃取物和乙酸乙酯萃取物具有抗疟活性。贯众所含绵马素类物质对绦虫具有强烈毒性，对猪蛔虫、绵羊肺线虫、日本血吸虫有不同程度的抑制作用。

抗肝损伤 贯众提取物对四氯化碳和D-氨基半乳糖诱发的小鼠肝损伤具有保护作用，可以通过抗脂质过氧化保护肝细胞。

毒性与不良反应 小鼠急性毒性实验结果显示绵马贯众水煎剂灌胃半数致死量（LD_{50}）为170.65 g/kg。轻度中毒症状包括头痛头晕恶心呕吐腹泻，严重的情况下，超剂量使用可能会导致永久性的肝肾损伤昏迷，甚至因为呼吸和心脏衰竭而死亡。

体内过程未见文献报道。

（孙建宁）

púgōngyīng

蒲公英（Taraxaci Herba） 菊科植物蒲公英 *Taraxacum mongolicum* Hand.-Mazz.、碱地蒲公英 *Taraxacum borealisinense* Kitam. 或同属数种植物的干燥全草。味苦、甘，性寒。归肝、胃经。具有清热解毒，消肿散结，利尿通淋之功效。用于疔疮肿毒，乳痈，瘰疬，目赤，咽痛，肠痈，湿热黄疸，热淋涩痛等症。蒲公英的药理有效成分主要包括黄酮类、酚酸类、萜类、色素类、植物甾醇类、倍半萜内酯类、香豆素类，此外还有多种脂肪酸、氨基酸、蛋白质、维生素、矿物质及多糖等。黄酮类主要有木犀草素、槲皮素、木犀草素-7-O-β-D-葡萄糖苷等，三萜类成分有齐墩果酸等。

蒲公英的药理作用多集中在神经系统、心血管系统、血液造血系统、内分泌系统、免疫系统、消化系统等，主要有降血糖、调节免疫功能、抗炎、抗病原微生物、抗溃疡等作用。

神经系统 蒲公英水提物可保护创伤性脑损伤，减轻大鼠模型的脑水肿、改善脑损伤区组织结构形态，并且增强损伤脑组织超氧化物歧化酶（SOD）和谷胱甘肽过氧化物酶（GSH-Px）活性，降低脂质过氧化水平，减少神经细胞凋亡。

心血管系统 蒲公英总黄酮对病毒性心肌炎小鼠模型有保护作用，提高生存率和生存状态、抑制心肌细胞凋亡。体外实验，蒲公英可保护心肌细胞缺血缺糖损伤，稳定细胞的膜性结构，恢复线粒体、肌质网结构和细胞内糖原含量，提高SOD活性，减少乳酸脱氢酶（LDH）含量。

血液造血系统 蒲公英具有抗血栓作用，其根部乙醇提取物（包括多聚糖部位和富含三萜类和类固醇的部位）可抑制二磷酸腺苷（ADP）诱导的人血小板聚集。

内分泌系统 主要包括降血糖作用。蒲公英可降低链脲佐菌素或四氧嘧啶致糖尿病小鼠的血糖水平，活性物质主要有蒲公英苦素和蒲公英多糖，作用机制可能与促进胰岛素释放和抑制α-葡萄糖苷酶有关。

免疫系统 主要包括调节免疫功能和抗炎作用。

调节免疫功能：蒲公英提取物可增强小鼠脾淋巴细胞增殖能力、自然杀伤（NK）细胞活性及巨噬细胞吞噬指数，蒲公英多糖可提高正常小鼠的脾指数和胸腺指数。

抗炎：蒲公英具有体内、体外抗炎作用，其乙醇提取物可抑制角叉菜胶所致大鼠足肿胀，水提物对脂多糖（LPS）刺激的小鼠腹腔巨噬细胞肿瘤坏死因子-α（TNF-α）、白介素-6（IL-6）和白介素-1β（IL-1β）生成有抑制作用；甲醇提取物能降低脂多糖诱导的巨噬细胞株RAW264.7炎症细胞中一氧化氮合酶（iNOS）和环氧化酶-2（COX-2）表达，并且能够抑制有丝分裂原激活蛋白的激活。

呼吸系统 蒲公英水提物可保护脂多糖（LPS）致小鼠急性肺损伤，降低支气管肺泡灌洗液（BALF）中炎症细胞数目、蛋白含量以及炎症介质γ-干扰素（INF-γ）、前列腺素 E_2（PGE_2）、TNF-α、IL-6含量，并且降低肺组织髓过氧化物酶（MPO）含量。

消化系统 主要包括抗溃疡、促进胃肠动力和利胆等作用。

抗溃疡：蒲公英水煎液可改善无水乙醇所致小鼠胃黏膜损伤，可抑制组胺、五肽胃泌素及胺甲酰胆碱诱导的大鼠胃酸分泌；蒲公英与党参、川芎组成复方可升高正常大鼠和无水乙醇损伤胃黏膜大鼠胃黏膜氨基乙糖和PGE_2含量，对胃黏膜充血、水肿、坏死、炎症程度及溃疡面均有改善作用。蒲公英水提物对溃疡性结肠炎有保护作用，可改善结肠黏膜病理形态、降低血清和结肠组织炎症

因子水平。

促进胃肠动力：蒲公英可使兔离体肠平滑肌收缩幅度、张力、频率增加，促进肠蠕动；蒲公英正丁醇萃取物可增强豚鼠胃窦环形肌自发性收缩。蒲公英正丁醇和乙酸乙酯部分可促进胃肠动力，其有效成分为阿魏酸和齐墩果酸。

利胆：蒲公英水煎剂可提高中国白兔胆囊平滑肌收缩力，作用可能与选择性部分阻断 M、β、α、H 受体有关。

抗病原微生物 蒲公英具有广谱抗菌作用，对革兰阳性菌、革兰阴性菌、真菌、螺旋体和病毒有不同程度抑制作用。提取物体外实验，对金黄色葡萄球、凝固酶阴性葡萄球菌、假单胞菌、肺炎球菌、β-溶血性链球菌、肠球菌、大肠埃希菌、肺炎克雷伯菌等多种细菌，及紫色毛癣菌、同心性毛癣菌、许兰毛癣菌、奥杜安小孢子癣菌、沙眼衣原体等均有不同程度抑制作用，并能延缓埃可病毒（ECHO11）及疱疹病毒引起的病变。另外，蒲公英提取液有杀螨活性和抑制解脲脲原体作用。蒲公英抗菌作用的主要活性成分是黄酮类、有机酸、甾醇和多糖类物质。

抗肿瘤 蒲公英提取物可抑制 S_{180} 荷瘤小鼠体内瘤块生长、提高胸腺指数，同时水提取液对小鼠肝癌腹水瘤 H_{22} 细胞株、小鼠艾氏腹水癌（EAC）和小鼠 MM46 瘤细胞接种均有抗肿瘤作用。蒲公英根甲醇提取物和水提取物局部皮肤应用，对二甲基苯蒽、佛波酯所致小鼠皮肤乳头状瘤有抑制作用。体外研究，蒲公英提取物可抑制肝癌细胞、大肠癌 LoVo 细胞增殖，蒲公英乙醇提取物可抑制 B162F2 细胞增殖和上调黑色素生成；蒲公英萜醇和乙

醇蒲公英萜醇可通过阻滞细胞周期于 G_2/M 期和促进细胞凋亡抑制胃癌细胞株 AGS 细胞生长。蒲公英根的水提物能诱导人白血病细胞株的细胞凋亡，其甲醇提取物对佛波酯激活 EB 病毒早期抗原有抑制作用。蒲公英的抗肿瘤作用主要活性成分为多糖、微量蛋白质、蒲公英甾醇和蒲公英赛醇等，抗肿瘤作用机制可能与抗突变、调节免疫力和诱导肿瘤细胞凋亡有关。

抗氧化 蒲公英具有体内体外抗氧化活性。蒲公英叶和根的冻干水提取物具有供氢、还原和自由基清除作用，提取物可降低大鼠肝微粒体酶诱导的脂质过氧化反应并抑制细胞色素 C。蒲公英糖蛋白灌胃给药，可提高小鼠血清、肝脏、脑组织中 SOD、过氧化氢酶（CAT）、GSH-Px 活性，降低丙二醛（MDA）含量。体外实验，蒲公英水提液和醇提液均可使核转录因子 κB（NF-κB）失活来提高抗氧化酶的合成及抑制一氧化氮合酶（iNOS）表达；蒲公英花的水提物、乙酸乙酯提取物等可抑制羟自由基，清除活性氧并阻止其诱导的 DNA 损害；蒲公英糖蛋白（TMGP）可以清除 $O_2^- \cdot$、$\cdot OH$ 等自由基，抑制 Fe^{2+} 诱导的过氧化反应和 β-胡萝卜素/亚油酸的自氧化；蒲公英总黄酮对芬顿（Fenton）体系产生的 $\cdot OH$ 自由基有清除作用。1,1-二苯基-2-三硝基苯肼（DPPH）法研究蒲公英不同生长期、不同部位的抗氧化活性：幼苗期，自由基清除率顺序为叶>叶梗>根；开花期，自由基清除率顺序为花托>叶>花>叶梗>根>花梗；结子期，自由基清除率顺序为子>叶>根>叶梗。

抗衰老 蒲公英水煎液可降

低 D-半乳糖致衰老小鼠脑组织单胺氧化酶（MAO）活性，提高去甲肾上腺素（NA）、多巴胺（DA）、5-羟色胺（5-HT）含量；总黄酮提取液可提高衰老模型小鼠的抗氧化作用，提高脑组织 SOD 活力，降低 MDA 和脂褐素（LPF）含量。

其他 蒲公英水煎液可降低高脂血症小鼠血清三酰甘油、胆固醇和低密度脂蛋白含量，增加高密度脂蛋白含量；可保护酒精性肝损伤，降低模型小鼠血清丙氨酸转氨酶（ALT）、天冬氨酸转氨酶（AST）水平，减少肝组织中 MDA、一氧化氮（NO）和 TNF-α 含量，提高肝组织 SOD 和 GSH-Px 含量。蒲公英水煎液和多糖均具有抗疲劳作用，可提高小鼠抗疲劳能力，降低血乳酸和尿素氮水平，增加肝糖原和肌糖原含量。

毒性与不良反应、体内过程未见文献报道。

（孙建宁）

zǐhuādìdīng

紫花地丁（Violae Herba） 堇菜科植物紫花地丁 *Viola yedoensis* Makino. 的干燥全草。味苦、辛，性寒。具有清热解毒，凉血消肿的功效。用于疔疮肿毒，痈疽发背，丹毒，毒蛇咬伤等症。化学成分主要包括黄酮及其苷类、香豆素及其苷类、生物碱、挥发油、有机酸、酚类、糖类、氨基酸等。

药理作用 紫花地丁的药理作用多集中在免疫系统，主要有调节免疫功能、抗炎、抗病原微生物和抗氧化等作用。

免疫系统 ①调节免疫功能：紫花地丁可增强机体细胞免疫和非特异性免疫功能，可提高小鼠血清溶菌酶活力，促进小鼠脾溶血空斑形成。②抗炎：紫花

地丁水提物、醇提物均有抗炎作用，可抑制二甲苯致小鼠耳肿胀和角叉菜胶致小鼠足肿胀，机制可能与降低肿瘤坏死因子-α（TNF-α）、白介素-1β（IL-1β）及前列腺素 E_2（PGE_2）有关。

抗病原微生物　紫花地丁水煎剂、乙醇提取物的乙酸乙酯部位对大肠埃希菌、沙门菌、金色葡萄球菌、表皮葡萄球菌、钩端螺旋体有抑菌作用；黄酮苷类化学成分对金黄色葡萄球菌、猪巴氏杆菌、大肠埃希菌、链球菌和沙门菌有抑制作用，还可抑制乳房链球菌、停乳链球菌、无乳链球菌等。紫花地丁提取液对细菌内毒素有拮抗作用。紫花地丁水煎液体内、体外均显示抗乙型肝炎病毒作用。紫花地丁总生物碱体外有抗鸡新城疫病毒和大肠埃希菌作用。紫花地丁中的磺化聚糖和环肽具有抗人类免疫缺陷病毒（HIV）活性。

抗氧化及延缓衰老　紫花地丁总黄酮和多糖对 D-半乳糖致衰老小鼠有保护作用，可以提高血清过氧化氢酶（CAT）活性，芹菜素可清除氧自由基和羟基自由基。

其他　紫花地丁提取物对脂肪酶有激活作用，水煎液可保护正常肠道菌群的生长，对林可霉素导致的小鼠肠道双歧杆菌、肠球菌、乳酸杆菌、肠杆菌的下降有抑制作用。

毒性与不良反应　紫花地丁水提物对小鼠的灌胃给药最大耐受量（MTD）为 480g/（kg·d）（以生药量计）。

体内过程　紫花地丁中主要黄酮类成分芹菜素，大鼠单剂量灌胃给予 40mg/kg 紫花地丁提取物后，芹菜素体内处置符合一室模型。主要药动学参数：消除半衰期（$t_{1/2}$）= 6.785±2.833h，血药浓度峰值（C_{max}）= 220.59±58.65μg/ml，药时曲线下面积（AUC_{0-18}）= 11.42±3.587（μg/ml）·h，$AUC_{0-\infty}$ = 22.84±6.572（μg/ml）·h。

（孙建宁）

yějúhuā

野菊花 （Chrysanthemi Indici Flos）
菊科植物野菊 *Chrysanthemum indicum* L. 的干燥头状花序。苦、辛，微寒。归肺、肝经，具有清热解毒、泻火平肝的功效，主要用于疔疮痈肿，目赤肿痛，咽喉肿痛、头痛眩晕。野菊花的药理有效成分主要包括黄酮类、挥发油类及绿原酸等，挥发油成分有单萜类、倍半萜类及其氧衍生物、三萜类、酚类、有机酸及其酯类等化合物，萜类物质是野菊花挥发油的主要成分，黄酮类有木犀黄酮苷、刺槐素-7-鼠李糖葡萄糖苷、木犀草素、洋芹素等。

药理作用　野菊花的药理作用多集中于神经系统、心血管系统和免疫系统等方面，包括神经细胞保护作用，扩张血管，降低血压、抗心肌缺血、抑制血小板聚集、抗病原微生物、抗炎与调节免疫功能、抗肿瘤、抗氧化等作用。

神经系统　主要包括神经细胞保护等作用，可用于神经退行性疾病的治疗。野菊花提取物可抑制大鼠脑组织的单胺氧化酶活性，降低大鼠脾的辅助 T 细胞的数量，有神经保护功能。野菊花水提液可以保护低糖引起的体外培养人神经母细胞瘤（SK-N-SH）损伤。野菊花提取物能有效地抑制细胞毒性和改善细胞活力，降低活性氧簇的水平，加速细胞凋亡蛋白酶 23 和 DNA 修复酶的蛋白水解，表明其有较强的神经保护作用，可用于治疗神经退行性疾病。

心血管系统　主要包括抗心肌缺血、扩张血管，降低血压、抑制血小板聚集等作用，可用于冠心病、心肌梗死、高血压等疾病的治疗。

抗心肌缺血　野菊花注射液用于离体兔心、麻醉猫，可以扩张冠状动脉，给药后冠状动脉血流量显著增加，心率明显降低，且心肌耗氧量降低，血压无变化。野菊花注射液是水煮醇沉法制得，其主要成分为黄酮类，由此可见野菊花黄酮具有明显的心脏保护作用。给犬静脉注射野菊花提取物，能明显增加犬心脏的冠状动脉血流量、降低冠状动脉阻力，降低血压及外周阻力，还能增加左心室的排血量。野菊花提取物对犬实验性冠状动脉结扎形成的心肌梗死具有显著的保护作用，可减少梗死范围，减少损伤程度，还可以改善心肾等重要器官的供血。此外，对体外培养的乳鼠心肌细胞缺氧缺糖性损伤具有保护作用。野菊花水提液具有减少心肌胶原沉积，抗实验性心室重构的作用，其作用机制与降低心脏的负荷，调节信号传导有关。

降压　乙醇热浸提取的野菊花浸膏可以使麻醉猫的血压降低，乙醇浓度越高，提取到的成分降压效果越好。野菊花水提物基本无降压作用，而其 95% 乙醇浸提物（主要含有野菊花内酯、黄酮苷等水难溶物质）对麻醉猫、正常犬均有一定的降压效果，而且降压作用缓慢、持久。野菊花粗提物依次用凝胶过滤色谱法、高效液相色谱法（HPLC）、离子交换色谱法、反相高效液相色谱法可得到低分子量的血管紧张素转化酶抑制剂。野菊花提取物、木犀草素可抑制大鼠胸主动脉环经去氧肾上腺素引起血管环收缩，它们对血管的舒张效应为部分内皮依赖性、部分非内皮依赖性；二者均能剂量依赖性地抑制炎症巨噬细胞生成一氧化氮（NO）、抑制诱导型一氧化氮合酶（iNOS）表达，同时无细胞毒性，提示它们的舒张血管效应可能与抑制炎症细胞内 NO 及其诱导型合酶 iNOS 表达有关。

影响血小板聚集　野菊花注射液抑制腺苷二磷酸（ADP）诱导的雄性家兔颈动脉血小板聚集，其作用强度在一定范围内随药物在血浆中的浓度增加而增加，而且野菊花注射液的作用强度显著强于丹参、党参。同时，野菊花注射液的解聚作用也很强，其 50% 的解聚剂量相当于丹参的 60% 剂量、党参的 50% 剂量左右，但解聚作用较抑制作用弱。野菊花提取物体外对腺苷二磷酸、金黄色葡萄球菌、兔肌胶原纤维诱导的大鼠血小板聚集均有明显的抑制作用；大鼠静脉注射给药对腺苷二磷酸及胶原所致的血小板聚集也有明显的抑制作用。

免疫系统　主要包括抗炎和调节免疫作用。急慢性呼吸道感染、泌尿生殖系统感染、急性乳腺炎、急性淋巴管炎等疾病。

抗炎　野菊花水提取物连续灌胃 21 天，可显著降低慢性支气管炎大鼠血清及肺泡灌洗液中的肿瘤坏死因子-α（TNF-α）水平、降低中性粒细胞吞噬功能及抑制呼吸爆发强度的异常升高，减轻其炎症效应。野菊花总黄酮具有较强的抗炎作用，能抑制二甲苯诱导的小鼠耳肿胀、角叉菜胶诱导的大鼠足肿胀、棉球诱导的大鼠肉芽肿，与其影响前列腺素 E_2（PGE_2）和白三烯 B_4（LTB_4）的生物合成有关。

调节免疫功能　野菊花水提取液（每只 7 ml）给由马血清引起的变态家兔连续灌胃 25 天，可抑制兔血清中可溶性白介素-2（IL-2）受体、白介素-6（IL-6）、TNF-α 的升高。75mg/kg、150mg/kg、300 mg/kg 的野菊花提取物能提高环磷酰胺诱导由绵羊红细胞引起的免疫功能低下小鼠的脾细胞产生溶血素的水平，以及增强二硝基氟苯诱导的迟发型超敏反应，不仅能明显提高免疫功能低下小鼠血清抗体 IgM、IgG 产生水平，增强体液免疫功能，也能活化 T 细胞，显著增强单核-巨噬细胞的吞噬功能，促进单核-巨噬细胞将抗原呈递给 B 细胞。野菊花多糖能够提高免疫受抑制小鼠的免疫功能，增加免疫器官指数、提高巨噬细胞活性、增加外周血溶菌酶含量、增强 T 淋巴细胞功能、提高 IL-2 的水平和提高 B 淋巴细胞功能等。

抗病原微生物　主要包括抗菌和抗病毒作用。野菊花醇提液对感染金黄色葡萄球菌的小鼠具有明显的抗感染作用。野菊花水煎剂对金黄色葡萄球菌、表皮葡萄球菌、类白喉杆菌、肺炎克雷伯菌均有很好的抑制作用，但对溶血性链球菌和草绿色链球菌抑制作用较弱。野菊花水提物与挥发油的抑菌和抗病毒活性实验研究结果表明，二者均具抑菌和抗病毒活性。对金黄色葡萄球菌、大肠埃希菌、铜绿假单胞菌、福氏志贺菌的抑制作用及抗病毒活性，水提物强于挥发油，而对肺炎球菌，则相反。野菊花水提物对呼吸道合胞病毒可以在体外多环节中发挥作用，它既可在与病毒共同温育时直接灭活病毒，又能抑制病毒吸附和穿入细胞膜感染细胞，同时它还能对已经侵

入细胞的病毒有一定抑制作用。此外，野菊花提取物对流感病毒、人结核杆菌有抑制作用。野菊花醇提液体外对常见的浅部感染真菌如红色毛癣菌、羊毛状小孢子菌等具有抑制作用，可用于人浅部真菌感染的治疗。野菊花黄酮提取物对人类免疫缺陷病毒具有一定的抑制作用。

抗肿瘤　体外实验表明野菊花注射液可抑制人前列腺癌细胞株 PC3、人白血病细胞株 HL60 增殖。野菊花提取物可以通过抑制由异丙肾上腺素诱导的人肝癌细胞有丝分裂的作用来抑制肝肿瘤细胞的生长。

抗氧化　野菊花多糖对 O_2^-· 和 ·OH 均有清除作用，具有较强的抗氧化和清除氧自由基的功能。野菊花水提液对离体大鼠心、脑、肝、肾脂质过氧化物（LPO）都有不同程度的抑制作用，野菊花水提液还可提高体内抗氧化酶的活力。用乙醇提取野菊花中的黄酮类化合物，具有显著的抗氧化作用，并呈明显量效关系。

其他　野菊花中分离出的木犀草素、木犀草素 7-O-β-D-吡喃葡糖苷等黄酮类单体化合物，能明显抑制大鼠晶状体醛糖还原酶活性。野菊花注射液对家兔发热模型具有解热作用。其水提液能抑制金黄色葡萄球菌血浆凝固酶的形成和溶血毒素作用，还明显抑制与尿酸生成有关的黄嘌呤氧化酶的活性。

毒性与不良反应　部分人口服野菊花煎剂可产生胃部不适、食欲减退等症状外，不良反应较少，对黏膜无刺激性，对人体心肺和肝肾功能亦无明显影响，且慢性给药无蓄积中毒现象。大鼠腹腔注射野菊花水提液 52 g/kg，出现心率减慢，P-R 和 Q-T 间期

延长及 T 波变宽而圆钝，于 4 小时后死亡，此制剂的致死量为有效量的 9 倍。小鼠静脉注射野菊花注射液的半数致死量（LD_{50}）为 10.47g/kg。小鼠每日腹腔注射 0.2g/kg 野菊花注射液，连续 1 个月，全身各脏器未见明显的损害和毒性反应。野菊花醇提物 0.3g/kg 每日给犬灌胃，连续 3 周，犬除了呕吐外，对食量、体质量、心电图、血磺溴肽钠存留率均无明显改变。

体内过程未见文献报道。

（孙建宁）

chónglóu

重楼（Paridis Rhizoma） 百合科植物云南重楼 *Paris polyphylla* Smith var. *yunnanensis*（Franch.）Hand.-Mazz. 或七叶一枝花 *Paris polyphylla* Smith var. *chinensis*（Franch.）Hara 的干燥根茎。味苦，性微寒。有小毒，归肝经。具有清热解毒、消肿止痛、凉肝定惊之功效。重楼是中成药云南白药、季德胜蛇药片等的主要组成药物，传统中医主要用于痈疮、咽喉肿痛、毒蛇咬伤、跌打伤痛、凉风抽搐。现代临床用于治疗功能性子宫出血、神经性皮炎、外科炎症以及肿瘤等。重楼主要化学成分为甾体皂苷，按苷元的不同主要有两类，一类为薯蓣皂苷元的糖苷，另一类为偏诺皂苷元的糖苷。并含有氨基酸、甾酮、β-蜕皮激素及多糖、黄酮苷等化合物。

药理作用 重楼有抗肿瘤、止血止痛、抑菌消炎、调节免疫等作用。

抗肿瘤 重楼水及醇提物能抑制小鼠艾氏腹水癌（EAC）瘤株。重楼皂苷是重楼抗肿瘤的主要活性成分，重楼皂苷体外对艾氏腹水癌（EAC）、宫颈癌 U14、RS 小鼠肉瘤 S、小鼠肉瘤 S_{180}、肝癌腹水型 Hep、小鼠肝癌 H_{22} 等细胞株有明显抑制作用，并可抑制 H_{22} 动物移植性肿瘤生长及核酸生物合成。

促凝血 重楼甲醇提取物可缩短血凝时间。重楼皂苷可诱导家兔主动脉条收缩，缩短凝血时间及体内外血浆复钙时间，但不缩短部分凝血活酶时间，对腺苷二磷酸（ADP）诱导的血小板聚集无促进作用。重楼甾体总皂苷体外可直接诱导血小板聚集，并呈剂量效应关系，体内给药能够增强 ADP 诱导血小板聚集。肾上腺素能够增强重楼甾体总皂苷诱导的血小板聚集，该增强作用能被酚妥拉明所拮抗。

止咳、平喘 重楼煎剂对二氧化硫引咳的小鼠有止咳作用，煎剂或乙醇提取物对组胺喷雾所致气管痉挛豚鼠有保护作用。

抗炎 重楼总皂苷对多发骨折-脂多糖两次打击模型大鼠急性肺损伤具有保护作用，可降低血清肿瘤坏死因子-α（TNF-α）、白介素-1β（IL-1β）及白介素-6（IL-6）水平从而减轻炎症反应。

镇静、镇痛 重楼甲醇提取物具有显著的镇静、镇痛作用，可提高雌性小鼠电刺激痛阈。重楼皂苷可升高急性吗啡耐受大鼠海马 β-内啡肽（β-EP）和促肾上腺皮质激素（ACTH）的含量，在吗啡急性耐受形成后有增强吗啡镇痛的作用，并可通过翻转佐剂性关节炎大鼠因急性吗啡镇痛耐受而引起的下丘脑 ACTH 水平的下降，阻断急性吗啡镇痛耐受的形成。

调节免疫 重楼皂苷 Ⅱ 对植物血凝素（PHA）诱导的人外周全血细胞有促有丝分裂作用，能增强 C3H/HeN 小鼠的自然杀伤细胞活性，诱导干扰素产生，并可抑制 S-抗原诱导的豚鼠自身免疫性眼色素层炎（EAU）的发生和发展。

抑制精子活性 重楼乙醇提取物对大鼠、小鼠的精子有杀精作用。兔阴道给药阻抑受精试验表明，该提取物有一定抑制受精作用。

毒性与不良反应 皂苷类成分是重楼主要毒性成分，用量过大可出现肝损伤。亚急性毒性实验中，总皂苷 265mg/kg 灌胃可致大鼠肝细胞坏死。重楼皂苷的小鼠灌胃给药半数致死量（LD_{50}）为 2.68g/kg，中毒时可见肝组织内有散在组织坏死，肝线粒体细胞膜破坏，肝细胞体积增大。

体内过程 重楼的主要有效成分为甾体皂苷类，动物灌胃给药后血液中主要的甾体皂苷类成分有重楼皂苷 Ⅰ、重楼皂苷 Ⅱ、重楼皂苷 Ⅵ、重楼皂苷 Ⅶ 以及薯蓣皂苷、纤细薯蓣皂苷等。6 种甾体皂苷在大鼠体内都具有非常低的血药浓度，除了纤细薯蓣皂苷的最大血药浓度约为 73ng/ml，其他的甾体皂苷均在 10ng/ml 左右，达峰时间均在 9 小时左右。

（孙建宁）

quánshēn

拳参（Bistortae Rhizoma） 蓼科植物拳参 *Polygonum bistorta* L. 的干燥根茎。味苦、涩，性微寒。归肺、肝、大肠经。具有清热解毒、消肿、止血之功效。用于赤痢、热泻、肺热咳嗽、痈肿、瘰疬、口舌生疮、吐血、衄血、痔疮出血、毒蛇咬伤等证。拳参的药理有效成分主要包括：绿原酸、丁二酸、没食子酸、槲皮素、槲皮素-O-β-D 吡喃葡萄苷、儿茶素、芦丁黄酮类物质等。

拳参的药理作用多集中于中

枢神经系统、心血管系统与抗病原微生物等方面，主要有抗菌、镇痛、调节免疫、镇静催眠、抗脑缺血、抗心肌缺血、抗心律失常、抗心肌肥厚等作用。其中抗菌、镇痛、调节免疫体现了拳参清热解毒、消肿的功效。

抗细菌：拳参提取物和单体化合物对金黄色葡萄球菌、大肠埃希菌、枯草芽胞杆菌、变形杆菌、产气杆菌、铜绿假单胞菌和肺炎球菌均有抑菌活性，其中乙酸乙酯层提取物、没食子酸活性较强。

镇痛：拳参水提取物具有镇痛作用，强度与氨基比林、吗啡相当。

调节免疫：拳参水提取物能上调正常小鼠胸腺、脾指数，增强单核巨噬细胞的吞噬能力，促进 T 淋巴细胞增殖，增强自然杀伤（NK）细胞的细胞毒作用，提高血清溶血素水平及血清 IL-2 水平，从而增强非特异性免疫、细胞免疫和体液免疫。

神经系统：①镇静催眠。拳参正丁醇提取物能抑制小鼠自发活动，与戊巴比妥钠阈上和阈下剂量产生协同催眠作用。②抗脑缺血。拳参正丁醇提取物（PB-NA）及其水溶性成分（PBNA-413），对大鼠大脑中动脉栓塞制作脑缺血再灌注损伤模型，具有一定的保护作用。PBNA 能促进一氧化氮（NO）释放、增强氧自由基清除，PBNA-413 具有抑制炎性细胞因子白介素 IL-6、IL-1β 及肿瘤坏死因子（TNF）α 的作用。

心血管系统：①抗心肌缺血。拳参正丁醇提取物对大鼠左冠状动脉前降支结扎引起的心肌缺血损伤具有保护作用，可以缩小心肌梗死面积，降低血清乳酸脱氢酶（LDH）、肌酸激酶（CK）活

性，以及血清丙二醛（MDA）含量，升高超氧化物歧化酶（SOD）活性。②抗心律失常。拳参正丁醇提取物能对抗氯仿诱发的小鼠室颤，乌头碱诱发的大鼠心律失常，肾上腺素诱发的家兔心律失常。但对氯化钙诱发的大鼠室颤无对抗作用。③抗心肌肥厚。拳参提取物对异丙肾上腺素所致大鼠心肌肥厚有改善作用，其机制与升高心钠素（ANP）、一氧化氮合酶（NOS）含量，降低内皮素（ET）和血管紧张素 Ⅱ（ANG Ⅱ），以及防止心肌细胞损伤等机制有关。

(孙建宁)

chòulíngdāncǎo

臭灵丹草（Laggerae Herba）

菊科植物翼齿六棱菊 *Laggera pterodonta*（DC.）Benth. 的干燥地上部分。味苦，辛，性寒；有毒。归肺经。具有清火解毒，消肿排脓，通气止痛功效。臭灵丹草的药理有效成分主要为桉烷型倍半萜和黄酮类化合物。

臭灵丹草药理作用：①抗炎作用。臭灵丹草总黄酮对 3 种急性炎性反应模型（二甲苯诱导的小鼠耳肿胀、角叉菜胶诱导的大鼠足跖肿胀和醋酸导致的小鼠腹腔血管通透性增加）均有显著的抑制作用，其抗炎作用机制可能与抑制前列腺素生成，影响抗氧化系统和抑制溶菌酶释放有关。臭灵丹草对实验性急性支气管炎有治疗作用。②镇痛作用。臭灵丹水提取物具有一定的外周镇痛作用。可明显抑制醋酸所致的小鼠扭体数，减少福尔马林致痛小鼠舔足行为。

(孙建宁)

lòulú

漏芦（Rhapontici Radix）

菊科植物祁州漏芦 *Rhaponticum uniflo-rum*（L.）DC. 的干燥根。味苦，性寒。归胃经。具有清热解毒、消痈、下乳、舒筋通脉的功效，主要用于乳痈肿痛、痈疽发背、瘰疬疮毒、乳汁不通、湿痹拘挛。主要含蜕皮甾酮，漏芦甾酮、土克甾酮等蜕皮甾酮类成分，还含挥发油及多糖等。

漏芦具有抗炎、镇痛、抗肝损伤、抗氧化、抗衰老、调节免疫、改善学习记忆、降血脂、抗动脉粥样硬化、抗肿瘤等药理作用。

抗炎：漏芦水提取物灌胃能抑制二甲苯所致小鼠耳肿胀。

镇痛：漏芦水提取物灌胃能减少醋酸腹腔注射所致小鼠扭体次数。

抗肝损伤：漏芦水提取物、乙醇提取物灌胃给药对 D-半乳糖、四氯化碳所致的大鼠肝损伤均有保护作用，能够降低丙氨酸转氨酶（ALT）、天冬氨酸转氨酶（AST）水平和丙二醛（MDA）的含量，升高超氧化物歧化酶（SOD）、谷胱甘肽过氧化物酶（GSH-Px）的活性。

抗氧化：漏芦水提取物、乙醇提取物灌胃给药可提高小鼠血浆 SOD 活性，体外可抑制大鼠肝、肾、脑组织过氧化脂质的生成。漏芦醇提取物体外可增高肝匀浆总抗氧化能力，同时抑制肝组织脂质过氧化。

调节免疫：漏芦醇提物灌胃给药可升高小鼠脾指数。正常小鼠灌胃蜕皮甾酮，可提高末梢血酸性 α-乙酸萘酯酯酶（ANAE）阳性淋巴细胞比值及绝对数。

抗衰老：漏芦水提取物能提高 D-半乳糖致衰老小鼠脑组织中一氧化氮合酶（NOS）活性及一氧化氮（NO）含量、降低脂褐素含量。漏芦醇提取物灌胃对 D-半

乳糖所致的小鼠脑组织 SOD 活性的降低有升高作用，对单胺氧化酶（MAO）活性、MDA 含量的升高有降低作用。

改善学习记忆：漏芦甾酮总提取物能对抗东莨菪碱所致的记忆获得障碍及环己酰亚胺所致的记忆巩固障碍，对抗东莨菪碱所致的小鼠空间辨别障碍。

降血脂、抗动脉粥样硬化：漏芦水提物和醇提物可降低蛋黄乳所致高脂血症小鼠血清总胆固醇（TC）、三酰甘油（TG）和低密度脂蛋白胆固醇（LDL-C）水平。漏芦水煎剂可减轻高脂饲料所致动脉粥样化家兔、鹌鹑的病变发生率及病变程度。

抗肿瘤：漏芦醇提物对人乳腺癌耐药细胞株（MCF-7/ADR）有细胞毒作用；漏芦醇提物含药血清和阿霉素（ADM）合用，培养 96 小时的 MCF-7/ADR 死亡率平均为 ADM 的 1.70 倍。漏芦水提物可抑制小鼠 H_{22} 移植瘤，作用可能与其调节机体免疫功能和抗氧化能力有关。

毒性与不良反应、体内过程未见文献报道。

（孙建宁　孙文燕）

tǔfúlíng

土茯苓（Smilacis Glabrae Rhizoma）　百合科植物光叶菝葜 *Smilax glabra* Roxb. 的干燥根茎。味甘、淡，性平。归肝、胃经。可解毒，除湿，通利关节，用于梅毒及汞中毒所致的肢体拘挛，筋骨疼痛；湿热淋浊，带下，痈肿，瘰疬，疥癣等症。土茯苓的化学成分包括黄酮和黄酮苷类、糖类、有机酸、苯丙素类、甾醇类、皂苷类及挥发油等。其中主要有效成分为黄酮类化合物，如落新妇苷、新落新妇苷、异落新妇苷、新异落新妇苷、赤土茯苓苷、土茯苓苷、槲皮素、黄杞苷、异黄杞苷、儿茶素、表儿茶素等。

药理作用　土茯苓的药理作用多集中与心血管系统、免疫系统和消化系统等方面，主要有降血压、抗心肌缺血、抗动脉粥样硬化、抗血栓、抗炎、抗肝损伤等作用。

保护神经系统　赤土茯苓苷可抗脑缺血，能延长双侧颈总动脉结扎造成的不完全脑缺血小鼠的生存时间，减轻脑梗死面积，作用机制可能与防止脂质过氧化反应有关；土茯苓苷对亚硝酸钠和氰化钾所致急性脑缺氧有保护作用，改善记忆障碍。

心血管系统　主要包括降血压、抗心肌缺血、抗动脉粥样硬化、抗血栓等作用。

降血压　土茯苓水提液可以降低两肾两夹法所致肾性高血压大鼠的血压，降血压作用与降低血液内血管活性物质心房利钠肽（ANP）和内皮素（ET）水平、升高一氧化氮（NO）；抗氧化应激，提高超氧化物歧化酶（SOD）、谷胱甘肽（GSH）含量；以及降低血液黏度（全血黏度、红细胞聚集指数、血沉方程 K 值、红细胞计数、红细胞电泳时间）等有关。

抗心肌缺血　赤土茯苓苷可保护异丙肾上腺素诱发的小鼠急性心肌缺血，作用机制可能与抗脂质过氧化反应和抗血栓作用有关。离体试验，土茯苓苷可增加离体大鼠缺血再灌注损伤时冠状动脉血流量，减少冠状动脉血管阻力，促进心脏收缩幅度的恢复，减轻心脏水肿，降低脂质过氧化产物丙二醛（MDA）含量。

抗动脉粥样硬化和抗血栓　土茯苓提取物（主要含有甾体皂苷）能在不影响血清胆固醇浓度情况下，减低实验性鹌鹑动脉粥样硬化斑块的发生率，抑制泡沫细胞及粥样斑块的形成。土茯苓含药血清可以降低白介素-1（IL-1）诱导的人脐静脉内皮细胞中血管细胞黏附分子-1（VCAM-1）的表达。土茯苓注射液可抗血栓，对下腔静脉血栓形成及体外血栓形成均有抑制作用，并可保护大鼠下腔静脉内皮细胞，防止内皮损害。

拮抗 β 受体　土茯苓乙酸乙酯提取物可拮抗异丙肾上腺素对离体大鼠心脏的正性肌力作用和正性频率作用，作用与 β 受体拮抗剂普萘洛尔相似。赤土茯苓苷可抑制高钾除极后由异丙肾上腺素诱发的慢反应动作电位的最大速度和动作电位幅度。

内分泌系统　土茯苓可改善糖代谢和肾功能，降低链脲佐菌素致糖尿病大鼠血糖（GLU）、果糖胺（FMN）三酰甘油（TG）、胆固醇（TC）以及尿糖（U-GLU）、尿肌酐（U-SCr）、尿蛋白（U-TP）含量，提高肌酐清除率和 NO 含量，同时可抑制肾组织转化生长因子-β_1（TGF-β_1），改善动物肾病理变化。

免疫系统　主要包括抗炎作用。土茯苓水煎醇沉物、土茯苓注射液、土茯苓中的总黄酮成分对多种原因（蛋清、角叉菜胶或右旋糖酐等）造成的炎症模型均显示出不同程度抑制作用。土茯苓的作用特点是选择性抑制致敏 T 淋巴细胞释放淋巴因子以后的炎症过程，即选择性地抑制细胞免疫。土茯苓中总黄酮、落新妇苷具有镇痛作用，抑制冰醋酸致小鼠扭体反应及热板所致痛反应。

消化系统　主要包括抗肝损伤及抗胃溃疡作用。

抗肝损伤　土茯苓水煎剂可

保护四氯化碳致小鼠急性肝损伤，降低血清丙氨酸转氨酶活性，对硫代乙胺致大鼠实验性肝损伤也有保护作用，降低血清5种肝酶水平及肝组织匀浆中碱性磷酸酶（ALP）和 γ-谷胺酰转移酶（GGT）活性，升高肝组织丙氨酸转氨酶（ALT）、天冬氨酸转氨酶（AST）活性。

抗胃溃疡 土茯苓苷对水浸应激、利血平、幽门结扎所致实验性胃溃疡模型均有保护作用，可抗自由基损伤、促进胃液分泌、提高胃液 pH 值，减少溃疡发生。

泌尿系统 主要包括利尿和促进尿酸排泄作用。土茯苓中落新妇苷可增加大鼠排尿总量，和尿中 Na^+ 排出量。土茯苓水提取液可降低次黄嘌呤或酵母致高尿酸小鼠的血清尿酸（UA）值、肌酐（Cr）和尿素氮（BUN）含量以及黄嘌呤氧化酶（XOD）活性。土茯苓促进尿酸排泄的作用机制可能与其下调肾尿酸转运蛋白-1（URAT1）基因表达有关。土茯苓中有效成分落新妇苷可对抗尿酸钠所致大鼠痛风性关节炎，增加动物尿量，并对醋酸所致小鼠扭体及热板引起的小鼠足痛有对抗作用。

抗病原微生物 体外实验，土茯苓水浸液可以抑制金黄色葡萄球菌、白色葡萄球菌、铜绿假单胞菌、大肠埃希菌、伤寒沙门菌、甲型链球菌、乙型链球菌等生长，土茯苓体外还有抗人巨细胞病毒（HCMV）的作用。土茯苓加减方对产 β-内酰胺酶的淋球菌耐药质粒有一定消除作用，可在一定程度上增强淋球菌对抗生素的敏感性。

抗肿瘤 土茯苓对黄曲霉素 B1 致大鼠肝癌有抑制作用，体外对子宫颈癌培养株系 JTC226 有抑制作用。土茯苓总皂苷对体外培养的艾氏腹水瘤（EAC）、肉瘤（S_{180}）和肝癌（H_{22}）细胞均有抑制作用，对 S_{180} 荷瘤小鼠具有一定抑制作用。

其他 ①抗氧化及延缓衰老：土茯苓水提液可清除 $O_2^- \cdot$ 自由基。②解毒：土茯苓可以通过与汞离子形成稳定配合物、增加尿量促进体内汞的排泄来解汞毒。土茯苓煎剂、稀醇提取物和粗黄酮制剂可缓解棉酚中毒致肝脏病理损伤，拮抗小鼠急性和亚急性棉酚中毒。其拮抗棉酚毒性同时不影响棉酚对雄性大鼠的抑精作用。③抗疲劳：土茯苓总黄酮具有抗疲劳的作用，能够延长小鼠游泳时间。

毒性与不良反应 I 期临床人体耐受性实验显示，土茯苓总苷片口服可能引起头晕、困倦、胃脘部不适、胃痛、食欲不振症状，并可能会对受试者白细胞、淋巴细胞、中性粒细胞产生影响，临床其耐受性较好。大鼠长期毒性实验动物出现摄食减低，白细胞一过性升高。

体内过程 土茯苓中主要活性成分落新妇苷，大鼠口服给药，绝对生物利用度为 0.066%，体内的药物代谢动力学符合二室模型，口服 60 mg/kg 落新妇苷，半衰期（$t_{1/2}$）= 3.48±0.68h，达峰时间（T_{max}）= 0.50±0.01h，血药浓度峰值（C_{max}）= 0.43±0.03mg/L，药时曲线下面积（AUC_{0-t}）= 1.36±0.06（mg/L）· h，$AUC_{0-\infty}$ = 1.83±0.10（mg/L）· h，平均滞留时间（MRT_{0-t}）= 3.13±0.09h；大鼠静脉给予 5 mg/kg 落新妇苷，体内的药物代谢动力学符合二室模型，主要代谢产物为 3'-O-甲基化落新妇苷。

（孙建宁）

金龙胆草（Conyzae Herba）

菊科植物苦蒿 *Conyza blinii* Lévl. 的干燥地上部分。味苦，性寒。归肺、肝经。具有清热化痰，止咳平喘，解毒利湿，凉血止血。用于肺热咳嗽，痰多气喘，咽痛，口疮，湿热黄疸，衄血，便血，崩漏，外伤出血等症。金龙胆草的药理有效成分主要包括皂苷类、黄酮类、挥发油、萜类、生物碱及微量的酸性、酚性物质等。皂苷成分主要为三萜皂苷；黄酮类主要成分为芦丁和槲皮素等；挥发油主要为苯及苯同系物的含氧衍生物和呋喃衍生物；萜类化合物以三萜和二萜类化合物为主。

药理作用 金龙胆草药理作用多集中在呼吸系统、消化系统等，主要有镇咳祛痰、抗胃溃疡、抗病原微生物、抗肿瘤等作用。①呼吸系统：金龙胆草具有镇咳祛痰作用，其总皂苷可增加小鼠呼吸道内酚红排泌速度，促进家兔气管纤毛黏液系统运动速度，抑制小鼠氨气吸入性咳嗽和猫喉上神经电致咳作用。②消化系统：金龙胆草中苦蒿素可抗胃溃疡，减少幽门结扎大鼠胃溃疡面积及胃黏膜组织中丙二醛（MDA）含量；金龙胆草总皂苷对幽门结扎大鼠胃溃疡的形成也有抑制作用。③抗病原微生物：金龙胆草皂苷水溶液对金黄色葡萄球菌和白色葡萄球菌生长有抑制作用。④抗肿瘤：金龙胆草总皂苷可抑制宫颈癌 HeLa 细胞和肺癌 SPC-A1 细胞生长，机制可能与诱导细胞凋亡有关。

毒性与不良反应 金龙胆草总皂苷小鼠口服半数致死量（LD_{50}）为 508mg/kg，最大耐受量为 315mg/kg；豚鼠腹腔注射 LD_{50} 为 140mg/kg，最大耐受量为

有抑制作用。活性成分 N-（对-羟基苯乙基）阿魏酸酰胺对 K562 细胞的增殖有明显的抑制作用。大血藤茎中分离得到的缩合鞣质 B$_2$ 对小鼠乳腺癌 tsFT210 细胞和 K562 细胞均显示 G$_2$/M 期抑制作用，为一种新的细胞周期抑制剂。从大血藤茎中分离得到的酚酸类化合物对人慢性髓性白血病 K562 细胞和小鼠乳腺癌 tsFT210 细胞均显示 G$_2$/M 期抑制作用，为一新的细胞周期抑制剂。

其他　在体外实验中，1% 及 5% 大血藤对小鼠肠段有明显的抑制作用。对豚鼠 0.5% 及 2.5% 即表现先兴奋后抑制作用，大剂量时还能减弱乙酰胆碱的作用。大血藤水提取物能显著抑制小鼠肠蠕动。

毒性与不良反应、体内过程未见文献报道。

（陈卫平）

bàijiàngcǎo

败酱草（Patriniae Herba）

败酱科植物黄花败酱 Patrinia scabiosaefolia Fisch. Ex Link.、白花败酱 P. villosa Juss. 的干燥全草。又称山苦荬。味辛、苦，性微寒。归肝、胃、大肠经。具有清热解毒、凉血、消痈排脓、祛瘀止痛功效，主要用于肠痈、肺痈高热、咳吐脓血、热毒疮疡、疔疮痈疽、胸腹疼痛、阑尾炎、肠炎、痢疾、产后腹痛、痛经。败酱草的药理有效成分主要包括：以常春藤苷类和齐墩果酸苷类为代表的丰富的皂苷类；以单萜、倍半萜及其含氧衍生物为代表的萜类，其中，倍半萜中的石竹烯类含量最高。

药理作用　败酱草药理作用多集中于免疫系统、消化系统和神经系统，并有抗肿瘤、抗缺氧等药理作用。

免疫系统　主要包括抗菌、抗病毒、抗炎、调节免疫等作用。可用于阑尾炎、肠炎、痢疾等炎症的治疗。

抗菌　败酱草能增强网状细胞和白细胞的吞噬能力，促进抗体形成及提高血清溶菌酶的水平，从而达到抗菌消炎的目的。体外研究证明，败酱草对金黄色葡萄球菌、白色葡萄球菌、伤寒沙门菌、大肠埃希菌、枯草杆菌、变形杆菌、流感嗜血杆菌、炭疽杆菌、痢疾杆菌、甲型和乙型溶血性链球菌、肺炎球菌、大肠埃希菌、沙门菌等均有抑制作用。

抗病毒　在细胞病变抑制试验中，发现败酱草水提取物、乙醇提取物及大孔吸附树脂层析法制备样品以及败酱草多糖在 HeLa 细胞中对呼吸道合胞病毒有明显的抑制作用。

抗炎　巨噬细胞作为机体的重要防御细胞，参与了腹膜粘连形成过程中的炎症反应、纤维蛋白沉积、溶解以及机化和浆膜修复等多个环节。败酱草对离体状态下内毒素（LPS）活化 Wistar 大鼠腹膜巨噬细胞分泌肿瘤坏死因子（TNF）、白介素-1（IL-1）、组织纤维蛋白溶酶原激活剂（t-PA）、纤溶酶原激活剂抑制因子（PAI）有调控作用。败酱草能减少其分泌 TNF、IL-1 及 PAI。败酱草可以明确下调活化的巨噬细胞分泌炎性因子和 PAI 的水平，可预防腹膜粘连发生发展。黄花败酱对缩胆囊素造成的大鼠急性胰腺炎有抗感染的作用。白花败酱乙酸乙酯部位和正丁醇部位对二甲苯所致小鼠耳肿胀以及醋酸所致小鼠腹腔毛细血管通透性增加均有不同程度的抑制作用。

调节免疫　黄花败酱能明显对抗环磷酰胺所致的白细胞数量降低，刺激骨髓造血功能。糙叶败酱中总环烯醚萜苷元能显著提高小鼠胸腺指数和脾指数及伴刀豆球蛋白 A（Con A）诱导的脾淋巴细胞增殖，促进小鼠的血清溶血素水平，提高小鼠自然杀伤（NK）细胞活性及腹腔巨噬细胞的吞噬活性，从而明显提高机体的免疫功能。

消化系统　主要包括保肝利胆和调节肠功能作用。

保肝　败酱草有促进肝细胞再生和抑制细胞变性，以及改善肝功能、抗肝炎病毒作用，所含齐墩果酸被认为是抗肝炎的强活性成分。白花败酱对大鼠离体肝脂质过氧化有抑制作用且呈量效关系。白花败酱的果枝浸膏有促进肝细胞再生及抑制细胞变性作用。白花败酱对大鼠离体肝脂质过氧化有抑制作用且呈量效关系。黄花败酱有促进肝细胞再生，改善肝功能，疏通毛细胆管，促进胆汁分泌等作用。

调节肠功能　败酱草中所含苦菜多糖和苦菜果胶，能够促进小鼠小肠的蠕动，且能明显地减少小鼠排便次数，延长开始排便时间。败酱草单宁提取物能够较强地促进小鼠小肠的蠕动，明显减少排便次数，说明单宁对便秘和腹泻有双向治疗作用，且抗便秘作用优于败酱草果胶和多糖。

神经系统　主要是中枢神经抑制作用。白花败酱草水提取和醇提取物对小鼠自发活动有明显的抑制作用，可以缩短由戊巴比妥钠诱导的入睡时间及延长睡眠时间。黄花败酱醇提取液对小鼠有明显的镇静作用。异叶败酱挥发油可以缩短由戊巴比妥钠诱导的入睡时间及延长睡眠时间。黄花败酱正丁醇萃取部分的镇静作用最明显。在挥发油中主要起作用的是败酱烯和异败酱烯。糙叶败酱根和根茎中制得的挥发油能延长腹腔注射戊巴比妥钠引起的小鼠睡眠时间。

抗肿瘤 败酱草总黄酮能够有效抑制 U14 肿瘤的生长，显著延长 U14 肿瘤模型小鼠的生命。败酱草总皂苷亦对宫颈癌小鼠具有显著的抗肿瘤效果，败酱草总皂苷可促进相关肿瘤组织的凋亡，有凋亡小体的产生，败酱草总皂苷可以通过诱导相关细胞凋亡而产生抑制肿瘤生长的作用。败酱草皂苷能促进荷瘤小鼠胸腺生长，阻止胸腺的萎缩。在抗小鼠宫颈癌的实验研究中，白花败酱草有效地降低了宫颈癌的重量，显著增加肿瘤细胞在 G_0/G_1 期的凋亡，减少 S 期细胞，抑制肿瘤细胞 G_2 期的增殖细胞核抗原。白花败酱草中分离所得化合物熊果酸对乳腺癌细胞表现出明显的细胞毒活性。白花败酱草总皂苷粗提物能抑制小鼠体内 U14 宫颈癌细胞的生长。黄花败酱总皂苷对荷艾腹水癌小鼠的存活时间均有不同程度的延长。黄花败酱根提取物对小鼠肉瘤（S_{180}）有抑制作用。异叶败酱总苷对人大肠癌 HT-29 裸鼠移植瘤模型有减轻瘤重和提高凋亡指数作用，可诱导人大肠癌 HT-29 裸鼠移植瘤细胞凋亡。糙叶败酱总木脂素、总皂苷对体外培养的肺源腺癌细胞 SPCA-1、人肝癌细胞系 HepG2、人慢性髓系白血病细胞 K562 均有抑制作用，且抑制作用与药物浓度及作用时间有相关性；糙叶败酱总木脂素对 K562 细胞生长的抑制作用尤为显著，400μg/ml，作用 96 小时，半数抑制浓度（IC_{50}）为 21.16μg/ml；糙叶败酱粗多糖对 SPCA-1 细胞的增殖有抑制作用。异叶败酱多糖可使 U14 宫颈癌实体瘤小鼠肿瘤质量下降，荷瘤小

鼠血清乳酸脱氢酶（LDH）活性降低，Bax 蛋白表达量升高，突变型 p53 和 Bcl-2 蛋白表达量下降；异叶败酱多糖各组肿瘤组织的细胞凋亡数较阴性对照组提高；该多糖可通过调节细胞凋亡相关基因的表达，进而促进肿瘤细胞的凋亡而发挥其抗肿瘤作用。糙叶败酱大孔吸附树脂提取物对荷瘤小鼠（S_{180}）红细胞免疫功能有调节作用。

抗缺氧 白花败酱草提取物能显著延长常压耐缺氧条件下小鼠的存活时间。在断头喘息和结扎双侧颈总动脉的实验中，脑血液供应中断，但脑中原有的血液和营养物质尚能使脑功能维持一段时间，表现为小鼠规律地喘息，白花败酱草提取物能明显延长小鼠的断头喘息时间，对断头脑缺氧及结扎颈总动脉脑缺氧具有保护作用，即能使脑耗能减少。白花败酱提取物能改善心肌耗氧量增加引起的小鼠心肌缺氧症状。

其他 糙叶败酱对大鼠、家兔体外创伤性出血均有明显的止血作用，其作用强度与云南白药强度相当。醇提物的体内用药，不论灌胃或腹腔注射，对大鼠、小鼠尾出血均显著缩短出血时间。进一步研究表明，醇提物灌胃给药能有效防治犬、小鼠因 5-FU 引起的血小板减少，能显著降低小鼠毛细血管的通透性，对大鼠、蟾蜍下肢血管有收缩作用。腹腔给药可明显促进家兔循环血小板聚集。

毒性与不良反应 黄花败酱醇浸膏对小鼠有轻度呼吸抑制和致泻作用。黄花败酱根甲醇提取物使小鼠血清转氨酶升高，并有组织病理改变。其挥发油相当于人用量的 400、700、1500 倍给小鼠灌胃，观察 7 天未见异常。异

叶败酱提取物齐墩果酸、熊果酸、常春藤皂苷元、齐墩果酸-3-O-α-L-吡喃阿拉伯糖苷有较强的细胞毒性。败酱皂苷不同给药途径的 LD_{50} 分别为 595mg/kg（静脉注射）、350mg/kg（皮下注射）、555mg/kg（腹腔注射）、2g/kg（口服）。其皂苷元的 LD_{50} 分别为 143mg/kg（静脉注射）、234mg/kg（皮下注射）、152mg/kg（腹腔注射）、大于 500mg/kg（口服），产生镇静、竖毛和震颤等症状。皮下注射 100mg/kg 以上的皂苷元，小鼠面部出现水肿。

体内过程未见文献报道。

（陈卫平）

shègàn

射干（Belamcandae Rhizoma）

射干为鸢尾科植物射干 *Belamcanda chinensis* (L.) DC. 的干燥根茎。味苦，性寒。入肺、肝经。具有清热解毒、利咽喉、消痰涎功效。主要用于喉痹咽痛、咳逆上气、痰涎壅盛、瘰疬结核、疟母、妇女经闭、痈肿疮毒。射干的药理有效成分主要包括鸢尾苷及其苷元、鸢尾黄素、野鸢尾苷及其苷元、野鸢尾黄素、次野鸢尾黄素、去甲基次野鸢尾黄素等近 40 余种黄酮类化合物；3-豆甾烷醇、β-谷甾醇和胡萝卜苷、维太菊苷等甾类化合物；9 个二环三萜类和 6 个鸢尾醛型新三萜类化合物；桉叶醇、十四酸甲酯、十四酸、5-庚基-二氢呋喃酮、5,8-二乙基十二烷、十六烷酸和橙花醇乙酸酯等挥发油类化合物；白藜芦醇、异丹叶大黄素和双异丹叶大黄素等二苯乙烯类化合物，此外还有醌类、酚类化合物及其他一些微量成分。

药理作用 射干的药理作用多集中于免疫系统、内分泌系统、呼吸系统、血液系统和消化系统

等。此外，射干还具有清除自由基和细胞保护、抗肿瘤、保肝、解热镇痛等作用。

免疫系统 射干有抗菌、抗病毒、抗炎、调节免疫、抗过敏等作用，主要用于感染、炎症等的治疗。

抗菌 射干水提取物有抑制铜绿假单胞菌生长繁殖作用。射干乙醚部分提取物对红色毛癣菌有抑菌作用。经大孔吸附树脂分离的射干乙醇提取物在体内外对金黄色葡萄球菌、肺炎球菌、大肠埃希菌、铜绿假单胞菌、无乳链球菌、化脓链球菌、痢疾志贺菌有抑菌作用。射干乙醇提取物对红色毛癣菌、须癣毛癣菌、犬小孢子菌、石膏样小孢子菌、絮状表皮癣菌等常见皮肤癣菌均有抑菌作用。

抗病毒 射干提取物对流感病毒 FM_1 株、疱疹病毒 I 及腺病毒 III 型致细胞病变有抑制作用。采用组织细胞培养法，观察到射干有效成分对呼吸道合胞病毒、腺病毒 3 型、腺病毒 7 型、疱疹病毒 I、疱疹病毒 II、鼻病毒-3 型、柯萨奇 16 等病毒均有对抗作用。射干水提取液在鸡胚中可抑制流感病毒，在组织培养中可抑制或延缓流感病毒、副流感病毒、鼻病毒、腺病毒、柯萨奇病毒、埃可病毒和疱疹病毒的致细胞病变作用。

抗炎 射干提取物对小鼠流感病毒性肺炎有抑制其发生发展，减轻炎症作用。在蛋清注射于大鼠足跖部造成足肿胀模型，射干提取物鸢尾黄素可降低大鼠足肿胀率。射干提取物对多种大鼠足肿胀模型有抗炎作用。在二甲苯涂于小鼠耳郭引起耳肿胀模型，射干提取物可降低小鼠耳肿胀度。射干提取物可降低实验性腹膜炎小鼠腹腔毛细血管通透性。

调节免疫 射干水提取物较低剂量可显著提高环磷酰胺造成免疫抑制小鼠模型的 γ-干扰素（IFN-γ）和白介素-2（IL-2）；而较高剂量对 IL-2 的含量表现为显著的降低作用，对 IFN-γ 的含量无明显影响。在以环磷酰胺制备的小鼠免疫低下模型中，射干提取物可增强小鼠网状内皮细胞的吞噬功能，促进抗体溶血素的产生。射干提取物对非特异性免疫功能和特异性免疫功能都具有增强的作用。

抗过敏 在射干苷对支气管哮喘及慢性喘息性支气管炎的治疗作用机制研究中，发现射干苷可抑制嗜酸性粒细胞（EOS）释放 EOS 主碱蛋白（MBP）和 EOS 阳离子蛋白（ECP），对哮喘患者 EOS 脱颗粒有抑制作用。鸢尾苷可抑制小鼠被动过敏皮肤反应。

内分泌系统 主要是降血糖作用，可用于糖尿病的治疗。以及雌性激素样作用。

降血糖 射干提取物鸢尾黄素有预防和治疗糖尿病综合征作用。在链脲菌素诱导的糖尿病大鼠模型，鸢尾苷、野鸢尾苷及其苷元有抑制醛糖还原酶的作用；鸢尾苷元可降低糖尿病大鼠血糖、血清总胆固醇、三酰甘油及低密度脂蛋白-胆固醇和极低密度脂蛋白-胆固醇。其作用机制与抗氧化和抑制 PGE_2 合成有关。

雌性激素样作用 静脉注射射干提取物能抑制被切除卵巢小鼠的促性腺激素的释放和促黄体生成激素（LH）的分泌。给去卵巢大鼠静脉注射鸢尾苷元，能抑制垂体黄体生成激素脉冲性分泌，也抑制体外黄体生成激素释放激素刺激动情前期大鼠垂体释放黄体生成激素和促卵泡激素。

呼吸系统 主要是止咳作用，可用于痰咳的治疗。射干提取物能明显延长氨水引起的小鼠咳嗽潜伏期、减少小鼠咳嗽次数；明显增加小鼠腹腔注射酚红后引起的小鼠气管酚红排泌量，射干提取物有止咳祛痰作用。射干所含异黄酮类化合物鸢尾苷、鸢尾黄素、次野鸢尾黄素有止咳作用。

血液系统 主要是抗血栓作用，可用于栓塞性疾病治疗。

抗血栓 射干乙醇提取物有抗电刺激引起的大鼠血栓形成作用。射干酸性多糖有抗凝血作用。鸢尾苷元有抑制花生四烯酸或胶原引起的血小板聚集作用。

清除自由基和细胞保护 射干异黄酮成分野鸢尾苷元、鸢尾苷元、鸢尾苷、5, 6, 7, 4′-四羟基-8-甲氧基异黄酮等均具有清除自由基的作用。射干提取物异丹叶大黄素有明显的抑制 Fe^{2+}-半胱氨酸诱导的肝微粒体、脑线粒体和突触小体丙二醛生成的作用。

消化系统 主要有抗胃溃疡、保肝等作用。

抗胃溃疡 射干乙醇提取物有促进麻醉大鼠胆汁分泌的利胆作用和抗实验性胃溃疡作用；有抗小鼠实验性腹泻作用。射干 75% 醇提取物 5g/kg 和 15g/kg，有抑制小鼠吲哚美辛加乙醇性胃溃疡形成作用，对盐酸性及水浸应激性胃溃疡有抑制作用。对正常小鼠胃肠运动无影响，但能对抗番泻叶引起的大肠性腹泻和蓖麻油引起的小肠性腹泻。

保肝 鸢尾苷及其苷元有保肝作用，能降低 CCl_4 引起的大鼠肝损伤所导致的血清转氨酶活力升高，并能增强肝细胞液中的过氧化物歧化酶、过氧化氢酶和谷胱甘肽过氧化酶的活性。

抗肿瘤 体外实验中，从射

干提取物中分离得到的鸢尾苷元和野鸢尾苷元可以通过调整细胞周期来抑制癌细胞的增殖，从而减少前列腺癌细胞 RWPE-1、LN-CaP 和 PC-3 的数量。给皮下接种前列腺癌 LNCaP 细胞的裸鼠喂饲含射干提取物（含鸢尾苷元等异黄酮）饲料能明显降低肿瘤发生率和抑制肿瘤生长。射干鸢尾黄素和鸢尾苷通过抑制环氧化酶-2（COX-2）的活性，抑制肿瘤血管的增生。肺癌小鼠皮下注射鸢尾黄素，可使小鼠体内的肿瘤体积减小。鸢尾苷元等异黄酮成分的抗肿瘤作用机制主要有抑制前列腺素（PG）、一氧化氮（NO）生物合成和清除自由基、抑制血管生成、抑制细胞内信号转导通路、抗致癌物诱变作用，以及肿瘤细胞毒作用。

解热镇痛　射干提取物对啤酒酵母所致发热大鼠有解热作用。在冰醋酸小鼠腹腔注射引起刺激疼痛模型，射干提取物可减少小鼠扭体次数。

其他　射干酚 A 和 B 及烯二酮类成分能增进乙酰胆碱能神经细胞的生存和生长，并能增强乙酰胆碱酶的活性。射干的醇或水提取物口服或注射，有促进家兔唾液分泌作用。

毒性与不良反应　射干乙醇提取物灌胃给药的小鼠急性毒性试验，半数致死量（LD_{50}）为 66.78g/kg。

体内过程未见文献报道。

（陈卫平）

shāndòugēn

山豆根（Sophorae Tonkinensis Radix et Rhizoma）　豆科植物越南槐 Sophora tonkinensis Gapnep. 的干燥根及根茎。味苦，性寒；有毒。归心、肺、大肠经。具有清火、解毒、消肿、止痛功效。

主要用于喉痛、喉风、喉痹、牙龈肿痛、喘满热咳、黄疸、下痢、痔疾、热肿、秃疮、疥癣，及蛇、虫、犬咬伤。山豆根的药理有效成分主要包括苦参碱、氧化苦参碱、金雀花碱、甲基金雀花碱、奥豆碱（鹰爪豆碱）和羽扇豆碱、臭豆碱、槐果碱等生物碱；二氢黄酮、异黄酮、查耳酮、紫檀素、槐定、槐酮、槐多色烯、槐诺色烯、l-朝鲜槐英、染料木素、紫檀素等黄酮类化合物，以二氢黄酮类化合物最为丰富。此外还含三萜及三萜皂苷等。

药理作用　山豆根的药理作用主要体现在免疫系统、心血管系统、中枢神经系统、呼吸系统、消化系统、血液系统等方面，尚有抗氧化、抗癌等作用。

免疫系统　主要包括抗菌、抗病毒、抗炎、调节免疫等作用，可用于感染性疾病的治疗。

抗菌　山豆根水提取液有抗白念珠菌、大肠埃希菌、金黄色葡萄球菌、白色葡萄球菌、甲型链球菌、乙型链球菌作用。

抗病毒　山豆根生物碱有体外抗乙肝病毒活性作用。山豆根总碱对咽喉部常见柯萨奇 B 型病毒、腺病毒、呼吸道合胞病毒、流感、副流感病毒有抑制作用。

抗炎　山豆根水提物能降低二甲苯所致小鼠耳肿胀度；对小鼠实验性腹膜炎及大鼠实验性皮肤炎症有抑制作用。山豆根碱可抑制二甲苯引起的小鼠耳郭炎性水肿；抑制组胺、醋酸引起的小鼠皮肤和腹腔毛细血管通透性增高；可抑制棉球植入大鼠皮下组织所致肉芽组织增生和角叉菜胶所致大鼠足肿胀；对肾上腺切除的大鼠也具有同样的抗炎作用。

调节免疫　在用地塞米松为免疫抑制剂建立小鼠免疫抑制模型，腹腔注射山豆根多糖能提高小鼠脾指数，降低脾中髓过氧化物酶和胸腺中黄嘌呤氧化酶活性，提高胸腺中谷胱甘肽过氧化物酶活性。山豆根多糖通过改变机体内自由基相关酶的活性来影响体内自由基的产生和清除能力，使机体免疫器官免受过氧化损伤，拮抗地塞米松所致的免疫抑制，增强机体的免疫功能。

心血管系统　主要包括抗心律失常、降血压、抗血栓、强心等作用。

抗心律失常　山豆根总生物碱股静脉注射，可在 2 分钟内纠正乌头碱所致大鼠二联律、室性期前收缩和室性心动过速，有抗心律失常作用。山豆根总生物碱静脉注射，可对抗乌头碱所致家兔和大鼠心律失常，对抗氯化钾或氯仿-肾上腺素所致大鼠心律失常，对抗洋地黄苷所致豚鼠心律失常。

降血压　山豆根碱静脉注射可降低麻醉猫和麻醉大鼠动脉血压，降压作用与兴奋迷走神经或阻断 α 受体无关，亦没有阻断自主神经节的作用。静脉注射不影响血压的山豆根碱剂量在椎动脉注射可有明显的降压作用，表明山豆根碱的降压作用有中枢因素参与。

抗血栓　山豆根碱体内和体外给药，均有抑制二磷酸腺苷、花生四烯酸和胶原所致家兔血小板聚集作用。山豆根碱体外给药可抑制上述聚集诱导剂所致大鼠血小板聚集，促进二磷酸腺苷和花生四烯酸诱导聚集的血小板解聚。静脉注射山豆根碱，可抑制大鼠血小板血栓和电刺激诱发的动脉血栓形成；体外实验中，山豆根碱可降低大鼠血小板黏附率。

降血脂 苦参碱能显著降低大鼠实验性高脂血症的血清三酰甘油水平，升高高密度脂蛋白水平，降低血黏度，改善血液流变学各项指标。

强心 山豆根氧化苦参碱能增加正常离体蟾蜍心肌收缩力和心排血量，增加戊巴比妥钠和低钙离体心衰模型的心肌收缩力和心排血量，对心率无明显影响；能剂量依赖性地加强离体豚鼠、大鼠、兔乳头肌的收缩力。氧化苦参碱有强心作用。静脉注射苦参碱，可减慢心率，延长心电图 P-R 和 Q-T 间期。

中枢神经系统 山豆根生物碱对中枢神经系统有明显的抑制作用。氧化苦参碱、槐果碱能减少小鼠自发活动，协同阈下剂量戊巴比妥钠、水合氯醛或氯丙嗪的中枢抑制作用，拮抗苯丙胺或咖啡因所引起的中枢兴奋。臭豆碱对神经节冲动传导有轻度抑制作用，还具箭毒样作用。苦参碱、氧化苦参碱、槐果碱等均有降低体温的作用。

镇痛 苦参碱、氧化苦参碱、槐果碱对醋酸所致小鼠扭体次数有明显抑制作用，能延长烫尾法小鼠的痛反应时间。

抗脑损伤 在结扎和松扎大鼠两侧颈总动脉制造的急性不完全性脑缺血再灌注损伤模型，山豆根碱能增强腺苷三磷酸酶（ATP 酶）、超氧化物歧化酶（SOD）、谷胱甘肽过氧化物酶（GSH-Px）等活性，并能降低丙二醛（MDA）的含量，对脑缺血再灌注损伤有保护作用。

呼吸系统 山豆根中所含生物碱有呼吸兴奋作用。臭豆碱、金雀花碱能反射性兴奋呼吸，其作用类似烟碱。苦参碱、氧化苦参碱、槐果碱等有显著平喘作用。氧化苦参碱的平喘作用强度与氨茶碱相似，但作用持续时间较长。槐果碱的平喘作用较苦参碱和氧化苦参碱为强。对组胺、乙酰胆碱、氯化钡等引起的气管兴奋有显著的拮抗作用，无钙条件下拮抗作用更强。氧化苦参碱给豚鼠灌胃，对组胺哮喘有明显的平喘作用；给家兔肌内注射，对被动及主动皮肤过敏反应有显著抑制作用，并显著抑制兔血清 IgE 抗体的形成，表明抗变态反应可能与其平喘有一定关系。槐果碱有明显的镇咳平喘作用，其对支气管平滑肌的解痉作用可能是中枢性的，主要是通过兴奋中枢 β 受体、激活腺苷酸环化酶，使脑中环腺苷酸（cAMP）升高而达到平喘效果。山豆根提取液对过敏性哮喘豚鼠具有平喘作用。

消化系统 主要是抗胃溃疡和保肝作用。

抗胃溃疡 山豆根醇提水不溶部分能抑制胃液分泌，对大鼠幽门结扎性溃疡、应激性溃疡、醋酸性溃疡等均有治疗作用。山豆根中黄酮类成分槐定和槐酮具有抗胃溃疡作用与抑制胃液分泌作用。

保肝 山豆根总成分和山豆根非生物碱部位对免疫性肝损伤小鼠有保护作用，可保肝降酶、延缓免疫性肝损伤，并使形态学上的肝细胞变性和坏死得到明显改善和恢复。

血液系统 苦参碱、氧化苦参碱对经 X 线照射引起的兔白细胞下降有明显的治疗作用。氧化苦参碱肌内注射，能明显防止 ^{60}Co 照射引起的家兔白细胞减少，对照射引起的小鼠白细胞减少亦有明显治疗效果。氧化苦参碱对正常家兔的外周血白细胞也具有增多的作用。

抗氧化 山豆根多糖可抑制邻苯三酚自氧化，抑制调理酵母多糖诱导的小鼠脾淋巴细胞释放过氧化氢（H_2O_2）。山豆根多糖具有清除活性氧自由基功能。

抗癌 山豆根水提液对体外培养人食管癌（Eca-109）细胞株生长有抑制和杀伤作用；有抑制体外培养人肝癌细胞增殖，降低线粒体活性作用。苦参碱能抑制胃癌细胞 SGC27901、口腔上皮癌 KB 细胞、大肠癌 HT229 细胞和结肠癌 SW1116 细胞的增殖。山豆根提取物、苦参碱、氧化苦参碱对移植 S_{180} 的小鼠有延缓死亡的效果，对接种实体瘤或腹水瘤的大鼠亦能延缓死亡。对急性淋巴细胞型白血病和急性粒细胞型白血病患者白细胞的脱氢酶均有抑制作用，对白血病的血细胞增长有抑制作用。

其他 苦参碱有利尿作用，可增加尿中氯化钠的排泄量。

毒性与不良反应 山豆根主要毒性成分为苦参碱和金雀花碱等生物碱类。苦参碱具有烟碱样毒性作用，能使胆碱能自主神经系统兴奋，出现胃肠道平滑肌收缩，胃肠蠕动加快，唾液腺、汗腺等分泌增强，瞳孔缩小，神经肌肉接头阻滞。另外，苦参碱能作用于大脑引起痉挛，可麻痹横膈膜和呼吸肌运动神经末梢。金雀花碱能反射性兴奋呼吸中枢和血管运动中枢，使呼吸急促，心跳加快，血压升高。大剂量山豆根煎剂灌胃可抑制小鼠中枢神经系统和呼吸系统，使之出现烦躁、多动、呼吸急促、抽搐，甚至死亡。在小鼠急性毒性试验中，山豆根全组分的最大耐受量为 10.68g/kg；山豆根水提取液半数致死量（LD_{50}）为 35.05g/kg，给药后小鼠出现烦躁不安、尾巴变黑、蜷卧、耸毛、耳郭苍白、呼吸困难等中毒症状。水提组分、醇提组分、总生物碱提取物的小鼠灌胃给药 LD_{50} 及95%可信限分别为 17.469 g/kg（15.450 g/kg ~ 19.701 g/kg）、27.135 g/kg（24.869 g/kg ~ 29.622 g/kg）、13.399 g/kg（12.016 g/kg ~ 14.899 g/kg），主要毒性症状是烦躁、多动、呼吸急促、抽搐。苦参碱小鼠腹腔注射的 LD_{50} 为 150mg/kg，家兔腹腔注射的 LD_{50} 为 150mg/kg；氧化苦参碱小鼠静脉内给药的 LD_{50} 为 150mg/kg，腹腔内注射为 750mg/kg，肌内注射为 256.74 ± 57.36mg/kg。大剂量的苦参碱和氧化苦参碱均能抑制肝细胞的活力，明显影响肝细胞的形态（出现皱缩、变圆），显著升高细胞上清液中的天冬氨酸转氨酶（AST）、碱性磷酸酶（ALP）、乳酸脱氢酶（LDH）水平，相同剂量下，苦参碱对肝细胞的毒性作用大于氧化苦参碱。连续 7 天给小鼠灌胃不同剂量的山豆根水提、醇提组分，观察小鼠一般状况，分别于给药后第 1、3、7 天检测小鼠血清丙氨酸转氨酶（ALT）、AST、ALP 的活性和总胆红素（TBI）、白蛋白（ALB）的含量，计算肝指数，并观察肝组织形态变化。结果，在给药后第 1 天山豆根水提、醇提组分低剂量组未对小鼠肝脏造成明显损伤，高、中剂量组会使小鼠血清中 ALT、AST、ALP 活性升高，TBI 含量升高，ALB 含量下降；给药后第 3 天山豆根水提、醇提各剂量组小鼠出现烦躁，体重增长缓慢等症状，血清中上述肝功能指标变化明显，肝体比值增大，并见部分肝细胞脂肪变性、气球样变，点状坏死等病理变化；给

药后第 7 天观察上述症状依次加重。水提组分对上述指标的影响比醇提组分明显。多次给小鼠高、中剂量的山豆根水提组分和醇提组分均可造成明显的肝损伤，且水提组分的肝毒性大于醇提组分。山豆根提取液连续 5 天给 SD 大鼠灌胃，大剂量山豆根（7.5g/kg以上）有神经毒性和肝组织损伤毒性，对肾脏的损害相对较轻。在连续 27 天灌胃给药的大鼠长期毒性试验中，山豆根水提取物 0.6 ~ 2.4g/kg 可不同程度的使血清 ALT、AST、ALP 活性及尿素氮（BUN）、肌酐（CRE）含量升高，肝脏指数增高，病理检查可见不同程度的肝损伤，未见对血常规有明显影响。停药 27 天后，部分病理改变为不可逆性损伤。

体内过程 氧甲基山豆根碱大鼠一次灌胃给药后胃肠吸收较快，在 36.6 分钟后血中即达到最大浓度。药物由血液向组织中转运较快，从大鼠体内排除较慢。给药后 1 小时尿中即可测得放射性，6 小时粪中方可测得。48 小时尿排出 1.97%，由粪排出 21.59%，粪尿共可回收给药剂量的 23.56%。氧甲基山豆根碱主要经粪便排除，尿中排除较少。

（陈卫平）

mǎbó

马勃（Lasiophaera Calvatia）

灰包科真菌脱皮马勃 *Lasiosphaera fenzlii* Reich.、大马勃 *Calvatia gigantea*（Batsch ex Pers.）Lloyd 或紫色马勃 *Calvatia lilacina*（Mont. et Berk.）Lloyd 的干燥子实体。味辛，性平。归肺经。具有清肺利咽、解毒、止血功效，主要用于喉痹咽痛、咳嗽失音、吐血、衄血、外伤出血。马勃的药理有效成分主要有麦角甾-7, 22-二烯-3-酮、β-谷甾醇、14α-羟基-

麦角甾-4, 7, 9, 22-四烯-3, 6-二酮、9α, 14α-二羟基-麦角甾-4, 7, 22-三烯-3, 6-二酮、麦角固醇、霉菌甾醇、麦角甾-7, 22-二烯-3β-醇等一系列等甾体化合物；苯乙酮缩二羟孕酮、补身素-2, 11-二醇等多种萜类化合物，及多糖类等。

药理作用多集中于免疫系统、神经系统、血液系统等。

免疫系统：主要包括抗菌、抗炎、镇咳等，可用于感染性疾病的治疗。①抗菌：在不同成熟期大马勃子实体提取物抑菌活性研究中发现，未成熟大马勃挥发油对大肠埃希菌和金黄色葡萄球菌有抑菌作用。大马勃未成熟子实体的挥发油含有雪松醇、α-石竹烯及石竹烯氧化物，而成熟子实体的挥发油中未检测到上述成分。对豆包菌、脱皮马勃、大口静灰球、长根静灰球、栓皮马勃、紫色马勃、白马勃、多形灰包、网纹灰包、大马勃等 10 种马勃水提取液的抑菌作用研究中，以豆包菌作用最强，抗菌谱广。《中华人民共和国药典》收载品种脱皮马勃作用次之，紫色马勃和大马勃水煎液抗菌作用较弱。②抗炎：大马勃水溶性多糖灌胃或腹腔注射，均可抑制二甲苯所致小鼠耳郭肿胀；灌胃给药，可抑制甲醛所致小鼠关节肿胀。马勃水提液可抑制蛋清所致大鼠足肿胀和大鼠棉球肉芽肿。小鼠灌服脱皮马勃混悬液，有抑制二甲苯所致小鼠耳郭肿胀作用。③镇咳：在机械性刺激致咳实验模型，灌服脱皮马勃混悬液，可延长豚鼠咳嗽潜伏期。

神经系统：主要是镇痛作用。大马勃水溶性多糖腹腔注射给药，能够抑制醋酸引起的小鼠扭体反应以及热板法镇痛实验的小鼠痛反应。

血液系统：主要是止血作用。在家兔体外凝血实验中，脱皮马勃的乙酸乙酯和正丁醇提取物有促凝血作用。临床多用于治疗体表出血，由于其不能被组织吸收，因此不能用于组织内止血。

抗肿瘤：马勃多糖可抑制 S_{180} 肉瘤细胞，有体外抗肿瘤细胞活性作用。在体外实验，脱皮马勃石油醚提取物有抑制肝癌细胞和神经瘤细胞作用；脱皮马勃乙醇提取物在体外对白血病细胞和肺癌细胞有抑制作用。

抗氧化：紫色秃马勃水溶性多糖在 0.0442~0.0884mg/ml 浓度范围内，随着浓度的增加，对超氧阴离子自由基的清除能力逐渐增强。

（陈卫平）

qīngguǒ

青果（Canarii Fructus）

橄榄科植物橄榄 Canarium album Raeusch. 的干燥成熟果实。味甘、酸，性平。归肺、胃经。具有清肺、利咽、生津、解毒功效，主要用于咽喉肿痛、烦渴、咳嗽吐血、菌痢、癫痫、解肠毒及酒毒。青果的药理有效成分主要有橄榄多酚、没食子酸、黄酮类物质、橄榄苦苷、维生素 C、胡萝卜素、维生素 A、维生素 B_1、维生素 B_2、烟酸等营养成分，滨蒿内酯、东莨菪内酯、（E）-3,3-二羟基-4,4-二甲氧基二苯乙烯、有机酸、挥发油等。药理作用多集中在免疫系统、心血管系统、内分泌系统、运动系统、消化系统等。

免疫系统　青果有抗菌、抗病毒、抗炎作用，可用于感染及炎症的治疗。

抗菌：青果乙醇提取物对大肠埃希菌、铜绿假单胞菌、金黄色葡萄球菌、枯草杆菌、酿酒酵母、土星汉逊酵母、黑曲霉、娄地青霉、桔青霉、黑根霉、黄曲霉等菌种有抑菌作用。橄榄多酚对金黄色葡萄球菌、乙型溶血性链球菌、大肠埃希菌、表皮葡萄球菌、乙型溶血性链球菌等菌种有抑菌作用。橄榄总黄酮对下述菌种的抑菌作用强度依次为：痢疾杆菌、金黄色葡萄球菌>枯草杆菌、青霉、黑曲霉>大肠埃希菌，变形杆菌。

抗病毒：青果水提液的石油醚、氯仿和乙酸乙酯萃取部位可抑制人类免疫缺陷病毒（HIV）gp41，抑制 HIV-1 与靶细胞融合，有抗人类免疫缺陷病毒作用。青果提取物没食子酸有抗乙肝病毒作用。

抗炎：青果含有滨蒿内酯，在迟发性哮喘豚鼠模型中，滨蒿内酯有降低豚鼠血浆和支气管肺泡灌洗液中白介素-5 含量作用；有降低豚鼠肺组织细胞溶酶体磷脂酶 A_2 作用。有研究报道，实验组小鼠每只每天皮下注射橄榄油 0.1ml，对照组小鼠每天皮下注射生理盐水连续 5 天，橄榄油对小鼠腹腔单核巨噬细胞的吞噬功能具有抑制作用，并能抑制腹腔单核细胞的游出。同时，经电镜观察，发现单核细胞表面微绒毛突起明显变钝，因而纵切微绒毛极短，胞质内见少量线粒体，溶酶体极少。提示橄榄油对单核巨噬细胞的微绒毛有明显的抑制作用；对线粒体、溶酶体等细胞器也有一定的抑制作用。橄榄叶提取物灌胃给药，可预防白陶土与鹿角菜胶诱发的大鼠骨关节组织炎症。

心血管系统　主要是抗脑缺血作用。在线拴法大鼠中动脉阻塞局灶性脑缺血/再灌注损伤模型中，橄榄总黄酮可增加还原型谷胱甘肽活力和总抗氧化能力，缓解脑组织髓过氧化物酶水平升高，对大鼠神经功能障碍有改善作用，并缩小脑梗死灶，对大鼠局灶性脑缺血/再灌注损伤有保护作用。橄榄叶的酯提取物能够对抗糖尿病模型小鼠血清中的总胆固醇、三酰甘油和低密度脂蛋白胆固醇的水平升高。

内分泌系统　橄榄叶醇提取物对正常小鼠有明显降血糖作用；在链脲佐菌素建立的糖尿病小鼠模型，橄榄叶醇提取物及酯提取物均能降低糖尿病模型小鼠的血糖水平，且酯提取物的降血糖作用明显强于醇提取物。

抗骨质疏松　橄榄多酚可增加卵巢切除大鼠股骨密度及骨钙含量，有抗骨质疏松作用和软骨修复作用。

消化系统　主要是保肝作用。在酒精性肝损伤模型小鼠，橄榄总黄酮灌胃给药，可降低白酒所致小鼠肝组织丙二醛含量，升高谷胱甘肽含量，降低小鼠血清中三酰甘油的含量，对小鼠肝组织琥珀酸脱氢酶及糖原的下降有明显的抑制作用。橄榄总黄酮能对抗酒精中毒引起的肝脂质过氧化损伤。

其他　青果有镇痛作用。橄榄叶提取物有抑制肿瘤坏死因子的生成及大鼠嗜碱性白血病细胞释放 β-氨基己糖苷酶作用。给家兔灌服青果的温浸剂有祛痰作用。

毒性与不良反应、体内过程暂无研究报道。

（陈卫平）

jǐndēnglong

锦灯笼（Physalis Calyx Seu Fructus）

茄科植物酸浆 Physalis alkekengi L. Var. franchetii（Mast.）Makino 的干燥宿萼或带果实的宿萼。性寒，味苦，归肺经。具有清热解毒、利咽、化痰、利尿功效，主要用于咽痛音哑、痰热咳嗽、小便不利，外治天疱疮、湿疹。锦灯笼的药理有效成分主要包括多种酸浆苦素的甾体类、甾醇类，如酸浆果实中含有酸浆甾醇A和酸浆甾醇B，种子油的皂化物中分离得到多种 4a-甲基甾醇，主要为禾木苗醇和钝叶醇及4个新甾体。此外，还有多种 4-脱甲基甾醇，如胆甾醇、24-乙基胆甾醇等，种子中还有多种三萜 3β-一元醇。生物碱类，如酸浆的根中含生物碱约 0.1%，从中分离出 3a-巴豆酰莨菪碱、巴豆酰莨菪碱、托品碱、假托品碱、N 氧化-3a-巴豆酰莨碱及红古豆碱。酸浆全草含有酸浆苦素 A、酸浆苦素 B、酸浆苦素 C 和酸浆苦素 K 等多种酸浆苦素。含有多种类氨基酸，以及苷类、黄酮、草酸、咖啡酸、桂皮酸、阿魏酸、甘醇酸及香豆素类，宿萼中含隐黄素和阿魏酸。

药理作用多集中于免疫系统、心血管系统、内分泌系统及神经系统。

免疫系统　主要包括抗菌、抗病毒、抗炎作用，可用于咽喉肿痛、肺热咳嗽。

抗菌：锦灯笼宿萼乙醇提取物对金黄色葡萄球菌、甲型链球菌、乙型链球菌、链球菌、蜡样芽胞杆菌、枯草杆菌有抑菌作用。同等条件下，对铜绿假单胞菌、大肠埃希菌、白色念珠菌、酿酒酵母以及根霉无明显抑制作用。

抗病毒：锦灯笼所含木犀草素有体外抗柯萨奇 B₃ 病毒作用。

抗炎：锦灯笼提取物可减轻二甲苯致小鼠耳肿胀，抑制蛋清所致大鼠足爪肿胀，抑制棉球肉芽肿的形成。锦灯笼水提取物灌胃给药，能抑制醋酸引起的小鼠腹腔毛细血管通透性增高和组胺

所致的大鼠皮肤毛细血管通透性增高，对小鼠实验性腹膜炎及大鼠实验性皮肤炎症有明显的抑制作用。锦灯笼水提取物灌胃给药，可降低角叉菜胶导致的大鼠足趾肿胀程度，并剂量依赖性地降低血清中一氧化氮的含量。锦灯笼酸浆苦素 B 可调节中性粒细胞活化，有抗炎作用。

心血管系统　①扩血管：在大鼠离体胸主动脉环实验，观察到锦灯笼水提物可降低苯肾上腺素及氯化钾预收缩血管的张力，其舒张血管作用表现为非内皮依赖性。在 12,13-二丁基佛波酯预收缩血管的模型，锦灯笼水提物有舒张血管作用。②降血脂：锦灯笼水提液灌胃给药，有降低高血脂模型大鼠血清胆固醇和低密度脂蛋白作用。锦灯笼鲜果有降低高血脂模型大鼠血清胆固醇、三酰甘油和低密度脂蛋白，升高高密度脂蛋白作用。③强心：醚溶性和水溶性成分对蛙心有加强收缩力作用。

内分泌系统　主要为降血糖作用，在肾上腺素和四氧嘧啶诱发的小鼠实验性糖尿病模型，观察到锦灯笼水提取和醇提取液均有降血糖作用。锦灯笼宿萼皂苷灌胃给药，对四氧嘧啶诱发的糖尿病小鼠有降血糖作用，并可减轻症状。

神经系统　在热板法小鼠镇痛、醋酸致小鼠扭体和电刺激小鼠尾部实验中，锦灯笼水提取物灌胃给药有镇痛作用。

抗氧化　在 D-半乳糖诱发的衰老模型大鼠，锦灯笼提取物灌胃给药，可使血清丙二醛含量和肝脏匀浆丙二醛含量降低；血液超氧化物歧化酶、谷胱甘肽过氧化酶活性升高。经电子自旋共振仪研究，证实锦灯笼乙醇和

甲醇提取物可清除 1,1-二苯基苦基苯肼自由基，锦灯笼有抗氧化作用。

抗癌　锦灯笼水提取物对人肺腺癌细胞株有生长抑制作用，可阻滞人肺腺癌细胞的细胞周期，使 G_1/G_0 期细胞增多，S 期细胞减少，同时诱导人肺腺癌细胞的凋亡。

毒性与不良反应、体内过程暂无研究报道。

（陈卫平）

jīnguǒlǎn

金果榄（Tinosporae Radix）

防己科植物青牛胆 *Tinospora sagittata*（Oliv.）Gagnep. 或金果榄 *Tinospora capillipes* Gagnep. 的干燥块根。味苦，性寒。归肺、大肠经。具有清热解毒、利咽、消肿止痛的功效，主要用于咽喉肿痛、痈疽疔毒、泄泻、痢疾、脘腹热痛。金果榄的药理有效成分包括罗汉松甾酮A、24-表-罗汉松甾酮A（2）、β-蜕皮甾酮等甾酮类化合物。生物碱类如防己碱、药根碱、非洲防己碱、异非洲防己碱、千金藤碱、蝙蝠葛碱、木兰花碱等，主要为季铵类生物碱。萜类有非洲防己苦素、异非洲防己苦素、异非洲防己苦素-4-β-D-葡萄糖苷（即金果榄苷）、青牛胆苦素。以及挥发油、β-香树脂醇、阿魏酸二十二酯、丁香苷、甾醇及高级脂肪酸、游离氨基酸等。

药理作用　金果榄的药理作用多集中于免疫系统、消化系统、内分泌系统、神经系统等。

免疫系统　主要包括抗菌、抗炎作用，可用于感染及炎症等的治疗。

抗菌：金果榄对金黄色葡萄球菌、表皮葡萄球菌、八叠球菌、洛菲不动杆菌有抑菌作用。从金果榄乙酸乙酯提取部位中分离出

的巴马汀、药根碱对金黄色葡萄球菌、大肠埃希菌、铜绿假单胞菌、白念珠菌、枯草杆菌有较强的抑菌活性，古伦宾、异古伦宾和金果榄苷有抑菌活性。地苦胆（金果榄）胶囊对金黄色葡萄球菌、白色葡萄球菌、变形杆菌有很强的抑菌作用。

抗炎　金果榄水提取物可使佐剂性关节炎模型大鼠体重减轻、继发性关节炎的肿胀减轻、继发性关节炎评分下降、热过敏潜伏期显著延长、踝关节的病理变化改善。海南青牛胆能消除佐剂性关节炎大鼠产生的关节肿胀，缓解疼痛，抑制炎症反应。金果榄乙醇提取物有抑制小鼠二甲苯致耳肿胀和醋酸致小鼠腹腔毛细血管通透性增加作用，也可抑制鸡蛋清致大鼠足趾肿胀及棉球肉芽增生。地苦胆（金果榄）胶囊小鼠灌胃给药连续 7 天，可降低小鼠腹腔毛细血管通透性。应用消毒滤纸片植入小鼠腹部皮下造成肉芽组织增生方法，地苦胆胶囊有抑制小鼠慢性非特异性炎症的作用，并能抑制二甲苯所致小鼠耳郭肿胀。灌胃给药 5 天，能抑制角叉菜胶所致大鼠足肿胀。

消化系统　主要有抗胃溃疡、抑制肠蠕动作用，可用于胃溃疡、肠痉挛的治疗。金果榄水提取物灌胃给药，在水浸拘束法大鼠应激性胃溃疡模型，可提高应激性胃溃疡再生黏膜腺体成熟度，减少炎细胞浸润，提高血清前列腺素 E_2 水平，促进胃黏膜 NO 的生成和释放，金果榄有促进溃疡愈合作用。金果榄水提取物灌胃给药，能提高醋酸烧灼法胃溃疡模型大鼠组织及血清超氧化物歧化酶活力，降低丙二醛含量，提高胃黏膜前列腺素 E_2 的水平，升高血清表皮生长因子水平，促进胃

溃疡周边组织表皮生长因子表达，降低溃疡指数。金果榄水提和水提醇沉液有抑制离体兔和豚鼠回肠、空肠自主舒缩作用；并能解除乙酰胆碱、组胺所引起的肠肌强直性收缩，对离体肠肌有类似于阿托品样的解痉作用。

内分泌系统　主要是降血糖作用，可用于糖尿病的治疗。家兔、大鼠口服其水或醇的提取物，能降低空腹血糖，并增加葡萄糖耐量（如连续口服 1 个月，耐量试验反而恶化）。金果榄水提取物灌胃给药，对四氧嘧啶所致糖尿病模型小鼠有降低血糖作用。

神经系统　主要是镇痛作用。地苦胆（金果榄）胶囊灌胃给药连续 5 天，在小鼠热板法和醋酸扭体法镇痛实验，该药具有镇痛作用。

抗肿瘤　金果榄醇提取物和醚提取物对 S_{180} 腹水癌细胞有体外杀伤作用。金果榄水提液对小鼠移植性肿瘤 S_{180} 腹水癌细胞有抑制作用。

其他　在兔和豚鼠的妊娠和未孕离体子宫，金果榄能使子宫松弛并能解除麦角所引起的子宫收缩。

毒性和不良反应　金果榄水提液灌胃给药，小鼠急性毒性试验 $LD_{50} = 18.14 \pm 0.04 g/kg$。地苦胆（金果榄）胶囊灌胃给药，小鼠急性毒性试验 $LD_{50} = 22.96 \sim 28.51 g/kg$，中毒表现为嗜睡、肢体麻痹、呼吸抑制而死亡。

体内过程未见文献报道。

（陈卫平）

mùhúdié

木蝴蝶（Oroxyli Semen）　紫葳科木蝴蝶 *Oroxylum indicum* (L.) Vent. 的成熟种子。又称千层纸、玉蝴蝶。味微苦、甘，性微寒。归肺、肝、胃经。具有利

咽润肺、疏肝和胃、敛疮生肌的功效，主要用于咽痛喉痹、声音嘶哑、咳嗽、肝胃气痛、疮疡久溃不敛、浸淫疮等。木蝴蝶的药理有效成分主要包括黄酮及其苷类化合物，如黄芩苷元、白杨素、木蝴蝶苷 A、木蝴蝶苷 B、木蝴蝶定、千层纸苷、粗毛豚草素、5-羟基-6,7-二甲氧基黄酮和白杨素-7-O-β-吡喃半乳糖醛酸苷等 30 余种；对羟基苯乙醇和环己醇类化合物，如红景天苷、洋丁香苷、2-（3,4-二羟基苯基）-乙基葡萄糖苷、连翘环己醇、4-羟基连翘环己醇、棘木苷等。以及紫檀碱类化合物、挥发油和有机酸类化合物。

药理作用　多集中于免疫系统、消化系统和呼吸系统等方面，主要有抗菌、抗病毒、抗炎、疏肝和胃、镇咳祛痰等作用。

免疫系统　主要包括抗菌、抗病毒、抗炎、抗过敏等作用，可用于感染和炎症治疗。①抗菌：木蝴蝶提取物拉帕醇、β-拉帕醌和木蝴蝶素 A 对枯草杆菌、金黄色葡萄球菌、大肠埃希菌、铜绿假单胞菌、烟曲霉、黄曲霉等多种细菌和真菌都有抑制作用。木蝴蝶的水、微波、60% 丙酮及不同浓度乙醇提取物对金黄色葡萄球菌和鸡大肠埃希菌有抑菌作用。②抗病毒：木蝴蝶含有黄芩苷及黄芩苷元，两者均有抑制免疫缺陷病毒逆转录酶及在细胞培养中抑制人类免疫缺陷病毒 1 型（HIV-1）作用。③抗炎：木蝴蝶水提取物灌胃给药，对二甲苯所致小鼠耳郭肿胀有抑制作用。同时，小鼠脾指数降低，表明其对小鼠免疫功能有一定的抑制作用。④抗过敏：木蝴蝶含有的千层纸甲素可拮抗慢反应物质所致的豚鼠回肠收缩和肺条的收缩，并可

拮抗慢反应物质所致的豚鼠肺溢流增加，有抗慢反应物质作用；也可拮抗组胺、乙酰胆碱所致豚鼠回肠收缩。

呼吸系统　主要是镇咳祛痰作用。木蝴蝶水提取液灌胃给药，可使浓氨水诱导的小鼠咳嗽次数减少，延长咳嗽反应潜伏期，可增加小鼠气管中酚红的排泌，在豚鼠离体肺条平滑肌实验中，木蝴蝶含有的千层纸甲素有松弛小气管平滑肌作用。

抗肿瘤　木蝴蝶含有的千层纸素作用于 HepG2 细胞 48 小时后，可明显抑制细胞的增殖；千层纸素对人胃癌细胞具有抑制作用；千层纸素对宫颈癌细胞也有细胞毒作用；对人宫颈癌细胞有诱导凋亡的作用。

其他　在半乳糖性白内障模型大鼠，木蝴蝶水提取物灌胃给药，可推迟晶状体核混浊发生时间，有延缓大鼠半乳糖性白内障发展的作用。皮下淋巴囊内注射木蝴蝶水提取物，对蟾蜍排精有抑制作用。在低温条件下制备大鼠肝微粒体，采用 Fe^{2+}-ADP-NADPH 体外氧化体系诱发肝微粒体脂质过氧化反应实验研究中，木蝴蝶可抑制丙二醛产生，有抗肝微粒体脂质过氧化的作用。在沙门菌诱变试验（埃姆斯试验）中，木蝴蝶甲醇提取物（以黄芩苷元为主）能明显抑制基因突变。种子、茎皮所含黄芩苷元有利尿、利胆，降胆固醇作用。

毒性与不良反应　水提取物小鼠急性毒性预试验中，分别按 10 g/kg、50 g/kg、100g/kg 3 个剂量灌胃给药。小鼠一次最大灌胃量不超过每只 1ml，连续观察 7 天，无小鼠死亡，亦无明显毒性反应。木蝴蝶水提物小鼠最大耐受量试验 150 g/kg。

体内过程未见文献报道。

（陈卫平）

báitóuwēng

白头翁（Pulsatillae Radix）　毛茛科植物白头翁 Pulsatilla Chinensis（Bge.）Regel 的干燥根。味苦，性寒，归胃、大肠经。具有清热解毒、凉血止痢、燥湿杀虫的功效。主要用于热毒痢疾、鼻衄、血痔、带下、阴痒、痈疮、瘰疬。白头翁的药理有效成分主要包括三萜及其苷类，三萜皂苷分为羽扇豆烷型和齐墩果烷型两类数十种皂苷及常春藤皂苷元、齐墩果酸等三萜皂苷元，还有白头翁素、白头翁灵、白头翁因等强心成分和豆甾醇、谷甾醇等。

白头翁的药理作用多集中于免疫系统、消化系统、呼吸系统等方面，主要有抗菌、抗病毒、抗炎、调节免疫、保肝、抗腹泻和抗氧化等作用，并有抗肿瘤、抗寄生虫等作用。

免疫系统　主要包括抗菌、抗病毒、抗炎、调节免疫等作用，可用于感染及炎症治疗。

抗菌：白头翁不同提取物对金黄色葡萄球菌、大肠埃希菌、沙门菌、枯草杆菌有抑制作用。白头翁水提取物对金黄色葡萄球菌和产气肠杆菌有抑菌作用。白头翁醇提取物对新鲜结核菌和速生菌生长有抑制作用，并可使多药耐药菌株到培养终止期（40 天）仍无细菌生长。白头翁和朝鲜白头翁水提取物对金黄色葡萄球菌、大肠埃希菌有抑菌作用。

抗病毒：在乙肝感染大鼠，白头翁可促进其乙肝病毒的清除；对单纯疱疹病毒有抑制作用。

抗炎：白头翁和朝鲜白头翁水提取物灌胃给药能抑制蛋清所致的大鼠足肿胀。白头翁醇提物

对三硝基苯磺酸诱导的大鼠实验性结肠炎有明显的抗炎作用。白头翁总苷连续灌胃 7 天，对巴豆油致小鼠耳肿胀及对角叉菜胶引起的小鼠足肿胀有抑制作用。

调节免疫：白头翁正丁醇提取物连续灌胃给药 14 天，可增加小鼠胸腺和脾指数，提高小鼠体内吞噬鸡红细胞百分率和吞噬指数，有一定的免疫增强作用，可提高细胞免疫和非特异性免疫能力。白头翁水提物可提高小鼠脾细胞对伴刀豆球蛋白 A 以及大肠埃希菌脂多糖的反应性，刺激小鼠脾的 T、B 淋巴细胞转化增殖，对抗环磷酰胺对机体的免疫抑制作用。白头翁水提物能提高小鼠自然杀伤（NK）细胞的活性，对抗环磷酰胺对 NK 活性的抑制。白头翁糖蛋白能在体外有增强小鼠腹腔巨噬细胞吞噬中性红的作用，并可诱生巨噬细胞产生一氧化氮，促进巨噬细胞分泌白介素-1，白头翁糖蛋白对小鼠腹腔巨噬细胞有免疫增强作用。

消化系统　①抗腹泻：白头翁和朝鲜白头翁水提取物对液体石蜡导致的小鼠腹泻有拮抗作用；对兔离体十二指肠肠管运动有抑制作用。白头翁水提取物对鸡离体空肠张力有抑制作用，可使鸡离体盲肠平滑肌收缩运动减弱。②保肝：白头翁醇提取物灌胃给药，能降低四氯化碳所致肝损伤模型小鼠血清丙氨酸转氨酶、天冬氨酸转氨酶和肝组织丙二醛、黄嘌呤氧化酶含量，降低肝指数，提高谷胱甘肽还原酶活性。白头翁醇提取物的保护肝作用与其抗氧化作用有关。

呼吸系统　主要是镇咳平喘作用。白头翁总苷连续灌胃 7 天，可延长小鼠卵白蛋白诱发的哮喘潜伏期；抑制氨水引起的小鼠咳

嗽次数并延长咳嗽的潜伏期。

抗肿瘤　将大鼠灌胃给予白头翁水提取物，制备含药血清，用噻唑蓝（MTT）法观察到白头翁含药血清对肺癌细胞 PG 增殖有抑制作用，对化疗药物也有增敏作用。用 MTT 法观察到，白头翁醇提取物对人脐静脉内皮细胞体外增殖有抑制作用，可抑制血管生成。白头翁水提取物含药血清有抑制胃癌 BGC823 细胞活性作用。白头翁皂苷 B4 可使半胱氨酸蛋白酶 3 活性升高，并有抑制肝癌细胞 HepG2 作用。西南白头翁醇提取物对 Bel-7402、HeLa、A259 肿瘤细胞有抑制和促进凋亡作用。在 MTT 法测细胞增殖抑制率研究中，白头翁醇提取物对人红白血病细胞株 K562，人胃癌细胞株 BGC823，人乳腺癌细胞株 MCF-7、Bcap-37，人宫颈癌细胞株 HeLa，人卵巢癌细胞株 SK、CoC1，以及人胰管上皮癌细胞株 PANC-1，人胰管癌细胞株 BxPC-3，鼠结肠癌细胞株 Col-26，鼠脑神经胶质肉瘤细胞株 9L 等均有抑制作用。经对白头翁醇提取物的初步纯化研究，其抗癌有效部位主要为皂苷。在荷 S_{180} 瘤小鼠及艾氏腹水癌模型小鼠，白头翁水提取物能抗体内移植瘤和延长荷瘤小鼠存活期，能降低荷瘤小鼠脾指数，升高胸腺指数，使之趋向正常值。白头翁醇提取物和水提取物对二甲肼诱发的小鼠大肠癌可降低大肠癌发生数目，减慢大肠癌的病理进展，提高小鼠红细胞超氧化物歧化酶和全血谷胱甘肽过氧化物酶活性，醇提物的作用强于水提物。

其他　白头翁水提物能降低环磷酰胺所诱发的微核率、提高小鼠血清超氧化物歧化酶活性、增强总抗氧化能力，有抗诱变和

抗氧化作用。灌服白头翁素可使内毒素性损伤鸡血清超氧化物歧化酶活性增高，使丙二醛含量降低，白头翁素对鸡内毒素性损伤有治疗作用。白头翁皂苷体外使精子瞬间失活的最低有效浓度为 0.73mg/ml，白头翁皂苷具有杀灭精子作用。光镜下观察到，白头翁水提液可使阴道毛滴虫体内空泡增多、颗粒堆积、虫体碎解，白头翁有抗阴道毛滴虫作用。白头翁乙醇提取物具有镇静、镇痛及抗痉挛的作用。除去根部的白头翁全草有一种强心成分白头翁灵（okinalin），其药理作用略似洋地黄。

毒性与不良反应、体内过程未见文献报道。

（陈卫平）

mǎchǐxiàn

马齿苋（Portulacae Herba）

马齿苋科植物马齿苋 *Portulaca oleracea* L. 的干燥地上部分。味甘酸，性寒。归心、肝、脾、大肠经。有清热解毒、凉血止血和止痢功效，主要用于热毒泻痢、热淋、尿闭、赤白带下、崩漏、痔血、疮疡痈疖、丹毒、瘰疬、湿癣、白秃、痢疾（大便半干半稀）、热毒血痢、痈肿疔疮、湿疹、蛇虫咬伤、便血、崩漏下血等，现代大多用于治疗肠炎、急性关节炎、膀胱炎、尿道炎、肛门炎、痔疮出血等。马齿苋的药理有效成分主要包括亚麻酸、亚油酸、棕榈酸等有机酸类；槲皮素、山奈酚、杨梅素、芹菜素、木犀草素、橙皮苷等黄酮类和染料木素等异黄酮类；3-乙酰油桐酸、木栓酮、α-香树酯醇、丁基迷帕醇、帕克醇、环木菠萝烯醇、羽扇豆醇、马齿苋单萜 A 和马齿苋单萜 A 等萜类；胡萝卜苷、β-谷甾醇、豆甾-4-烯-3-酮等甾体

类；6,7-二羟基香豆素、东莨菪亭、佛手柑内酯、异茴香内酯及大叶桉亭等香豆素类。

药理作用　马齿苋的药理作用多集中于免疫系统、消化系统、内分泌系统、心血管系统等方面。

免疫系统　主要包括抗菌、抗病毒、调节免疫、抗炎、解热、抗过敏等作用，可用于感染、炎症等疾病的治疗。

抗菌　马齿苋乙醇提取物对痢疾志贺菌和福氏志贺菌有抑制作用，水提取物对痢疾志贺菌、宋内志贺菌、大肠埃希菌及福氏志贺菌有抑制作用。马齿苋黄酮类物质对大肠埃希菌、金黄色葡萄球菌、枯草杆菌有抑制作用，对青霉、毛霉、根霉、黑曲霉的抑菌作用不明显。马齿苋鲜榨汁对大肠埃希菌、沙门菌、变形杆菌、志贺菌、金黄色葡萄球菌、枯草杆菌、蜡样芽胞杆菌等均有抑制作用，对总状毛霉、赤霉、交链孢霉、黄曲霉等真菌也具有抑制作用。

抗病毒　马齿苋水提物有抗单纯疱疹病毒 2 型和抗单纯疱疹病毒 1 型作用。

调节免疫　用氚标记胸腺嘧啶核苷（^{3}H-TdR）掺入 DNA 法，研究马齿苋对家兔淋巴细胞增殖的影响，马齿苋提取物能提高正常家兔淋巴细胞和植物血凝素诱导的淋巴细胞的增殖能力，提高机体免疫功能。马齿苋多糖给小鼠灌胃 7 天，马齿苋多糖可提高小鼠腹腔巨噬细胞吞噬百分率和吞噬指数，促进溶血素及溶血空斑的形成，促进淋巴细胞转化，有提高免疫功能的作用。马齿苋多糖可促进体外腹腔巨噬细胞的吞噬功能和 NO 及细胞因子 IL-1 的产生，通过活化巨噬细胞，增强机体的免疫力。

抗炎、解热 马齿苋水提取物灌胃给药，有抑制蜂毒所致大鼠足跖肿胀、体温升高的作用。

抗过敏 在蜂针针刺动物足部使之出现红肿热痛等局部过敏反应模型中，马齿苋对蜂毒引起的局部过敏反应有治疗作用。

消化系统 主要包括抗腹泻和保肝等作用，可用于腹泻等疾病的治疗。

抗腹泻 马齿苋有抑制小鼠小肠推进作用，并能对抗番泻叶性腹泻，对小鼠小肠运动有抑制作用。马齿苋可使麻醉猫肠管张力降低，肠蠕动减弱。但马齿苋鲜榨汁和水提物可使豚鼠离体回肠紧张度增加，收缩振幅增强，频率加快。这种作用与乙酰胆碱类似，而且是剂量依赖性的。但是，收缩的紧张度和蠕动的增加可轻微地被阿托品阻断。

保肝 对四氯化碳所致肝损伤模型大鼠，马齿苋水提物灌胃给药，可降低血清丙氨酸转氨酶、天冬氨酸转氨酶、γ-谷氨酰转移酶、碱性磷酸酶、胆红素，降低肝组织丙二醛含量。

内分泌系统 主要包括抗糖尿病作用，可用于糖尿病的治疗。马齿苋水提取物灌胃给药，对链脲佐菌素所致 2 型糖尿病大鼠进行 12 周的治疗，苏木精－伊红（HE）染色光镜观察及免疫组织化学检测结果显示，马齿苋治疗组胰岛轮廓清楚，胰岛内 β 细胞破坏不大，在胰岛内的分布、细胞形态、染色颗粒的分布等方面与模型组比较均有不同程度的改观，胰岛 β 细胞染色颗粒显著增多，胞质丰满，提示马齿苋有保护和修复胰腺组织并使损伤的胰腺恢复正常的功能。采用人的相应组织提取的醛糖还原酶作为药物筛选的酶源，应用体外酶动力

学抑制实验方法，证实马齿苋的乙酸乙酯部位对人醛糖还原酶有明显的抑制作用。在腹腔注射链脲佐菌素并给予高脂高糖不规则饮食喂养 8 周制备的糖尿病胃轻瘫模型大鼠，马齿苋水煎剂灌胃给药 8 周，可降低模型大鼠血清糖化血红蛋白和血浆胃动素含量，有治疗糖尿病胃轻瘫大鼠胃动力减慢的作用。马齿苋水提取物对四氧嘧啶糖尿病模型小鼠及肾上腺素高血糖小鼠均有降血糖作用。

心血管系统 主要包括降血脂和抑制动脉粥样硬化斑块形成作用。

降血脂：用马齿苋干粉饲喂高脂模型家兔 8 周，可降低血清总胆固醇、三酰甘油、低密度脂蛋白，升高血清高密度脂蛋白。用马齿苋干粉饲喂造模 6 周后的高脂模型家兔，饲喂 5 周后，电镜观察显示马齿苋能减轻主动脉壁脂质沉积，并有抑制动脉粥样硬化斑块形成的作用。

马齿苋水提取物静脉给药，可对抗乌头碱和氯化钡所致大鼠心律失常。马齿苋对猫心脏收缩力有加强作用并使血压降低，同时伴有呼吸兴奋。马齿苋新鲜植物榨的水汁及沸水提取物对离体豚鼠心房均显示出剂量依赖性地加强心肌收缩力和收缩速率的作用，以及对离体气管条的松弛作用。这些作用与异丙肾上腺素产生的作用类似，并且可被普萘洛尔完全阻断。

抗肿瘤 马齿苋多糖可使小鼠 T 淋巴细胞数量增加，体外对肝癌细胞 SMMC7721 的增殖有抑制作用，体内可使小鼠 S_{180} 腹水瘤分裂指数下降，并能抑制小鼠 S_{180} 移植性实体瘤生长。马齿苋提取物可诱导肝癌 HepG-2 细胞凋亡，改变细胞周期分布，有抑制

细胞增殖作用。马齿苋多糖对人肝癌细胞株（BEL-7402）有体外抑制作用。

抗衰老 在 D-半乳糖致衰老模型小鼠，马齿苋醇提取物有改善衰老小鼠空间学习记忆能力作用，可降低脑组织丙二醛含量，提高超氧化物歧化酶和谷胱甘肽过氧化物酶活性。马齿苋水提液能提高衰老模型组小鼠心肌线粒体内超氧化物歧化酶和 Ca^{2+}-ATP 酶活性，降低丙二醛含量。

抗氧化 用马齿苋干粉饲喂家兔 11 周，可使家兔血清丙二醛含量降低，使血清超氧化物歧化酶活性升高。

抗缺氧 马齿苋醇提取物灌胃给药，可延长常压缺氧和化学物质所致缺氧小鼠存活时间。

抗疲劳 马齿苋可延长小鼠力竭游泳时间，减少游泳后即刻血乳酸含量，有抗疲劳作用。马齿苋水提物灌胃给药，可提高小鼠运动前肌糖原含量，可提高骨骼肌丙酮酸激酶活性，降低骨骼肌乳酸脱氢酶活力。

其他 在原代培养的胎鼠大脑皮质神经细胞，马齿苋多糖可提高谷氨酸和 β 淀粉样蛋白处理后的神经细胞相对成活率，马齿苋多糖对神经细胞有保护作用。马齿苋鲜榨汁和水提物有松弛离体气管条作用。马齿苋提取液（水煎浓缩加酒精去掉沉淀制成）及其分离的结晶氯化钾对豚鼠、大鼠及家兔离体、犬的在位子宫皆有明显的兴奋作用。马齿苋水提取物有舒张离体和在体骨骼肌作用。

毒性与不良反应 马齿苋水提取物小鼠腹腔注射的半数致死量（LD_{50}）为 1040mg/kg。

体内过程未见文献报道。

（陈卫平）

yādǎnzǐ

鸦胆子（Bruceae Fructus）

苦木科植物鸦胆子 *Brucea Javanica* (L.) Merr. 的干燥成熟果实。味苦，性寒；有小毒。归大肠经、肝经。具有清热解毒、止痢、截疟、腐蚀赘疣功效。主要用于痢疾、疟疾；外治赘疣、鸡眼。鸦胆子的药理有效成分主要包括鸦胆子油、鸦胆苦醇、鸦胆因 D、鸦胆子苷 A、苦木内酯及其苷、鸦胆子素、鸦胆子内酯，鸦胆子碱、鸦胆宁、糖苷鸦胆灵等生物碱；槲皮素-3-O-B-D-半乳糖苷、木犀草素-7-O-B-D-葡萄糖苷等黄酮类，及香草酸、鸦胆子甲素、鸦胆子酚及鸦胆子酸、没食子酸、乙酸大黄酚、大黄酚苷和 β-谷甾醇等。

药理作用 鸦胆子的药理作用主要集中于免疫系统和心血管系统，并突出的表现在抗肿瘤作用方面。此外，鸦胆子还具有驱虫、抗溃疡、抗瘢痕、抗子宫内膜异位症等作用。

免疫系统 主要包括抗菌、抗病毒、抗炎作用，可用于感染性疾病的治疗。

抗菌 鸦胆子水提取液对幽门螺杆菌有抗菌作用。鸦胆子油对金黄色葡萄球菌、大肠埃希菌、铜绿假单胞菌、白念珠菌、溶血性链球菌、淋球菌有抗菌作用。

抗病毒 采用荧光定量聚合酶链反应（FQ-PCR）技术，观察鸦胆子的不同极性溶媒提取物对离体尖锐湿疣皮损的乳头瘤病毒（HPV-DNA）的影响，鸦胆子油及鸦胆子水提液作用 1 天后，PCR 结果即为阴性，说明其对病毒有破坏作用，抑制其复制扩增，且药效时间较长。作用机制主要有：①可抑制病毒对氧的摄取，致病毒缺氧死亡。②提高病毒对药物的通透性，提高抗病毒药物在细胞中的浓度，产生杀灭或抑制病毒的效果。③可通过抑制病毒 DNA 的合成，起到杀死或抑制病毒的作用，从而使疣体破坏，最后坏死脱落。

抗炎 鸦胆子油可对抗巴豆油所致小鼠耳郭肿胀。

抗过敏 鸦胆子油对组胺所引起的小鼠皮肤瘙痒反应具有抑制作用。

调节免疫 鸦胆子油对鼠脾重、溶血空斑数、腹腔巨噬细胞吞噬功能及 ^{60}Co 照射后的骨髓造血干细胞的增殖均有促进作用。

心血管系统 主要包括降血脂和抗血小板聚集作用。

降血脂 鸦胆子油可降低高血脂长爪沙鼠血清总胆固醇和血清三酰甘油，血清低密度脂蛋白胆固醇和血清高密度脂蛋白胆固醇也不同程度降低，以低密度脂蛋白胆固醇降低为主。

抗血小板聚集 鸦胆子油可抑制血小板聚集和纤维蛋白原受体表达，鸦胆子油通过抑制活化血小板膜纤维蛋白原受体的表达，剂量依赖性地抑制血小板的聚集反应，有抗血栓形成作用。

抗肿瘤 鸦胆子乳剂能上调 TIP30 各基因组细胞中正常 TIP30 基因蛋白的表达，抑制 TIP30 空白组及突变组细胞增殖。鸦胆子乳剂通过上调突变组细胞中正常 TIP30 蛋白的表达，抑制突变组细胞增殖。鸦胆子油乳可抑制人肝癌细胞 SMMC-7721 的生长，作用与将肝癌细胞阻滞于 G_0-G_1 期有关。鸦胆子提取物苦木内酯化合物中、高剂量能抑制小鼠腋下 S_{180} 实体瘤的生长，低、中剂量可以延长 S_{180} 腹水瘤小鼠的生存期。鸦胆子油乳注射液能通过调控细胞周期，抑制 Bcl-2 凋亡基因的表达抑制人脑胶质瘤细胞 SKMG-4 的增殖，可抑制人脑胶质瘤 U251 胶质瘤细胞增殖及促进其凋亡。鸦胆子油乳可剂量和时间依赖性的抑制人大细胞肺癌 NCI-H460 细胞的增殖，诱导 NCI-H460 细胞凋亡。鸦胆子油脂质体对人肝癌细胞株 HepG-2 在体内体外有抑制增殖的作用，并可诱导肿瘤细胞凋亡。给亚硝胺（BBN）诱导膀胱癌的 ICR 小鼠膀胱灌注鸦胆子油乳，对 BIU-87 细胞生长有明显的抑制作用，可直接破坏膀胱癌细胞膜、线粒体膜、内置网膜及核膜等膜性系统，使膀胱癌细胞变性并坏死，鸦胆子油乳膀胱灌注对 BBN 诱导的膀胱癌早期病变有抑制作用。鸦胆子油乳可抑制宫颈癌 HeLa 细胞的增殖且呈时间依赖性，其机制为诱导细胞凋亡和阻滞细胞于 S 期。也有实验发现鸦胆子油乳能够抑制 SHia 细胞增殖，其作用机制可能为诱导 SHia 细胞发生凋亡。鸦胆子油乳剂对大肠癌细胞有抑制作用。

驱虫 在鸡疟实验中，鸦胆子仁口服，或其水浸液和粗制无晶形粉肌内注射，都有抗疟作用，可使血中疟原虫迅速减少，乃至转为阴性。鸦胆子油有抗阴道滴虫作用；鸦胆子对鞭虫和蛔虫有驱除作用。在体外，鸦胆子丁醇提取物、苦木素、鸦胆子苦素 C 和鸦胆亭均有明显抑溶组织阿米巴原虫的作用。

抗溃疡 鸦胆子油乳连续给小鼠灌胃 3 天，有抑制幽门结扎大鼠胃溃疡形成的作用；有抑制阿司匹林所致小鼠胃溃疡形成的作用；对小鼠束水应激性胃溃疡有抑制作用。鸦胆子油乳连续灌胃 9 天，能显著抑制大鼠醋酸慢性胃溃疡的形成。连续灌胃 3 个月，对氨水所致大鼠慢性萎缩性胃炎有抑制作用。在无水乙醇灌胃致大鼠胃溃疡模型，可提高大鼠血清和胃组织中一氧化氮含量和一氧化氮酶活性，对大鼠无水乙醇型胃溃疡有保护作用。

抗瘢痕 在兔尿道瘢痕模型，鸦胆子油乳尿道冲洗可减少兔尿道瘢痕的形成。在用噻唑蓝（MTT）法测定经鸦胆子作用后离体培养的正常成纤维细胞（NF）与瘢痕成纤维细胞（KF）的存活与增殖能力变化研究中，鸦胆子提取物有抑制 NF 和 KF 作用。

抗子宫内膜异位症 在自体移植法大鼠子宫内膜异位症模型，鸦胆子油乳腹腔给药，能抑制子宫内膜组织中血管内皮细胞生长因子（VEGF）表达，使子宫内膜异位囊肿明显减小甚至消失；用免疫组化及蛋白印迹法检测大鼠子宫内膜组织中半胱天冬酶-3，鸦胆子油乳能上调半胱天冬酶-3的表达，促进异位内膜细胞的凋亡，抑制大鼠异位内膜的生长。在大鼠增生过长子宫内膜模型，鸦胆子油可使大鼠增生过长子宫内膜中碱性成纤维细胞生长因子的表达减弱，对大鼠增生过长子宫内膜有祛除作用。

其他 鸦胆子油乳剂静脉注射或灌胃，可对抗硝普钠引起的家兔颅内压升高。鸦胆子油乳液外涂可改善豚鼠耳部银屑病样模型的病理变化。在利用豚鼠的研究中，鸦胆子水提取物有异体肌腱移植抗排异作用。

毒性与不良反应 小鼠皮下注射鸦胆子苷的半数致死量为 7～10mg/kg。猫及犬为 0.5～1mg/kg，可使动物的白细胞增多、心跳加快、呼吸减慢、肠胃等内脏充血、昏迷、惊厥，最后因呼吸衰竭致死。鸦胆子中所含酚性化合物毒性最大，小鼠皮下注射

的半数致死量为 0.65mg/kg。小鼠尾静脉注射鸦胆子水针剂的半数致死量（LD_{50}）为 2.16g/kg，鸦胆子油静脉乳为 6.25g/kg。鸦胆子粗提物注射给药时，除恶心、呕吐腹泻、便血等消化道症状外，还呈现出呼吸促迫、体温下降、肌肉无力、昏迷和死亡。小鼠灌服鸦胆子煎剂 LD_{50} 为 2.4g/kg，氯仿提取物为 54mg/kg。在巴豆油耳肿胀模型和琼脂肉芽肿模型小鼠，鸦胆子水提、醇提组分连续 3 天和 7 天灌胃给药，可降低血清超氧化物歧化酶、谷胱甘肽过氧化物酶活性及谷胱甘肽含量，升高丙二醛含量。过氧化损伤是鸦胆子水提、醇提组分致小鼠抗炎药效伴随毒副作用的重要机制之一。将鸦胆子提取物苦木素分别以 1.25g/kg、1.80g/kg、2.80g/kg、4.00g/kg、6.00g/kg、8.50 g/kg 给小鼠灌胃 7～14 天，有抑制小鼠血清胆碱酯酶活性和升高总胆红素作用，该毒性作用随着浓度的增加而加强，同时呈现出一定的时效性。分别以 0.2g/kg、0.4g/kg、0.6g/kg 剂量，大鼠连续灌胃鸦胆子水提组分 27 天，可轻度影响大鼠的饮食和体重；对血常规无明显影响；血清丙氨酸转氨酶（ALT）、天冬氨酸转氨酶（AST）水平及肌酐（Cr）、尿素氮（BUN）含量均有所升高；心体比值、肾体比值也有所升高；高、中剂量组部分出现肾小球萎缩、肾小管玻璃样变等病理组织学变化。停药后 27 天除高剂量组血清 Cr、BUN 含量仍明显高于正常对照组外其他毒性改变均已恢复。鸦胆子油乳能抑制大鼠异位子宫内膜的生长。鸦胆子的毒性成分主要存在于水溶性的苦味成分中，挥发油对皮肤和黏膜有强烈刺激性；鸦胆子水溶性苦味成分有强烈的细胞原

浆毒。

体内过程 用大鼠进行自身对照，先眼眶取血测定正常生理条件下大鼠血浆中的油酸和亚油酸浓度，一周后灌胃给药再测定给药后大鼠血浆中油酸和亚油酸浓度，并进行药动学参数的计算。大鼠灌胃给鸦胆子油微乳后血浆中油酸和亚油酸的动力学符合双室模型，灌胃鸦胆子油微乳后 6 小时血浆药物浓度达到峰值，说明药物在大鼠体内的释放速度较为缓慢。

（陈卫平）

dìjǐncǎo

地锦草（Euphorbiae Humifusae Herba） 大戟科植物地锦 *Euphorbia humifusa* Willd. 或斑地锦 *Euphorbia maculate* L. 的干燥全草。味辛，性平。归肺、肝、胃、大肠、膀胱经。具有清热解毒、利湿退黄、活血止血功效。主要用于痢疾、泄泻、黄疸、咳血、吐血、尿血、便血、崩漏、乳汁不下、跌打肿痛及热毒疮疡。地锦草的药理有效成分主要包括丰富的黄酮类，如槲皮素苷类等；多种甾醇及三萜类化合物，如 β-谷甾醇等；鞣质及酚酸类化合物，如短叶苏木酚、没食子酸等；内酯及香豆素类。

药理作用 地锦草的药理作用多集中于免疫系统、消化系统、心血管系统、神经系统等方面。

免疫系统 主要包括抗菌、抗病毒、抗炎、调节免疫等作用，可用于感染性疾病的治疗。

抗菌 地锦草不同浓度醇提取物在体外对红色毛癣菌、石膏样毛癣菌、许兰毛癣菌、紫色毛癣菌、须毛毛癣菌、犬小孢子毛癣菌、疣状毛癣菌、近平滑念珠菌等有抑制作用。在地锦草提取物体外抗红色毛癣菌和石膏样毛

癣菌研究中，地锦草提取物作用于皮肤癣菌后，细胞表面皱缩不平，有严重皱褶、破裂现象；透射电镜下可见，真菌细胞壁不完整，局部有缺损，厚薄不均；细胞膜轮廓不清，局部有破损；胞内细胞器损伤严重，多见空泡化，细胞内成分聚集成电子密度较高的团块。地锦草醇提取物有效部位主要作用于红色毛癣菌细胞膜麦角甾醇合成通路，抑制麦角甾醇的生物合成，从而使真菌细胞膜破坏，通透性增加，内容物外泄，发挥其抗真菌作用。地锦草水提取物对金黄色葡萄球菌、白色葡萄球菌、铜绿假单胞菌、大肠埃希菌、伤寒沙门菌、甲型链球菌、乙型链球菌有抑菌作用。地锦草水和醇提取物对沙门菌、炭疽杆菌和猪丹毒杆菌具有抑制作用。

抗病毒 地锦草素对流感病毒所致鸡胚感染有保护作用。

抗炎 地锦草水提取物连续 3 天灌胃给药，对二甲苯所致小鼠耳郭肿胀有抑制作用。

调节免疫 地锦草水提取物连续 10 天灌胃给药，可使小鼠免疫器官（脾、胸腺）重量与体重的比值增高；能增强小鼠腹腔巨噬细胞对鸡红细胞的吞噬能力，有增强非特异性免疫功能作用。地锦草水提取物连续 3 天灌胃给药，可增加小鼠血清 γ-干扰素含量。γ-干扰素含量的升高可以调节机体的免疫状态，提高抗感染的能力。地锦草总黄酮给小鼠连续灌胃 9 天，检测其单核巨噬细胞吞噬功能、2% 绵羊红细胞诱导的小鼠迟发型变态反应、肝指数和脾指数，地锦草总黄酮有提高脾指数、廓清指数（K）、吞噬指数（α）、24 小时足跖增厚值作用，并能提高脾白介素-2（IL-2）、白介素-12（IL-12）、γ-干扰素（IFN-γ）和肿瘤坏死因子（TNF-α）mRNA 表达水平。地锦草总黄酮能提高机体的免疫功能。

解毒作用 地锦草不仅对白喉杆菌有强的抑制作用，而且对白喉杆菌外毒素也具有明显的中和作用。实验证明，100%、50% 及 25% 的地锦草酊剂与白喉外毒素于低温作用 30 分钟后注射于豚鼠皮下，均对 lMLD 或 aMLD 之白喉外毒素有明显中和效果，能减低动物死亡率，但煎剂作用不明显。

消化系统 主要包括抗腹泻、保肝等作用，可用于腹泻的治疗。

抗腹泻 地锦草水提取物连续 7 天灌胃给药，可降低 5-氟尿嘧啶引起小鼠腹泻的发病率，提高化疗小鼠的存活率，减轻 5-氟尿嘧啶引起小鼠食量减少情况。

保肝 在四氯化碳造成的小鼠急性肝损伤模型，地锦草总黄酮连续 1 周灌胃给药，可降低血清丙氨酸转氨酶、肝组织丙氨酸转氨酶活性和丙二醛含量，提高还原性谷胱甘肽和超氧化物歧化酶活性。地锦草水提取物给小鼠灌胃 6 天，可降低异硫氰酸 α 萘酯所致天冬氨酸转氨酶、丙氨酸转氨酶和血清胆红素升高。

心血管系统 主要包括促进血小板的聚集、止血、降血脂等作用。

止血 地锦草水提取物大鼠灌胃 15 天，能增加血小板数量，增强血小板聚集作用。其作用与兴奋脾造血系统有关，地锦草可通过增强凝血酶的作用，诱导 Ca^{2+} 大量释放，加速血小板的聚集反应，这些作用与血小板激活因子（PAF）无关。地锦草粉末局部使用，对实验性犬股动脉切开出血有止血作用。

降血脂 地锦草水提取物大鼠灌胃 15 天，有降低三酰甘油和胆固醇作用。

神经系统 主要包括镇痛作用。在小鼠热板法致痛实验中，地锦草水提取物腹腔注射给药对小鼠有镇痛作用。地锦草水提物和醇提物灌胃给药，在热板法和醋酸扭体法致痛实验中，对小鼠有镇痛作用。在小鼠睡眠实验中，地锦草可缩短戊巴比妥钠所致睡眠持续时间，有加速戊巴比妥钠代谢作用。

抗氧化 在老龄小鼠的研究中，地锦草水提取物灌胃，能显著提高小鼠血清、心、肝、脾、肾中超氧化物歧化酶（SOD）的活性；对小鼠血清中丙二醛（MDA）的含量无明显影响，能降低小鼠心、肝、脾中 MDA 的含量。地锦草醇提取物给小鼠连续灌胃 23 天，可剂量依赖性的提高小鼠血液过氧化氢酶（CAT）和谷胱甘肽过氧化物酶（GSH-Px）活性，地锦草有清除自由基及抗氧化、防衰老作用。地锦草提取物腹腔注射给药，可降低肾缺血再灌注损伤模型大鼠静脉血中 MDA 含量，提高 SOD 活性；提高大鼠肾组织中 Na^+-K^+-ATP 酶及 Ca^{2+}-ATP 酶的活性。地锦草醇提取物连续 28 天灌胃给药，可提高小鼠肝组织 GSH-Px 和 CAT 活性，有清除自由基及抗氧化、防衰老作用。在 D-半乳糖衰老模型小鼠，地锦草总黄酮连续 6 周灌胃给药，可提高小鼠肝中 SOD、GSH-Px 活性，降低 MDA 含量。在 D-半乳糖衰老模型小鼠，地锦草总黄酮连续 8 周灌胃给药，可以提高衰老小鼠睾丸、脑组织中端粒酶的含量和 SOD 的活性，降低 MDA 的含量。

抗肿瘤 在小鼠 U14 宫颈癌

模型，地锦草水提物灌胃给药能够抑制肿瘤生长，同时能使肿瘤组织的突变型 p53 蛋白的表达量下调。

其他 地锦草可减轻农药六六六对心、脾、肾等脏器的病理损伤。

毒性与不良反应 地锦草水煎醇浸浓缩剂以 69.34g/kg 给小鼠灌胃连续 3 天，小鼠仅食欲减少、精神沉郁、反应迟钝，但未引起死亡。水煎浓缩剂 200g/kg 给小鼠灌胃，未见明显毒性反应，小鼠无死亡。

体内过程未见文献报道。

(陈卫平)

wěilíngcài

委陵菜 （Potentillae Chinensis Herba） 蔷薇科植物委陵菜 Potentilla chinensis Ser. 的干燥全草。味苦，性平。归肝、脾、胃、大肠经。具有凉血止痢，清热解毒的功效。主要用于久痢不止，赤痢腹痛，痔疮出血，疮痈肿毒。委陵菜的药理有效成分主要包括二十余种黄酮类化合物，主要为黄酮苷类，大部分黄酮苷为氧苷类化合物，苷元主要有槲皮素、山柰酚、鼠李素、异鼠李素、杨梅素等；萜类，大部分为乌苏烷型和齐墩果烷型三萜及其皂苷，少数为羽扇豆烷型，单萜和倍半萜较少。此外，还有甾醇类化合物等。

药理作用 委陵菜的药理作用主要集中于免疫系统、消化系统、内分泌系统、心血管系统及神经系统，并且有抗肿瘤作用。

免疫系统 主要包括抗菌、抗病毒作用，可用于感染性疾病治疗。

抗菌 西南委陵菜水提取物对大肠埃希菌、痢疾志贺菌、金黄色葡萄球菌有抑菌作用。朝天委陵菜水提取物对金黄色葡萄球菌、表皮葡萄球菌等革兰阳性菌有抑菌作用。蛇含委陵菜醇提物对大肠埃希菌、金黄色葡萄球菌、铜绿假单菌、枯草杆菌、藤黄微球菌有抑菌作用。

抗病毒 细弱委陵菜地下部分的乙醇提取物有抗病毒作用。三叶委陵菜醇提取物对 Hep-2（鼻咽癌）细胞中活化增殖后的抗柯萨奇病毒 B3 有直接杀伤作用，同时对细胞也有一定的毒性作用。

抗阿米巴 根煎剂每日以 3g/kg 给感染阿米巴的大鼠灌胃，连续 6 天，对体内溶组织阿米巴原虫有一定抑制作用，但体外无此药理作用。

消化系统 主要包括抗溃疡和保肝作用。①抗溃疡：经组织病理学观察研究，委陵菜提取物可对抗乙醇诱导的小鼠胃溃疡。②保肝：委陵菜水提取物连续 7 天灌胃给药，可对抗四氯化碳所致小鼠肝损伤所引起血清丙氨酸转氨酶和天冬氨酸转氨酶升高，降低小鼠肝组织脂质过氧化产物丙二醛含量，对化学损伤模型小鼠肝脏有保护作用。四氯化碳制备的大鼠肝纤维化模型，委陵菜水提取物连续 8 周灌胃给药，可降低血清碱性磷酸酶、丙二醛、血透明质酸、层粘连蛋白、Ⅲ型前胶原、Ⅳ型胶原含量，增高血清白蛋白含量，提高超氧化物歧化酶活性，缩短凝血酶原时间，病理检查见肝纤维化程度减轻。委陵菜具有保肝、延缓肝纤维化形成的作用，其作用机制可能与其抗氧化作用有关。

内分泌系统 主要是降血糖作用。在四氧嘧啶糖尿病模型小鼠，委陵菜黄酮灌胃给药 15 天，可降低实验性糖尿病小鼠的血糖，减轻小鼠胰腺病理损伤程度。对正常小鼠的血糖没有明显影响。在高脂饲料加小剂量多次链脲佐菌素注射，同时配以烟酰胺保护胰岛细胞建立的糖尿病小鼠模型，委陵菜粗黄酮组分、粗生物碱组分以及水提液组分按生药剂量 30g/kg 体重分别给糖尿病模型小鼠灌胃 5 周，粗黄酮组分及生物碱组分能降低糖尿病小鼠空腹血糖；生物碱组分可提高血清胰岛素水平；各组分能够降低小鼠血清抵抗素水平，提高血清脂联素水平。

心血管系统 主要是降血脂作用。在四氧嘧啶糖尿病模型小鼠，委陵菜黄酮灌胃给药 15 天，可降低实验性糖尿病小鼠的血清三酰甘油和总胆固醇水平。对正常小鼠的血脂没有明显影响。

神经系统 主要是镇痛作用。在小鼠热板法和扭体法镇痛实验中，三叶委陵菜乙醇提取物灌胃给药有镇痛作用。

抗肿瘤 匍匐委陵菜、亮叶委陵菜、三叶委陵菜、直立委陵菜提取物均有抗肿瘤活性。直立委陵菜 40% 的乙醇提取物对淋巴样干细胞生长活性有抑制作用，浓度为 50～200 g/ml 能够完全抑制细胞生长，最具活性，可用于癌症的治疗。细弱委陵菜地下部分的乙醇提取物有抗肿瘤作用。

其他 水提取液可扩张豚鼠离体支气管，兴奋豚鼠离体子宫。

毒性与不良反应 委陵菜根流浸膏小鼠灌胃的半数致死量（LD_{50}）为 60g/kg。

体内过程 在给大鼠静脉注射委陵菜黄酮（10 mg/kg、20 mg/kg、40 mg/kg）后血药浓度-时间曲线研究中，药时曲线下面积（$AUC_{0\sim180}$）分别为 346.05（μg/ml）·min、455.74（μg/ml）·min 和 1655.14（μg/ml）·min，分

布相半衰期（$t_{1/2\alpha}$）分别为 103.90 min、15.59 min 和 9.49min，消除相半衰期（$t_{1/2\beta}$）分别为 30580.98 min、2045.70 min 和 894.84 min。委陵菜黄酮的血浆药时曲线符合三室模型，在大鼠体内迅速分布，但消除速率较慢。在应用缚管翻转肠囊法考察委陵菜黄酮的高、中、低 3 个浓度下在大鼠小肠内的吸收行为研究中，发现在一定浓度范围内，随着委陵菜黄酮溶液浓度的升高，委陵菜黄酮在小肠内的转运量也有所增加，表明委陵菜黄酮的转运具有浓度依赖性。委陵菜黄酮在大鼠小肠内的吸收过程符合一级消除动力学模型，符合被动转运的特征。

（陈卫平）

fānbáicǎo

翻白草（Potentillae Discoloris Herba）

蔷薇科植物翻白草 *Potentilla discolor* Bge. 的干燥全草。味甘、微苦，性平。归胃、大肠经。具有清热、解毒、止痢止血功效，主要用于肠炎、细菌性痢疾、阿米巴痢疾、吐血、衄血、便血、白带，外用治创伤、痈疖肿毒。翻白草的药理有效成分主要包括 2α，3β-二羟基-乌苏-12-烯-28-酸、乌苏酸、委陵菜酸、蔷薇酸等萜类化合物；胡萝卜苷和 β-谷甾醇等甾体化合物；仙鹤草素、赤芍素、木麻黄鞣亭、特里马素、水杨梅甲素、没食子酸、原儿茶酸、儿茶素等鞣质类化合物，以及槲皮素等黄酮类化合物。

药理作用 翻白草的药理作用多集中于免疫系统、消化系统、内分泌系统和心血管系统等方面。

免疫系统 主要包括抗菌、抗病毒、调节免疫等作用，可用于感染性疾病的治疗。

抗菌 翻白草全草不同溶剂提取物对大肠埃希菌、普通变形杆菌、铜绿假单胞菌、金黄色葡萄球菌、粪肠球菌、八叠球菌有抑菌作用。其中，50% 乙醇和水提取物的抑菌作用基本相当，抑菌作用从强至弱依次为：70% 乙醇、50% 乙醇和水、90% 乙醇、石油醚。翻白草不同药用部分的抑菌作用存在差异，其带根全草抑菌作用最强，地上部分次之，根部的抑菌作用最小；不同提取液的抑菌效果存在差异，70% 乙醇提取液的抑菌作用最强；对金黄色葡萄球菌和八叠球菌等革兰阳性菌的抑菌效果好于革兰阴性菌。没食子酸和槲皮素是翻白草抑菌作用的主要活性成分。西南委陵菜全草水提取物对大肠埃希菌、痢疾志贺杆菌、金黄色葡萄球菌有抑菌作用。

抗病毒 翻白草甲醇提取物有抑制呼吸合胞体病毒作用。

调节免疫 在 2 型糖尿病大鼠，翻白草水提取物灌胃给药 8 周，可增加 T 淋巴细胞 CD4$^+$、CD4$^+$/CD8$^+$ 比值、自然杀伤（NK）细胞百分比。翻白草有增强 2 型糖尿病大鼠免疫功能的作用。

消化系统 主要是抗腹泻和抗胃溃疡作用。翻白草甲醇提取物有缩短轮状病毒引发腹泻持续时间作用。翻白草水提取物可抑制乙醇引起的小鼠胃溃疡。

内分泌系统 主要是降血糖作用。翻白草乙醇提取，再经乙酸乙酯萃取的部分灌胃给药 30 天，可降低四氧嘧啶诱导的糖尿病模型小鼠血糖，对正常小鼠体重、血糖均无影响。在 2 型糖尿病大鼠，翻白草水提取物灌胃给药 4 周，可降低血糖，升高血清胰岛素水平。翻白草水提取物灌胃给药 4 周，可降低四氧嘧啶性糖尿病大鼠血糖，并可以降低胆固醇、三酰甘油含量，有修复胰岛 β 细胞作用。翻白草水提取物灌胃给药 8 周，可降低链脲佐菌素加高脂饮食造成 2 型糖尿病胰岛素抵抗模型大鼠血糖，降低空腹胰岛素水平，并降低血清总胆固醇和三酰甘油。翻白草水提取物有对抗 2 型糖尿病大鼠的胰岛素敏感性降低作用。在链脲佐菌素加高脂饲料诱导的 2 型糖尿病模型大鼠，翻白草总黄酮灌胃给药，可降低糖尿病大鼠的空腹血糖值和血清胰岛素水平，改善糖耐量，提高胰岛素敏感指数，减轻胰岛素抵抗，提高机体超氧化物歧化酶（SOD）活性，降低血清丙二醛（MDA）含量，并对胰岛细胞起到保护修复作用。在体外研究中，翻白草含有的山柰酚、儿茶素有保护溶酶体膜和抑制糖苷酶释放作用。在四氧嘧啶诱导的糖尿病模型小鼠，齐墩果酸可降低正常小鼠的血糖；对抗由肾上腺素引起的小鼠血糖升高；对抗外源葡萄糖引起的小鼠血糖升高。翻白草水提取物灌胃给药 4 周，能提高糖尿病大鼠血管内皮细胞一氧化氮合酶含量，对糖尿病大鼠血管内皮细胞有保护作用。在高热量饲料加链脲佐菌素复制的 2 型糖尿病模型大鼠，翻白草水提取物灌胃给药 8 周，可提高大鼠心肌组织中一氧化氮合酶及一氧化氮含量。翻白草水提取物可降低 2 型糖尿病模型大鼠肝脏 MDA 含量，提高谷胱甘肽过氧化物酶、SOD 以及过氧化氢酶活性，对 2 型糖尿病引起的氧化损伤有保护作用。

心血管系统 主要是降血脂作用。翻白草水提取物灌胃给药 4 周，可降低高脂饲料诱导的高血脂家兔血清中胆固醇、三酰甘油、低密度脂蛋白含量，提高高密度脂蛋白含量。翻白草水提取物灌胃给药 6 周，可降低高脂饲料诱导的高血脂大鼠和家兔血清中胆固醇、三酰甘油及低密度脂蛋白含量。

抗肿瘤 翻白草油能抑制人肝癌 HepG2 细胞 CDK4 蛋白表达，有抗人肝癌 HepG2 细胞增殖作用。翻白草乙醇提取物可通过抑制人肝癌 HepG2 细胞的增殖及诱导其凋亡而产生抗肿瘤作用。

其他 翻白草 50% 乙醇超声提取得到的鞣质成分，对羟自由基、超氧阴离子自由基和二苯代苦味酰基等自由基有清除作用，对四氯化碳（CCl_4）造成的小鼠肝组织自发性脂质过氧化损伤有抑制作用。

毒性与不良反应 翻白草水提取浓缩液（生药 10g/ml）按小鼠体重 0.4ml/10g（相当于生药 400g/kg）1 次灌胃给药，给药后观察 7 天，在给药后 2~3 分钟，小鼠开始出现中枢轻度抑制现象，如活动逐渐减少、静卧不动、闭目、反应迟钝、呼吸稍慢，有的可达 100 次/分左右。给药后 30 分钟时，有 1 例小鼠产生惊厥，窜动数次，但很快安静。在此后，多数小鼠恢复常态。7 天内小鼠无死亡。在翻白草水提取浓缩液大鼠连续灌胃给药 3 个月的长期毒性试验中，仅见高剂量组（生药 40g/kg）血液生化指标中尿素氮略偏低，但经停药 2 周后恢复正常，可能与动物个体差异有关。其他生理、生化及病理指标均未见异常。

体内过程未见文献报道。

（陈卫平）

bànbiānlián

半边莲（Lobeliae Chinensis Herba） 桔梗科植物半边莲 *Lobelia Chinensis* Lour. 的干燥全草。

味甘，性平。归心、肺、小肠经。具有清热解毒、利水消肿功效。主要用于毒蛇咬伤、痈肿疔疮、扁桃体炎、湿疹、足癣、跌打损伤、湿热黄疸、阑尾炎、肠炎、肾炎、肝硬化腹水及多种癌症。半边莲的药理有效成分主要包括半边莲碱、去氢半边莲碱、氧化半边莲碱、异氢化半边莲碱（去甲山梗菜酮碱）等生物碱类化合物，还含有黄酮苷、皂苷、氨基酸、多糖等。此外还含菊糖、对羟基苯甲酸、延胡索酸和琥珀酸。根茎含半边莲果聚糖。

药理作用 半边莲的药理作用多集中于免疫系统、泌尿系统、呼吸系统、心血管系统、消化系统、神经系统等方面，主要有抗菌、利尿、扩张支气管、扩张血管、降血压、促进肠蠕动、轻泻、抗胃溃疡、利胆、镇痛、镇静等作用。并有抗肿瘤作用。

免疫系统 主要是抗菌作用，可用于感染性疾病的治疗。半边莲对金黄色葡萄球菌、大肠埃希菌有明显的抑菌作用。

泌尿系统 主要是利尿作用。半边莲浸剂给麻醉犬静脉注射或经十二指肠给药，以及半边莲总生物碱给大鼠灌胃，均有显著和持久的利尿作用。

呼吸系统 主要是兴奋呼吸作用。半边莲浸剂或半边莲总生物碱给麻醉犬静脉注射，小剂量下可兴奋呼吸，随剂量增加而作用增强，并延长作用持续时间。半边莲生物碱吸入有扩张支气管作用，可对抗毛果芸香碱和乙酰胆碱引起的气管收缩。作用机制主要为通过刺激颈动脉体化学感受器，反射性兴奋呼吸中枢。

心血管系统 主要是降血压作用。对离体心脏小剂量兴奋，大剂量抑制。半边莲浸剂静脉注射，对麻醉犬有显著而持久的降压作用。给家兔灌胃半边莲煎剂可见耳部血管扩张，其降压作用可能与其对血管运动中枢的抑制和神经节阻断有关。半边莲生物碱可使肾性高血压大鼠内皮素 1（ET-1）mRNA 表达、内皮素合成和血浆内皮素水平均受到显著抑制。半边莲生物碱可降低人血管内皮细胞培养上清液中纤溶酶原激活物抑制物-1 的含量，保护血管内皮细胞，抑制内皮素诱导的人血管内皮细胞损伤。半边莲生物碱对离体兔心和蛙心有兴奋作用，使收缩力加强，振幅增大；高浓度时则出现暂时的兴奋，继以抑制，最后发生传导阻滞和停搏。半边莲碱肌内注射，在呼吸兴奋的同时，可使心率减慢，血压升高；大剂量时则心率加快，血压明显下降，终至心脏麻痹。

消化系统 主要是调节胃肠功能、抗溃疡及利胆作用。①调节胃肠功能：半边莲煎剂灌胃有轻泻作用。半边莲对离体兔肠的张力和蠕动随剂量而有不同作用，小剂量时有一过性增强作用，随后则抑制。大剂量时有麻痹作用。②抗溃疡：半边莲中含的琥珀酸可对抗大鼠幽门结扎产生的胃溃疡，并具有抑制胃液分泌作用。③利胆：半边莲注射制剂静脉给药能够使麻醉犬胆汁流量明显增加，胆汁固形物胆酸盐和胆红素有所下降，胆汁酸浓度没有明显的变化。

中枢神经系统 主要是中枢抑制作用。半边莲生物碱对自主神经节、肾上腺髓质、延脑各中枢、神经肌肉接头以及颈动脉体和主动脉体的化学感受器都有先兴奋后抑制作用，其作用与烟碱相似，但强度较弱。半边莲所含的琥珀酸对小鼠、大鼠、豚鼠、兔、猫和犬腹腔注射均能保护其对抗高压氧电休克和听源性惊厥。与戊巴比妥钠合用有协同镇静和镇痛作用。

抗肿瘤 半边莲煎剂对肝癌H_{22}荷瘤小鼠有明显的抗肿瘤作用。从细胞增殖和细胞凋亡两方面研究半边莲的抑瘤作用机制，一方面可使具有抑制细胞增殖作用的 P27 表达增强，另一方面可使具有阻断细胞凋亡作用的凋亡抑制基因 Survivin 表达减弱。半边莲提取物能够提高 HeLa 细胞内基础钙的水平，具有诱导癌细胞凋亡作用。

其他 半边莲提取物以及从中分离出的琥珀酸钠、延胡索酸钠、对羟基苯甲酸钠分别于注射蛇毒前半小时灌胃，对于注射最小致死量眼镜蛇毒的小鼠均有明显的保护作用。

毒性与不良反应 半边莲浸剂或半边莲总生物碱给麻醉犬静脉注射，剂量过大时可引起呼吸麻痹、血压下降以致死亡。半边莲浸剂给麻醉犬肌内注射，大剂量时心率加快，血压明显下降，终至心脏麻痹死亡。小鼠静脉注射浸剂半数致死量为 $6.10 \pm 0.26g/kg$，死前有呼吸兴奋，狂躁不安等现象，继之发生抽搐，一般在 5 分钟内死亡。全半边莲素为 $18.7 \pm 2.0mg/kg$，折合生药为 $9.35 \pm 1.0g/kg$。大鼠浸剂灌胃半数致死量为 $75.1 \pm 13.1g/kg$。腹腔注射 $0.1 \sim 1.0g/kg$，每日 1 次，连续 3 个月，体重、尿沉渣及尿蛋白的检查均无异常；用药组粪较稀，表示其有一定的致泻作用，病理切片检查部分用药鼠肾有轻度细胞肿胀外未发现明的显器质性病变。

体内过程未见文献报道。

（陈卫平）

báihuāshéshécǎo

白花蛇舌草（Hedyotidis Herba） 茜草科植物白花蛇舌草 *Hedyotis diffusa*（Willd.）Roxb. 的干燥全草。味苦、甘，性寒。归心、肝、脾经。具有清热解毒、利湿功效，主要用于肺热喘咳、咽喉肿痛、肠痈、疖肿疮疡、毒蛇咬伤、热淋涩痛、水肿、痢疾、肠炎、湿热黄疸、癌肿等。白花蛇舌草的药理有效成分主要包括 2-甲基-3-羟基蒽醌、2-甲基-3-甲氧基蒽醌、2-羟基-1-甲氧基蒽醌、2-羟基-1,3-二甲氧基蒽醌、2-羟基-1-甲氧基-3-甲基蒽醌等蒽醌类化合物；芦丁、槲皮素、山柰酚、穗花双黄酮等黄酮类化合物；齐墩果酸、乌索酸、6-O-对-香豆酰鸡矢藤苷甲酯、车叶草糖苷等萜类化合物；β-谷甾醇、β-谷甾醇-D-葡萄糖苷等甾醇类化合物；鼠李糖、葡萄糖、半乳糖等多糖类化合物，以及脂肪酸、脂肪酸酯、生物碱、氨基酸、强心苷等。

白花蛇舌草的药理作用多集中于免疫系统、消化系统、神经系统等方面，主要有抗菌、抗炎、调节免疫力、保肝、保护胃黏膜、镇痛、镇静等，并有抗肿瘤、抗氧化、镇咳、祛痰、降低胆固醇等作用。

免疫系统 主要包括抗菌、抗炎、调节免疫等作用，可用于感染性疾病的治疗。

抗菌：在体外，白花蛇舌草总黄酮对球菌和杆菌均具有不同程度的抑菌和杀菌作用，且对球菌的作用优于杆菌。白花蛇舌草醇提取物对大肠埃希菌、铜绿假单胞菌、金黄色葡萄球菌有抑菌作用。白花蛇舌草提取物对大肠埃希菌 K88 有抑制作用。白花蛇舌草 95% 乙醇提取物对大肠埃希菌、金黄色葡萄球菌、铜绿假单胞菌、镰刀菌有抑菌作用，并且，对革兰阴性菌的抑菌作用较革兰阳性菌明显。白花蛇舌草不同提取方法的提取物抑菌作用存在一定的差异，其中对金黄色葡萄球菌、铜绿假单胞菌和大肠埃希菌的抑杀效果均以乙醇提取为最好，丙酮提取其次，水提取最差；而对于白念珠菌的抑杀效果则以水提取为最好，乙醇和丙酮的提取物差别不大。

抗炎：白花蛇舌草总黄酮对二甲苯诱导的小鼠耳肿胀和醋酸所致小鼠毛细血管通透性增高有抑制作用；白花蛇舌草总黄酮对大鼠松节油气囊肉芽增生和新鲜蛋清诱导大鼠足爪肿胀有抑制作用。白花蛇舌草成分熊果酸有安定、降温作用。白花蛇舌草对急性肾盂肾炎模型大鼠有治疗作用。

调节免疫：白花蛇舌草水提取物能促进脾细胞对伴刀豆球蛋白 A 和细菌脂多糖的增殖反应，对脾细胞具有丝裂原作用。白花蛇舌草水提取物给小鼠腹腔连续注射 7 天，脾细胞中绵羊红细胞脾抗体分泌细胞数增加，白花蛇舌草有增强小鼠特异抗原的抗体产生作用，同时增强 $C_{57}BL/6$ 小鼠脾细胞诱导的迟发型超敏反应。白花蛇舌草发挥免疫作用主要是多糖类与总黄酮类。白花蛇舌草多糖可增强免疫活性，可以升高羊红细胞玫瑰花斑结合率和淋巴母细胞转换率。白花蛇舌草中的豆甾醇、β-谷甾醇、齐墩果酸、熊果酸、对位香豆酸等可刺激单核-吞噬细胞系统增生，加强吞噬细胞的能力。白花蛇舌草中的多糖具有增强免疫活性的作用。实验性阑尾炎家兔使用白花蛇舌草提取物，家兔体温下降后稳定，白细胞减少，炎症基本消失，有显著治疗作用。白花蛇舌草水提取物对小鼠脾细胞的增殖活性有促进作用；可增强小鼠和人杀伤细胞对肿瘤细胞的特异性杀伤活性，增强 B 细胞抗体的产生以及单核细胞的细胞因子产生，并增强单核细胞对肿瘤细胞的吞噬功能。白花蛇舌草黄酮注射液能促进小鼠脾淋巴细胞增殖，促进 CD8$^+$T 细胞活化以及细胞因子 IL-2、IL-12、IFN-γ 的分泌。白花蛇舌草黄酮注射液具有免疫增强作用。对荷瘤小鼠，白花蛇舌草注射液可提高脾自然杀伤（NK）细胞活性，增强脾细胞增殖，提高腹腔巨噬细胞的吞噬功能，增加血清中抗羊红细胞凝集素值，有提高荷瘤小鼠免疫功能的作用。

消化系统 主要包括：①保肝。在四氯化碳（CCl$_4$）制备的急性肝损伤模型小鼠，白花蛇舌草乙醇及乙酸乙酯提取物连续灌胃给药 7 天，能明显抑制肝损伤小鼠血清丙氨酸转氨酶活性和总胆红素的升高，降低肝指数。病理学切片观察，能明显改善肝组织的病理变化。对 CCl$_4$ 引起的小鼠急性肝损伤有保护作用，其中乙酸乙酯萃取物效果最好。在 CCl$_4$ 制备的急性肝损伤模型小鼠，每天灌胃白花蛇舌草水提取物连续 7 天，可提高外周血 CD4$^+$T 细胞的百分比和 CD4$^+$T 细胞/CD8$^+$T 细胞的比值，降低 CD8$^+$T 细胞的百分比，降低血浆中肿瘤坏死因子-α（TNF-α）和白介素-6（IL-6）的水平。白花蛇舌草调整 CD4$^+$T 细胞和 CD8$^+$T 细胞之间的平衡，降低血浆 TNF-α 和 IL-6 的水平，是其治疗肝损伤的机制之一。②保护胃黏膜。白花蛇舌草对吲哚美辛所致大鼠胃黏膜损伤有保护作用。

神经系统 主要是中枢抑制作用。小鼠腹腔注射白花蛇舌草水溶液有镇静、催眠、镇痛作用。用初级培养的大鼠皮质细胞进行神经保护活性试验，白花蛇舌草中有九种化合物均可减弱谷氨酸盐诱导的神经毒性。

抗肿瘤 白花蛇舌草脱脂水提醇沉法得到的提取物有抑制小鼠移植性肿瘤 S$_{180}$ 实体瘤作用，其效果好于简单的水提法。白花蛇舌草提取物可剂量依赖性的刺激小鼠脾细胞增殖，增强 T 细胞的细胞毒活性和 B 细胞的抗体产生活性，对小鼠和人有免疫调节作用，并通过刺激机体的免疫系统抵抗肿瘤的生长。白花蛇舌草注射液直接作用于裸鼠股质瘤间质，将 SHG-44-9 1×10^7 接于 NC 裸鼠右腋皮下并于接种后肿瘤长至直径 1cm 左右开始用药治疗，花蛇舌草有抑制肿瘤生长的作用。用药后对裸鼠的体重无影响，未出现毒性反应。在病理学检查中可见肿瘤组织大片坏死，有无结构的颗粒状物质，坏死边缘可见中等量炎症细胞浸润；血管轻度扩张充血，在大片坏死肿瘤内仍可见许多灶性坏死。白花蛇舌草可协同化疗提高疗效，又能增强患者对化疗的耐受，对抗化疗副作用。白花蛇舌草乙醇提取物对人类口腔表皮样癌细胞（KB）、人低分化胃腺癌细胞（BGC）、人白血病细胞（HL60）、小鼠黑色素瘤细胞（B16）、人肝癌细胞（SMMC-7721）、人宫颈癌细胞（HeLa）、人肺癌细胞（A549）的增殖有抑制作用。白花蛇舌草含有的许多化学成分对多种癌症有抑制作用，如多糖类对淋巴肉瘤 1 号腹水型和艾氏腹水癌皮下型；香豆素类对子宫颈癌 14 型、肉瘤 S$_{180}$、肝癌实体型；三萜类对淋巴肉瘤 1 号腹水型、子宫颈癌 14

型、肉瘤 S$_{180}$、肝癌实体型均有抑制作用。从白花蛇舌草的甲醇提取物中分得一种脂溶性活性成分熊果酸；熊果酸对所有检测的肿瘤细胞均有明显的细胞毒性。白花蛇舌草水提取物对 Bel-7402 人肝癌细胞的生长有剂量依赖性的抑制作用，经透射电镜观察表明，药物作用后的 Bel-7402 细胞的体积变小，核分裂象显著减少，没有明显的凋亡现象；细胞核固缩，异染色质块状聚集浓染，线粒体变大变圆，基质变淡，线粒体嵴变短变少甚至消失，在极度肿胀时，线粒体转化为小空泡状结构，并有细胞膜破损现象。白花蛇舌草水提取物通过直接影响肿瘤细胞能量代谢发挥抗癌细胞作用。采用噻唑蓝（MTT）法观察到白花蛇舌草醇提物对白血病 K562/ADM 细胞增殖有抑制作用，且呈明显的剂量和时间依赖关系，可使细胞内谷胱甘肽含量减少，细胞脂质过氧化物含量增加，谷胱甘肽-S 转移酶和谷胱甘肽过氧化物酶的活性则逐渐下降，其机制与抗氧化损伤有关。白花蛇舌草可提高氟尿嘧啶对小鼠肝癌 H$_{22}$ 的抑瘤率，对抗化疗药物所致脾、胸腺萎缩，降低化疗小鼠小肠丙二醛的含量，升高小肠超氧化物歧化酶的活力，同时还能增强化疗荷瘤小鼠脾淋巴细胞增殖能力和自然杀伤（NK）细胞活性。在 S$_{180}$ 荷瘤模型小鼠，白花蛇舌草联合应用阿霉素（ADM）有增效减毒作用。白花蛇舌草水提取物对多药耐药白血病细胞 HL60/ADR 的生长具有抑制作用，诱导细胞凋亡是其主要机制。白花蛇舌草水溶性提取物、脂溶性提取物和多糖提取物对鼻咽癌细胞株 CNE1 均有增殖抑制的作用，其中脂溶性提取物对鼻咽癌细胞株 CNE1

毒性最大，水溶性提取物次之，作用机制与诱导细胞凋亡有关。白花蛇舌草提取物能抑制人结肠癌 HT-29 细胞的增殖，通过上调 Bax 和下调 Bcl-2 的表达诱导细胞凋亡，起到抗 HT-29 细胞的作用。白花蛇舌草提取物可诱导人肾癌 GRC-1 细胞的凋亡，并通过下调 MMP-2 和 MMP-9 的蛋白表达抑制血管生成。

抗氧化 白花蛇舌草可降低化疗小鼠小肠丙二醛的含量，升高小肠超氧化物歧化酶的活力。白花蛇舌草醇提物对白血病 K562/ADM 细胞增殖有抑制作用，可使细胞内谷胱甘肽含量减少，细胞脂质过氧化物含量增加，谷胱甘肽-S 转移酶和谷胱甘肽过氧化物酶的活性则逐渐下降，其机制与抗氧化损伤有关。

其他 在沙门菌诱变试验（埃姆斯试验），白花蛇舌草水溶性提取物有抗苯并芘和 42 甲基亚硝胺基 212（32 吡啶基）212 丁酮（NNK）诱变作用。白花蛇舌草成分 β-谷甾醇有镇咳、祛痰和降低胆固醇作用。

毒性与不良反应、体内过程 未见文献报道。

（陈卫平）

shāncígū

山慈菇（Cremastrae Pseudobulbus；Pleiones Pseudobulbus）

兰科植物杜鹃兰 *Cremastra appendiculata*（D. Don）Makino、独蒜兰 *Pleione bulbocodioides*（Franch.）Rolfe 及云南独蒜兰 *Pleione yunnanensis* Rolfe 的干燥假鳞茎。味甘、微辛，性寒；有小毒。归肝、胃、肺经。具有清热解毒、消肿散结的功效。主要用于痈疽恶疮、瘰疬结核、咽痛喉痹及蛇、虫咬伤。山慈菇的药理有效成分主要包括二氢菲类化合物中的联苄类化合物、黄烷类化合物、木脂素类化合物；简单芳香化合物及其苷类，及秋水仙碱等多种生物碱。不同品种的化学成分及含量可能也有所不同。

药理作用 山慈菇的药理作用多集中于免疫系统、呼吸系统、心血管系统及神经系统等方面，主要有抗菌、抗炎、镇咳、平喘、降血压、镇静催眠协同及镇痛作用，并有抗肿瘤作用。

免疫系统 主要包括抗菌、抗炎作用，可用于感染性疾病的治疗。①抗菌：山慈菇甲醇提取物对肺炎埃希菌、大肠埃希菌、硝酸盐阴性杆菌、铜绿假单胞菌、金黄色葡萄球菌、表皮葡萄球菌有抑菌作用。山慈菇提取物对短帚菌、总状共头霉、互隔交链孢霉、腊叶芽枝霉、柔毛葡柄霉、葡萄孢霉等真菌有抑制作用。②抗炎：云南独蒜兰水提取物连续 4 天灌胃给药，能抑制二甲苯致炎小鼠耳郭肿胀度。山慈菇所含秋水仙碱对急性痛风性关节炎有治疗作用，可在几个小时内使关节的红肿热痛消失。

呼吸系统 主要是镇咳作用，云南独蒜兰水提取物连续 3 天灌胃给药，可减少氨水诱导的小鼠咳嗽次数，并有平喘作用。

心血管系统 主要是降血压作用，山慈菇全草中提取出的生物碱类成分（cremastosine Ⅰ 和 Ⅱ）具有较强的降压活性。山慈菇所含杜鹃兰素 Ⅱ 静脉注射对大鼠有降压作用。

神经系统 主要是镇静、催眠协同及镇痛作用。

抗肿瘤 山慈菇甲醇提取物连续灌胃给药 8 天，对小鼠 S_{180} 实体瘤和小鼠肝癌（Heps）有抑制作用；连续灌胃给药 10 天，对小鼠移植性路易斯（Lewis）肺癌细胞有抑制作用；对小鼠肝癌 7721 细胞株有抑制作用。山慈菇乙醇提取物对人结肠癌（HCT-8）、肝癌（Bel7402）、胃癌（BGC-823）、肺癌（A549）、乳腺癌（MCF-7）和卵巢癌（A2780）细胞有非选择性中等强度细胞毒活性。成年雌性大耳白兔灌胃给山慈菇水提取物连续 5 天，其含药血清对人 SMMC-7721 肝癌细胞的黏附和侵袭能力有抑制作用。山慈菇水提取物灌胃给药，对环磷酰胺诱发的小鼠体细胞遗传物质突变有拮抗作用。在体外试验中，山慈菇乙醇提取物中分离出的二氢异黄酮类化合物对基本纤维母细胞生长因子（bFGF）诱导的人类脐带血管内皮细胞（HU-VECs）增殖有较强的抑制作用；在体内试验中，用该成分处理成长的鸡胚胎绒毛尿囊膜，根据浓度不同，则表现出不同程度的抑制毛细血管生成的作用。

其他 山慈菇 70% 乙醇提取物中分离出的生物碱类成分（cremastrine）可以选择性的阻断 M3 受体，同时没有类似阿托品作为 M3 受体拮抗剂带来的中枢神经系统的副作用。大多数能上调酪氨酸酶活性的物质，均有可能应用于治疗色素障碍性皮肤病，山慈菇 50% 乙醇提取物对酪氨酸酶有激活作用。在体小鼠骨髓嗜多染红细胞（PCE）微核试验（MNT），山慈菇水提取物灌胃给药，对镉（Cd）及环磷酰胺（cp）的诱变作用具有明显的抑制效果。

毒性与不良反应 在活体小鼠骨髓嗜多染红细胞核试验（MNT）中，山慈菇水提取物灌胃给药，可提高诱发的微核率，提示山慈菇具有致突变性。山慈菇水提取物灌胃给药，中、高剂量可明显诱发小鼠精子畸形，诱发的小鼠睾丸染色体畸变率也明显增高。

体内过程未见文献报道。

（陈卫平）

qiānlǐguāng

千里光（Senecionis Scandentis Herba） 菊科植物千里光 *Senecio scandens* Buch.-Ham. 的干燥地上部分。味苦，性寒。归肺、肝经。具有清热解毒，明目，利湿的功效，主要用于痈肿疮毒，感冒发热，目赤肿痛，泄泻痢疾，皮肤湿疹。千里光的药理有效成分主要包括毛茛黄素、菊黄质及少量的 β-胡萝卜素、挥发油、黄酮苷、鞣质等成分；还含千里光宁碱、千里光菲灵碱及氢醌、水杨酸、焦黏酸等。

药理作用 千里光的药理作用，主要集中在抗病原微生物、抗肿瘤、抗氧化等方面。

抗病原微生物 主要包括抗菌、抗病毒和抗滴虫等作用，可用于敏感病原微生物感染的治疗。

抗菌：千里光具有广谱抗菌作用，对金黄色葡萄球菌、肠炎沙门菌、甲型副伤寒杆菌、炭疽杆菌、溶血性链球菌、白喉棒状杆菌、大肠埃希菌、变形杆菌、痢疾杆菌、枯草杆菌、淋球菌和耐药性肺炎球菌等具有不同程度的抑制作用。千里光总黄酮为抗菌作用的主要有效成分，其抗菌机制与抑制革兰阳性菌和阴性菌的 DNA、RNA、蛋白质和肽聚糖的合成有关。

抗病毒：千里光具有抗病毒作用，其水煎剂在体外有较好的抑制副流感病毒、呼吸道合胞病毒和单纯疱疹病毒的作用，总黄酮为体外抗病毒的主要活性部位。研究表明千里光水提液对人类免疫缺陷病毒-1（HIV-l）具有抑制作用。

抗钩端螺旋体、抗滴虫：千里光水煎剂对钩端螺旋体具有抑制作用，醇浸膏在体外有抗滴虫作用。

抗肿瘤 千里光具有体外抗肿瘤活性，其总黄酮对人肝癌细胞株 SMMC-7721、人胃癌细胞株 SGC-7901、人乳腺癌细胞株 MCF-7 和人宫颈癌 HeLa 细胞有抑制作用。千里光碱能抑制体外培养的小鼠黑色素瘤细胞的增殖。

抗氧化 千里光水提液和醇提液能抑制大鼠脑、肾匀浆脂质过氧化作用，能清除超氧阴离子和羟自由基，主要活性成分为总黄酮和千里光多酚。

毒性与不良反应 个别病人用药后可见恶心、呕吐、食欲减退、排便次数增多等消化道反应。千里光含有不饱和吡咯里西啶类生物碱（PA），其原形化合物毒性较弱，经过肝转化成代谢产物对动物和人类具有肝毒性，可造成人类以肝小静脉栓塞为特征的肝损害。不饱和吡咯里西啶类生物碱可以透过胎盘组织，可以经过乳汁分泌，导致新生儿和乳儿的肝受损。另偶见引起肺动脉高压和充血性心衰。对动物具有致畸胎作用，可导致骨骼发育异常。千里光单体成分千里光菲灵碱和克氏千里光碱对小鼠胚胎的生长发育和形态分化均具有毒性作用，且与剂量相关，提示千里光对胎儿具有潜在的毒性。高剂量的千里光乙醇提取物对雌性小鼠有致突变的作用。不同产地的千里光毒性有很大差别，以河南产千里光的毒性最强，贵州产千里光具有一定的毒性且乙醇提取物的毒性大于水提物的毒性，湖北和广西千里光在大剂量给药时未见无明显毒性。

体内过程未见文献报道。

（孟宪丽）

kǔxuánshēn

苦玄参（Picriae Herba） 玄参科植物苦玄参 *Picria fel-terrae* Lour. 的干燥全草。味苦，性寒。归肺、胃、肝经。具有清热解毒，消肿止痛的功效。主要用于风热感冒，咽喉肿痛，喉痹，痄腮，脘腹疼痛，痢疾，跌打损伤，疖肿，毒蛇咬伤。苦玄参的药理有效成分主要包括苦玄参苷、苦玄参苷元等多种四环三萜类成分以及芹菜素、芹菜素-7-O-β-D-葡萄糖酸等黄酮类化合物。

苦玄参具有解热、镇痛、抗炎，抗病原微生物，抗肿瘤等作用，同时还对心血管系统有一定的药理作用。①解热、镇痛、抗炎：其作用机制可能与其通过抑制丘脑体温调节中枢，抑制前列腺素的合成有关。苦玄参对脂多糖所致家兔发热有明显的解热作用。苦玄参干浸膏对小鼠热板及冰醋酸刺激致痛反应有镇痛作用。苦玄参对二甲苯致小鼠耳郭肿胀、冰醋酸致腹腔毛细血管通透性增高均有抑制作用。②抗病原微生物：苦玄参根、茎、叶的水煎液和醇提液在体外对金黄色葡萄球菌、金黄色葡萄球菌耐药株、表皮葡萄球菌、乙型溶血性链球菌等均有抗菌作用，醇提液的体外抗菌作用优于水提液。苦玄参不同提取部位在体外对乙型肝炎病毒（HBV）DNA 克隆转染人肝癌细胞的 2215 细胞系分泌乙型肝炎e 抗原（HBeAg）和乙型肝炎表面抗原（HBsAg）有抑制作用。③抗肿瘤：苦玄参的乙醇提取物在高剂量时对胃窦癌、胃癌、骨癌等人癌细胞显示细胞毒活性，但低剂量时活性不明显。④心血管系统：一定浓度的苦参提取物对氯化钾（KCl）或去甲肾上腺素引起的胸主动脉环收缩有一定的抑制作用，其作用机制可能与其能够促进细胞钙离子（Ca^{2+}）释放有关。

（孟宪丽）

báiliǎn

白蔹（Ampelopsis Radix）

葡萄科植物白蔹 *Ampelopsis japonica* (Thunb.) Makino 的干燥块根。味苦，性微寒。归心、胃经。具有清热解毒，消痈散结，敛疮生肌的功效。主要用于痈疽发背，疔疮，瘰疬，烧烫伤。白蔹的药理有效成分主要包括齐墩果酸等三萜类化合物，没食子酸、棕榈酸、白藜芦醇等有机酸类化合物，大黄素甲醚、大黄酚、大黄素等蒽醌类化合物及甾醇类等。

白蔹的药理作用涉及免疫系统、心血管系统、神经系统、皮肤等，且具有抗病原微生物、抗肿瘤、抗惊厥等活性。①心血管系统：高浓度白蔹水煎液对离体蛙心收缩有抑制作用。②免疫系统：白蔹醇提物能促进小鼠外周血淋巴细胞酸性 α-乙酸萘酯酯酶（ANAE）阳性率、脾淋巴细胞增殖能力，增强巨噬细胞吞噬功能。白蔹萃取物具有抗补体活性，其中以正丁醇萃取物最高。③皮肤：白蔹对小鼠身体毛囊生长有抑制作用；对皮肤黑色素形成有抑制作用。可用于痤疮、黄褐斑、老年斑等的治疗，还可作为化妆品添加剂发挥增白作用。④抗病原微生物：白蔹对金黄色葡萄球菌，铜绿假单胞菌、福氏志贺菌、大肠埃希菌均有抑制作用，并具有抑制真菌的作用。实验结果表明白蔹经炒制后其体外抗菌作用较生白蔹增强。抗菌作用的有效成分为所含大黄酚、大黄素甲醚、大黄素、没食子酸、富马酸等。

可用于敏感菌引起的消化道、生殖道感染；外用于烧伤、尖锐湿疣、复发性口腔溃疡和口臭等。⑤抗肿瘤：白蔹水提物对酪氨酸酶有抑制作用。白蔹的甲醇提取物及从中分离纯化的苦瓜毒蛋白对白血病 HL60 细胞具有细胞毒作用，其作用机制是通过降低 Bcl-2/Bax 的比例及激活胱天蛋白酶 3（caspase-3），从而诱导白血病 HL60 细胞的凋亡。⑥抗惊厥：白蔹提取物可提高大鼠抗电刺激惊厥阈值。

（孟宪丽）

sìjìqīng

四季青（Ilicis Chinensis Folium）

冬青科植物冬青 *Ilex chinensis* Sims 的干燥叶。味苦、涩，性凉。归肺、大肠、膀胱经。具有清热解毒，消肿祛瘀的功效。主要用于肺热咳嗽，咽喉肿痛，痢疾，胁痛，热淋；外治烧烫伤，皮肤溃疡。四季青的药理有效成分主要包括原儿茶酸、原儿茶醛、咖啡酸、紫丁香苷等酚酸类化合物，山柰酚、洋芹素、槲皮素等黄酮类化合物以及缩合型鞣质及挥发油等。

药理作用 四季青的药理作用主要涉及抗病原微生物、抗炎、抗心肌缺血和降血脂、抗肿瘤等。

抗病原微生物 四季青抗菌谱广，对金黄色葡萄球菌的抑制作用最强，对肺炎球菌、铜绿假单胞菌、伤寒沙门菌、大肠埃希菌、枯草杆菌及结核杆菌均有一定的抑制作用。抗菌作用的有效成分为所含原儿茶酸、原儿茶醛等。可用于敏感菌引起的消化道、呼吸道、泌尿道感染和骨科感染。

皮肤系统 四季青鲜汁敷布于实验性大鼠烫伤表面，可与创面渗出液形成有一定通透性的保护性痂膜，减轻创面干裂疼痛，防止感染和渗出，并促进成纤维细胞生长，加速皮肤愈合。四季青贴敷或坐浴，可用于浅表的软组织化脓性感染。

心血管系统 四季青具有抗心肌缺血、抗心律失常、降低血脂等作用，临床用于冠心病心绞痛和高脂血症的治疗。①抗心肌缺血：四季青煎剂和原儿茶醛能降低冠状动脉阻力，改善冠状动脉供血；原儿茶酸可使心肌耗氧量降低，可用于治疗冠心病心绞痛。实验研究表明，原儿茶醛能明显增加猫冠状窦血流量和缓解垂体后叶素引起家兔的急性心肌缺血心绞痛。②抗心律失常：四季青可用于治疗某些心律失常（如期前收缩），对心功能也有改善作用。③降低血脂：四季青可降低高血脂病人血清总胆固醇及三酰甘油的浓度，提高高密度脂蛋白的水平。

血液和造血系统 原儿茶醛对血小板聚集有抑制作用，体外及体内给药，对腺苷二磷酸（ADP）诱导的小鼠、家兔血小板聚集有抑制作用，其抑制机制不是通过影响对血小板集聚有调节作用的环腺苷酸（cAMP）代谢，而是降低血小板膜流动性及促进已聚集的血小板解聚。

五官系统 四季青能消除小鼠耳炎性肿胀，临床上可单用于单纯型慢性化脓性中耳炎的治疗。四季青可用治复发性阿弗他口炎，亦用于抑制龋齿的发生。眼科用于病毒性角膜炎。

抗肿瘤 四季青及原儿茶酸对小鼠实验性 HF 肉瘤及肉瘤（S$_{180}$）有抑制作用。

毒性与不良反应 四季青煎剂小鼠灌服的半数致死量为生药

233.2 ± 11.56 g/kg，相当于成人用量的 194 倍。实验发现家兔灌服四季青煎剂 14 天后，病检见肝组织有轻微损害，丙氨酸转氨酶（ALT）较给药前增高，对肾功能无明显影响。四季青引起肝损伤的主要成分为所含鞣质。

体内过程　四季青中原儿茶酸注射液静脉注射后迅速分布于体内各脏器官组织中，并能透过血脑屏障，含量以肾为最高，脑、肝、心等次之。大鼠口服、腹腔注射，家兔口服原儿茶酸后，可以原形、脱羧形成儿茶酚、甲基化形成香草酸从尿排出。

（孟宪丽）

mùmiánhuā

木棉花（Gossampini Flos）　木棉科植物木棉 Gossampinus malabarica（DC.）Merr. 的干燥花。味甘、淡，性凉。归大肠经。具有清热利湿，解毒的功效。主要用于泄泻，痢疾，痔疮，出血。木棉花的药理有效成分主要包括羽扇豆醇、羽扇豆酮等三萜类化合物，香橙素、槲皮素、木犀草素、木犀草素-7-O-葡萄糖苷、橙皮苷、金丝桃苷等黄酮类化合物及挥发油类等。

药理作用　木棉花的药理作用主要涉及抗病原微生物、抗肿瘤、抗炎、保肝等。

抗病原微生物：木棉花提取物能抑制假丝酵母、啤酒酵母、黑曲霉、拟青霉的生长繁殖。木棉花水煎液对植物乳杆菌、双歧杆菌的生长有促进作用，随着木棉花浓度的递增，植物乳杆菌增殖速度加快，而双歧杆菌的增殖速度平稳。

抗肿瘤：木棉花对亚硝胺诱发小鼠Ⅲ级早期癌和Ⅵ级浸润癌均有抑制作用。

抗炎：木棉花乙醇提取物的乙酸乙酯可溶部位能抑制小鼠角叉菜胶性足跖肿胀、小鼠二甲苯耳郭肿胀等炎症模型等炎症反应，对大鼠棉球肉芽肿模型所致慢性增殖性炎症亦有抑制作用。

保肝：木棉花总黄酮能够显著下调四氯化碳（CCl_4）致肝纤维大鼠Ⅰ型胶原蛋白表达，且表现出一定的剂量依赖性。木棉花总黄酮能够降低免疫性肝损伤小鼠血清丙氨酸转氨酶（ALT）、天冬氨酸转氨酶（AST）、乳酸脱氢酶活性（LDH）水平，降低肝微粒体 NO 含量和丙二醛含量（MDA），增加肝组织超氧化物歧化酶（SOD）、谷胱甘肽过氧化物酶（GSH-Px）、还原性谷胱甘肽（GSH）的活性和含量，表明木棉花对肝脏有一定的保护作用。

毒性与不良反应　实验对大鼠、小鼠口服或静脉注射给予木棉花水提液，发现木棉花有中枢神经抑制作用。

体内过程未见文献报道。

（孟宪丽）

bànzhīlián

半枝莲（Scutellariae Barbatae Herba）　唇形科植物半枝莲 Scutellaria barbata D. Don 的干燥全草。气微，味微，性寒。归肺、肝、肾经。具有清热解毒，化瘀利尿的功效，用于疗疮肿毒，咽喉肿痛，跌扑伤痛，水肿，黄疸，蛇虫咬伤。半枝莲的药理有效成分主要为黄酮类及多糖类，黄酮类主要有效成分有野黄芩苷、异野黄芩素-8-O-葡糖醛酸苷、木犀草素等，其中以野黄芩苷含量最高；半枝莲多糖（SPB）含鼠李糖、阿拉伯糖、木糖、甘露糖、半乳糖和葡萄糖。

药理作用　半枝莲的药理作用主要集中在消化系统、抗病原微生物、抗肿瘤、抗氧化等方面，现代临床应用半枝莲治疗癌症、肝炎等疾病。

消化系统　半枝莲对肝有保护作用。半枝莲水煎液、半枝莲总黄酮、半枝莲醇提物对肝纤维化大鼠有干预作用，并可以减轻其肝纤维化的程度。半枝莲醇提物能影响活化肝星状细胞的凋亡，改善肝组织的纤维化程度；半枝莲提取物能降低四氯化碳（CCl_4）所致小鼠肝损伤血清丙氨酸转氨酶（ALT）和天冬氨酸转氨酶（AST）活性，改善肝细胞损伤程度，对 CCl_4 致小鼠肝损伤具有保护作用；半枝莲醇提液能降低四氯化碳所致肝纤维化大鼠血清中血清透明质酸酶（HA）、层粘连蛋白（LN）、ALT、AST 的表达及肝组织转化生长因子-β_1（TGF-β_1）的含量；半枝莲水煎液能够降低免疫性肝纤维化大鼠 TGF-β_1 及金属蛋白酶组织抑制物-1（TIMP-1）的表达。

抗病原微生物　半枝莲的丙酮提取液对金黄色葡萄球菌具有抑菌作用，其产生抑菌作用的主要物质基础是黄酮类成分；半枝莲煎剂用平板挖沟法检测对金黄色葡萄球菌、福氏志贺菌、伤寒沙门菌、铜绿假单胞菌、大肠埃希菌有抑制作用；半枝莲总黄酮在体外对副流感 1 型（PIV-1）所致人喉癌上皮细胞株的细胞病变具有抑制作用，它能够改善 PIV-1 感染后的宿主细胞膜流动性，维持细胞膜的正常功能。

抗肿瘤　半枝莲具有抗肿瘤活性，可用于原发性肝癌、肺癌及子宫颈癌等，并与其他中药联合复方治疗多种肿瘤。半枝莲多糖能抑制荷 S_{180} 肉瘤小鼠体内肿瘤细胞的生长；水煎液能抑制肝癌 H_{22} 荷瘤小鼠体内肿瘤细胞的生长；乙醇提取物能干扰人结肠癌 HT-29 细胞增殖；其抗肿瘤机制主要体现在诱导细胞凋亡、影响端粒体酶活性、抑制肿瘤血管生成、调节机体免疫力等方面。

抗氧化 半枝莲能够增强小鼠肝组织及去卵巢雌性大鼠脑组织中一氧化氮合酶（NOS）活性，提高一氧化氮（NO）含量，NO 能够抑制脂质过氧化过程，从而发挥抗氧化作用；半枝莲酸性多糖（SBP_s）具有清除超氧化阴离子自由基及羟自由基的抗氧化作用；此外半枝莲中黄酮类化合物能够减轻顺铂化疗荷瘤小鼠肾的过氧化水平，部分修复肾的抗氧化能力。

其他 半枝莲水煎液及其主要成分野黄芩苷均对皮下注射 10% 干酵母混悬液引起的大鼠发热有解热作用，并有一定剂量依赖关系，对正常大鼠的体温无明显影响。半枝莲水煎液及野黄芩苷均能抑制革兰阴性菌表面高度保守分子脂多糖（LPS）诱发的巨噬细胞炎症模型中白介素-6（IL-6）和肿瘤坏死因子-α（TNF-α）基因的表达，并且能够降低 IL-6 和 TNF-α 的含量，具有抗炎作用。

毒性与不良反应 服用大剂量半枝莲煎剂临床实验表明，处方中半枝莲用到 120 g 时对肝肾功能、血常规、免疫球蛋白、血浆蛋白、碱性碱酯酶均不产生明显影响。

体内过程 大鼠灌胃半枝莲提取物后，血浆中游离型野黄芩苷、柚皮素、芹菜素、木犀草素、汉黄芩素 5 种黄酮类成分在体内消除较慢，半衰期（$t_{1/2}$）在 4.95~9.56 小时，黄酮苷元类在体内极易转化成其结合形式且可能存在首过效应。

（孟宪丽）

cǎowūyè

草乌叶（Aconiti Kusnezoffii Folium）

毛茛科植物北乌头 *Aconitum kusnezoffii* Reichb. 的干燥叶。气微，味辛、涩，性平；有小毒。具有清热，解毒，止痛的功效。用于热病发热，泄泻腹痛，头痛，牙痛。为蒙古族习用药材，其主要活性成分为生物碱类化合物，除此之外还含有肌醇和鞣质。生物碱类主要有新乌头碱、乌头碱、次乌头碱。

药理作用 草乌叶的药理作用主要包括解热和镇痛、调节免疫、抗炎等。

解热和镇痛：草乌叶的神经系统作用主要表现在解热和镇痛作用两个方面。草乌叶水煎液能够降低 2,4-二硝基苯酚所致发热大鼠的体温。草乌叶镇痛有效成分是草乌叶总生物碱，均能降低小鼠的扭体次数。

调节免疫：草乌叶总生物碱具有增强体液免疫功能的作用，可使小鼠血清 IgG 水平升高。

抗炎：草乌叶具有抗炎消肿的作用，其煎剂与生物碱成分均能抑制大鼠后爪甲醇性炎症反应，草乌叶总生物碱可减轻炎症后期的结痂与炎性红肿。

毒性与不良反应 草乌叶中的主要有效成分乌头碱中毒后症状表现为四肢发麻，继而不能站立，头晕眼花，言语困难，烦躁不安，运动受限，严重者吞咽困难，呼吸缓慢或呼吸中枢抑制。

体内过程未见文献报道。

（孟宪丽）

huángténg

黄藤（Fibraureae Caulis）

防己科植物黄藤 *Fibraurea recisa* Pierre. 的干燥藤茎。气微，味苦，性寒。归心、肝经。具有清热解毒，泻火通便的功效。用于热毒内盛，便秘，泻痢，咽喉肿痛，目赤红肿，痈肿疮毒。主要药效成分为生物碱中黄藤素（盐酸巴马汀），也是黄藤素片、黄藤素注射液等制剂的原料药。

药理作用 具有抗病原微生物和调节免疫作用，临床用于呼吸道、泌尿道、胃肠道、外科感染的治疗。

抗病原微生物：黄藤素体外抗阴道毛滴虫作用强度与甲硝唑相当。具有抗白念珠菌的作用。黄藤素对呼吸道、泌尿道、生殖道细菌有抑制作用，临床用于敏感菌引起的呼吸道感染、急性膀胱炎和急性盆腔炎等。

调节免疫：黄藤素腹腔注射能提高大鼠外周血中性粒细胞吞噬率、淋巴细胞酸性 α-乙酸萘酯酯酶阳性百分率、脾玫瑰花结形成细胞百分率，降低外周血液白细胞移行抑制试验移行指数，表明黄藤素腹腔注射能增强大鼠非特异性免疫、细胞免疫及体液免疫功能。

其他：黄藤乙醇提取物能够抑制人增生性瘢痕成纤维细胞的生长，对增生性瘢痕有治疗作用。

毒性及不良反应 临床应用黄藤素注射液，少部分患者可出现心悸、气短、头痛、一过性失语及皮肤潮红、皮疹、血管神经性水肿，甚至过敏性休克等。

体内过程 黄藤素为黄藤的主要药效成分，其在肠道的吸收差，在胃的强酸性环境下吸收较肠道多。大鼠体内黄藤素药动学符合二室模型特征，灌胃给予 40mg/kg 黄藤素后，大鼠血浆中的黄藤素浓度在 2.8 小时达峰值，半衰期（$t_{1/2}$）为 6 小时，最大血药浓度为 19.8ng/ml。

（孟宪丽）

kǔmù

苦木 （Picrasmae Ramulus Et Folium）

苦木科植物苦木 Picrasma quassioides （D. Don） Benn. 的干燥枝和叶。气微，味极苦。味苦，性寒；有小毒。归肺、大肠经。具有清热解毒，祛湿的功效。用于风热感冒，咽喉肿痛，湿热泻痢，湿疹，疮疖，蛇虫咬伤。苦木的主要药理活性成分是苦木苦味素类和苦木生物碱类，其中生物碱类主要包括 β-咔巴啉型生物碱、铁屎米酮类生物碱和生物碱二聚体，苦木苦味素多为四环三萜内酯及五环三萜内酯，是苦木科的特征性成分。

药理作用 包括降血压、抗病原微生物、抗肿瘤等，临床上多用于降血压、抗感染。

降血压 静脉给予麻醉犬、兔，灌胃给予正常大鼠、肾型高血压大鼠苦木总生物碱，可表现出明显降压作用，其作用机制可能与升高血清中血管舒张因子一氧化氮（NO）的水平，扩张血管有关。

抗病原微生物 苦木总碱对溶血性乙型链球菌、金黄色葡萄球菌、宋内志贺菌、枯草杆菌和八叠球菌有抑菌作用；脂溶性苦木生物碱在体外对大肠埃希菌有抑制作用；苦木还具有体外抑制结核杆菌的活性。

抗肿瘤 苦木中苦木素 B 对白血病细胞 P388 有抑制活性。苦木醇提物对人肝癌细胞 HepG2 具有抑制和凋亡作用，且该抑制作用随着药物浓度的增高和时间的延长而增强。

其他 苦木具有抗蛇毒作用，其注射液对银环蛇毒中毒小鼠和犬有保护作用。此外苦木中的成分能够保护胃黏膜，治疗胃黏膜损伤和胃溃疡。另有研究指出苦木的树汁中和非洲苦木中的苦木内酯还具有抗疟作用。

毒性与不良反应 苦木总生物碱对大鼠生长、发育、肝肾功能、血象及实质性器官心、肝、脾、肺、肾未见明显影响。小鼠腹腔注射苦木注射液的半数致死量（LD_{50}）= 2336mg/kg。

体内过程未见文献报道。

（孟宪丽）

qīngmázǐ

苘麻子 （Abutili Semen）

锦葵科植物苘麻 Abutilon theophrasti Medic. 的干燥成熟种子。味苦，性平。归大肠、小肠、膀胱经。具有清热解毒，利湿，退翳的功效。临床用于赤白痢疾，淋证涩痛，痈肿疮毒，目生翳膜。苘麻子富含脂肪油，其中大部分为亚油酸；富含蛋白质，水解后得到精氨酸、酪氨酸、赖氨酸等。苘麻子具有利尿和抗病原微生物等药理作用。苘麻子水提物有利尿作用，其脂溶性成分有抗利尿作用；苘麻子水、醇提取物均有抑菌作用。

（孟宪丽）

tiānkuízǐ

天葵子 （Semiaquilegiae Radix）

毛茛科植物天葵 Semiaquilegia adoxoides （DC.） Makino 的干燥块根。气微，味甘、苦，性寒。归肝、胃经。具有清热解毒，消肿散结的功效。用于痈肿疔疮，乳痈，瘰疬，蛇虫咬伤。天葵子的化学成分主要为生物碱、内酯、香豆精类、酚类、氨基酸等。已知含有生物碱类化合物包括唐松草酚定、天葵碱和木兰碱。天葵子多糖则是由葡萄糖、半乳糖、甘露糖、阿拉伯糖、岩藻糖五种单糖组成。

药理作用： ①抗病原微生物。天葵子对金黄色葡萄球菌有抑制作用，临床用于治疗急性软组织损伤及骨关节结核等。②抗肿瘤。天葵子生物碱部位对小鼠移植性 S_{180} 肉瘤具有抑制作用，其中的季铵碱可能为抗肿瘤活性成分。此外，天葵子生物碱部位对人肝癌细胞株 BEL-7402、人肺癌细胞株 A-549 均有抑制生长作用。

毒性与不良反应： 天葵子毒性较小，毒性反应较少见，但个别患者在服用含天葵子的中药汤剂后出现中毒反应，临床表现为浑身颤抖、颈软、神志恍惚、烦躁不安、颜面潮红、双瞳孔等大等圆（阿托品化）、心电图显示窦性心动过速。

（孟宪丽）

tǔbèimǔ

土贝母 （Bolbostemmatis Rhizoma）

葫芦科植物土贝母 Bolbostemma paniculatum （Maxim.） Franquet 的干燥块茎。味苦，性微寒。归脾、肺经。具有解毒，散结，消肿的功效。主要用于乳痈，瘰疬，乳腺炎，颈淋巴结结核，慢性淋巴结炎，肥厚性鼻炎。土贝母的药理有效成分主要为皂苷类，皂苷类主要有土贝母苷甲、乙、丙、丁、戊等。

药理作用 主要有抗肿瘤、抗病毒、抗过敏、抗生育等作用。

抗肿瘤 土贝母皂苷具有抗肿瘤作用。土贝母皂苷甲能诱导肿瘤细胞周期阻滞和凋亡，土贝母皂苷甲、丙能够诱导 SW480 细胞的凋亡。体外实验结果显示，皂苷甲对多种人癌细胞的生长均有抑制效果，敏感性如下：胃癌<宫颈癌<结肠癌<胰腺癌<神经母细胞癌<神经胶质母细胞癌。

抗病毒 土贝母皂苷对单纯疱疹病毒 1 型有抑制作用。土贝母皂苷甲对人免疫缺陷病毒亦有抑制作用。

60mg/kg 诱导的糖尿病大鼠血中内皮素、血栓素 A_2 含量,升高 6-酮-前列环素 $F_{1\alpha}$(6-keto-PGF$_{1\alpha}$)的含量,但对血糖和一氧化氮无明显的作用。提示牡丹皮对糖尿病大鼠血管内皮细胞具有一定的保护作用。同样给予牡丹皮 13 周可以明显改善链脲佐菌素(STZ)诱发的糖尿病大鼠的神经传导速度延缓,牡丹皮 500mg/kg 给药 13 周血糖未见明显改善,尽管呈现高血糖值,但是神经传导速度迟缓明显改善;同时牡丹皮 1000mg/kg 给药血糖值改善,神经传导速度显著迟缓。

免疫系统 主要包括抗炎、抗内毒素、抑菌,调节免疫等作用。可用感染性疾病和自身免疫性疾病等疾病的治疗。

抑菌 采用 K-B 纸片扩散法。100%牡丹皮浸出液滤纸片对金黄色葡萄球菌、白色葡萄球菌、铜绿假单胞菌、炭疽杆菌、变形杆菌、甲型链球菌、乙型链球菌均有一定的抑菌作用。牡丹皮中丹皮总苷对大肠埃希菌、肺炎克雷伯菌、铜绿假单胞菌与粪肠球菌均有一定的抑菌作用,丹皮总苷对四菌株的最低抑菌浓度分别为 $86\mu g/ml$、$344\mu g/ml$、$21.5\mu g/ml$ 和 $86\mu g/ml$。用试管内药液稀释法测定牡丹皮水提取物及不同浓度乙醇提取物的最低抑菌浓度和最低杀菌浓度,结果提示牡丹皮水提取物和乙醇提取物对金黄色葡萄球菌、大肠埃希菌及铜绿假单胞菌均有较强的抑制作用和一定的杀灭作用,且水提取物的作用强于乙醇提物。

抗内毒素 牡丹皮分离产物在体外能抑制内毒素介导的 RAW264.7 小鼠单核巨噬细胞白血病细胞释放肿瘤坏死因子-α(TNF-α),对致死剂量内毒素攻击小鼠的保护率为 50%,对致死剂量热灭活大肠埃希菌攻击小鼠的保护率为 50%

抗炎 丹皮能显著抑制二甲苯所致小鼠耳郭肿胀,抑制醋酸诱导的小鼠腹腔毛细血管通透性增加,说明该药能抑制毛细血管扩张、通透性增加、渗出性水肿为主的炎症早期反应。其抗炎作用呈现一定的量效关系,以高剂量的作用最显著。

调节免疫 丹皮酚能够提高外周血酸 α-醋酸萘酯酶阳性淋巴细胞百分率和白细胞移动抑制因子的释放,增强机体细胞免疫功能,并显著改善外周血中性粒细胞对金黄色葡萄球菌的吞噬作用。

毒性与不良反应 黄芩牡丹皮提取物原液对小鼠急性经口毒性试验的半数致死量(LD$_{50}$)超过 5000 mg/kg,对家兔完整皮肤刺激指数为 0,属于实际无毒类物质。

体内过程 口服牡丹皮的水煎液所含丹皮酚在兔体内的处置过程均为二房室模型。牡丹皮所含丹皮酚的 $K_{21} = 0.12/h$ 和 $K_{12} = 0.029/h$(K_{21} 为药物从外周室向中央室转运的一级速率常数,K_{12} 为药物从中央室向外周室转运的一级速率常数)。牡丹皮所含丹皮酚的消除半衰期($t_{1/2\beta}$)为慢速消除药物,能在动物血中保留较长时间。牡丹皮所含丹皮酚的药时曲线下面积(AUC)= 142.24($\mu g/ml$)·h,牡丹皮的最大峰浓度为 6.42×10^{-5} mol/L。

(刘建勋)

chìsháo

赤芍 (Paeoniae Radix Rubra)

毛茛科植物芍药 *Paeonia lactiflora* Pall. 或川赤芍 *Paeonia veithii* Lynch 的干燥根。味苦,性微寒。归肝经。具有清热凉血,散瘀止痛的功效,主要用于热入营血,温毒发斑,吐血衄血,目赤肿痛,肝郁胁痛,经闭痛经,症瘕腹痛,跌扑损伤,痈疽疮疡。赤芍的药理有效成分主要包括芍药苷、芍药内酯苷、羟基芍药苷、苯甲酰芍药苷等单萜苷类化合物、挥发油成分、儿茶素、苯甲酸、没食子酸、香草酸、没食子酸甲酯、没食子酸乙酯等。

药理作用 赤芍的药理作用多集中于心血管系统、神经系统、内分泌系统、免疫系统等方面。

心血管系统 主要包括抗心肌缺血、抗动脉粥样硬化、抗凝血等作用,可用于冠心病、高血脂、动脉粥样硬化等疾病的治疗。

抗心肌缺血 赤芍总苷对异丙肾上腺素诱导的大鼠急性心肌缺血损伤时的细胞凋亡具有保护作用,药用机制可能与激活 Bcl-2 基因及其蛋白表达,抑制 Bax 基因及其蛋白表达,提高 Bcl-2 蛋白/Bax 蛋白比值,从而有效抑制心肌细胞凋亡有关。赤芍总苷可减少心肌缺血程度,降低缺血范围和心肌酶学指标的活性,说明赤芍总苷具有抗心肌缺血作用。选用健康成年杂种犬,结扎麻醉开胸制备犬左冠状动脉前降支缺血急性心肌缺血模型,并给予赤芍总苷不同剂量静脉注射。结果显示赤芍总苷能明显抑制血清游离脂肪酸含量升高,降低过氧化脂质,通过增加血清超氧化物歧化酶、谷胱甘肽过氧化物活性。表明赤芍总苷是通过改善心外膜电图,提高心肌供血,对抗脂质过氧化反应,稳定细胞膜,保护内源性抗氧化酶活性发挥抗心肌缺血作用。

降血脂和抗动脉粥样硬化 白芍总苷可明显降低高脂高糖饮

食诱导脂肪肝大鼠血浆总胆固醇、三酰甘油、高密度脂蛋白胆固醇和低密度脂蛋白胆固醇。

抗凝血　赤芍总苷可以显著改善机体微循环状态，降低血清、血浆黏度，抑制 ADP 诱导的血小板聚集，延长凝血酶原时间和活化部分凝血活酶时间。

神经系统　主要包括抗脑缺血、改善学习记忆等作用，可用于中风、痴呆等神经系统疾病的治疗。

抗脑缺血　赤芍提取物治疗给药能显著减轻局灶性脑缺血（MACO）模型大鼠脑组织梗死重量，在 240 mg/kg、120 mg/kg、60 mg/kg、30mg/kg 剂量范围内呈一定的剂量依赖性，同时赤芍提取物能降低脑指数并显著改善 MACO 模型大鼠异常的神经症状；同时赤芍提取物预防给药可以降低 MCAO 模型大鼠脑组织梗死重量百分比，在 30~240mg/kg 剂量范围内有一定的剂量依赖性，同时也能降低 MCAO 模型大鼠的脑指数并显著改善梗死后大鼠异常的神经症状。赤芍总苷对双侧颈总动脉不完全结扎脑缺血再灌注损伤小鼠学习记忆障碍有显著的改善作用，跳台试验中小鼠受刺激时间及错误次数明显减少，平台停留期显著延长；赤芍总苷可显著减少脑组织脂质过氧化产物丙二醛和一氧化氮含量的增加，提高脑组织超氧化物歧化酶水平，75mg/kg 赤芍总苷对脑组织中乳酸脱氢酶的降低也具有显著的抑制作用。预先自大鼠腹腔注射赤芍水提取液后，皮质缺血 10 分钟时亮脑啡肽的含量及缺血 60 分钟时 β 内啡肽的含量与盐水组相比均有明显的下降，但对强啡肽 A_{1-13} 的含量没有影响。赤芍抑制缺血脑组织亮脑啡肽或 β 内啡肽

含量升高的机制可能与其扩张脑部血管，增加脑部血供有关。离体实验显示，赤芍总苷对缺糖损伤、缺氧损伤、自由基损伤、咖啡因损伤、一氧化氮损伤及 N-甲基-D-天冬氨酸（NMDA）毒性损伤原代大鼠大脑皮质神经细胞具有明显保护作用。

改善学习记忆　赤芍总苷对长期皮下注射 D-半乳糖形成衰老小鼠的学习记忆障碍有显著的改善作用，穿梭试验中小鼠主动回避潜伏期和主动回避次数明显增加；水迷宫试验发现赤芍总苷可有效提高小鼠的达岸正确率，减少小鼠的错误次数。同时赤芍总苷可显著降低衰老小鼠脑组织中单胺氧化酶水平，提高胆碱酯酶活性；并抑制脂质过氧化产物丙二醛含量的增加，提高脑组织超氧化物歧化酶水平。此外赤芍总苷对衰老小鼠免疫功能低下及脑萎缩状态有显著的改善。

内分泌系统　主要包括降低血糖、减轻糖尿病肾病并发症等作用，可用于糖尿病、糖尿病肾病等内分泌系统疾病的治疗。

降低血糖　芍药苷具有降低实验动物高血糖的作用，能够较明显抑制蛋白酪氨酸磷酸酶 1B（PTP 1B）的活性。因此赤芍有效部位的降血糖功效可能与其具有改善胰岛素抵抗作用有关，且抑制 PTP 1B 负调控是其改善胰岛素抵抗的作用机制之一。同时赤芍粗提物有改善瘦素及胰岛素抵抗的作用，继而认为改善胰岛素及瘦素抵抗可能是赤芍治疗脂肪肝的作用机制之一。通过葡聚糖凝胶（Sephadex）LH-20 富集的赤芍有效部位，连续给药 3 周，对 KK/upj-Ay 小鼠自发高血糖有明显的降低作用。并从该部位分离得到 9 个化合物：芍药苷、氧

化芍药苷、苯甲酸、没食子酸、没食子酸乙酯、1, 2, 3, 4, 6-五-没食子酰葡萄糖、柚皮素和二氢槲皮素。

减轻糖尿病肾病并发症　赤芍降低糖尿病肾病大鼠模型血尿素氮、24 小时尿蛋白及肾重/体质量，增加内生肌酐清除率，同时肾组织肿瘤坏死因子-α、单核细胞趋化蛋白-1、细胞间黏附因子-1 mRNA 表达明显下调。

免疫系统　主要包括抗炎、抗肿瘤和调节免疫作用，可用于脓毒血症、部分肿瘤、关节炎等免疫系统疾病的治疗。

抗炎　赤芍具有抗炎活性。白芍总苷对大鼠胶原性关节炎干预后，在第 14~28 天，大、中剂量白芍总苷可促进胶原性关节炎大鼠体重的恢复，还可明显抑制胶原性关节炎大鼠的足爪肿胀和多发性关节炎程度，降低关节指数，表明白芍总苷对胶原性关节炎大鼠具有明显的抗炎、消肿等治疗作用。芍药苷可抑制佐剂诱发的关节炎，主要是通过抑制滑膜细胞的非正常增殖，减少滑膜细胞中白介素-1、前列腺素 E2、白介素-6、血管内皮生长因子、粒细胞集落刺激生物因子的产生，降低滑膜内环氧化酶-2 的表达。同时赤芍可改良滑膜细胞的分泌和代谢，抑制其非正常增殖，降低成纤维细胞样滑膜细胞中血管内皮生长因子、成纤维细胞生长因子、基质金属蛋白酶-1、基质金属蛋白酶-3 的产生，从而对抗胶原诱导的关节炎。白芍总苷对脓毒症具有降低炎性反应、提高存活率的效果，可能与直接发挥抑制炎性细胞因子（TNF-α、IL-1 及 IL-6）的致炎作用有关；通过干预 TLR-4/NF-κB 炎症信号途径的各个靶点而发挥抗炎作用。

抗肿瘤　赤芍水提物处理肝癌细胞 HepG2 后，通过 cDNA 芯片技术和 RT-PCR 分析发现，在 HepG2 的凋亡早期，相关基因 *BNIP3* 的表达上调，而 *ZK1*、*RAD23B*、*HSPD1* 基因的表达下调，从而加速了肝癌细胞 HepG2 的凋亡。

调节免疫　2.5mg/L 白芍总苷能促进脂多糖（LPS）诱导大鼠腹腔巨噬细胞产生肿瘤坏死因子，但不改变其动力学过程。白芍总苷（0.5～250 mg/L）对内毒素诱导巨噬细胞产生肿瘤坏死因子量效曲线呈钟罩形，提示白芍总苷对巨噬细胞产主肿瘤坏死因子具有浓度依赖性双向调节作用。此外白芍总苷（0.5～62.5mg/L）对伴刀豆球蛋白 A（3mg/L）诱导的大鼠脾细胞产生白介素-2 具有双向调节作用。

毒性与不良反应　小鼠单独使用赤芍急性毒性实验的 LD_{50} 为 112.38g/kg，95% 的可信限：98.42～130.39g/kg。

体内过程　大鼠灌胃给予白芍总苷（1.41g/kg）后，48 小时尿液中芍药苷和芍药内酯苷的累积排泄量分别占给药量的 0.583%、0.424%，48 小时粪便中芍药苷和芍药内酯苷的累积排泄率分别为 59.11%、74.70%，36 小时胆汁中芍药苷和芍药内酯苷的累积排泄率分别为 4.88%、5.98%，正常大鼠口服白芍总苷胃肠吸收较差，吸收后主要以原形经由胆汁排泄。正常大鼠按 2.82g/kg 灌胃给予白芍总苷药液后 1 小时、3 小时、6 小时后，1 小时各组织中均能测到芍药苷和芍药内酯苷，3 小时除胃和小肠外，其他各组织中两者浓度均达到最大值，小肠、胃、大肠及肾、脾、肝中浓度较高，6 小时小肠、大肠、胃中浓度较高，其他各组织中浓度较低。说明灌胃白芍总苷后组织分布迅速且广泛，胃、小肠、大肠及肾、脾、肝是主要分布器官，容易在胃肠蓄积，其他组织中蓄积较少。

（任建勋）

zǐcǎo

紫草（Arnebiae Radix）　紫草科植物新疆紫草 *Arnebia euchroma*（Royle）或内蒙紫草 *Arnebia guttata* Bunge 的干燥根。味甘、咸，性寒。归心、肝经。具有清热凉血，活血解毒，透疹消斑的功效。主要用于血热毒盛，斑疹紫黑，麻疹不透，疮疡，湿疹，水火烫伤。紫草的药理有效成分主要包括萘醌类、苯醌类、生物碱类、苯酚、酚酸类、三萜酸、甾醇类、黄酮类以及多糖类等。

药理作用　紫草的药理作用多集中于免疫系统和心血管系统等方面。

免疫系统　主要包括抑菌、抗炎、抗肿瘤、调节免疫、抗氧化等，可用于细菌、病毒感染性疾病、自身免疫性疾病、恶性肿瘤等疾病的治疗。

抑菌：100% 紫草水浸出液滤纸片对金黄色葡萄球菌、大肠埃希菌、铜绿假单胞菌、伤寒沙门菌、甲型链球菌、乙型链球菌均有明显抑菌作用。

抗炎：皮下注射 10mg/kg 紫草素对小鼠巴豆油耳炎症和大鼠酵母性足肿有明显抑制作用；以二甲苯作为致炎因子，通过小鼠耳郭水肿实验进一步证明紫草的水提物及醇提物均有一定的抗炎作用，在一定浓度范围内，其抗炎作用与给药浓度呈正相关；紫草醇提物的抗炎效果好于水提物。紫草对白三烯和 5-羟色胺的合成有抑制作用，具抗组胺等炎症介质作用。紫草素能降低晚期 Ⅱ 型胶原诱导的关节炎小鼠的关节炎评分，紫草素免疫干预阻止了软骨破坏，降低了髌骨及邻近滑膜组织的 Th1 型细胞因子和炎症性细胞因子白介素-6 的 mRNA 水平，其机制可能为紫草素通过抑制 Th1 细胞因子的表达发挥了抗炎症的作用。

抗肿瘤：去氧紫草素、紫草素、甲基紫草素的抗肿瘤活性远强于阳性对照药物氨氯顺铂。紫草素能够通过激活蛋白酶诱导肿瘤细胞凋亡，激活促细胞分裂原激活蛋白激酶，抑制蛋白酪氨酸激酶和 DNA 拓扑异构酶 Ⅰ 的活性，从而影响肿瘤细胞的代谢、增殖、分化、信号传递、基因表达等过程，达到阻碍肿瘤细胞生长的目的。紫草多糖对 HepG2 和 SPC-A-1 肿瘤细胞都有抑制作用，但相同浓度下对两种肿瘤细胞的抑制效果不同，与对 SPC-A-1 细胞的抑制作用相比，高剂量浓度对 HepG2 细胞的抑制作用明显强，显示出更大的剂量依赖性。

调节免疫：紫草可增强巨噬细胞的吞噬功能及自然杀伤细胞活性，增加淋巴细胞的数量，对小鼠特异性及非特异性免疫均有增强作用。

止血：紫草素具有一定的抗氧活性。其抗氧化能力相当于维生素 C 的 35.5%。紫草素的抗氧化作用主要是由于其醌结构中在 5-位和 8-位上具有对应酚羟基所决定的。

心血管系统　主要包括抗动脉粥样硬化和止血作用，可用于冠心病、动脉粥样硬化和出血性疾病的治疗。

抗动脉粥样硬化：紫草素对大鼠血管平滑肌细胞具有明确的抗增殖、促凋亡、阻滞细胞周期进程的作用，并且与细胞周期调节蛋白的变化密切相关。

止血：新疆紫草正己烷、醋酸乙酯、95%乙醇和水提物均显示有一定的止血作用；新疆紫草醋酸乙酯提取物能显著缩短出、凝血时间，升高血小板数量，缩短凝血酶时间，提高纤维蛋白原含量。

毒性与不良反应 紫草水煎液在不同剂量时诱发小鼠骨髓细胞微核率有不同程度的增高，在胚胎转移实验中实验用药剂量与胚胎肝细胞微核率的升高也密切相关，紫草水煎液对小鼠具有潜在的遗传毒性，且具剂量-反应关系。而大于 $1.3\mu mol/L$ 浓度的紫草素对培养的大鼠心肌细胞有毒性作用，其毒性作用也有凋亡机制的参与。

体内过程 乙酰紫草素吸收较差，组织分布广泛，排泄较完全，1 小时血样中没有检测到原形，血浆、血细胞药物含量分配比约为 4∶1，人血浆蛋白结合率高，血浆蛋白的结合为共价和疏水作用两种形式并存。

(刘建勋)

shuǐniújiǎo

水牛角（Bubali Cornu） 牛科动物水牛 Bubalus bubalis Linnaeus. 的角。味苦，性寒。归心、肝经。具有清热凉血，解毒，定惊的功效，主要用于温病高热，神昏谵语，发斑发疹，吐血衄血，惊风，癫狂。水牛角的药理有效成分主要包括有氨基酸及微量元素等。水牛角的药理作用多集中于免疫系统等方面，主要包括解热、镇静，抗炎、镇痛，抗感染性休克作用，可用于多种感染性疾病的治疗。①解热、镇静：水牛角粉、水牛角热提液和冷浸液均可降低酵母致热大鼠体温、降低小鼠自发活动次数、缩短小鼠凝血时间，其中热提液的作用强于冷浸液样品；水牛角热提液的大分子量和小分子量部位均能降低酵母致热大鼠体温，中分子量部位作用不明显。②抗炎、镇痛：复方水牛角水提取物和醇提取物对尿酸钠所致大鼠急性痛风性关节炎中足肿胀有明显抑制作用，且明显降低血清尿酸水平，从而抑制尿酸盐结晶的产生，是其防治急性痛风性关节炎的机制。另外，复方水牛角水提取物和醇提取物均可减少冰醋酸致小鼠扭体次数，减轻二甲苯致小鼠耳肿胀程度，表明其具有镇痛、抗炎作用。③抗感染性休克：水牛角浓缩粉水煎液能明显降低大肠埃希菌内毒素所致小鼠死亡率，缩短弥散性血管内凝血模型大鼠血中的白陶土部分凝血活酶时间、凝血酶原时间、凝血酶时间和升高血小板数。

(任建勋)

yúgānzǐ

余甘子（Phyllanthi Fructus） 藏族习用药材，大戟科植物余甘子 Phyllanthus emblica L. 的干燥成熟果实。味甘、酸、涩，性凉。归肝、胃经。具有清热凉血，消食健胃，生津止渴的功效，主要用于血热血瘀，消化不良，腹胀，咳嗽，喉痛，咽干。余甘子的药理有效成分主要包括鞣质类、总多酚以及黄酮类成分。

余甘子的药理作用多集中于内分泌系统与免疫系统等方面，内分泌系统主要有降低血糖作用，可用于糖尿病等疾病的治疗；免疫系统主要有抑菌、抗炎、抗肿瘤、调节免疫作用，可用于感染性疾病、免疫系统疾病、部分肿瘤的治疗。

降血糖：通过抗胰岛素抵抗机制降低血糖。腹腔注射链脲佐菌素建立糖尿病大鼠模型，灌胃余甘子提取物 6 周后，余甘子组大鼠体质量、空腹血糖、空腹胰岛素和胰岛素抵抗指数均比模型组下降，脂肪和肌肉组织磷脂酰肌醇-3-激酶（PI3K）、蛋白激酶B（PKB）和葡萄糖转运蛋白4（GLUT4）mRNA 水平明显增加，且脂肪组织葡萄糖转运蛋白4 蛋白表达增加，但肌肉组织葡萄糖转运蛋白4 蛋白差异没有显著性意义。提示余甘子提取物可调控胰岛素介导的磷脂酰肌醇-3-激酶、蛋白激酶 B、葡萄糖转运蛋白4信号转导通路，发挥降血糖作用。

抑菌：余甘子醇提物对大肠埃希菌的最低抑菌浓度（MIC）为 0.625mg/ml。余甘子醇提物乙酸乙酯部位为最佳抑菌部位，其对金黄色葡萄球菌、表皮葡萄球菌、枯草杆菌、白念珠菌、变形杆菌、沙门菌 的 MIC 均为 2.5mg/ml，对肺炎球菌的MIC 为 0.625 mg/ml，对大肠埃希菌和产气荚膜杆菌的 MIC 均为 1.25 mg/ml，对破伤风杆菌的 MIC 为 0.156 mg/ml；因此余甘子醇提物乙酸乙酯部位对消化道常见菌群有较强的抑制作用。

抗炎：能显著抑制大鼠琼脂性足跖肿胀和二甲苯所致小鼠耳郭肿胀，显著抑制组胺所致的毛细血管通透性增强和白细胞游出，能显著抑制急性炎症的发展，改善和缓解炎性症状，而对慢性增生性炎症抑制作用不明显。

抗肿瘤：余甘子鞣质部位质量浓度为 0.1g/L，作用 3 小时后即可明显降低人纤维肉瘤细胞的细胞迁移面积；在质量浓度为 0.025g/L 时可明显降低人纤维肉瘤细胞的细胞透过胶膜的数量，降低其侵袭能力。余甘子鞣质部位作用 48 小时能够显著抑制人纤维肉瘤细胞细胞的增殖，其半数抑制浓度（IC_{50}）为 0.174g/L。

调节免疫：不同比例配伍的余甘子总酚酸和总黄酮能够明显促进小鼠脂多糖和伴刀豆球蛋白A诱导的脾细胞增殖反应，提高T淋巴细胞及B淋巴细胞的转化能力。不同比例配伍的余甘子总酚酸和总黄酮有增强机体细胞免疫的作用。

（任建勋）

zhǒngjiéfēng
肿节风（Sarcandrae Herba）

金粟兰科植物草珊瑚 *Scarcandra glabra*（Thunb.）Nakai 的干燥全草。味苦、辛，性平。归心、肝经。具有清热凉血，活血消斑，祛风通络的功效。主要用于血热发斑发疹，风湿痹痛，跌打损伤。肿节风的药理有效成分主要包括萜类成分、黄酮类、香豆素类、酚酸类化合物及有机酸类等。

肿节风的药理作用多集中于免疫系统、血液系统等方面。

免疫系统：①抗肿瘤。在移植人鼻咽癌 CNE1、CNE2 细胞的裸鼠中，肿节风对鼻咽癌 CNE1、CNE2 移植瘤有明显的抑瘤作用，抑瘤率分别为 40.8% 和 46.8%；且 Bcl-2 蛋白表达明显低于对照组，而 Bax 蛋白表达明显高于对照组；电镜下肿节风干预的瘤组织中可见较多典型的凋亡形态学改变，TUNEL 法显示凋亡指数明显高于对照组，流式细胞技术显示肿节风干预后 G_0/G_1 期细胞高于对照组，细胞阻滞在 G_0/G_1 期，凋亡率明显高于对照组；端粒酶活性降低。说明肿节风抑瘤作用机制与诱导凋亡有关，抑制端粒酶活性可能起部分作用。②调节免疫。肿节风的挥发油部分对巨噬细胞吞噬功能有抑制作用，其黄酮部分及浸膏小量时促进吞噬功能，大量则起抑制作用。肿节风能明显有助于晚期胃癌单纯化疗患者自然杀伤（NK）细胞活性的恢复。③抗炎、镇痛。肿节风对巴豆油所致的小鼠耳郭炎症、角叉菜胶所致大鼠足跖炎症以及小鼠棉球肉芽肿有显著的抑制作用。此外，也能明显减轻醋酸所致的腹痛和抑制细菌的生长。④祛痰平喘。肿节风乙醚提取物及 75% 乙醇提取物具有一定的祛痰作用。在组胺或乙酰胆碱喷雾引喘实验中乙醚提取物也有一定的平喘作用。

血液系统：主要是抑制血细胞减少，增强凝血作用，用于预防并治疗化疗后血细胞的减少或免疫性血小板减少等。①抑制血细胞减少：肿节风对阿糖胞苷引起的血小板及白细胞数量下降有显著抑制作用。肿节风及提取物对免疫性血小板减少性紫癜小鼠有提升血小板数作用。此外肿节风有对抗大剂量 5-氟尿嘧啶所造成的血小板数减少的作用。②增强凝血功能：肿节风 60% 醇提物能十分显著地缩短小鼠断尾出血时间及凝血时间，加强血小板凝集功能，但对正常血小板数量无明显影响。

其他：利用过硫酸铵-四甲基乙二胺（AP-TEMED）体系产生超氧阴离子自由基及比色测定法，在分别加进肿节风提取液后，0.1g、0.05g、0.025g、0.0125g 肿节风的清除率分别为 50.85%、28.81%、22.88%、16.10%，这表明肿节风对超氧阴离子自由基有较好的清除作用。

（任建勋）

qīnghāo
青蒿（Artemisiae Annuae Herba）

菊科植物黄花蒿 *Artemisia annua* L. 的干燥地上部分。味苦、辛，性寒。归肝、胆经。具有清虚热，除骨蒸，解暑热，截疟，退黄的功效。主要用于温邪伤阴，夜热早凉，阴虚发热，骨蒸劳热，暑邪发热，疟疾寒热，湿热黄疸。青蒿的药理有效成分主要包括青蒿素、β-谷甾醇、芹菜素、木犀草素、5,7,4′-三羟基-6,3′,5′-三甲氧基黄酮和 5,7-二羟基-6,3′,4′-三甲氧基黄酮（泽兰林素）等。

药理作用 青蒿的药理作用多集中于免疫系统和生殖系统。

免疫系统 主要包括抗疟疾、抗寄生虫、抗菌、抗炎、抗肿瘤及免疫抑制等作用。

抗疟疾 青蒿素类药物的抗疟作用具有复杂的作用机制，青蒿素选择性杀灭红内期疟原虫，机制主要是作用于疟原虫的膜系结构，使核膜、质膜破坏，线粒体肿胀皱缩，内、外膜剥离，对核内染色物质也有一定影响。此外，青蒿素能抑制血红素的内化，从而阻断疟原虫对铁离子和蛋白质的利用；青蒿素可以长时间（12 小时）和短时间（5 小时）抑制疟原虫对大分子物质的内化，最高抑制率达到 85%。青蒿素的抗疟疾作用可能与其抑制疟原虫肌浆腺苷三磷酸酶（ATP）内质网膜钙离子依赖的 ATP 酶。

抗寄生虫 青蒿素有抗血吸虫的作用，在整个服药阶段对幼虫期的血吸虫都有杀灭作用，青蒿素还能杀灭进入宿主体内的幼虫，对疫水接触者具有保护作用，用于感染日本血吸虫尾蚴后的早期治疗，可降低血吸虫感染率和感染程度，并可预防血吸虫病的发生。蒿甲醚和青蒿琥酯也具有抗血吸虫特性，而且蒿甲醚和蒿乙醚活性更高。

抗菌 青蒿素渣粉剂和煎剂对部分真菌有不同程度的抑制作

用，5%浓度的母液对所试真菌均有很强的抑制作用，与5%苯甲酸和水杨酸相当。

抗炎 青蒿水提取物对大、小鼠酵母性足肿胀有明显的抗炎作用，对小鼠蛋清性足肿胀和二甲苯性耳部炎症，均有明显的抑制作用。青蒿琥酯对脂多糖（LPS）刺激的小鼠腹腔巨噬细胞RAW264.7具有相同的保护作用，而且随青蒿琥酯浓度的增加青蒿琥酯对一氧化氮（NO）产生的抑制作用也增强，青蒿琥酯对LPS诱导的TNF-α产生具有明显的抑制作用；青蒿素可降低LPS休克小鼠体内LPS、TNF-α、P450浓度，升高超氧化物歧化酶（SOD）活性，降低小鼠死亡率，延长小鼠的平均生存时间；对内毒素休克小鼠肝、肺组织也有一定的保护作用。

抗肿瘤 青蒿琥酯能明显抑制接种了肝癌H_{22}细胞的小鼠的肿瘤生长，其作用机制可能与下调增殖细胞核抗原和Bc1-2的表达有关。青蒿素可以诱导类人淋巴母细胞Molt-4细胞凋亡；青蒿素对55种人肿瘤细胞相关基因的影响，这些基因包括药物抵抗基因、DNA损伤与修复基因、凋亡调控基因、增殖相关基因、原癌基因、肿瘤抑制基因和细胞因子基因。二氢青蒿素和青蒿素均可抑制人脐静脉内皮细胞的增殖、迁移和管状形成，从而抑制血管生成，这可能是其抗肿瘤作用的重要机制。青蒿琥酯可以抑制血管内皮细胞的迁移而抑制新生血管的生成。在12.5～100μmol/L的剂量范围内能显著抑制血管内皮细胞的增殖和分化。在青蒿素对人白血病细胞株和原代细胞影响的研究中，通过激光共聚焦显微镜发现，青蒿素作用于白血病

细胞的细胞膜可使其通透性改变、细胞内钙浓度升高，一方面使促凋亡物质释放导致细胞凋亡，另一方面激活钙蛋白酶，导致胀亡发生。

免疫抑制 青蒿素及其衍生物在不造成细胞毒性的剂量下，较好地抑制了T淋巴细胞丝裂原伴刀豆球蛋白A诱导的小鼠脾淋巴细胞的增殖；双氢青蒿素可直接抑制B淋巴细胞增殖，减少B淋巴细胞分泌自身抗体，减轻体液免疫反应，减少免疫复合物的形成，提示青蒿素及其衍生物对体液免疫有抑制作用。

生殖系统 青蒿琥酯和双氢青蒿素对小鼠、金黄地鼠、大鼠及兔均有抗孕作用，其对胚胎有较高的选择性毒性，较低剂量即可使胚胎死亡而导致流产，但对母体子宫、卵巢和一般健康状况无明显影响。

其他 青蒿素尚有减慢心率、抗心律失常、抑制心肌收缩力等作用。

毒性与不良反应 青蒿素类药物的毒性主要是抑制造血系统和损伤胃、肠、肝等内脏器官；体外实验显示发现青蒿素、蒿甲醚、双氢青蒿素、蒿乙醚等对神经元细胞具有毒性，可引起乳酸脱氢酶的释放而导致细胞死亡。肌内注射大剂量蒿甲醚或蒿乙醚，犬出现运动障碍，步态紊乱，脊髓反射、疼痛反应反射减弱，脑干和眼反射消失。青蒿素类药物引起神经毒性的机制与其抗疟机制可能密切相关，均涉及药物结构中的过氧桥断裂和自由基产生。但在临床治疗中还没发现对人有神经毒性。

青蒿CQ-189在对白血病细胞有较强的抑制作用的有效用药剂量范围内（3.125～12.5mg/L）对

人胚胎神经干细胞和人胚肺成纤维细胞的毒副作用较低，其对小鼠的半数致死剂量为550mg/kg，并且在较高浓度作用下对小鼠主要脏器无明显损伤。青蒿琥酯对大鼠的毒理研究显示，青蒿琥酯片剂150 mg/kg组对大鼠组织损伤明显，伴有中毒致死，定为致死性剂量；100 mg/kg组可见肝，骨髓，肾组织病变，定为中毒剂量；25～50 mg/kg组与空白对照未见病理改变，定为基本安全剂量。

体内过程 给犬肌内注射青蒿素10 mg/kg后2小时血药浓度达到高峰，峰浓度为0.2μg/ml，末相消除半衰期为1.6小时。

（任建勋）

báiwēi

白薇（Cynanchi Atrati Radix Et Rhizoma） 萝藦科植物白薇 *Cynanchum atratum* Bge. 和蔓生白薇 *Cynanchum versicolor* Bge. 的干燥根和根茎。味苦、咸，性寒。归胃、肝、肾经。具有清热凉血，利尿通淋，解毒疗疮的功效。主要用于温邪伤营发热，阴虚发热，骨蒸劳热，产后血虚发热，热淋，血淋，痈疽肿毒。白薇的药理有效成分主要包括有C_{21}甾体皂苷、白薇素、挥发油、强心苷以及微量元素等。

白薇的药理作用主要有解热、抗炎、止咳平喘、抗肿瘤等作用。可用于多种感染性疾病、呼吸道疾病的治疗。①解热：直立白薇水煎液，醇提取物和醚提取物对大鼠酵母致热后的退热作用的结果表明直立白薇水提取物3.4g/kg、4.9g/kg、7.0g/kg对大鼠酵母致热后的发热均有明显的退热作用，但其醇提取物和醚提取物对大鼠酵母致热后的效果不明显。②抗炎：直立白薇水提物1.0g/kg、2.0g/kg、4.0g/kg腹腔注射

对巴豆油致炎剂所致小鼠耳郭性渗出性炎症具有非常显著的抗炎作用。③止咳、平喘：蔓生白薇的水提物有一定的平喘作用，但没有镇咳和祛痰作用；直立白薇的水提物有一定的祛痰作用，但没有镇咳和平喘作用。实验还发现两种白薇的醇提取物均没有镇咳和祛痰作用。④抗肿瘤：从蔓生白薇中分离出来的蔓生白薇苷A具有良好的肿瘤抑制活性，可以研究潜在的抗肿瘤活性。不同浓度不同提取方法的白薇提取物经皮透过液均对B16细胞的增殖、酪氨酸酶的活性及黑色素的含量具有抑制作用，作用效果：95%醇提 > 50%醇提 > 水提，最佳作用质量浓度为200mg/L，最佳作用时间为48小时。⑤其他：白薇皂苷能够使心肌收缩作用增强，心率变慢，可用于治疗充血性心力衰竭。

（任建勋）

dìgǔpí

地骨皮（Lychii Cortex） 茄科植物枸杞 *Lycium chinense* Mill. 或宁夏枸杞 *Lycium barbarum* L. 的干燥根皮。味甘，性寒。归肺、肝、肾经。具有凉血除蒸，清肺降火的功效。主要用于阴虚潮热，骨蒸盗汗，肺热咳嗽，咯血，衄血，内热消渴。地骨皮的药理有效成分主要包括生物碱类、黄酮类、蒽醌类、苯丙素类及有机酸类等。

地骨皮的药理作用多集中于内分泌与免疫系统等方面。

内分泌系统 主要包括降血糖的作用，可用于糖尿病及其并发症的治疗。

降血糖：地骨皮水提物可以改善长期高脂喂养加小剂量链脲佐菌素（STZ）诱导2型糖尿病胰岛素抵抗大鼠的糖、脂代谢，表现为大鼠空腹血糖、总胆固醇、三酰甘油、低密度脂蛋白及游离脂肪酸明显降低，高密度脂蛋白升高，并对肝有一定的保护作用，肝脂质异位沉积有不同程度的减轻。同时地骨皮水煎剂的降糖作用与抑制体内氧自由基的产生、增强抗氧化能力、加速自由基的清除有关，对四氧嘧啶导致的胰岛损伤有保护或修复作用，从而恢复胰岛B细胞的功能，增加胰岛素的分泌，达到降低血糖的作用。同时地骨皮提取物对蔗糖酶的抑制率明显增加，对淀粉酶抑制率也明显增加；因此地骨皮提取物对α-葡萄糖苷酶具有良好的抑制作用。

治疗糖尿病并发症：地骨皮醇提取液可以降低实验大鼠肾COX-2的表达从而对大鼠肾起保护作用，且高剂量组作用优于低剂量组。地骨皮干预可减少NF-κB表达，降低血清炎症因子，从而改善肾病理、肾功能，达到有效防治2型糖尿病肾病的目的。

免疫系统 主要包括解热、抗炎、抑菌、调节免疫等作用，可用感染性疾病的治疗，免疫性疾病的治疗。

解热：地骨皮对角叉菜胶致热的大鼠有明显的解热作用，其乙醇提取液对热原发热家兔有显著解热作用。

抗炎：细菌脂多糖（LPS）能够明显诱导人脐静脉内皮细胞炎症反应，低浓度的地骨皮提取液相对单独LPS作用组并不能降低上清细胞间黏附因子-1的分泌量，但中、高浓度的地骨皮提取液可以降低细胞间黏附因子-1的分泌量。逆转录-聚合酶链反应（RT-PCR）表明LPS能显著激活细胞间黏附因子-1 mRNA的表达，而当给予了地骨皮提取液后，中、高剂量组均能较明显降低细胞间黏附因子-1 mRNA的表达。地骨皮提取物可通过抑制LPS诱导的RAW264.7细胞活化，对致死剂量热灭活E coil攻击的小鼠予以保护。

抑菌：75%乙醇提取地骨皮中总黄酮，发现其对甲型溶血性链球菌、肺炎球菌、铜绿假单胞菌等12种常见细菌有明显的抑制作用。

调节免疫：地骨皮是一种有效而无不良反应的抗过敏性药物，因其能抑制免疫球蛋白E的产生而抗过敏，从而有效降低对皮肤黏膜的过敏性损害。地骨皮水煎剂对正常小鼠脾细胞产生白介素-2有抑制作用；对环磷酰胺所致小鼠脾细胞白介素-2产生降低有显著提高增强作用；而对巯唑嘌呤所致白介素-2产生过多以及白介素-2正常均呈现抑制作用。

毒性与不良反应、体内过程未见文献报道。

（任建勋）

yíncháihú

银柴胡（Stellariae Radix） 石竹科植物银柴胡 *Stellaria dichotoma* L. var. *lanceolata* Bge. 的干燥根。味甘，性微寒。归肝、胃经。具有清虚热，除疳热的功效。主要用于阴虚发热，骨蒸劳热，小儿疳热。银柴胡的药理有效成分主要包括甾醇类、环肽类、生物碱类、酚酸类等。

银柴胡的药理作用多集中于免疫系统和心血管系统等方面，主要有改善抗炎、解热、扩张血管等作用。可用于多种疾病的炎症和发热症状、变态反应性疾病、冠心病和高血压的治疗。

解热：引种和野生的银柴胡化学成分比较研究中发现二者的乙醚粗提物有明显的解热作用。将大鼠分为对照、野生、引种3

组，按酵母发热法，以皮下注射15%酵母混悬液20ml/kg，分别在1小时、2.5小时、4小时测肛温。4小时后立即给野生、引种组大鼠银柴胡乙醚粗提物混悬液灌胃各3ml，每隔1.5小时测肛温1次。结果表明引种与野生银柴胡的乙醚粗提物有明显的解热作用。

抗炎：引种与野生银柴胡的乙醚粗提物（含α-菠甾醇）均有明显抑制角叉菜胶诱发小鼠的踝关节肿胀的作用，表明其有明显的抗炎作用。

抗变态反应：银柴胡根部的乙醇萃取物的水提物在小鼠耳被动皮内过敏反应中显示了抗应变性和抑制体外RBL-2H3细胞内β-己糖胺酶释放的活性。银柴胡分离的新木脂素苷成分（dichotomoside D）可抑制RBL-2H3细胞内的β-己糖胺酶的释放和肿瘤坏死因子-α与IL-4的释放抑制 I 型变态反应的反应后期。

扩张血管：银柴胡中分离的环肽类成分（Dichotomins J、K）能抑制鼠大动脉由去甲肾上腺素诱导的血管收缩，显示了温和的舒张鼠大动脉血管的作用。

（任建勋）

húhuánglián

胡黄连 （Picrorhizae Rhizoma）

玄参科植物胡黄连 *Picrorhiza scrophulariiflora* Pennell 的干燥根茎。味苦，性寒。归肝、胃、大肠经。具有退虚热，除疳热，清湿热的功效，主要用于骨蒸潮热，小儿疳热，湿热泻痢，黄疸尿赤，痔疮肿痛。胡黄连的药理有效成分主要包括胡黄连总苷、香草酸、阿魏酸和肉桂酸等，胡黄连总苷主要有胡黄连苷 I 和胡黄连苷 II 。

药理作用 多集中于神经系统、消化系统与泌尿系统等方面

神经系统 主要包括抗脑缺血、抗痴呆、改善学习记忆等作用，可用于中风、老年性痴呆等神经系统疾病的治疗。

抗脑缺血：胡黄连提取物可能通过促进 Bcl-2 基因的表达，对大鼠脑缺血再灌注模型半暗带的细胞凋亡产生抑制作用。根据用药剂量最小化和治疗时间窗最大化的原则综合评价，胡黄连苷 II 对大鼠脑缺血损伤的最佳治疗时间窗为脑缺血 1.5~2.0 小时，最佳治疗剂量为腹腔注射 10~20mg/kg。

抗痴呆：胡黄连糖苷给药能有效增强半乳糖和亚硝酸钠诱导痴呆小鼠的学习记忆能力，起到防治神经退行性病变的作用。同时胡黄连糖苷治疗组小鼠血清及脑内超氧化物歧化酶（SOD）活性增高，丙二醛（MDA）含量降低，提示胡黄连糖苷的抗氧化功能可能是其神经保护作用的机制之一。

消化系统 主要包括保护肝功能和抗肝纤维化，主要用于肝疾病的治疗。

保护肝功能：小鼠连续 5 天灌胃胡黄连提取物 15 mg/（kg·d）、30 mg/（kg·d）、60mg/（kg·d）能明显抑制肝损伤小鼠血清丙氨酸转氨酶（ALT）、天冬氨酸转氨酶（AST）活性的升高，减轻增加的肝重量指数。

抗肝纤维化：胡黄连苷 II 可有效减轻四氯化碳（CCl$_4$）诱导的大鼠肝纤维化，其可能机制为胡黄连苦苷 II 可改善肝功能、抑制脂质过氧反应、下调 TGF-β 和 I 型胶原 mRNA 和蛋白表达。

泌尿系统 胡黄连苷 II 在肾缺血再灌注损伤中发挥重要作用，其机制可能为减少氧自由基的产生，进而减少肿瘤坏死因子相关受体 6 表达，抑制细胞凋亡发生，从而减少肾缺血再灌注损伤。

体内过程 大鼠和比格犬单次静脉注射胡黄连苷 I 后，血药浓度-时间曲线均呈二室开放模型，在体内代谢较快，分布较广，清除较快。在大鼠和犬体内的药动学行为无显著性差异。大鼠尾静脉注射胡黄连苷 II 符合二室开放模型，在大鼠体内分布代谢很快，消除较快。静脉注射给药后胡黄连苷 II 广泛分布于各组织，其中肾和肝组织中浓度最高。胡黄连苷 II 主要通过尿液和胆汁排泄，在尿液中的平均累积排泄百分率为 11.79%；胆汁中平均累积排泄百分率为 7.80%；粪便中未检测出胡黄连苷 II 。胡黄连苷 II 平均血浆蛋白结合率为 30.0%。静脉注射给药后胡黄连苷 II 迅速从大鼠体内消除，并可在体内广泛分布。有约 19.59%以原形形式从胆汁和尿液排泄。

毒性与不良反应未见相关文献报道。

（任建勋）

gǒugǔyè

枸骨叶 （Ilicis Cornutae Folium）

冬青科植物枸骨 *Ilex cornuta* Lindl. ex Paxt. 的干燥叶。味苦，性凉。归肝、肾经。具有清热养阴，益肾，平肝的功效。主要用于肺痨咯血，骨蒸潮热，头晕目眩。枸骨叶的药理有效成分主要包括熊果酸、齐墩果酸类、羽扇豆醇类、黄酮类、皂苷类、三萜类、多酚类和挥发类成分等，挥发类成分主要包括植酮、二氢猕猴桃内酯、壬醛和六氢假紫罗酮等。

药理作用 多集中于心血管系统、免疫系统与生殖系统等方面，主要有抗心肌缺血、调节血脂、抗氧化、抗炎、抑菌、免疫抑制、抗生育、抗肿瘤等作用。

抗心肌缺血 静脉注射 3-β-O-（β-D-吡喃葡萄糖基）-α-L-吡喃阿拉伯糖基坡摸酸-β-28-O-D-吡喃葡萄糖酯（枸骨叶中分离得到的化合物）对脑垂体后叶素诱发的大鼠心肌缺血有一定的保护作用，不影响豚鼠离体心肌的心率、冠状动脉血流量，但可显著降低心肌收缩力。

调节血脂 枸骨叶煎剂可明显改善正常大鼠的脂蛋白代谢，其作用机制可能与苦丁茶素、熊果酸、β香树脂醇、β谷甾醇等成分有关。

抗氧化 在新鲜熬制的猪油中分别添加 0.02% 的枸骨叶提取物、2,6-二叔丁基对甲酚和特丁基对苯二酚，结果表明，枸骨叶提取物具有较高的抗氧化活性，对猪油的抗氧化效果优于 2,6-二叔丁基对甲酚。

抑菌 枸骨叶乙醇提取物、乙酸乙酯提取物和正丁醇萃取物均有一定的抑菌活性，其乙酸乙酯萃取物对金黄色葡萄球菌和大肠埃希菌的抑菌效果最为显著，醇提物和正丁醇萃取物对金黄色葡萄球菌也显示较好的抑菌效果。枸骨叶粗提物、乙酸乙酯提取物和正丁醇提取物对白念珠菌和光滑念珠菌具有明显的抑制作用，正丁醇提取物和乙酸乙酯提取物抑制真菌效果较好于粗提物。

免疫抑制 枸骨叶醇提物、乙酸乙酯萃取物和正丁醇萃取物对伴刀豆球蛋白 A 刺激引起的淋巴细胞增殖有明显的抑制作用，其中乙酸乙酯萃取物的抑制效果最好。枸骨叶醇提物与乙酸乙酯萃取物能明显抑制伴刀豆球蛋白 A 刺激 T 淋巴细胞 CD69 分子的表达，且该抑制效应随枸骨叶萃取物的质量浓度增加而加大，呈剂量依赖性。乙酸乙酯萃取物的

抑制作用优于醇提物。

抗生育 枸骨老叶水浸液对小鼠有抑孕作用，给药后小鼠性休息期延长，动情期缩短，从而抑制受孕；但对子宫、卵巢、输卵管无损害；对卵泡的生长、发育及排卵亦无影响。此外，枸骨煎剂对豚鼠、大鼠离体子宫有明显的兴奋作用。苦丁茶枸骨叶的醇提取物有避孕作用，丙酮提取物皮下注射可终止小鼠早孕；腹腔注射对小鼠有终止早、中、晚孕作用，对大鼠腹腔注射也有抗早孕作用。

抗肿瘤 从华中枸骨叶 95% 乙醇提取物的乙酸乙酯萃取物中分离得到（2S）-5,4'-二羟基-7,3'-二甲氧基黄烷与（2S）-5,4'-二羟基-7-甲氧基黄烷对人肝癌细胞 HuH7 具有较强的细胞毒活性，熊果酸、熊果醇和齐墩果酸对 Caco-2 细胞具有弱的细胞毒作用。

毒性与不良反应 枸骨叶水提物对小鼠胚胎具有一定的毒性，高剂量的水提物对母鼠体重的增长有明显的抑制作用，并且易导致活胎率低、流产、死胎等。

体内过程未见文献报道。

（任建勋）

báihǔtāng

白虎汤（baihu decoction）

由石膏、知母、粳米和甘草四味中药组成，具有清热生津的功效，主要用于气分热盛证，症见壮热面赤，烦渴引饮，汗出恶热，脉洪大有力。药理有效成分主要有钙离子等无机元素，新芒果苷、芒果苷、甘草苷和甘草酸铵等。

白虎汤的药理作用多集中于免疫系统等方面，主要有抗炎、解热等作用，可用于感染性疾病的治疗。

抗炎：在用气管插管法制作

肺炎大鼠模型中，给予白虎汤干预后血清及小肠组织中超氧化物歧化酶活性、6-酮-前列腺素-$F_{1\alpha}$ 含量升高，丙二醛、一氧化氮、血栓素 B_2 含量下降，C 反应蛋白和铜蓝蛋白降低。因此白虎汤具有较好的抗炎作用，能够拮抗自由基损伤及调节前列腺素代谢，降低 C 反应蛋白和铜蓝蛋白，保护肺组织免受损伤。

解热：白虎汤对 2,4-二硝基苯酚所致大鼠的发热，有显著退热作用，并且单味石膏具有明显的促进小鼠肠蠕动的作用。白虎汤对分别选取脂多糖（内毒素）和干酵母两种不同致热源诱导大鼠发热模型的作用结果显示其对脂多糖和干酵母两种发热模型大鼠均有解热作用，并且与大承气汤比较，白虎汤的解热作用强，退热迅速且持久。石膏及白虎汤对 20% 干酵母混悬液致热模型大鼠均有清热作用，白虎汤效果显著；白虎汤组发热模型大鼠血清中 Na^+/Ca^{2+} 比值明显降低，因此石膏及白虎汤清热作用机制可能与降低体内 Na^+/Ca^{2+} 比值有关。

抗内毒素：在新西兰家兔的耳缘静脉注入 20ml（20EU）稀释的内毒素溶液后，白虎汤对内毒素血症家兔血中的内毒素有强大的清除作用，无论是腹腔注射还是灌肠，都能在退热的同时，有效地降低家兔静脉血中的内毒素含量。同时 15μg/kg 内毒素能致家兔肝组织产生明显病理损伤，血清丙氨酸转氨酶、天冬氨酸转氨酶和尿素含量上升，而总胆固醇含量下降；经白虎汤治疗后肝组织病理损伤显著减轻，以上 4 项血清生化指标向正常水平恢复，提示白虎汤对内毒素引起的肝损伤都具有显著的治愈效果。

（任建勋）

huánglián jiědútāng

黄连解毒汤 (huanglian jiedu decoction)

由黄芩、黄连、黄柏和栀子四味中药组成，具有泻火解毒的功效，主要用于三焦火毒证，症见大热烦躁，口燥咽干，错语不眠；或热病吐血、衄血；或热甚发斑，或身热下利，或湿热黄疸；或外科痈疡疔毒，小便黄赤，舌红苔黄，脉数有力。药理有效成分主要包括生物碱、黄酮、有机酸、环烯醚萜苷等化学成分。其中生物碱：小檗碱、巴马亭、药根碱；黄酮及黄酮苷：黄芩苷、汉黄芩素、木犀草素；有机酸：绿原酸、熊果酸、藏红花酸；环烯醚萜苷 1 个：栀子苷；甾醇 1 个：β-谷甾醇。

药理作用 黄连解毒汤的药理作用多集中于心血管系统、神经系统、内分泌系统与免疫系统等方面。

心血管系统 主要包括抗心肌缺血再灌注损伤、抗心律失常、抗动脉粥样硬化等作用，可用于冠心病、高血脂、动脉粥样硬化、心律失常等疾病的治疗。

抗心肌缺血再灌注损伤 黄连解毒汤对大鼠心肌缺血再灌注有保护作用，其作用机制与抑制大鼠心肌核因子 IκB 诱导激酶、IκB 激酶 β 水平的表达，减少 IκBα 蛋白的磷酸化降解，从而抑制 NF-κB 的过度活化有关。

抗心律失常 黄连解毒汤对大鼠心肌开胸结扎左冠状动脉前降支 30 分钟，再灌注 40 分钟所产生的心律失常有明显的抑制作用，心肌缺血再灌注过程中室性心动过速和室颤的发生率都明显下降。左心室心肌组织超氧化物歧化酶活性上升而丙二醛含量下降，黄连解毒汤具有抗大鼠心肌缺血再灌注心律失常作用，可能

与抑制心肌缺血再灌注过程氧自由基的产生有关。

抗动脉粥样硬化 昆明小鼠给予高脂饲料后，黄连解毒汤及其拆方组合均有降低高脂高糖模型小鼠总胆固醇、三酰甘油的作用，其中黄连黄柏栀子组的降脂效果优于黄连解毒汤组、黄连黄柏黄芩组、黄连黄柏组、黄连组及黄芩栀子组。黄连黄柏黄芩组及黄连黄柏组能降低高脂高糖饮食小鼠的血糖。在导管球囊损伤兔左侧颈总动脉并喂饲高脂饲料后，黄连解毒汤喂养 12 周后明显降低血脂水平、血清及斑块组织高敏性 C 反应蛋白含量，有抗动脉粥样硬化的作用。高脂饮食引发 apoE$^{-/-}$ 小鼠全身性炎症反应和血管局部炎症反应，血管局部炎症反应程度超过全身性炎症反应。黄连解毒汤干预后能够减轻炎症反应，并且对血管局部的作用更为显著，同时增强全身抗炎反应。

神经系统 主要包括抗脑缺血、改善学习记忆等作用，可用于中风、血管性痴呆、老年性痴呆等神经系统疾病的治疗。

抗脑缺血 黄连解毒汤水提取物、总生物碱、总黄酮、总环烯醚萜对大鼠永久性大脑中动脉阻塞模型的缺血半暗带神经元具有保护作用，可通过抑制 Caspase-3 活性、降低多聚腺苷二磷酸（ADP）核糖多聚酶的过度表达，使脑缺血半暗带皮质 NeuN 阳性细胞数目减少，神经元 NeuN 表达降低保护缺血半暗带神经元。细胞研究中，黄连解毒汤能够促进人神经母细胞瘤细胞增殖，适当浓度的栀子苷能够促进人神经母细胞瘤细胞，小鼠神经母细胞瘤细胞增殖，并对过氧化氢（H_2O_2）、谷氨酸（Glu）损伤的人神经母细胞瘤细胞有保护作用，对 H_2O_2 损

伤的小鼠神经母细胞瘤细胞也具有保护作用。

改善学习记忆 黄连解毒汤能够显著改善 D-半乳糖衰老小鼠学习记忆能力，其干预后小鼠脑内的丙二醛（MDA）含量明显降低，超氧化物歧化酶（SOD）活性显著增高。在对慢性束缚应激刺激联合 D-半乳糖致拟阿尔茨海默病小鼠的研究中，黄连解毒汤干预的小鼠中央区域路程和总路程均增加，脑组织乙酰胆碱、血清 5-羟色胺、去甲肾上腺素升高，脑组织总胆碱酯酶减少。进而黄连解毒汤能够改善 β 淀粉样蛋白片段（Aβ$_{25-35}$）诱导阿尔茨海默病（AD）模型大鼠的学习记忆能力，具有较好的益智作用，其机制可能与抑制脑内 tau 蛋白磷酸化关键蛋白激酶糖原合成酶激酶-3β 及周期蛋白依赖性激酶-5 的活性，进而调控 tau 蛋白磷酸化水平，从而减少的神经纤维缠结在细胞内聚积有关。

内分泌系统 主要包括改善胰岛素抵抗、降血糖和调节血脂，可用于糖尿病及其并发症等疾病的治疗。黄连解毒汤对于 2 型糖尿病大鼠具有降糖、调脂、抗炎、改善胰岛素抵抗等作用，其机制与增强胰岛素敏感性及促进胰岛素释放，调节胰岛素抵抗大鼠脂质代谢，降低瘦素和抵抗素的水平，升高抗炎因子白介素-4、白介素-10 水平，改善胰岛素信号传导功能有关。黄连解毒汤干预 2 型糖尿病大鼠后，大鼠体重显著下降，脾指数明显升高，脾 CD4$^+$、CD8$^+$ 的表达显著增加，CD4$^+$/CD8$^+$ 比值显著升高，对 T 细胞亚群异常有良好的调节作用。黄连解毒汤治疗高糖、高脂及高盐饲料及 20% 高蔗糖水喂养诱导的代谢综合征大鼠后，大鼠心肌

组织内 NF-κB 表达及胰岛素受体底物 1（IRS-1）丝氨酸磷酸化水平下降，磷酸化 Akt（P-Akt）显著增加，因此黄连解毒汤通过抑制炎症降低 IRS-1 丝氨酸磷酸化水平可能是其保护心肌的机制之一。黄连解毒汤能显著降低高糖高脂饲料加小剂量 STZ 制备 2 型糖尿病小鼠的血糖、血清胰岛素以及血三酰甘油和总胆固醇，可以干预 2 型糖尿病小鼠的胰岛素抵抗。

免疫系统 主要包括抗炎、解热、抑菌、抗肿瘤，调节免疫作用，可用于多种感染性疾病、自身免疫性疾病、部分肿瘤等疾病的治疗。

抗炎、解热 黄连解毒汤对伤寒-副伤寒甲-副伤寒乙三联菌苗致发热家兔体温有明显的降低作用，对小鼠金黄色葡萄球菌感染有保护作用；对二甲苯致小鼠耳肿胀有明显抑制作用。黄连解毒汤能抑制角叉菜胶所致小鼠气囊内白细胞的游出，减少前列腺素 E_2（PGE_2）的生成。在体外实验中，黄连解毒汤能显著抑制伴刀豆球蛋白 A（Con A）所致的内毒素血症小鼠脾淋巴细胞的增殖，但对正常小鼠淋巴细胞的增殖无影响，且不影响正常及内毒素血症小鼠的脾细胞生成白介素-2（IL-2）。黄连解毒汤还能够抑制脂多糖诱导的小鼠腹腔巨噬细胞生成白介素-1（IL-1）和一氧化氮（NO）。

抑菌 黄连解毒汤对产超广谱 β-内酰胺酶的大肠埃希菌（5/80）的最低抑菌浓度为 125mg/L，产 AmpC 酶的肺炎克雷伯菌（2/30）最低抑菌浓度为 125mg/L；可以看出黄连解毒汤对产超广谱 β-内酰胺酶和产 AmpC 酶菌株均有不同程度的抑菌作用，但作用不强。黄连、黄柏、黄芩、栀子及不同组方对大肠埃希菌和金黄色葡萄球菌均有抑制作用，总体看黄连解毒汤的单方及不同组方对大肠埃希菌的抑制效果弱于金黄色葡萄球菌。单味药黄连、黄柏、黄芩、栀子对两种细菌的抑制效果黄连、黄柏较黄芩和栀子要强，而黄连的抑菌效果又比黄柏强。

抗肿瘤 黄连解毒汤对荷瘤小鼠肝癌在体内有抗肿瘤活性，其含药血清在体外具有抑制人结肠癌 Swille，人肺腺癌 SPC-A-1，人胃癌 SGC-7901，人乳腺癌细胞 MCF-7 等 4 种肿瘤细胞增殖作用。此外，黄连解毒汤 70% 醇提物增加耐药细胞凋亡因子 Fas、Trail 表达率，促进耐药 S_{180} 细胞凋亡，是其逆转肿瘤多药耐药途径之一。黄连解毒汤对人多发性骨髓瘤细胞 RPMI8226 增生和凋亡的作用显示 200~800μg/L 内黄连解毒汤可明显抑制细胞增生，并呈时间和剂量依赖性。能使 G_0/G_1 期细胞增多，S 期细胞减少，并呈剂量依赖性改变。在对小鼠 S_{180} 移植性肿瘤抑制作用研究中，黄连解毒汤的抑瘤率可以达到 41.69%，可明显延长小鼠生存期，提高生存率，同时对小鼠体重没有显著影响，明显改善小鼠生存质量。

调节免疫 黄连解毒汤能增强 H_{22} 肝癌荷瘤小鼠模型自然杀伤（NK）细胞的杀伤活性并刺激 T 细胞大量分泌白介素-4（IL-4）发挥体液免疫作用，对机体细胞免疫功能有明显增强作用。

毒性与不良反应 黄连解毒汤中栀子有一定的肝毒性，机制与炎症、氧化应激反应诱导肝细胞的坏死与凋亡有关；黄连解毒汤中除栀子外的其他中药能够通过提高清除自由基酶的活性、抑制炎症反应拮抗栀子引起的肝细胞损伤而降低栀子的肝毒性。单味黄连的水煎液具有毒性，其小鼠半数致死量（LD_{50}）（剂量以含黄连生药量计）为 18.826g/kg，毒性靶器官为脑、肝、脾、肺、肾；经配伍后的黄连解毒汤则较为安全。

体内过程 局灶性脑缺血大鼠给予黄连解毒汤后，小檗碱在大鼠体内吸收迅速、代谢快、维持时间长，表现出其体内较强的循环性特点。血中丙二醛（MDA）水平显著降低，时-效曲线呈现双峰现象。同时超氧化物歧化酶（SOD）水平显著降低，也呈现时-效曲线双峰现象。脑缺血及正常大鼠栀子苷药动学符合一室模型。脑缺血及正常状态下大鼠灌胃黄连解毒汤后，栀子苷在脑缺血及正常状态下体内的药时曲线下面积（AUC）分别为 15.819 ± 5.228（μg/ml）·h、11.395 ± 3.111（μg/ml）·h，半衰期（$t_{1/2 ke}$）分别为 4.704 ± 1.850h、3.695 ± 1.595h，最大血药浓度（C_{max}）分别为 2.135 ± 0.202μg/ml、1.677 ± 0.621μg/ml。栀子苷在脑缺血状态下的血药浓度及吸收效果优于正常状态，在体内停留的时间较长，消除较慢。黄芩苷在正常大鼠和糖尿病大鼠中的达峰时间 t_{max2} 分别为 4.50 ± 1.92h、7.5 ± 1.0h，C_{max1} 分别为 2.83 ± 0.25μg/ml、9.54 ± 2.87μg/ml，C_{max2} 分别为 2.56 ± 0.63μg/ml、6.58 ± 1.15μg/ml，$AUC_{(0~24)}$ 分别为 37.58 ± 7.57（μg/ml）·h、92.75 ± 24.62（μg/ml）·h，$t_{1/2}$ 分别为 6.6 ± 2.4h、12.64 ± 3.35h。汉黄芩苷在正常大鼠和糖尿病大鼠中的 t_{max2} 分别为 5.5 ± 1.0h、8.00 ± 1.63h，C_{max1}

分别为 $1.36 \pm 0.17\mu g/ml$、$6.16 \pm 1.40\mu g/ml$，C_{max2} 分别为 $1.58 \pm 0.17\mu g/ml$、$4.11 \pm 0.76\mu g/ml$，$AUC_{(0\sim24)}$ 分别为 27.02 ± 3.72（$\mu g/ml$）·h、58.16 ± 16.43（$\mu g/ml$）·h，$t_{1/2}$ 分别为 $9.72 \pm 2.24h$、$7.89 \pm 1.63h$。表明大鼠在糖尿病病理状态下黄芩苷和汉黄芩苷的 C_{max1}、C_{max2}、$AUC_{(0\sim24)}$ 明显增加，黄芩苷的 $t_{1/2}$ 显著延长。

（任建勋）

xièxiàyào yàolǐ

泻下药药理（pharmacology of purgatives） 泻下药是能引起腹泻或润滑大肠、促进排便的药物。

发展历程 20 世纪 40 年代到 50 年代，主要从抗菌、泻下等方面开始对大黄进行初步的药理学研究，并对番泻叶、芦荟、芫花等的抗菌作用进行了研究；20 世纪 60 年代，对大黄的抗菌主要成分及其与化学结构的关系，大黄蒽醌的吸收、排泄、分布，番泻叶的泻下机制，甘遂、芫花的泻下、利尿、毒性等进行了研究；20 世纪 70 年代以来，泻下药的作用进一步扩大，如祛痰、镇咳、抗肿瘤、调节免疫等。并开始从细胞、分子、基因等水平阐明该类药物的作用机制。泻下药可分为攻下、润下和峻下逐水等类别。泻下药药理研究药物包括大黄、芒硝、番泻叶、芦荟、火麻仁、郁李仁、蓖麻子、亚麻子、甘遂、大戟、芫花、商陆、牵牛子、巴豆、千金子等。

研究内容 泻下药的药理作用主要集中于消化系统、泌尿系统等，具有泻下、利尿、抗病原体、抗肿瘤、抗生育等药理作用。①泻下作用：此类药及其复方均能使肠蠕动增加，具有程度不同的泻下作用，根据其作用特点，可分为刺激性泻药、容积性泻药

及润滑性泻药。大黄、番泻叶、芦荟、牵牛子、巴豆、芫花为刺激性泻药，大黄、番泻叶、芦荟等药物的致泻成分均为结合型蒽苷，口服抵达大肠后在细菌酶的作用下水解为苷元，刺激大肠黏膜下神经丛，使肠管蠕动增加而排便。牵牛子中所含牵牛子苷，巴豆所含巴豆油以及芫花中芫花酯均能强烈刺激肠黏膜，产生剧烈的泻下作用。芒硝为容积性泻药，其所含硫酸钠肠腔内不能吸收，发挥高渗作用，使肠腔保留大量水分，刺激肠壁而泻下；火麻仁、郁李仁等含脂肪油为润滑性泻药。②利尿作用：芫花、甘遂、牵牛子、商陆、大戟等有较强的利尿作用。③抗病原体作用：大黄、千金子、牵牛子、芫花、番泻叶、芦荟等具有抗菌作用，大黄、牵牛子、芦荟具有抗病毒作用。④抗炎作用：大黄、芒硝、千金子、牵牛子、芫花、蓖麻子、京大戟等具有抗炎作用。⑤抗肿瘤作用：大黄、芦荟、商陆、芫花、大戟、甘遂、千金子、亚麻子等有抗肿瘤作用。⑥抗生育作用：牵牛子、芫花、蓖麻子、甘遂等具有抗生育作用。

（张艳军）

dàhuáng

大黄（Rhei Radix Et Rhizoma） 蓼科植物掌叶大黄 *Rheum palmatum* L.、唐古特大黄 *Rheum tanguticum* Maxim. ex Balf. 或药用大黄 *Rheum officinale* Baill. 的干燥根和根茎。秋末茎叶枯萎或次春发芽前采挖，除去细根，刮去外皮，切瓣或段，绳穿成串干燥或直接干燥。炮制品有 4 种。①大黄：除去杂质，洗净，润透，切厚片或块，晾干。②酒大黄：取净大黄片，照酒制法炒干。③熟大黄：取净大黄块，照酒炖或酒

蒸法炖或蒸至内外均呈黑色。④大黄炭：取净大黄片，照炒炭法炒至表面焦黑色、内部焦褐色。大黄味苦，性寒。归脾、胃、大肠、肝、心包经。具有泻下攻积，清热泻火，凉血解毒，逐瘀通经，利湿退黄作用。用于实热积滞便秘，血热吐衄，目赤咽肿，痈肿疔疮，肠痈腹痛，瘀血经闭，产后瘀阻，跌打损伤，湿热痢疾，黄疸尿赤，淋证，水肿；外治烧烫伤。酒大黄善清上焦血分热毒，用于目赤咽肿，齿龈肿痛。熟大黄泻下力缓，泻火解毒，用于火毒疮疡。大黄炭凉血化瘀止血，用于血热有瘀出血证。大黄的主要药理成分有结合型蒽醌、番泻苷、大黄素、芦荟大黄素、大黄素甲醚、大黄酸、大黄酚、3-羧基大黄酸、羟基芦荟大黄素、羟基大黄素、儿茶素没食子酸等。

药理作用 大黄的药理作用广泛，对消化系统、循环系统、泌尿系统、呼吸系统、神经系统均有作用，主要有泻下、保护胃肠、抗内毒素损伤、抗胰腺炎、抗肺损伤、保护神经、保肝、利胆、降血脂、抗动脉粥样硬化、抗肾损伤、抗肿瘤、解热、抗菌、抗病毒、抗氧化、抗衰老、改善学习记忆、调节免疫、抗糖尿病、止血等作用。

泻下 大黄具有泻下作用，能缩短小鼠首次排便时间，增加 6 小时内排便数。其泻下成分有 20 多种，包括蒽醌类衍生物和二蒽酮类及其苷类等，以番泻苷 A 作用最强。大黄的不同炮制品均有泻下作用，其中以生大黄最强，熟大黄、酒大黄次之，大黄炭无泻下作用，有止泻作用。作用机制：大黄中的结合型蒽醌苷大部分则未经吸收直接到达大肠，在肠内细菌酶的作用下，分解成苷

元,进一步还原为蒽酮,刺激大肠黏膜下及肠壁肌层内的神经丛而促进结肠蠕动,并可抑制肠道对葡萄糖、钠离子(Na$^+$)和水的吸收,致肠腔内渗透压升高,增加肠内容积,间接刺激肠蠕动而致泻;大黄酸蒽酮具有胆碱样作用,可兴奋平滑肌上 M 胆碱受体,加快肠蠕动。虽然泻下作用的直接因素为游离苷元,但结合蒽苷的葡萄糖能保护苷元,使其在胃肠不被水解和破坏,因此,结合型蒽苷才能发生致泻作用。此外,部分蒽苷自小肠吸收后,经肝转化为苷元至大肠,发挥上述泻下作用。大黄蒽醌能下调近端结肠 AQP4 蛋白及 mRNA 表达,能促进结肠氯离子(Cl$^-$)分泌,增加大鼠粪便含水量。大黄使便秘大鼠结肠肌间神经丛中的胆碱能神经分布趋于正常,可能是其调节结肠功能、治疗慢传输型便秘的机制之一。因大黄还含有相当量鞣质而呈收敛止泻作用,因此小剂量大黄或大黄经过长时间加热处理,不仅不会引起泻下,反而会产生止泻作用。

保护胃肠黏膜　大黄对胃肠黏膜有保护作用。能对抗创伤、烧伤、休克、化疗、小肠缺血再灌注、乙醇、盐酸(HCl)、吲哚美辛、幽门结扎、拘束水浸应激等引起的胃溃疡及胃损伤。其抗胃肠黏膜损伤的作用机制包括:下调炎性细胞因子如血清肿瘤坏死因子-α(TNF-α)和 C 反应蛋白(CRP)水平;促进肠黏膜上皮分泌多种免疫相关物质如 IgA、补体 C3、黏蛋白含量,保护肠黏膜;减轻内毒素易位;提高细胞色素 aa3、b、c、c1 和能荷,改善线粒体的呼吸功能;提高低血容量性休克大鼠胃肠黏膜的血流灌注量,增加小肠部分抗生素肽

(AP)表达;增加脑内 5-羟色胺(5-HT)、5-羟吲哚乙酸(5-HIAA)含量,降低去甲肾上腺素(NA)含量,抑制胃酸分泌。

抗内毒素损伤　大黄能纠正内毒素脓毒症大鼠的肠道菌群紊乱,保护内毒素性休克大鼠肠黏膜屏障,抑制肠道内毒素吸收,降低肠黏膜及肠毛细血管通透性,抑制内毒素所致炎症反应。

抗胰腺炎　大黄对急性胰腺炎有治疗作用。其机制包括:降低淀粉酶水平;抑制激活蛋白活性,下调白介素-1(IL-1)、肿瘤坏死因子-α(TNF-α)、单核细胞趋化蛋白-1(MCP-1)等促炎细胞因子释放,提高抗炎细胞因子 IL-10 水平,减轻炎症反应;增加肠黏膜 CD3、γδT 细胞的表达及 SIgA 分泌,上调血液 CD4 和 CD4/CD8 之比;减轻肠黏膜屏障损伤,减少肠细菌易位,降低血液内毒素;诱导已受损的不可恢复的腺泡细胞凋亡;促进胰腺组织表皮生长因子 EGF 基因表达,增加胰组织 DNA 合成和蛋白含量,加速胰腺组织的再生和修复;减轻胰腺炎肝、肺、心肌损伤;降低多器官功能不全综合征(MODS)及多脏器功能衰竭(MOF)的发生率。大黄灌胃灌肠辅助治疗能缩短重症急性胰腺炎患者的肠鸣音恢复时间、首次排便时间、腹痛缓解时间、住院天数,降低病死率。大黄及大黄素可升高腺细胞外基质沉积模型大鼠血清基质金属蛋白酶-2(MMP-2)、基质金属蛋白酶-9(MMP-9),降低血清金属蛋白酶组织抑制物-1(TIMP-1),促进胰腺细胞外基质的降解,防止胰腺纤维化。

抗肺损伤　大黄能抗肠道感染、腹腔感染、内毒素等引起的肺损伤。其机制包括清除肠道内

细菌和毒素,防止内毒素进入肺组织;抑制肺内中性粒细胞积聚,TNF-α 和磷脂酶 A$_2$(PLA$_2$)释放,减轻肺炎性反应;抑制一氧化氮(NO)和诱导型一氧化氮合酶(iNOS)活性,保护血管内皮和肺泡上皮;调节 Na$^+$-K$^+$-ATP 酶活力及 AQP1 和 AQP5 mRNA 表达,减轻肺水肿。大黄素对大鼠肺纤维化有治疗作用。

保护神经　大黄对脑出血、脑缺血再灌注、脑爆炸伤、脑外伤等所致脑损伤有保护作用,并可减轻脑缺血再灌注脑组织、心、肺、胃肠、肾组织损伤。主要活性成分有大黄素、芦荟大黄素、大黄素甲醚、大黄酸、大黄酚等。此外,大黄对急性闭合性颅脑损伤患者伤引起的肠道菌群失调有抑制作用,大黄乙醇提取物对病毒性脑炎的治疗作用。

保肝、利胆　大黄及其有效成分能防治急性坏死性胰腺炎、硫代乙酰胺、四氯化碳(CCl$_4$)、缺血再灌注等原因所致肝损伤。主要有效成分为大黄多糖、芦荟大黄素等,作用机制包括:使肠道病原菌毒素以及肠源性有毒物质排泄加速,吸收减少,从而降低内毒素血症对机体的损害;解除微循环障碍,恢复组织细胞的正常代谢和血液供应;减轻过氧化损伤;减轻炎症反应;阻止肝细胞的凋亡,促使肝细胞再生;减少肠道对血氨、脂多糖(LPS)等有害物质吸收防治肝性脑病。大黄能促进胆汁分泌、胆囊收缩、胆道括约肌松弛,有胆退黄作用。大黄及其有效成分大黄素可抗胆汁淤积、CCl$_4$ 损伤等引起的肝纤维化。大黄素能抑制肝移植大鼠的急性排斥反应,其作用与抑制肝细胞凋亡,抑制 IL-2、IL-12、IFN-γ、TNF-α 等 Th1 型细胞因子

的表达，促进 Th2 型细胞因子 IL-4、IL-10 的表达，使免疫反应由 Th1 型向 Th2 型偏移有关。

降血脂、抗动脉粥样硬化 大黄及其有效成分有降血脂，抗动脉粥样硬化的作用。可降低血清总胆固醇、三酰甘油（TG）、低密度脂蛋白胆固醇（LDL-C），升高高密度脂蛋白胆固醇（HDL-C），预防动脉粥样硬化发生，稳定动脉粥样硬化斑块。其主要有效成分为大黄素、大黄酸等。作用机制包括：调节脂质代谢，大黄的有效成分黄酮、二苯乙烯苷能减少胆固醇吸收，降低 LDL-C，升高 HDL-C，大黄酰酯衍生物能抑制胆固醇生物合成酶-角鲨烯环氧化酶；降低炎症因子单核细胞趋化蛋白-1 及肿瘤坏死因子-α 的表达，抑制炎症反应；抑制转化生长因子-β_1 诱导的内皮细胞纤溶酶原激活物抑制物 1（PAI-1）mRNA 和蛋白合成的增加，保护内皮细胞功能；抑制血管平滑肌细胞增殖和迁移；抑制巨噬细胞脂类性介质活化；减少斑块处 MMP-2、MMP-9 的表达，增高 TIMP-1 表达，抑制细胞外基质的降解。

抗肾损伤 大黄能降低急性肾衰竭状态下血清丙氨酸转氨酶（ALT）、天冬氨酸转氨酶（AST）、尿素氮（URE）和肌酐（CRE）的异常增高，有肝肾保护作用。大黄水煎液能延缓慢性肾衰竭病情发展。大黄有效部位可下调环孢素肾病大鼠 CD68、Ⅲ型胶原、Ⅳ型胶原表达，延缓肾间质纤维化，大黄酸能改善慢性移植肾大鼠肾功能及肾组织慢性病变，降低结缔组织生长因子表达，减轻肾纤维化。大黄总蒽醌灌胃能够抑制大鼠肾 AQP2、AQP4 蛋白及 mRNA 的表达水平，使其尿量增加。

抗肿瘤 大黄对肉瘤 S_{180}、路易斯（Lewis）肺癌细胞、艾氏腹水癌有抑癌作用，大黄素和大黄酸对小鼠乳腺癌和艾氏癌腹水有抑制作用，大黄素能抑制白血病 K562 细胞在裸鼠体内的生长，增强吉西他滨对裸鼠体内人胰腺癌 SW1990 细胞移植瘤的抑瘤效果，体外能抑制肝癌细胞、肺癌细胞、白血病细胞、食管癌细胞、胰腺癌细胞、人鼻咽癌细胞等肿瘤细胞增殖，并诱导肿瘤细胞凋亡；增加肿瘤细胞对放化疗药的敏感性；降低高转移卵巢癌细胞转移能力；逆转乳腺癌 MCF-7/Adr 细胞多药耐药。大黄素抗肿瘤的机制主要包括：抑制肿瘤细胞增殖，促进肿瘤细胞凋亡；抗肿瘤血管生成；下调 P-gp 的表达，增强肿瘤细胞对放化疗药的敏感性等。

解热 生大黄、酒炒大黄、醋炒大黄、酒炖大黄及大黄炭均具有解热作用，大黄的解热机制与减少下丘脑组织中前列腺素 E_2 和环腺苷酸的产生，使中枢体温调定点下调有关。

抗菌 大黄对金黄色葡萄球菌、产 β-内酰胺酶葡萄球菌、大肠埃希菌、痢疾杆菌、伤寒沙门菌、铜绿假单胞菌、变形杆菌、单形类杆菌、脆弱类杆菌、大肠志贺菌、巴氏杆菌、链球菌、痤疮丙酸杆菌、淋球菌、白念珠菌、马拉色菌、唾液链球菌、血链球菌、内氏放线菌等均有抑菌作用。大黄的抗菌成分为 3-羧基大黄酸、羟基芦荟大黄素、羟基大黄素等。酒大黄与熟大黄抑菌作用相近，生大黄抑菌作用强于炮制品，大黄炭抑菌作用较弱。

抗病毒 大黄对单纯疱疹病毒感染小鼠有治疗作用，大黄挥发油有体外抗乙型肝炎病毒

（HBV）作用，大黄乙醇提取物具有抗单纯疱疹病毒、乙肝病毒、单纯疱疹病毒作用。大黄素在体外能抑制单纯疱疹病毒-1（HSV-1）、单纯疱疹病毒-2（HSV-2），大黄多糖有抗轮状病毒作用。

抗氧化、抗衰老、改善学习记忆 大黄能降低老龄小鼠心、肝、脑丙二醛（MDA）含量，增强老龄小鼠超氧化物歧化酶（SOD）活性，有抗自由基损伤作用。大黄的四氯化碳提取物、无水乙醇提取物对羟自由基有清除作用，大黄中游离蒽醌类成分对羟基自由基（·OH）有清除作用，其作用强弱依次为大黄酸>大黄酚>大黄素>大黄素甲醚>芦荟大黄素，掌叶大黄多糖能使衰老模型小鼠血红细胞 SOD、过氧化氢酶（CAT）及全血谷胱甘肽过氧化物酶（GSH-Px）活力升高，血浆、脑匀浆和肝匀浆中过氧化脂质物（LPO）水平下降，有抗氧化抗衰老能力。大黄水提物能增强自然衰老小鼠的学习记忆能力。大黄酚可改善 β 淀粉样蛋白片段（$A\beta_{25-35}$）所致阿尔茨海默病（AD）大鼠及东莨菪碱、脑缺血再灌注所致小鼠学习记忆障碍。

调节免疫 大黄对免疫存在双向调节作用。掌叶大黄水煎液胃饲小鼠 2 周可致小鼠的体重、胸腺指数、脾指数、血清溶菌酶含量、腹腔巨噬细胞吞噬能力，脾 T、B 细胞增殖及脾 T 细胞产生 IL-2 的能力均降低，有免疫抑制作用；大黄能促进正常小鼠细胞免疫和淋巴细胞增殖，促进牛血清白蛋白诱导的小鼠迟发型超敏反应及 LPS 和伴刀豆球蛋白 A（Con A）对小鼠脾细胞的增殖反应，促进正常小鼠和烧伤小鼠肠液中 IgA、总蛋白、补体 C3 和

HDL 增加；大黄挥发油能增强 2,4-二硝基氯苯所致小鼠迟发型皮肤超敏反应及植物血凝素诱导的小鼠淋巴细胞转化反应，并能提高小鼠尾静脉注射碳粒廓清的速率和腹腔巨噬细胞吞噬功能。大黄素抑制体外活化淋巴细胞 IL-2 分泌、促进 IL-4 分泌而发挥免疫抑制作用，抑制体外人树突状细胞的成熟及免疫刺激功能，抑制 LPS 刺激的大鼠腹腔巨噬细胞分泌 TNF-α，抑制过度的炎症反应，而对于未经 LPS 刺激的大鼠，大黄素可促进 TNF-α 的分泌，减轻 C57BL/6→BALB/c 异体皮肤移植的排斥反应强度。

抗糖尿病 大黄抗糖尿病的主要药理成分为大黄素、大黄酸、大黄多糖。大黄降低血糖、抗糖尿病的主要机制包括：提高胰岛素敏感性；改善胰岛素抵抗；降低血中糖化血红蛋白水平；降低血浆游离脂肪酸、TC、TG 水平；降低血中肿瘤坏死因子-α 水平；降低糖尿病大鼠血中 ET-1、升高 NO 水平，抑制主动脉 ICAM-1、VCAM-1 的表达，抗动脉硬化；阻抑肾小管上皮细胞的表型转化，抑制肾肥大，减少蛋白尿，降低肾高耗氧现象，改善糖尿病肾病大鼠肾功能，防治糖尿病肾病。

止血 大黄能缩短凝血时间，具有止血作用。大黄炭止血作用最强，生大黄次之，熟大黄、酒大黄无明显止血作用。其止血环节为缩短凝血酶原时间和活化部分凝血活酶时间、提高血小板聚集性和黏附。大黄止血活性成分为大黄甲醚、大黄酚、儿茶素没食子酸等。

其他 中药大黄有改善血液流变性、减肥、抗牙周炎、镇痛抗炎、抗惊厥及癫痫、抑制离体子宫平滑肌收缩等作用。

毒性与不良反应 大黄的胃肠道反应表现为腹泻、腹痛、肠鸣、恶心、呕吐等，长期应用大黄对结肠动力和肠神经系统有损害作用，过量大黄有肝毒性，可致肝细胞脂肪变性；大黄有免疫抑制作用，可使大鼠胸腺、脾、肠系膜淋巴结等免疫器官变小、减轻；生大黄 20g/kg（成人剂量的 22 倍）灌胃有妊娠和胚胎毒性，可使大鼠怀孕率降低，死胎率升高，胎仔体重增长抑制，但相同剂量熟大黄无此作用，长期应用大黄水提取物有睾丸毒性，可使大鼠精子数量和活动率降低；大黄总提物长期给药有肝毒性；大黄总蒽醌尤其是游离蒽醌有肾毒性（特别是肾近曲小管），这种毒性反应是可逆的；大黄鞣质部位有潜在的肝毒性；大黄对大鼠肝细胞色素 CYP2E1 有诱导作用，大黄酸对体外孵育大鼠肝微粒体 CYP3A 酶具有抑制作用，当 CYP3A4 底物类药物如红霉素、他汀类药物、硝苯地平、环孢素等与含有大黄酸的制剂合并用药时，应考虑到可能存在代谢性药物相互作用；此外，生大黄具有一定的遗传毒性；大剂量大黄素有肝肾毒性，可致小鼠肝大，肝细胞和细胞间隙淤血，肾小球萎缩，管型；大黄素和大黄酸有弱致突变作用。

体内过程 口服大黄煎剂后从大鼠的尿、胆汁、血样中可检测到 113 种成分。大黄总提取物灌胃给药后，在血液中检测不到结合型蒽醌类衍生物；大黄中结合型蒽醌以番泻苷为主，大鼠口服番泻苷后，在肠内转化为芦荟大黄素蒽酮以及大黄酸蒽酮。大黄游离蒽醌在同一组织中的分布浓度顺序为大黄酸>大黄素>芦荟大黄素，大黄酸在肝、脾和肾组织中的分布浓度明显高于芦荟大黄素和大黄素，停药恢复 4 周后，在组织中检测不到大黄游离蒽醌。芦荟大黄素、大黄酸、大黄素、大黄酚单体给药后体内吸收速度较快，与血浆蛋白结合率较高，除以化合物原形入血吸收，芦荟大黄素、大黄酸、大黄酚在体内均会代谢生成大黄酸。大黄酸在犬体内蓄积程度较轻。大黄中药理成分的体内代谢过程以 I 相代谢为主。

（张艳军）

mángxiāo

芒硝（Natrii Sulfas） 硫酸盐类矿物芒硝族芒硝，经加工精制而成的结晶体。主含含水硫酸钠（$Na_2SO_4 \cdot 10H_2O$）。味咸、苦，性寒。归胃、大肠经。具有泻下通便，润燥软坚，清火消肿作用。主要用于实热积滞，腹满胀痛，大便燥结，肠痈肿痛；外治乳痈，痔疮肿痛。芒硝的主要药理成分为 $Na_2SO_4 \cdot 10H_2O$。

药理作用 芒硝的药理作用主要集中在消化系统，主要有泻下、利尿、抗炎、镇痛、抗外伤性血瘀等作用。

泻下 芒硝可以增加地芬诺酯小鼠便秘模型肠推进率，外用芒硝可促进大鼠腹部手术后的胃肠推进功能，使胃液分泌增加，胃窦、结肠近端肌间神经丛 P 物质（SP）的分布增加，对大鼠腹部手术后胃肠运动功能有促进作用。芒硝泻下机制为：芒硝内服后其硫酸根离子不易被肠黏膜吸收，存留肠内成为高渗溶液，使肠内水分增加引起机械刺激，促进肠蠕动，服后 4~6 小时发生泻下作用。

利尿 芒硝主含硫酸钠，以 4.3% 的硫酸钠无菌溶液静脉滴入可作利尿剂，治疗无尿症和尿毒症有一定疗效。

抗炎 芒硝外用能降低二甲苯致小鼠皮肤毛细血管通透性，外用能改善兔耳静脉输注甘露醇溶液所致兔耳静脉炎病理变化，有抗炎作用。

镇痛 芒硝可减少冰醋酸腹腔注射引起的小鼠扭体次数，提示其对小鼠因冰醋酸刺激所致疼痛具有显著的镇痛作用。

抗外伤性血瘀 芒硝水溶液湿敷可降低铁杵击右后肢软组织外伤性血瘀模型大鼠右后肢损伤症状积分，降低全血黏度、血细胞比容、红细胞刚性指数、红细胞聚集指数，改善动物的病理组织损伤，对外伤性血瘀模型大鼠有治疗作用。

毒性与不良反应 番泻叶为刺激性泻药，服药后患者表现明显腹痛，且由于服用量大则表现为腹胀恶心甚至呕吐。

体内过程 芒硝内服后其硫酸根离子不易被肠黏膜吸收。

（张艳军）

fānxièyè

番泻叶（Sennae Folium） 豆科植物狭叶番泻 *Cassia angustifolia* Vahl 或尖叶番泻 *Cassia acutifolia* Delile 的干燥小叶。味甘、苦，性寒。归大肠经。具有泻热行滞，通便，利水作用。主要用于热结积滞，便秘腹痛，水肿胀满。番泻叶的主要药理成分有番泻苷 A、番泻苷 B、番泻苷 C、番泻苷代谢产物大黄酸蒽酮等。

药理作用 番泻叶的药理作用多集中消化系统、血液系统等方面，主要有泻下、止血、抗菌等作用。

泻下 番泻叶口服对小鼠、大鼠、兔等多种动物及人有泻下作用，泻下时可伴有腹痛，用于急性便秘比慢性者更适合，皮下注射无致泻作用。番泻叶单味入药和配伍应用，可治疗和预防骨折卧床便秘、术后便秘、精神病药所致便秘、恶性肿瘤化疗后便秘及老年便秘，也用于外科手术前肠道准备。多单味泡服，小剂量（1.5～3g）可起缓泻作用，大剂量（5～10g）则可攻下。番泻叶所含蒽苷是其致泻主要成分，番泻叶用低于 90℃ 以下温开水冲服，则番泻苷类不易充分释出，如果长时间煎煮，则番泻苷被水解、氧化为游离蒽醌衍生物，通过消化道时易被破坏，沸水浸泡 25 分钟其有效成分浸出量最高。番泻叶的致泻机制包括：番泻叶所含蒽苷在大肠内细菌酶的作用下还原成蒽酮（或蒽酚），兴奋肠平滑肌上的 M 受体，使肠蠕动增加，同时又可抑制肠细胞膜上 Na^+-K^+-ATP 酶，阻碍钠转运，使肠内渗透压增高，保留大量水分，促进肠蠕动而排便。部分蒽苷自小肠吸收后，经肝脏转化为苷元，再刺激盆神经丛，增加肠蠕动致泻；番泻叶提取物可以诱导小鼠结肠组织中蛋白质差异表达，这些差异蛋白质可能介导了番泻叶的生物作用；此外，番泻叶提取物对豚鼠结肠平滑肌细胞有直接的收缩作用。但长期灌服番泻叶可使大鼠结肠慢波频率及振幅下降，肌间神经丛及卡哈尔（Cajal）间质细胞分布不均匀突起连接杂乱，小肠和结肠黏膜上皮损害，大剂量番泻叶提取物可使体外培养人肠上皮细胞死亡。

止血 番泻叶口服对急性胃、十二指肠出血患者有止血作用，可增加血小板和纤维蛋白原，能缩短凝血时间、复钙时间、凝血活酶时间与血块收缩时间而有助于止血。番泻叶中所含晶纤维与草酸钙簇晶有局部止血作用。

小鼠断尾实验显示番泻叶总蒽醌苷具有止血作用。

抗菌 番泻叶对多种细菌有抑制作用。10% 番泻叶浸出液对大肠埃希菌、变形杆菌、痢疾杆菌、甲型链球菌和白念珠菌均有抑制作用。

其他 长期大量服用番泻叶会升高血清雌二醇（E2）水平，降低血清人促卵泡生成激素（FSH）、人促黄体生成激素（LH）水平。番泻总苷能缩短去势小鼠动情周期，有雌性激素样促进子宫增生和骨质钙化的作用。灌服番泻叶浸剂可使小鼠尿量增加，具有利尿作用。

毒性与不良反应 常见不良反应：①血压变化。老年患者服用番泻叶后可出现头痛及频繁呕吐，血压剧升或剧降，甚至休克，停服并对症处理后可恢复。②神经系统中毒反应。表现为面部麻木、头晕、大小便失禁或痒感，三叉神经分布区内可有程度不等的痛感减退。③消化道出血。④黄疸。⑤其他。如盆腔器官充血、月经期或妊娠期服用易发生月经过多或宫腔出血、癫痫发作、急性尿潴留等。特殊的不良反应：①慢性中毒。因番泻叶中含有蒽醌类成分，蒽醌类对胃肠道的刺激引起头晕，口唇、颜面、四肢麻木，长期服用轻者导致低血钾，重者导致肝硬化。②箭毒样中毒。番泻叶剂量偏大可使肌肉松弛，四肢无力。③急性肠梗阻。④皮肤过敏。番泻叶提取物对小鼠 LD_{50} 为 185.44 g/kg，相当于正常人用药量的 1112.6 倍剂量。死亡小鼠解剖发现，其胃幽门部膨大，盲肠膨大，胃内常有气泡，肠管内充满液体，肝呈暗红色。取异常部位做病理切片可见小鼠肾小球数量少、扩张充血明显，细胞核部分萎缩，细胞结构不完整，上皮细胞坏死、水肿、脂肪变性；脾小体结构不清、核固缩；胃黏膜大部分腺体结构坏死，黏膜肌层脱离；肠黏膜上皮坏死、变性、脱落，黏膜下疏松、充血、水肿；肺间质水肿、淤血、出血、坏死；肝脏结构较完整，部分充血，其死亡原因符合低血容量休克的病理改变。

体内过程 番泻苷 A 在肠内细菌的作用下可转变成番泻苷元，再进一步转变为其光学异构体番泻苷元 B，同时生成少量大黄酸，在肠内细菌产生的黄素酶的作用下，进一步转变为大黄酸蒽酮。也有学者认为番泻苷 A 的代谢途径为番泻苷 A 先被厌氧菌氧化成 8-葡萄糖大黄酸蒽酮，在水解酶的作用下水解产生大黄酸蒽酮。大黄酸蒽酮也可被缓慢还原成番泻苷元。番泻苷 C 为芦荟大黄素-大黄酸杂二蒽酮苷，口服给药后，到达作用部位大肠，在肠内细菌的作用下，最后降解成芦荟大黄素蒽酮和大黄酸蒽酮而发挥作用。

（张艳军）

lúhuì

芦荟（Aloe） 百合科植物库拉索芦荟 *Aloe barbadensisi* Miller 叶的汁液浓缩干燥物。味苦，性寒。归肝、胃、大肠经。具有泻下通便，清肝泻火，杀虫疗疳作用。主要用于热结便秘，惊痫抽搐，小儿疳积；外治癣疮。芦荟的主要药理成分有芦荟大黄素、芦荟多糖、芦荟苦素、芦荟凝集素等。

药理作用 芦荟的药理作用集中于消化系统、心血管系统、脑血管系统、免疫系统等方面。

泻下 芦荟能提高便秘小鼠肠蠕动的推进百分率，缩短便秘小鼠的首便时间，增加便秘小鼠排便的总干重，且湿便较多。

抗胃溃疡 芦荟有抑制大鼠幽门结扎、水浸-应激、运动造成的应激性胃溃疡作用。其作用机制与抑制体内的过氧化反应、抑制胃酸分泌和胃蛋白酶活性、增加大鼠胃组织中表皮生长因子（EGF）含量、提高大鼠抗应激能力有关；芦荟多糖是其主要有效成分。

抗胃缺血再灌注损伤 芦荟提取物对大鼠胃缺血再灌注黏膜损伤具有预防作用，其机制与抗氧化、降低胃组织中内皮素-1（ET-1），改善微循环有关。

抗肝损伤 芦荟可减轻四氯化碳、铁离子-抗坏血酸所致的肝脏损伤。芦荟煎剂对酒精性肝病具有恢复肝功能，降低三酰甘油，改善肝脏脂肪变性的作用。芦荟多糖对四氯化碳引起的小鼠急性肝损伤有保护作用，能预防四氯化碳诱发的血清丙氨酸转氨酶（ALT）水平的升高，抑制肝组织丙二醛（MDA）的产生，减轻肝组织病变。芦荟苷能降低小鼠一氧化氮（NO）、γ-干扰素（IFN-γ）水平，减轻氧化应激损伤，抑制腹腔注射硫代乙酰胺致急性肝损伤。芦荟大黄素对血吸虫性肝纤维化有治疗作用，其作用机制与抑制肝组织转化生长因子-β₁（TGF-β₁）、血管内皮生长因子（VEGF）和局部黏着斑激酶（FAK）的表达、影响肝星状细胞周期相关。

抗心肌缺血再灌注损伤 芦荟苷预处理能抑制急性心肌缺血再灌注损伤大鼠心肌细胞凋亡，其作用可能与降低肿瘤坏死因子α（TNF-α）水平和提高 Ca^{2+}-ATP 酶活性有关。芦荟多糖可减少兔心肌缺血再灌注损伤过程中心肌酶如乳酸脱氢酶（LDH）、肌酸磷酸激酶（CK）的释放，减少缺血清 MDA 的产生，提高血清超氧化物歧化酶（SOD）活性，对缺血心肌和心肌缺血再灌注损伤具有保护作用。

抗脑缺血 芦荟多糖对脑缺血大鼠有保护作用，能改善脑缺血大鼠的行为学，抑制大脑皮质细胞 c-fos 蛋白表达，降低缺血脑组织的凋亡率，改善大鼠脑组织的病理形态学变化；大黄素和芦荟大黄素腹腔注射对大鼠脑缺血损伤均具有保护作用，能降低神经症状评分、脑组织含水量、脑梗死面积；芦荟提取物能降低 TNF-α 和 NF-κB 的含量及其基因表达水平，改善脑缺血再灌注损伤模型大鼠神经功能缺损的症状和脑缺血组织的病理形态学变化。

抗氧化 库拉索芦荟凝胶汁对羟自由基（·OH）和过氧化氢（H_2O_2）有清除能力。芦荟中大黄素、原儿茶酸和芦荟色苷 G 具有清除 1,1-二苯基-2-三硝基苯肼（DPPH）自由基能力，芦荟抗氧化活性组分（FA）能降低老龄鼠体内的脂质过氧化水平并且防止体内抗氧化酶受自由基诱导的氧化损伤，恢复抗氧化酶的活性。

抗疲劳 芦荟具有抗疲劳，提高运动能力的作用。可提高安静时小鼠肝糖原的储备，减轻游泳训练模型小鼠运动后即刻肝糖原、肌糖原和血糖的下降，促进运动后肝糖原、肌糖原和血糖含量的恢复；可提高脑组织、骨骼肌、肝组织抗氧化能力，保护重要器官免受运动的损伤；有利于维持运动过程中血红蛋白和血糖水平的稳定，延缓小鼠运动疲劳的发生，使小鼠运动能力明显提高。芦荟多糖是其有效成分之一。

抗衰老 芦荟全叶和芦荟凝

胶能延长果蝇平均寿命及最高寿命。芦荟多糖可提高 D-半乳糖致衰老模型小鼠抗氧化能力，拮抗模型小鼠胸腺、脾及脑组织的萎缩，有抗衰老作用。

抗皮肤损伤　芦荟对烧伤、烫伤、创伤、药液外渗皮肤损伤、糖尿病皮肤损伤、恶性肿瘤放化疗皮肤损伤及局部化学接触皮肤炎症均有对抗作用。其有效成分有芦荟凝胶、芦荟多糖、芦荟大黄素等，芦荟抗皮肤损伤的机制包括：促进血管生成；减轻创面炎症反应，减轻血管炎性反应、减少渗出和水肿；促进肉芽组织生长。此外，新鲜芦荟经皮肤缓慢吸收，具有类似氢化可的松的抗局部化学刺激性炎症作用。

抗静脉炎　鲜芦荟可对抗静脉留置穿刺置管所致静脉炎、滴注 20%甘露醇、长春瑞滨所致静脉炎；芦荟蜜汁局部涂抹能防治化疗性静脉炎，减少血管内膜损伤。芦荟还可促进动血液透析患者静脉内瘘的成熟，减少内瘘血管的感染，栓塞等并发症。

降血糖、抗糖尿病损伤　芦荟可降低糖尿病鼠血糖，减轻糖尿病肾病变，降低尿蛋白。芦荟多糖能降低正常大鼠胰高血糖素，对正常大鼠胰岛素水平无明显影响，能降低正常小鼠及糖尿病小鼠血糖，但对糖尿病小鼠体重减轻无改善作用。

抗菌、抗病毒　芦荟对金黄色葡萄球菌、大肠埃希菌、铜绿假单胞菌、福氏志贺菌 2b 等有抑制作用；芦荟粗提物对金黄色葡萄球菌、四联球菌、八叠球菌、铜绿假单胞菌、大肠埃希菌、蜡样芽胞杆菌有抑菌作用；芦荟水提液对金黄色葡萄球菌有抑制作用；高浓度芦荟蒽醌提取液对大肠埃希菌、金色葡萄球菌、枯草

杆菌有抑菌作用，对包膜病毒如单纯疱疹病毒、水痘、带状疱疹病毒、假狂犬病毒、巨细胞病毒等病毒有抑制作用。

抗肿瘤　芦荟及其有效成分芦荟大黄素、芦荟多糖、芦荟凝集素、芦荟苦素体内外对 S_{180}（肉瘤瘤株）、H_{22}（肝癌腹水瘤株）、Y99 细胞（人大肠癌）、YTM-LCL929 细胞（小鼠成纤维细胞）、人结肠癌细胞 SW480、胃癌细胞 SGC-7901、胃癌 MGC-803 细胞、A549 肺癌细胞细胞、L615 白血病瘤株、K562 乳腺癌细胞、舌癌细胞株 Tca 8113 等多种肿瘤具有抑制作用。其抗瘤机制包括：抑制肿瘤细胞膜上 Na^+-K^+-ATP 酶的活性；降低肿瘤细胞膜脂流动性、膜交联蛋白百分比含量；诱导肿瘤细胞凋亡；提高红细胞免疫黏附肿瘤细胞的能力；升高脾细胞 IL-2 分泌活性，升高自然杀伤（NK）细胞杀伤活性等。芦荟大黄素能下调人膀胱癌细胞系 T24 细胞 FasLmRNA 的表达，使膀胱癌细胞的侵袭能力降低；能够部分逆转 A549/DDP 细胞的多药耐药性，其机制与增加细胞内药物浓度有关。

对免疫系统的影响　芦荟能增强小鼠腹腔巨噬细胞的吞噬功能，促进淋巴细胞增殖，提高 T 淋巴细胞转化率，提高小鼠脾重指数，增加外周血网织红细胞数目，增强小鼠免疫功能。芦荟凝集素能促进淋巴细胞转化，增强小鼠的细胞免疫功能、体液免疫功能、单核-巨噬细胞功能和自然杀伤（NK）细胞活性。芦荟多糖能提高正常小鼠脾 T、B 淋巴细胞的增殖能力，促进淋巴细胞转化，提高小鼠腹腔巨噬细胞的吞噬百分率和吞噬指数，促进小鼠巨噬细胞分泌白介素-1（IL-1），提高

腹腔巨噬细胞诱导型一氧化氮合酶（iNOS）活性，增加一氧化氮（NO）生成；促进溶血素及溶血空斑形成，促进小鼠抗羊红细胞抗体生成，并能使吸入甲醛小鼠脾指数、胸腺指数升高，保护免疫器官，从而增强机体免疫功能。芦荟大黄素能抑制 IL-2 及植物血凝素（PHA）诱发的 T 细胞增殖，其作用机制与抑制淋巴细胞内 Ca^{2+} 浓度（$[Ca^{2+}]_i$）升高相关。芦荟大黄素可降低脂多糖（LPS）诱导的小鼠巨噬细胞 RAW 26417 细胞 NO 释放。

抗辐射　芦荟多糖可提高受 γ 射线照射小鼠生存防护效力，对接受辐射的正常细胞株有防护作用。

对生殖系统作用　芦荟可降低雄鼠睾丸及贮精囊指数；并能降低怀孕率，升高畸胎率。

其他　芦荟凝胶可以减轻豚鼠的哮喘症状；芦荟多糖可以抑制环磷酰胺、丝裂霉素所诱导的突变性。

毒性与不良反应　芦荟干粉颗粒大小鼠经口半数致死（LD_{50}）>10.0g/kg。芦荟多糖提取物小鼠 LD_{50} 为 25002.01mg/kg。芦荟刺激性较强，内服过量能刺激胃肠黏膜，引起消化道一系列毒性反应。芦荟汁液浓缩干品灌胃 90 天可引起大鼠体重增长缓慢、食物利用率降低，尿碱性磷酸酶、N-乙酰-B-D-氨基葡萄糖苷酶活性升高，肾小管上皮、肠系膜淋巴结、结肠黏膜固有层色素沉积，肾通透性增强。芦荟提取物能增加小鼠骨髓微核率。

体内过程　芦荟大黄素在十二指肠段吸收相对较好，在回肠段的吸收相对较差；P-糖蛋白（P-gp）和多药耐药相关蛋白-2（MRP-2）的抑制剂均可促进芦荟

大黄素的肠吸收。芦荟大黄素在大鼠体内按一级动力学消除，房室模型为二室模型，在大鼠体内分布和消除都比较快，体内分布广泛，多存在于血液和血流供应比较丰富的组织之中。不同蛋白质浓度与芦荟大黄素药物浓度条件下血浆蛋白结合率处于动态变化中，血浆蛋白结合率随药物浓度的增大而减少。

（张艳军）

huǒmárén
火麻仁（Cannabis Fructus）

桑科植物大麻 Cannabis sativa L. 的干燥成熟果实。味甘，性平。归脾、胃、大肠经。火麻仁具有润肠通便作用。主要用于血虚津亏，肠燥便秘。火麻仁的药理有效成分主要包括火麻仁油、火麻仁蛋白等。

药理作用　火麻仁的药理作用多集中于消化系统、心血管系统、神经系统等方面，主要有泻下、止泻、促进胆汁分泌、抗溃疡形成、降血脂、抗动脉粥样硬化、抗氧化、抗疲劳、抗衰老等作用。

泻下　火麻仁油能缓解复方地芬诺酯所致的小鼠便秘，使小鼠首粒黑便排出时间缩短，6小时内的排便粒数增多。

止泻　火麻仁醇提物灌胃可抑制小鼠胃肠推进运动和番泻叶引起的大肠性腹泻。但其对蓖麻油引起的小肠性腹泻无明显抑制作用。

促进胆汁分泌　十二指肠注射火麻仁醇提物可促进大鼠胆汁分泌。

抗溃疡形成　火麻仁醇提物灌胃可抑制小鼠水浸应激性溃疡、盐酸性溃疡和吲哚美辛-乙醇性溃疡形成。

降血脂、抗动脉粥样硬化

火麻仁油能降低高脂血症大鼠血清总胆固醇、三酰甘油、低密度脂蛋白，降低肝脂质过氧化物（LPO）含量，能降低高脂血症鹌鹑的血清总胆固醇、三酰甘油、低密度脂蛋白含量，升高血清高密度脂蛋白含量，使动脉硬化指数（AL）下降。并可减轻动脉壁内膜细胞及平滑肌细胞的病变程度，具有降血脂，抗动脉粥样硬化作用。

抗氧化、抗疲劳　火麻仁精油胶囊可增高溴代苯致肝脂质过氧化模型小鼠的肝组织超氧化物歧化酶（SOD）活力，降低丙二醛（MDA）含量；延长小鼠游泳时间，降低运动后小鼠和大鼠血清乳酸和尿素含量。火麻仁蛋白能延长小鼠游泳时间、降低血乳酸值、增加肝糖原含量。

抗衰老　火麻仁油能降低D-半乳糖亚急性衰老模型小鼠脑组织一氧化氮（NO）水平、升高脑组织中SOD、谷胱甘肽过氧化物酶（GSH-Px）的水平、降低脑组织中MDA水平、降低脂褐质含量，升高羟脯氨酸含量，增加小鼠胸腺厚度、胸腺皮质细胞数，通过抗氧化作用及对NO的影响而延缓衰老。火麻仁油还能降低便秘模型小鼠血清和肝匀浆中MDA含量，提高SOD、GSH-Px等老化相关酶活力，消除LPO等老化代谢产物，保护细胞和机体免受自由基损伤，进而发挥其抗氧化、延缓衰老作用。

改善学习记忆　火麻仁油可改善D-半乳糖致衰老小鼠学习记忆能力。其机制与其提高脑组织抗氧化和清除自由基能力，增强中枢胆碱能神经系统功能有关。火麻仁提取物对钙调神经磷酸酶有激活作用，能改善东莨菪碱、亚硝酸钠、乙醇和戊巴比妥钠诱

发的小鼠学习记忆功能障碍。

调节免疫　火麻仁蛋白能增强伴刀豆球蛋白A（Con A）诱导的小鼠脾淋巴细胞转化和迟发型变态反应，提高小鼠抗体生成数和半数溶血值，增强小鼠巨噬细胞吞噬能力，增加小鼠外周血液中T淋巴细胞百分比，具有免疫调节作用。

抗炎、镇痛　火麻仁醇提物能抑制二甲苯引起的小鼠耳肿胀、角叉菜胶引起的小鼠足趾肿胀和乙酸引起的小鼠腹腔毛细血管通透性增高，降低乙酸引起的小鼠扭体反应次数，但不延长热痛刺激反应的潜伏期。

其他　火麻仁醇提物有降压作用，其降压机制可能是通过兴奋M胆碱能受体而引起血管舒张、血压下降。

毒性与不良反应　小鼠灌胃火麻仁蛋白半数致死量（LD$_{50}$）大于10g/kg，埃姆斯（Ames）试验、小鼠骨髓嗜多染红细胞微核和小鼠精子畸形试验结果阴性；90天喂养实验中体重增加和食物利用率、血液学指标值无异常。生化指标值在正常值范围内。未见大鼠器官组织病理学改变。火麻仁油未显示有遗传毒性作用及亚慢性毒性。火麻仁含蕈毒素、胆碱等。食入量超过50～100g即可致中毒。症状为恶心、呕吐、腹泻、四肢麻木、失去定向能力、抽搐、昏迷等。

体内过程未见文献报道。

（张艳军）

yùlǐrén
郁李仁（Pruni Semen）

蔷薇科植物欧李 Prunus humilis Bge.、郁李 Prunus japonica Thunb. 或长柄扁桃 Prunus pedunculata Maxim. 的干燥成熟种子。味辛、苦、甘，性平。归脾、大肠、小肠经。具

有润肠通便，下气利水作用。主要用于津枯肠燥，食积气滞，腹胀便秘，水肿，脚气，小便不利。主要药理成分有郁李苷、郁李仁糖苷、苦杏仁苷、有机酸等。

郁李仁的药理作用多集中于消化系统、呼吸系统等方面，主要有泻下、利尿、祛痰、镇咳等作用。①泻下：郁李仁对小鼠肠炭末推进有促进作用。以欧李水提物为最显著，脂肪油次之，而醇提物及醚提、醇提过的水提液都无明显作用。郁李苷对实验动物有强烈泻下作用，郁李仁糖苷是大肠性泻剂。②利尿：郁李苷对实验动物有利尿作用。③祛痰、镇咳：郁李仁所含皂苷有使支气管黏膜分泌的作用，内服有祛痰效果。有机酸亦有镇咳祛痰作用。苦杏仁苷在体内可产生微量的氢氰酸，小剂量口服对呼吸中枢呈镇静作用，使呼吸趋于安静而达到镇咳平喘作用，但大剂量易引起中毒。④抗炎、镇痛：经凝胶过滤层析从郁李仁的水提液中得到的两种蛋白有抗炎、镇痛作用。从郁李仁中分离出的球蛋白、白蛋白静脉注射对角叉菜胶诱发的大鼠后脚水肿有抑制作用，对小鼠扭体法所致疼痛有镇痛作用。郁李仁尚有抗惊厥、扩张血管作用；用郁李仁制成的酊剂对试验犬有降压作用。

（张艳军）

bìmázǐ

蓖麻子（Ricini Semen）

大戟科植物蓖麻 *Ricinus communis* L. 的干燥成熟种子。味甘、辛，性平；有毒。归大肠、肺经。具有泻下通滞，消肿拔毒作用。主要用于大便燥结，痈疽肿毒，喉痹，瘰疬。蓖麻子的主要有效成分有蓖麻毒素、蓖麻碱等。

药理作用 蓖麻子的药理作用多集中于消化系统、生殖系统等方面，主要有泻下、抗生育、抗肿瘤、镇痛、抗炎等作用。

泻下：蓖麻油口服后在小肠脂肪酶的作用下分解为蓖麻油酸和甘油，蓖麻油酸皂化为蓖麻油酸钠能刺激肠道，引起肠蠕动增加。蓖麻油还能润滑肠道，起到泻下通滞作用。

抗生育：采用水相分离复凝聚法对蓖麻油进行包埋后的蓖麻油、蓖麻子石油醚提取物及蓖麻子石油醚提取物转溶于菜油中均具有良好的抗生育活性。蓖麻子抗生育作用机制主要是对子宫、输卵管、卵巢在内的生殖器官的直接作用，而不是仅仅通过影响激素途径而产生。

抗肿瘤：蓖麻子与鸡蛋混合后加温100℃ 3小时对人肺腺癌裸鼠肿瘤模型有抑制作用。蓖麻毒素对小鼠艾氏腹水癌生长有预防作用，体外对白血病细胞 K562 和大肠癌细胞 SW480 有杀伤作用，但高浓度对正常细胞也有杀伤作用。蓖麻毒素或其 A 链与抗肿瘤单克隆抗体的结合物具有肿瘤导向治疗作用，以抗大肠癌单克隆抗体 Hb3 作为导向载体，与蓖麻毒蛋白 A 链交联制备的杂交分子 Hb3-RTA 对大肠癌细胞 HRT-18 具有较强杀伤作用，而对正常人淋巴细胞杀伤作用较小。

镇痛、抗炎：炒蓖麻子及鸡蛋为辅料加热炮制的蓖麻子均可减少醋酸致小鼠扭体次数，延长热板法小鼠舔足时间，具有镇痛作用；减轻二甲苯致小鼠耳郭肿胀程度，减小蛋清致足跖肿胀程度，具有抗炎作用。

抗病毒：单克隆抗体结合蓖麻毒蛋白亚单位能杀死潜伏人类免疫缺陷症病毒的细胞，重组的 CD4（艾滋病病毒受体蛋白）与蓖麻毒蛋白 A 链偶联可杀伤由人艾滋病病毒感染的人细胞。

兴奋中枢：蓖麻子中的蓖麻碱有中枢神经兴奋作用，有改善记忆作用，但大剂量可导致惊厥。

毒性与不良反应 蓖麻毒素 2mg，蓖麻碱 0.16g 可使成人致死，小儿服生蓖麻子 3~5 颗即可致死。蓖麻子中毒表现：恶心、呕吐、腹痛、腹泻、呕吐、发热、血压下降、表情淡漠、嗜睡等。可见外周血白细胞增多、低血钠、低血钾、二氧化碳结合率降低、尿潜血阳性、尿素氮增高、肌酐增高、黄疸指数增高、心律失常等。蓖麻的毒性物质：蓖麻碱、变应原、毒蛋白。小鼠吸入蓖麻毒素也可引起中毒。

体内过程未见文献报道。

（张艳军）

yàmázǐ

亚麻子（Lini Semen）

亚麻科植物亚麻 *Linum usitatissimum* L. 的干燥成熟种子。味甘，性平。归肺、肝、大肠经。具有润燥通便，养血祛风作用。主要用于肠燥便秘，皮肤干燥，瘙痒，脱发。亚麻子的主要药理成分有 α-亚麻酸、亚麻子木酚素、亚麻子多糖、亚麻子木脂素等。

药理作用 亚麻子的药理作用多集中于心血管系统，主要有降血脂、抗动脉粥样硬化、抗肿瘤等作用。

降血脂、抗动脉粥样硬化 亚麻子油可降低高脂血症大鼠总胆固醇、三酰甘油，提高高密度脂蛋白胆固醇；降低高脂饲养家兔血浆血栓素 A_2（TXA_2）和 6-酮-前列腺素 $F_{1\alpha}$（6-keto-$PGF_{1\alpha}$）水平，维持血浆 TXA_2/PGI_2 平衡，抗血栓形成及动脉粥样硬化。亚麻子油中的 α-亚麻酸能降低高血脂小鼠血清总胆固醇、三酰甘油和低密度脂蛋白胆固醇水平，提高高密度脂蛋白胆固醇水平，有抑制高脂血症和动脉硬化作用。

抗肿瘤 亚麻子及纯度为88.0%的亚麻子木酚素开环异落叶松树脂酚二葡萄糖苷（SDG）可降低异种移植人乳腺癌细胞株MDA-MB-231的裸鼠移植瘤生长，降低其肿瘤表面积、瘤块质量、瘤体积。亚麻子粉木酚素可有效预防和降低化学诱癌剂二甲基苯蒽（DMBA）所诱发的乳腺癌、癌前病变和单纯性增生的发生，其预防乳腺癌的功能和效果受到体内雌性激素影响。

抗心肌缺血再灌注损伤 亚麻子多糖能增加心肌缺血再灌注大鼠损伤心肌线粒体中琥珀酸脱氢酶、细胞色素C氧化酶、超氧化物歧化酶（SOD）活性，增加膜磷脂含量，降低丙二醛（MDA）含量，对缺血再灌注损伤的心肌线粒体功能具有保护作用。

抗炎 补充亚麻子油可下调由全肠外营养支持的腹腔感染大鼠血清肿瘤坏死因子（TNF）、白介素-6（IL-6）的水平，有调节机体炎性反应的作用。

抗氧化 亚麻子多糖及色素具有捕获自由基，抵抗自由基对生命大分子氧化损伤的作用。

抗肾损伤 亚麻子代替酪蛋白膳食可降低过度肥胖SHR/N-cp模型大鼠的尿蛋白排泄量和肾小球与小管间质损害，对慢性肾病有保护效应。

抗前列腺增生 亚麻子木脂素可抑制睾酮诱导的大鼠前列腺增生，其机制与提高抗氧化酶活力，清除自由基及减少TNF-α、碱性成纤维生长因子（bFGF）和白介素-8（IL-8）含量有关。

其他 亚麻子油能降低大鼠血糖。亚麻子木脂素可使雄性大鼠大腿肌肉增重；亚麻子木脂素为植物雌激素中的一种，亚麻子木脂素和其主要代谢产物肠二醇（END）、肠内酯（ENL）能分别通过直接作用与神经内分泌途径促进大鼠的乳腺发育。

毒性与不良反应 过量摄入亚麻子油对兔肝有损伤。亚麻子中含有生氰糖苷，生氰糖苷的毒性是由于β-糖苷酶的作用而使氰化氢（HCN）释放的结果，而HCN是一种呼吸抑制剂。未加工的亚麻子中HCN的质量分数为380 g/kg，微波加热、蒸煮、烘烤、水煮均可减少HCN含量。亚麻子对大鼠后代发育有不利影响，因此孕妇及哺乳期妇女慎用。

体内过程 亚麻子木脂素能被吸收入血，在动物机体内向动物木脂素转化，其转化依赖于胃肠道微生物或肝相关酶活性的存在。给大鼠灌胃3H-亚麻子木脂素（3H-SDG），从尿液中检测到肠二醇和肠内酯及3H-SDG的苷元（SEC-O），它们为SDG的主要代谢产物。并且SDG在大鼠肝、肾、肠道和子宫中皆能代谢，在大鼠体内，亚麻子木脂素及肠二醇和肠内酯均存在肝肠循环。

（张艳军）

gānsuì

甘遂（Kansui Radix） 大戟科植物甘遂 *Euphorbia kansui* T. N. Liou ex T. P. Wang 的干燥块根。味苦，性寒；有毒。归肺、肾、大肠经。具有泻水逐饮、消肿散结作用。主要用于水肿胀满，胸腹积水，痰饮积聚，气逆咳喘，二便不利，风痰癫痫，痈肿疮毒。与甘遂药理作用相关的有效成分有二萜类化合物、三萜类化合物、甾体化合物等。

药理作用 甘遂的药理作用多集中于消化系统、泌尿系统、呼吸系统、生殖系统等方面，主要有泻下、利尿、祛痰、抗胰腺炎、抗肿瘤、抗生育等作用。

泻下 甘遂、醋甘遂的醇提物、石油醚部位、氯仿部位、乙酸乙酯部位均可促进小肠炭末推进。但与生品比较，醋制后各组墨汁推进率降低，泻下作用缓和。甘遂单煎液能促进大鼠离体回肠平滑肌收缩，60%醇提物能提高家兔离体回肠平滑肌的平均舒张张力、平均收缩峰张力以及平均张力的变化率，并对阿托品所致家兔离体回肠平滑肌张力的降低有一定的拮抗作用。但对甘遂泻下作用的研究也有不同的研究结果，有实验表明，甘遂能够抑制胃肠平滑肌收缩，降低小肠张力，刺激肠液大量分泌，从而导致泻下。

利尿 甘遂生品及醋制品对正常小鼠均有利尿作用，醋制后利尿作用缓和。生甘遂能解除前列腺增生患者急性尿潴留，增强离体大鼠膀胱逼尿肌收缩。甘遂醇提物对腹腔注射生理盐水负荷小鼠具有促进利尿的作用，但同时升高外周血清肌酐及肾肿瘤坏死因子-α（TNF-α）mRNA表达，表明肾可能存在着相关的炎性反应，且甘遂醇提取物对肾功能有一定的影响。

祛痰 祛痰实验（酚红排泌法）表明甘遂生品与醋制品均有一定的祛痰作用，其中30%醋制甘遂祛痰作用略强，50%醋制甘遂与100%醋制甘遂较生品作用有所下降。

抗胰腺炎 甘遂能降低重症急性胰腺炎大鼠血清淀粉酶、胰腺组织中的血栓素B_2（TXB_2）、$TXB_2/PGF_{1\alpha}$比值，降低胰腺组织COX-2蛋白表达，降低胰腺核因子-κB活化、减轻胰腺组织损害，减少微血管内血栓，降低72小时死亡率。能阻碍急性出血坏死性胰腺炎（AHNP）大鼠细菌内毒素易位，阻碍犬急性出血坏死性胰腺炎早期细菌、内毒素易位，降低血中肿瘤坏死因子、磷脂酶 A_2，对 AHNP 有治疗作用。

抗肿瘤　甘遂提取物对 Hep、S_{180} 有抑制作用，甘遂根提取物对人肝癌 BEL-7402 细胞生长有抑制作用，醇提物、乙酸乙酯萃取物和环己烷萃取物对体外培养人乳腺癌细胞 MCF-7 有抑制作用，乙酸乙酯萃取物和环己烷萃取物高浓度时对 A549 和 HepG2 细胞增殖有抑制作用，但甘遂水溶性组分高浓度时对 A549 细胞和 HepG2 细胞增殖有促进作用。

抗生育　人羊膜腔内注入甘遂注射液有中期引产作用，引产机制：甘遂注入羊膜腔后可被羊膜、胎儿所吸收，可进入胎儿和母体血液循环。胎儿由于药物中毒致死。随着药物对胎盘、蜕膜组织的作用，引起病理、超微结构及组织化学等变化，促成内生性前列腺素合成与释放增多，诱发子宫收缩动产与流产。大戟二烯醇是甘遂抗生育的物质基础之一。甘遂引产的并发症主要包括出血、宫颈撕裂，偶见因药物误入腹腔或宫肌，刺激腹膜而引起腹膜炎。

对循环和呼吸的影响　甘遂提取液可降低猫的动脉血压、减慢心率和改变呼吸运动，但能引起肺泡毛细血管充血和红细胞凝集、肾毛细血管充血和肾小囊出血等病理改变。其降压机制除因心排血量减少外主要是使外周血管舒张，外周阻力降低。

抗病毒　甘遂醇提物体内有抗流感病毒小鼠肺炎适应株（FM1）的作用，其机制可能是通过刺激淋巴细胞的增殖，增强杀伤病毒感染细胞能力来实现的。

其他　甘遂可能是一种 P-糖蛋白（P-gp）抑制剂；甘遂可抑制细胞色素 P450（CYP）1A2 的酶活性。甘遂提取液对致倦库蚊有杀伤作用。

毒性与不良反应　小鼠甘遂中毒症状表现为烦躁、耸毛、全身抖动、蜷缩、抽搐、大小便失禁，继而全身抽搐死亡。甘遂醇制后毒性显著降低。甘遂水提物、醇提物、先醇提后水提物对斑马鱼均有急性毒性，甘遂水提物的半数致死浓度（LC_{50}）为 31.00g/ml，醇提物的 LC_{50} 为 6.89g/ml，甘遂先醇提后水提物的 LC_{50} 为 4.26g/ml。

单味甘遂对心有毒性，可升高心肌酶谱中肌酸磷酸激酶、乳酸脱氢酶、γ-羟丁酸脱氢酶；对肝有毒性，可升高血清丙氨酸转氨酶（ALT），增加肝组织中丙二醛（MDA）含量、降低谷胱甘肽过氧化物酶（GSH-Px）活性，上调肝组织炎性因子 白介素-1（IL-1）的 mRNA 表达；甘遂可诱导肝 CYP2E1 的表达与活性上升，促使其所含的前致癌物质和前毒物转化成为致癌物和毒物，导致对机体的毒性作用。

体内过程未见文献报道。

(张艳军)

jīngdàjǐ

京大戟（Euphorbiae Pekinensis Radix）

大戟科植物大戟 *Euphrbia pekinensis* Rupr. 的干燥根。味苦，性寒；有毒。归肺、脾、肾经。具有泄水逐饮，消肿散结作用。主要用于水肿胀满，胸腹积水，痰饮积聚，气逆咳喘，二便不利，痈肿疮毒，瘰疬痰核。

药理作用　京大戟的药理作用多集中于泌尿系统、消化系统等方面，主要有以下作用。①利尿：京大戟、醋京大戟的醇提物、石油醚部位、乙酸乙酯部位均有利尿作用。醋制后作用降低。②泻下：戟水煎液可促进离体回肠收缩。京大戟、醋京大戟的醇提物、石油醚部位、乙酸乙酯部位可促进在体小肠推进运动，醋制后作用较生品降低。③抗炎：醋京大戟乙酸乙酯部位有抑制小鼠耳郭肿胀作用。大戟石油醚提取液（PEE）可通过抑制相关组织血管的通透性，使渗出液减少，从而发挥抗炎作用。另外，PEE 对佐剂诱导的炎症，能抑制继发感染，并通过减少趋化因子抑制细胞的游走。④镇痛：醋炙京大戟 100% 水煎剂小鼠口服有镇痛作用。⑤降压：大戟中分离得到的达玛烷三萜类化合物大戟醇静脉给药对麻醉犬和大鼠有降压作用，口服无效，降压机制为扩张外周血管平滑肌。⑥抗肿瘤：大戟注射液体外有抗白血病 KY821 细胞株作用；可延长 L615 白血病小鼠的生存期。从大戟根中分离到的二萜类化合物（pekinenal）对人肿瘤细胞株 NCI-H460、KB、SGC7901 和 HO-8910 有细胞毒活性。从京大戟中分离得到的化合物（euphpekinensin）对人鼻炎癌 KB 细胞有抑制作用。⑦抗人类免疫缺陷病毒（HIV）：从京大戟中分离出的 4 种黄酮类化合物具有抑制 HIV-1 整合酶活性的作用。⑧抑制 CYP1A2 酶活性。

毒性与不良反应　三萜类成分大戟苷对消化道有刺激作用，为京大戟的毒性成分。京大戟醇提物对家兔眼和破损皮肤有强烈刺激性，水提物有轻度刺激性。大戟水提取液可升高大鼠血丙氨酸转氨酶水平，对肝功能有一定影响。京大戟醇提物单次灌胃给药对小鼠的半数致死量（LD_{50}）

为 36.91 g/kg，95% 的可信区间为 33.80～40.31 g/kg，而京大戟水提物 LD_{50} 值难以测出。京大戟对口腔、胃肠道及皮肤有严重的刺激性，可引起剧烈的腹泻、腹痛和便血，继而累及中枢神经系统，引起眩晕、昏迷、痉挛、瞳孔放大，甚至死亡。京大戟中毒死亡小鼠肠系膜极度充血，肠容积显著膨大。

体内过程未见文献报道。

（张艳军）

hóngdàjǐ

红大戟（Knoxiae Radix）茜草科植物红大戟 Knoxia valerianoides Thorel et Pitard 的干燥块根。味苦，性寒；有小毒。归肺、脾、肾经。具有泄水逐饮、消肿散结作用。主要用于水肿胀满，胸腹积水，痰饮积聚，气逆咳喘，二便不利，痈肿疮毒，瘰疬痰核。红大戟对金黄色葡萄球菌和铜绿假单胞菌有较强抑制作用。以红芽大戟煎水浓缩，饲喂小鼠，2 小时后尿量明显增加。红大戟的急性毒性和眼刺激性和皮肤刺激性均不明显。

（张艳军）

yuánhuā

芫花（Genkwa Flos）瑞香科植物芫花 Daphne genkwa Sieb. et Zucc. 的干燥花蕾。味苦、辛，性温；有毒。归肺、脾、肾经。具有泄水逐饮作用，外用杀虫疗疮。主要用于水肿胀满，胸腹积水，痰饮积聚，气逆咳喘，二便不利；外治疥癣秃疮，痈肿，冻疮。芫花的主要药理成分有芫花酯甲、异芫花酯甲、芫花酯丁、芫花酯庚、芫花酯乙、异芫花酯乙等。

药理作用 芫花的药理作用多集中在泌尿系统、呼吸系统、生殖系统，主要有利尿、影响平滑肌、镇咳、祛痰、抗炎、抑菌、抗肿瘤、抗生育等作用。

利尿 芫花、醋芫花醇提物、石油醚部位、乙酸乙酯部位有利尿作用，醋炙后利尿作用明显增强。芫花酯甲是利水的有效成分。

影响平滑肌 芫花水煎剂可增高离体胆囊肌条的张力，加快收缩频率，减小收缩波平均振幅，其作用与肾上腺素 α 受体、组胺 H_1 受体、前列腺素合成酶有关；芫花水煎剂可增高离体豚鼠膀胱逼尿肌肌条的张力，增大膀胱逼尿肌的收缩波平均振幅；芫花酯甲可引起大鼠离体子宫收缩，对妊娠子宫更敏感。

镇咳、祛痰 芫花具有镇咳祛痰作用。芫花素及其醋炙品灌胃给药对小鼠 SO_2 引咳模型均有一定镇咳作用、可增加小鼠呼吸道酚红排泌，具有祛痰作用。

抗炎 芫花乙醇提物的石油醚萃取部位及氯仿萃取部位灌胃给药，对二甲苯致小鼠耳肿胀有抑制作用。

抑菌 芫花对体外金黄色葡萄球菌、大肠埃希菌、铜绿假单胞菌等均有强抑制作用。

抗肿瘤 芫花所含的芫花酯甲、异芫花酯甲、芫花酯丁、芫花酯庚、异芫花酯乙、芫花酯乙对人乳腺癌 SK-BR-3 细胞株均有抑制作用，对肺癌 NCI-H1975 细胞株则无明显影响。

抗生育 芫花的水煎剂对子宫平滑肌有兴奋作用。该兴奋作用可能是通过作用于子宫平滑肌细胞膜的 Ca^{2+} 通道和刺激前列腺素合成、释放等途径实现的。芫花酯甲与芫花酯乙可直接兴奋动情期及早孕大鼠的离体子宫平滑肌，增强其收缩张力。芫花酯甲对大鼠离体宫缩张力的增强作用大于芫花酯乙。羊膜腔内注射芫花萜可导致中期妊娠流产。娩出

的胎儿绝大部分为死胎，可见胎盘绒毛间隙炎性细胞集聚，蜕膜广泛变性坏死，胎儿肝、肾及肾上腺等实质细胞不同程度退行性病变及充血，胎儿皮肤剥脱及严重淤血。

其他 芫花素、芹菜素、淡黄木犀草苷、淡黄木犀草苷 7-甲醚对黄嘌呤氧化酶有抑制作用。其中芹菜素、淡黄木犀草苷抑制作用较强。芫花是一种较强的 P-糖蛋白（P-gp）抑制剂。炙芫花煎剂有一定的镇痛作用。

毒性与不良反应 小鼠灌胃芫花毒性表现：烦躁、呼吸增强、全身抖动、蜷缩、死亡，解剖可见肠系膜极度充血、肠容积膨大。芫花水提液、醋芫花水提液灌胃 LD_{50} 分别为 30.4mg/g、41.2mg/g，醋炙后芫花毒性明显毒性降低。芫花水煎液相当于 LD_{50} 的 1/4、1/8、1/16，每日 1 次，连续灌胃给药 3 个月，可升高大鼠的肝、肺、肾、肾上腺、睾丸、卵巢、脑等多脏器指数，并可使大鼠的体重下降。芫花氯仿萃取物灌胃 14 天，可使丙氨酸转氨酶（ALT）与天冬氨酸转氨酶（AST）升高，使肝细胞排列紊乱，细胞变形，肝窦充血水肿，呈现出明显病理状态。芫花乙酸乙酯萃取物可使肝细胞肿胀。芫花对大鼠肝细胞色素 P4501A2 酶活性有抑制活性。芫花酯甲可使未孕与妊娠大鼠离体子宫内膜功能性蜕膜细胞（含纤毛细胞、无纤毛细胞）变性，溶酶体、残余体及髓样体增多，部分线粒体嵴模糊或消失，孕妇禁用。

体内过程 大鼠灌胃芫花提取物（60%乙醇加热回流提取）10 mg/kg 后芫花中主要的黄酮类成分之一芫花素的药-时曲线符合二房室模型；大鼠口服芫花粗体

物（含芹菜素 46.00%，3'-羟基芫花素 12.16%，芫花素 34.17%）后，芫花素、3'-羟基芫花素和芹菜素在大鼠体内药-时曲线符合口服给药一室模型。

（张艳军）

shānglù

商陆（Phytolaccae Radix）

商陆科植物商陆 *Phytolacca acinosa* Roxb. 或垂序商陆 *Phytolacca americana* L. 的干燥根。生商陆：除去杂质，洗净，润透，切厚片或块，干燥。醋商陆：取商陆片（块），照醋炙法炒干。味苦，性寒；有毒。归肺、脾、肾、大肠经。具有逐水消肿，通利二便作用，外用解毒散结。主要用于水肿胀满，二便不通；外治痈肿疮毒。商陆的主要药理成分有商陆皂苷、商陆多糖、商陆素、商陆抗病毒蛋白等。

药理作用　商陆的药理作用多集中于泌尿经系统、呼吸系统、免疫系统、造血系统、生殖系统等方面，主要有利尿、抗肾损伤、抗炎、抗菌、抗病毒、祛痰、镇咳、抗肿瘤、调节免疫、促进造血、抗生育等作用。

利尿　商陆具有利尿作用，商陆及其炮制品均有利尿作用，但炮制品的利尿作用与原药材相比均有不同程度下降。以商陆根提取物灌注蟾蜍肾，能明显增加尿流量，其作用机制可能是刺激血管运动中枢，使蛙肾小球毛细血管扩张，循环加速而利尿。其中所含的钾盐不是利尿作用的主要原因，但也起到一定的附加作用。商陆浸膏麻醉犬静脉注射，未发现显著的利尿作用。

抗肾损伤　商陆水煎剂可降低阿霉素肾小球硬化大鼠尿蛋白含量、升高血清白蛋白含量，降低血肌酐、尿素氮水平、改善肾小球病理损害，作用机制：下调血清可溶性白介素-2 受体（sIL-2R）水平、降低肾组织内一氧化氮（NO）水平关；减少纤连蛋白（FN）、层粘连蛋白（LN）基质成分的合成，促进基质金属蛋白酶-2（MMP-2）表达，增加基质降解，减少硬化肾小球细胞外基质（ECM）蓄积；降低肾小球转化生长因子-β_1（TGF-β_1）的表达，下调 Bax/Bcl-2 的比值，减轻肾小球实质细胞的过度凋亡。商陆皂苷甲（EsA）是商陆抗肾损伤的有效成分之一。EsA 可降低阿霉素肾小球硬化大鼠尿蛋白、血肌酐、尿素氮水平，升高血清白蛋白水平，下调肾小球 TGF-β_1 的表达，减少细胞外基质的沉积，降低IV型胶原的表达，延缓肾小球硬化的发生、发展；可减少大鼠系膜增生性肾炎所造成的尿蛋白排泄，抑制肾小球系膜细胞增殖和基质增生，改善肾病理损害；对大鼠海曼（Heymann）肾炎也具有治疗作用，可抑制细胞因子肿瘤坏死因子、白介素-1 和白介素-6 产生；可降低大鼠抗-Thy1 系膜增生性肾炎、大鼠抗-Thy 1.1 肾炎尿蛋白、抑制肾小球系膜细胞及系膜基质的增生。此外，美商陆抗病毒蛋白（PAP）也有抗肾炎作用。

抗炎　商陆皂苷甲对多种急、慢性炎症模型有抑制作用：能抑制乙酸所致小鼠腹腔毛细血管通透性增大、二甲苯所致的小鼠耳肿胀、角叉菜胶致足肿胀及棉球肉芽组织增生。ESA 对摘除肾上腺的大鼠仍有明显的抑制肿胀作用，说明其抗炎作用不通过垂体-肾上腺皮质系统。商陆皂苷甲抗炎机制与降低中性粒细胞与内皮细胞的黏附、抑制巨噬细胞的吞噬和分泌功能、抑制巨噬细胞释放血小板活化因子、抑制人外周血单核细胞产生肿瘤坏死因子、抑制机体分泌 NO 自由基有关。美商陆皂苷 E 对大鼠角叉菜胶性足肿也有抑制作用。

抗菌、抗病毒　商陆根提取物正丁醇相、水相具有抑菌活性，能抑制金黄色葡萄球菌、大肠埃希菌、巨大芽胞杆菌、副溶血弧菌；商陆多糖提取物对产气荚膜梭菌、痢疾志贺菌有抑制作用；商陆皂苷 30% 乙醇提取物对产气荚膜梭菌、大肠埃希菌、金黄色葡萄球菌、不动杆菌、铜绿假单胞菌、肺炎克雷伯菌、志贺菌、甲型副伤寒菌、枯草杆菌、普通变形杆菌、白假丝酵母菌均有抑菌作用；商陆抗病毒蛋白体外有抗乙型肝炎病毒（HBV）、丙型肝炎病毒（HCV）效应；商陆提取蛋白能阻断或减缓柯萨奇病毒（CVB3）吸附细胞的作用；从美洲商陆根中分离得到的二种抗真菌蛋白 PAFP-R1 和 PAFP-R2 可抑制木霉菌丝的生长。

祛痰、镇咳　商陆具有祛痰及镇咳作用。商陆煎剂家兔灌胃、商陆乙醇浸膏小鼠灌胃、氯仿提取物小鼠灌胃均可使呼吸道排泌酚红量明显增加。其祛痰机制为药物直接作用于气管黏膜，引起腺体分泌增加，使黏痰稀释，易于排出；使气管纤毛黏液运行速度加快，有利于清除气管内痰液；收缩末梢血管，降低毛细血管通透性，减轻炎症，减少渗出，产生消炎祛痰作用。生品和 30% 醋量醋品祛痰效果较好，而 50%、100% 醋量醋煮制商陆较生品差。商陆根煎剂、酊剂小鼠皮下注射有轻度镇咳作用，商陆生物碱部分小鼠灌胃，对氨雾引起的小鼠咳嗽有镇咳作用。氯仿提取物及皂苷镇咳作用不明显。

抗肿瘤 商陆中所含的商陆抗病毒蛋白（PAP）及商陆多糖（PEP）均具有抗肿瘤作用。PAP-Ⅱ体外能抑制 HepG2 和 HeLa 细胞的增殖，PEPI 能抑制 S_{180} 荷瘤小鼠肿瘤生长，其机制与提高 T 淋巴细胞转化及 IL-2 产生能力，增强 T 淋巴细胞功能有关。

调节免疫及促进造血 美洲商陆及中国商陆的皂苷均能使脾细胞诱生出 γ-干扰素（IFN-γ），但中国商陆皂苷效价比美洲商陆低；商陆皂苷甲间接作用于 B 细胞，可抑制抗体生成，抑制淋巴细胞增殖及淋巴细胞转化，对小鼠胸腺细胞自发细胞凋亡无影响，但能促进伴刀豆球蛋白 A（Con A）活化的胸腺细胞的凋亡；商陆皂苷辛体外能够通过提高脾细胞 IL-3 和 IL-6 基因转录水平，发挥免疫调节功能。商陆素能使 T 淋巴细胞和 B 淋巴细胞增殖，同时使其产生各种淋巴因子，发挥调节免疫和造血功能；商陆多糖Ⅰ体外能促进脾淋巴细胞增殖、增强免疫功能；商陆多糖Ⅱ可促进小鼠脾细胞增殖，促进 Con A，脂多糖（LPS）诱导的淋巴细胞增殖，促进脾细胞产生集落刺激因子（CSF），有增强免疫及促进造血功能。

抗生育 商陆醇提液抑制体外器官培养的人工流产新鲜早孕绒毛早孕绒毛人绒毛膜促性腺激素（HCG）的分泌，使早孕绒毛变性坏死。商陆总皂苷对兔精子具有致死作用，能抑制人精液中精子的活动，人精子对商陆总皂苷敏感程度较兔精子稍高。

其他 美商陆皂苷 E 对小鼠肠道炭末推进有抑制作用，垂序商陆水煎剂对四氯化碳（CCl_4）所致小鼠急性肝损伤有保护作用。垂序商陆总皂苷可延长雄性果蝇的平均寿命。商陆多糖有抗氧化作用。

毒性与不良反应 商陆毒素是商陆中的主要毒性成分，又称商陆皂苷甲。清蒸品、醋煮品及醋炙品中商陆毒素的含量下降。商陆根水浸剂、煎剂、酊剂给小鼠灌胃的半数致死量（LD_{50}）分别为 26 g/kg、28 g/kg、46.5g/kg；腹腔注射的 LD_{50} 分别为 1.05 g/kg、1.3 g/kg、5.3g/kg。商陆中毒者一般在服药后 0.5～3 小时发病，毒性表现：恶心、呕吐、腹泻、呕血、便血等，甚至头痛、语言不清、躁动、肌肉抽搐，严重者昏迷、瞳孔散大、死亡。商陆毒性较大，可致肠黏膜淋巴细胞弥漫性浸润，杯状细胞减少；可致肾损伤，以肾小管上皮细胞变性、蛋白管型为主要的病理表现，恢复期部分损伤可逆。商陆具有潜在致突变性，孕妇服用后有引起流产的危险，商陆用药剂量超出人临床用药剂量 50～250 倍具有遗传毒性。

体内过程未见文献报道。

（张艳军）

qiānniúzǐ

牵牛子（Pharbitidis Semen）

旋花科植物裂叶牵牛 *Pharbitis nil*（L.）Choisy 或圆叶牵牛 *Pharbitis purpurea*（L.）Voigt 的干燥成熟种子。黑色者称黑丑，淡白黄色者称白丑。味苦、性寒；有毒。归肺、肾、大肠经。具有泻水通便，消痰涤饮，杀虫攻积作用。主要用于水肿胀满，二便不通，痰饮积聚，气逆喘咳，虫积腹痛。牵牛子的主要药理成分有牵牛子苷等。

药理作用 泻下为牵牛子的主要药理作用。尚有影响平滑肌、利尿、杀虫、抗肿瘤、改善学习记忆等作用。①泻下：牵牛子生品和炒品水浸出液可提高炭末在小肠中的推进速度，有泻下作用，生品作用强于炒品，黑白丑泻下作用相似。牵牛子苷为其主要泻下成分，其泻下机制为牵牛子苷在肠内遇胆汁及肠液分解出牵牛子素，刺激肠道，增进肠蠕动，导致泻下。除去牵牛子苷后的水溶液，仍有泻下作用提示除牵牛子苷外，还含有其他泻下成分。②影响平滑肌：牵牛子提取物对离体兔肠及离体大鼠子宫均有兴奋作用。③利尿：牵牛子能加速菊根粉在肾脏中的排出，提示可能有利尿作用。④杀虫：牵牛子具有杀蛲虫作用。⑤抗肿瘤：黑丑提取物在体外能抑制人肝癌细胞 BEL-7402、结肠癌细胞 HCT-8、肺癌细胞 A-549 的细胞增殖。可抑制路易斯（Lewis）肺癌小鼠肿瘤生长，其机制与稳定 C-四链体结构，进而抑制端粒酶的活性有关。⑥改善学习记忆：牵牛子提取物对东莨菪碱所致小鼠记忆获得性障碍有改善作用。其作用与提高钙调神经磷酸酶（CN）的活性有关。

毒性与不良反应 小鼠以 0.2mg/10g 容积灌胃牵牛子生品及炒品水浸液后，24 小时内的半数致死量（LD_{50}）分别为 13.46 g/kg、31.21g/kg，说明牵牛子生品较炮制品毒性大。牵牛子具有一定毒性，可引起呕吐、腹痛、腹泻及黏液血便、血尿，重者还可损及神经系统，发生语言障碍、昏迷等。

体内过程未见文献报道。

（张艳军）

bādòu

巴豆（Crotonis Fructus）

大戟科植物巴豆 *Croton tiglium* L. 的干燥成熟果实。味辛，性热；有大毒。畏牵牛子。归胃、大肠经。

外用具有蚀疮功效。主要用于恶疮疥癣，疣痣。与药理相关的主要活性成分是脂肪油，同时也是其有毒成分，巴豆油主要包括油脂、有机酸、二萜类等。蛋白质含量约占18%。此外，巴豆中还含有生物碱、β-谷甾醇、氨基酸和酶。

药理作用 巴豆的药理作用多集中在消化系统，主要有泻下作用。

泻下 巴豆加水研磨液小鼠灌胃，具有泻下作用。巴豆种仁所含脂肪油（巴豆油）是巴豆泻下作用的主要成分，口服后在肠内与碱性肠液作用，可析出游离巴豆酸，刺激肠道，使肠分泌和蠕动增强，产生峻泻。巴豆油灌胃，可诱导小鼠小肠组织中蛋白质差异表达，从而使小鼠胃肠运动增强。巴豆油向犬胃内注入可诱发类正常消化间期综合肌电 III 相，此过程中迷走神经起到一定的调节作用。也有研究表明小剂量巴豆油乳剂对肠肌有兴奋作用，大剂量巴豆油乳剂对肠肌有抑制作用。因巴豆油毒性较大，故临床通常制霜使用。

对膀胱逼尿肌的影响 巴豆水煎剂可提高豚鼠离体膀胱逼尿肌肌条的张力，其作用与平滑肌细胞膜 Ca^{2+} 通道相关。

促进胆囊收缩 巴豆水煎剂可剂量依赖性增加离体豚鼠胆囊肌条张力，加快收缩频率，减小收缩波平均振幅。其作用与组胺 H_1 受体、肾上腺素能 α 受体、胆碱能 N 受体及前列腺素合成酶有关，与胆囊能 M 受体及 Ca^{2+} 通道无关。

抗肿瘤 巴豆有抗肿瘤作用。巴豆水煎液灌胃能减少小鼠 4T1 乳腺癌肺转移率和转移结节数。巴豆总生物碱灌胃，可使小鼠腹水型肝癌细胞质膜伴刀豆球蛋白

A（Con A）受体侧向扩散速度明显增加，胞质基质结构程度改变，这可能与总生物碱破坏癌细胞微管有关。巴豆水提液体外可抑制白血病细胞 HL60 细胞增生，诱导其向正常方向分化。巴豆挥发油对人肺癌细胞株 A-549 和人结肠腺癌细胞 DLD-1 有细胞毒活性。巴豆生物碱能抑制人胃癌细胞 SGC-7901、人宫颈癌 HeLa 细胞、人肝癌 SMMC-7721 细胞等肿瘤细胞增殖，并促进其凋亡。对人胃癌细胞 SGC-7901 表型有逆转作用。巴豆生物碱诱导肿瘤细胞凋亡的分子机制可能与上调凋亡素 2 配体（TRAIL 配体）、Caspase-8 基因表达、降低 p53 基因表达，降低 Bcl-2 基因及其蛋白的表达、增加 Bax 蛋白表达、改变膜蛋白二级结构相关。

抗菌 巴豆油对金黄色葡萄球菌杀灭效果明显，对人型结核分枝杆菌标准菌株（H37RV）、耐利福平、异烟肼二重耐药结核菌株生长有抑制作用。

致炎 巴豆油涂擦对小鼠耳郭、家兔声带组织有明显致炎作用。

毒性与不良反应 巴豆皮肤接触后能引起急性炎症，发泡，灼痛。巴豆内服中毒的主要症状是口腔灼痛、咽喉肿痛、吐、泻、剧烈腹痛、便血，甚至引起失水虚脱。可发生血尿、尿闭等。严重者，谵语发绀，脉搏细弱，血压下降，呼吸困难。最后因呼吸循环衰竭而死亡。巴豆的毒性主要为巴豆油和巴豆毒蛋白，巴豆毒蛋白能溶解红细胞，并使局部细胞坏死；巴豆油毒性较大，内服巴豆油一滴立即出现中毒症状，20 滴巴豆油可致死，小鼠灌胃巴豆油的半数致死量（LD_{50}）是 506mg/kg。遇热可使这两类毒性成分含量降低或变性失活。因巴

豆的主要毒性在油，故一般都以去油的巴豆霜入药。另外，巴豆水提液诱发胚胎小鼠肝细胞微核率、成年小鼠骨髓细胞微核率增加，有胚胎致畸作用，孕妇忌用；巴豆油有弱致癌性，并能增强某些致癌物质的致癌作用。

体内过程未见文献报道。

（张艳军）

bādòushuāng

巴豆霜（Crotonis Semen Pulveratum） 巴豆的炮制加工品。取巴豆仁，照制霜法制霜，或取仁碾细后，测定脂肪油含量，加适量的淀粉，使脂肪油含量符合规定，混匀，即得。味辛，性热；有大毒。归胃、大肠经。具有峻下冷积，逐水退肿，豁痰利咽作用；外用蚀疮。主要用于寒积便秘，乳食停滞，腹水臌胀，二便不通，喉风、喉痹；外治痈肿脓成不溃，疥癣恶疮，疣痣。

巴豆的药理作用主要有 4 个方面：①致泻与止泻。巴豆霜具有致泻作用。灌胃可增强小鼠胃肠推进运动，促进肠套叠还纳，对新斯的明引起的小鼠小肠运动功能亢进有增强作用；可增加兔离体回肠的收缩幅度，具有致泻作用。体外实验表明，巴豆霜石油醚提取物，甲醇提取物，甲醇提取物的石油醚层、乙酸乙酯层均能够促进肠管收缩和推进肠运动，其中甲醇提取物乙酸乙酯层活性最强，其作用是经由毒蕈碱 M_3 受体和 L-型钙离子通道介导的；而巴豆霜甲醇提取物正丁醇层和水层均具有舒张肠管的作用。巴豆霜使用剂量减小到常用剂量的 1/20～1/10 时可以改善肠道吸收功能，减低肠动力，治疗腹泻。②抗肿瘤。巴豆霜灌胃有抑制小鼠路易斯（Lewis）肺癌皮下移植肿瘤生长的作用，并可增加其脾

指数；能减少小鼠 4T1 乳腺癌肺转移率和转移结节数。③抗炎。巴豆霜对小鼠耳肿胀、腹腔血管通透性及对大鼠白细胞游走都有显著的抑制作用。④抑制免疫。巴豆霜能降低小鼠胸腺指数、脾指数、腹腔巨噬细胞吞噬率、吞噬指数、碳廓清率等，对免疫功能有抑制作用。

（张艳军）

千金子 qiānjīnzǐ （Euphorbiae Semen）

大戟科植物续随子 *Euphorbia lathyris* L. 的干燥成熟种子。味辛，性温；有毒。归肝、肾、大肠经。具有泻下逐水，破血消癥作用；外用疗癣蚀疣。主要用于二便不通，水肿、痰饮，积滞胀满，血瘀经闭；外治顽癣，赘疣。千金子的药理有效成分主要包括千金子甾醇、千金子素 L_3（千金二萜醇二乙酸酯苯甲酸酯）、千金子素 L_5、千金子素 L_{10}、七叶内酯、秦皮乙素等。

药理作用　主要有泻下、抗肿瘤、美白等。

泻下　千金子可加快小肠推进率，减少小肠对水分的吸收，产生峻泻作用。其有效成分包括千金子甾醇、千金子素 L_3 等。其中其脂肪油中的千金子甾醇可刺激胃肠蠕动，产生峻泻作用，千金子素 L_3 能够阻止肠道对水分的吸收，增加小鼠粪便的含水量，同时具有促进小肠推进作用。千金子制霜炮制去除其油后泻下作用缓和。

抗肿瘤　千金子甲醇提取物、氯仿段提取物、丙酮段提取物对 S_{180} 实体瘤、艾氏腹水癌 EAC 有抑制作用，并可延长小鼠生命，这些提取物体外对多种肿瘤细胞有细胞毒活性。千金子素 L_{10} 对 P-糖蛋白（P-gp）具有抑制作用，可逆转肿瘤多药耐药性。

美白　千金子中的七叶内酯、秦皮乙素、千金子素 L_3 可抑制酪氨酸激酶，从而抑制酪氨酸向黑色素转化，抑制色斑形成。可用来治疗黑斑和雀斑。

其他　千金子对金黄色葡萄球菌、大肠埃希菌、福氏志贺菌及铜绿假单胞菌的生长有抑制作用，抗菌的有效成分为瑞香素和七叶树苷。千金子提取物体外对大鼠肺成纤维细胞生长增殖有抑制作用。

毒性与不良反应　千金子急性毒性主要包括致死性和致泻。千金子水煎液对小鼠灌胃半数致死量（LD_{50}）为 1.7950g/kg，煎煮 2 小时以上无明显毒性，制霜可降低毒性。临床不良反应有头晕、恶心、呕吐、心悸、冷汗、面色苍白等，严重者血压下降、大汗淋漓、四肢厥冷、呼吸浅粗、脉微欲绝。孕妇禁用。

体内过程未见文献报道。

（张艳军）

大承气汤 dàchéngqìtāng （dachengqi decoction）

由大黄、厚朴、枳实、芒硝四味中药组成。出自张仲景的《伤寒论》。具有峻下热结的功效。主治里热积滞实证，症见大便不通，脘腹痞满，腹痛拒按，按之则硬，手足汗出，舌苔黄燥起刺或焦黑燥裂，脉沉实。

药理作用　主要有促进胃肠运动、抗肠梗阻、解热、抗肺损伤、抗内毒素血症、防治多器官功能障碍综合征、抗胰腺炎、抗腹膜炎等作用。

泻下、促进胃肠运动　大承气汤具有泻下作用。小鼠灌服大承气汤在给药后 10 分钟即可增加消化道推进性运动，并可增加肠容积，经尾静脉给药无此作用。

大承气汤可促进腹部术后胃肠功能恢复；改善糖尿病、脑功能衰竭伴肠功能衰竭、危重症胃肠功能障碍及习惯性便秘患者的胃肠运动功能。大承气汤能使离体十二指肠平滑肌收缩幅度、频率、张力增加。经十二指肠给药对家兔胃肠运动表现出先抑制后兴奋的作用特点，给药后 1~3 小时，胃运动（蠕动）呈逐渐加强趋势，4 小时后作用逐渐减弱，可持续 6~8 小时。

抗肠梗阻　大承气汤对肠梗阻有治疗作用。其治疗作用与下列环节有关：抑制葡萄糖、钠和水的吸收，使肠内容积增大继而刺激肠壁反射地使肠蠕动增强；降低血管活性肠肽（VIP）水平；抑制梗阻结肠平滑肌 Ca^{2+} 内流增加；减轻肠管充血水肿，减轻肠黏膜炎症反应；减轻肠组织坏死脱落，改善大鼠大小肠组织的损伤；促使肠套叠还纳。

解热　大承气汤对脂多糖和干酵母两种发热模型大鼠均有解热作用。

抗内毒素血症　大承气汤能增强内毒素血症小鼠胃肠运动，减轻大鼠肠源性内毒素血症肝、肺、肾病理改变。其机制包括：抑制产生内毒素的肠道常见革兰阴性杆菌，改善大鼠肠道菌群失调；直接灭活内毒素；改善肠黏膜细胞超微结构的损伤，保护肠黏膜屏障，抑制内毒素易位；减少炎症因子产生；抑制磷脂酶 A_2 活性升高；阻止超氧化物歧化酶（SOD）下降，拮抗内毒素所诱导的脂质过氧化损伤等。

抗肺损伤　大承气汤对肺损伤具有保护作用。可增加碱式碳酸铋致便秘大鼠肺泡巨噬细胞数，减轻肺及肠黏膜病变；能减轻人工致直肠狭窄导致大肠燥屎蕴结，肺气上逆模型鼠的反应性肺损害；减轻直肠半结扎模型大鼠的肺部炎症；减轻卵清蛋白（OVA）致哮喘模型小鼠肺部炎症，其机制与肺、肠神经肽肠组织血管活性肠肽、肠三叶因子及神经激肽 A 的变化相关；能改善脂多糖（LPS）所致小鼠急性肺损伤，其作用与上调硫化氢/胱硫醚-γ-裂解酶体系、上调血红素加氧酶-1 mRNA 和蛋白表达有关；能减少机械通气的严重脓毒症患者炎症介质的产生，控制肺部感染，缩短行机械通气时间及降低死亡率。

抗腹膜炎　大承气汤对细菌性腹膜炎有治疗作用，可减轻细菌性腹膜炎模型动物死亡数及相应菌血症发生。其机制包括：降低细菌性腹膜炎时高水平的血管活性肠肽、促进肠液分泌；抑制肠源性内毒素移位；增加 LPS 的粪便排出量；增加胃黏膜、空肠、回肠、肾、脑组织血流量。

抗胰腺炎　大承气汤对急性胰腺炎（SAP）大鼠具有治疗和保护作用。其机制包括：降低血清及肺、回肠炎症因子、肿瘤坏死因子-α（TNF-α）、白介素-6（IL-6）、内毒素水平，增加抑炎因子白介素-10（IL-10）水平，减轻炎症反应；降低胰腺组织中丙二醛（MDA）、髓过氧化物酶（MOP），减轻脂质过氧化；增加肠黏膜血流量，改善肠道微循环；增加肠黏膜分泌性 IgA 分泌及 CD3、γδT 细胞百分率，保护肠黏膜免疫屏障；诱导腺泡细胞凋亡，改善胰腺病理改变；抑制肺泡巨噬细胞活化和分泌细胞因子，减轻 SAP 急性肺损伤。常规治疗加用大承气汤治疗重症急性胰腺炎能缩短腹痛消失时间、腹胀消失时间、上腹压痛消失时间、恢复进食时间。

抗脑损伤　大承气汤能减少大鼠脑出血后血肿周围神经元活化凋亡蛋白酶 3 表达，阻止神经元凋亡，促进血肿吸收；可降低脑出血急性期家猫脑组织中 NO 水平，增强 Na^+-K^+-ATP 酶活性，降低脑含水量，保护脑组织。

防治多器官功能障碍综合征　大承气汤对全身炎症反应综合征及多器官功能障碍有防治作用。其机制与抑制 TNF-α、IL-6 等炎症因子的产生、降低外周血急性期蛋白水平、调整肠道菌群、防治细菌易位、抑制内毒素转移、修复肠深部肌间卡哈尔（Cajal）间质细胞形态学损伤，改善胃肠运动障碍等相关。大承气汤结合西医治疗能够调节患者的免疫功能，改善多器官功能障碍综合征（MODS）病情和患者预后。

抗菌　大承气汤对金黄色葡萄球菌、大肠埃希菌和变形杆菌有抑制作用，并能抑制或治疗细菌引起的肠胀肿和粘连。

配伍分析　大黄、芒硝和厚朴为大承气汤泻下作用的主要成分。大黄和厚朴可增加小鼠排便数并明显提高大鼠大肠推进速率。厚朴、芒硝可提高小鼠肠套叠的解除率，大黄作用相对较弱。大黄芒硝可减少小鼠有形粪便排出量，但却明显提高大鼠大肠推进速率，增加腹泻小鼠的数量，并明显扩张小鼠小肠容积，枳实在诸多方面作用不强。

毒性与不良反应　每毫升含有 1g 药物的大承气汤稀释 4 倍后每日供实验组小鼠自由饮用连续 5 周。小鼠于第 3 天出现饮欲增加、精神委顿、行动迟缓、倦怠无力、四肢不收、畏寒扎堆、被毛粗糙无光，体重增长减慢。血红蛋白含量升高，红细胞数量增加。肝、脾、肺、肾及淋巴结等器官组织光学显微镜下未发现有异常变化，十二指肠肠绒毛萎缩、长短不齐甚至脱落。

体内过程　大鼠灌胃大承气汤 9 g/kg 后，血浆可检测到芦荟大黄素、大黄酸、大黄素、大黄酚及大黄素甲醚，尿中可检测到芦荟大黄素、大黄酸，血液和尿液均以芦荟大黄素和大黄酸含量最高。血浆中芦荟大黄素、大黄酸、大黄素、大黄酚及大黄素甲醚的 $T_{1/2}$（K_a）依次是 0.36 h、1.03 h、1.92 h、1.89 h、0.66 h；$T_{1/2}$（K_e）依次是 0.31 h、1.17 h、2.33 h、2.19 h、0.81 h；C_{max} 依次是 48.47 mg/L、21.69 mg/L、10.49 mg/L、5.76 mg/L、38.76 mg/L；T_{max} 依次是 4 h、4 h、6 h、4 h、2 h；AUC_{0-t} 依次是 85.73（μg/ml）·h、66.73（μg/ml）·h、65.91（μg/ml）·h、41.84（μg/ml）·h、96.40（μg/ml）·h。大鼠灌胃给予大黄及大承气汤后大黄酸血浆浓度−时间曲线均符合二房室模型，方中大黄与其他成分配伍后，大黄酸血药浓度降低。

（张艳军）

qūfēngshīyào yàolǐ

祛风湿药药理（pharmacology of clearing wind-clearing and dampness-eliminating medicinal）　祛风湿药是以祛除风寒湿邪、治疗风湿痹证为主的药物。祛风湿药主要用于治疗风寒湿邪阻滞肌肉、筋骨、关节等处，引起肢体疼痛、屈伸不利、筋脉拘挛等症，或热痹引起的关节红肿，部分药物还适用于腰膝酸软、下肢痿弱，外感表证挟湿、伏风头痛等症，其临床特征似于现代医学的风湿性关节炎、类风湿关节炎、骨性关节炎、强直性脊柱炎、坐骨神经痛、腰椎间盘脱出症、颈椎病等。对麻疹、皮肤瘙痒、湿疹、疥癣等病亦有治疗作用，部分药物尚可用于治疗高血压、冠心病、支气管炎等疾病。

发展历程 近代对祛风湿药的研究较多从化学成分的分离提取、药效学、毒理学及临床应用等方面进行。20世纪50年代实验表明从川乌及乌头属植物中提取的乌头碱、次乌头碱及中乌头碱有较强的镇痛作用，进而研究表明其镇痛作用部位主要在中枢，20世纪70年代川乌还作为中药麻醉的辅助用药进行研究。继川乌之后对其他祛风湿药的药理作用范围进一步扩大，包括镇痛、抗炎、抗风湿及免疫抑制作用等，并随着细胞、分子、基因等技术水平的深入，药理作用研究突破了祛风湿药物传统的功效，涉及心血管系统、抗小板聚集、抗菌、保肝、抗肿瘤、抗生育等作用。根据祛风湿药的药性及功效特点，可分为祛风湿散寒药、祛风湿清热药及祛风湿强筋骨药。研究药物包括川乌、草乌、秦艽、独活、防己、威灵仙、五加皮、桑寄生、青风藤、海风藤、木瓜等。

研究内容 祛风湿药具有以下共同的药理作用：抗炎、镇痛、抑制机体免疫功能。对急慢性炎症模型有不同程度的抑制作用，其中防己、五加皮对佐剂关节炎也有一定抑制作用；川乌、防己、独活、秦艽、青风藤、五加皮有不同程度的镇痛作用，可提高实验动物热刺激、电刺激、化学刺激所致的痛阈，减少醋酸所致小鼠扭体次数；部分药物对免疫功能也有一定的影响，如独活、五加皮、豨莶草、青风藤对机体免疫功能均有一定抑制作用。具体机制如下，①抗炎作用：抑制或减轻炎症局部的基本病理变化；稳定溶酶体膜，减少炎症介质如

缓激肽、组胺、5-羟色胺（5-HT）等的分解、释放；抑制炎症局部组织中的前列腺素E（PGE）、白三烯（LTs）的合成与释放；兴奋垂体-肾上腺皮质功能而产生抗炎作用。②镇痛及镇静作用：可提高实验动物的痛阈；抑制中枢神经，发挥安神与镇静作用；对中枢产生镇痛及镇静作用。③抑制免疫作用：对细胞免疫、体液免疫、自然杀伤细胞、巨噬细胞、多种淋巴因子、非特异性免疫功能均有一定抑制作用。常用研究方法主要包括传统药理学方法，如药效学实验采用甲醛、蛋清、角叉菜胶致肿胀法，磷酸组胺致毛细血管通透性法，棉球肉芽肿法，热板法及醋酸扭体法、佐剂性关节炎等，另有分子生物学、细胞培养、网络药理学的研究方法，在祛风湿药药理的研究中越来越广泛的被应用。

（林 娜）

dúhuó

独活（Angelicae Pubescentis Radix）

伞形科植物重齿毛当归 *Angelica pubescens* Maxim. F. *biserrata* Shan et Yuan 的干燥根。味辛、苦，性温。归肾、膀胱经。具有祛风除湿，通痹止痛的功效。主要用于风寒湿痹，腰膝疼痛，少阴伏风头痛，头痛齿痛等的治疗。独活的药理有效成分主要包括香豆素类和挥发油类，还有少量甾醇和糖类成分。独活常见有效成分：独活内酯、二氢欧山芹素、二氢欧山芹醇乙酸酯、二氢欧山芹醇、欧芹酚甲醚、蛇床子素（甲氧基欧芹素）、欧芹素乙、异欧芹属素乙、γ-氨基丁酸、补骨脂素、异补骨脂素、香柑内酯、伞形花内酯、花椒内酯、花椒毒素、异欧前胡素、当归酸、佛手柑内酯、虎耳草素、异虎耳草

素等。

药理作用 独活有抗炎镇痛、抗肿瘤的药理作用，还作用于心血管系统、血液系统、神经系统等。主要用于风湿性疾病、心律失常、血栓性疾病、肿瘤等方面的治疗。此外，还具有镇静催眠、抑菌杀虫、解痉、光敏感等作用。

抗炎镇痛 独活对不同的动物炎症模型均表现出抗炎作用。独活提取物对佐剂型关节炎、角叉菜胶和蛋清所致的大鼠足肿胀及棉球肉芽肿有抑制作用；独活挥发油对小鼠巴豆油耳肿胀及醋酸刺激致痛、热致痛有抑制作用；独活内酯能抑制小鼠耳肿胀及大鼠角叉菜足肿胀。二氢欧山芹素、甲氧基欧芹素、二氢欧山芹醇乙酸酯、花椒内酯和二氢欧山芹醇是其抗炎镇痛的活性成分。

心血管系统 独活有抗心律失常作用。独活水提物灌服，可对抗大鼠或小鼠的乌头碱性心律失常、延迟室速出现时间或缩短室速持续时间，提高窦复率或提高诱发心律失常所需乌头碱的阈剂量；独活水提物能降低钙诱发的小鼠室颤和心室停搏的死亡率，减少冠状动脉结扎后室性异位节律的次数，预防小鼠室颤的发生，γ-氨基丁酸是其活性成分之一。对于离体蛙心，独活也有抑制作用，随剂量加大可使心脏停止收缩。独活酊剂或煎剂均有降压作用，酊剂作用大于煎剂，欧芹酚甲醚是其降压的活性成分。独活降压和抗心律失常的机制与抑制血管紧张素Ⅱ受体，α肾上腺素受体，钙通道阻滞剂受体等相关。

血液系统 独活具有抗血小板聚集、抗血栓及抗凝作用。①抗血小板聚集：独活水浸出物、

乙醇提取物（H6F4）能抑制二磷酸腺苷（ADP）诱导的大鼠及家兔血小板聚集，且具量效关系。抑制大鼠体外血小板聚集的活性成分有二氢欧山芹醇、二氢欧山芹醇乙酸酯、甲氧基欧芹素、二氢欧山芹素和二氢欧山芹醇葡萄糖苷。欧芹酚甲醚对 ADP、花生四烯酸（AA）、血小板活化因子（PAF）、胶原离子载体 A23187 和凝血酶诱导的血小板聚集均有抑制作用。②抗血栓：大鼠腹腔注射 H6F4 可抑制大鼠颈动静脉旁路血栓及体外血栓形成，延迟血小板聚集发生的时间、特异性血栓形成时间和纤维蛋白血栓形成时间，而且使血栓长度缩短，湿重减轻。③抗凝：小鼠口服 H6F4 可使出血时间延长，且呈量效关系。独活在体外也有抗凝作用，可部分溶解纤维蛋白。

神经系统 独活及醇提物能改善 D-半乳糖脑老化模型小鼠大脑皮质、海马、纹状体部位的细胞模型流动性和膜老化模型小鼠大脑皮质、海马、纹状体部位的细胞膜流动性和膜老化指数，抑制脑组织细胞凋亡，并能减少自然衰老小鼠大脑神经细胞凋亡。独活通过抑制老龄小鼠脑组织中线粒体 DNA（mtDNA）的缺失，减少自由基对 mtDNA 的氧化损伤，增加细胞所需能量，起到延缓脑老化的作用，醇提物作用优于水煎液。独活可以改善痴呆模型大鼠的学习记忆能力，并可抑制 p38MAPK 在痴呆模型大鼠脑中的表达性，从而抑制阿尔茨海默病脑的慢性炎症反应。

抗肿瘤 独活二氯甲烷提取物能降低胰腺癌 PANC-1 细胞对营养缺乏耐受性，抑制癌细胞，且对正常细胞无毒性。蛇床子素（甲氧基欧芹素）、补骨脂素、香

柑内酯、花椒毒素、伞形花内酯、异欧前胡素等有抑制肿瘤细胞增殖、细胞毒性等作用。蛇床子素对人胃腺癌细胞株 MK-1、人宫颈癌细胞株 HeLa、小鼠黑色素高转移细胞株 B16F10 等多种细胞有抑制增殖作用，对人肺腺癌细胞株 A549、人肝癌细胞株 Bel-7402 等有细胞毒性作用；补骨脂素对人乳腺癌细胞株 MCF-7 细胞等有抑制作用；花椒毒素对人鼻咽癌细胞株 KB，人白血病细胞株 HL60 以及人表皮癌细胞株 A432 的生长有抑制作用，且呈浓度 - 效应关系；香柑内酯、伞形花内酯对人鼻咽癌细胞株 KB，人乳腺癌细胞株 BCAP 等有抑制作用；异欧前胡素对人肺癌细胞 A549、人卵巢癌细胞 SK-OV-3 等有抑制作用并呈剂量依赖关系。其机制和以下因素有关：直接诱导肿瘤细胞凋亡；抑制肿瘤细胞 DNA 复制；影响细胞内 Ca^{2+} 浓度，逆转肿瘤细胞多药耐药性；抑制肿瘤细胞侵袭转移；抗肿瘤血管生成等作用相关。

其他 ①镇静催眠：独活乙醇流浸膏小鼠腹腔注射有镇静催眠作用，且作用时间长。小鼠或大鼠口饲独活煎剂可使自主活动减少，并可防止士的宁对蛙的惊厥作用。独活中的香豆素组分可延长小鼠睡眠时间，当归酸、伞形花内酯为其活性成分之一。②抑菌杀虫作用：独活煎剂对大肠埃希菌、痢疾杆菌、伤寒沙门菌、铜绿假单胞菌、霍乱弧菌、人体结核杆菌等有抑制作用，醇提物能抑制克鲁斯锥虫表边毛体的形成，伞形花内酯对布氏菌有较好的抑制作用。③光敏感作用：独活内服可引起人的日光性皮炎。佛手柑内酯、花椒毒素、欧芹素乙等"光活性物质"进入机体后，

受到阳光或紫外线的照射，可使受照射处皮肤发生日光性皮炎。用光敏感活性物质干预白癜风可使皮肤色素增加。④解痉：欧芹酚甲醚、佛手柑内酯、花椒毒素、异虎耳草素、异欧芹属素乙等对兔回肠，东莨菪素对雌激素或氯化钡所致在体或离体大鼠子宫痉挛有缓解作用。异虎耳草素、虎耳草素、白芷素等能对抗氯化钡所致肠段痉挛。伞形花内酯也有解痉作用。独活根醇提物能拮抗组胺所致豚鼠离体气管痉挛。⑤对呼吸系统的作用：独活可兴奋中枢使呼吸加深加快。⑥抗溃疡：佛手柑内酯及虎耳草素对实验性大鼠胃溃疡有中等强度的保护作用。

毒性与不良反应 大鼠肌内注射花椒毒素、佛手柑内酯的半数致死量（LD_{50}）分别为 160mg/kg、945mg/kg。花椒毒素可引起豚鼠肝细胞混浊，脂肪性变及急性出血性坏死，肾严重充血、血尿，甚至死亡。异补骨脂素、欧芹属素乙可引起肝损害，欧芹属素乙毒性较小，致死量为 800mg/kg。独活煎剂治疗气管炎患者偶有舌麻、恶心、呕吐、胃不适等不良反应。

体内过程 独活提取物中 3 种成分（二氢欧山芹醇乙酸酯、蛇床子素及二氢欧山芹醇当归酸酯）在大鼠小肠主要以被动扩散方式吸收；在各肠段均有吸收，结肠吸收最多。从独活中分离得到蛇床子素 10mg/kg 静脉注射后分布迅速，分布半衰期（$t_{1/2\alpha}$）= 3.59min，排泄时间消除半衰期（$t_{1/2\beta}$）= 41.13min，属快速吸收慢速消除药物。独活的有效成分蛇床子素在正常和发热大鼠的达峰时间分别为 1.62 小时、4.02 小时，发热对蛇床子素的药动学有

为3-乙酰乌头碱)、中乌头碱、次乌头碱、美沙乌头碱、去氧乌头碱、北乌头碱等，还有单酯型、氨醇型等。此外还含有附子苷，挥发油如棕榈酸、亚油酸等。双酯型生物碱为其毒性成分。

药理作用 草乌的药理作用与川乌类似，镇痛抗炎作用，对神经、免疫、心血管系统有影响。主要有镇痛抗炎、局部麻醉、强心、抗肿瘤、调节免疫、降血压、扩张血管等作用。据其抗炎镇痛功效，草乌及其配伍临床常用来治疗顽固型头痛、风痰头痛病、坐骨神经痛、风寒湿痹、关节疼痛、风湿、类风湿关节、心腹冷痛、寒疝作痛、瘫痪等多种疾病。

镇痛抗炎 草乌主要用于镇痛，其镇痛效力较强，主要有效成分有乌头碱、次乌头碱、3-乙酰乌头碱等。腹腔注射草乌乙醇提取物对小鼠电刺激鼠尾致痛、小鼠热板及扭体致痛有镇痛作用，能提高小鼠痛阈，并减少小鼠扭体次数，镇痛效力超过吗啡，治疗指数比吗啡小；草乌中的双酯型二萜生物碱、北草乌碱对小鼠热板法致痛有镇痛麻醉作用；乌头碱乙酰后得到的3-乙酰乌头碱，具有镇痛作，且不产生耐受性，猴镇痛研究中未见忽然撤药的戒断症状。乌头碱镇痛部位在中枢，与脊髓以上神经结构中的 α 受体相关，还与中枢 Ca^{2+} 相关；乌头碱镇痛机制与抑制兴奋在神经干中的传导、使神经干完全丧失兴奋、抑制神经传导能力等有关。

草乌总碱对二甲苯致小鼠耳郭肿胀、蛋清、甲醛性大鼠足趾肿胀及大鼠琼脂肉芽肿增生、鸡蛋白致敏豚鼠回肠的收缩有抑制作用；草乌各种单体生物碱对急慢性炎症模型均有抑制作用；乌头碱在离体豚鼠回肠有抗组胺作

用；乌头乙醇提取物能抑制醋酸致小鼠急性腹膜炎毛细血管通透性的增加。草乌抗炎有效成分主要为乌头碱、中乌头碱和次乌头碱，但草乌中不含生物碱的水提取物亦具有抗炎作用，效果优于糖皮质激素。其抗炎机制与抑制组胺、5-羟色胺（5-HT）有关，还与促进血循环和淋巴循环，抑制炎性细胞和介质相关；美沙乌头碱的抗炎机制与中枢神经系统有关，其抗炎作用不通过糖皮质激素刺激垂体肾上腺系统来调节。

强心 低剂量乌头及乌头碱有强心作用。北乌头总碱能增强肾上腺素对心肌的作用，对抗氯化钙所致 T 波倒置、对抗垂体后叶素所致 ST 段上升和继之发生的 ST 段下降。草乌去毒（乌头碱等水解）后强心作用依然存在并有利于强心作用的发挥。乌头碱对心脏的作用与激动 Na^+ 通道有关，还与钙浓度相关，钙的浓度愈高，强心作用愈强，毒性愈小。附子苷为其强心作用的活性成分之一。

抗肿瘤 草乌乌头碱注射液有抑制肿瘤生长和抑制癌细胞自发转移的作用；草乌酯型生物碱对小鼠肝癌 H_{22} 引起的癌症有抑制作用；乌头注射液可用于治疗晚期胃癌等消化系统恶性肿瘤。酯型生物碱为草乌的抗肿瘤活性成分。

调节免疫 乌头碱对实验小鼠胸腺和脾重量有减轻趋势，乌头碱通过对 T 细胞及其亚群的抑制而影响 B 细胞功能，从而对免疫器官及体液免疫均呈免疫抑制作用。

局部麻醉 生草乌及与其他药物制成的酊剂有表面麻醉作用，使皮肤黏膜出现麻木感；草乌所含的北乌头碱及异乌头碱均有局麻作用，可对皮肤黏膜的感觉神

经末梢产生刺激作用，先表现为痒、热感，后产生抑制作用而发挥局麻作用。

其他 乌头和蒸乌头粗多糖有降血糖作用；草乌有抑制金黄色葡萄球菌、大肠埃希菌、铜绿假单胞菌生长的作用；低剂量乌头碱可促进大鼠睾丸支持细胞的增殖及乳酸分泌量的增加，高剂量乌头碱有相反的作用。另外，草乌挥发油成分中，棕榈酸可用作润滑油和乳化剂，亚油酸类对冠心病患者有食疗作用，高级脂肪酸及其衍生物具有润肠、致泻作用。

毒性与不良反应 草乌的主要毒性成分为双酯型二萜类生物碱，如乌头碱、中乌头碱、次乌头碱。人口服乌头碱 0.2mg 可中毒，3～4mg 可致死，肌内注射 0.2～0.3mg 可致死。乌头碱极易从消化道吸收，中毒极为迅速，误服或过量服用后数分钟内即出现中毒症状，严重乌头碱中毒可因心律失常、血管运动中枢及呼吸中枢麻痹而死亡。小鼠口服草乌浸膏剂的半数致死量（LD_{50}）为 1827 ± 11.4mg/kg，小鼠灌胃乌头碱、中乌头碱、次乌头碱的 LD_{50} 分别为 1.8 mg/kg、1.9 mg/kg、5.8 mg/kg，小鼠皮下注射乌头碱的 LD_{50} 为 0.295 mg/kg。草乌中毒主要表现在神经系统、心血管系统、消化系统和呼吸系统等方面。

神经系统毒性 草乌引起中枢神经系统及周围神经先兴奋后抑制。表现为四肢麻木，并逐渐遍及全身，出现抽搐、烦躁不安、视物模糊、言语不清、昏迷等。草乌对海马神经元有体外细胞毒性，并呈浓度依赖；兔灌胃草乌乙醇提取物脑组织可见充血、水肿、细胞浸润等。

心血管系统毒性 草乌中毒所致心脏毒性的临床表现有胸闷、心悸、面色苍白、四肢厥冷、心动过缓、频发、多源性成对室性早搏、阵发性室速、尖端扭转性室速、心房或心室颤动或阿-斯综合征等。生草乌的水提取液生药 10mg/ml 对乳鼠心肌细胞产生较强的细胞毒性损害，出现细胞形态改变、细胞活力下降、细胞搏动特征丢失、氧化损伤作用明显、大量细胞凋亡等现象；兔灌胃草乌乙醇提取物迅速出现心律失常、血压下降，并进行性加重，心组织可见充血、水肿、细胞浸润等，毒性程度与血浆中的毒性成分（乌头碱、新乌头碱及次乌头碱）浓度呈正相关性；次乌头碱对心肌细胞有毒性作用，主要表现为细胞搏动频率加快，细胞膜稳定性被破坏。

草乌的心脏毒性反应多由双酯型生物碱引起，双酯型生物碱对迷走神经有强烈兴奋作用，可引起窦房结抑制、房室传导阻滞，从而导致心率缓慢或心律失常，还可直接作用于心肌产生高频异位节律致室速和室颤。其有关机制是草乌可直接兴奋心肌，使心肌细胞的 Na^+ 通道开放，促进 Na^+ 内流，使细胞膜去极化，提高自律组织快反应细胞的自律性，诱发室内异位节律点，缩短心肌不应期而导致单源或多源性期前收缩，室性心动过速（室速），扭转型室速，亦与有毒生物碱与 Na^+-K^+-ATP 酶结合相关。生草乌所含有的乌头碱对心肌细胞的细胞核染色质、线粒体、溶酶体、肌丝、细胞膜及细胞连接有直接损害，导致心肌细胞生物膜功能的损伤、能量代谢障碍、核酸的损伤、细胞增殖抑制，乌头碱对心肌的直接毒性作用是通过抑制心肌线粒

体中的琥珀酸脱氢酶（SDH），细胞色素氧化酶（CCO），还原型尼克酰胺腺嘌呤二核苷酸脱氢酶（NADHD）及乳酸脱氢酶（LDH）的活性，从而抑制心肌三羧酸循环和呼吸链的氧化磷酸化作用，使心肌有氧代谢障碍，供能不足，导致心功能紊乱，另外乌头碱可诱发心室肌细胞缝隙连接蛋白 Cx43 脱磷酸化。所含的次乌头碱 $120\mu m/L$ 与心肌细胞作用超过 120 分钟会引起少量心肌细胞死亡。

消化系统毒性 草乌中毒消化系统表现为恶心、呕吐、流涎、腹痛、腹泻。兔灌胃草乌乙醇提取物肝组织可见充血、水肿、细胞浸润等，毒性程度与血浆中的毒性成分浓度正相关。

呼吸系统毒性 草乌中毒呼吸系统表现为呼吸急促、咳嗽、发绀、急性肺水肿、呼吸肌痉挛而窒息或呼衰。

胚胎毒性 体外研究显示生草乌 > 1.25mg/ml 和乌头碱 > $2.5\mu g/ml$ 的剂量对大鼠胚胎均具有明显胎毒性和致畸性：可诱发卵黄囊生长和血管分化不良、生长迟缓及形态分化异常，以及体节紊乱、小头、心脏发育迟滞及心脏空泡毒性作用等。

体内过程 草乌所含主要药效成分乌头碱的体内过程见川乌。

（林 娜 王丹华 林 雅）

qíshé

蕲蛇（Agkistrodon） 蝰科动物五步蛇的 Agkistrodon acutus (Güenther) 干燥体。味甘、咸，性温；有毒。归肝经。具有祛风、通络、止痉的功效。主要用于风湿顽痹，麻木拘挛，中风口眼㖞斜，半身不遂，抽搐痉挛，破伤风，麻风，疥癣。蕲蛇头部毒腺含较多血液毒、少量神经毒、微量溶血成分、促进血液凝固成分、

蛇体含蛋白质、脂肪及氨基酸等。蕲蛇的药理有效成分中最主要的是蕲蛇酶，是从蛇毒分离纯化的一种凝血酶样酶（TLES）。

药理作用 蕲蛇的药理作用主要是由蕲蛇酶体现的，对血液造血系统有明显的作用，主要有预防血栓形成、溶栓、保护脑缺血后再灌注损伤；此外还有镇痛抗炎、阻止肿瘤转移等作用。蕲蛇酶具有凝血酶样作用，可抑制血小板聚集、降低血中纤维蛋白原含量，促进血管内皮细胞释放组织纤维蛋白溶酶原激活剂（t-PA），发挥防止血栓形成、溶解血栓的作用；蕲蛇酶可减少脑梗灶，调节血栓素 B_2（TXB_2）、6-酮-前列环素 $F_{1\alpha}$（6-keto-$PGF_{1\alpha}$），保护血管内皮细胞，维持微血管结构，缓解过氧化物酶升高，降低丙二醛（MDA）含量，抑制一氧化氮（NO）合酶活性，对脑梗死再灌注损伤具有保护作用。

毒性与不良反应 蕲蛇蛇毒对小鼠皮下注射的半数致死量（LD_{50}）在 8.9mg/kg 以下；小鼠腹腔注射的 LD_{50} 为 9.58mg/kg。蛇毒可使动物出现心毒性反应，使血压降低。

体内过程未见文献报道。

（林 娜 林 雅）

jīnqiánbáihuāshé

金钱白花蛇（Bungarus Parvus） 眼镜蛇科动物银环蛇 Bungarus multicinctus Blyth 的幼蛇干燥体。味甘、咸，性温；有毒。归肝经，具有祛风、通络、止痉的功效。主要用于风湿顽痹，麻木拘挛，中风口眼㖞斜，半身不遂，抽搐痉挛，破伤风，麻风，疥癣。金钱白花蛇的蛇体含有蛋白质、脂肪、氨基酸及矿物质等，头部毒腺含有银环蛇毒，其中两种主要的毒素：α-环蛇毒（α-BTX）

和β-环蛇毒（β-BTX），此外还有各种酶蛋白，如胆碱酯酶、磷酯酶 A_2、透明质酸酶和 NAD 核苷酸酶等。

金钱白花蛇的药理作用主要有镇痛、抗炎，并对神经系统、血液系统等有一定作用。①蛇毒具有神经肌肉阻断作用：作用机制是影响中枢对去甲肾上腺素（NE）、γ-氨基丁酸（GABA）、5-羟色胺（5-HT）和胆碱的贮存和释放过程；或是作用于动物神经末梢结合处的突触后膜，与终板上的乙酸胆碱受体结合，从而阻止神经末梢释放出来的递质即乙酰胆碱与胆碱体结合，产生对抗除极化型的神经肌肉阻断作用。②镇痛、抗炎：金钱白花蛇对二甲苯所致小鼠耳郭炎症及大、小鼠蛋清性足肿胀有明显抑制作用，其作用机制可能与垂体-肾上腺皮质系统有关；小鼠热板法镇痛试验表明蛇毒具有镇痛作用；0.188mg/kg 的蛇毒对大鼠的镇痛效果强于 1 mg/kg 吗啡。③蛇毒可引起血管壁的损伤，造成出血、水肿及坏死、红细胞溶血等；具有抗血栓作用，能降低纤维蛋白、血液黏度、血小板数量、黏附率和聚集功能。

（林娜 林雅）

wūshāoshé
乌梢蛇（Zaocys）

游蛇科动物乌梢蛇 Zaocys dhumnades（Cantor）的干燥体。味甘、性平。归肝经。具有祛风，通络，止痉的功效。主要用于风湿顽痹，麻木拘挛，中风口眼㖞斜，半身不遂，抽搐痉挛，破伤风，麻风，疥癣。乌梢蛇的蛇体主要含蛋白质、脂肪、氨基酸等。

药理作用：乌梢蛇主要有抗炎、镇痛及镇静作用，具有一定免疫调节功能，其血清中含有抗

尖吻腹蛇毒因子、抗出血因子的活性成分。①抗炎、镇痛及镇静：乌梢蛇煎剂、醇提液均具有抗炎、镇痛作用，对大鼠琼脂性足肿胀、小鼠二甲苯耳肿胀、冰醋酸致腹腔毛细血管通透性增高均有抑制作用，对小鼠热刺激和酒石锑钾致痛有拮抗作用；乌梢蛇 II 型胶原能降低关节炎大鼠外周血肿瘤坏死因子（TNF-α）水平、抗 II 型胶原抗体效价和 $CD4^+/CD8^+$ 比值，提高 IL-10 水平而治疗风湿关节炎；醇提液具抗小鼠电惊厥作用。②调节免疫：乌梢蛇血清能升高正常及环磷酰胺小鼠的外周血白细胞数与自然杀伤（NK）细胞的活性。③其他：乌梢蛇含有的核苷类成分，铁、钙、镁等微量元素，可补充人体营养成分，也是生物氧化、能量代谢中的能源物质和抗病毒、抗肿瘤药物的中间体，具重要的生物活性。

（林娜 林雅）

shétuì
蛇蜕（Serpentis Periostracum）

游蛇科动物黑眉锦蛇 Elaphe taeniura Cope、锦蛇 Elaphe carinate（Guenther）或乌梢蛇 Zaocysdhumnades（Cantor）等蜕下的干燥表皮膜。味咸、甘，性平。归肝经。具有祛风，定惊，退翳，解毒的功效。主要用于小儿惊风，抽搐痉挛，翳障，喉痹，疔肿，皮肤瘙痒。蛇蜕的主要有效成分包括大量的骨胶原、不饱和脂肪酸、糖原、矿物质等。胶原中含有多种氨基酸，其中甘氨酸含量最高，微量元素中以硫含量较高。

药理作用：蛇蜕主要有抗炎、抗溶血的药理作用。蛇蜕水提取物可通过抑制动物的白细胞的游走、血管通透性，抗足跖水肿，起到抗炎作用；水提物对动物有

一定抗溶血作用，与吲哚美辛、保泰松作用相似。

毒性与不良反应：小鼠口服蛇蜕水提物 72 小时的半数致死量（LD_{50}）大于 50 g/kg。

（林娜 林雅）

mùguā
木瓜（Chaenomelis Fructus）

蔷薇科植物贴梗海棠 Chaenomeles speciosa（Sweet）Nakai 的干燥近成熟果实。味酸，性温。归肝、脾经。具有舒筋活络，和胃化湿的功效。主要用于湿痹拘挛，腰膝关节酸重疼痛，暑湿吐泻，转筋挛痛，脚气水肿。木瓜的药理有效成分主要包括三萜类、有机酸类、黄酮类、皂苷类、多糖、氨基酸等。三萜类有齐墩果酸，熊果酸等；有机酸类有苹果酸、柠檬酸、绿原酸等；黄酮类有槲皮素、槲皮素 3-半乳糖苷等。此外还含有挥发油、鞣质、维生素、微量元素等。

木瓜的药理作用主要有镇痛、抗炎、抗风湿、抗肿瘤、调节免疫、抗病原微生物、保肝、抗氧化、降血脂等功能，可以治疗风湿、类风湿关节炎、颈椎病、黄疸型肝炎等。

镇痛、抗炎、抗风湿 木瓜的提取物、木瓜总苷、木瓜苷（GCS）及木瓜子等均有抗炎镇痛作用。其中木瓜提取物对醋酸、温度所致小鼠疼痛具有镇痛作用，对二甲苯所致小鼠耳肿胀消肿作用较弱；木瓜子提取物（多糖、黄酮类、苷类等）对醋酸致小鼠腹腔毛细血管通透性增强、二甲苯致小鼠耳郭肿胀、大鼠棉球肉芽肿均具抗炎镇痛作用；木瓜苷对小鼠热板法和扭体法疼痛模型、大鼠三叉神经痛模型均有镇痛作用，对小鼠毛细血管通透性增高、小鼠二甲苯耳郭炎症、大鼠蛋清

性足肿胀、对胶原性关节炎、佐剂性关节炎（AA）、免疫性关节炎都有一定的抑制作用。木瓜苷发挥镇痛抗炎、抗风湿的作用机制与其调节 T 淋巴细胞的功能，抑制、佐剂性关节炎大鼠腹腔巨噬细胞炎症因子（如 IL-1、PGE$_2$ 和 TNF-α）产生有关，还与 G 蛋白-AC-cAMP 滑膜细胞跨膜信号转导途径有关。

抗肿瘤　木瓜中的桦木酸、齐墩果酸、熊果酸、木瓜凝乳蛋白酶、木瓜蛋白酶等成分均有很好的抑制肿瘤作用。木瓜有机酸（主要是苹果酸及其钾盐、反丁烯二酸等）可抑制小鼠艾氏腹水癌；腹腔注射木瓜水浸液，对小鼠艾氏腹水癌、淋巴肉瘤 I 号和肉瘤 S$_{180}$ 均有抑制作用；木瓜提取液对体外培养的正常人胚肺二倍体成纤维细胞第 35 代的生长有明显减缓作用；野木瓜皂苷提取物对人类白血病细胞系 HL60 细胞的增殖有双向调节作用，即低浓度区域内促进 HL60 细胞的增殖，浓度增大后产生抑制作用，且与浓度呈正相关；白桦酸对人黑色素瘤有选择性杀伤作用。

调节免疫　木瓜总苷可降低接触性超敏反应（CHS）小鼠胸腺指数、脾指数、胸腺异常增高的 T 淋巴细胞亚型的比例，抑制伴刀豆球蛋白 A（Con A）诱导的脾 T 淋巴细胞过度增殖，从而调节机体的免疫功能。

抗病原微生物　木瓜煎剂对肠道菌、葡萄球菌有抑制作用；木瓜酚对各型痢疾杆菌抑菌作用明显，对恙虫病立克次体亦有抑制作用；白桦酸对大肠埃希菌的繁殖有抑制作用；木瓜中的挥发油成分对革兰阳性菌作用强于阴性菌。

保肝　木瓜中的齐墩果酸和熊果酸具有保肝功效，齐墩果酸能降低天冬氨酸转氨酶（AST）活力及炎症反应而促进坏死区的恢复；三萜类能清除肝组织毒素，恢复肝细胞失活酶活性，促进肝细胞再生；皱皮木瓜醇提取物可降低肝损伤大鼠血清丙氨酸转氨酶（ALT）、AST、谷氨酰转移酶（GGT）和碱性磷酸酶（ALP）。

其他　木瓜具有清除自由基、抗脂质过氧化作用等；木瓜中的齐墩果酸能明显降低鹌鹑动脉粥样硬化的发生率；皱皮木瓜总黄酮能松弛胃肠平滑肌。

毒性与不良反应、体内过程未见文献报道。

（林　娜　王　超　林　雅）

shēnjīncǎo

伸筋草（Lycopodii Herba）

石松科植物石松 *Lycopodium japonicum* Thunb. 的干燥全草。味微苦、辛，性温。归肝、脾、肾经。具有祛风除湿，舒筋活络的功效，主要用于关节酸痛，屈伸不利。伸筋草的药理有效成分主要包括三萜类（α-芒柄花醇，石松三醇等）、生物碱类（石松碱，棒石松宁碱等）、有机酸类（香草酸，阿魏酸等），此外还有蒽醌类、挥发油类等。

药理作用　伸筋草含有的三萜类及甾体类成分有解热、镇痛、抗炎等作用，生物碱对中枢神经系统有一定作用，此外还有调节免疫功能、抗氧化等作用。

解热、镇痛、抗炎：石松水浸剂对枯草浸剂引起发热家兔有降温作用，其有效成分为石松碱及棒石松碱。伸筋草煎剂对小鼠耳肿胀和棉球肉芽肿、醋酸刺激致痛、热板法致痛均有抗炎镇痛作用；伸筋草的水、氯仿和正丁醇提取物均有抗炎、镇痛作用，其中以氯仿提取物作用最强。伸

筋草醇提物能抑制佐剂性关节炎大鼠炎症细胞的数量，对类风湿因子（RF）、白介素-1β（IL-1β）、肿瘤坏死因子（TNF-α）、白介素-6（IL-6）及关节炎指数有降低作用，减少炎性细胞因子的产生，并能减轻滑膜细胞的病理学改变。

其他：伸筋草能延长戊巴妥钠催眠小鼠的睡眠时间，有较弱镇静作用。α-芒柄花素、四环三萜类化合物具有乙酰胆碱酯酶的抑制作用。伸筋草煎剂对免疫超常和免疫抑制小鼠 T 细胞介导的细胞免疫起到双向调节作用；伸筋草醇提物能对卵磷脂脂质过氧化损伤有抑制作用，对 HepG2 有一定的抗氧化和抗增殖作用；伸筋草石油醚提取物和生物碱类有抗副流感病毒作用。

毒性与不良反应　伸筋草中成分石松碱对小鼠静脉注射、腹腔注射的半数致死量（LD$_{50}$）分别为 27.58 mg/kg、78mg/kg。

体内过程暂无研究报道。

（林　娜　林　雅）

yóusōngjié

油松节（Pini Lignum Nodi）

松科植物油松 *Pinus tabulie formis* Carr. 或马尾松 *Pinus massoniana* Lamb. 的干燥瘤状节或分枝节。味苦、辛，性温。入肝、肾经。具有祛风除湿，通络止痛的功效。主要用于风寒湿痹，历节风痛，转筋挛急，跌打伤痛。松节的药理有效成分主要包括挥发油：α-蒎烯、β-蒎烯、樟脑、D-苎烯、罗汉柏二烯、α-红没药醇等，倍半萜稀类、萜醇类、萜酮类、熊果酸、异海松酸等物质。松节有一定的镇痛、抗炎作用；松节提取的多糖类物质、酸性提取物有免疫活性和抗肿瘤作用；松节油中的 α-蒎烯有抗真菌作用，对白

念珠菌有抑菌和杀菌作用，机制是抑制真菌的 DNA、RNA、多糖及麦角固醇的生物合成。

（林　娜　林　雅）

hǎifēngténg
海风藤（Piperis Kadsurae Caulis）

胡椒科植物风藤 *Piper kadsura*（Choisy）Ohwi 的干燥藤茎。味辛、苦，性微温。归肝经。具有祛风湿，通经络，止痹痛的功效。主要用于风寒湿痹，肢节疼痛，筋脉拘挛，屈伸不利。海风藤的药理有效成分主要包括木脂素类（海风藤酮、海风藤醇、海风藤素等）、挥发油类（α-侧柏烯、α-蒎烯等）、生物碱、环氧化合物、β-谷甾醇、豆甾醇等。

药理作用　海风藤的药理作用有镇痛抗炎、抑制血小板活化、改善心脏血流动力学，保护脑损伤等作用。

镇痛、抗炎：海风藤可提高小鼠对热板致痛的耐受力，抑制棉球肉芽组织增生。海风藤中的化合物（pipelactam S）能抑制植物凝集素（PHA）及 T 细胞炎性因子如白介素-2（IL-2）、白介素-4（IL-4）等的基因表达，同时可减少 c-fos 蛋白的合成。体外实验表明，海风藤提取成分能抑制前列腺素（PGs）和白三烯（LTs）的生物合成；海风藤挥发油含药血清能抑制伴刀豆球蛋白 A（Con A）、脂多糖（LPS）诱导的 T、B 淋巴细胞的异常增殖，有很好的抗炎和调节免疫作用。

抑制血小板活化：海风藤酚，甲基海风藤酚，海风藤醇 A、B 等成分能选择性拮抗血小板活化因子（PAF）。体外实验表明海风藤醇提物对 PAF 诱导血小板聚集有抑制作用；海风藤新木脂素类可抑制兔 PAF 和血栓素 B 的升高，抑制脑缺血后 PAF 的过量生成，纠正花生四烯酸（AA）代谢紊乱；海风藤醇 B 能拮抗 PAF 诱导的兔血小板 Ca^{2+} 内流和胞内游离 Ca^{2+} 浓度升高。

其他：海风藤注射液可降低犬左冠状动脉血管阻力、海风藤黄酮乙可降低离体兔冠状动脉阻力，增强心肌耐缺氧能力；海风藤酮可通过增加脑组织超氧化物歧化酶（SOD）活性、抑制脑磷脂酶 A_2（PLA_2）活性、抑制自由基形成、上调 DNA 修复基因 GADD45 表达、减少 DNA 损伤、抑制 β-AP25-35 诱导的神经细胞胞质钙离子升高等，对脑缺血再灌注有保护作用。海风藤酮对促精子运动、稳定膜功能有拮抗作用，可破坏胚胎正常生长和发育的内环境而抑制着床过程。此外还具有止咳、抗氧化、抗肿瘤等作用。

毒性与不良反应　海风藤黄酮乙小鼠的静脉注射半数致死量（LD_{50}）为 2923mg/kg。

体内过程未见文献报道。

（林　娜　王　超　林　雅）

qīngfēngténg
青风藤（Sinomenii Caulis）

防己科植物青藤 *Sinomenium acutum*（Thunb.）Rehd. et Wils. 及毛青藤 *Sinomenium acutum*（Thunb.）Rehd. et Wils. var. *cinereum* Rehd. et Wils. 的干燥藤茎。味苦、辛，性温。有祛风湿，通经络，利小便功能。主要用于风湿痹痛，关节肿胀，麻痹瘙痒。青风藤的药理有效成分主要包括生物碱类、脂类、甾醇类、挥发油等。生物碱中的活性成分主要是青藤碱，此外还有青风藤碱、异青藤碱、尖防己碱、木兰花碱、青风藤碱甲等。

药理作用　青风藤的药理作用有抗炎、镇痛，对免疫系统、心血管系统、神经系统等方面有影响。

抗炎、镇痛　青风藤浓煎剂、片剂、针剂及总碱等有抗炎、镇痛作用，与西药及中成药相比有显效快、有效率高、不良反应低的特点。青藤碱对实验性关节炎（蛋白、角叉菜胶或甲醛模型）有显著的抑制作用，对动物电、热刺激致痛模型有镇痛作用，但持续时间较短；动物实验证实青藤碱镇痛作用部位主要在中枢，可与烯丙吗啡、苯海拉明、异丙嗪等产生协同作用，连续应用产生耐受性较吗啡慢，与吗啡无交叉耐受性，且未观察到成瘾性；其镇痛作用机制可能是通过下丘脑影响垂体-肾上腺系统，或是与抑制炎症局部前列腺素 E（PGE）的合成和释放、神经根及神经纤维钠离子通道的阻滞作用相关。青藤碱抗炎机制可能是抑制炎症局部前列腺素（PG）的合成或释放，或可通过选择性抑制环氧化酶-2（COX-2）活性从而抑制前列腺素 E_2（PGE_2）的合成；从细胞因子基因调控水平研究青藤碱抗炎、抗风湿的作用机制，表明其可通过抑制白介素 2-（IL-2）膜受体表达，下调单核细胞 IL-1β、IL-8 mRNA 表达，下调转化生长因子-$β_2$（TGF-$β_2$）和 IL-1β 的表达而发挥对类风湿关节炎（RA）的治疗作用；同时青藤碱在一定浓度及作用时间内可诱导 RA 患者滑膜细胞凋亡，其作用机制可能与下调 bcl-2 蛋白表达及阻滞 G1 期细胞向 S 期移行有关。

免疫系统　青藤碱对机体非特异性免疫、细胞免疫、体液免疫均有一定抑制作用。青藤碱可降低小鼠胸腺及脾重量，抑制小鼠抗羊红细胞抗体的产生及对羊红细胞诱导的迟发型超敏反应

（DTH）；延长小鼠同种异体移植心肌的存活时间，降低受体外周血 IL-2 水平，升高 IL-10 水平；体外实验表明，青藤碱可抑制小鼠脾细胞的增殖反应，对阻止活化补体引起的中性粒细胞聚集有良好效果。其免疫抑制作用机制与青藤碱可兴奋细胞免疫，恢复体液免疫，抑制 Th1 细胞产生 IL-2 等相关；同时青藤碱可抑制 IL-2 膜受体表达，增加 IL-6 的产生，通过调节淋巴细胞产生细胞因子、抑制 IL-2 膜受体及下调人外周血单个核细胞 IL-1β、IL-8 mRNA 表达而缓解类风湿关节炎。

心血管系统　青风藤对心血管系统的药理作用主要表现在抗心律失常、降低血压、抗心肌缺血等作用。青藤碱可无选择地作用于跨膜离子转运，抑制心肌细胞 Na^+、K^+、Ca^{2+} 的转运过程，从而对心肌电生理、心肌收缩力、心率等产生影响。

抗心律失常：青藤碱静脉注射对乌头碱、毒毛花苷 G、印防己毒素、氯化钙、氯仿-肾上腺素等诱发的心律失常均有一定的拮抗作用。青藤碱对酶解分离的豚鼠心室肌细胞钠离子电流（I_{Na}）、L 型钙电流（I_{Ca}-L）有浓度和频率依赖性阻滞作用，这可能是其抗心律失常的基础，此外青藤碱对 I_{Na}、I_{Ca}-L 的阻滞作用与其抗心律失常作用也相关。

降压：青藤总碱或单用青藤碱对麻醉或不麻醉动物（犬、猫、兔、大鼠），静脉注射或灌胃给药均具急性降压效果，但连续多次给药则产生快速耐受性。青藤碱降压作用是外周阻力降低、心肌收缩力降低、心排血量减少所致，其降压机制与抗肾上腺素、阻断心脏神经节、抑制中枢性的加压反射相关，亦与其诱导腺苷三磷

酸酶（ATP）敏感 K^+ 通道开放，降低平滑肌细胞内 Ca^{2+} 浓度相关，并与抑制血管平滑肌细胞增殖反应及 DNA 合成相关。

抗心肌缺血、保护再灌注损伤：青藤碱能降低垂体后叶素所引起的大鼠 S-T 段、T 波抬高而对垂体后叶素引起的急性心肌缺血有拮抗作用；对离体心脏再灌注损伤亦有预防作用，与降低细胞内钙聚集有关。

神经系统　青风藤具有抑制中枢、保护脑缺血、阻断神经肌肉等药理作用。

抑制中枢：青藤碱对小鼠、犬、猴、猫等动物均可通过对中枢的抑制产生镇静作用。青风藤醇提液、青藤碱均能抑制吗啡依赖豚鼠体外回肠的戒断性收缩反应，并能调节吗啡依赖大鼠脑内神经递质水平的紊乱，降低戒断后骤增的单胺类神经递质，其机制与青藤碱对脑组胺水平及 M 胆碱受体的调节作用相关。

保护脑缺血：青藤碱可减轻大鼠局灶性脑缺血再灌注损失的行为障碍，减轻脑水肿及缩小脑梗死范围，对局灶性脑缺血再灌注损伤有保护作用；对吗啡戒断小鼠的分辨学习及记忆保持能力有提高作用，对吗啡戒断致小鼠海马区神经元的损伤有修复作用，对海人酸所致神经毒性具有抑制效应。

神经肌肉阻断：青藤碱对神经节动作电位具有浓度依赖性抑制作用，其作用部位在神经节。青藤碱能可逆性阻滞神经肌肉的传递，呈浓度依赖性抑制作用，对神经干的兴奋性和传导性无明显影响，新斯的明不能拮抗青藤碱对神经肌肉传递的阻滞作用，且有加强作用，提示青藤碱具有去极化型肌松药的某些特点。

其他　青藤碱对兔、豚鼠离体肠管运动有抑制作用，并能对抗毛果芸香碱、乙酰胆碱、组胺和硫化钡所致痉挛；抑制兔离体输卵管峡部肌收缩活动及去甲肾上腺素诱导的收缩效应，并有延缓兔输卵管内卵子运行的作用，其机制主要与青藤碱抑制平滑肌活动相关。

毒性与不良反应　青藤碱是青风藤的主要成分，小鼠灌胃、皮下注射、腹腔注射半数致死量（LD_{50}）分别为 580 mg/kg、535 mg/kg、285mg/kg，犬、猴分别灌胃 LD_{50} 为 45 mg/kg、95 mg/kg，有明显镇静作用及胃肠道反应。青藤碱给猴皮下注射 45 天，剂量从 5mg/kg 递增至 80mg/kg，猴无戒断症状，表明无成瘾性，但对其镇痛作用有耐受性。

体内过程　青藤碱的药代动力学受生物节律依赖性影响，在大鼠血中药-时曲线可用开放型二室模型描述，早 7 时给药达峰浓度（C_{max}）= 44.5 mg/L、晚 7 时给药 C_{max} = 16.7 mg/L。青藤碱经大鼠口服给药后的药代动力学：给药 40 分钟后组织内分布浓度由高到低依次为肾、肝、肺、脾、心脏、脑、睾丸，90 分钟后各组织器官内青藤碱浓度均明显降低，肝和肾为青藤碱的主要代谢器官。

（林娜 王超 林雅）

dīnggōngténg

丁公藤（Erycibes Caulis）旋花科植物丁公藤 Erycibes obtusifolia Benth. 或光叶丁公藤 Erycibe schmidtii Craib 的干燥藤茎。味辛，性温；有小毒。归肝、脾、胃经。具有祛风除湿，消肿止痛的功效。主要用于风湿痹痛，半身不遂，跌扑肿痛。丁公藤的药理有效成分主要包括香豆素类、生物碱类等，具体有东莨菪素、东莨菪苷，

丁公藤甲、丙素，包公藤甲、乙、丙素，绿原酸类等。

药理作用 丁公藤的药理作用主要有镇痛、抗炎，缩瞳，改善心脏功能等。东莨菪素是镇痛、抗炎作用的主要有效成分，能抑制蛋清、组胺所致的大鼠足肿胀，并能减轻棉球形成的肉芽肿干重，抑制结缔组织增生。丁公藤提取液体内外均有缩瞳作用，且作用强、刺激性低，机制为直接激动 M_3 受体，使眼睫状肌细胞内 Ca^{2+} 含量升高；丁公藤甲素对大鼠离体心脏有减慢心率、增强收缩力、改善心肌代谢等作用；丁公藤注射液可提高动物特异性和非特异性细胞免疫功能。

毒性与不良反应 丁公藤甲素小鼠腹腔注射的半数致死量（LD_{50}）为 8.85mg/kg，家兔静脉注射大剂量（30μg/kg）6β-乙酸氧基去甲莨菪烷（6β-AN）可致心律失常。

体内过程 丁公藤总东莨菪内酯在小鼠体内呈一级动力学消除，具二房室开放式模型的特征，腹腔注射给药吸收面积大，吸收快，分布快，消除慢，体内主要以消除过程为主，属慢消除类药物，作用时间持久。

（林 娜 王 超 林 雅）

lùlùtōng

路路通（Liquidambaris Fructus） 金缕梅科植物枫香树 *Liquidambar formosana* Hance 的干燥成熟果序。味苦，性平。归肝、肾经。具有祛风活络，利水，通经的功效，主要用于关节痹痛，麻木拘挛，水肿胀满，乳少，经闭。路路通的药理有效成分主要包括萜类成分（路路通酸、路路通内酯、熊果酸、齐墩果酸等），挥发油（β-松油稀、β-蒎烯等），黄酮类成分（金丝桃苷、异槲皮

素等），还含环烯醚萜类成分、甾醇等。

路路通的药理作用主要体现在抗炎、镇痛方面。路路通煎剂对酵母诱发大鼠足肿胀有抑制作用，可对抗小鼠角叉菜胶足肿胀、抑制醋酸所致小鼠腹腔毛细血管通透性增加；对醋酸致疼痛小鼠有镇痛作用。路路通酸在体外对四氯化碳和半乳糖诱导的原代培养大鼠肝细胞毒性有保护作用。

（林 娜 林 雅）

dìfēngpí

地枫皮（Illicii Cortex） 木兰科植物地枫皮 *Illicium difengpi* K. I. B. et K. I. M. 的干燥树皮。味微辛、涩，性温；有小毒。归膀胱、肾经。具有祛风除湿，行气止痛的功效，主要用于风湿痹痛，劳伤腰痛。地枫皮的药理有效成分主要包括地枫皮素、挥发油类（α-蒎烯、黄樟醚等）、三萜酸类（白桦脂酸，芒果醇酸）、苯丙素类（厚朴酚、愈创木酯素）等。

药理作用：地枫皮的药理作用主要为抗炎、镇痛作用。地枫皮煎剂灌胃可抑制小鼠醋酸、巴豆油、角叉菜胶所致疼痛及炎症反应。

毒性与不良反应：地枫皮煎剂小鼠灌胃的半数致死量（LD_{50}）为 75.71g/kg。

（林 娜 王 超 林 雅）

liǎngtóujiān

两头尖（Anemones Raddeanae Rhizoma） 毛茛科植物多被银莲花 *Anemones raddeanae* Regel 的干燥根茎。味辛，性热；有毒。归脾经。具有祛风湿，消痈肿的功效。主要用于风寒湿痹，四肢拘挛，骨节疼痛，痈肿溃烂。两头尖的主要有效成分包括皂苷类：竹节香附素 A（银莲华素 A），两头尖皂苷 D、F、H，齐墩果酸等；

内酯类：原白头翁素、白头翁素等；还含有挥发油、香豆素类、氨基酸等。

药理作用：主要有镇痛、抗炎，此外还有抗肿瘤、抗病原微生物、抗惊厥等作用。①镇痛、抗炎：两头尖总皂苷对角叉菜胶、甲醛、葡聚糖引起的大鼠足肿胀有抑制作用，两头尖总皂苷及皂苷 D、F、H 对醋酸所致小鼠痛觉反应、热刺激引起的疼痛均有镇痛作用。②抗肿瘤：银莲华素在体内外实验中均有抗肿瘤作用。③抗病原微生物：两头尖挥发油、总皂苷、内酯成分等对致病金黄色葡萄球菌、乙型链球菌、铜绿假单胞菌等均有不同程度的抑制作用。④其他：两头尖皂苷 D、原白头翁素具镇静作用；总皂苷可抗惊厥。

毒性与不良反应：原白头翁素半数致死量（LD_{50}）为 0.6 mg/kg，有较强心脏毒性；毛茛苷 LD_{50} 为 20 mg/kg；两头尖总皂苷腹腔注射 LD_{50} 为 1.41 g/kg。

（林 娜 林 雅）

jīntiěsuǒ

金铁锁（Psammosilenes Radix） 石竹科植物金铁锁 *Psammosilene tunicoides* W. C. Wu et C. Y. Wu 的干燥根。味苦、辛，性温；有小毒。归肝经。具有祛风除湿，散瘀止痛，解毒消肿的功效，主要用于风湿痹痛，胃脘冷痛，跌打损伤，外伤出血；外治疮疖，蛇虫咬伤。金铁锁的药理有效成分主要包括三萜、三萜皂苷、环肽以及内酰胺类。

药理作用：金铁锁的药理作用主要为镇痛、抗炎、抑菌等。金铁锁的水煎液、醇提液及总皂苷均具镇痛抗炎作用，其中总皂苷为主要有效成分，镇痛作用部位可能在外周。金铁锁总皂苷除

有调节免疫的功能，还对金黄色葡萄球菌、大肠埃希菌、铜绿假单胞菌、白念珠菌等有抑制作用。

毒性与不良反应：金铁锁总皂苷小鼠皮下注射的半数致死量（LD_{50}）为48.7mg/kg；0.05%金铁锁总皂苷对家兔眼结膜有强刺激性。

（林 娜 林 雅）

qínjiāo

秦艽（Gentianae Macrophyllae Radix）龙胆科植物秦艽 *Gentiana macrophylla* Pall.、麻花秦艽 *Gentiana straminea* Maxim.、粗茎秦艽 *Gentiana crassicaulis* Duthie ex Burk. 或小秦艽 *Gentiana dahurica* Fisch. 的干燥根。味辛、苦，性平。归胃、肝、胆经。具有祛风湿，清湿热，止痹痛，退虚热的功效。主要用于风湿痹痛，中风半身不遂，筋脉拘挛，骨节酸痛，湿热黄疸，骨蒸潮热，小儿疳积发热等。秦艽的药理有效成分主要包括环烯醚萜苷类：龙胆苦苷、獐牙菜苷、獐牙菜苦苷、马钱苷酸、龙胆内酯等，三萜、甾醇苷类：α-香树脂、β-谷甾醇、豆甾醇、熊果酸等，生物碱类：秦艽碱甲、乙、丙（氨液提取）、粗茎龙胆碱甲、乙等，黄酮类：苦参黄素、异牡荆苷等，苯甲酸及其衍生物：苯甲酸、苯甲酰胺等。

药理作用 主要有抗炎、镇痛，还有降压、镇静、保肝、调节免疫、抗病原微生物等作用。

抗炎、镇痛 秦艽醇提液可抑制动物二甲苯耳肿胀、甲醛性及蛋清足肿胀、醋酸致小鼠腹腔毛细血管通透性增加，还可减轻佐剂性关节炎大鼠关节肿胀，降低关节炎指数，改善关节滑膜增生，醇提液作用优于水提液，龙胆苦苷、秦艽碱甲、马钱苷酸、獐牙菜苦苷亦有相似的作用。秦艽总生物碱注射液临床用于治疗风湿性关节炎和类风湿关节炎有镇痛、消肿、退热和恢复关节功能作用。秦艽抗炎作用与降低炎症部位前列腺素 E_2（PGE_2）水平、抑制巨噬细胞释放环氧化酶-1（COX-1）、环氧化酶-2（COX-2）、清除羟自由基相关，还与抑制细胞免疫及部分体液免疫相关；秦艽碱甲通过神经系统激动垂体，促使肾上腺皮质激素分泌增加而实现其抗炎作用，其双键的存在是抗炎的必要条件；龙胆苦苷通过抑制巨噬细胞磷脂酶 A_2 的活性及一氧化氮的释放而发挥抗炎作用。秦艽碱甲有镇痛作用，能提高动物的痛阈，对抗小鼠热板法所致痛，但作用短暂，与天仙子、延胡索、草乌配伍镇痛作用增强，作用时间延长。獐牙菜苦苷对胃肠道、胆道平滑肌痉挛性疼痛有解痉作用，能抑制离体回肠、子宫、胆囊平滑肌及胆管括约肌的自主节律性活动而镇痛。龙胆苦苷通过下调 NR2B 受体在前扣带脑皮质中的表达而产生镇痛作用。

调节免疫 秦艽煎剂灌胃能降低小鼠的胸腺指数；秦艽醇提物对小鼠胸腺淋巴细胞和伴刀豆球蛋白 A（Con A）诱导的大鼠脾 T 淋巴细胞增殖有抑制作用；秦艽碱甲有抗过敏性休克和抗组胺作用。

保肝利胆 秦艽水煎液可使四氯化碳等致肝损伤动物的天冬氨酸转氨酶（AST）、肿瘤坏死因子-α 水平降低，升高白介素-10水平，减轻肝组织坏死、肿胀及脂肪变性，并可促进肝的蛋白质合成；獐牙菜苷、龙胆苦苷对化学及免疫性肝损伤有保护作用。龙胆苦苷能增加大鼠胆汁分泌，促进胆囊收缩。

促胃肠动力、抗消化道溃疡 龙胆总苷灌胃能提高小鼠半固体营养黑糊胃内排空率和小肠推进率，效果与西沙必利相当，可促进胃液及游离盐酸分泌、提高胃蛋白酶活性及增加胃蛋白酶排出量。秦艽乙醇提取物经石油醚脱脂后灌胃预防给药，能抑制阿司匹林及无水乙醇引起的大鼠胃黏膜损伤、缩小溃疡面积、大剂量有减少胃液和胃蛋白总量分泌的作用。

神经系统 小剂量秦艽注射给药能抑制犬肠瘘因灌注氯化亚汞所引起的反射性肠液分泌；大剂量秦艽有中枢兴奋作用，可导致鼠麻痹而死亡，还能增强戊巴比妥钠的催眠、麻醉作用；獐牙菜苷、獐牙菜苦苷具有抑制中枢神经及抗惊厥作用。秦艽水煎液可以通过对 HSP70 表达的上调，对脑损伤有保护作用。

心血管系统 秦艽水及醇提取物有降低麻醉动物血压的作用。秦艽碱甲能降低豚鼠血压，对麻醉犬、兔亦有降压作用，持续时间较短，且使心率减慢；秦艽碱甲对离体蛙心有心脏抑制作用。秦艽降压作用与迷走神经无关，可能是对心脏的直接抑制作用。

抗肿瘤 秦艽总苷对人肝癌细胞 SMMC-7721、淋巴癌细胞 U937 有抑制增殖和诱导凋亡的作用。秦艽酮能够抑制人肝癌 BEL-7402 细胞、人宫颈癌 HeLa 细胞、人原位胰腺癌 BXPC-3 细胞和人胰腺导管上皮癌 PANC-1 细胞的生长，其作用机制可能与激活 ERK1/2 信号通路及上调 p53 基因从而诱导细胞周期阻滞和抑制乙酰肝素酶的表达有关。

其他 ①抗病原微生物：秦艽醇浸液对痢疾杆菌、伤寒杆菌、肺炎球菌有抑制作用；秦艽水浸液对同心性毛癣菌、许兰黄癣菌、奥杜安小孢子癣菌有抑制作用；苯甲酸及其衍生物有抑制人致病真菌白念珠菌和黄曲霉生长的作用；龙胆苦苷对疟原虫有抑杀作用。秦艽水提物和乙醇提取物有抗甲、乙型流感病毒感染的作用。②利尿：家兔灌胃秦艽水煎剂能促进尿酸排泄，减轻痛风的关节肿胀。③升高血糖：秦艽碱甲对大小鼠有升高血糖的作用。④抗氧化：秦艽甲醇和酸水提取物、龙胆苦苷有清除氧自由基能力，秦艽所含的褪黑素是一种抗氧剂。此外，秦艽提取物有止咳祛痰作用；獐牙菜苦苷能促进毛发生长；龙胆二糖具有抗衰老、抗溃疡、抗肿瘤和降血脂等作用。

毒性与不良反应 秦艽碱甲小鼠灌胃、腹腔注射、静脉注射的半数致死量（LD_{50}）分别为 0.48g/kg、0.35g/kg、0.25～0.30g/kg。以 50mg/kg、90mg/kg、120mg/kg 秦艽碱甲给大鼠腹腔注射，每日 1 次，连续 14 日，病理切片发现肾小球及肾小管内有蛋白出现，部分动物有肺水肿现象。有报道风湿性关节炎患者口服秦艽碱甲 100mg，一日 3 次，先后出现恶心、呕吐等不良反应。

体内过程 龙胆苦苷在兔体内符合二室模型，半衰期（$t_{1/2}$）为 6.727 小时。

（林娜 王超 林雅）

fángjǐ

防己 (Stephaniae Tetrandrae Radix)

防己科植物粉防己 *Stephania tetrandra* S. Moore 的干燥根。味苦，性寒。归膀胱、肺经。祛风止痛，利水消肿。用于风湿痹痛、水肿脚气，小便不利，湿疹疮毒。防己的药理有效成分主要为以汉防己甲素（粉防己碱）、汉防己乙素为代表的生物碱类化合物。

药理作用 主要包括抗炎及免疫抑制、抗肿瘤、抗纤维及胶原增生、抗过敏等作用以及对心血管系统的作用。

抗炎及免疫抑制 汉防己甲素具有广谱抗炎作用，对炎症反应的各个环节均有不同程度的抑制作用，且能抑制抗体形成。临床上可用于眼科治疗葡萄膜炎、前色素膜炎及治疗烫伤。汉防己甲素可使大鼠急性炎症时血管通透性降低，阻止中性粒细胞的游出。汉防己甲素能抑制磷脂酶 A_2，从而抑制花生四烯酸代谢的环氧化酶和脂氧化酶两条途径，阻止人单核细胞和中性粒细胞的前列腺素和白三烯等一系列炎症因子的产生。汉防己甲素还能抑制人单核巨噬细胞产生白介素-1 和肿瘤坏死因子-α，抑制淋巴细胞产生肿瘤坏死因子-β，从而抑制炎症反应。汉防己甲素可选择性抑制 T 细胞依赖性免疫反应，抑制淋巴细胞增殖和分化阶段，在体外能够抑制丝裂原诱导的淋巴细胞转化、混合淋巴细胞反应和自然杀伤（NK）细胞的细胞毒作用。

抗肿瘤 汉防己甲素可以直接抑制多种肿瘤生长、抗血管生成（新生），且具有放疗增敏、逆转肿瘤多药耐药性、减轻放化疗毒副反应的作用。汉防己甲素对 HepG2、PLC、PRF/5 和 Hep3B 等肝癌细胞株的生长均有抑制作用，还可诱发人肝癌 HepG2 细胞株凋亡，且对正常细胞毒性较小。汉防己甲素还可抑制敏感急性白血病细胞株 HL260 细胞、人视网膜母细胞瘤细胞 HXO-Rb44、人卵巢癌 A2780 细胞的生长，且在低剂量可明显增加放射线对 HXO-Rb44 细胞的杀伤作用。汉防己甲素在体外能有效抑制血管生成，在体内对裸鼠 LoVo 移植瘤具有抗血管生成作用，从而抑制肿瘤的生长。汉防己甲素不仅可逆转阿霉素耐药株人乳腺癌细胞（MCF-7/adr）、人肺癌敏感株 GLC-82/adr、喉癌 KBV200 细胞株、模拟临床化疗 PFC 方案诱导的小鼠 S_{180} 细胞的耐药性，而且还能增强敏感癌细胞对化疗药（长春新碱或阿霉素）的敏感性。汉防己甲素能增加阿霉素对耐药 MCF-7/adr 细胞的细胞毒作用及在 MCF-7/adr 细胞内的积累，阻断阿霉素（ADR）的外排过程，从而逆转多药耐药性。

心血管系统 汉防己甲素是钙离子拮抗剂，有抗心肌缺血缺氧及再灌注损伤，抗心律失常，抗高血压等作用。

抗心肌缺血缺氧 汉防己甲素对实验性心肌缺血有明显的保护作用，能使结扎冠状动脉左前降支的犬急性实验性心肌缺血的梗死范围减小，心电图 ST 段降低，血中磷酸肌酸激酶减少。汉防己甲素还可减轻大鼠工作心脏缺血再灌注心肌损伤，促进冠状动脉血流量、心排血量的恢复；防止左心室舒张末期压和等容舒张左室内压下降时间常数的升高；维持心肌线粒体钙离子（Ca^{2+}）稳态，显著降低心肌耗氧量，增加心肌营养性血流量，同时显著增加冠状动脉血流量，从而增加心肌供氧量。

抗心律失常 汉防己甲素可拮抗哇巴因（毒毛花苷 G）及氯化钙诱发的心律失常，但对乌头碱及电刺激引起的心律失常拮抗作用较弱或不明显，其作用机制与拮抗 Ca^{2+} 内流有关。

抗高血压 静脉注射汉防己甲素可显著降低自发性高血压大鼠的平均动脉压，抑制主动脉平滑肌的持续性收缩。汉防己甲素可明显降低门静脉高压大鼠门静脉压和门静脉支流血流量，使门静脉区和肝索旁血管阻力增大；心脏指数增大，全身血管阻力降低。麻醉犬静脉注射汉防己甲素后即呈现动脉血压下降，不伴有明显的反射性心率增快。实验证明汉防己甲素的降压效应，主要是通过扩张阻力血管而产生的。

抗血小板聚集及凝血　汉防己甲素在体外能抑制二磷酸腺苷、花生四烯酸和胶原诱导的血小板聚集，也可明显抑制由卡西霉素和血小板活化因子所致的血小板聚集并剂量依赖性的抑制卡西霉素诱导血小板释放血小板活化因子。汉防己甲素能抑制血小板和中性粒细胞合成血栓素 A_2，也能减少兔全血血栓素 B_2 的产生。汉防己甲素在体外具有促进家兔纤维蛋白溶解和抑制凝血酶引起的血液凝固过程，抑制血栓形成。

抗纤维及胶原增生　主要有抗硅沉着病、抗肝纤维化、抗增生性瘢痕等作用。

抗硅沉着病　汉防己甲素可减轻肺纤维化程度，使硅沉着病患者肺部 X 光片阴影缩小。因汉防己甲素对胶原的合成有抑制作用，在胶原合成的起始步骤转录阶段就产生影响，并进而抑制了血清和肺组织中胶原含量增长，抑制了肺纤维化的发展。汉防己甲素还可减轻氧自由基对肺组织的损害，减轻肺纤维化。因此，汉防己甲素抗纤维增生的作用主要以早期保护肺组织，减轻炎性损害及炎症因子的促纤维增生作用为主。

抗肝纤维化　汉防己甲素能有效的治疗肝纤维化，其机制在于抑制贮脂细胞的增殖分化，减少Ⅳ型胶原在肝组织中的沉积。汉防己甲素在体外对肝细胞、贮脂细胞的 DNA 及胶原合成有明显抑制作用，促进 RBL 肝细胞生长增殖，并抑制 3T6 成纤维细胞增殖。早期给药对肝纤维化的产生有明显的抑制作用，对晚期肝纤维化或肝硬化阶段疗效不明显。

抑制增生性瘢痕　汉防己甲素对人皮肤成纤维细胞生长具有明显抑制作用。汉防己甲素能有效抑制瘢痕成纤维细胞与胶原基质网的收缩效应。

抗过敏　汉防己甲素不仅是一个过敏介质拮抗剂，也是过敏介质阻释剂，汉防己甲素能抑制组胺释放，抑制组胺、乙酰胆碱引起的豚鼠哮喘和离体回肠的收缩，及 5-羟色胺引起的大鼠皮肤血管通透性增加。汉防己甲素还抑制迟发性超敏反应，抑制小鼠心脏移植排斥反应，延长其存活时间，对支气管哮喘和喘息型慢性支气管炎有满意的即时疗效。其抗过敏机制与汉防己甲素的钙离子拮抗作用相关。

其他　汉防己甲素还具有降血糖、抗氧化、抗疟疾、保护兴奋性毒性导致的痴呆及治疗帕金森病作用。

毒性与不良反应　人淋巴瘤母细胞 TK6 细胞体外试验表明汉防己甲素可导致 DNA 链发生断裂，说明汉防己甲素具有潜在的遗传毒性。汉防己甲素静脉给药中毒剂量时可使实验犬心率减慢、出现心肌暂时缺血，局部组织刺激、肝肾及淋巴组织坏死等。长期口服给药则对肝肾及肾上腺有一定毒性，其中以肝损害为重，且损害程度与药物剂量有一定正比关系。汉防己甲素对兔眼有一定刺激性，出现不同程度角膜水肿和炎症反应，角膜厚度、房水蛋白含量显著增加，房水电解质中 Na^+、Ca^{2+} 含量减少，内皮细胞活性显著降低，角膜、虹膜、睫状体及晶状体有不同程度超微结构损害。停药 7 天后刺激性和炎症反应逐渐缓解，水肿消退，角膜逐渐恢复透明。体外培养的兔结膜成纤维细胞实验表明汉防己甲素对兔结膜成纤维细胞生长有一定的毒性作用。

体内过程　汉防己甲素在大鼠和人体内可代谢为 N-2′-去甲基汉防己甲素、N-2′-氧化物，在大鼠肝、肺、尿及人尿中均可检测到。大鼠灌胃 50mg/kg 汉防己甲素后，收集 0～24 小时尿样，应用超高效液相色谱-质谱联用（UPLC-MS）法对汉防己甲素在大鼠尿中的代谢产物进行鉴定，在大鼠尿中共检测到 14 个可能的代谢产物，主要的代谢途径包括 N-去甲基化、O-去甲基化、芳环碳羟基化、脂肪碳羟基化、N-氧化等。汉防己甲素 5mg 经兔眼结膜下注射，用高效液相色谱（HPLC）法测定房水中汉防己甲素质量浓度，房水内有较高的药物浓度，能通过血-房水屏障，药-时曲线符合二室模型。其在房水内分布较快，代谢消除速度也较快。主要动力学参数为：二室模型分布相的半衰期（$t_{1/2\alpha}$）= 0.533h，二室模型消除相的半衰期（$t_{1/2\beta}$）= 0.69 h，药-时曲线下面积（$AUC_{0-\infty}$）= 17.762（mg/L）·h，自中央室消除的速率常数（K_{10}）= 4.087/h，中央室向周边室转运的速率常数（K_{12}）= 2.787/h，周边室向中央室的转运速率常数（K_{21}）= 1.005/h。

（徐 立）

sāngzhī

桑枝（Mori Ramulus）　桑科植物桑 Morus alba L. 的干燥嫩枝。味微苦，性平。归肝经。具有祛风湿，利关节的功效，用于治疗风湿痹病，肩臂、关节酸痛麻木。桑枝的药理有效成分主要包括黄酮类化合物、生物碱和多糖类化合物。黄酮类成分有异槲皮苷、桑酮、桑素，生物碱中已鉴定的成分为 3,4,5-三羟基-2-羟甲基四氢吡啶。

桑枝的药理作用包括：降血糖、降血脂、抗炎、调节免疫、抗肿瘤、清除自由基和抗衰老等。

降血糖：桑枝乙醇提取物和桑枝总黄酮对链脲佐菌素诱导的糖尿病小鼠具有明显的降血糖效果。四氧嘧啶高血糖大鼠连续口服桑枝提取物，高血糖大鼠空腹和非禁食血糖均明显降低，血脂得到调节，糖尿病肾病得到改善。

降血脂：桑枝提取物能显著降低高脂血症大鼠的血清三酰甘油、总胆固醇、低密度脂蛋白含量，并提高高密度脂蛋白的含量。因此，对动脉粥样硬化的形成和发生也具有一定的预防作用。

抗炎：石油醚和正丁醇萃取的桑枝乙醇提取物，对二甲苯所致小鼠耳肿胀有明显的抑制作用，其中石油醚萃取部位还具有明显的抑制毛细血管通透性的作用。桑枝提取物对巴豆油致小鼠耳肿胀、角叉菜胶致足跖肿胀均有较强的抑制作用，并可抑制醋酸引起的小鼠腹腔液渗出，表现出较强的抗炎活性。

调节免疫：桑枝多糖可显著提高免疫低下小鼠的吞噬指数，增强网状内皮细胞的吞噬功能和小鼠迟发型变态反应能力及增强 T 细胞活性。桑枝可增强正常小鼠因 2,4-二硝基氟苯引起的迟发性变态反应以及免疫器官的发育和脾淋巴细胞增殖能力，并能提高小鼠的血清溶血素抗体积数、碳廓清能力、自然杀伤（NK）细胞活性。

抗肿瘤：桑枝皮水提液对癌细胞具有较强的细胞毒活性，桑枝皮中的苷类有抑制人肺肿瘤细胞的作用，药效在一定范围内与剂量呈正相关，且安全、毒副作用低。

清除自由基和抗衰老：桑枝中的超氧化物歧化酶、桑黄酮、多酚类物质均具有显著清除自由基和抵抗衰老的作用。桑枝中的多糖及其衍生物亦具有抗氧化和消除自由基的能力。

（徐　立）

xīxiāncǎo
豨莶草 （Siegesbeckiae Herba）

菊科植物豨莶 *Siegesbeckia orientalis* L.、腺梗豨莶 *Siegesbeckia pubescens* Makino 或毛梗豨莶 *Siegesbeckia glabrescens* Makino 的干燥地上部分。味辛、苦，性寒。归肝、肾经。具有祛风湿，利关节，解毒的功效。用于风湿痹痛，筋骨无力，腰膝酸软，四肢麻痹，半身不遂，风疹湿疮。豨莶草药理有效成分主要为豨莶苷类。

药理作用　主要是对心血管系统和免疫系统的作用，以及抗炎、抗病原微生物、抗癌等作用。

抗炎　实验证明豨莶草生品和炮制品可预防大鼠佐剂性关节炎的原发病变和继发病变，对角叉菜胶引起的炎症具有明显的抑制作用。其炮制品对大鼠慢性棉球肉芽肿和二甲苯致小鼠耳肿胀两种炎症模型也均有明显抑制作用。

免疫系统　小鼠或兔腹腔注射豨莶草水煎液后可降低吞噬指数和吞噬系数、溶血素抗体生成、胸腺指数和脾指数以及耳肿胀度，减小胸腺和脾重量，表明豨莶草对正常和免疫模型动物的细胞免疫和体液免疫都具有抑制作用，对非特异性免疫亦有一定的抑制作用。

心血管系统　主要包括降压和舒张血管，抑制血栓形成以及促进微循环的作用。

降压和舒张血管：豨莶草水煎液或乙醇-水浸出液猫腹腔注射后有降压作用。豨莶草提取液能使扩张保留神经的兔耳血管，并阻断刺激神经引起的缩血管反应，对离体兔耳血管则无舒张作用，由此认为其血管舒张作用是通过对交感缩血管神经的抑制而产生的。

抑制血栓形成：豨莶草乙醇提取物经乙酸乙酯洗脱制备的抗血栓活性组分能降低血浆纤维蛋白原含量，降低内皮细胞分泌内皮素；还能降低血瘀动物血小板的最大聚集率，升高血小板的环磷腺苷/环磷鸟苷（cAMP/cGMP）比值，降低血中血栓素 B_2 的水平，从而降低血小板的聚集抑制血栓形成。

促进微循环：豨莶草乙醇提取物有明显改善小鼠耳郭微循环的作用及提高豚鼠组胺致痒阈的作用。豨莶草溶液对小鼠肠系膜微循环障碍后血流恢复有显著促进作用。

抗病原微生物　豨莶草对金黄色葡萄球菌、大肠埃希菌、铜绿假单胞菌、宋内志贺菌、伤寒沙门菌均敏感，对白色葡萄球菌、卡他球菌、肠炎杆菌、猪霍乱杆菌有抑制作用。豨莶草水煎液给鼠灌胃对鼠疟原虫抑制率可达 90%。

抗癌　豨莶草的乙酸乙酯和正丁醇部位对人宫颈癌细胞有较强的体外增殖抑制作用。

其他　豨莶草含有 α-生育酚，具有抗氧化作用。豨莶草 90% 甲醇提取物对血管紧张肽转变因子酶有抑制活性的作用。豨莶苷对大鼠有明显的抗早孕作用。

毒性与不良反应　豨莶草水

煎剂的毒性成分主要存在于极性大的溶剂中，即存在于残留的水溶性部分及正丁醇部分。正丁醇部分小鼠给药后虽无死亡，但动物有明显的毒性反应；残留的水溶性部分死亡率高达 25%，其毒性成分为何种物质，有待进一步研究。

体内反应未见文献报道。

（徐 立）

luòshíténg

络石藤（Trachelospermi Caulis Et Folium）
夹竹桃科植物络石 *Trachelospermum jasminoides* (Lindl.) Lem. 的干燥带叶藤茎。味苦，性微寒。归心、肝、肾经。祛风通络，凉血消肿。用于风湿热痹，筋脉拘挛，腰膝酸痛，喉痹，痈肿，跌扑损伤。络石藤的药理有效成分主要包括木脂素、黄酮类化合物、三萜类化合物。木脂素主要包括牛蒡子苷、去甲基络石藤苷元、芹菜素-7-新橙皮糖苷等。

药理作用包括抗炎、镇痛、抗疲劳、抗癌、抗氧化等。

抗炎、镇痛：络石藤总黄酮对二甲苯引起的小鼠耳肿胀、角叉菜胶引起的大鼠足趾肿胀有明显抑制作用，表明络石藤总黄酮具有一定的抗炎作用。络石藤总黄酮能明显提高小鼠热板反应的痛阈值，显著减少由醋酸引起的小鼠扭体次数，提高小鼠痛阈值，表明络石藤总黄酮具有一定的镇痛作用。络石藤水煎剂对二甲苯所致小鼠耳肿胀、琼脂所致小鼠足肿胀均有一定抑制作用；可提高小鼠热板致痛的痛阈，对酒石酸锑钾所致小鼠扭体反应有一定抑制作用。

抗疲劳：络石藤三萜总皂苷连续灌胃给药 15 天，能延长小鼠负重力竭游泳时间，降低定量负荷游泳后全血中乳酸及血浆丙二醛、尿素氮含量。实验说明络石藤三萜总皂苷对力竭游泳所致疲劳模型小鼠均有不同程度的抗疲劳作用。

抗癌：牛蒡子苷口服给药对杂环胺引起的雌性大鼠乳腺、大肠、膀胱癌变均有抑制作用。去甲基络石藤苷元对十四烷酰佛波醇乙酸酯诱发的人类疱疹病毒早期抗原有抑制作用。牛蒡子苷元和络石藤苷元对 L5178Y 小鼠淋巴瘤细胞均具有抗癌活性。络石藤中特有的黄酮类成分芹菜素-7-新橙皮糖苷可使吞噬细胞中中性粒细胞活化，并诱导中性粒细胞的抗肿瘤活性。

抗氧化：络石藤黄酮类化合物中木犀草素显示出最强的抗氧化活性和抑制染色体异常作用，可抑制放射性诱发的小鼠髓细胞染色体异常以及骨髓和脾中脂质的过氧化。

（徐 立）

lǎoguàncǎo

老鹳草（Erodii Herba；Geranii Herba）
牻牛儿苗科植物牻牛儿苗 *Erodium stephanianum* Willd.、老鹳草 *Geramium wilfordii* Maxim. 或野老鹳草 *Erodium carolinianum* L. 的干燥地上部分。前者习称"长嘴老鹳草"，后两者习称"短嘴老鹳草"。味辛、苦，性平。归肝、肾、脾经。祛风湿，通经络，止泻痢。用于风湿痹痛，麻木拘挛，筋骨酸痛，泄泻痢疾。老鹳草的药理有效成分主要有鞣质类和香叶醇。

老鹳草的药理作用包括抗菌、抗病毒、止泻、提高凝血功能、镇咳、祛痰、驱虫和影响胃肠道功能等。

抗菌：全草煎剂在试管内对人卡他球菌、金黄色葡萄球菌、福氏志贺菌、乙型链球菌、肺炎球菌等有较明显的抑制作用，其中所含鞣质对其抑菌作用有一定的影响。本品所含的香叶醇对发须癣菌和奥杜安小孢子菌的最低抑菌浓度（MIC）为 0.39ml/ml。

抗病毒：全草煎剂对亚洲甲型流感病毒京科 68-1 株和副流感病毒 I 型仙台株有较明显的抑制作用（通过鸡胚，用红细胞凝集试验）；其叶和茎均对前者作用较强，根部作用较弱；所含鞣酸对其抗病毒作用影响不大。鸡胚对流感病毒抑制的筛选试验发现老鹳草对流感病毒有一定抑制作用。

止泻：日本产尼泊尔老鹳草的水溶性提取物，对兔有一定止泻作用。兔空腹服其煎剂或干燥提取物，都能抑制十二指肠和小肠的活动，并促进盲肠的逆蠕动，因而出现止泻作用；但剂量过大，则能促进大肠的蠕动而出现泻下作用。故其作用与阿托品是不同的。止泻的有效成分除鞣质外，似尚有能使肠黏膜特别是大肠黏膜收敛的物质。老鹳草水煎剂有抑制番泻叶与蓖麻油引起的实验性小鼠腹泻的作用。总鞣质还可抑制小鼠小肠推进。

提高凝血功能：兔口服老鹳草水提取物，能增加血液凝固，可能与所含鞣质有关（在肠中转变成没食子酸，而后以碱盐的形式被吸收）。

镇咳：醇沉煎剂 11.6g/kg 灌胃，对氨雾引咳小鼠有镇咳作用，7 g/kg、20g/kg 灌胃，对电刺激麻醉猫喉上神经引起的咳嗽有镇咳作用。

祛痰：醇沉煎剂 30 g/kg、50g/kg 灌胃，对小鼠酚红排泌法，无祛痰作用。

驱虫：香叶醇具有驱鼠蛔虫

作用。

（徐　立）

chuānshānlóng

穿山龙 （Dioscoreae Nipponicae）

薯蓣科植物穿龙薯蓣 *Dioscorea nipponica* Makino 的干燥根茎。味甘、苦，性温。归肝、肾、肺经。祛风除湿，通筋活络，活血止痛，止咳平喘。用于风湿痹病，关节肿胀，疼痛麻木，跌扑损伤，闪腰岔气，咳嗽气喘。穿山龙的药理有效成分主要为薯蓣皂苷等多种甾体皂苷及氨基酸类化合物，薯蓣皂苷口服后经肠道菌群代谢产生的薯蓣皂苷元是发挥作用的真正有效成分。

药理作用　包括抗炎镇痛、影响免疫功能、止咳平喘、增强心脏功能、抗肿瘤等。可用于慢性支气管炎、咳嗽气喘、慢性布氏菌病、冠心病等疾病的治疗。

抗炎镇痛　主要包括抗非特异性炎症和免疫性炎症的作用，可用于风湿性关节、类风湿关节炎以及骨性关节炎等疾病的治疗。穿山龙能明显抑制二甲苯引起的小鼠耳郭炎症和大鼠角叉菜胶性足踝关节肿胀，并能降低小鼠腹腔毛细血管通透性及抑制大鼠棉球肉芽肿。穿山龙能延长小鼠疼痛反应时间，减少小鼠扭体次数，证明穿山龙具有明显抗炎镇痛作用。

影响免疫功能　穿山龙总皂苷灌胃可明显降低小鼠绵羊红细胞溶血素抗体生成和二硝基氟苯所致超敏反应。穿山龙水煎剂可抑制小鼠胸腺萎缩，降低外周血淋巴细胞 α-乙酸萘酚酯酶（ANAE）阳性率及 2,4-二硝基氯苯（DNCB）所致皮肤迟发型超敏反应，证明穿山龙总皂苷对体液和细胞免疫功能均有显著的抑制作用。

抑菌　穿山龙薯蓣水煎液对金黄色葡萄球菌、八叠球菌、大肠埃希菌、卡他球菌、脑膜炎球菌、甲型溶血性链球菌等有显著抑制作用。

祛痰、镇咳　小鼠口服薯蓣皂苷或腹腔注射均有显著的祛痰作用。临床证明穿山龙片对咳、痰、喘、炎均有疗效，尤以镇咳、祛痰作用较强。从穿山龙水溶性成分中分离出的对羟苄基酒石酸具有较强镇咳作用。

平喘　灌服穿山龙制剂能抑制组胺喷雾法造模豚鼠的喘息。

增强心血管功能　穿山龙能增加小鼠心肌摄取铷-86（^{86}Rb）的能力，说明穿山龙能显著增加心肌营养性血流量。薯蓣皂苷能够显著降低兔血胆固醇及血压，减慢心率、增强心收缩振幅、增加尿量、降低 β/α 脂蛋白比例、改善冠状动脉循环。薯蓣皂苷可以提高大鼠缺血再灌注心肌腺苷三磷酸（ATP）含量，并降低腺苷酸池水平，对缺血再灌注大鼠心肌能量代谢障碍有改善作用。薯蓣皂苷预处理能明显降低大鼠心肌缺血再灌注时血浆中血小板活化因子的含量。薯蓣皂苷元可明显减小犬心肌梗死范围，减轻心肌缺血程度，扩张冠状动脉，增加心肌供血，同时改善血管内皮细胞的功能。同时，可扩张冠状动脉血管及外周血管，增加冠状动脉血流量，降低冠状动脉阻力；改善左室做功和心肌氧利用率，调整心脏血管的顺应性。

抗血小板聚集　薯蓣皂苷元在体外具有明显的抗血小板聚集活性。

降血脂　薯蓣皂苷元有降胆固醇的作用。

抗肿瘤　薯蓣皂苷元对 S_{180}，HepA，U14 小鼠移植肿瘤具有抑制作用，对 L929、HeLa、MCF 肿瘤细胞株具有抑瘤作用。薯蓣皂苷能明显抑制白血病细胞增殖，并对白血病细胞类型无明显选择性。薯蓣皂苷能显著抑制 HeLa 细胞的生长，薯蓣皂苷作用 2 天后 50% 以上的细胞发生了凋亡，薯蓣皂苷将 HeLa 细胞的生长抑制在 DNA 合成期（即 S 期），参与了细胞的周期调控。薯蓣皂苷对耐药肿瘤细胞 KBV200 细胞株具有明显的细胞毒作用。薯蓣皂苷元对人骨肉瘤 U-2OS 细胞抑制作用较强。薯蓣皂苷元对 U-2OS、SGC-7901、ACCM、HUCB 和 hRPE 等 5 种细胞的生长均有不同程度的抑制作用。

其他　穿山龙薯蓣提取物或薯蓣皂苷、薯蓣皂苷元具有抗溃疡、影响甲状腺功能等作用。穿山龙水提取物可显著降低高尿酸血症小鼠的血尿酸水平，穿山龙水提取物的 30% 醇洗脱部分为降低血尿酸的有效部位。

毒性与不良反应　小鼠口服薯蓣总皂苷半数致死量（LD_{50}）为（2.21 ±0.14）g/kg。小鼠静脉注射穿山龙薯蓣水溶性总皂苷的 LD_{50} 为 750 mg/kg，小鼠口服最大耐受量为 15.6 g/kg。小鼠每日灌胃 60~180 mg/kg，连续 7 周，对血象、肝、脾功能均无明显影响，肉眼观察心、肝、脾、肺、肾及肾上腺等重要器官无病理性变化。

体内过程未见文献报道。

（徐　立）

sīguāluò

丝瓜络 （Luffae Fructus Retinervus）

葫芦科植物丝瓜 *Luffa cylindrica* （L.） Roem. 的干燥成熟果实的维管束。味甘，性平。归肺、胃、肝经。具有祛风，通络，活血，下乳的功效。用于痹痛拘挛、胸胁胀痛、乳汁不通、乳痈肿痛。含有多肽、多糖、苷类、酚类、有机酸等成分。

丝瓜络药理作用：包括抗炎镇痛，降血脂，抗心肌缺血，利尿消肿，抗氧化等。

抗炎、镇痛：丝瓜络水煎液对角叉菜胶所致的大鼠足跖肿胀有显著抑制作用，亦能明显抑制大鼠棉球植入肉芽肿的形成。丝瓜络水煎液还能明显减少小鼠对醋酸刺激所致的扭体反应次数，并显著提高小鼠的热板及电刺激痛阈值。

降血脂：丝瓜络水煎液对实验性高血脂大鼠有明显的降血脂效应，使实验大鼠的血清胆固醇和三酰甘油显著降低，血清高密度脂蛋白胆固醇显著升高，而且能显著减轻实验大鼠的体重。

抗心肌缺血：丝瓜络水煎液能抑制心肌缺血时心肌细胞乳酸脱氢酶（LDH）释放，显著减轻小鼠急性心肌缺血造成的心功能障碍，具有一定的心肌保护作用。丝瓜络水煎剂能逆转缺血导致的超氧化物歧化酶（SOD）活性下降与丙二醛（MDA）含量增加，并且能提高心肌组织中一氧化氮（NO）含量，抑制脂质过氧化反应。丝瓜络总皂苷提取物能提高缺氧心肌细胞抗氧化能力，降低心肌细胞的死亡率，对缺氧心肌细胞具有一定的保护作用。

利尿消肿、祛痛风：丝瓜络水煎液连续用药28天可显著增加慢性充血性心衰大鼠尿量，减轻其后肢水肿并使其血清醛固酮水平明显降低。

抗氧化：丝瓜络中含有维生素C、多酚类物质，具有较强地抗氧化活性，能有效地清除羟自由基和超氧阴离子自由基。

降血糖：丝瓜络对糖尿病小鼠有一定的降血糖作用。

（徐　立）

wǔjiāpí

五加皮（Acanthopanacis Cortex）

五加科植物细柱五加 *Acanthopanax gracilistylus* W. W. Smith 的干燥根皮。味辛、苦，性温。归肝、肾经。具有祛风除湿、补益肝肾、强筋壮骨、利水消肿的功效。用于风湿痹病，筋骨痿软，小儿行迟，体虚乏力，脚气。五加皮的药理有效成分主要包括苷类和蛋白质、多糖等，苷类主要有丁香苷、刺五加苷、β-谷甾醇葡萄糖苷等。

五加皮药理作用：包括调节免疫、抗衰老、抗应激、抗炎、镇静、镇痛、抗肿瘤及抗镉致突变、促进核酸合成、性激素样作用。

调节免疫　五加皮总皂苷和多糖具有提高机体免疫功能的作用，灌胃给药能促进小鼠单核-吞噬细胞系统吞噬功能，使血清碳廓清率明显提高，并增加小鼠血清抗体的浓度，提高体液免疫功能。细柱五加皮水提醇沉液对小鼠免疫功能有抑制作用，可明显降低小鼠腹腔巨噬细胞的吞噬百分率和吞噬指数，明显抑制小鼠脾抗体形成细胞。乳鼠半心移植试验证明细柱五加皮有一定抗排异作用，可使移植心肌平均存活时间显著延长。

抗衰老、抗应激　五加皮水提液能提高小鼠游泳耐力，延长小鼠耐缺氧时间及在寒冷环境下的生存时间。细柱五加皮乙醇浸膏能明显延长45℃热应激小鼠的存活时间并能显著延长小鼠持续游泳时间，五加皮总苷也能显著延长小鼠持续游泳时间。五加皮水提液还可减少中老龄大鼠过氧化脂质的生成和累积。

抗炎　细柱五加皮水煎醇沉液、正丁醇提取物能明显抑制角叉菜胶所致大鼠足肿胀，连续给药一周能明显抑制小鼠棉球肉芽组织增生。

镇静、镇痛　五加皮醇浸膏可协同戊巴比妥钠延长小鼠睡眠时间。五加皮正丁醇提取物能提高痛阈，具有明显镇痛作用。

抗肿瘤及抗镉致突变　五加皮提取液对小鼠皮下接种人 T 细胞白血病细胞株（MT-2）后形成的肿瘤和体外 MT-2 细胞株均有明显抑制生长作用。从五加皮提取液中分离的抗肿瘤蛋白成分（S200F2）对白血病细胞株 Raji 和 HL60，口腔上皮细胞癌株 HSC-2 和胃腺癌细胞株 TMK-1 的增殖反应均有较强抑制作用。五加皮中分离得到的次黄嘌呤对从原发性肝癌病人腹水分离出的一种脂解因子毒激素-L 诱导的脂解有显著的抑制作用。五加皮多糖可抑制体外培养的人宫颈癌 HeLa 细胞的生长，诱导其细胞凋亡。五加皮水提取物小鼠连续灌胃给药 5 周，可降低镉诱发的精子畸形和骨髓细胞微核增加。

促进核酸合成　细柱五加水提醇沉物可增加幼年小鼠肝脾细胞 DNA 合成，五加皮多糖对 CCl_4 中毒性肝损伤小鼠肝细胞的 DNA 合成有促进作用。

性激素样作用　细柱五加多糖有性激素样作用，连续给药 7 天能促进未成年大鼠副性器官的发育，使睾丸、前列腺、精囊腺的重量增加。

（徐　立）

sāngjìshēng

桑寄生（Taxilli Herba）

桑寄生科植物桑寄生 *Taxillus chinensis* (DC.) Danser 的干燥带叶茎枝。味苦、甘，性平。归肝肾经。祛风湿，补肝肾，强筋骨，安胎元。用于风湿痹痛，腰膝酸软，筋骨无力，崩漏经多，妊娠漏血，胎动不安，头晕目眩。桑寄生的药理有效成分主要包括黄酮类物质，主要为萹蓄苷（即槲皮素-3-阿拉伯糖苷）、槲皮苷。

药理作用 包括调节免疫，抗炎，抗病原微生物，影响糖、脂质代谢，抗肿瘤、抗白血病，降压、利尿、扩张血管，镇静、镇痛，抗血栓形成。

调节免疫 桑寄生提取物对伴刀豆球蛋白 A 诱导的肥大细胞脱颗粒呈明显的抑制作用，且呈剂量依赖关系；对卵白蛋白致敏大鼠肥大细胞的脱颗粒也有明显的抑制作用，且能抑制组胺的释放，抑制率达 85%。

抗炎 桑寄生的传统饮片制剂与精制颗粒剂均能抑制 2,4-二硝氟苯（DNFB）所致小鼠耳郭皮肤迟发型超敏反应，减轻局部肿胀，且能抑制角叉菜胶引起的小鼠足跖肿胀。

抗病原微生物 桑寄生煎剂在体外单层猴肾上皮细胞中，对脊髓灰质炎和多种肠道病毒有显著的抑制作用。桑寄生乙酸乙酯萃取部分对柯萨奇病毒 B_3 直接杀灭、感染阻断、增殖抑制的治疗指数与利巴韦林相近。

影响糖、脂质代谢 桑寄生在高糖状态下可使人 HepG2 肝癌细胞的葡萄糖消耗量增加，对胰岛素刺激的 HepG2 细胞的葡萄糖消耗量增加有协同作用。桑寄生提取物具有降低血清三酰甘油、总胆固醇的作用，同时可明显提高超氧化物歧化酶活性，降低血清过氧化脂质含量。

抗肿瘤、抗白血病 从桑寄生中分离到的两种蛋白或亚基（分子量在 31 000 和 33 000 左右）具有抑制肝肿瘤细胞 BEL-7402 生长的作用。桑寄生乙醚提取部位、乙酸乙酯提取部位、正丁醇提取部位对白血病 K562 细胞的增殖抑制作用明显；桑寄生乙酸乙酯提取部位对白血病细胞 HL60 有较强抑制增殖作用。

降压、利尿、扩张血管 麻醉犬、猫以桑寄生煎剂灌胃或静脉注射，均有降压和利尿作用。对胆固醇性动脉硬化的离体兔耳血管有扩张作用。

镇静、镇痛 桑寄生煎剂对由于咖啡因引起的小鼠运动兴奋有镇静作用。能延迟戊四氮惊厥引起的小鼠死亡。桑寄生煎剂可明显减少腹腔注射 0.6% 醋酸溶液的小鼠 20 分钟内扭体次数，提示桑寄生具有镇静、镇痛作用。

抗血栓形成 桑寄生煎剂及经乙醚萃取后的水溶性物质均有明显的体外抗兔血栓形成作用。

毒性与不良反应 桑寄生水煎液一次灌胃 7 天内观察小鼠半数致死量（LD_{50}）为 129.41g/kg。体内过程未见文献报道。

（徐 立）

gǒujǐ
狗脊（Cibotii Rhizoma） 蚌壳蕨科植物金毛狗脊 *Cibotium barometz*（L.）J. Sm. 的干燥根茎。采挖后除去泥沙、硬根、叶柄及金黄色绒毛，切厚片，干燥，为"生狗脊片"；水煮或蒸后，晒至六七成干，切厚片，干燥，为"熟狗脊片"。味苦、甘，性温。归肝、肾经。祛风湿，补肝肾，强腰膝。用于风湿痹痛，腰膝酸软，下肢无力。主要含有糖和糖苷类成分，还有挥发性成分、鞣质、蕨素、酚酸、黄酮以及皂苷等成分。不同的炮制方法成分含量有所不同，生品挥发性成分、鞣质含量较高，熟品酚酸类成分含量较高。

狗脊的药理作用包括：①镇痛。生狗脊和砂烫狗脊的醇提液经腹腔注射 1.8g/ml 可明显提高小鼠热板疼痛阈值；减少醋酸引起的小鼠扭体次数。②抗氧化。体外实验结果表明，烫狗脊与生狗脊经水提正丁醇萃取得到的组分均有明显清除羟自由基、超氧阴离子自由基（O_2^-·）以及过氧化氢（H_2O_2）的作用，前者强于后者；还有实验表明 1-O-咖啡酰-β-D-葡萄糖体外可清除 1,1-二苯基-2-三硝基苯肼（DPPH）自由基。③对心肌的作用。100% 狗脊注射液给小鼠腹腔注射 30g/kg，对心肌摄取铷-86（^{86}Rb）无明显改变，而连续 14 天给 20g/kg，心肌对 ^{86}Rb 的摄取可增加 54%，有明显增加，提示狗脊注射液具有增加心肌血流量的作用。

（徐 立）

qiānniánjiàn
千年健（Homalomenae Rhizoma） 天南星科植物千年健 *Homalomena occulta*（Lour.）Schott 的干燥根茎。味苦、辛，性温。归肝、肾经。具有祛风湿、壮筋骨的功效。用于风寒湿痹、腰膝冷痛、拘挛麻木、筋骨痿软。千年健的药理有效成分主要包括挥发油、倍半萜等，挥发油中主要药效成分为芳樟醇。

药理作用：①镇痛抗炎。千年健水提和醇提部位能明显降低二甲苯致小鼠耳郭肿胀程度，且能明显减少 0.7% 冰醋酸致小鼠的扭体反应次数，证明千年健药材具有良好的镇痛抗炎作用。②抗氧化。千年健总黄酮具有较强的清除羟自由基能力，且随着提取物浓度的增加，其对羟自由基的清除能力也逐渐增强。③抑菌。千年健挥发油具有显著抑制布氏菌在平板上生长的作用。

（徐 立）

lùxiáncǎo

鹿衔草 （Pyrolae Herba） 鹿蹄
草科植物鹿蹄草 *Pyrola calliantha*
H. Andres 或普通鹿蹄草 *Pyrola
decorata* H. Andres 的干燥全草。
味甘、苦，性温。归肝、肾经。
具有祛风湿、强筋骨、止咳、止
血的功效。用于风湿痹痛、肾虚
腰痛、腰膝无力、月经过多、久
咳劳嗽。鹿衔草的药理有效成分
主要包括黄酮类，醌类，酚苷类
等，分别如 2″-O-没食子酰基金丝
桃苷、鹿蹄草素和鹿蹄草苷。

药理作用 包括抗炎抑菌、
影响心血管系统、抗肿瘤、促进
成骨细胞增殖等。

抗炎抑菌 ①抗炎：鹿衔草
水煎剂对二甲苯致小鼠耳部肿胀
及醋酸致腹腔毛细血管通透性增
高有明显抑制作用，说明鹿衔草
对炎症早期渗出有对抗作用。
②抗病原微生物：鹿衔草中所含
的一种脂溶性的萘醌类化合物对
金黄色葡萄球菌、溶血性链球菌、
铜绿假单胞菌和肺炎克雷伯菌均
有一定的抑制作用，但对金黄色
葡萄球菌的抑制作用最强。

影响心血管系统 有强心、
扩张冠状动脉、降血压等作用，
可改善心肌缺血，临床可用于配
伍治疗冠心病。

抗心肌缺血抗氧化：鹿衔草
水提液可扩张血管，明显增加血
管灌流量，鹿衔草黄酮苷能够浓
度依赖性地舒张大鼠胸主动脉。
鹿衔草中的 2″-O-没食子酰基金丝
桃苷对心肌缺血再灌注损伤具有
保护作用，可使大鼠缺血再灌注
心肌组织中超氧化物歧化酶活力
增加，心肌线粒体损伤得到明显
改善。鹿衔草总黄酮能够保护异
丙肾上腺素诱导的大鼠急性心肌
缺血；减少冠状动脉结扎后心肌
梗死面积，降低血清肌酸激酶和

乳酸脱氢酶活性，提高血清超氧
化物歧化酶活性，减少丙二醛含
量，从而发挥对急性心肌缺血的
保护作用。鹿衔草总黄酮还能够
抑制病理性动脉内膜增生和管腔
狭窄。

抗心律失常：鹿衔草总黄酮
能够降低垂体后叶素诱发的缺血
性心律失常的发生率。

降血脂：经过制备的鹿衔草
提取物对高脂血症小鼠三酰甘油
有显著的降低作用。

抗肿瘤 鹿衔草醇提物对
HeLa 肿瘤细胞生长增殖具有非常
显著的抑制作用，且存在明显的
剂量依赖趋势。

促进成骨细胞增殖 鹿衔草
氯仿部位和正丁醇部位能够推进
体外培养人成骨肉瘤 MG63 细胞
的细胞周期，从而促进成骨细胞
的增殖。

体内过程 鹿衔草素单次静
脉给药后在猪体内符合二室开放
模型，代谢较快，60 分钟以后的
血药浓度无法检测到。

毒性与不良反应未见相关文
献报道。

（徐　立）

nàoyánghuā

闹羊花 （Rhododendri Mollis
Flos） 杜鹃花科植物羊踯躅 *Rho-
dodendron molle* G. Don 的干燥花。
味辛，性温；有大毒。归肝经。
祛风除湿，散瘀定痛。用于风湿
痹痛，偏正头痛，跌扑肿痛，顽
癣。闹羊花的药理有效成分主要
包括二萜类成分，如闹羊花毒素
Ⅲ和闹羊花毒素Ⅱ。

药理作用 包括镇痛、影响
心血管系统、杀虫等。

镇痛 闹羊花水煎剂能够显
著地提高热板法实验小鼠的痛阈，
5 分钟内即可发挥镇痛效果，但
安全范围较狭窄。闹羊花粉末对

电刺激小鼠尾法引起的疼痛也有
明显镇痛效果。起镇痛作用的成
分主要为闹羊花毒素Ⅱ。

影响心血管系统 闹羊花毒
素Ⅰ有降低血压和减慢心率的作
用，用于各种室上性心动过速
（包括阵发性室上性心动过速，多
发性房性早搏，快速型心房颤动，
窦性心动过速）和高血压病。闹
羊花提取物有降压作用，但原理
报道不一。减慢心率作用较降压
作用先出现，但持续时间较短，
与剂量有密切关系。麻醉犬静脉
注射闹羊花毒素Ⅰ可使心率平均
减慢。一般剂量时心率虽减慢，
但仍呈窦性心律，如增大剂量则
出现 T 波改变和心律失常，如各
种类型的期前收缩和结性节律等。
轻者可自行恢复，重者则转呈室
性纤颤。

杀虫 闹羊花对昆虫有强烈
的毒性。有报道用闹羊花丁醇提
取物作毒鼠诱饵进行灭鼠运动。

毒性与不良反应 闹羊花全
草有毒，花和果毒性最大。中毒
表现为腹痛、腹泻、呕吐、痉挛、
心率减慢、血压下降及呼吸困
难等，严重可有呼吸停止甚至
死亡。

体内过程未见文献报道。

（徐　立）

dúhuó jìshēngtāng

独活寄生汤 （duhuojisheng de-
coction） 由独活、桑寄生、秦
艽、防风、细辛、当归、白芍、
川芎、熟地黄、盐杜仲、川牛膝、
党参、茯苓、甘草、桂枝组成。
具有养血舒筋，祛风除湿，补益
肝肾的功效。用于风寒湿闭阻，
肝肾亏虚，气血不足所致的痹病，
症见腰膝冷痛、屈伸不利。

药理作用 主要包括抗炎、
镇痛、调节免疫、抗关节炎、改
善微循环、改善血流流变学等。

作用，可用于风湿性关节炎、类风湿关节炎以及骨性关节炎等疾病的治疗。

抗炎、镇痛 独活寄生汤可明显抑制毛细血管通透性增加，减少组织水肿和渗出，减轻小鼠耳郭肿胀度，减少小鼠扭体反应次数及福尔马林致痛试验的第二时相的疼痛强度。

调节免疫 连续灌服独活寄生汤，能增加大鼠免疫器官质量并增加巨噬细胞吞噬功能，可显著增加小鼠单核巨噬细胞对血中胶粒碳的廓清速率，提高单核巨噬细胞吞噬功能。独活寄生汤对2,4-二硝基甲苯所致的小鼠迟发性皮肤过敏反应有明显抑制作用。

抗关节炎 独活寄生汤能抑制佐剂性关节炎大鼠原发性和继发性足跖肿胀，显著降低小鼠胶原诱导性关节炎模型的关节炎指数，抑制模型小鼠血清中内源性炎症因子白介素-1β的生成。独活寄生汤能降低膝骨性关节炎模型动物关节滑液中肿瘤坏死因子-α、白介素-1β的含量，升高一氧化氮及超氧化物歧化酶的含量，从而延缓关节软骨的退变。独活寄生汤可以有效抑制关节炎病变周围组织炎性细胞的浸润和纤维组织增生。

改善微循环 独活寄生汤能增加实验动物毛细管管径和毛细血管开放数，延长肾上腺素引起血管收缩的潜伏期，对抗肾上腺素引起的毛细血管闭合，明显增加麻醉猫、犬的脑血流量。

改善血液流变 独活寄生颗粒能明显降低急性血瘀模型大鼠的全血黏度（低切）和红细胞聚集指数，能显著延长激活的部分凝血活酶时间和血浆凝血酶原时间，有活血化瘀的作用。

毒性与不良反应 独活寄生汤小鼠口服最大耐受量为成人每日用量的62倍。给药后连续观察7天，受试小鼠均未见明显异常，无死亡。

体内过程未见文献报道。

(徐 立)

huàshīyào yàolǐ

化湿药药理（pharmacology of dampness-resolving medicinals）

化湿药是以化湿运脾为主要作用，治疗湿阻中焦证的药物。

发展历程 20世纪50年代，主要从其体外抗细菌及真菌作用开始对化湿药进行初步的药理学研究；70年代起，开始使用离体实验方法，研究化湿药对离体肠管运动的影响；80年代以来，化湿药的药理作用研究范围进一步扩大，如调整胃肠运动、促进消化液分泌、抗溃疡等作用，同时开展对化湿药作用机制的研究，如其对消化酶、胃肠道激素分泌、胃肠黏膜屏障及血流量的影响。相对而言，化湿药是中药药理研究中的一个薄弱环节，如20世纪70年代乃至80年代出版的几部《中药药理学》专著，化湿药一章或空缺，或很简略。研究发现芳香化湿药具有较好的抗氧化、抗肿瘤活性以及心、脑血管和神经系统药理活性。

研究内容 化湿药的药理作用主要集中于对胃肠道及消化系统的影响，具有调整胃肠运动功能、促进消化液分泌、抗溃疡、抗病原微生物的药理作用。研究药物包括厚朴、苍术、砂仁、广藿香、佩兰、豆蔻、草豆蔻、草果、荷叶等。①化湿药均含有挥发油，能刺激或调整胃肠运动，其对胃肠运动的作用常表现出抑制或兴奋的双向调节现象，其对胃肠运动的不同影响与机体的功能状态及药物剂量有关，如一方面可促进胃肠运动，另一方面也可发挥其解痉、止泻的作用。②化湿药中所含的芳香挥发油可刺激嗅觉、味觉感受器，或温和地刺激局部黏膜，反射性促进消化液的分泌。③通过增强胃黏膜保护作用和抑制胃酸分泌过多，发挥较强的抗溃疡作用，能够拮抗化学、物理、生物因素所致溃疡的发生。④化湿药还具有不同程度的抗病原微生物作用，对多种细菌、真菌、病毒有抑制作用，其抗病原微生物作用主要有两方面的表现，一方面可抑制肠道致病微生物，消除引起腹泻的病因，另一方面可消毒灭菌，防止传染病通过皮肤和空气传播。常用研究方法主要包括在体、离体胃肠平滑肌实验，胃排空、小肠推进实验，胃液收集与分析实验，抗胃溃疡、抗胃黏膜损伤实验，体内外抗菌、抗病毒实验法。此外，细胞培养、分子生物学、毒理学等方法的应用也不断增加。

(吴清和)

guǎnghuòxiāng

广藿香（Pogostemonis Herba）

唇形科植物广藿香 *Pogostemon cablin*（Blanco）Benth. 的干燥地上部分。味辛，性微温。归脾、胃、肺经。具有芳香化浊，和中止呕，发表解暑的功效。主要用于湿浊中阻，暑湿表证，湿温初起，发热倦怠，胸闷不舒，寒湿闭阻，腹痛吐泻，鼻渊头痛。广藿香的药理有效成分主要为挥发油，油中主要有效成分为广藿香醇、广藿香酮、刺蕊草烯、α-愈创木烯、δ-愈创木烯、α-广藿香烯、β-广藿香烯、土青木香酮等。其他成分有苯甲醛、丁香酚、桂皮醛、广藿香吡啶、百秋李醇等。此外，尚含有多种倍半萜烯类，如石竹烯、β-榄香烯，及黄酮类成分。

药理作用 广藿香的药理作用多集中于消化系统方面，主要有调节胃肠功能、抗病原微生物，尚有调节免疫等作用。

调节胃肠功能 主要包括调节胃肠运动、促进消化液分泌、保护肠屏障功能等，可用于急慢性胃肠炎、胃肠神经症、消化不良、胃肠型感冒等的治疗。

调节胃肠运动：广藿香的水提物、去油水提物和挥发油对离体兔肠自发收缩以及由乙酰胆碱或氯化钡引起的痉挛性收缩均有抑制作用，其中挥发油对乙酰胆碱或氯化钡引起的收缩抑制作用最强。在整体动物实验研究中发现广藿香水提物和去油水提物均能抑制正常小鼠胃肠推进运动和新斯的明引起的小鼠肠推进运动亢进以及番泻叶引起的小鼠腹泻。广藿香的沸水提取物能对抗钾离子引起的豚鼠直肠条挛缩和钙离子所致的大鼠主动脉条的收缩，广藿香醇是钙拮抗作用的主要活性成分。另外，广藿香及活性物质广藿香醇对硫酸铜所致家鸽呕吐有明显抑制作用。

促进消化液分泌：广藿香水提物、挥发油以及去油其他部分均能不同程度地增加胃酸分泌，提高胃蛋白酶活性，增强胰腺分泌淀粉酶的功能，提高血清淀粉酶活力。广藿香挥发油还可刺激胃黏膜，促进胃液分泌，增强消化能力。

保护肠屏障功能：广藿香油能够提高肠黏液分泌量，减少肥大细胞数目，降低血浆中二胺氧化酶（DAO）的活性，保护肠黏膜上皮结构。

抗病原微生物 主要包括抗细菌、抗真菌、抗疟原虫等作用，可用于急慢性胃肠炎等的治疗。

抗细菌：藿香具有较强的抑菌作用。广藿香提取物对沙门菌、大肠埃希菌、志贺菌、金黄色葡萄球菌等均有一定抑制作用，对金黄色葡萄球菌作用明显强于大肠埃希菌。广藿香油具有较好的抑菌活性，对金黄色葡萄球菌、铜绿假单胞菌和痢疾杆菌有低浓度抑菌，高浓度杀菌的作用；对大肠埃希菌、枯草杆菌、白色葡萄球菌、四联球菌具有一定的抗菌能力；可完全抑制大部分皮肤细菌，尤其是与人体腋臭和脚气有关的负氧菌的生长繁殖。广藿香酮可抑制金黄色葡萄球菌、肺炎球菌、溶血性链球菌、大肠埃希菌、痢疾杆菌、铜绿假单胞菌。抗菌活性成分除了已知的广藿香酮外，还有广藿香醇和萜烯类化合物。

抗真菌：广藿香煎剂、水浸出液、醚浸出液、醇浸出液对许兰黄癣菌、趾间及足跖毛癣菌等多种致病性真菌有抑制作用。广藿香油能完全抑制浅部皮肤真菌如红色毛癣菌、犬小孢子菌和絮状表皮癣菌等癣菌的生长繁殖，而且还具有抗皮肤细菌活性，对新型隐球菌、球毛壳霉和短柄帚霉的生长有较好的抑制作用。其中广藿香酮为抗真菌的主要有效成分之一，对檀香多毛孢、番茄早疫病菌、核盘菌有较强的抑制作用，在浓度为0.1%时，即可达到完全抑制。藿香煎剂对钩端螺旋体有低浓度抑制，高浓度杀灭作用。广藿香其单药煎剂可用于治疗真菌性阴道炎。

抗疟原虫：广藿香油具有较强的抗疟作用，对伯氏疟原虫抗青蒿酯钠株有明显的选择性抑制作用和较强的逆转抗性作用，能逆转伯氏疟原虫抗青蒿酯钠对青蒿酯的抗药性及延缓伯氏疟原虫正常株对青蒿酯钠抗药性的产生。广藿香油和青蒿酯钠联合用药，广藿香油对疟原虫正常株和耐药株均有增效作用。

调节免疫 广藿香叶挥发油不同时相含药血清对小鼠白细胞、巨噬细胞具有显著的活化作用，对小鼠脾淋巴细胞具有显著的增殖作用。

其他 广藿香油有明显的止咳、化痰、抗炎、镇痛作用。广藿香油中的百秋李醇具有显著的抗氧化活性。广藿香醇对A型（H2N2）流感病毒有明显的抑制作用，具有强抗炎活性。从广藿香的丙酮提取物中分离的倍半萜氢过氧化物和广藿香醇，对美国锥虫病病原体克氏锥虫上鞭毛体显示潜在的抗锥虫活性。广藿香酮和丁香酚还有消炎防腐作用。

毒性与不良反应 从藿香中分离得到了新的二萜类成分具有细胞毒活性。将提取得到的二萜类成分进行衍生化后的产物也具有类似活性。

体内过程 广藿香油中的广藿香醇在大鼠体内符合二室开放模型，消除半衰期（$t_{1/2\beta}$）为49.9分钟，药时曲线下面积（AUC）与剂量成正比，为线性动力学过程。广藿香酮在小鼠体内过程属于快速处置过程，AUC与剂量成正比，为线性动力学过程。

（吴清和）

pèilán

佩兰（Eupatorii Herba） 菊科植物佩兰 *Eupatorium fortunei* Turcz. 的干燥地上部分。味辛，性平。归脾、胃、肺经。具有芳香化湿，醒脾开胃，发表解暑的功效。主要用于湿浊中阻，脘痞呕恶，口中甜腻，口臭，多涎，暑湿表证，湿温初起，发热倦怠，胸闷不舒。佩兰的药理有效成分为挥发油，油中主要为对聚伞花素（对-异丙基甲苯）、乙酸橙花醇酯和5-甲基麝香草醚。尚含香草精、邻-香豆酸、麝香草氢醌以及三萜类化合物、双稠吡咯啶生物碱等。

药理作用　主要有抑菌、抗炎、祛痰、调节免疫、抗肿瘤、钙拮抗等。

抑菌　佩兰水煎剂对白喉棒状杆菌、金黄色葡萄球菌、变形杆菌、伤寒沙门菌等有抑制作用。佩兰的超临界CO_2萃取物中含有的萜烯类、酸、醇、醛、酮、萘、酚、醚等物质，对细菌、真菌均有较强的抑制作用。佩兰挥发油所含的伞花烃、乙酸橙花醇酯、5-甲基麝香草醚B_1等能直接抑制流感病毒。佩兰能抑制轮状病毒，可用于治疗婴幼儿轮状病毒性肠炎和婴儿腹泻。

抗炎　干、鲜佩兰挥发油对巴豆油引起的小鼠耳郭炎症有明显的抑制作用，其作用强度随剂量增加而增强。

祛痰　佩兰挥发油对小鼠有明显的祛痰作用。外部感染是慢性气管炎发病的主要原因之一，其中冠状病毒是成人慢性气管炎急性加重的重要病因之一，佩兰既可祛痰，又具有直接抑制病毒的作用。

调节免疫　分泌型免疫球蛋白A（SIgA）是呼吸道黏膜表面分泌的一种免疫球蛋白，它能抗菌、抗病毒和抗毒素，保护呼吸道黏膜，防止有害物质侵入机体。佩兰的挥发性物质使SIgA增多，有增强身体免疫功能的作用。

抗肿瘤　倍半萜内酯及黄酮类在体外实验均具有抗癌活性，佩兰的挥发油倍半萜烯类组分及

萜醇类组分相对含量较高。佩兰所含的双稠吡咯啶生物碱，在体外试验中也表现出一定的抗肿瘤活性。

钙拮抗　冠心病、心肌梗死的发病机制与Ca^{2+}大量涌入心血管细胞质中有关，佩兰正己烷提取组分的钙拮抗作用最强，是佩兰治疗冠心病的现代医学基础。

毒性与不良反应　干叶的醇浸出物含有一种有毒成分，家兔给药后，能使其麻醉，甚至抑制呼吸，使心率减慢，体温下降，血糖过高。

体内过程未见文献报道。

（吴清和）

cāngzhú

苍术（Atractylodis Rhizoma）

菊科植物茅苍术 *Atractylodes lancea* (Thunb.) DC. 或北苍术 *Atractylodies chinensis* (DC.) Koidz. 的干燥根茎。味辛、苦，性温。归脾、胃经。具有燥湿健脾，祛风散寒的功效。主要用于脘腹胀满，泄泻，水肿，脚气痿躄，风湿痹痛，风寒感冒。苍术的药理有效成分主要为挥发油等。挥发油中的主要成分为苍术醇，为β-桉叶醇和茅术醇的混合物。此外，尚含苍术酮、苍术素、桉叶醇、呋喃烃、维生素A样物质、维生素D、苍术多糖等。

药理作用　苍术的药理作用多集中于消化系统、免疫系统等方面，主要有调整胃肠运动、抗溃疡、保肝、抑菌、镇痛、利尿、降血糖、抑制神经系统、抑制子宫平滑肌等作用。此外，尚有抑制免疫、抗缺氧、抗肿瘤、影响心血管系统、促进骨骼钙化等药理作用。

调整胃肠运动　苍术醇提物能对抗乙酰胆碱、氯化钡所致大鼠离体胃平滑肌痉挛，而对正常

大鼠胃平滑肌则有轻度兴奋作用。苍术煎剂、苍术醇提物在一定剂量范围内能明显缓解乙酰胆碱所致家兔离体小肠痉挛，而对肾上腺素所致小肠运动抑制，则有一定的对抗作用。苍术丙酮提取物、β-桉叶醇及茅术醇对卡巴胆碱、Ca^{2+}及电刺激所致大鼠在体小肠收缩，均有明显对抗作用。苍术丙酮提取物对小鼠炭末推进运动则有明显促进作用，对番泻叶煎剂所致"脾虚泄泻"模型大鼠的小肠推进运动亢进，苍术煎剂有明显对抗作用。

抗溃疡　茅苍术及北苍术对幽门结扎型溃疡、幽门结扎-阿司匹林溃疡、应激性溃疡有较强的抑制作用，两种苍术均能显著抑制溃疡动物的胃液量、总酸度及胃黏膜损害。苍术抗溃疡作用机制主要与增强胃黏膜保护作用和抑制胃酸分泌过多有关。北苍术可使胃黏膜组织血流量增加，从苍术中提取的氨基己糖具有促进胃黏膜修复作用，另外，北苍术挥发油中的苍术醇能抑制甾体激素的释放，减轻甾体激素对胃酸分泌的刺激，茅苍术所含β-桉叶醇有抗H_2受体作用，能抑制胃酸分泌，并能对抗皮质激素引起的胃酸分泌。

保肝　苍术及β-桉叶醇、茅术醇、苍术酮对四氯化碳及D-氨基半乳糖诱发的鼠肝细胞损害均有预防作用。其甲醇提取液或苍术酮口服能抑制四氯化碳引起小鼠血清天冬氨酸转氨酶（AST）、丙氨酸转氨酶（ALT）、乳酸脱氢酶（LDH）的上升，肝病理切片可见苍术酮治疗组小鼠肝组织脂肪浸润减轻，坏死和肿胀区较四氯化碳组小。苍术酮、β-桉油醇、茅术醇是苍术保肝、抗毒的有效成分。此外，苍术煎剂对小

鼠肝蛋白质的合成具有明显促进作用。

抑菌 苍术对金黄色葡萄球菌、结核分枝杆菌、大肠埃希菌、枯草杆菌和铜绿假单胞菌均具有明显的抑制作用。苍术提取物具有消除耐药福氏志贺菌 R 质粒的作用，能降低细菌耐药性的产生。茅苍术中果聚糖酸对白假丝酵母菌感染的小鼠有明显的预防作用，可以延长其存活时间。苍术的萃取物体外抑菌试验发现，苍术对 15 种真菌都有不同程度的抑制作用，尤其对红色毛癣菌、石膏样毛癣菌等 10 种浅部真菌有明显的抑制作用。

镇痛 苍术类精油有镇痛作用，现已证明苍术含有的 β-桉叶醇及苍术醇为其镇痛作用的有效成分。

利尿 苍术的活性成分 β-桉叶醇有很强的利尿作用，其作用机制是通过抑制 Na^+-K^+-ATP 酶活性，从而增加尿量及 Na^+ 的排泄。

降血糖 苍术煎剂灌服给药或醇浸剂皮下给药，对四氧嘧啶所致糖尿病家兔有降血糖作用。苍术水提物灌服可使链脲霉素诱发的大鼠高血糖水平降低。苍术苷对小鼠、大鼠、兔和犬均有降血糖作用，同时降低肌糖原和肝糖原水平，抑制糖原生成使耗氧量降低。苍术多糖 A、B、C 能明显降低正常大鼠以及四氧嘧啶诱导的高血糖大鼠的血糖水平。

抑制神经系统 茅苍术、北苍术、β-桉叶醇、茅术醇对小鼠有镇静作用，能抑制小鼠自发活动。茅苍术提取物，小剂量使脊髓反射亢进，较大剂量则呈抑制作用，终致呼吸麻痹而死。茅苍术和北苍术的提取物能增强巴比妥睡眠作用，其药理活性成分主要是 β-桉叶醇和茅术醇。β-桉叶

醇能降低骨骼肌乙酰胆碱受体敏感性，减少乙酰胆碱的释放，增强琥珀酰胆碱诱导的神经肌肉阻断样作用。

抑制子宫平滑肌 北苍术对未孕大鼠子宫平滑肌具有显著的抑制作用，能减少收缩波频率、振幅、持续时间以及面积（振幅×持续时间），且呈明显的正相剂量效应，该作用能够被吲哚美辛所阻断，说明北苍术是通过作用前列腺素合成酶而对大鼠子宫平滑肌起作用。

其他 ①抑制免疫：苍术可以延长红斑狼疮小鼠的存活时间。②抗缺氧：苍术丙酮提取物能明显延长氰化钾所致缺氧模型小鼠的存活时间，并降低小鼠死亡率。苍术抗缺氧的主要活性成分为 β-桉叶醇。③抗肿瘤：苍术挥发油、茅苍术醇、β-桉叶醇在体外对食管癌细胞有抑制作用，其中茅苍术醇作用较强。④影响心血管系统：苍术对蟾蜍心脏有轻度抑制作用，对蟾蜍后肢血管有轻度扩张作用，苍术浸膏小剂量静脉注射，可使家兔血压轻度上升，大剂量则使血压下降。⑤促进骨骼钙化：北苍术挥发油对患佝偻病的白洛克雏鸡，能在一定程度上改善其症状。苍术中含有与钙磷吸收有关的维生素 D，其挥发油具有促进骨骼钙化作用。

毒性与不良反应 小鼠灌服北苍术挥发油的半数致死量（LD_{50}）为 4.71ml/kg。

体内过程未见文献报道。

（吴清和）

hòupò

厚朴（Magnoliae Officinalis Cortex） 木兰科植物厚朴 *Magnoliae Officinalis* Rehd. et Wils. 或凹叶厚朴 *Magnoliae Officinalis* Rehd. et Wils. var. *biloba* Rehd. et

Wils. 的干燥干皮、根皮及枝皮。味辛、苦，性温。归脾、胃、肺、大肠经。具有燥湿消痰，下气除满的功效。用于湿滞伤中，脘痞吐泻，食积气滞，腹胀便秘，痰饮喘咳。厚朴药理有效成分主要包括木脂素类、生物碱类及挥发油等。木脂素类成分主要有厚朴酚、四氢厚朴酚、异厚朴酚及和厚朴酚，生物碱类成分主要为木兰箭毒碱，挥发油中有效成分主要为 β-桉叶醇。

药理作用 多集中于松弛肌肉、兴奋平滑肌、抗溃疡、抗菌、降压、影响神经系统、抗变态反应、抗肿瘤、镇痛、抗炎、抗氧化等。

松弛肌肉 厚朴水提物有显著的箭毒样作用，它的醇提物可使握力降低，对士的宁、印防己箭毒等药物诱发的痉挛有强烈的抑制作用。能解除氯化钡、毛果芸香碱引起的肠痉挛，对组胺引起的豚鼠离体支气管平滑肌收缩有抑制作用。厚朴碱（亦称木兰箭毒碱）对横纹肌有松弛作用，能阻滞冲动在运动终板的传递，呈神经-肌肉阻滞作用，静脉注射能够使兔垂头，用相同的剂量反复给兔静脉注射，其肌肉松弛的作用并不明显，属于非去极化型的肌松剂。

兴奋平滑肌 厚朴煎剂对兔离体肠管和豚鼠支气管平滑肌均成兴奋作用，厚朴煎剂对小鼠离体肠管也呈现兴奋作用。

抗溃疡 厚朴乙醇提取物对黏膜溃疡呈显著抑制作用。厚朴酚对幽门结扎、水浸应激性溃疡均有抑制作用。

抗菌 厚朴有较强的抗菌作用，其煎剂的抗菌谱较广，且抗菌性质稳定，不易受热、酸、碱的破坏。对金黄色葡萄球菌、肺

炎球菌、痢疾杆菌、副伤寒沙门菌、大肠埃希菌、铜绿假单胞菌、霍乱弧菌、变形杆菌、百日咳鲍特菌、枯草杆菌、溶血性链球菌、炭疽芽胞杆菌等均有较强的抑制作用，对常见的致病性皮肤真菌也有抑制作用。除此之外厚朴还有抗龋齿菌的作用。

降压 厚朴碱静脉注射即有明显的降压作用，降压时程一般维持 10~15 分钟，肌内注射可维持 1 小时以上。

影响神经系统 腹腔注射厚朴酚以及和厚朴酚能降低急性吗啡依赖及吗啡自然戒断大鼠的戒断反应，二者效应相当，并呈量效关系，这一抑制作用与其可增加脑内的 β-内啡肽（β-EP）含量有关。

抗变态反应 柴朴汤（含柴胡、厚朴）水提物对氯化钡所致小鼠接触性皮炎模型动物在诱发前及诱发后给药 2 次，有明显抑制作用，其中厚朴的作用最强，表明厚朴有一定的抗变态反应的作用。

抗肿瘤 厚朴酚对背部皮下移植及右后足趾移植肿瘤均有抑制其增殖的作用，新生血管数也明显减少。在厚朴酚对癌细胞增殖抑制以及诱导凋亡的体外研究发现，厚朴酚可抑制肿瘤的增殖、诱导细胞凋亡，并伴有胱天蛋白酶（Caspase）活性增强，从而提示厚朴酚诱导肿瘤细胞凋亡是 Caspase 依赖性途径。体内和体外研究结果表明，厚朴酚诱导肿瘤细胞死亡的直接作用以及阻碍血管生成的间接作用共同抑制了肿瘤细胞的增殖。另外厚朴乙醇提取物能显著抑制肿瘤细胞侵袭，作用呈浓度依赖性，但不影响肿瘤细胞的生长，未显示细胞毒性作用。厚朴乙醇提取物还能显著

抑制人纤维肉瘤细胞（HT-1080）趋向性结合的能动性，不影响肿瘤细胞对基底膜的黏附作用。

镇痛、抗炎 厚朴乙醇提取物有明显镇痛作用，能明显减少乙酸引起的小鼠腹腔毛细血管通透性升高，并能明显抑制二甲苯引起的小鼠耳肿及角叉菜胶引起的小鼠足肿胀，表明厚朴有明显的抗炎镇痛作用。

抗氧化 厚朴酚与和厚朴酚有肝细胞保护作用，该作用是通过抑制叔丁基氢过氧化物诱导的氧化应激，如减少细胞内活性氧自由基（ROS）生成，防止半乳糖胺的缺失进而保护细胞内抗氧化防御系统以及抑制脂质过氧化等发挥的。厚朴乙酸乙酯提取物对猪油、鱼油等油脂具有较强的抗氧化活性，且得率较高。

其他 厚朴及其挥发油，能刺激味觉，反射性地引起唾液、胃液分泌，使胃肠蠕动加快、有健胃助消化作用。本品在体外有增强纤维蛋白溶解的作用；对前列腺素 E_2 的合成有抑制作用；对离体心脏有抑制作用。除此之外厚朴还有抗血栓及抗凝血的作用。

毒性与不良反应 厚朴煎剂给小鼠一次灌胃，观察 3 天，未见死亡。厚朴所含毒性成分主要为木兰箭毒碱，给小鼠腹腔注射的半数致死量（LD_{50}）为 45.55mg/kg。

体内过程 经用 ^{14}C 同位素示踪技术探讨厚朴酚在大鼠体内的分布与代谢，结果显示：静脉注射厚朴酚 1 小时后，肺中明显黑化，这是由于它的混悬粒子微粒在肺中被捕获所致，厚朴酚主要分布在肝、肠内，胃中也见到。大鼠口服厚朴酚，吸收迅速，15 分钟后血药浓度达到峰值，给药

后放射性同位素主要分布于肝、胃、肠内。

（吴清和）

厚朴花（Magnoliae Officinalis Flos） 木兰科植物厚朴 *Magnoliae Officinalis* Rehd. et Wils. 或凹叶厚朴 *Magnoliae Officinalis* Rehd. et Wils. var. *biloba* Rehd. et Wils. 的干燥花蕾。味苦，性微温。归脾、胃经。具有芳香化湿，理气宽中的功效，用于脾胃湿阻气滞，胸脘痞闷胀满，纳谷不香。厚朴花所含药理有效成分为厚朴酚、和厚朴酚以及樟脑。厚朴花药理作用主要有对心血管系统的作用。实验证明，麻醉兔、猫静脉注射或肌内注射厚朴花的酊剂水溶物均具有降血压作用，并能使心率加快。

（吴清和）

砂仁（Amomi Fructus） 姜科植物阳春砂 *Amomum villosum* Lour.、绿壳砂 *Amomum villosum* Lour. var. xanthioides T. L. Wu et Senjen 或海南砂 *Amomum Longiligulare* T. L. Wu 的干燥成熟果实。味辛，性温。归脾、为胃、肾经。具有化湿开胃，温脾止泻，理气安胎之功效。主治湿浊中阻，脘痞不饥，脾胃虚寒，呕吐泄泻，妊娠恶阻，胎动不安。砂仁药理有效成分主要含挥发油。油中主要有右旋樟脑、d-龙脑、乙酸龙脑酯、芳樟醇、橙花叔醇等。

药理作用 多集中于消化系统方面，主要有促进消化，调整胃肠运动，抗溃疡，抗胃黏膜损伤的作用。还有抗炎、镇痛、利胆、调节免疫、抑制血小板聚集、抗氧化等作用。

影响消化系统 主要包括促进消化，调整胃肠运动，抗溃疡，

抗胃黏膜损伤的作用。

促进消化：砂仁有芳香健胃的作用，可促进肠胃的功能，促进消化液的分泌，排除消化管内的积气，这些功能主要是通过挥发油的刺激作用产生的。砂仁能抑制大鼠胃酸分泌及小鼠水浸应激性溃疡的发生，促进小鼠胃肠输送功能。在体外，砂仁则能抑制胃蛋白酶消化活力，还能与胃黏液结合对抗盐酸、胆汁和蛋白酶的消化作用。大鼠灌服砂仁水提液后，胃动力显著增强，血浆、胃窦及空肠组织中胃动素、P物质含量明显增加，从而促进胃排空及肠道输送，增强胃肠道运动，发挥促进消化的作用。

调整胃肠运动：砂仁挥发油中主要成分乙酸龙脑有显著抑制番泻叶所致小鼠腹泻的作用，也能抑制离体家兔小肠平滑肌的运动，对小鼠胃排空运动影响明显。砂仁叶油对正常及痉挛状态的离体回肠运动都具有明显的抑制作用。砂仁水煎剂低浓度对豚鼠离体肠管呈兴奋作用，而高浓度时则呈抑制作用。其所含樟脑能完全解除由卡巴胆碱所致离体兔肠痉挛的作用，亦可防止烟碱致痉挛的作用。

抗溃疡：砂仁叶油能预防大鼠幽门结扎性溃疡的形成，但对胃酸和胃液的分泌无影响。

抗胃黏膜损伤：砂仁可扩张血管，改善微循环，增加胃黏膜血流量，使胃黏膜组织代谢得以加强，从而为胃黏膜损伤的修复及正常功能的发挥创造条件。

抗炎　砂仁挥发油的主要成分乙酸龙脑酯具有显著的抗炎作用。砂仁75%醇提物对二甲苯耳肿、角叉菜胶性足肿胀和醋酸所致腹腔毛细血管通透性升高三种炎症模型小鼠分别有强度、中

度和弱度的抗炎作用。砂仁能抑制结肠耶尔森菌和摩根变形杆菌的生长繁殖，从而发挥抗炎作用。

镇痛　砂仁水浸液能减少腹腔注射乙酸小鼠扭体反应的次数，表明其具有中度镇痛作用。

利胆　砂仁醇提物具有持久利胆作用，胆汁分泌量呈剂量依赖性特征。

调节免疫　砂仁复方制剂香砂六君子汤可使脾胃气虚患者外周血淋巴细胞的异常状态恢复到健康水平，具有纠正患者T、B细胞比例失常，把紊乱的免疫功能恢复到正常状态的功效。该方还能有效抑制异常增高的体液免疫功能（IgG），提高功能性低下的细胞免疫反应，纠正比例失调的CD4/CD8水平。

抑制血小板聚集　砂仁能明显抑制因二磷酸腺苷（ADP）所致家兔血小板聚集。

抗氧化　砂仁醇提物具有抑制亚油酸自动氧化作用，提示其具有较好的抗氧化性能。

毒性与不良反应　砂仁口服一般无明显毒副作用。砂仁种子主含樟脑，中毒剂量则可引起惊厥，大剂量口服有刺激作用。阳春砂仁皂苷水溶液能破坏红细胞，有溶血作用。

体内过程未见文献报道。

（吴清和）

dòukòu

豆蔻（Amomi Fructus Rotundus）　姜科植物白豆蔻 Amomun kravanh Pirre ex Gagnep. 或爪哇白豆蔻 Amomun compactum Soland ex Maton 的干燥成熟果实。味辛，性温。归肺、脾、胃经。具有化湿行气，温中止呕，开胃消食的功效。用于湿浊中阻，不思饮食，湿温初起，胸闷不饥，寒湿呕逆。

豆蔻的药理有效成分主要是挥发油，油中主要成分为1,8-桉油素、α-萜品烯醇、α-蒎烯和β-蒎烯、α-松油醇等。

药理作用：主要集中于消化系统方面，另外其还有平喘等作用。①影响消化系统：豆蔻煎剂能促进胃液分泌；对兔离体肠管运动有双向调节作用；有止呕作用。②平喘：α-松油醇与α-萜品烯醇均有平喘作用。③其他：豆蔻挥发油能增强小剂量链霉素对豚鼠实验性结核的作用。

毒性与不良反应：小鼠口服α-萜品烯醇的半数致死量（LD_{50}）为 12.08ml/kg。

（吴清和）

cǎodòukòu

草豆蔻（Alpiniae Katsumadai Semen）　姜科植物草豆蔻 Alpinia katsumadai Hayata 的干燥近成熟种子。味辛，性温。归脾、胃经。具有燥湿行气，温中止呕的功效。用于寒湿中阻，脘腹胀满冷痛，嗳气呕逆，不思饮食。草豆蔻的药理有效成分主要包括挥发油、黄酮类及二苯基庚烷类化合物。挥发油中主要有桂皮醛、金合欢醇等，黄酮类主要有槲皮素、山奈酚等。

药理作用：主要集中于消化系统方面，另外还有抑菌的作用。①影响消化系统：草豆蔻煎剂对豚鼠离体肠管的运动有双向调节作用，其浸出液对犬胃的总酸排出量无明显影响，但可使胃蛋白酶的活力显著升高。草豆蔻提取物还有一定的止呕作用。②抑菌：草豆蔻煎剂对金黄色葡萄球菌、大肠埃希菌、幽门螺杆菌等有抑制作用。

毒性与不良反应：小鼠口服草豆蔻挥发油的半数致死量（LD_{50}）为 237.8 g/(kg·d)，腹腔

注射的 LD$_{50}$ 为 157.9 g/（kg·d）。

（吴清和）

草果（Tsaoko Fructus）

caoguǒ

姜科植物草果 Amomum tsao-ko Crevost et Lemaire 的干燥成熟果实。味辛，性温。归脾、胃经。具有燥湿温中，截疟除痰的功效，用于寒湿中阻，脘腹胀痛，痞满呕吐，疟疾寒热，瘟疫发热。草果的药理有效成分主要是挥发油，油中主要成分为 α-蒎烯和 β-蒎烯、1,8-桉油素、香叶醇等。

药理作用：草果的药理作用主要集中于消化系统方面，另外有镇痛、镇咳等作用。草果煎剂对家兔、豚鼠离体肠有兴奋作用；可拮抗肾上腺、乙酰胆碱对离体肠的痉挛作用；对吲哚美辛、利血平引起的胃溃疡有抑制作用。草果水煎液有镇痛作用。α-和 β-蒎烯有镇咳祛痰的作用。香叶醇能够抑制大鼠自主活动而起镇静作用，兼有利尿、抗菌及驱蛔虫的作用。

毒性与不良反应：大鼠口服香叶醇的半数致死量（LD$_{50}$）为 4.8g/kg，兔静脉注射为 50mg/kg。

（吴清和）

荷叶（Nelumbinis Folium）

héyè

睡莲科植物莲 Nelumbo nucifera Gaertn. 的干燥叶。味苦，性平。归肝、脾、胃经。具有消暑化湿，升发清阳，凉血止血的功效。用于暑热烦渴，暑湿泄泻，血热吐衄，便血崩漏。荷叶的药理有效成分包括生物碱、黄酮类及有机酸类等。如荷叶碱、槲皮素、琥珀酸等。荷叶的药理作用主要集中于心血管系统方面，另外有降脂减肥的保健功效。荷叶煎剂有调节血脂和降压的作用。荷叶碱有解痉、解热、利尿、抑菌的作用。琥珀酸、槲皮素有镇咳祛痰的作用。

（吴清和）

藿香正气散（huoxiang zhengqi powder）

huòxiāng zhèngqìsǎn

由大腹皮、白芷、紫苏、茯苓、半夏曲、陈皮、厚朴、苦桔梗、藿香、甘草组成，出自《太平惠民和剂局方》。藿香正气散具有解表化湿，理气和中的功效，主要用于外感风寒，内伤湿滞，发热恶寒，头痛，胸膈满闷，恶心呕吐，肠鸣泄泻，舌苔白腻。藿香正气散的药理有效成分有挥发性成分、黄酮类、萜类、生物碱、木脂素等。

药理作用 藿香正气散的药理作用多集中于消化系统等方面，主要有促进胃肠动力、胃肠平滑肌解痉、止泻镇吐、保护肠屏障、促进胃肠吸收等作用，尚有抗病原微生物、抗过敏及调节免疫、解热、镇痛等作用。

促进胃肠动力 藿香正气水能促进大鼠胃排空，促进肠推进运动，并促进胃泌素的分泌，其促进肠动力作用具有时间和剂量依赖性，与增加血浆、胃窦和空肠组织匀浆中的 P 物质含量有关。

胃肠平滑肌解痉 藿香正气丸、水对兔离体十二指肠有明显的抑制作用，并能对抗拟胆碱药物引起的肠痉挛。能对抗水杨酸毒扁豆碱引起的肠痉挛，其效果与阿托品相似。藿香正气水对豚鼠、兔离体十二指肠的自发性收缩及对组胺、乙酰胆碱、氯化钡所致的回肠痉挛性收缩均有良好解痉作用。其拮抗组胺、乙酰胆碱的作用呈量效关系，抑制率随藿香正气水的浓度增高而加大。在体肠实验证实，藿香正气冲剂及藿香正气水灌服均能明显对抗乙酰胆碱所致家兔肠运动亢进。

藿香正气胶囊也有明显的解痉作用，并能抑制乙酰胆碱、氯化钡所致的兔肠痉挛。藿香正气丸低浓度对离体兔小肠运动有双向调节作用，高浓度则完全呈现抑制作用。

止泻镇吐 藿香正气丸、水、颗粒剂、冲剂等，均能明显抑制小鼠小肠推进运动。藿香正气软胶囊对番泻叶所致小鼠腹泻有明显抑制作用。藿香正气胶囊对福氏痢疾杆菌和鼠伤寒沙门菌所致的菌群失调腹泻小鼠，可减少腹泻次数，缩短病程。藿香正气软胶囊还有止呕作用，可以延长家鸽呕吐的潜伏期，减少呕吐次数。此外，颗粒剂及丸剂亦有类似的止吐作用。

保护肠屏障 对肢体-缺血再灌注模型大鼠，藿香正气软胶囊可保护肠组织形态结构，增强肠黏膜杯状细胞分泌功能，减少模型大鼠肠壁各层内肥大细胞数量，抑制肿瘤坏死因子（TNF-α）等细胞因子的释放，显著降低血清一氧化氮（NO）浓度，从而提高肠屏障功能，促进患者胃肠道功能恢复，从而降低感染、电解质紊乱等并发症。

促进胃肠吸收功能 对硫酸镁致泻小鼠，藿香正气丸能明显促进肠道对 ^{3}H-葡萄糖和水的吸收。表明本方有止泻作用，又能改善胃肠道的吸收功能。

抗病原微生物 藿香正气水对藤黄八叠球菌、金黄葡萄球菌、痢疾杆菌、沙门菌、甲乙型副伤寒杆菌、红色毛癣菌、石膏样毛癣菌、絮状表皮癣菌、石膏样小孢子菌、白念珠菌、新生隐球菌及皮炎芽生菌等有明显抑制作用，尤其对藤黄八叠球菌、金黄色葡萄球菌作用较强。藿香正气颗粒剂对 A$_1$、A$_3$ 及 B 型流感病毒也有抑制作用。

抗过敏及调节免疫 对腹泻模型动物，藿香正气丸能提高小鼠外周淋巴细胞^{3}H-胸腺嘧啶核苷（^{3}H-TdR）掺入量。体外实验证实，藿香正气水能抑制大鼠被动变态反应，稳定肥大细胞膜，阻断肥大细胞脱颗粒，具有抗过敏作用。

解热 对伤寒菌苗所致的家兔发热，藿香正气丸及颗粒剂均有明显解热作用。

镇痛 藿香正气水对醋酸刺激肠管浆膜或肠系膜引起的内脏躯体反射性疼痛有抑制作用。藿香正气软胶囊对酒石酸锑钾的致痛有对抗作用。小鼠热板法致痛实验显示，藿香正气口服液灌胃后有显著提高小鼠痛阈的作用。

其他 缓解吗啡依赖大鼠的戒断症状。藿香正气口服液能明显缓解吗啡依赖大鼠的腹泻、流涎、流泪等戒断症状，减轻因戒断多巴胺过度释放导致的激怒、不安、抽搐、跳跃、震颤等戒断症状。

毒性与不良反应 极少数人口服藿香正气水后引起过敏性皮疹、风疹、紫癜，其中严重者，也可能出现过敏性休克，并伴有其他过敏症状。也有因服用藿香正气水致心动过速者，心电图证实为室上性行动过速。有十二指肠球部溃疡史的患者，空腹服用藿香正气水后发生急性上消化道出血。

体内过程未见文献报道。

（吴清和）

lìshuǐ shènshīyào yàolǐ

利水渗湿药药理 （pharmacology of medicinals for diuresis and diffusing dampaness）利水渗湿药是以通利小便、排泄水湿为主要作用，治疗水湿内停病证

的药物。根据药物作用的特点，此类药物可分为利水消肿药、利水通淋药及利水退黄药，包括茯苓、猪苓、泽泻、薏苡仁、玉米须、葫芦、赤小豆、枳椇子、车前子、滑石、通草、茵陈、金钱草、虎杖等。

利水渗湿药的药理作用主要集中在：①泌尿系统。利水渗湿药中的大部分均具有不同程度的利尿作用，其中猪苓、泽泻的利尿作用最强。本类药物的利尿作用受药材的品种、产地、采收季节、炮制方法、药用部位、药物提取方法、给药途径及机体功能状态的影响。如泽泻的利尿作用与采收季节、炮制方法有关；茯苓的利尿作用与动物种属和机体功能状态有关；通草的利尿与品种有关。有些药物利尿作用显著，对正常人或动物都有明显的利尿作用；有些药物对水肿病人或水负荷动物有明显利尿作用，对正常人或动物利尿效果不明显；还有些药物在利尿的同时能增强输尿管蠕动，有利于输尿管结石的排出。②保肝利胆。通过调节胆汁分泌，减轻四氯化碳等造成的肝损伤，降低血清谷丙转氨酶的活性；通过加速胆汁排泄，增加胆酸和胆红素的排出量，降低胆汁中胆固醇含量，同时通过松弛奥迪括约肌，收缩胆囊，促进胆结石的排出，达到保肝利胆的作用。③调节血脂。通过抑制外源性脂质吸收，减少内源性脂质的合成，促进脂质转运和排泄，调节脂质代谢，改善血液流变性及抑制血小板聚集等降低血清总胆固醇（TC）、三酰甘油（TG）和低密度脂蛋白（LDL），升高高密度脂蛋白（HDL），使 LDL/HDL 降低，有调节血脂作用。④抗病原微生物。尤以利水通淋药与利

水退黄药作用明显。此外，本类药物尚有降血脂、增加冠状动脉血流量、降血压以及免疫功能促进作用。

对泌尿系统作用的研究方法主要包括尿量分析，肾小管转运、肾小球滤过功能，结石发生率，输尿管动作点电位等。降血脂及保肝利胆作用的研究方法主要包括胆囊、肝或胆管病理变化，脂质代谢，胆汁分泌，肝功能等。随着分子生物学的发展与现代生物技术的应用，膜片钳、基因钳等分子生物学技术已被用于研究利水渗湿药茯苓、泽泻等对肾脏钾通道的作用，筛选特异性较强的钾通道阻滞剂，探讨利尿的作用机制。

（戴 敏）

fúlíng

茯苓 （Poria） 多孔菌科真菌茯苓 *Poria cocos*（Schw.）Wolf 的干燥菌核。味甘、淡，性平。归心、肺、脾、肾经。具有利水渗湿、健脾宁心功效。主要用于水肿尿少，痰饮眩晕，脾虚食少，便溏泄泻，心神、惊悸失眠。茯苓在以往临床应用时，一般分为三部分：除去外皮之后的外层呈淡红色者，称赤茯苓；内层白色者，称白茯苓；中间有松根穿过者称茯神。习惯认为赤茯苓偏于利湿，白茯苓偏于健脾，茯神用以安神。这三者均取于同一菌核，赤茯苓与白茯苓统称茯苓。茯苓主要有效成分为多聚糖类和三萜类。多聚糖类主要为β-茯苓聚糖，约占干重的93%，三萜类主要为茯苓酸、土莫酸、猪苓酸 C、齿孔酸、茯苓素等。

药理作用 茯苓的药理作用多集中在泌尿系统、免疫系统与消化系统等方面。主要有利尿、调节免疫功能、保肝、抗肿瘤等

作用。可用于水肿、肝病、腹泻及消化不良、肿瘤等疾病的治疗。

泌尿系统　茯苓具有明显的利尿作用，茯苓水浸液及醇浸液灌胃给药对家兔有利尿作用。茯苓流浸膏、煎剂对大鼠有利尿作用。茯苓煎剂及糖浆剂对正常人有显著利尿作用。茯苓素是茯苓利尿的有效成分，茯苓素通过拮抗醛固酮活性，激活 Na^+-K^+-ATP酶和细胞中总腺苷三磷酸酶（ATP酶），促进机体的水盐代谢功能。

免疫系统　茯苓煎剂可使玫瑰结形成率及植物血凝集诱发淋巴细胞转化率显著上升。茯苓多糖能增强小鼠腹腔巨噬细胞吞噬功能，拮抗免疫抑制剂醋酸可的松对巨噬细胞的抑制，促进荷瘤动物低下的巨噬细胞吞噬功能恢复正常。茯苓多糖能够对抗钴-60（^{60}Co）γ射线照射和环磷酰胺引起的小鼠外周血白细胞减少。羧甲基茯苓多糖口服液能显著提高免疫低下小鼠脾、胸腺重量，增加溶血素抗体含量和巨噬细胞的吞噬功能，增加自然杀伤细胞活性，提高白介素-2的水平。茯苓素对大鼠实验性自身免疫性脑脊髓膜炎的发生有一定抑制作用。小剂量茯苓素刺激 L_{615} 小鼠的血清溶血素水平及脾细胞抗体的产生，但剂量稍大则表现为抑制，对接触性皮肤过敏反应有抑制作用。茯苓对Ⅲ型变态反应的动物模型血中血清白介素-2受体（SIL-2R）、肿瘤坏死因子-α（TNF-α）有抑制作用。体外实验证实，茯苓多糖可增强小鼠活化脾细胞 ^{3}H-TdR 参入量，诱导脾细胞产生 IL-2。

血液系统　茯苓水提液中的小分子多糖能使离体健康人红细胞 2,3-二磷酸甘油酸（2,3-DPG）

水平上升，小鼠静脉给药 2,3-DPG 水平也显著升高。茯苓能使环磷酰胺所引起的大鼠白细胞减少加速回升。茯苓水煎剂皮下注射和灌胃给药可升高小鼠皮质酮含量。

心血管系统　茯苓的水、乙醇或乙醚提取物对离体蛙心有强心及加速心率的作用，但其水煎液或酊剂在高浓度时有抑制作用。茯苓醇、水提液腹腔注射，能增加小鼠心肌对铷的摄取，表明能增加心肌营养性血流量。

消化系统　茯苓煎剂对家兔离体肠肌有直接松弛作用，使肠肌收缩幅度减少、张力下降。对幽门结扎所致大鼠胃溃疡有预防效果，可降低胃液分泌及胃酸含量。茯苓具有保肝作用，茯苓注射液可对抗四氯化碳（CCl_4）引起的肝损伤，降低丙氨酸转氨酶（ALT）含量，茯苓醇对 CCl_4、高脂低蛋白膳食、饮酒等复合病因所致大鼠实验性肝硬化，具有促进蛋白降解，使肝内纤维组织重吸收作用。新型羧甲基茯苓多糖可使 CCl_4 所致小鼠肝损伤及其代谢障碍明显减轻，ALT 下降。连续给药可明显加快肝再生速度，使肝重量增加，茯苓可降低半乳糖胺诱发急性肝衰竭的大鼠血清转氨酶、胆红素及尿素氮含量，减轻黄疸及肾功能障碍，并可降低血浆内毒素含量，减轻肝库普弗细胞损害引起的肠源性内毒素血症。茯苓还可使血浆支链氨基酸与芳香族氨基酸比值恢复正常，防止肝性脑病的发生。

抗肿瘤　茯苓多糖与茯苓素有抗肿瘤作用。茯苓多糖能抑制小鼠 S_{180} 实体瘤的生长，对 ECA 瘤株有明显抑制作用，能抑制小鼠腹水型肉瘤，人慢性骨髓性白血病 K_{562} 增殖。茯苓多糖是

通过对肿瘤细胞的直接杀伤作用，激活机体的肿瘤免疫监视系统和影响肿瘤的磷脂含量、脂肪酸组成及肌醇磷脂的代谢，而发挥抗肿瘤的作用。茯苓素在体外对小鼠白血病 L_{1210} 细胞生长有抑制作用，在体内对小鼠移植肿瘤 S_{180} 细胞有抑制作用。茯苓素通过抑制 DNA 的合成，并能与肿瘤细胞膜上核苷转运蛋白结合，抑制核苷转运，增强巨噬细胞产生诱生肿瘤坏死因子的能力。此外，茯苓素对抗肿瘤药物有增效作用，可提高抑瘤率。

抗病原微生物　茯苓的乙醇提取物体外能杀死钩端螺旋体。茯苓煎剂对金黄色葡萄球菌、大肠埃希菌、变性杆菌有抑制作用。茯苓有抗病毒作用。

抗氧化　茯苓多糖能增强小鼠肝超氧化物歧化酶的活性，抑制丙二醛的生成，因而具有清除氧自由基的作用。茯苓提取物的体外实验也显示出很强的抗氧化活性。

其他　茯苓可减轻卡那霉素中毒性耳损伤，以及有预防肾结石、抗炎、镇静、降血糖等作用。

毒性与不良反应　茯苓的温水浸提液给小鼠灌胃测得半数致死量（LD_{50}）分别大于 10g/kg。茯苓中所含的糖类、蛋白质、脂肪等大分子物质具有抗原性，可引起机体变态反应性疾病。有报道服用茯苓后引起变态反应，也有应用茯苓后致腹绞痛的报道。

体内过程　小鼠对 ^{3}H-茯苓聚糖尿素口服吸收半衰期为 11 分钟，说明吸收甚快，而茯苓聚糖的对照组实验证明无此吸收作用，其原因在于茯苓聚糖不溶于水和体液，以至口服后难于吸收。由于尿素液的助溶作用，改变了茯苓聚糖在体内的吸收，从而发挥

出应有作用，所得药-时曲线符合开放二室模型。^{3}H-茯苓素 Wistar 大鼠静脉注射 50mg/kg 体内过程符合二室模型，吸收相半衰期为 0.323 小时，消除半衰期为 1.443 小时。灌胃 100mg/kg 动力学特点为一室模型，吸收相半衰期为 0.889 小时，消除相半衰期为 1.171 小时，达峰时间为 1.214 小时，峰浓度为 5.194μg/ml。排泄试验表明肾排泄占全部放射剂量的 56.72%，肠排泄占 33.10%，动物体内存在肝肠循环。大鼠灌胃给予茯苓素混合提取物，血中去氢土莫酸浓度 2 小时左右达峰，消除半衰期为 4 小时。大鼠静脉注射茯苓素药时曲线符合二室模型，口服符合一室模型。静脉注射肝、肾、肺含量最高；经尿、粪和胆汁排泄，肾脏为主要排泄器官。大鼠静脉注射茯苓酸后，半衰期（$t_{1/2}$）为 9 小时。3-表去氢土莫酸、猪苓酸 C 和 6α-羟基猪苓酸 C 均可以通过小肠吸收。

(戴　敏)

fúlíngpí

茯苓皮（Poriae Cutis）

多孔菌科真菌茯苓 *Poria cocos*（Schw.）Wolf 菌核的干燥外皮。味甘、淡，性平。归肺、脾、肾经。具有利水消肿的功效。主治水湿胀满，小便不利，常与生姜皮、桑白条、大腹皮等同用。茯苓皮的主要活性成分为多聚糖类及三萜类，包括 β-茯苓聚糖、戊聚糖、茯苓素、茯苓酸、土莫酸等。茯苓皮具有利尿作用，可治疗水肿及小便不利。茯苓皮中的三萜类化合物能抑制氧自由基的产生，且表现出剂量依赖关系，可抑制红细胞自氧化溶血及过氧化氢（H_2O_2）诱导的红细胞氧化溶血，还能抑制小鼠肝匀浆自发性脂质过氧化及 $Fe-H_2O_2$ 引起的肝匀浆脂质过氧

化中丙二醛（MDA）的生成。酪氨酸酶活性实验显示，茯苓皮粗三萜及其纯化组分在低浓度时有抑酶活性，在高浓度时对酪氨酸酶酶促反应有促进作用。茯苓皮三萜对大肠埃希菌、金黄色葡萄球菌、铜绿假单胞菌有抑制作用。

(戴　敏)

fúshén

茯神（Poria Cum Radix Pini）

多孔菌科真菌茯苓 *Poria cocos*（Schw.）Wolf 菌核中间天然抱有松根的白色部分。味甘、淡，性平。归心、脾经。具有宁心、安神、利水的功效。适用于惊悸、怔忡、健忘、失眠、惊痫、小便不利。茯神的主要有效成分为茯苓酸、茯苓多糖等。

茯神的药理作用主要包括：①神经系统。茯神是临床常用的安神药物，可以延长睡眠时间，与戊巴比妥钠等有协同作用，对多数失眠、入睡困难和睡眠易醒的人都有较好的疗效。②泌尿系统。茯神具有利水消肿作用，茯苓素是茯神利水消肿的主要成分，能激活细胞膜上与利尿有关的腺苷三磷酸酶（ATP 酶），影响肾小管对钠离子的重吸收。25% 的茯神醇浸剂对正常家兔腹腔注射，具有利尿作用。③免疫系统。羧甲基茯苓多糖能提高小鼠腹腔巨噬细胞的吞噬能力，刺激 T 淋巴细胞与 B 淋巴细胞增殖。羧甲基茯苓多糖还能缓解环磷酰胺所致的小鼠白细胞减少，注射多糖后白细胞数回升速度加快，提高巨噬细胞对羊红细胞的吞噬能力。茯神的甲醇提取液中分得的三萜化合物，可以抑制 12-O-十四烷酰佛波醇-13-乙酸酯（TPA）引起的鼠耳肿。④消化系统。茯神对四氯化碳所致大鼠肝损伤有明显的保护作用，使丙氨酸转氨酶活性

降低，防止肝细胞坏死。茯神能使肝细胞肿胀减退，肝重量增加，并加速肝细胞再生，达到保肝降酶的作用。⑤抗肿瘤。有专利报道茯神的部分三萜类化合物的甲酯可以作为肿瘤预防剂。⑥抗病原微生物。茯神煎剂对金黄色葡萄球菌、结核杆菌和变形杆菌等有抑制作用。⑦其他。茯神对维持神经细胞线粒体的功能及微管结构方面有重要作用；茯神能通过抑制酪氨酸酶的活性来减少黑色素的生成；茯神还具有降血糖的作用。

(戴　敏)

yìyǐrén

薏苡仁（Coicis Semen）

禾本科植物薏苡 *Coix lacryma-jobi* L. var. ma-yuen（Roman.）Stapf 的干燥成熟种仁。味甘、淡，性凉。归脾、胃、肺经。具有利水消肿、渗湿、健脾、除痹及清热排脓的功效。适用于水肿、小便不利、脚气浮肿；脾虚泄泻、湿痹筋脉挛急疼痛；肺痈、肠痈。薏苡仁的主要成分为脂肪油，油中有薏苡仁酯、薏苡内酯、脂肪酸。还含有多种氨基酸、蛋白质、豆甾醇、谷甾醇、酸性多糖等。

药理作用 薏苡仁的药理作用多集中于免疫系统、心血管系统、中枢神经系统等方面，主要有调节免疫功能、抗癌、降压、改善动脉粥样硬化、降糖等作用。

抗肿瘤 薏苡仁煎剂和提取液对多种癌细胞的生长有抑制作用，其主要抗肿瘤成分为其不饱和脂肪酸和薏苡仁酯。薏苡仁乙醇、丙酮提取物腹腔注射能抑制小鼠艾氏腹水癌细胞的增殖，并延长其生存时间。薏苡仁乙醇提取物能促进培养的扁平上皮细胞的角化。丙酮提取物还对宫颈癌-14（U_{14}）、腹水型肝癌（HCA）、

S$_{180}$腹水癌等有明显的抑制作用。薏苡仁甲醇提取物可强烈抑制非洲淋巴细胞瘤病毒早期抗原激活作用，并有拮抗肿瘤促进剂的作用。薏苡仁酯能抑制小鼠艾氏腹水癌细胞的生长；能提高鼻咽癌 CNE-2Z 细胞对钴-60（^{60}Co）放射的敏感性和乏氧 CNE-2Z 细胞的辐射敏感性，也能和射线相互作用产生协同效应，增强射线对 CNE-2Z 细胞的辐射敏感性。

免疫系统 薏苡仁有明显的调节免疫功能作用，对小鼠免疫反应早期阶段的脾抗原结合细胞的增生有促进作用。腹腔注射对羊红细胞免疫的小鼠脾溶血空斑数、血液中玫瑰花结形成率及淋巴细胞转化率均有促进作用。

心血管系统 薏苡仁油低浓度对蛙的离体心脏呈兴奋作用，高浓度呈麻痹作用；对离体兔耳血管低浓度时收缩，高浓度时扩张。在动物饲料中加入 15% 薏苡仁喂养动物，对动脉粥样硬化有一定改善作用。薏苡素对离体蟾蜍心脏有抑制作用，使其收缩振幅减低，频率减慢；此外，通过静脉给家兔薏苡仁油与薏苡素，皆可使血压下降。

神经系统 薏苡仁水提物对小鼠疼痛有抑制作用。薏苡素给小鼠腹腔注射有镇静、镇痛及解热降温作用。薏苡素给小鼠静脉注射可减少其自发活动，给家兔静脉注射脑电图呈高幅慢波的皮质抑制反应。

平滑肌 薏苡仁对家兔离体肠管及豚鼠的子宫低浓度呈兴奋作用，高浓度呈抑制作用。对电刺激引起的蛙后肢肌肉收缩有抑制作用。薏苡素对青蛙肌肉收缩、大鼠膈肌的氧摄取量糖原的无氧酵解有抑制作用。

骨骼肌 薏苡仁油能抑制青蛙骨骼肌收缩，此作用与含有的饱和脂肪酸有关。

内分泌系统 薏苡仁多糖通过影响胰岛素受体后糖代谢的某些环节和抑制肝糖原分解、肌糖原酵解影响糖异生，从而产生降血糖的作用。对四氧嘧啶糖尿病模型小鼠，可以通过腹腔注射薏苡仁多糖达到降血糖作用。薏苡仁油及薏苡素对兔有轻度降血糖作用。

消化系统 腹腔注射薏苡仁 75% 醇提物，可以抑制水浸应激性小鼠溃疡、盐酸性小鼠溃疡的形成，不抑制吲哚美辛-乙醇性小鼠溃疡形成；抑制番泻叶性小鼠腹泻，不抑制蓖麻油性小鼠腹泻和胃肠推进运动，缓慢促进大鼠胆汁分泌。

呼吸系统 主要含棕榈酸及其酯的薏苡仁油对呼吸系统小剂量兴奋，大剂量产生中枢性麻痹，能使肺血管扩张。

生殖系统 薏苡仁有诱发排卵的作用，对离体子宫具有兴奋作用。

其他 薏苡仁能使动物胸腺萎缩，可能与兴奋肾上腺皮质功能有关。薏苡仁酸性多糖有抗补体活性作用。

体内过程 ^{3}H-薏苡仁油静脉制剂大鼠体内消除相半衰期为 15.84 小时，口服制剂为 14.23 小时；同时以药时曲线下面积（AUC）比较，口服制剂的生物利用度相当于静脉制剂的 62%；小鼠静脉注射薏苡仁油制剂后，药物广泛分布于各组织器官，以肝、脾组织浓度最高；药物经粪尿排出，24 小时排出总量为 38.29%，其中尿占 59.4%，粪占 40.6%；薏苡仁油体外血浆蛋白结合率为 98.4%，体内为 80.5%。两种薏苡仁油制剂的体内过程均为两室

开放模型。

毒性与不良反应未见相关文献报道。

（戴 敏）

zhūlíng

猪苓（Polyporus） 多孔菌科真菌猪苓 *Polyporus umbellatus* (Pers.) Fries 的干燥菌核。味甘、淡，性平。归肾、膀胱经。具有利水渗湿的功效。适用于小便不利，水肿，泄泻，尿路感染，白带。猪苓的主要成分含麦角甾醇、α-羟基-廿四烷酸、生物素、水溶性猪苓聚糖及猪苓多糖。

药理作用 猪苓的药理作用多集中于泌尿系统、免疫系统、消化系统等方面，尚有抗病原微生物、抗肿瘤、抗诱变、抗辐射、抗氧化及延缓衰老等作用。

泌尿系统 正常人和动物实验证明，猪苓均呈明显的利尿作用，在利尿的同时，可促进钠、钾、氯等电解质的排出，其利尿机制可能是抑制了肾小管对水和电解质的重吸收。猪苓对 N-丁基-N-（4-羟丁基）亚硝铵诱发大鼠膀胱肿瘤的抑制实验表明，猪苓能减少膀胱肿瘤的发病率，使肿瘤数目减少，体积变小，恶性程度也明显减轻。猪苓汤通过抑制细胞因子的基因表达、降低细胞因子的活性对原发性系膜增生性肾炎产生治疗作用。猪苓麦角甾醇可抑制尿草酸钙结石的形成。

免疫系统 猪苓水提物或醇提水溶部分，均能明显增强异型小鼠脾细胞诱导的迟发超敏反应，并显著增强小鼠脾细胞诱导的杀伤细胞（CTL）对靶细胞的杀伤活性。猪苓多糖可能单独与干扰素-γ 等协同作用诱导巨噬细胞一氧化氮合酶（iNOS）从头合成，促进巨噬细胞一氧化氮（NO）生成，起到杀伤微生物和肿瘤细胞

的作用。猪苓提取物能增强小鼠单核-吞噬细胞系统吞噬功能。健康人肌内注射猪苓半精制剂，能提高 T 淋巴细胞转化率。

消化系统　猪苓多糖对四氯化碳（CCl_4）所致肝损伤小鼠，有保肝解毒作用，它能使肝损小鼠的血清丙氨酸转氨酶明显下降，防止肝葡萄糖-6-磷酸脱氢酶（G6PD）和结合酸性磷酸酶（ACP）活力的降低，并能使肝组织病理损伤减轻。对 D-半乳糖胺所致小鼠肝损伤也具有预防和治疗作用。猪苓多糖对乳鼠肝生长和肝部分切除的小鼠肝再生均有促进作用。猪苓多糖对豚鼠和熊猴的乙型肝炎表面抗体（抗-HBs）的产生均有促进作用，表现为抗-HBs 出现时间提前和抗-HBs 的平均效价明显增加。

抗病原微生物　体外试验表明，猪苓醇提液对金黄色葡萄球菌、大肠埃希菌均有抑制作用。猪苓能促进腹泻小鼠肠道中双歧杆菌生长，控制腹泻症状。

抗肿瘤　猪苓多糖对小鼠 S_{180}、肝癌$_{7432}$ 有显著抑制作用。猪苓多糖能降低路易斯（Lewis）肺癌自发性转移灶的数目，表明对路易斯肺癌的肺转移灶的发生率有抑制趋势，还有研究发现脂质体猪苓多糖能减少小鼠 B_{16} 黑色素瘤肝转移癌结节数目从而抑制 B_{16} 黑色素瘤肝转移癌生长。猪苓多糖与顺铂、替加氟伍用均能明显提高顺铂对小鼠移植肿瘤 S_{180}、Lewis 及 H_{22} 三种瘤株的抑瘤率，且能拮抗顺铂所致小鼠白细胞减少、免疫器官萎缩、巨噬细胞吞噬功能降低等毒副作用。

抗诱变　猪苓多糖对环磷酰胺所产生的微核有一定的抑制作用，说明猪苓多糖能降低环磷酰胺的致突变作用，并且抑制突变

细胞的有丝分裂，减少微核的产生，起到稳定和促进 DNA 的修复作用，具有抗诱变作用。猪苓多糖可抑制毒激素-L 在诱导肿瘤恶病质中的作用，从而可改善晚期肿瘤患者的临床症状。

抗辐射　给小鼠腹腔注射或口服猪苓多糖，对其急性辐射病均有治疗效果，预防比治疗作用明显。对受照小鼠造血功能无直接保护作用，但能使受照小鼠血浆皮质酮含量显著增加，故抗辐射作用可能是调节垂体-肾上腺系统功能，使机体处于应激状态，增强其抗辐射力。

抗氧化及延缓衰老　猪苓多糖能增加衰老模型小鼠体重，提高体温和胸腺系数，使这些指标接近正常。猪苓多糖能降低衰老小鼠模型、小鼠肝中过氧化脂质的含量，提高衰老模型小鼠红细胞中超氧化物歧化酶和肝过氧化酶活力。猪苓多糖还可使高龄细胞的 DNA 含量增多，认为其具有延缓衰老的作用。

毒性与不良反应　猪苓多糖治疗量的 2000 倍量一次给小鼠，或 100 倍量连续灌胃给小鼠 28 日，腹腔注射 28 日，结果未见毒性反应，各脏器亦无实质损害。又经致癌、致畸、过敏及皮肤刺激试验等，均未见猪苓多糖有明显毒性和刺激作用。猪苓在临床上很少有不良反应的报道，只有少数患者可出现口干、头晕。但猪苓制剂猪苓多糖注射液发生不良反应的报道相对较多，有低热、肌肉痛、皮疹、淋巴结肿大、关节疼痛等副作用。也有报道猪苓多糖可引起血管神经性水肿、皮炎等过敏反应。

体内过程　麦角甾醇大鼠灌胃给药，存在肝肠循环，先通过肝代谢，再经胆汁排泄经粪便排

出体外。

（戴　敏）

zéxiè

泽泻（Alismatis Rhizoma）　泽泻科植物泽泻 *Alisma orientale* (Sam.) Juzep. 的干燥块茎。味甘，性寒。归肾、膀胱经。具有利小便，清湿热功效，用于小便不利，水肿胀满，泄泻尿少，痰饮眩晕，热淋涩痛。主要成分为三萜类化合物，如泽泻醇 A、泽泻醇 B、泽泻醇 C 及其醋酸酯，另外还含有挥发油、胆碱、卵磷脂、甲硫氨酸、甲酰四氢叶酸、维生素 B_{12}、豆甾醇及大量钾盐。

药理作用　泽泻的药理作用多集中于泌尿系统、心血管系统及免疫系统，主要有利尿、降血脂、抗动脉粥样硬化、调节免疫等作用。

泌尿系统　主要包括利尿、抗肾结石、抗肾炎等作用，常与茯苓、车前子合用，治疗急性肾炎的尿少、浮肿。

利尿　正常人及动物实验均证明，泽泻有利尿作用。腹腔注射泽泻流浸膏，能减轻硝酸甘油引起肾炎兔血中尿素及胆固醇的滞留。泽泻中含大量钾盐，可显著增加切除肾上腺大鼠尿钾的排出。泽泻的乙醇提取物具有剂量依赖性抑制肾脏 Na^+-K^+-ATP 酶的活性。健康人口服泽泻煎剂可使尿量、尿中钠及尿素的排出量增加。

抗肾结石　泽泻水提取液在人工尿液中能有效抑制草酸钙结晶体的生长和自发性结晶，并随着人工尿液的离子强度降低和 pH 值升高，抑制活性逐渐增强，并降低肾钙含量和减少肾小管内草酸钙结晶形成而抑制大鼠实验性肾结石形成。

抗肾炎　泽泻的甲醇提取物

用。用于湿热尿赤，淋病涩痛，水肿尿少，乳汁不下。通草的茎髓中主含粗纤维及糖醛酸，还含有戊聚糖、脂肪和蛋白质，另含有多种微量元素。

药理作用：集中于泌尿系统、消化系统、免疫系统及内分泌系统，具有利尿，辅助肝脏疾病的治疗，解热抗炎及促进乳汁分泌的作用。①泌尿系统：通草水煎剂灌服可增加大鼠的尿量，增加尿中钾离子含量，对氯离子影响较小。②消化系统：通草能促进肝脏及其他组织中的脂肪代谢，可用作肝脏疾患治疗的辅助用药。通草中含有的乳糖能维持婴儿肠道中适当的肠道菌丛数，可促进钙的吸收，并有一定的导泻作用。③免疫系统：主要为解热、抗炎作用。通草水提液灌胃对啤酒酵母所致的发热大鼠有解热作用，可使角叉菜胶所致足肿胀大鼠的炎症消退。④内分泌系统：通草的水提醇沉液灌胃，可促进乳腺细胞泌乳，增加乳汁中乳蛋白的含量，能有效治疗产后缺乳。⑤抗氧化：通草的总多糖提取物可降低小鼠血清和肝脏中过氧化脂质含量，降低小鼠脑组织和心肌中脂褐素含量，提高全血超氧化物歧化酶活力，具有一定的抗衰老作用。

(戴　敏)

qúmài

瞿麦 （Dianthi Herba）

石竹科植物瞿麦 *Dianthus superbus* L. 或石竹 *Dianthus chinensis* L. 的干燥地上部分。味苦，性寒。归心、小肠经。具有利尿通淋，活血通经的功效。主要用于热淋、血淋、石淋、小便不通、淋沥涩痛、经闭瘀阻。瞿麦的药理有效成分主要包括黄酮类和皂苷类，还有少量生物碱、挥发油，以及环肽类化合物等。

药理作用　多集中于心血管系统、消化系统、泌尿系统、生殖系统和抗病原微生物等方面。主要有降压、兴奋肠管、利尿和抑菌杀虫等作用。

心血管系统：瞿麦能抑制心肌、扩张血管、降压及兴奋肠管等。对离体蛙心、兔心有很强的抑制作用，瞿麦穗煎剂对麻醉犬有降压作用。

消化系统：瞿麦煎剂对肠管有显著的兴奋作用。使离体兔肠紧张度上升，麻醉犬在体肠管及犬慢性肠瘘则表现为肠蠕动增强，而张力并无太大的影响。瞿麦穗较茎穗作用稍强。苯海拉明、罂粟碱能拮抗此作用。

泌尿系统：瞿麦对家兔、麻醉和不麻醉犬都有一定的利尿作用。灌胃 2g/kg 瞿麦穗煎剂，可使盐水潴留的家兔在 6 小时内尿量增加到 156.6%，氯化物增加到 268.2%，瞿麦茎穗煎剂的利尿作用与纯穗相似但稍弱，使麻醉犬尿量增加 1 ~ 2.5 倍，不麻醉犬尿量增加 5 ~ 8 倍，瞿麦对钾排泄的影响大于钠，其利尿排钾可能与此有关。

生殖系统：瞿麦醇提取物有兴奋子宫平滑肌的作用，且以乙醇提取物最敏感。对麻醉兔在体子宫及大鼠离体子宫平滑肌均有明显兴奋作用，表现在振幅、频率和张力的改变。而且瞿麦果实提取物具有抗着床的作用，使着床期小鼠胎仔数减少，活胎数减少，死胎率增加，部分胚胎出现坏死、吸收，胚胎体积明显变小，妊娠子宫重量减轻。并可使着床期小鼠血清孕酮水平下降。

抗病原微生物：瞿麦的水和乙醇提取物对大肠埃希菌、副伤寒沙门菌、金黄色葡萄球菌、枯草杆菌和变形杆菌均有抑制作用。

毒性与不良反应　瞿麦毒性较低，其100%醇提物有轻微溶血反应。

体内过程　大鼠静脉注射瞿麦醇提取物齐墩果烷皂苷（5.0mg/kg），血浆半衰期（$t_{1/2}$）为 1 小时，给药 2 分钟时血药浓度达 18 760ng/ml，清除率为 0.81L/(h · kg)。

(龙子江)

biānxù

萹蓄 （Polygoni Avicularis Herba）

蓼科植物萹蓄 *Polygonum aviculare* L. 的干燥地上部分。味苦，性微寒。归膀胱经。具有利尿通淋，杀虫，止痒的功效。主要用于热淋涩痛，小便短赤，虫积腹痛，皮肤湿疹，阴痒带下。萹蓄的药理有效成分主要包括黄酮类、酚酸类化合物，其次是苯丙素类、生物碱类、醌类、糖类化合物等，此外，萹蓄中还含有丰富的氨基酸和人体必需的常量和微量元素等。

药理作用　萹蓄的药理作用主要集中在泌尿系统、心血管系统、血液系统等方面，具有利尿、降压、抑菌等作用。

泌尿系统　萹蓄水煎剂有利尿作用。煎剂 20g/kg 给予盐水负荷的大鼠后，尿量、钠、钾排出均增加，特别是钾的排出较多，认为其利尿作用主要是由于钾盐所致，也有人认为是由于其中所含黄酮苷所致。

心血管系统　萹蓄的水及醇提取液给猫、兔、犬静脉注射，均具有降压作用。

萹蓄黄酮苷（FP）能够舒张由去氧肾上腺素（PE）和 KCl 引起的血管收缩，其舒张血管作用可能是抑制胞外 Ca^{2+} 经血管平滑肌上的电压依赖性钙通道内流及

细胞内内质网 Ca^{2+} 释放，从而抑制细胞内钙离子浓度升高。

抗病原微生物 浓度为 25% 的全草煎剂对福氏志贺菌和宋内志贺菌皆有抑制作用。1∶10 浓度的煎剂对须疮癣菌、毛羊状小孢子菌有抑制作用。对葡萄球菌、铜绿假单胞菌、皮肤真菌均有抑制作用，并有驱蛔虫的作用。

血液系统 萹蓄的水及醇提取物有促凝血作用，能加速血液凝固，使子宫张力增高，可作流产及分娩后子宫出血的止血剂。

其他 萹蓄能够增强呼吸运动的幅度及肺换气量，有轻度收敛作用，可作为创伤用药。萹蓄苷对大鼠、犬还具有利胆作用，给犬静脉注射萹蓄苷的半数有效量（2.57～4.26mg/kg），可使胆盐的排出增加。

毒性与不良反应 萹蓄作为牧草是有毒的，可使马、羊产生皮炎及胃肠紊乱，鸽对此植物的毒性作用最敏感。猫、兔口服浸剂（10～20%）或煎剂（1∶40）的最小致死量为 20ml/kg。

体内过程未见文献报道。

（龙子江）

difūzǐ

地肤子（Kochiae Fructus）

藜科植物地肤 *Kochia scoparia*（L.）Schrad. 的干燥成熟果实。味辛、苦，性寒。入肾、膀胱经。具有清热利湿，祛风止痒的功效。主要用于小便涩痛，阴痒带下，风疹，湿疹，皮肤瘙痒。有效成分主要包括三萜皂苷及甾类化合物、脂肪油、生物碱、黄酮等。

药理作用 多集中于内分泌系统、免疫系统、消化系统、抗病原微生物等方面。

内分泌系统 地肤子正丁醇提取部分（NBFK）有降糖作用。NBFK 50mg/kg 灌胃能抑制正常小鼠胃排空，25mg/kg、50mg/kg 明显抑制灌胃葡萄糖、静脉注射四氧嘧啶所致高血糖小鼠和皮下注射胰岛素所致低血糖小鼠的胃排空；NBFK 125～500μg/ml 抑制大鼠小肠黏膜蔗糖酶、麦芽糖酶和乳糖酶的活性，100～800μg/ml 浓度依赖性减少大鼠小肠对葡萄糖的吸收。

免疫系统 地肤子总皂苷抑制速发型变态反应，其作用机制可能与稳定肥大细胞细胞膜、减少组胺的释放及对抗过敏介质的致炎作用有关，而且其抗变态反应作用具有量效关系。还能对抗 4-氨基吡啶致小鼠过敏性皮肤瘙痒和组胺所致小鼠足肿胀的作用，抗过敏性瘙痒作用比抗过敏介质的致炎作用强。

消化系统 NBFK 能促进正常小鼠的小肠推进功能，芬氟拉明、多巴胺、醋酸和 N-硝基-L-精氨酸抑制肠运动后，其促进作用更加明显，而阿托品预处置则使其促进作用消失。NBFK 改善小肠推进功能，其作用可能与胆碱能神经和一氧化氮有关。地肤子醇提物能显著抑制小鼠胃排空，其主要有效成分可能为皂苷，其作用机制与中枢神经系统、儿茶酚胺、内源性前列腺素、抑制胃肠道吸收和转运及胆碱能神经系统有关。

抗病原微生物 地肤子超临界 CO_2 萃取物具有体外抗阴道滴虫药理活性，对阴道滴虫有较好的抑制作用。超临界萃取的地肤子油对金黄色葡萄球菌、表皮葡萄球菌、石膏样毛癣菌、红色毛癣菌、羊毛小孢子菌有较好的抑菌活性。地肤子正丁醇提取部位对白念珠菌有明显的抑菌活性。

毒性与不良反应、体内过程 未见文献报道。

（龙子江）

hǎijīnshā

海金沙（Lygodii Spora）

海金沙科植物海金沙 *Lygodium japonicum*（Thunb.）Sw. 的干燥成熟孢子。味甘、咸，性寒。归膀胱、小肠经。具有清利湿热，通淋止痛的功效。主要用于热淋，石淋，血淋，膏淋，尿道涩痛。海金沙的药理主要有效成分包括黄酮类、酚酸类、苯丙素类、萜类、甾类成分和脂肪酸类成分等多种生物活性成分。海金沙全草具有一定的药理作用。

药理作用 多集中于消化系统、内分泌系统、泌尿系统、抗病原微生物、抗氧化等方面。

消化系统 海金沙中的对香豆酸增加大鼠胆汁量，而不增加胆汁里胆红素和胆固醇的浓度，属水催胆剂，其利胆强度与去氢胆酸相似，而无引起肝劳损等不良反应。

内分泌系统 主要包括降糖作用和抑制雄性激素作用。

降糖作用：海金沙根和根状茎水提液和醇提液对四氧嘧啶所致糖尿病模型小鼠有降血糖作用，而对正常小鼠血糖无影响。

抑制雄性激素作用：海金沙的 50% 乙醇提取物在体外有抑制睾酮 5A-还原酶的活性，体内对睾酮处理过的仓鼠胁腹器官的增长具有显著抑制作用，并促进其毛发生长，而对 5α-二氢睾酮处理过的仓鼠胁腹器官增长无抑制作用。

泌尿系统 海金沙注射液可引起麻醉犬输尿管蠕动频率增加和输尿管上段腔内压力增高，但对尿量影响不明显。海金沙提取液可抑制二水草酸钙（COD）晶体向热力学更稳定态的一水草酸钙（COM）晶体转变。

抗病原微生物 海金沙甲醇提取物具有抗石膏样小孢子菌、白癣菌等真菌活性。对藤黄球菌、金黄色葡萄球菌、枯草杆菌和乙型溶血性链球菌均有抑制活性。

抗氧化 海金沙草中黄酮具有一定的清除羟基自由基、超氧阴离子自由基的作用，具有较强的清除烷基自由基及抑制油脂过氧化的能力。不同溶剂所得提取物对自由基的清除作用均有差别，其中95%乙醇提取得到的海金沙提取物对3种自由基清的除效果均最好。

毒性与不良反应 病人服用海金沙150g后，出现舌麻、恶心、头晕、畏寒、尿频等严重不适症状。

体内过程 海金沙化学成分反式-对-香豆酸50mg/kg十二指肠注入，给药24小时可达到最大效应，并持续4~5小时。

(龙子江)

liánqiáncǎo

连钱草（Glechomae Herba）

唇形科植物活血丹 *Glechoma longituba*（Nakai）Kupr. 的干燥地上部分。味辛、微苦，性微寒。入肝、肾、膀胱经。具有利湿通淋、清热解毒、散瘀消肿的功效，临床上主要用于治疗热淋、石淋、湿热黄疸、疮痈肿痛、跌打损伤等。连钱草提取物中含有酚类、萜类及甾体，黄酮类，有机酸类以及油脂、挥发油类等成分。

药理作用：主要在消化系统、抗病原微生物等方面，表现为利尿利胆、排石、抗菌抗炎等。

消化系统：①利胆排石作用。连钱草对胆固醇结石有较好的治疗作用，其提取物对人胆固醇有明显的溶解作用，能有效降低豚鼠血清总胆固醇（TC）、三酰甘油（TG）、低密度脂蛋白胆固醇（LDL-C）及胆汁中胆固醇、蛋白质浓度，提高胆汁中胆汁酸、卵磷脂含量。②促进肠管运动。连钱草具有抑制肠蠕动作用。其乙醇提取物能够显著抑制小鼠小肠炭末推进率，缓解大黄所致小鼠腹泻，对抗新斯的明所致的肠蠕动亢进，且能抑制豚鼠离体回肠平滑肌收缩，拮抗乙酰胆碱、组胺、氯化钡对离体豚鼠回肠平滑肌的激动作用。

抗病原微生物：连钱草的三氯甲烷萃取物对苹果腐烂病菌、棉花立枯病菌、黄瓜枯萎病原菌和番茄灰霉病菌的半数抑制浓度（IC$_{50}$）分别为 4.4586 mg/ml、0.6193 mg/ml、1.6898 mg/ml、1.5563mg/ml。连钱草的石油醚萃取物、乙酸乙酯萃取物和正丁醇萃取物都对棉花立枯病菌的抑制作用最强。

其他：连钱草具有抗炎作用，其水提和醇提物均能显著抑制二甲苯致小鼠耳肿胀和醋酸致小鼠腹腔毛细血管通透性。水提物明显抑制角叉菜胶和蛋清致小鼠肿胀足组织中前列腺素 E$_2$（PGE$_2$）、5-羟色胺（5-HT）的释放。还有降脂和调节血糖的作用。连钱草煎剂有显著利尿作用。

(龙子江)

shíwéi

石韦（Pyrrosiae Folium）

水龙骨科植物庐山石韦 *Pyrrosia sheareri*（Bak.）Ching、石韦 *Pyrrosia lingua*（Thunb.）Farwell 或有柄石韦 *Pyrrosia petiolosa*（Christ）Ching 的干燥叶。味甘、苦，性微寒。归肺、膀胱经。有利水通淋、清肺止咳、凉血止血等功效。主要用于热淋血淋，石淋，小便不通，淋沥涩痛，肺热咳喘，吐血，衄血，尿血，崩漏等疾病。其主要活性成分为黄酮类、总皂苷、多糖、蒽醌等化合物。

药理作用 在心血管系统、内分泌系统、泌尿系统、抗病原微生物方面等均表现有较好的药理作用，具有抗心律失常，增多白细胞，抗泌尿系统结石等作用。

心血管系统：石韦的黄酮类化合物能有效扩张动脉血管，降低I期高血压患者的血压；能缩短大鼠缓慢性心律失常持续时间并降低心率减慢的程度，可用于缓慢性心律失常。

内分泌系统：石韦多糖能明显降低糖尿病小鼠的血糖，增强糖尿病小鼠的负荷糖耐量，明显降低糖尿病小鼠血液及胰腺组织过氧化脂质含量。腹腔注射石韦黄酮类化合物芒果苷，可明显降低糖尿病大鼠由于氧化性损伤引起的糖基化血红蛋白和血清肌酸磷酸激酶（CPK）的量。

泌尿系统：石韦有肾保护作用，增加尿中草酸钙结晶的排泄，减少其在肾内堆积，预防肾结石、保护肾脏。

抗病原微生物：石韦以2.5%~10%的药物浓度作体外实验表明对痢疾志贺菌，尤其对福氏志贺菌以及肠伤寒菌，副伤寒甲、乙菌都有较好的抗菌活性。此外，对金黄色葡萄球菌、变形杆菌、大肠埃希菌等也有抑制作用。正丁醇和水提取物对变形杆菌、枯草杆菌、藤黄八叠球菌的抑制效果较好。

毒性与不良反应 有一定的毒性，小鼠灌服石韦提取物，半数致死量为 17~90g/kg；阴虚及无湿热者忌服。

体内过程 大鼠单剂量灌胃给予石韦水煎液后，测定大鼠血浆中绿原酸的含量及体内代谢情况，达峰浓度（C$_{max}$）= 2.429 ± 0.594μg/ml，半衰期

$(t_{1/2}) = 9.744\pm4.556h$。

（龙子江）

dēngxīncǎo

灯心草（Junci Medulla） 灯心草科植物灯心草 Juncus effuses L. 的干燥茎髓。味甘、淡，性微寒。归心、肺、小肠经。具有清心火，利小便的功效。用于心烦失眠，尿少涩痛，口舌生疮。主要化学成分有菲类及其苷、黄酮类、甘油酯、三萜类化合物和挥发油等。

药理作用：主要集中在神经系统、免疫系统、抗病原微生物等方面，用于失眠、小儿夜啼，扁桃体炎等症。

神经系统：灯心草乙酸乙酯提取物能显著减少小鼠自主活动，明显延长阈剂量戊巴比妥钠所导致的睡眠时间，具有明显的镇静催眠作用。

免疫系统：灯心草灸疗法对甲亢患者 T 淋巴细胞亚群间的异常具有调整作用，有效地改善甲状腺功能的亢进状态。

抗病原微生物：灯心草中的菲类化合物具有抗菌活性，对枯草杆菌、草分枝杆菌、环状芽胞杆菌、金黄色葡萄球菌等革兰阳性菌和白念珠菌显示一定的抗菌活性。

（龙子江）

miánbìxiè

绵萆薢（Dioscoreae Spongiosa Rhizoma） 薯蓣科植物绵萆薢 Dioscorea spongiosa J. Q. Xi, M. Mizuno et W. L. Zhao 或福州薯蓣 Dioscorea futschauensis Uline ex R. Kunth 的干燥根茎。味微苦，性平。归肝、肾、膀胱经。具有利湿去浊，祛风除痹。用于淋病白浊，白带过多，湿热疮毒，风湿痹痛，关节不利，腰膝疼痛。药理有效成分主要包括薯蓣皂苷、尚含纤细薯蓣苷、薯蓣皂素毒苷A、薯蓣皂素毒苷 B、山草薢皂苷、约诺皂苷、托克皂苷元-1-葡萄糖苷等皂苷。

药理作用：多集中于免疫系统、治疗皮肤病与抗病原微生物等方面，主用于改善尿路性疾病、治疗关节炎等。

免疫系统：草薢对小鼠单核巨噬系统的功能有明显的促进作用。小鼠用草薢水煎液 30g/kg，灌胃给药 7 天，结果表明草薢能明显增强小鼠单核巨噬细胞系统对刚果红的廓清功能。同时还能明显促进绵羊红细胞所致的小鼠迟发超敏反应。

治疗皮肤病：采用草薢渗湿汤加减方药可以有效治疗婴幼儿湿疹。草薢渗湿汤加味内服联合鸦胆子外敷可以治疗结节性痒疹。

抗病原微生物：草薢对尿路感染的致病菌大肠埃希菌和变形杆菌具有较强的抗菌作用。体外抑菌试验结果表明含草薢药液稀释倍数为 1/4 和 1/8 的培养液中无大肠埃希菌，而含草薢药液稀释倍数为 1/4、1/8、1/16、1/32 和 1/64 的培养液中均无变形杆菌。表明单独使用草薢的抗菌作用强于其配伍的抗菌作用。

（龙子江）

báqiā

菝葜（Smilacis Chinae Rhizoma） 百合科植物菝葜 Smilax China L. 的干燥根茎。气微，味微苦、涩，性平。归肝肾、经。具有祛风利湿，解毒散瘀的功效，用于筋骨酸痛，小便淋漓，带下量多，疔疮痈肿等。其叶外用治疗疔疮、烫伤。临床上被广泛用于妇科炎症，也用于肿瘤治疗。菝葜化学成分复杂，主要含有黄酮和二苯乙烯类成分，如菝葜素，异内杞苷，齐墩果酸，山奈素，二氢山奈素，β-谷甾醇，β-谷甾醇葡萄糖苷，薯蓣皂苷的原皂苷元 A，薯蓣皂苷，纤细薯蓣皂苷，甲基原纤细薯蓣皂苷，甲基原薯蓣皂苷等。

药理作用 多集中在血液造血系统、抗炎、抗病原微生物、抗肿瘤等。

血液造血系统 菝葜水煎液具有明显活血化瘀的药理作用，其作用机制可能是通过抑制血小板聚集和延长内源性凝血时间而实现的，并对纤维蛋白原生成有影响，但对血小板的数目没有明显影响。抑制血小板的聚集可能是菝葜中的有效成分甾体皂苷类物质抑制了磷酸二酯酶（PDEs）活性，从而使血小板中环腺苷酸（cAMP）浓度升高而产生的抗血小板活性作用。

抗炎 临床上菝葜多用于治疗各种炎症性疾病，如妇科盆腔炎及炎症性包块、前列腺炎、类风湿关节炎等。菝葜水提物对慢性盆腔炎模型大鼠有一定的治疗作用，菝葜水煎液能有效降低盆腔炎模型大鼠血液中丙二醛（MDA）的含量。

抗病原微生物 菝葜乙酸乙酯提取物能较好抑制金黄色葡萄球菌、大肠埃希菌、表皮葡萄球菌以及妇科常见的白念珠菌、毛癣菌等。其中对金黄色葡萄球菌感染小鼠的半数有效量（ED_{50}）为 49.89g/kg（生药剂量）。

抗肿瘤 菝葜乙酸乙酯提取物体内外能有效抑制肿瘤细胞的增殖，对小鼠 S_{180}、H_{22}、EAC 肿瘤细胞等具有较好的抑制作用。且呈良好的量效关系，对小鼠肿瘤细胞 S_{180}、EAC、H_{22} 及人肝癌细胞 HepG2 半数抑制率 IC_{50} 分别为 0.521 ± 0.272g/L、0.801 ± 0.333g/L、0.512 ± 0.217g/L、0.608±0.268g/L。

其他 菝葜中有一种具有显著降血糖活性的化合物，结构为3-（S）-5,7,4-三羟基二氢黄酮（柚皮素），具有 α-葡萄糖苷酶和醛糖还原酶抑制活性。

毒性与不良反应 由于本品含有皂素及鞣酸等杂质，对胃肠道黏膜有一定的刺激性。

体内过程未见文献报道。

（龙子江）

sānbáicǎo

三白草（Saururi Herba）

三白草科植物三白草 *Saururus chinensis* (Lour.) Baill. 的干燥地上部分。气微，味甘、辛，性寒。归肺、脾、胃、膀胱经。具有利尿消肿，清热解毒的功效。用于水肿，小便不利，淋沥涩痛，带下；外治疮疡肿毒，湿疹。三白草的药理有效成分主要包括槲皮素、槲皮苷、木脂素、异槲皮苷和三白草酮，另外还含有熊果酸、木犀草素、山柰酚、N-反式阿魏酸酪酰胺、原儿茶酚、咖啡酸等。

药理作用 主要集中于心血管系统、内分泌系统、消化系统及抗肿瘤等方面，具有保肝、抗氧化、抗炎、神经保护、抗氧化及延缓衰老等多种活性。

心血管系统：三白草中的木脂素具有血管舒张作用。从三白草中分离出化合物（Saucerneol、Saucerneol D 和红楠树脂素）和三白草根中的某些木脂素具有心血管松弛活性和负性肌力作用。

抗病原微生物：三白草 50% 煎剂对金黄色葡萄球菌、伤寒沙门菌有抑制作用。水提物能够明显降低单纯疱疹病毒（HSV-2）感染诱导的 p65 核转移情况，具有抑制 HSV-2 诱导的 NF-κB 活化的能力。

内分泌系统：三白草提取物能使血清胰岛素轻度降低，能轻度改善胰岛素抵抗三白草所含的槲皮素和槲皮苷等为醛糖还原酶抑制剂，能抑制葡萄糖和半乳糖还原成相应的多元醇，可以降低血糖。三白草对四氧嘧啶致糖尿病小鼠有明显降血糖作用和促进超氧化物歧化酶（SOD）水平升高，降低丙二醛（MDA）水平，保护细胞免受伤害，可见三白草对四氧嘧啶糖尿病有积极的预防和治疗作用。

消化系统：三白草中的异槲皮苷和槲皮苷对 H_2O_2 损伤的肝细胞 LO_2 有显著的保护作用，所以三白草有一定的保肝作用。另外，三白草中的有效成分三白草酮，是一种结构独特的木脂素，具有广泛的药理活性，尤其在保肝方面，其可通过抗氧化、抗炎而起到保肝作用。

抗肿瘤：三白草提取物能延长 H_{22} 腹水瘤小鼠的生存时间，且能不同程度的升高 S_{180} 实体瘤小鼠的胸腺、脾指数。三白草提取物对移植性肝癌 H_{22}、肉瘤 S_{180} 有抑制作用。

抗氧化及延缓衰老：三白草有中化学成分三白草总黄酮，能有效地清除超氧阴离子自由基（$O_2^-·$）和羟基自由基（·OH）的抗氧化活性，所以三白草总黄酮具有抗氧化作用，能缓减衰老。

其他：本品提取的扁蓄苷，静脉注射 0.5mg/kg，使犬有明显的尿作用，增加剂量时作用更显著。对大鼠，不论口服或皮下给药，34mg/kg 即产生显著的利尿作用，强度不如氨茶碱，但其毒性仅为氨茶碱的 1/4。叶中所含金丝桃苷有明显的抗炎作用，大鼠植入羊毛球后，每天 20mg/kg 腹腔给药，连续 7 天，能显著抑制炎症过程。

毒性与不良反应 三白草有小毒，长期服用对人体的肝、肾损伤严重。

体内过程 三白草的药理有效成分主要是槲皮素类，通过对大鼠灌胃槲皮素后血浆中代谢物的研究发现，槲皮素在体内能发生广泛的代谢，进入循环后几乎检测不到原形的存在，有研究显示，槲皮素等化合物能迅速被细胞溶质中的甲基转移酶催化代谢。另有研究表明，大鼠口服槲皮素后，肝脏有较高的首过效应，吸收后的 80% 代谢成 3-OH 位置的甲基化产物。

（龙子江）

yīnchén

茵陈（Artemisiae Scopariae Herba）

菊科植物滨蒿 *Artemisia scoparia* Waldst. et Kit. 或茵陈蒿 *Artemisia capillaris* Thunb. 的干燥地上部分。春季幼苗高 6 ~ 10 cm 时采收或秋季花蕾成长时采割，除去杂质及老茎，晒干。春季采收的习称"绵茵陈"，秋季采割的称"茵陈蒿"。味苦、辛，性微寒。归脾、胃、肝、胆经。具有清利湿热，利胆退黄的功效。用于黄疸尿少，湿温暑湿，湿疮瘙痒，传染性黄疸型肝炎等。现代药理研究发现茵陈主要具有利胆，保肝，调脂降压及降血糖，抗动脉粥样硬化，抗肿瘤，抗病原微生物，细胞保护，解热镇痛抗炎，耐缺氧，抗氧化等作用。茵陈的药理有效成分主要包括茵陈蒿挥发油、茵陈多肽、6,7-二甲氧基香豆素、茵陈醇、茵陈素 A、茵陈素 B，另含对羟基苯乙酮及绿原酸等。

药理作用 主要集中于消化系统、心血管系统、免疫系统及抗病原微生物等方面，具有利胆，保肝，调脂降压及降血糖，抗动脉粥样硬化，抗肿瘤，抗病原微生物，细胞保护，解热镇痛抗炎，耐缺氧，抗氧化等作用。

消化系统　茵陈提取液对四氯化碳（CCl_4）所致大鼠慢性肝损伤有较好的治疗作用，在 CCl_4 引起大鼠慢性肝损伤实验中，经连续一个月给大鼠灌胃茵陈提取液，丙氨酸转氨酶（ALT）、天冬氨酸转氨酶（AST）两项指标和 CCl_4 模型组比较有显著差异，说明茵陈提取液对慢性肝损伤有较好治疗作用。绵茵陈、茵陈蒿及其复方均能降低 CCl_4 肝损伤组织脂质过氧化的程度，茵陈蒿提高超氧化物歧化酶（SOD）的作用比绵茵陈稍强。肝病理组织学变化未观察到二者及复方明显的差异。茵陈合剂用药 30 分钟后能显著地促进正常豚鼠胆汁流量、胆汁总胆汁酸和胆固醇的分泌。茵陈合剂能够明显减少家兔胆汁中胆固醇含量，增加胆汁中总胆汁酸和磷脂含量，从而阻遏了成石性胆汁的生成。茵陈水煎剂对小鼠肝药酶有诱导作用，且能显著升高兔离体胃底和胃体纵行肌条张力，增大胃体收缩波平均振幅，并有量效关系。

心血管系统　主要包括抗心肌缺血、抗动脉粥样硬化等作用，可用于调血脂、降血压和抗动脉粥样硬化等疾病的治疗。

降血压：茵陈水浸液，乙醇浸液，挥发油均有降压作用。降压有效成分主要是 6,7-二甲氧基香豆素。

降血脂：茵陈煎剂可以有效降低实验性高胆固醇血症兔的血脂，使其动脉壁粥样硬化减轻，内脏脂肪沉着减少，主动脉壁胆固醇含量降低。茵陈能抑制四氧嘧啶致小鼠空腹血糖的升高作用，降低糖尿病小鼠的空腹血糖。茵陈蒿提取物具有降低胰岛素抵抗

大鼠血糖和血压的作用，其降压作用机制可能与其抗氧化作用，恢复胰岛素敏感性，降低肾素-血管紧张素-醛固酮系统活动和提高一氧化氮（NO）水平有关。茵陈煎剂可使高胆固醇血症家兔血清胆固醇、低密度脂蛋白-胆固醇（LDL-C）明显下降，并能使主动脉胆固醇含量降低，动脉壁粥样硬化斑块减轻，内脏脂肪沉积减少；表明茵陈具有一定降血脂和抗动脉粥样硬化作用。

抗动脉粥样硬化：采用免疫损伤合并高胆固醇喂饲复制家兔实验性动脉粥样硬化模型，观察茵陈、赤芍、三棱、淫羊藿对家兔实验性动脉粥样硬化病灶的消退作用及原癌基因 C-myc、C-fos、V-sis 表达的影响，结果发现茵陈等因其多成分负荷作用与动脉粥样硬化发生发展多机制、多环节吻合，显示出良好的抗动脉粥样硬化作用。

耐缺氧：茵陈素能显著提高减压、常压、化学药物所致组织缺氧死亡鼠的存活率或存活时间，不同生长期的茵陈水提物均能显著降低小鼠耗氧量，提高正常小鼠心肌耗氧量，增加模型小鼠的耐缺氧能力。

抗肿瘤　茵陈蒿对亚硝酸钠和 N-甲基苄胺的诱癌作用有阻断作用，以及增强细胞免疫功能的作用。茵陈蒿水煎剂对实验性食管肿瘤大鼠病变组织 P53 和 cdk_2 的表达有下调作用。将银城的水提取物浓缩、干燥，经 Sephacryl S-200 分子筛过柱分离纯化其组分，以噻唑蓝（MTT）法检测各成分对肿瘤细胞生长的影响；结果经 S-200 分子筛过柱分析发现茵陈具有含量和性质不同的 8 个吸收峰，其中 6 种对 BEL-7402 人肝癌细胞有生长抑制和杀伤作用。

方剂茵陈蒿汤能显著抑制 SMMC-7721 人肝癌细胞的增殖，并对人肺癌细胞 AMDA49 具有显著抑制作用。

抗病原微生物　茵陈蒿水提取物对枯草杆菌、青霉菌、黑曲霉、金黄色葡萄球菌和大肠埃希菌都有抑菌作用。多糖提取物也具有一定程度的抗细菌与抗真菌活性，抗菌活性比抗真菌活性大。

免疫系统　茵陈醇浸剂对人工发热兔有显著解热作用。茵陈中的 6,7-二甲氧基香豆素有镇痛作用，对角叉菜胶引起的大鼠足趾肿胀有抗炎作用。

抗氧化及延缓衰老　茵陈水煎液对邻苯三酚在碱性溶液中自氧化产生的超氧阴离子自由基有较强的清除和抑制作用。茵陈总黄酮提取物具有较强的体外抗氧化活性，对卵黄脂蛋白不饱和脂肪酸过氧化产物的形成具有显著的抑制作用，对 $O_2^-\cdot$ 和 $\cdot OH$ 也有很好的清除作用。茵陈黄酮类化合物是一种很好的抗氧化剂，可作为天然的抗衰老保健品、食品抗氧化剂和具有辅助疗效的药物添加剂使用。

其他　茵陈素可被顺铂抑制的家兔原代肾小管细胞乳酸脱氢酶、碱性磷酸酶和 N-乙酰-β-氨基葡萄糖苷酶活力；拮抗顺铂导致的细胞内钙离子超载，起到细胞保护作用。

毒性　犬每天口服茵陈浸液，未见毒性反应，仅有安静、思睡现象。给小鼠 1 次口服茵陈提取物 6,7-二甲氧基香豆素 10g/kg，动物多呈静卧、呼吸困难等，一般在 5 小时死亡。毒性：6,7-二甲氧基香豆素灌胃对小鼠的半数有效量为 940mg/kg。大鼠每日灌胃 50% 煎剂 5ml，连续 2 周，其食

欲和体重与对照组无差异。小鼠灌胃茵陈提取物 6,7-二甲氧基香豆素的半数致死量为 497mg/kg，口服的半数致死量为 7246mg/kg。大多数动物死亡发生在服药后 4 小时内，死前有阵发性惊厥。30~50mg/kg 静脉注射，可使部分猫、兔心电图出现一过性房室传导阻滞及室内传导阻滞。茵陈二炔酮小鼠半数致死量为 6.98mg/kg。茵陈对羟基苯乙酮小鼠腹腔注射的半数致死量为 0.5g/kg，大鼠口服的半数致死量为 2.2g/kg。小鼠腹腔注射茵陈素的生理盐水混悬剂、50% 聚乙二醇 400 混悬剂以及口服 1% 西黄芪胶混悬剂的半数致死量分别为 262.5 ± 28.0mg/kg；105.0 ± 10.5mg/kg；1373.0 ± 79.0mg/kg。茵陈素毒性表现为中枢抑制，匍匐、思睡、流涎等。

不良反应　少数患者服用茵陈后有头昏、恶心、上腹饱胀和灼热感，个别出现腹泻及短暂心慌等反应。茵陈提取物 6,7-二甲氧基香豆素 250mg，一日 3 次，普遍出现一过性头晕，有的出现恶心、呕吐等症状。

体内过程　大鼠静脉注射茵陈提取物 6,7-二甲氧基香豆素，血浆中药-时曲线呈一室开放模型，血浆半衰期为 11 分钟。

（龙子江）

jīnqiáncǎo

金钱草（Lysimachiae Herba）　报春花科植物过路黄 *Lysimachia christinae* Hance 的干燥全草。味甘、咸，性微寒。归肝、胆、肾、膀胱经。具有利湿退黄，利尿通淋，解毒消肿的功效。用于湿热黄疸，胆胀胁痛，石淋、热淋，小便涩痛，痈肿疔疮，蛇虫咬伤等。金钱草含有酚性成分、黄酮类、苷类、挥发油、氨基酸、胆碱、甾醇等。

药理作用　主要表现在泌尿系统方面，可以利胆排石、利尿排石，治疗胆石证，其次在免疫系统，消化系统。

免疫系统　金钱草对细胞免疫有抑制作用，能增强小鼠巨噬细胞的吞噬功能。金钱草作为免疫抑制剂用于脏器移植或自身免疫疾病等。

消化系统　金钱草能促进肝细胞分泌胆汁，胆内压增高，松弛胆道括约肌，增加胆汁排泄。

泌尿系统　①利尿排石：静脉注射金钱草注射液，可引起麻醉犬尿量增多，输尿管蠕动频率增加，同时可见输尿管上段腔内压力升高。金钱草的醇不溶物中的多糖成分，对尿路结石的主要成分水草酸钙的结晶有抑制作用，且抑制作用随浓度的增加而增加。②对高尿酸血症的影响：实验研究表明金钱草水提物能显著地降低高尿酸血症小鼠血清尿酸水平，其低、中、高剂量均可将高尿酸血症小鼠血清尿酸水平恢复正常，且具有良好的量效关系。

抗病原微生物　金钱草中的黄酮类化合物对多种细菌、病毒及原虫有效。平板法实验表明金钱草冲剂对肺炎球菌有抑制作用。对乙型肝炎病毒抑制作用的体外试验表明，金钱草对乙型肝炎表面抗原（HBsAg）呈抑制作用，金钱草对金黄色葡萄球菌也有抑制作用。

抗氧化　金钱草提取物的主要有效成分是黄酮，黄酮中的酚羟基与自由基反应可形成稳定半酮式自由基结构，从而终止自由基链式反应，能有效清除羟自由基（·OH）、超氧自由基（O_2^-·），抑制羟自由基对 DNA 的氧化损伤作用。

其他　金线草水提物对二甲苯致小鼠耳郭肿胀有明显抑制作用，并能抑制腹腔毛细血管通透性和小鼠棉球肉芽肿的增生，金钱草中的黄酮类化合物对动物急性炎症渗出反应与慢性渗出反应均有非常显著的抑制作用。对组胺引起的小鼠血管通透性增加、新鲜蛋清所致大鼠关节肿胀均有显著抑制作用。

不良反应　有报道金钱草因采集或清洗能引起面部接触性皮炎及过敏反应。

急性毒性　分别以金钱草茎叶和根按 70g/kg 口服（以 0.2ml/10g 体重给药，最大可溶浓度），12 小时 2 次，连续观察 5 天，第 2 天部分动物出现活动减少，食量减少等不良反应，第 3 天逐渐恢复正常，无一死亡。以腹腔给药，用改进寇氏法测得茎叶半数致死量（LD_{50}）为 9.3 ± 0.51g/kg，根半数致死量（LD_{50}）为 40.9±4.18g/kg，动物死亡一般在给药后 12 小时以内，动物出现兴奋，步态不稳，最后惊厥死亡。

体内过程　大鼠灌胃给予金钱草提取物 3 小时后胆汁中异鼠李素的排泄速率达峰值，5 小时后阿魏酸达峰值，0.5 小时后其他 6 种待测物排泄速率均达峰值给药 8 小时以后，排泄趋于稳态并保持在一定水平。0~24 小时内胆汁中黄酮类成分的胆汁排泄量不足给药量的 1%，表明其很可能还存在着其他排泄途径，或者在体内发生代谢，部分以代谢物的形式排出体外，有待进一步研究。

（龙子江）

hǔzhàng

虎杖（Polygoni Cuspidati Rhizoma et Radix）　蓼科植物虎杖 *Polygonum cuspidatum* Sieb. et Zucc. 的干燥根茎和根。味微苦，性微

寒。归肝、胆、肺经。具有利湿退黄，清热解毒，散瘀止痛，止咳化痰的功效。用于湿热黄疸，淋浊，带下，风湿痹痛，痈肿疮毒，水火烫伤，经闭，癥瘕，跌打损伤，肺热咳嗽。主要成分为黄酮类化合物，如大黄素、大黄素甲醚、大黄酚、蒽苷A、蒽苷B等；多酚类化合物，如白藜芦醇、白藜芦醇苷；原儿茶酸；右旋儿茶精；糖苷类；氨基酸、微量元素等。

药理作用 主要集中在心血管系统，抗病原微生物等方面，具有强心扩血管，抗血栓，抗菌，抗病毒等作用。

心血管系统 虎杖有扩张血管、保护心肌、抗休克、改善微循环、抗血栓、调血脂、抗动脉粥样硬化等作用。

扩张血管：虎杖的有效成分白藜芦醇苷具有显著的扩张血管和降压作用，对动物的冠状动脉、脑血管、肺血管、肝血管等都有扩张作用。静脉注射白藜芦醇苷，能够使犬冠状动脉血流量增加，冠状动脉阻力指数明显降低，作用时间较氨茶碱缓慢而持久。虎杖水煎剂可使兔血管平滑肌静息张力降低，其作用机制与 H_1 受体有关。

保护心肌：虎杖中的总蒽醌提取物能抑制病毒性心肌炎的主要致病病毒如柯萨奇 A9 型、单纯疱疹病毒 I 型、腺病毒 7 型和埃可病毒 6 型感染 HeLa 细胞；流感病毒 H_1N_1 型感染相应宿主细胞。虎杖苷可以显著降低病毒性心肌炎模型小鼠病死率，明显减轻心肌病理损害，治疗组心肌炎症和坏死等病理改变明显轻于病毒对照组，7 天时仅见少数以淋巴细胞为主的炎细胞浸润，胞质嗜伊红浓染，均质化，微细结构表失。

10 天时可见炎性细胞灶性浸润，有散在心肌细胞坏死。14 天后开始恢复正常。离体心肌细胞缺血缺氧模型实验发现，虎杖苷对缺血缺氧作用下的心肌有保护作用，其机制可能是通过调节蛋白激酶（PKC）的活性来发挥作用的。心肌细胞发挥着不同的电生理效应，如抑制 PKC 信号转导途径、一氧化氮（NO）途径等方式，而这些都可能和其抑制钙离子内流有关。实验研究结果显示虎杖白藜芦苷对缺血再灌注大鼠离体心脏具有明显的恢复心脏功能，加强收缩力等作用。虎杖白藜芦苷降低了乳酸脱氢酶（LDH）以及磷酸激酶（PK）漏出，间接反映出虎杖白藜芦苷可减轻心肌细胞损伤，具有明显的心肌保护作用。虎杖白藜芦苷明显增高心肌内超氧化物歧化酶（SOD）水平，降低丙二醛（MDA）水平，通过增加机体清除氧化自由基的能力，激发抗氧化作用，减轻心肌细胞损伤。明显的恢复心脏供血、加强收缩力等功能，能增加机体清除氧化自由基的能力发挥心肌保护作用。

抗休克、改善微循环：虎杖提取的白藜芦醇苷能促进心肌细胞外钙内流，使细胞内钙浓度上升，使心肌收缩力增加，改善休克时的心脏功能；此外还可引起血管平滑肌腺苷三磷酸（ATP）敏感性钾通道激活和细胞内 pH 下降，使小动脉平滑肌细胞内钙浓度下降，微血管扩张；虎杖苷能够抑制休克时白细胞激活和黏附，白细胞黏附作用减弱也参与减低休克时增加的外周阻力，使脉压恢复。

抑制凝血酶原时间：虎杖不同提取物对凝血酶原时间（PT）测定试剂盒、活化部分凝血活酶时间（APTT）和纤维蛋白原

（FIB）都有一定的抑制作用。小鼠分别按生药 50g/kg 虎杖水煎液提取物、水提醇沉提取物和碱水渗漉醇沉提取物灌胃给药，测得三种提取物，APTT、PT 延长，FIB 含量明显减少，其中 APTT 水提醇沉提取物时间最长，PT 水煎液提取物时间最长，FIB 在水提醇沉提取物含量最低；按生药 100g/kg 的虎杖提取物给小鼠灌胃，测得小鼠的 APTT、PT 总体延长，FIB 含量相对减少。其中碱水渗漉醇沉提取物 APTT 时间最长，PT 在水煎液提取物时间最长，FIB 在水煎液提取物的含量最低。

抑制血小板聚集、抗血栓：用投射电镜观察藜芦醇苷作用后的血小板超微结构，发现藜芦醇苷对血小板的变形反应有明显抑制作用，且该作用呈量效关系。用胰蛋白酶损伤兔颈动脉内皮诱导血栓形成的模型研究藜芦醇苷的抗血栓作用，发现藜芦醇苷能显著减少血栓的湿重，抑制血小板聚集，抑制血小板血栓素 A_2（TXA_2）的生成。

调节血脂、抗动脉粥样硬化：白藜芦醇苷能调节高脂血症大鼠血脂代谢及纠正自由基代谢紊乱，从而发挥抗动脉硬化作用。能减少低密度脂蛋白的氧化，阻断氧化性低密度脂蛋白引起的动脉粥样硬化病变早期标志脂质条纹的形成。白藜芦醇通过影响蛋白激酶 C（PKC）介导的细胞信号转导，提高内皮完整性，防止动脉粥样硬化等心血管疾病的发生。

抗病原微生物 虎杖煎剂有抗菌、抗病毒的作用。

抗菌：虎杖煎剂（200%）在体外对金黄色葡萄球菌、白色葡萄球菌、溶血性链球菌、卡他球

菌、大肠埃希菌、变形杆菌、福氏志贺菌、铜绿假单胞菌等均有抑制作用，最敏感的菌种有金黄色葡萄球菌、铜绿假单胞菌。大黄素（1%）、大黄素葡萄糖苷（1%）及白藜芦醇苷（1%）对金黄色葡萄球菌和肺炎球菌有抑制作用。白藜芦醇对深红色发癣菌、趾间发癣菌有很强的抗菌作用。

抗病毒：虎杖水煎液对单纯疱疹病毒等病毒具有抑制作用。

其他　从虎杖中提得的草酸给家兔静脉注射，可引起低血糖休克。虎杖总蒽醌有很好的自由基清除能力，清除率随质量浓度及加入时间的增加而增加。

毒性与不良反应　主要表现为恶心、呕吐、腹痛、腹泻，常因失水过多产生昏迷、虚脱、休克等，长期服用有血小板减少及出血倾向，大剂量可造成肝细胞损伤，引起肝功能异常，导致白细胞减少，偶见血尿。

体内过程　虎杖中大黄素在大鼠体内血药浓度很快吸收入血达到峰值，药时曲线出现双吸收峰，虎杖中大黄素体内分布广泛，大黄素在大鼠体内经过了肝肠循环过程，大黄素在肝脏形成葡糖醛酸苷形式后经胆汁排泄进入十二指肠，与肠道菌群接触发生结合、裂解等代谢转化再次被吸收；虎杖中的大黄素苷为水溶性化合物，该化合物在肠道内难以吸收，肠内滞留时间较长而易受到肠道菌群的作用，经肠道菌群水解，生成苷元而被吸收入血。虎杖大黄素在肝脏中药物分布情况与药时曲线下面积（*AUC*）基本一致，24小时后肝脏中的药物浓度降低，低于肝脏最大的1/10，说明在肝脏中消除较快。

（龙子江）

dì'ěrcǎo

地耳草（Hyperci Japonici Herba）　藤黄科植物地耳草 *Hypericum japonicum* Thunb. 的全草。别名田基黄。味苦，性平。归肝、胆经。具有利湿退黄，清热解毒，活血消肿等作用，可用于黄疸热淋，恶疮，肿毒，毒蛇咬伤等。地耳草的药理有效成分有黄酮类化合物、双咕吨酮、黄烷酮及其苷类和间苯三酚衍生物等。

药理作用：集中于心血管系统、血液造血系统、免疫系统、神经系统等。

心血管系统：地耳草中的双咕吨酮是血小板活化因子诱导的低血压抑制剂。地耳草提取物对外源性血小板活化因子（PAF）诱导的小鼠低血压具有明显的抑制作用，且呈剂量相关。黄酮类化合物槲皮素可能通过抑制血小板 Ca^{2+} 内流而使血小板活化受到抑制，从而间接起到保护心血管的作用。

血液造血系统：地耳草水煎液对应激负荷下高脂血症模型大鼠血脂、血液流变学指标有调节作用。还能不同程度降低全血黏度、血细胞比容及血浆黏度，且能降低红细胞（RBC）聚集指数、刚性指数，使红细胞的变形指数显著升高。

免疫系统：地耳草能明显提高外周血中性粒细胞的吞噬率、T淋巴细胞比率、脾特异性抗体形成细胞率以及特异性玫瑰花环形成细胞数，但对血液白细胞移行抑制因子及肺泡巨噬细胞吞噬功能无显著影响。

抗病原微生物：从地耳草中分离的四个间苯三酚衍生物，地耳草素 A、B、C 和 D 对鼠疟原虫有显著抑制作用。此外在地耳草中提取的地耳草乙素对牛型结核杆菌、肺炎球菌、金黄色葡萄球菌、链球菌、猪霍乱杆菌和皮肤真菌等均有不同程度的抑制作用，尤其是对牛型结核杆菌作用明显。

抗肿瘤：地耳草能干扰癌细胞内线粒体和粗面内质网，使癌细胞的线粒体肿胀、耗损和结构模糊，细胞核膜不完整界限不清。地耳草醇提液具有一定的抑瘤作用，对 H_{22} 荷瘤小鼠的胸腺、脾具有一定的保护作用。

抗氧化：地耳草对肝脏内丙二醛（MDA）的生成有抑制作用，并呈量效关系，抗脂质过氧化在保肝过程中起着重要作用。

毒性与不良反应、体内过程未见文献报道。

（龙子江）

chuípéncǎo

垂盆草（Sedi Herba）　景天科植物垂盆草 *Sedum sarmentosum* Bunge 的干燥全草。气微，味微苦，性甘、淡、凉。归肝、胆、小肠经，具有利湿退黄，清热解毒。用于湿热黄疸，小便不利，痈肿疮疡。垂盆草的药理有效成分主要包括消旋甲基异石榴皮碱、二氧异石榴皮碱、3-甲酸-1,4-二羟基二氢吡喃、N-甲基-2β-羟丙基哌啶、垂盆草苷、β-谷甾醇、甘露醇和氨基酸及葡萄糖、果糖和景天庚糖等。

药理作用　集中在免疫系统、消化系统和抗肿瘤等方面。

免疫系统：垂盆草干预三硝基苯磺酸诱导的结肠炎模型大鼠具有保护作用，可通过调控 T 细胞分泌转化生长因子-β_1（TGF-β_1）、白介素-2（IL-2）、白介素-10（IL-10）等细胞因子发挥作用。垂盆草提取液对免疫功能低下的小鼠具有增强作用，同时能提高实验性肝损伤小鼠的抗氧化能力。

抗肿瘤：垂盆草不同提取物对小鼠 S_{180} 肉瘤模型及小鼠 S_{180} 腹水瘤模型小鼠的生存天数均有明显的延长作用。

消化系统：垂盆草水提物、醇提物对乙醇致小鼠急性肝损伤有保护作用，且对血清中丙氨酸转氨酶及肝组织超氧化物歧化酶活性的影响，水提物强于醇提物；对天冬氨酸转氨酶活性及其肝匀浆中丙二醛含量影响，醇提物强于水提物。从垂盆草中提取出的垂盆草总黄酮能显著降低小鼠血清中丙氨酸转氨酶和天冬氨酸转氨酶，且病理切片检查结果显示，垂盆草总黄酮有明显的保肝作用。可用于急性肝炎、迁延性肝炎、慢性肝炎的活动期。

毒性与不良反应 垂盆草水提物最大浓度（生药 3.4 g/ml），按最大体积 0.3ml/10g 容量灌胃 2 次，间隔 7 小时，使其日累计量达到（生药 206.2g/kg）连续观察 7 天，没动物死亡，且小鼠没有异常表现。最大耐受量测定按最大浓度（生药 3.4g/ml），按最大体积 0.3ml/10g 体重，灌胃 2 次，间隔 7 小时，连续观察 14 天未见死亡，且精神与活动状态亦无异常，未见明显不利反应。

体内过程未见文献报道。

（龙子江）

jīgǔcǎo

鸡骨草（Abri Herba） 豆科植物广州相思子 *Abrus cantoniensis* Hance 的干燥全株。味甘、微苦，性凉。归肝、胃经。具有利湿退黄，清热解毒，疏肝止痛的功效，主要用于湿热黄疸，胁肋不舒，胃脘胀痛，乳痈肿痛。鸡骨草的药理有效成分主要包括皂苷、黄酮类、生物碱类等。

药理作用：主要集中在消化系统、免疫系统、抗病原微生物

等方面。

消化系统：鸡骨草对四氯化碳（CCl_4）引起的小鼠急性肝损伤和卡介苗和脂多糖诱导的小鼠免疫性肝损伤有一定的保护作用，明显的降低免疫性肝损伤小鼠血清丙氨酸转氨酶（ALT）、天冬氨酸转氨酶（AST），减轻肝损伤而达到护肝作用。

免疫系统：①调节免疫。鸡骨草对小鼠血清溶血素水平有明显降低作用。明显增强巨噬细胞的吞噬功能，增加幼鼠和成年鼠脾重量。②抗炎。鸡骨草对二甲苯所致小鼠耳郭肿胀和对醋酸所致小鼠腹腔毛细血管通透性均有明显的抑制作用；对小鼠血清溶血素水平也有一定的影响；毛鸡骨草对二甲苯所致的小鼠耳郭肿胀作用不明显，对醋酸所致的小鼠腹腔毛细血管通透性有明显的抑制作用。

抗病原微生物：①抗菌。鸡骨草提取液对铜绿假单胞菌和大肠埃希菌均有抑制作用，对前者作用最明显。②抗病毒。鸡骨草醇提取液对乙型肝炎表面抗原（HBsAg）和乙型肝炎 e 抗原（HBeAg）均具有明显的抑制作用，呈现一个明显的量效和时效反应关系。

其他：鸡骨草具有一定降血脂、抗脂肪肝作用；促使血流速度加快、毛细血管扩张、毛细血管网交点数及管袢数目均有所增加，从而使局部血流增多。

毒性与不良反应、体内过程未见文献报道。

（龙子江）

huángshúkuíhuā

黄蜀葵花（Abelmoschi Corolla） 锦葵科植物黄蜀葵 *Abelmoschus manihot*（L.）Medic. 的干燥花冠。味甘，性寒。归肾、膀胱

经。清利湿热，消肿解毒。用于湿热壅遏，淋浊水肿；外治痈疽肿毒，水火烫伤。主要有效成分是黄酮类、鞣酸类、有机酸类及长链烃类等化合物。

药理作用 黄蜀葵花的药理作用多集中于心血管系统、泌尿系统与抗病原微生物等方面。

心血管系统：①保护心肌缺血损伤。黄蜀葵花总黄酮（TFA）可通过抑制心肌脂质过氧化、抑制心肌细胞内钙超载等机制保护大鼠缺血的心肌，对在体和离体大鼠心肌缺血再灌注损伤均有一定的保护作用。②保护脑缺血损伤。黄蜀葵花总黄酮（TFA）预处理对大鼠脑缺血再灌注损伤具有保护缺血预适应样的作用，明显减少脑梗死面积并可明显降低血清中乳酸脱氢酶（LDH）活性、前列腺素 E_2（PGE_2）含量和自由基代谢产物丙二醛（MDA），同时明显增加血清中一氧化氮合酶（NOS）活性和一氧化氮（NO）含量。

泌尿系统：黄蜀葵花处理可明显降低阿霉素肾病大鼠红细胞膜及肾内髓组织匀浆的腺苷三磷酸酶（ATP 酶）活性，增加钠排泄。

其他：黄蜀葵花总黄酮（TFA）中提取的金丝桃苷（Hyp）对鸭乙肝病毒（DHBV）感染所致的雏鸭肝损伤有较好的保护作用，且呈剂量依赖性，TFA 具有一定的抑菌作用，还有镇痛及抗炎消肿的作用，对感染性口腔溃疡有一定疗效。

体内过程 黄酮类药物口服吸收差，生物利用度低，在体内以原形存在的很少，影响了其临床疗效。大鼠原位肠循环灌注模型发现黄葵黄酮类成分在小肠的吸收呈一级动力学过程，提示药物以被动扩散进入体循环。黄葵

黄酮类成分在大鼠整个肠段的吸收不仅与羟基（—OH）数目、糖的种类有关，而且还与糖基的取代位置相关，其中的苷类化合物吸收小于苷元类化合物；大鼠口服黄蜀葵花醇提物后，入血的游离成分有金丝桃苷、异槲皮素、槲皮素单葡糖醛酸苷、槲皮素-3′-O-葡萄糖苷、槲皮素、杨梅黄素和棉皮素，而进入肾组织只有金丝桃苷、异槲皮素和槲皮素单葡糖醛酸苷，提示这 3 种成分可能是在体内发挥治疗作用的活性物质。黄葵黄酮类成分在肠道菌群中的代谢途径主要以发生羟基化反应和水解反应等 I 相代谢反应为主。大鼠口服黄蜀葵花提取物后，可在尿液中检测到异槲皮素、槲皮素-3′-葡萄糖苷和槲皮素。在胆汁中发现槲皮素单葡糖醛酸结合物、金丝桃苷的硫酸化结合产物、金丝桃苷的甲基化葡糖醛酸代谢物、金丝桃苷的甲基化硫酸结合产物、金丝桃苷的葡糖醛酸代谢物。

毒性与不良反应未见相关文献报道。

（龙子江）

wǔlíngsǎn

五苓散（wuling powder） 由茯苓、泽泻、猪苓、肉桂、炒白术组成，出自《伤寒论》。为淡黄色的粉末，气微香，味微辛。具有温阳化气，利湿行水的功效。用于阳不化气、水湿内停所致的水肿，症见小便不利、水肿腹胀、呕逆泄泻、渴不思饮。五苓散的药理有效成分主要包括多糖类、萜类、有机酸等。

药理作用 多集中于消化系统、泌尿系统与心血管系统等方面，主要有增强消化功能、双向调节排便、双向调节水液代谢、利尿、保护肾脏、降压等作用。

心血管系统 主要包括利尿和降压、降脂作用。

利尿和降压：五苓散提取液对二肾一夹高血压模型肾性高血压大鼠具有利尿、降压作用，其利尿作用不造成 Na^+、K^+、Cl^- 等电解质紊乱，降压作用温和可靠，维持时间长，五苓散的利尿作用与扩血管作用可能是五苓散降压的作用机制之一。

降脂 五苓散能显著降低高血脂模型大鼠血清总胆固醇（TC）、低密度脂蛋白胆固醇（LDL-C）含量，升高高密度脂蛋白胆固醇（HDL-C）含量，可减轻脂质代谢紊乱所致的氧化损伤，表现出较好的血脂调节作用，有助于动脉粥样硬化的预防及防治脂质代谢紊乱所导致的各类并发症。该方能升高高脂饮食模型大鼠肝组织超氧化物歧化酶（SOD）活性，可减轻脂质代谢紊乱所致的氧化损伤，从而防止因脂质代谢紊乱所导致的各类并发症如动脉粥样硬化、脂肪性肝炎、脂肪性肝纤维化等。

消化系统 主要包括增强消化功能、双向调节排便。五苓散中桂枝所含的桂枝油能增强消化功能，白术能降低胃酸、防止溃疡的形成，茯苓能降低胃酸，对大鼠幽门结扎性溃疡有预防作用，五苓散全方能抑制应激性溃疡，泽泻、白术还具有保肝和治疗药物性肝炎作用。

泌尿系统 主要包括利尿、保护肾脏。

利尿：五苓散有升高血浆心钠素（ANF）的作用，且其作用较生理盐水明显。五苓散提取液可以减少阿霉素肾病大鼠肾小球足突的宽度和体积密度，增加足突面积密度以及比表面，增加肾小球基底膜的阴离子位点，减少大分子蛋白的漏出，增加模型大鼠的 24 小时尿量，减少 24 小时尿蛋白含量，增加大鼠肾血流量，降低其肾血管阻力值，降低其肾组织内皮素和血管紧张素 II 水平。五苓散能明显提高小鼠结肠组织 AQP24 mRNA 的表达，可能通过增加结肠对水分的吸收，来达到"利小便实大便"的作用。

保护肾脏：五苓散提取液具有消除水肿、降低尿蛋白、降血脂、提高血清白蛋白以及减轻肾脏损害的作用，与泼尼松联合用药有协同作用。五苓散含药血清可以抑制内皮素刺激下体外培养的大鼠系膜细胞的增生及纤维连接蛋白（FN）、层粘连蛋白（LN）和 IV 型胶原蛋白（Col IV）的分泌，发挥保护肾脏作用。

毒性与不良反应 五苓散连续给药 3 个月，结果显示大鼠基本健康存活，一般行为正常。各组体重增长平行上升，进食量、饮水量增加，对血液学及血液生化指标也有一定的影响，主要表现在白细胞数分类及血红蛋白有改变，但停药后基本恢复。对大鼠的心、脾、肺、肾上腺、前列腺、卵巢、子宫或睾丸（连附睾）、脑等脏器系数均无明显改变。

体内过程未见文献报道。

（龙子江）

yīnchénhāotāng

茵陈蒿汤（yinchenhao decoction） 由茵陈蒿、山栀、大黄组成，出自《伤寒论》。具有清热、利湿、退黄之功效，用于治疗湿热黄疸，症见身热、面目周身黄如橘色、小便黄赤、大便不畅、胸腹胀闷、口渴、苔黄腻、脉弦滑数者。茵陈蒿汤的药理有效成分主要包括黄酮类、有机酸、蒽醌类、萜类、鞣质类等。黄酮类主要有茵陈黄酮、异茵陈黄酮、栀子素等，有机酸主要有茵陈香豆素 A、茵陈香豆素 B、脱氧茵陈香豆素等；蒽醌类主要有大黄酚、大黄素、大黄素甲醚、芦荟大黄素等；萜类主要有去羟栀子苷、栀子苷等，鞣质类主要有儿茶素葡萄糖苷等。

药理作用　茵陈蒿汤的药理作用多集中于心血管系统、内分泌系统、免疫系统及消化系统作用等方面，主要有调节血脂、降血糖、保护胰腺组织、抗炎镇痛、调节免疫力、抗肝损伤、抑制肝纤维化和肝硬化、保肝利胆、抑制肝纤维化等作用。

心血管系统　主要有降血脂的作用。茵陈蒿汤连续用药 4 周，可显著降低高脂饲料模型大鼠肝组织三酰甘油（TG）含量和血清 TG、血清低密度脂蛋白胆固醇（LDL-C）、血清胆固醇（Ch）含量，血清高密度脂蛋白胆固醇（HDL-C）含量则显著性升高，说明茵陈蒿汤可有效改善大鼠高脂血症、高胆固醇血症及脂肪肝等脂质代谢紊乱的病理状态。其作用机制可能与促进 HDL-C 合成，减少 Ch、TG、LDL-C 在体内的蓄积有关。

内分泌系统　主要包括降血糖和保护胰腺组织。

降血糖：对正常大鼠、四氧嘧啶致糖尿病模型大鼠和地塞米松诱导胰岛素抵抗、糖耐量减退等实验模型证实。茵陈蒿汤既能明显降低正常小鼠的空腹血糖（FBG），还能降低四氧嘧啶性糖尿病大、小鼠的高血糖，降糖作用强度与磺脲类药物和双胍类药物相类似；还能对抗地塞米松引起的胰岛素抵抗。

保护胰腺组织：茵陈蒿汤对胰腺结构具有保护作用。明显减轻去氧胆酸钠诱发大鼠的急性胰腺炎早期症状，使胰腺组织出现严重的出血、坏死及大量的炎细胞浸润，胰腺细胞的线粒体肿胀、内质网排列不整齐，囊泡状扩张等现象得到明显改善，保护胰腺组织免受损伤。

免疫系统　主要包括增强巨噬细胞的吞噬功能，抑制 ABO 血型抗体分泌细胞和抗炎的作用。

增强腹腔巨噬细胞吞噬功能：茵陈蒿汤分煎、合煎后小鼠灌胃给药结果显示，茵陈蒿汤分煎、合煎 3 个剂量组对小鼠腹腔巨噬细胞吞噬指数和吞噬百分率均有明显的提高作用，在一定程度上优于左旋咪唑组，表明本方具有促进免疫功能的作用。

抑制 ABO 血型抗体分泌细胞：茵陈蒿汤对 ABO 血型不合和 Rh 血型不合的新生儿溶血病有显著的治疗效果。茵陈蒿汤连续应用 15 天，对以人 A 型红细胞免疫 BALB/c 小鼠血清，采用游离的 IgG 型抗-A 抗体试验和血清吸收放散试验，结果显示，茵陈蒿汤可抑制人 A 型红细胞间接抗人球蛋白试验（IAT）凝聚程度，证实了茵陈蒿汤可抑制 ABO 血型抗体的分泌，为茵陈蒿汤进一步应用于各种血型抗体介导的移植排斥反应的治疗提供实验室依据。

抗炎：茵陈蒿汤对醋酸诱发的血管通透性增加、角叉菜胶所致大鼠足肿胀作用、棉球致肉芽组织增生等炎症反应有明显的抑制作用。对小鼠急性胰腺炎模型的炎症介质和炎症因子有明显的抑制作用，给药次数增多，作用增强，且抑制模型小鼠血清白介素-6（IL-6）的含量和胰腺组织中 IL-6 mRNA 的表达，使胰腺的炎症反应逐渐减退。茵陈蒿汤灌胃给药抑制黄疸模型大鼠白介素-4（IL-4）、γ 干扰素（IFN-γ）表达水平，IFN-γ/IL-4 比值趋于正常，大鼠脾蛋白激酶 C（PKC）mRNA 表达明显降低。蛋白激酶 C 通道是一条重要的细胞内信号传递通道，它参与调节淋巴细胞的活化、凋亡、细胞毒效应以及细胞迁移等多种生理功能，这可能是茵陈蒿汤调节免疫功能，调节 Th1/Th2 细胞平衡，治疗黄疸症的分子机制之一。

消化系统　主要包括保肝利胆、抑制肝纤维化和肝硬化、抑制肝细胞凋亡和抗肝损伤等作用。

保肝：茵陈蒿汤及其有效成分能抑制核因子 κB 激活，减少炎症细胞因子的产生和氧化应激，减轻肝细胞损伤和凋亡，抑制肝星状细胞激活和增殖，促进肝星状细胞凋亡，减少肝组织细胞外基质沉积，因而具有较显著的抗肝损伤和抗肝纤维化作用。茵陈蒿汤中所含 6,7-二甲氧基香豆素为保肝的主要成分，其可以抑制四氯化碳（CCl_4）造成的肝体比的上升，阻止血中丙氨酸转氨酶（ALT）水平的提高及丙二醛（MDA）的形成，具有抗脂质过氧化而起到保肝作用。

利胆：实验研究结果显示，家兔分别于酉、子、卯、午 4 个时辰灌胃茵陈蒿汤后，应用 B 超观测胆囊形态学的改变发现，茵陈蒿汤利胆作用并呈现节律性变化，胆囊均呈现扩张-收缩的规律性改变，各时辰胆囊扩张率、胆汁排出率有显著差异，子时胆囊扩张率及胆汁排出率优于酉、午、卯时，与传统理论及择时服药揭示的规律相符。茵陈蒿汤能够显著增加大鼠胆汁的排出量，而且作用强度与分煎、合煎无关。

抑制肝纤维化：茵陈蒿汤干预二甲基亚硝铵（DMN）大鼠肝

纤维化主要是抑制肝星状细胞（HSCs）的激活而非促进激活 HSCs 凋亡和抑制库普弗细胞（KCs）的激活实现的。茵陈蒿汤可以显著改善 DMN 诱导的大鼠肝纤维化模型肝组织胶原沉积及降低肝组织羟脯氨酸（Hyp）含量，显著降低肝组织 α-平滑肌肌动蛋白（α-SMA）的 mRNA 和抑制 CD_{68} 及肿瘤坏死因子-α（TNF-α）蛋白表达；茵陈蒿汤还可以显著降低纤维化相关细胞因子的 mRNA 及蛋白表达抑制Ⅳ型胶原酶（MMP-2）活性。并且在 DMN 肝硬化模型发展动态及茵陈蒿汤干预过程均未发现 HSCs 的凋亡。茵陈蒿汤对 CCl_4 损伤性肝细胞有保护作用，改善肝功能，对线粒体等细胞器的损伤具有保护作用。

毒性与不良反应　犬每天口服茵陈精制浸液（相当 1g 剂量的生药），未见毒性反应，仅有安静、思睡现象。6,7-二甲氧基香豆素给小鼠 1 次口服 10g/kg，动物多呈静卧状态、呼吸困难，一般在 5 小时死亡，小鼠 1 次口服半数致死量为 7.246g/kg。死亡大多发生在服药后 4 小时内，死前有阵发性惊厥。30～50mg/kg 静脉注射，可使部分猫、兔心电图出现一过性房室传导阻滞及室内传导阻滞。

体内过程未见文献报道。

（龙子江）

wēnlǐyào yàolǐ
温里药药理（pharmacology of interior-warming medicinals）　温里药是以温里祛寒为主要作用，治疗里寒证的药物。

发展历程　20 世纪 50、60 年代，主要从强心、镇痛、内分泌、毒性等方面开始对附子（乌头）等进行药理学、毒理学研究；20世纪 80 年代以来，主要从消化系统、心血管系统、抗休克（厥脱证）、能量代谢等对温里药及其复方进行系统的药理作用、药效物质的研究，开始从细胞、分子、基因等水平阐明该类药物的作用机制。

研究内容　研究的药物和方剂包括附子、干姜、肉桂、吴茱萸、小茴香、八角茴香、丁香、高良姜、红豆蔻、胡椒、花椒、荜茇、荜澄茄、炮姜、辣椒和四逆汤、参附汤、理中汤、吴茱萸汤、小建中汤等。

温里药的药理作用主要集中于消化系统及心血管系统、肾上腺皮质系统和神经系统等方面，具有调整胃肠运动、促消化、利胆、止吐、抗溃疡、兴奋心脏、扩张血管、抗休克等药理作用。①调整胃肠运动：干姜、花椒、丁香、吴茱萸、胡椒、荜澄茄等因含有挥发油，能刺激胃肠道，增强胃肠道张力，促进蠕动，排出胃肠积气，故有健胃、祛风作用。但附子、丁香、小茴香能抑制小鼠胃排空，吴茱萸、干姜、肉桂能缓解胃肠痉挛性收缩。②促消化：干姜能促进胃液分泌，丁香、高良姜、草豆蔻能增加胃酸排出量和提高胃蛋白酶活力。③利胆、止吐、抗溃疡：干姜、肉桂、高良姜等能促进胆汁的分泌。干姜、丁香、吴茱萸有止吐作用。干姜、肉桂、吴茱萸、附子、花椒、小茴香、丁香有抗胃溃疡的作用。④兴奋心脏：附子、干姜、肉桂、吴茱萸、四逆汤等能增强心肌收缩力，加快心率，增加心排血量。⑤扩张血管、改善血液循环：附子、肉桂、吴茱萸、荜澄茄、荜茇等能扩张冠状动脉，增加冠状动脉血流量，改善心肌供血。附子、肉桂、干姜等能扩张脑血管，增加脑血流量，改善脑循环。胡椒、干姜、肉桂等所含挥发油或辛辣成分可使体表血管、内脏血管扩张，血液循环通畅，使全身产生温热感。⑥抗休克：附子、干姜、肉桂及四逆汤、参附汤对失血性休克、心源性休克、内毒素性休克动物能升高平均动脉压及左心室收缩压，延长动物存活时间和提高存活率。⑦附子、干姜、肉桂对肾上腺皮质系统有兴奋作用，其抗炎作用与此相关。⑧神经系统作用：附子、肉桂、吴茱萸、小茴香等有镇静作用。附子、干姜、肉桂、吴茱萸、花椒、小茴香、丁香、高良姜等有不同程度的镇痛作用。附子、乌头、花椒有局部及黏膜麻醉作用。附子、干姜、肉桂、四逆汤能兴奋交感神经，使产热增加。

常用研究方法主要包括对消化系统、心血管系统，以及对虚寒证、厥脱证模型动物的实验治疗学等。此外，细胞培养、分子生物学、系统生物学等方法的应用也不断增加。

（张恩户）

fùzǐ
附子（Aconiti Lateralis Radix Praeparata）　毛茛科植物乌头 *Aconitum carmichaelii* Debx. 的子根的加工品。加工成黑顺片、白附片、盐附子入药。味辛、甘，性大热；有毒。归心、肾、脾经。具有回阳救逆，补火助阳，散寒止痛的功效，主要用于亡阳虚脱、肢冷脉微、阳痿、宫冷、心腹冷痛、虚寒吐泻、寒湿痹痛等症。在现代临床中，附子常用于救治急性心肌梗死所致的休克、低血压、冠心病及风心病等，均有效。附子的药理有效成分有多种生物碱，其中以乌头碱、中乌头碱、次乌头碱等为主。此外，还分离出具有药理活性的消旋去甲乌头碱、氯化甲基多巴胺、去甲猪毛菜碱和尿嘧啶等。黑顺片是附子经甘草、黑豆共煮炮制后供临床直接入药的饮片。

药理作用　附子药理作用多集中于心血管系统、外周神经系统、免疫系统、消化系统等，主要有强心、扩张血管、调节胃肠运动、抗炎、镇痛等药理作用。

心血管系统　主要包括对心脏、血管等作用，可用于缓慢性心律失常、慢性心功能不全等疾病的治疗。

心脏　附子有强心、加快心率、抗心肌缺血等作用。附子对多种动物在体或离体心脏均有增强其心肌收缩力作用，有效成分为去甲乌头碱等生物碱类化合物。生附子、煮附子水提液对离体蛙心有强心作用，且随蒸煮时间延长强心作用增强，而心脏毒性降低。附子水煎液能增强豚鼠离体心房肌的收缩力，加快收缩速率。附子水煎液给豚鼠灌胃后，不同时间采血所得的含药血清均能增加豚鼠离体心房的肌张力和收缩速率。附子炮制前的双酯型生物碱（DDAS）和炮制后的单酯热解型生物碱（MDAP）均能增加离体蛙心的收缩幅度，但对收缩频率未见影响。附子中的去甲乌头碱能提高离体蟾蜍心脏的收缩幅度 $22\% \sim 98\%$，增加心排血量 $15\% \sim 80\%$，并随浓度升高而增强。在正常兔、豚鼠和犬的实验中去甲乌头碱也有同样的药理作用。去甲乌头碱静脉注射能增强家兔心肌收缩力，给麻醉犬和豚鼠静脉注射后左心室压力（LVSP）、左心室压力上升最大速率（LVdp/dtmax）增加，犬的心率明显增快，而豚鼠无改变。去

甲乌头碱低浓度能竞争性阻断 ^{123}I-左旋吲哚洛尔（^{123}I-PIN）与 β 受体结合，其正性肌力作用是通过激动 β 受体实现的，这一点与多巴酚丁胺相似，但去甲乌头碱是非选择性 β 受体激动药，还能激动血管平滑肌的 $β_2$ 受体，舒张血管，降低舒张压。而多巴酚丁胺主要激动 $β_1$ 受体，对 $β_2$ 及 α 受体作用弱。附子所含的氯化甲基多巴胺、去甲猪毛菜碱等生物碱类化合物同样具有强心作用，均能激动 $β_1$ 受体，也是其强心的有效成分。

生附子、制附子水煎醇沉液、DDAS 浸膏、MDAP 浸膏对实验性心衰大鼠经十二指肠给药，有强心作用，能显著提高 LVSP 和 LVdp/dtmax，降低左心室舒张末期压（LVEDP），且作用时间较长。生附子能加快心率，与干姜合煎十二指肠给药后，可加快心衰大鼠的心率，升高 LVSP、左心室内压最大上升和下降速率，改善血流动力学，改善心衰症状。附子水煎液灌胃能降低 L-甲状腺素致心肌肥厚大鼠心肌及主动脉血管的胶原含量，上调基质金属蛋白酶-2（MMP-2）表达。白附片水煎液十二指肠给药对普罗帕酮静脉注射致心力衰竭大鼠有治疗效果。

黑顺片醇提大孔树脂处理的附子总生物碱灌胃，可降低垂体后叶素致心肌缺血模型小鼠心电图 T 波。附子多糖灌胃能延长小鼠无负重游泳时间，提高力竭小鼠心肌组织的超氧化物歧化酶（SOD）、过氧化氢酶（CAT）、谷胱甘肽过氧化物酶（GSH-Px）活性，降低丙二醛（MDA），上调心肌细胞凋亡调控基因 Bcl-2 的表达，下调半胱氨酸蛋白酶 Caspase-3 的表达，抑制心肌细胞凋亡。

血管　附子有扩张血管作用，有效成分为去甲乌头碱等。附子、黑顺片水提醇沉液给小鼠灌胃两周，能增加小鼠耳郭微血管开放数、增加耳郭毛细血管口径。制附子也有相似的改善微循环作用，与干姜、人参配伍此作用增强。附子水煎剂可使去甲肾上腺素预收缩的离体家兔主动脉血管舒张，左旋硝基精氨酸、亚甲蓝等 NO 合酶抑制剂均可降低此种舒张作用，但吲哚美辛和普萘洛尔无影响。去甲乌头碱能舒张大动脉，可能是激动 $β_2$ 受体所致。内皮缺损情况下，去甲乌头碱诱发的大动脉舒张作用减弱，一定浓度普萘洛尔可完全阻断去甲乌头碱对小鼠离体心房的正性肌力作用，却不能完全阻断其舒张大动脉作用。附子中的尿嘧啶能增强电刺激引起的离体肺动脉收缩，可能与促进神经末梢释放去甲肾上腺素（NA）有关。

此外，尚有抗休克作用等。从附子的水溶性部位中分离的尿嘧啶给失血性休克大鼠静脉注射，能提高大鼠血压回升速率，增加心排血量，但对颈交感活动无影响，不影响心率，提示其抗失血性休克主要与增加心肌收缩力有关，而与交感活动等无关。

外周神经系统　乌头碱对大鼠离体回肠的收缩作用能被阿托品阻断，因此其作用机制可能是对副交感神经的兴奋作用；对乙酰胆碱、组胺和二氯化钡等引起的回肠收缩没有影响，而对电刺激副交感神经引起的收缩呈明显抑制作用。乌头碱静脉注射对间接刺激下的大鼠离体膈肌、猫在体胫前肌和在体颈上神经节均具有先兴奋后抑制之作用。当乌头碱对胫前肌和瞬膜产生抑制时，胫前动脉和舌动脉注射氯乙酰胆

碱引起的单次收缩与给乌头碱前动脉注射同剂量乙酰胆碱引起的收缩幅度几乎相等，这可能是抑制运动神经和节前交感神经突触前膜的结果。乌头碱对膈肌的抑制作用能被钙离子所对抗，但是不被氯化筒箭毒碱和水杨酸毒扁豆碱对抗，反之，则能增强。乌头碱能刺激局部皮肤黏膜的感觉神经末梢，先兴奋产生瘙痒与灼热感，继而麻醉、丧失知觉。乌头碱对神经肌肉接头活动和神经干复合电位首先是阻遏兴奋神经末梢的传导，高浓度下也可使神经干完全丧失兴奋和传导冲动的能力。

免疫系统 附子给小鼠连续灌胃可促进小鼠脾淋巴细胞产生 IL-2。附子多糖给小鼠灌胃能增强正常小鼠机体免疫，增加绵羊红细胞（SRBC）抗体生成水平，提高卵清抗体生成率。附子酸性多糖给小鼠灌胃或腹腔注射，可提高正常小鼠和免疫低下小鼠的脾和胸腺指数，提高腹腔巨噬细胞吞噬功能和抗体产生能力，促进淋巴细胞增殖，增强自然杀伤细胞活性，提高白细胞数量。腹腔注射较灌胃更明显。

抗炎 附片水煎剂灌服或腹腔注射，均能对抗甲醛或蛋清引起的大鼠踝关节肿胀，抑制二甲苯引起的小鼠耳郭肿胀。附子煎剂腹腔注射，对巴豆油所致小鼠耳部炎症肿胀有抑制作用，对正常大鼠甲醛性足肿胀和切除双侧肾上腺大鼠甲醛性足肿胀均有抑制作用。黑顺片水煎剂灌服能对抗甲醛或蛋清引起的大鼠足肿胀，抑制二甲苯引起的小鼠耳郭肿胀。黑顺片水煎剂灌胃给药，可以减轻甲醛致大鼠足肿胀，在注入6小时后作用明显，一天后仍有作用；也可减轻蛋清致大鼠足肿胀，

在致炎后4、6小时作用明显，对去肾上腺大鼠仍有作用。炮附子水煎剂给佐剂性关节炎大鼠灌胃，能提高热板法痛阈值，降低关节肿，降低血清一氧化氮（NO）、丙二醛（MDA）含量，升高超氧化物歧化酶（SOD）活性。炮附子水提物灌胃可提高大鼠血清11-羟皮质激素含量。附子所含的去甲乌头碱腹腔注射能明显对抗皮下注射组胺诱发的大鼠关节炎，并进一步证明去甲乌头碱是通过清除炎症关节液中超氧自由基，阻止关节液中氨基多糖解聚，免除关节受自由基损害。

镇痛 黑顺片水煎剂给大鼠灌服，能减少腹腔注射酒石酸锑钾或乙酸引起的扭体反应次数，延长小鼠对热痛反应的潜伏期，且这些镇痛效应呈剂量依赖性。去甲猪毛菜碱可能是其镇痛成分之一。制附子末对正常小鼠尾压法呈剂量依赖性的抗伤害感受作用，给药后1~1.5小时达峰值，对反复冷应激负荷小鼠进行尾压法试验呈现镇痛作用；一定剂量灌胃能降低小鼠醋酸扭体次数、也可以降低角叉菜胶致大鼠足肿胀伤害感受阈值，给大鼠灌胃可以降低佐剂性关节炎的伤害感受，可减轻甩尾试验伤害感受，这种抗伤害感受作用可被腹腔注射纳洛酮抑制或阻断。附子粉末的混悬液给大鼠在结扎坐骨神经后灌胃，能升高机械性痛敏实验的压力阈值和延长热痛敏实验的潜伏期，κ-阿片受体阻断剂对附子粉末混悬液的镇痛作用有阻断作用。

抗肿瘤 附子生品及其多种炮制品对多种肿瘤有体内或体外抑制作用。生附子水提取液灌胃，能抑制移植 Lewis 肺癌细胞的 C57 小鼠瘤重、降低胸腺系数、减少转移灶数目，也有减少转移灶数

目作用，有抑瘤及抑制癌转移作用。附子粗多糖灌胃或腹腔注射，附子酸性多糖灌胃或腹腔注射，均能抑制肝癌 H_{22} 小鼠荷瘤小鼠瘤重、延长荷瘤小鼠的存活时间、增加 NK 细胞的杀伤活性，提高荷瘤小鼠的肿瘤细胞凋亡率，但对细胞增殖指数的影响不明显，能增加抑癌基因 fas 和 p53 的表达。附子提取物腹腔注射能抑制肝癌 H_{22} 小鼠移植瘤的生长；附子提取物可促进移植瘤 TNF-α 和 Caspase-3 表达，抑制 NF-κB 表达。附子提取物可抑制 B 淋巴瘤细胞株 Raji 细胞的生长。在一定浓度范围内随着药物浓度增加以及作用时间的延长，Raji 细胞的生长受到抑制，凋亡细胞增多。附子多糖使离体培养的人早幼粒细胞白血病 HL60 细胞株细胞形态改善，细胞分叶核与杆状核细胞增多，晚幼粒细胞亦增多，早幼粒细胞减少；附子多糖能增强 HL60 细胞 NBT（硝基四唑氮蓝）还原能力，HL60 细胞内 MPO（鼠抗人髓过氧化物酶）水平上升 HL60 细胞膜分化抗原 CD11b 上升，CD33 下降。附子抗肿瘤的可能机制与促进肿瘤细胞凋亡，增加抑癌基因活性表达等有关。采用不同浓度的附子溶液干预 SGC-7901 胃癌细胞24小时、48小时、72小时，结果附子提取物具有抗胃癌 SGC-7901 细胞增殖和诱导癌细胞凋亡的作用。

消化系统 附子对消化系统有抗溃疡、调节胃肠运动等作用。附子水煎剂灌胃能抑制水浸应激和吲哚美辛加乙醇引起的小鼠溃疡的形成，能抑制盐酸（HCl）引起大鼠胃黏膜损伤及幽门结扎型大鼠的溃疡的形成，能抑制蓖麻油和番泻叶引起的小鼠腹泻。白附片的水煎液灌胃能抑制小鼠

胃肠运动，降低半固体糊胃残留率，抑制小肠推进。制附子给食醋致阳虚便秘小鼠灌胃能缩短首粒排便时间，增加排便次数，增强离体大鼠回肠运动。

抗缺氧 黑顺片附子水煎液给小鼠灌胃，能延长小鼠断头张口持续时间和氰化钾（KCN）中毒小鼠存活时间，对常压密闭缺氧和亚硝酸钠（NaNO$_2$）中毒小鼠的存活时间无明显影响，可降低密闭缺氧瓶内的残存氧含量。附子水提醇沉液和黑顺片给小鼠灌胃，能不同程度增加小鼠短头张口时间，增强小鼠抗缺氧能力。大剂量使用附子对心脏的超氧化物歧化酶（SOD）活力没有负面影响，相反能减轻小鼠心脏组织氧化反应。附子多糖对缺氧/复氧后心肌细胞产生还具有保护效应，机制与其抑制钙超载、减轻线粒体的损伤有关。

其他 此外尚有抗寒冷、抗疲劳、抗衰老、抗血小板聚集、调血脂等作用，附子按均匀设计的浸泡后并煎煮后灌胃，均能不同程度改善肾阳虚动物一般状态，升高体温，恢复体温昼夜节律性，延长动物低温游泳力竭时间。附子、黑顺片水提醇沉液小鼠灌胃，均能提高小鼠在 -10～-20℃ 环境中的生存时间和存活数，增强其抗寒冷的能力。附子水煎剂灌胃能不同程度提高老年大鼠血清总抗氧化能力（TAA）及红细胞超氧化物歧化酶（SOD）活性，降低脑组织脂褐素（LPF）和丙二醛（MDA），增加心肌组织 Na$^+$-K$^+$-ATP 酶的活性，改善肝脏细胞膜脂流动性，其中 30 天作用最明显。附子水煎剂大鼠灌胃，可下调超氧阴离子生成催化酶基因水平，上调自由基清除相关基因表达水平，减少自由基生成，并促

进其清除。附子多糖有降血胆固醇作用，其机制与提高低密度脂蛋白受体（LDL-R）的基因和蛋白表达，增加受体数量和增强受体活性，加强 LDL 的转运、转化及清除有关，从而降低高胆固醇血症大鼠血清中胆固醇和低密度脂蛋白，预防脂质代谢紊乱。附子水提醇沉液体外能抑制腺苷二磷酸（ADP）、胶原蛋白诱导的家兔血小板聚集，黑顺片未见影响。

毒性与不良反应 附子毒性成分主要是二萜双酯类生物碱类，亲脂性较强，具有强烈毒性。其毒性成分是乌头碱、中乌头碱等，其毒性作用表现为心律失常等。

煎煮、蒸制、加酸或加碱处理等炮制使双酯类生物碱分解为相应的苯甲酰单酯型生物碱，降低毒性，再进一步分解为亲水性的氨基醇类生物碱，毒性降低。故经热炮制可以降低附子毒性。附子与干姜、甘草等配伍可以降低毒性。干姜的氯仿提取物及石油醚提取物与附子共煎可减小附子的毒性，同时煎液中乌头碱含量明显减小，尤其石油醚提取物同时使次乌头碱的煎出量也减小。干姜的乙酸乙酯提取物与附子共煎，可明显减小附子的毒性，但煎液中的乌头碱、次乌头碱含量均增加。干姜的水提物与附子共煎毒性略增大，乌头碱与次乌头碱的煎出量略有增加。附子-甘草、附子-干姜或附子-干姜-甘草合煎液均能降低附子的毒性。高剂量使用附子后，使心衰大鼠血流动力学和神经内分泌水平恶化，心室重构加重。临床患者表现如下，轻度反应：口唇麻木，疼痛，渐至四肢及全身，恶心、呕吐，胸闷憋气，头晕目眩，烦躁不安，流涎。重度反应：肢体痉挛抽搐，周身出汗，小便失禁，

对光反射迟钝，双侧瞳孔增大，膝反射减弱，脉搏缓弱，心律失常，血压下降，四肢逆冷，面色苍白，体温下降，甚则出现神志昏迷、血压下降等危象，死于循环衰竭及呼吸抑制等。

体内过程 大鼠灌胃给予附子总生物碱后，附子中的化学成分如乌头碱、新乌头碱、次乌头碱的体内过程符合口服二室模型。乌头碱类双酯型生物碱（乌头碱、新乌头碱、次乌头碱）口服后吸收很快入血，迅速分布，出现多峰现象，血药浓度缓慢下降。在大鼠灌胃给药后 20 分钟，双酯型生物碱达到最大血药浓度（C_{max}），之后血药浓度快速下降，在 0.5 小时下降到 C_{max} 的 75%，在 1、2、4 小时出现了多峰。大鼠口服附子总生物碱后，吸收迅速，而后快速分布，0.5～6 小时保持血药浓度的相对稳定，之后血药浓度呈现缓慢下降趋势。单味附子汤剂大鼠灌胃给药后乌头碱、新乌头碱、次乌头碱的达峰时间（t_{max}）、平均滞留时间（MRT_{0-t}）均较短。

（张恩户）

gānjiāng

干姜（Zingiberis Rhizoma） 姜科植物姜 Zingiber officinale Rosc. 的干燥根茎。味辛，性大热。归脾、胃、心、肺经。具有温中回阳，温肺化痰的功效。主要用于脾胃虚寒、下利清谷、阳衰欲脱、吐利冷痛症、寒饮犯肺之喘咳证。主要含有挥发油和辛辣成分，其中包括 6-姜辣素（又名 6-姜醇、6-姜酚、6-姜辣醇）、α-姜烯、β-甜没药烯等，此外还有姜烯酮、姜酮、姜酚等化学成分。

药理作用 干姜的药理作用主要集中于消化系统，主要有抗消化性溃疡、调节胃肠运动、镇

吐、止泻、利胆、改善心脏功能、抗心律失常、抗炎、抗菌、抗肿瘤等药理作用。

消化系统　主要包括抗消化性溃疡、止泻、镇吐、利胆等作用，可用于消化性溃疡、腹泻等疾病的治疗。

抗消化性溃疡　干姜经石油醚脱脂后的水提物灌胃能对抗大鼠结扎幽门性胃溃疡，石油醚提物则能对抗小鼠吲哚美辛+乙醇性、大鼠盐酸性、小鼠水浸应激性、大鼠结扎幽门性等实验性胃溃疡。6-姜酚体外对幽门螺杆菌、杆菌 XDRAB 等均有抑菌作用。

调节胃肠运动　干姜水煎剂在一定浓度范围内能浓度依赖性地抑制家兔离体肠的自发性收缩。干姜乙醇提取物能短暂抑制清醒家兔在体胃运动，使离体大鼠胃底条运动幅度先增大后缩小，降低运动频率。干姜醇提取物对肠道平滑肌运动有双向作用，能兴奋小鼠正常或抑制状态小肠的运动，抑制亢进状态的小肠运动，体外能促进正常和阿托品预孵育肠管的收缩，对乙酰胆碱引起的肠管收缩却有拮抗作用。静脉注射 6-姜辣素或姜烯酮，均能降低大鼠在体胃张力，抑制其运动。

治疗胃实寒证　知母性属寒凉，归胃经，给动物灌胃 4℃ 的知母水煎液（10g/kg，每日 2 次，连续 2 天）能复制出进食量、体重下降，大便量增加，精神萎靡不振，蜷缩不动，胃黏膜炎性细胞浸润、腺体破坏等与临床胃实寒证相似的症状。干姜水煎液灌胃 3 天能增加知母致胃实寒证模型大鼠的进食量，减少大便量，升高胃组织中腺苷酸环化酶（AC）、环腺苷酸（cAMP）及环腺苷酸/环鸟苷酸（cAMP/cGMP），降低胃组织中磷酸二酯酶（PDE）。改善模型大鼠的胃黏膜表面颜色灰暗、皱缩、无光泽和出血等症状，改善胃黏膜组织病理学改变，抑制胃黏膜炎性细胞浸润，抑制胃黏膜腺体破坏。升高血清促甲状腺激素（TSH）、三碘甲腺原氨酸（T_3）、甲状腺素（T_4）。改善模型大鼠血液流变学，降低高、中、低切全血黏度与高、中切还原黏度、降低血细胞比值和卡松屈服应力，提高肠系膜微循环血流速度和流态。这些作用与其温通血脉、缓解胃实寒证的阴盛则寒、寒凝血滞有关。

镇吐　干姜甲醇提取液淋巴腔注射能抑制硫酸铜诱发的蛙呕吐反应。灌服给药对硫酸铜犬呕吐有效，但不能抑制阿扑吗啡引起的犬呕吐和洋地黄起的鸽呕吐。姜酮及姜烯酮混合物为其镇吐有效成分。

止泻　石油醚脱脂后的水提物给小鼠灌胃能对抗番泻叶引起的腹泻，石油醚提取物对番泻叶腹泻无作用；石油醚提取物给小鼠灌胃能对抗蓖麻油引起的腹泻，水提物则对蓖麻油腹泻无作用，相同剂量的两种提取物均不影响正常小鼠的肠推进。

利胆　干姜醇提取物给麻醉大鼠灌胃或十二指肠给药能增加大鼠胆汁分泌量。干姜醚提取物十二指肠给药也能促进大鼠的胆汁分泌。

抗炎、镇痛、解热　干姜石油醚脱脂后的水提取物、石油醚提取物和干姜醇提物灌胃给药均能抑制醋酸和热板引起的小鼠疼痛反应，抑制二甲苯引起的鼠耳肿胀和醋酸引起的腹腔毛细血管通透性增加，石油醚提取物、水提取物灌胃给药能抑制角叉菜胶引起的大鼠足肿胀。干姜水煎剂灌胃对酵母致热大鼠有退热作用。干姜醇提物给家兔灌胃能抑制伤寒、副伤寒甲乙三联菌苗所致的家兔发热。

改善心脏功能、抗心律失常　干姜水煎液大鼠给药能提高心排血量。超临界流体 CO_2 萃取获取的干姜提取物家兔灌胃给药能延长戊巴比妥钠引起急性心衰所需的时间，增加戊巴比妥钠引起心衰的用量，能明显改善心衰家兔的左心室内压变化速率最大值（LV ± dp/dtmax），升高左心室内压峰值（LVSP），改善其血流动力学。干姜挥发油预防性给药也有相似的改善心功能，减轻心衰症状等作用。干姜细粉混悬液大鼠灌胃，其含药血清体外能降低乳鼠心肌细胞缺氧缺糖培养液中乳酸脱氢酶（LDH）含量。干姜乙酸乙酯提取物灌胃能对抗氯仿诱发小鼠室颤，对抗乌头碱、哇巴因（毒毛花苷 G）诱发大鼠心律失常。

抗脑缺血　6-姜辣素能缩小脑动脉栓塞模型大鼠的脑梗死容积，减轻神经系统症状，降低栓塞区脑组织一氧化氮（NO）、髓过氧化物酶（MPO）、丙二醛（MDA），升高超氧化物歧化酶（SOD）活性，下调凋亡相关基因 FAS 的表达，降低血中肿瘤坏死因子-α（TNF-α）、IL-6 含量。

抑制血小板聚集、抗血栓形成　干姜水提物体外能抑制腺苷二磷酸（ADP）、胶原诱导的家兔血小板聚集。干姜水提物和挥发油体内能也能抑制血小板聚集，抗血栓形成。干姜挥发油、经石油醚脱脂后的水提物和石油醚提取物大鼠灌胃给药均能抑制电刺激颈动脉引起的血栓形成，石油醚提取物能延长凝血酶时间（TT），但水提物对凝血酶原时间（PT）、TT、活化部分凝血活酶时间（APTT）、V因子、Ⅶ因子等无影响。

抗肿瘤　干姜中的6-姜酚体外能抑制Dalton淋巴腹水瘤细胞、人淋巴细胞、中国大田鼠卵巢细胞和非洲绿猴肾细胞（Vero细胞）、人白血病细胞（HL60）的生长，抑制DNA对胸腺嘧啶核苷酸的摄取。6-姜酚体外能抑制肝癌细胞AH109A增殖，使癌细胞阻滞于S期，延长倍增时间，促进瘤细胞凋亡。6-姜酚还能增加人表皮鳞状细胞癌A431细胞内的活性氧（ROS），导致线粒体膜电位下降而诱导瘤细胞凋亡。6-姜酚能抑制血管内皮生长因子（VEGF）和碱性成纤维细胞生长因子（bFGF）诱导的人内皮细胞增殖，使细胞停止在G_1期；同时阻滞VEGF作用内皮细胞形成毛细管样管道，抑制大鼠主动脉内皮细胞新生和VEGF刺激小鼠角膜血管形成。可见，6-姜酚的抗肿瘤作用与直接抑制DNA合成、诱导瘤细胞凋亡、抑制新生血管生成等相关。

其他　此外，尚有抗菌、镇静等作用。干姜醇提物体外有抗菌作用，其中对肺炎球菌、溶血性链球菌的作用较强，最小抑菌浓度（MIC）分别为13.5mg/ml、54mg/ml；对金黄色葡萄球菌、铜绿假单胞菌、福氏志贺菌的作用稍弱，MIC为108mg/ml，对大肠埃希菌、伤寒杆菌的MIC均为432mg/ml。干姜水煎液灌胃对小鼠有镇静作用，能降低动物走动时间，减少举前肢次数。

毒性与不良反应　干姜水煎剂口服毒性极低。干姜石油醚脱脂后的水提取物灌胃，无动物死亡现象，石油醚提取物小鼠灌服的半数致死量（LD_{50}）为26.3±2.0ml/kg，干姜醇提物LD_{50}

为108.9g/kg。干姜醇提物给动物长期灌胃给药，除高剂量出现便稀外，动物体重变化、血液学检查、血液生化学检查等指标均无异常表现。

体内过程未见文献报道。

（张恩户）

ròuguì

肉桂（Cinnamomi Cortex）樟科植物肉桂 Cinnamomum cassia Presl. 的干燥树皮。味辛、甘，性大热。归脾、肾、心、肝经。具有补火助阳，引火归原，散寒止痛，温通经脉之功效。主要用于阳痿宫冷，腰膝冷痛，肾虚作喘，虚阳上浮，眩晕目赤，心腹冷痛，虚寒吐泻，寒疝腹痛，痛经经闭。肉桂的主要药理成分有挥发油类，如桂皮油（1%~2%）、桂皮醛（占挥发油的75%~90%），乙酸桂皮酯、桂皮酸乙酯、桂皮酸、肉桂多酚，还含甲基羟基查耳酮。另外，尚含多糖、肉桂苷、香豆素等。

药理作用　多集中于消化系统、心脑血管系统等方面，主要有抗消化性溃疡、止泻、利胆、抗心肌缺血、镇痛、抗炎、平喘、抗肿瘤、抗菌、抗病毒、延缓衰老等药理作用。

消化系统　主要包括抗消化性溃疡、调节胃肠运动、止泻、利胆等作用，可用于消化性溃疡、腹泻等疾病的治疗。

抗消化性溃疡　肉桂水溶性或脂溶性成分对多种模型有抗溃疡作用。肉桂水提物给小鼠灌胃，对水浸应激性溃疡形成有抑制作用。肉桂石油醚萃取后的水提物灌胃可对抗小鼠水浸应激型、大鼠盐酸型、大鼠幽门结扎型胃溃疡，但对小鼠吲哚美辛+乙醇型无作用；肉桂石油醚提物灌胃可对抗小鼠吲哚美辛+乙醇型、小鼠水

浸应激型、大鼠盐酸型、大鼠幽门结扎型等多种实验性胃溃疡。

调节胃肠运动、止泻　肉桂水煎剂在一定浓度范围内能浓度依赖性地促进离体兔肠的自发性蠕动。桂皮醛能松弛离体豚鼠回肠纵肌，并对抗乙酰胆碱、组胺引起的收缩反应，能抑制小鼠胃肠推进。肉桂石油醚萃取后的水提物、肉桂石油醚提物灌胃能抑制正常小鼠小肠推进，并对蓖麻油引起的小鼠腹泻有对抗作用，肉桂石油醚萃取后的水提物灌胃对番泻叶引起的小鼠腹泻有止泻作用。

治疗胃实寒证　知母性属寒凉，归胃经，给动物灌胃4℃的知母水煎液（10g/kg，每日2次，连续2天）能复制出进食量、体重下降，精神萎靡不振、蜷缩不动、胃黏膜炎性细胞浸润、腺体破坏等与临床胃实寒证相似的症状。肉桂水煎剂灌胃3天能增加知母水煎液致胃实寒证胃组织中腺苷酸环化酶（AC）、环腺苷酸（cAMP）及环腺苷酸/环鸟苷酸（cAMP/cGMP），降低胃组织中磷酸二酯酶（PDE），改善模型大鼠的胃黏膜表面颜色灰暗、皱缩、无光泽和出血等症状，改善胃黏膜组织病理学改变，抑制胃黏膜炎性细胞浸润，抑制胃黏膜腺体破坏。还能改善模型大鼠的血液流变学，降低高、中、低切全血黏度与高、中切还原黏度、降低血细胞比容和卡松屈服应力，升高血清促甲状腺激素（TSH）、三碘甲腺原氨酸（T_3）、甲状腺素（T_4）。这些作用与其温通血脉，缓解胃实寒证的阴盛则寒、寒凝血滞有关。

利胆　肉桂石油醚提物和水提物十二指肠给药能促进大鼠胆汁分泌。肉桂石油醚萃取后的水

提物、肉桂石油醚提物麻醉大鼠灌胃一次能增加胆汁流量。桂皮醛 0.5g/kg 大鼠灌服能增加胆汁分泌，且作用持续 4 小时。

心脑血管系统　主要包括降压、抗心肌缺血、抗脑缺血等作用。肉桂水煎剂给高血压大鼠灌服能降低血压，改善主动脉内膜损害，降低尿醛固酮水平，脑纹状体及下丘脑吗啡肽含量提高到正常水平，并提高血浆 18-羟脱氧皮质酮水平。肉桂的 50% 甲醇提取物能抑制猪肾血管紧张素 I 转化酶活性，$200\mu g/ml$ 时抑制率为 87%，而从肉桂中提取得到的鞣质，半数抑制浓度（IC_{50}）为 $4.7\mu g/ml$。肉桂能改善高脂饮食诱导的肥胖性高血压大鼠的高血压及肥胖症状。肉桂水煎剂能增加豚鼠离体心脏的冠状动脉血流量。桂皮酸 0.67mmol/L 对缺血离体大鼠心脏再灌注 10 分钟、15 分钟，均能升高最大每搏功指数恢复比率和冠状动脉血流量，抑制心肌乳酸脱氢酶（LDH）生成，降低心肌组织丙二醛含量，提高还原型谷胱甘肽活性。肉桂水提液灌胃给药对大鼠脑缺血再灌注损伤有保护作用，其机制可能与抗脂质过氧化有关。

镇痛、抗炎　肉桂石油醚萃取后的水提物、石油醚提取物灌胃对抗热板、醋酸引起的小鼠痛反应。肉桂醚提物、肉桂水提物给小鼠灌服能抑制二甲苯引起的耳肿胀和乙酸导致的腹腔毛细血管渗透性增高，水提物还能抑制角叉菜胶引起的大鼠足趾肿胀。

平喘　肉桂水提物+挥发油混合灌胃给予哮喘模型豚鼠可延长哮喘潜伏期，降低血清血栓素（TXB_2）水平，上调 6-酮-前列腺素$_{1\alpha}$（6-keto-$PGF_{1\alpha}$），降低 TXB_2/6-keto-$PGF_{1\alpha}$ 比值，抑制肺组织病理变。肉桂降低血清内皮素（ET-1）、一氧化氮（NO）、白介素（IL-5），与其舒张支气管、减轻炎症反应、治疗哮喘有关。

降血糖　肉桂水煎液连续灌胃能提高链脲佐菌素合并高脂饲养诱导的糖尿病大鼠、小鼠的糖耐量，增加肝糖原和肌糖原含量，降低血清胰岛素水平，改善胰岛素抵抗。肉桂挥发油灌胃对四氧嘧啶致糖尿病动物有降血糖作用。肉桂多酚（主要是原花青素-B）可降低大鼠血糖，上升血清胰岛素水平，改善胰岛素抵抗。大鼠附睾脂肪细胞实验发现，肉桂酚类能增强胰岛素活性 3 倍以上。肉桂油能降低胰岛素抵抗小鼠的体重、血糖、血清胰岛素、三酰甘油、总胆固醇、瘦素、抵抗素等，改善口服糖耐量，降低胰岛素抵抗。在临床双盲试验中，将肉桂作为额外食品给予轻微超重的 2 型糖尿病患者，结果肉桂显示降血糖和降血压效果。

抗肿瘤　肉桂水煎液体外能抑制人宫颈癌细胞增殖，并可降低肿瘤细胞贴壁率和迁移能力，阻滞细胞周期于 G_2 期。桂皮醛能抑制小鼠移植性肉瘤 S_{180} 的生长，提高荷 S_{180} 小鼠的胸腺和脾指数，增强 T 淋巴细胞增殖能力和自然杀伤（NK）细胞杀伤活性。桂皮醛腹腔注射能抑制 SV40 病毒所致的小鼠肿瘤，灌胃能抑制小鼠移植性埃利希腹水肿瘤的生长，还能抑制人 NHIK3025 细胞增殖，促进瘤细胞摄取顺铂，发挥协同作用。桂皮醛体外对人皮肤黑色素瘤、乳腺癌、食管癌、宫颈癌、肾癌、人宫颈癌 HeLa 细胞、人肺癌 A-549 细胞和人肝癌 HepG2 等多种瘤细胞的增殖均有抑制作用，并呈浓度依赖性。桂皮酸 1~3mmol/L 对人肺腺癌 A549 细胞有抑制作用，并随浓度增加而增强。桂皮酸能使人早幼粒白血病细胞的增殖速度下降，诱导细胞向成熟粒细胞方向转变。肉桂酚类可通过改变骨髓细胞周期模式而抑制恶性肿瘤细胞的增殖。肉桂多酚可以影响磷酸化酶活性，破坏细胞周期 G_2/M 期中磷酸化/去磷酸化作用，使得有丝分裂原激活蛋白激酶 p38 活化、细胞周期蛋白 B1 失活无法正常调节细胞周期 G_2/M 期的进程，进而影响白血病细胞增殖。

抗菌　肉桂的水溶性部位、脂溶性部位、肉桂醛等均有不同程度的抗菌、抗真菌作用。肉桂水提物灌胃能降低大鼠梭菌属 IV 簇细菌在结肠和直肠中的数量。肉桂水提物体外对大肠埃希菌、痢疾杆菌、伤寒杆菌、金黄色葡萄球菌、白色葡萄球菌、白念珠菌有抑菌作用，还能抑制皮肤真菌生长。桂皮油对多种细菌、真菌、牙龈卟啉单胞菌及核梭杆菌有抗菌作用，能抑制黑曲霉的菌丝生长和孢子形成，对黏液放线菌和变形链球菌的抑菌浓度分别为 $64\mu g/ml$ 和 $128\mu g/ml$，与两性霉素合用能增强后者对白念珠菌的抗菌作用。肉桂精油对多种细菌、真菌和酵母有抗菌作用，其中对真菌的作用较强。120℃ 加热处理 20 分钟对肉桂精油的抑菌效果无明显影响，在偏酸或偏碱环境肉桂精油的抑菌效果增强。肉桂醛对口腔致病菌的标准株和临床分离株均有抑制作用，对黄曲霉菌、烟曲霉菌的最低抑菌浓度（MIC）分别为 $0.10\mu g/ml$、$0.05\mu g/ml$。肉桂二氯甲烷提取物体外对 EHL-37、EHL-55、BZMC-59、BZMC-61、EHL-65、EHL-77 和 EHL-81 等 7 种幽门螺杆菌临床分离株有抗菌作用。

抗病毒 肉桂油、肉桂醛对流感病毒、SV10 病毒、柯萨奇病毒均有抑制作用，能降低柯萨奇病毒 3 致病毒性心肌炎小鼠的死亡率，延长存活时间，抑制心肌组织中病毒 mRNA 以及诱导型一氧化氮合酶（iNOS）、TNF-κB、NF-κB P65、TLR4 的表达，抑制心肌损害。

延缓衰老 肉桂水煎液能提高老龄大鼠血清总抗氧化能力（TAA）、红细胞超氧化物歧化酶（SOD）活性，降低脑脂褐素（LPF）和肝脏丙二醛（MDA）含量，从而起延缓衰老作用。肉桂所含的多酚类化合物有较强的还原性，可清除生物体内的超氧自由基，抑制脂质过氧化而保护肝肾。肉桂提取物能提高脑组织 SOD 活性，促进神经生长因子（NGF）、脑源性神经生长因子（BDNF）的表达，肉桂醇提物能清除超氧阴离子，延缓衰老作用与抗氧化相关。

其他 还具有镇静、抑制免疫、抗前列腺增生、抑制血小板聚集等作用。桂皮醛能减少正常小鼠的自发活动，延长环己巴比妥钠的麻醉时间，对抗苯丙胺引起的动物自发活动增多。桂皮醛可延长士的宁致惊厥的潜伏期及死亡时间。肉桂提取物灌胃给药能减轻丙酸睾酮致前列腺增生小鼠的前列腺湿重，抑制良性前列腺增生。肉桂水煎剂、桂皮醛、肉桂油体外能抑制二磷酸腺苷（ADP）诱导的大鼠血小板聚集。

毒性与不良反应 肉桂水提取物 120g/kg 生药小鼠灌胃无动物死亡。肉桂醚提物小鼠灌胃的半数致死量（LD$_{50}$）为 8.24 ± 0.50ml/kg。肉桂油巴布剂多次皮肤给药对大鼠无急性毒性反应，对豚鼠完整皮肤未见刺激性，对破损皮肤有轻微刺激性，对豚鼠未见过敏反应。

体内过程 桂皮酸小鼠或家兔灌胃的药动学特征均符合二室模型。桂皮醛在大鼠小肠匀浆中被酶催化代谢，并生成桂皮酸，该代谢过程随桂皮醛浓度增高而加快，但当浓度超过一定值后，代谢速率则趋于稳定。肉桂药材粉末口服时由于其中的桂皮醛释放缓慢而代谢减慢。雄性 Fischer 344 大鼠单次或多次（间隔 24 小时给药 7 天）灌胃给予同位素标记的桂皮醛（5mg/kg、50mg/kg 或 500mg/kg）发现，桂皮醛首先在胃肠道、肾和肝分布，有原形药从尿排出。24 小时后桂皮醛可分布于脂肪、肝和胃肠道组织。在大鼠体内主要通过 β 氧化代谢生成苯甲酸，以马尿酸由尿排出。但 500mg/kg 多次给药大鼠，在尿中主要以苯甲酸排泄。

（张恩户）

wúzhūyú

吴茱萸（Euodiae Fructus） 芸香科植物吴茱萸 *Euodia rutaecarpa* (Juss.) Benth.、石虎 *E. rutaecarpa* (Juss.) Benth. var. *officinalis* (Dode) Huang 或疏毛吴茱萸 *E. rutaecarpa* (Juss.) Benth. var. *bodinieri* (Dode) Huang 的将近成熟的果实。味辛、苦，性热。归肝、脾、胃、肾经。具有散寒止痛，温中止呕，助阳止泻功效。主要用于厥阴头痛，寒疝腹痛，寒湿脚气，经行腹痛，脘腹胀痛，呕吐吞酸，五更泄泻，外治口疮。吴茱萸的药理有效成分主要包括生物碱类和挥发油。前者主要化学成分为吴茱萸碱、吴茱萸次碱、去氢吴茱萸碱、吴茱萸因碱、羟基吴茱萸碱、吴茱萸卡品碱等，后者主要含有吴茱萸烯、罗勒烯、吴茱萸内酯、吴茱萸内酯醇等，另外还含有吴茱萸酸、柠檬苦素、多糖等。

药理作用 吴茱萸的药理作用多集中于消化系统、心血管系统等方面，主要有调节胃肠道运动、抗溃疡、止泻、强心、抗心肌缺血、扩张血管、抑制血小板聚集、抗血栓、抗脑缺血、抗炎镇痛、抗肿瘤、抗病原体等作用。

消化系统 主要包括调节胃肠道运动、抗溃疡、止泻等作用。

调节胃肠道运动 吴茱萸水煎剂灌胃能抑制小鼠胃排空和肠推进。以生物碱为主的吴茱萸醇提氯仿萃取物灌胃能减慢小鼠胃对酚红糊的排空，拮抗新斯的明、甲氧氯普胺、利血平引起的小鼠胃排空亢进，协同阿托品的胃排空抑制作用。该萃取物还可拮抗乙酰胆碱、氯化钡引起的大鼠离体肠管收缩。吴茱萸次碱灌胃对小鼠离体肠推进有抑制作用，能拮抗新斯的明促进小鼠离体小肠平滑肌蠕动、甲氧氯普胺和利血平所致的胃排空亢进，并且呈剂量依赖关系，亦能对抗组胺或乙酰胆碱引起的豚鼠离体肠管收缩。吴茱萸敷脐能促进腹部术后的胃肠功能恢复，贴敷涌泉穴对肿瘤化疗时的消化道反应疗效显著。吴茱萸外敷可升高腹部术后患者血清的胃动素，减短术后首次排气或排便时间，促进小肠动力障碍的恢复。

抗溃疡 吴茱萸水煎剂灌胃能抗小鼠吲哚美辛+乙醇性和水浸应激性胃溃疡，对大鼠盐酸性胃溃疡、大鼠结扎幽门性胃溃疡也有抑制趋势。吴茱萸甲醇提取物 2g/kg 灌胃可对抗小鼠水浸应激性溃疡，抑制率达 66.6%。吴茱萸氯仿提取物给三硝基苯磺酸（TNBS）+乙醇灌肠溃疡性结肠炎模型小鼠连续灌胃能增加模型小鼠体重，抑制腹泻及粪便潜血，降低结肠病理性损伤、结肠组织髓过氧化物酶（MPO）和脾指数。静脉注射吴茱萸次碱或者灌胃均能明显改善阿司匹林诱发的溃疡指数增高，抑制阿司匹林引起 H^+ 反扩散。吴茱萸次碱的胃黏膜保护作用可能与其降低胃液内非对称性二甲基精氨酸（ADMA）的含量有关，这一作用是通过降钙素基因相关肽（CGRP）介导。吴茱萸多糖和吴茱萸内酯对胃溃疡也有治疗作用。吴茱萸水煎液、挥发油组分、吴茱萸内酯分别灌胃给药均能降低大鼠幽门结扎胃溃疡的溃疡指数。吴茱萸外敷脚心治疗小儿口疮有效，贴敷涌泉穴还可治疗口腔溃疡。

止泻　吴茱萸水煎剂灌服可对抗番泻叶和蓖麻油引起的小鼠腹泻，吴茱萸生品及甘草制、盐制、醋制炮制品给小鼠灌胃可减少番泻叶致小鼠腹泻湿粪数。吴茱萸煎剂对大黄引起的小鼠腹泻有明显的止泻作用。

强心、抗心肌缺血　吴茱萸水提醇沉液家兔或犬静脉注射能增加心肌收缩功能，提高心搏出量、心排血量、心脏指数和心搏指数，也可使增强离体蟾蜍心脏收缩幅度，增加八木法离体心脏灌流法的心排血量，对心率影响不大。吴茱萸碱和吴茱萸次碱对离体豚鼠有与辣椒素受体激动剂辣椒素相似的正性肌力和变时作用，增加剂量即出现脱敏作用。吴茱萸次碱对豚鼠离体心房肌的正性肌力和正性频率作用均可被竞争性辣椒素受体拮抗剂（capsazepine）和非竞争性辣椒素受体拮抗剂钌红所拮抗，也能被降钙素基因相关肽（CGRP）受体拮抗药拮抗。吴茱萸次碱可升高抗原攻击致心功能抑制豚鼠的左心室内压（LVP）、左心室内压变化速

率最大值（LV±dp/dtmax）和冠状动脉血流量（CF），缩短 P-R 间期，并同时促进 CGRP 的释放和下调心肌组织 TNF-α 浓度。吴茱萸次碱静脉注射能对抗异丙肾上腺素引起的心肌缺血损伤，改善缺血性心律失常。吴茱萸次碱静脉注射能缩小心肌缺血-再灌注损伤大鼠的心肌梗死面积，降低血清肌酸激酶（CK）水平，升高血浆降钙素基因相关肽（CGRP），此作用可被皮下注射 capsazepine 和预先皮下注射辣椒素耗竭感觉神经递质所取消。吴茱萸提取物灌胃给药对野百合碱（MCT）所致大鼠右室肥大有明显的改善作用。吴茱萸提取液灌胃能保护急性心肌缺血大鼠的心功能，改善心率（HR）、左室收缩压（LVSP）、左室舒张末期压力（LVEDP）、左心室内压变化速率最大值（LV±dp/dtmax）异常。吴茱萸穴位贴敷可辅助治疗冠心病频发室性早搏，改善患者自觉症状，较单独西医常规疗法更能减少室性早搏次数。

扩张血管　吴茱萸、吴茱萸碱、吴茱萸次碱具有扩血管作用，进而降低血压、改善微循环。吴茱萸次碱能降低抗原攻击所致豚鼠离体主动脉血管的收缩性，辣椒素受体拮抗药和选择性降钙素基因相关肽受体拮抗药 CGRP$_{8-37}$ 均取消此作用。吴茱萸甲醇提取物还能抑制 ^{3}H-血管紧张素 II 与其受体的结合。吴茱萸甲醇提取物原发性高血压（SHR）大鼠腹腔注射能降低动脉血压，并持续 4 小时以上，其降血压作用不受 β 受体拮抗药普萘洛尔的影响，但可被 N-ω-硝基-L-精氨酸甲酯（NAME）消除。吴茱萸次碱也能降低 SHR 大鼠血压，并能降低血浆血栓素（TXB$_2$），升高血浆 6-

酮-前列腺素（6-keto-PGF$_{1α}$）、心房钠肽（ANP），增强血浆肾素活性（PRA）。吴茱萸水提醇沉液静脉注射能改善家兔耳郭微循环，给药 5 分钟内耳郭微动脉和微静脉管径缩小，随后逐渐扩大，毛细血管点数同样先减少后增加。吴茱萸甲醇提取物灌胃可加快大鼠背部皮肤血流，提高直肠温度。

抑制血小板聚集、抗血栓　吴茱萸次碱可剂量依赖性地抑制由胶原引起的血小板中钙离子浓度升高、磷酸肌醇生成和花生四烯酸释放，但对正常血小板无此作用。吴茱萸次碱静脉注射可明显延长大鼠肠系膜静脉的血栓形成时间和出血时间，也能抗小鼠在体血栓形成。其抑制血小板聚集、抗血栓作用与抑制血栓素 A$_2$ 生成，降低磷酸酶 C 活性，阻止细胞内钙运动有关。

抗脑缺血　吴茱萸次碱预防性静脉注射能减少大脑中动脉阻断（线栓法）致脑缺血-再灌注损伤大鼠的脑梗死容积，改善脑功能预后，增加脑组织中降钙素基因相关肽（CGRP）含量。吴茱萸次碱对缺氧复氧导致的神经元细胞凋亡有保护作用，其机制是通过激活特异性辣椒素受体 TRPV1 影响 Ca^{2+} 内流以及激活 PI3K-Akt 信号通路，抑制细胞内氧化应激与细胞凋亡蛋白酶活性。吴茱萸次碱腹腔注射可改善小鼠脑缺血再灌注损伤造成的学习记忆障碍，提高模型小鼠脑组织超氧化物歧化酶（SOD）及谷胱甘肽过氧化物酶（GSH-Px）活力，减少自由基的产生，抗脑缺血再灌注损伤。

镇痛、抗炎　吴茱萸水煎剂灌胃能抑制酒石酸锑钾或乙酸引起的小鼠痛反应次数，延长小鼠

对热痛刺激反应的潜伏期，抑制二甲苯引起鼠耳肿胀，降低乙酸所致的小鼠腹腔毛细血管通透性增高，抑制角叉菜胶引起的足趾肿胀。吴茱萸甘草制、盐制、醋制炮制品水煎剂也有相似的镇痛、抗炎作用，其中盐制品抗炎作用较弱。吴茱萸水提组分和挥发油组分灌胃均有镇痛作用，且前者比后者更安全。吴茱萸提取物（含吲哚总生物碱55%）灌胃也能延长小鼠对热痛刺激反应的潜伏期，抑制二甲苯引起鼠耳肿胀和佐剂性关节炎大鼠的足肿胀。吴茱萸乙醇提取物、吴茱萸次碱体外能抑制内毒素（LPS）刺激单核巨噬细胞白血病 RAW264.7 细胞生成前列腺素 E_2（PGE_2），有剂量依赖关系，半数抑制浓度（IC_{50}）为 $31.62ng/ml$。高浓度的吴茱萸次碱能抑制环氧化酶（COX）活性，但不影响 COX-2 mRNA 表达和酶蛋白水平。可见其镇痛、抗炎作用与抑制前列腺素合成有关。

抗肿瘤 吴茱萸、吴茱萸碱体内、体外对多种肿瘤有抑瘤作用。吴茱萸碱灌胃给予荷肉瘤 S_{180} 和肝癌腹水型 Hep A 小鼠，能抑制移植瘤的生长。吴茱萸碱灌胃对小鼠肝癌 H_{22}、S_{180}，也有相似的抑瘤作用，且呈一定的量效关系，并能升高荷 S_{180} 小鼠外周血的白细胞数量。吴茱萸碱体外对人肝癌 HepG-2、人胃癌 SGC-7901、结肠癌 HT29、人宫颈癌 HeLa、前列腺癌 PC-3、人黑色素瘤 A375-S2、涎腺腺样囊性癌 ACC-M、白血病 K562、Raji、Jurkat 等多种肿瘤细胞株均有抑制其增殖作用，使多数细胞停滞于 G_2/M 期。吴茱萸碱的抗肿瘤作用与直接细胞毒、诱导肿瘤细胞凋亡、影响瘤细胞微管蛋白的聚集

状态、下调端粒酶 hTERT 基因表达，降低端粒酶的活性等有关。

抗病原体 吴茱萸水煎剂对霍乱弧菌有抑制作用，水浸液对絮状表皮癣菌、葡萄球菌、铜绿假单胞菌有抑制作用。吴茱萸正丁醇提取物体外对 33 株多重耐药铜绿假单胞菌有不同程度的抑菌作用。吴茱萸柠檬苦素提取物对藤黄微球菌、沙门菌、志贺菌、柠檬酸杆菌有抑菌或杀菌效果，且强于同浓度的乙醇提取物，对金黄色葡萄球菌、藤黄微球菌和志贺菌的最低抑菌浓度（MIC）低于 $0.46mg/ml$，最小杀菌浓度（MBC）为 $0.92\ mg/ml$。吴茱萸碱腹腔注射能抑制给予脂多糖（LPS）小鼠的体质量下降和血清 LPS 升高，改善小肠肿大等病理改变，有抗内毒素作用。吴茱萸外敷涌泉穴可治疗小儿疱疹性咽峡炎、疱疹性口腔炎等病毒性感染疾病。

其他 吴茱萸提取物、吴茱萸生物碱还具有调血脂、改善学习记忆、兴奋子宫平滑肌、免疫抑制等作用。

吴茱萸提取物加入高脂饲料中，饲喂大鼠 12 周，能降低大鼠肾和附睾周围脂肪，降低血游离脂肪酸、三酰甘油和肝中总脂肪、三酰甘油、胆固醇。吴茱萸碱对高脂饮食诱导肥胖有预防作用。吴茱萸甲醇粗提物能延长常压缺氧、氰化钾（KCN）中毒小鼠存活时间。吴茱萸提取物、去氢吴茱萸碱可抑制乙酰胆碱酯酶活性，半数抑制浓度（IC_{50}）为 $37.9\mu mol/L$，去氢吴茱萸碱 $6.25mg/kg$ 腹腔注射可逆转东莨菪碱诱导的大鼠记忆缺失，增加脑血流量。去氢吴茱萸碱灌胃能提高 D-半乳糖致大鼠学习记忆障碍，抑制模型动物脑组织 β 淀粉

样蛋白（Aβ）生成，提高抗氧化能力。吴茱萸碱能兴奋豚鼠离体支气管平滑肌，该作用与激动 M 受体、速激肽 NK_1、NK_2 受体相关。吴茱萸次碱静脉注射可降低小鼠抗体生成细胞，抑制白介素-2（IL-2）、干扰素 γ 以及白介素-10（IL-10） mRNA 表达，具有免疫抑制作用。去氢吴茱萸碱、吴茱萸次碱对子宫平滑肌具有兴奋的作用。

毒理与不良反应 吴茱萸有小毒。吴茱萸水提物单次或连续给小鼠灌胃均有一定的毒性，毒性靶器官为肝。吴茱萸碱、吴茱萸次和吴茱萸挥发油小鼠灌胃均有不同程度的毒性作用，挥发油能引起急性肝损伤。高浓度的吴茱萸次碱体外能使肝、肾细胞活力下降，其中对后者的抑制作用强于前者，并能升高肝细胞培养液中的天冬氨酸转氨酶（AST）、丙氨酸转氨酶（ALP）、乳酸脱氢酶（LDH）水平。吴茱萸水和乙醇提取物小鼠灌胃也有未见急性毒性反应的报道，在沙门菌诱变试验（埃姆斯试验）、小鼠精子畸变和骨髓微核试验中未见有致突变作用。

体内过程 制吴茱萸提取物、吴茱萸碱、吴茱萸次碱大鼠灌胃符合一室模型，随着制吴茱萸提取物给药剂量的增加血液中吴茱萸碱、吴茱萸次碱的药时曲线下面积（AUC）逐渐增大，前者半衰期（$t_{1/2}$）逐渐延长，后者却缩短。吴茱萸碱 $100mg/kg$ 大鼠灌胃给药吴茱萸碱 $C_{max} = 5.3ng/ml \pm 1.5ng/ml$，$t_{max} = 22min \pm 8min$，$t_{1/2} = 451min \pm 176min$。吴茱萸提取物中的吴茱萸次碱和吴茱萸碱含量影响后二者大鼠灌胃的生物利用度，在 $16\% \sim 80\%$（以二者总含量计）范围内含量越高生物利用

度越高。

（张恩户）

小茴香（Foeniculi Fructus）

伞形科植物茴香 Foeniculum vulgare Mill. 的干燥成熟果实。味辛，性温。归肝、肾、脾、胃经。具有温肾暖肝，散寒止痛，理气和胃，主要用于寒疝腹痛，睾丸偏坠，痛经，少腹冷痛，脘腹胀痛，食少吐泻。盐小茴香暖肾散寒止痛。用于寒疝腹痛，睾丸偏坠，经寒腹痛。主要含挥发油，化学成分有反式茴香脑、茴香脑、茴香醛、柠檬烯、小茴香酮、爱草脑、γ-松油烯、α-蒎烯、月桂烯、β-蒎烯、樟脑、甲氧苯基丙酮等。

药理作用　多集中于消化系统，主要有促进胃肠运动、保肝、抗菌作用、抗炎、镇痛等作用。

促进胃肠运动　小茴香热熨中脘、神阙、天枢穴能减轻患者术后应用自控镇痛泵引起的恶心呕吐、腹胀等胃肠反应，恢复胃肠运动功能，减轻病人痛苦，促进术后病人康复。小茴香热敷神阙、足三里穴也能解除单纯性胸、腰椎骨折患者的腹胀等消化道症状。小茴香热敷腹部能恢复肠癌术后患者的胃肠运动功能。茴香脑能促进胃肠蠕动和胃液分泌，加快肠内腐败气体排除，能健胃祛风，缓解腹痛。

治疗胃实寒证　知母性属寒凉，归胃经，给动物灌胃 4℃ 的知母水煎液（10g/kg，每日 2 次，连续 2 天）能复制出进食量、体重下降，大便量增加，精神萎靡不振，蜷缩不动，胃黏膜炎性细胞浸润、腺体破坏等与临床胃实寒证相似的症状。小茴香水煎剂灌胃 3 天，增加知母水煎液致胃实寒证大鼠的进食量，减少大便量，升高胃组织中腺苷酸环化酶

（AC）、cAMP 及 cAMP/cGMP，降低胃组织中磷酸二酯酶（PDE），改善模型大鼠的胃黏膜表面颜色灰暗、皱缩、无光泽和出血等症状，改善胃黏膜组织病理学改变，抑制胃黏膜炎性细胞浸润，抑制胃黏膜腺体破坏。小茴香还能改善模型大鼠的血液流变学，降低高、中、低切全血黏度与高、中切还原黏度、降低血细胞比容、卡松屈服应力和血沉方程 K 值，升高红细胞变形指数，提高肠系膜微循环血流速度和流态，升高血清促甲状腺激素（TSH）、三碘甲腺原氨酸（T_3）、甲状腺素（T_4）。这些作用与其温通血脉，缓解胃实寒证的阴盛则寒、寒凝血滞有关。

保肝　小茴香细粉混悬液灌胃能抑制四氯化碳（CCl_4）引起的大鼠急性肝损伤，保护肝细胞，促进纤维化肝中胶原降解及逆转肝纤维化。由于药材中钾含量高，在治疗肝硬化腹水时兼有补钾、利尿作用。0.2% 及 0.5% 的茴香脑对对乙酰氨基酚所致肝损伤具有保护作用，能降低血清丙氨酸转氨酶（ALT）、肝组织丙二醛（MDA），升高超氧化物歧化酶（SOD）及还原型谷胱甘肽（GSH-Px）。表明小茴香、茴香脑的保肝作用与抗自由基、抗脂质过氧化有关。

抗菌　小茴香子精油对 7 种常见食源性致病菌和 2 种腐败真菌均有抗菌作用，其中黑曲霉、副溶血性嗜盐菌最为敏感，最低抑菌浓度（MIC）分别小于 0.004% 和 0.015%（容积浓度）。小茴香挥发油对金黄色葡萄球菌、枯草杆菌、变形杆菌、大肠埃希菌有抑制作用，对金黄色葡萄球菌最强，其次为枯草杆菌和变形杆菌，大肠埃希菌最差，其抗菌

作用与挥发油中的茴香脑、爱草脑含量呈正相关。

抗炎、镇痛　小茴香水煎剂、挥发油灌胃均能抑制酒石酸锑钾或醋酸和热板引起的小鼠痛反应，而去油水煎液灌胃无此作用，可见其镇痛有效部位主要为挥发油。小茴香灌胃能抑制二甲苯致小鼠耳郭肿胀、蛋清致大鼠足肿胀，有抗炎作用。

其他　小茴香甲醇提取物体外有抗氧化活性，对二价氧负离子、氢氧根、过氧化氢等多种活性氧或自由基有不同程度的清除作用，抑制亚油酸、猪油过氧化效果与叔丁基羟基茴香醚相似。茴香脑对老年大鼠肾缺血再灌注损伤有保护作用，对多种动物移植瘤有不同程度的抑制作用，能对抗放射线、化疗药物、苯引起的白细胞减少。

毒性与不良反应　小茴香中的顺式茴香脑有毒性作用，其大鼠、小鼠腹腔注射的半数致死量（LD_{50}）分别为 0.07g/kg、0.095g/kg。临床上轻度中毒者出现恶心、呕吐、腹痛、流涎、眩晕、出汗、手足发冷等，严重者可有呼吸困难、发绀、角弓反张、昏迷、休克，并有一定程度的肝、肾损害。顺式茴香脑的毒性作用与作用于中枢神经系统有关。反式茴香脑毒性小，大鼠、小鼠腹腔注射的 LD_{50} 分别为 2.67g/kg、1.41g/kg。

体内过程未见文献报道。

（张恩户）

八角茴香（Anisi Stellati Fructus）

木兰科植物八角茴香 Illicium verum Hook. f. 的干燥成熟果实。味辛，性温。归肝、肾、脾、胃经。具有温阳散寒，理气止痛。主要用于寒疝腹痛，肾虚腰痛，

胃寒呕吐，脘腹冷痛。八角茴香含有挥发油、有机酸、黄酮类、脂肪油等化学成分，其中挥发油组成十分复杂，主要有反式茴香脑、柠檬烯、芳樟醇、草蒿脑、桉油精等，以及莽草酸、槲皮素、木犀草素等。

八角茴香具有抗菌、抗病毒、抗动脉粥样硬化、抗氧化等药理作用。

抗菌、抗病毒：八角茴香油、八角茴香乙醇提取液体外对金黄色葡萄球菌、大肠埃希菌、痢疾杆菌等多种细菌有抗菌作用，浓度越高抗菌作用越强。八角茴香挥发油体外对多种念珠菌的临床分离株有抗菌作用，其最小抑菌浓度（MIC）及最小杀菌浓度（MBC）分别为：白念珠菌 1517.16μg/ml、2248.55μg/ml；光滑念珠菌 1169.24μg/ml、2338.49μg/ml；近平滑念珠菌 1320.03μg/ml、2144.40μg/ml；热带念珠菌 1203.50μg/ml、2407.01μg/ml；克柔念珠菌 1517.16μg/ml、2144.40μg/ml；季也蒙念珠菌 1072.64μg/ml、2144.40μg/ml。八角茴香水提物体外能够抑制细胞培养的 H3N2 型流感病毒增殖，而莽草酸无此作用。

抗动脉粥样硬化：莽草酸能降低高脂饲料导致的动脉粥样硬化（AS）大鼠血清三酰甘油、总胆固醇、低密度脂蛋白，并能降低 AS 大鼠血清肿瘤坏死因子 α（TNF-α）、C 反应蛋白（CRP）和丙二醛（MDA），提高超氧化物歧化酶（SOD）活性，具有抗氧化作用。莽草酸 25mg/kg、50mg/kg 灌胃能降低大脑中动脉血栓模型大鼠的血小板聚集率，莽草酸 50mg/kg、100mg/kg 静脉注射能延长小鼠凝血时间，莽草

酸体外能抑制胶原诱导的家兔血小板聚集。

抗氧化：八角茴香提取物体外能清除 1,1-二苯基-2-三硝基苯肼（DPPH）自由基，有效成分为茴香脑。

其他：八角茴香提取物灌胃能抑制醋酸、热板引起的小鼠（扭体）痛反应。八角茴香提取液灌胃能延长小鼠力竭游泳时间、爬杆时间，提高运动后肝糖原含量和血乳酸脱氢酶活性，降低血乳酸及尿素氮，具有抗运动疲劳作用。八角茴香水提液小鼠灌胃能增强巨噬细胞的吞噬功能，增强脾自然杀伤细胞功能。

（张恩户）

dīngxiāng

丁香（Caryophylli Flos） 桃金娘科植物丁香 Eugenia caryophyllata Thunb. 的干燥花蕾。味辛，性温。归脾、胃、肺、肾经。具有温中降逆，补肾助阳的功效。主要用于脾胃虚寒，呃逆呕吐，食少吐泻，心腹冷痛，肾虚阳痿。丁香的药理有效成分主要包括丁香酚、异丁香酚、紫丁香苷、丁香苦苷、乙酰丁香酚、β-石竹烯，以及甲基正戊基酮、水杨酸甲酯、葎草烯、苯甲醛、苄醇、间甲氧基苯甲醛、乙酸苄酯、胡椒酚、α-衣兰烯等。

药理作用 主要具有调节胃肠运动、抗溃疡、保肝利胆、抗菌、抗病毒、镇痛、抗炎、抗血栓、抗抑郁等药理作用。

调节胃肠运动 丁香水煎液灌胃能抑制小鼠小肠推进，丁香水浸出液能促进胃酸、胃蛋白酶分泌。丁香水煎液和水煎醇沉液体外能分别抑制家兔和大鼠离体肠管的自发性收缩。丁香石油醚脱脂后的水提物灌胃能够抑制番泻叶引起的小鼠腹泻，丁香醚提

物灌胃能够抑制蓖麻油引起的小鼠腹泻。

抗溃疡 丁香水提取物、挥发油等对实验性胃溃疡模型有一定抑制作用。石油醚脱脂后水提物灌胃能抑制小鼠水浸应激溃疡。丁香石油醚提取物灌胃能抑制吲哚美辛+乙醇诱发小鼠胃溃疡，丁香水提物及丁香石油醚提物灌胃均能抑制盐酸所致大鼠胃黏膜损伤。丁香水浸出液给犬巴甫洛夫胃内灌注能使犬的胃液总酸排出量增加 6 倍，胃蛋白酶活力提高 26.9%，阿托品能对抗其促胃酸分泌作用。

保肝利胆 研究发现过氧化氢（H_2O_2）可诱导培养的人肝细胞 RBL 损伤，使细胞存活力下降，细胞培养液中加入丁香多酚再与 H_2O_2 共同孵育则存活率明显升高，并能升高培养液中的超氧化物歧化酶（SOD）、过氧化氢酶（CAT）、谷胱甘肽过氧化物酶（GSH-Px）活性，降低丙二醛（MDA）含量，促进受损的 RBL 细胞修复。麻醉大鼠十二指肠注射丁香水提物和醚提物可以不同程度的增加胆汁分泌，其利胆有效成分是丁香酚、乙酰丁香酚。

抗菌、抗病毒 丁香挥发油体外对产酸克雷伯菌、肠炎沙门菌、志贺菌、大肠埃希菌、表皮葡萄球菌和金黄色葡萄球菌均有抗菌作用。丁香挥发油灌胃可降低大肠埃希菌、金黄色葡萄球菌急性感染小鼠的死亡率。丁香酚体外对大肠埃希菌 ATCC25922、金黄色葡萄球菌、大肠埃希菌 O54、溶血性链球菌、鼠伤寒沙门菌、猪链球菌、猪霍乱沙门菌、李斯特菌、都柏林沙门菌、铜绿假单胞菌、福氏志贺菌、蜡状芽胞杆菌等常见菌有抑菌作用，其中抗大肠埃希菌 ATCC25922 作用

醇提取物对大鼠胃溃疡模型有抑制作用。荜茇醇提取物对结扎幽门型胃溃疡大鼠胃液量、胃液总酸度均有抑制作用，对利血平型溃疡的抑制率为 48.1%。荜茇挥发油灌胃能抑制应激性、吲哚美辛、利血平、无水乙醇所致的大鼠胃溃疡形成，0.50ml/kg 对大鼠结扎幽门型胃溃疡的胃液量、胃液总酸度有降低作用。荜茇胡椒碱对胆汁反流性胃炎模型大鼠胃黏膜有保护作用。

抗酒精性脂肪肝：荜茇宁灌胃给药对高脂饲料加白酒灌胃所致的酒精性脂肪肝小鼠肝损伤具有保护作用，可降低模型动物的肝脏指数、血清丙氨酸转氨酶（ALT）、天冬氨酸转氨酶（AST）、血清总胆固醇（TC）和三酰甘油（TG），改善肝细胞脂肪变性。

调血脂、抗动脉粥样硬化 荜茇具有调血脂、抗动脉粥样硬化作用，有效成分为挥发油、胡椒碱和荜茇宁等。荜茇挥发油非皂化物灌胃给药 30 天能降低高脂血症大鼠血清总胆固醇（TC）、高密度脂蛋白（HDL），减轻肝细胞肿胀。荜茇去油水提液 4g/kg、2g/kg 灌胃可降低高脂血症大鼠血清低密度脂蛋白（LDL）。荜茇提取物（含胡椒碱 30%）灌胃 2~4 周，能降低高脂饲料建立的高血脂模型金黄地鼠血清 TC、TG、LDL，升高 HDL。去胡椒碱的荜茇提取物也有类似的药理作用。荜茇提取物、去胡椒碱提取物给药 4 周均能降低动物肝指数，给药 2 周可降低动物体重，后 2 周不显著。荜茇有效部位群乳剂高脂饲料致大鼠、金黄地鼠和小鼠 3 种高脂血症动物，均有调血脂作用能降低动物血清 TC、TG、LDL 和肝 TC、TG 含量，升高血清 HDL。在食饵性高脂血症大鼠造模的同时连续灌胃荜茇宁 4 周，能降低大鼠血清 TC、TG、低密度脂蛋白胆固醇（LDL-C）动脉硬化指数，升高高密度脂蛋白胆固醇（HDL-C）水平。荜茇宁给高脂饲料喂养动脉粥样硬化（AS）模型家兔在造模型同时连续灌胃 60 天，能降低家兔血清 TC、TG、LDL-C 水平，抑制 AS 斑块的形成和发展，其作用机制可能与调节血脂、抗氧化有关。

降血糖 荜茇醇提取物灌胃给药 8 周对高脂高糖高盐膳食 12 周所致的胰岛素抵抗综合征模型大鼠，能降低血糖，改善糖耐量，增加胰岛素敏感指数，降低血清肿瘤坏死因子-α（TNF-α）、游离脂肪酸（FFA）、TG 水平。能提高自然杀伤细胞（NK）和腹腔巨噬细胞吞噬能力，升高 T、B 淋巴细胞增殖率。

平喘 荜茇醇提取物 100mg/kg、200mg/kg 灌胃给药 10 天能降低卵清蛋白导致的哮喘模型小鼠支气管肺泡灌洗液中的炎症细胞总数、中性粒细胞、嗜酸性粒细胞、淋巴细胞数和 IL-4、IL-5 水平，抑制肺组织 NF-κB p65 蛋白的表达，其平喘作用可能与抑制 NF-κB p65 转录因子和 IL-4、IL-5 细胞因子生成有关。

解热 荜茇醇提物、水提物灌胃给药 2 天对内毒素所致大鼠发热有解热作用，其中醇提物作用较强。荜茇醇提物对干酵母、2,4-二硝基苯酚致大鼠发热也有解热作用。

抗帕金森病 荜茇总生物碱灌胃给药 6 周能改善 6-羟基多巴胺（6-OHDA）所致帕金森病大鼠的行为学异常，增加大鼠大脑黑质区 TH 阳性细胞数及纹状体 TH 阳性纤维密度，提高黑质及纹状体内超氧化物歧化酶（SOD）、谷胱甘肽过氧化物酶（GSH-Px）、过氧化氢酶（CAT）的活力，降低一氧化氮合酶（NOS）活力，降低丙二醛（MDA）、一氧化氮（NO）含量，升高还原型谷胱甘肽（GSH）含量，可增强抗氧化能力。

抗肿瘤 荜茇明碱体外能抑制人乳腺癌 MDA-MB-231 细胞增殖，其机制可能与减少 Bcl-2 蛋白表达和增加 Bax 蛋白表达有关。荜茇酰胺体外对人肺癌 A549/顺铂耐药细胞株有抑制作用。

毒性与不良反应 荜茇水煎口服毒性低。荜茇宁大剂量给小鼠灌胃观察 14 天，未见急性毒性反应。荜茇粉混悬液 300mg/kg、600mg/kg 灌胃给药连续 5 天，可增高大鼠精原细胞染色体畸变率，精子畸变数升高，存活率降低，且精原细胞染色体畸变程度和精子存活率下降程度随剂量增大而提高，提示荜茇对雄性哺乳动物的生殖细胞有损伤作用。荜茇宁混悬液于大鼠妊娠第 6~15 天分别灌胃 500mg/kg，对孕鼠外观、胎鼠外观、胎鼠生长指标、吸收胎数和胎鼠顶骨、胸骨、肋骨等骨骼的骨化程度以及胎鼠主要脏器无明显影响，未见胚胎毒性和致畸毒性。荜茇胡椒碱于小鼠妊娠第 7~16 天每天灌胃给药，观察发现孕鼠体重增长、胎鼠生长指标缓慢或下降，对胎鼠外观、骨骼和内脏均无显著影响。

体内过程 荜茇胡椒碱在大鼠体内的药代动力学过程符合一室吸收模型。

（张恩户）

bìchéngqié

荜澄茄（Litseae Fructus） 樟科植物山鸡椒 *Litsea cubeba*（Lour.）Pers. 的干燥成熟果实。

味辛,性温。归脾、胃、肾、膀胱经。具有温中散寒,行气止痛的功效。主要用于胃寒呕逆,脘腹冷痛,寒疝腹痛,寒湿郁滞,小便浑浊。药理有效成分主要包括柠檬醛、柠檬烯、香茅醛等。

药理作用 荜澄茄的药理作用有抑制胃肠运动、抗胃溃疡、抗菌等。

抑制胃肠运动:荜澄茄经石油醚脱脂后的水提物、石油醚提取物灌胃均能抑制蓖麻油、番泻叶引起的小鼠腹泻和小鼠胃肠运动,荜澄茄二氧化碳超临界萃取物能抑制卵蛋白致敏豚鼠的离体回肠肌收缩。

抗胃溃疡:荜澄茄经醚脱脂后的水提物、醚提物灌胃能抑制小鼠水浸应激型和吲哚美辛+乙醇型胃溃疡的形成,并能抑制盐酸引起的大鼠胃溃疡。

抗菌:荜澄茄提取物体外对金黄色葡萄球菌、甲型溶性链球菌、乙型溶性链球菌、肺炎球菌、肠炎杆菌、大肠埃希菌有不同程度的抗菌作用,其中对金黄色葡萄球菌、乙型溶血性链球菌作用较强。挥发油能杀灭青霉、热带念珠菌、草酸青霉、桔青霉、产黄青霉、白念珠菌、光滑念珠菌、近平滑念珠菌、克鲁斯念珠菌、拟青霉、黄曲霉和黑曲霉等真菌。

其他:澄茄水提物对内毒素、干酵母和2,4-二硝基苯酚致大鼠发热有解热作用。荜澄茄经石油醚脱脂后的水提取物灌胃能抑制热板刺激引起的小鼠疼痛反应。石油醚提取物、二氧化碳超临界萃取物灌胃能抑制乙酸引起的小鼠扭体反应,后者还能减少小鼠的自主活动。荜澄茄经醚脱脂后的水提物灌胃能延长亚硝酸钠、氰化钾中毒小鼠的存活时间。荜澄茄油能增加川芎嗪、罗通定贴

剂的经皮渗透量。

毒性与不良反应 荜澄茄口服毒性小。荜澄茄水提物120g/kg小鼠灌服未见急性毒性反应,但石油醚提取物小鼠灌服的LD_{50}为$24.7\pm2.4ml/kg$。

体内过程未见文献报道。

(张恩户)

páojiāng

炮姜 (Zingiberis Rhizoma Praeparatum)

姜科植物姜 *Zingiber officinale* Rosc. 干燥根茎的炮制加工品。味辛,性热。归脾、胃、肾经。具有温经止血,温中止痛的功效,主要用于阳虚失血,吐衄崩漏,脾胃虚寒,腹痛吐泻。炮姜的主要成分包括倍半萜类、氨基甲酸铵盐、姜酚、α-蒎烯、β-月桂烯、1,8-桉叶素、龙脑、橙花醛、牻牛儿醛、十一酮-2、α-没药烯、乙酸香茅酯、α-姜黄烯、α-姜烯、α-金合欢烯、β-没药烯等。

炮姜的药理作用有抗溃疡等。炮姜水煎液能抑制大鼠应激性型、醋酸型、幽门结扎型胃溃疡,能保护胃黏膜,减少出血。炮姜水煎液体外能抑制培养的肺癌A549、胃癌SGC-7901细胞的增殖。炮姜加胶艾汤能治疗跌伤。

(张恩户)

làjiāo

辣椒 (Capsici Fructus)

茄科植物辣椒 *Capsicum annuum* L. 或其栽培变种的干燥成熟果实。味辛,性热。归心、脾经。具有温中散寒,开胃消食的功效。主要用于寒滞腹痛,呕吐,泻痢,冻疮。辣椒的药理有效成分主要包括生物碱类(如辣椒素、二氢辣椒素)、萜类、甾类、黄酮类、酚类和不饱和脂肪酸等。

药理作用 主要集中在消化系统、调节脂肪代谢、心血管系

统、诱导细胞凋亡、缓解疼痛等。

消化系统 主要包括胃肠促动、助消化、抗溃疡等药理作用。

促进胃肠运动、助消化:辣椒提取物小鼠灌胃可显著促进小鼠、大鼠等多种动物的胃排空和小肠推进,促进大鼠胃酸和胃蛋白酶分泌,对抗阿托品引起的豚鼠离体回肠运动抑制。辣椒提取物可抑制阿扑吗啡、顺铂引起的水貂呕吐,与抑制水貂胃窦组织P物质释放有关,对大鼠异嗜呕吐模型也有止呕作用。辣椒素(CAP)小剂量可以促进胃动力,而大剂量对胃动力有抑制作用,此作用与P物质、辣椒素受体、神经激肽A、乙酸胆碱、钙离子和生长激素释放肽等有关。

抗溃疡:辣椒煎液能抑制盐酸、醋酸造成的大鼠急慢性胃黏膜损伤,促进胃黏膜损伤的修复,其有效成分为辣椒素,抗溃疡作用与辣椒素受体、辣椒素敏感传入神经元相关。

调节脂肪代谢 辣椒素长期低剂量可减低高脂血症大鼠血清中的胆固醇、低密度脂蛋白胆固醇(LDL-C)和丙二醛(MDA),提高谷胱甘肽过氧化物酶(GSH-Px)、超氧化物歧化酶(SOD)活性。辣椒素还可减少营养性肥胖大鼠体内的脂肪聚集,调节血脂水平,长期食用辣椒素通过脂肪组织的辣椒素受体,能抑制脂肪合成,预防肥胖。辣椒素对实验性高脂血症豚鼠的肝脏有保护作用,能改善模型动物的肝索排列紊乱、炎症细胞浸润、重度脂肪变性和肝小叶结构破坏等,降低血清丙二醛(MDA),升高超氧化物歧化酶(SOD)活性。

心血管系统 辣椒素能抑制动脉血管对血管紧张素Ⅱ(Ang Ⅱ)的收缩反应,能扩张血管,

改善微循环。长期膳食中包括辣椒素能促进内皮依赖性的血管舒张，对高血压患者有益。辣椒素能预防心肌缺血，抑制心肌细胞凋亡，与激活辣椒素受体，促 P 物质释放有关。

诱导细胞凋亡　辣椒素通过两条路径诱导细胞凋亡。一是激活体内多种细胞上的辣椒素受体-1（TRPV1），另一条是直接激活与凋亡相关的基因胱天蛋白酶 1（Caspase-1）和胱天蛋白酶 3（Caspase-3）。如果诱导了正常细胞凋亡，则调控组织、器官的生长发育，而诱导肿瘤细胞凋亡则表现出抗肿瘤活性。

缓解疼痛　辣椒中的多种成分对炎症疼痛、癌痛和神经性疼痛有缓解作用，其中辣椒素单次高剂量能减轻大鼠术后的疼痛反应，辣椒碱通过影响感觉神经元上神经肽-P 物质的合成、贮藏和释放发挥镇痛作用。

其他　辣椒醇提液能浓度依赖性地抑制细菌、真菌和酵母菌的生长，对真菌的抑制作用强于细菌。辣椒素能激活毛囊上的TRPV1，刺激毛发繁殖，调节毛囊生长因子，控制毛发生长紊乱，可用于治疗冻疮、秃顶等。

毒性与不良反应　辣椒中的辛辣成分和辣椒素对哺乳动物包括人类有刺激性，并可在口腔中产生灼烧感。辣椒素类物质小鼠连续灌胃 7 天，给药期内小鼠的饮食、活动、大小便均正常，毛色光洁。但给予小鼠高剂量的辣椒素提取物（人日常摄入量 50 倍）就有死亡现象，100 倍时死亡率超过 50%。

体内过程　辣椒碱水溶液大鼠静脉注射的消除半衰期（$t_{1/2}$）为 9.5 分钟。

（张恩户）

sìnìtāng

四逆汤（sini decoction）　由甘草，干姜，附子组成，为东汉张仲景《伤寒论》辨太阳病脉证并治方。四逆汤能温中祛寒，回阳救逆。用于阳虚欲脱，四肢厥逆，冷汗自出，下利清谷，脉微欲绝。四逆汤与药理相关的有效成分源于各药材，其中附子为君药，主要含有乌头碱、乌头次碱、氯化甲基多巴胺、消旋去甲基乌头碱、尿嘧啶及去甲猪毛菜碱等化学成分。乌头碱对心脏有显著毒性，可致传导阻滞，心律不齐，甚至发生室性纤颤和停搏。加热炮制后乌头碱水解成乌头原碱，毒性大减。消旋去甲基乌头碱是附子的强心成分，能增强心肌收缩力，加快心率，增加心排血量，增加心肌耗氧量。臣药干姜含有姜萜酮、β-没药烯、α-姜黄烯等挥发油成分，干姜在四逆汤中表现的药理作用有抑制血小板聚集、清除氧自由基、扩张血管、强心、保护心肌细胞等。佐使药甘草含甘草酸（甘草甜素）、黄酮类等有效成分，前者在体内水解生成甘草次酸，也有广泛的生物活性，甘草具有保肝、抗病毒、抑制免疫、皮质激素样作用等。甘草可解附子毒，佐助附子强心升压，清除氧自由基、调节免疫，改善循环衰竭，发挥回阳救逆之效。

药理作用　主要集中在心血管系统，此外具有调节免疫、抗肿瘤、抗氧自由基等作用。

心血管系统　主要包括强心、扩张血管、抗心力衰竭、抗心肌缺血、抗休克、抗动脉粥样硬化等作用，用于心力衰竭、冠心病、休克、动脉粥样硬化等疾病的治疗或辅助用药。

扩血管：四逆汤体外能使去氧肾上腺素收缩离体血管的量效曲线右移，减小最大效应值，表现为非竞争性的拮抗作用，并能抑制高钾收缩血管的效应，Ca^{2+} 通道开放剂 Bay K8644 不影响四逆汤的扩血管作用，表明四逆汤能阻断 α_1 受体，减弱高钾刺激引起的血管收缩，而与钙通道无关。

抗心力衰竭：四逆汤能保护阿霉素（ADR）致心力衰竭大鼠心肌细胞线粒体，改善心脏功能，提高心肌组织中的超氧化物歧化酶（SOD），减轻细胞线粒体肿胀，提升腺苷三磷酸酶（ATP酶）的活力。能拮抗慢性充血性心力衰竭大鼠的神经-内分泌紊乱，降低血清内皮素（ET）和钙调磷酸酶（CaN）活性，升高降钙素基因相关肽（CGRP），改善血流动力学指标，抑制心肌细胞变性坏死。

抗心肌缺血：四逆汤能明显降低结扎冠状动脉致急性心肌缺血犬心脏缺血边缘区和中心区 T 段的抬高幅度，抑制缺血程度，缩小缺血范围，还能降低模型动物的血清天冬氨酸转氨酶（AST）、乳酸脱氢酶（LDH）、磷酸肌酸激酶（CPK），抑制心肌细胞坏死；提高超氧化物歧化酶（SOD）活性，降低丙二醛（MDA），减轻心肌脂质过氧化损伤。四逆汤注射液静脉注射对垂体后叶素致家兔急性心肌缺血有保护作用，能增加左心室舒张压力下降最大变化率，处方中的单味药无此作用。四逆汤对大鼠心肌缺血-再灌注损伤也有保护作用，能恢复再灌注后的心肌收缩力，降低心律失常发生率，还能降低小鼠心肌缺血-再灌注损伤过程中的心电图 J 点抬高，提高心肌组织 SOD 活性，降低 MDA。四逆汤体外能延长缺氧状态下培养心肌细胞的搏动时间，抑制收缩力的衰减，减少心肌细胞膜的损伤，提高缺氧复氧后的存活率，对心肌细胞有保护作用。

抗休克：四逆汤能改善动物实验性心源性、失血性、内毒素性休克症状，增强心肌收缩力，增加心排血量，升高血压，扩张冠状动脉增加心肌供血，改善微循环，提高内毒素血症动物心肌细胞的线粒体功能，抑制心肌细胞损伤和凋亡，具有抗休克作用，其机制与强心、抑制免疫-炎症、抗氧化、改善线粒体等有关。

调血脂、抗动脉粥样硬化：四逆汤能调节高脂血症合并动脉粥样硬化动物的血脂，降低血清中的三酰甘油、胆固醇、低密度脂蛋白及载脂蛋白 B，升高高密度脂蛋白及载脂蛋白 A，能抑制粥样硬化斑块中的基质金属蛋白酶-2 和基质金属蛋白酶-9 mRNA 表达，有稳定斑块作用。另外，四逆汤还能抑制血管平滑肌细胞增殖，诱导其凋亡，能减轻家兔髂动脉剥落手术后的血管狭窄和内膜增生。可见，四逆汤预防动脉粥样硬化的机制与调节血脂代谢、减缓脂质颗粒沉积、抑制血管增殖等有关。

调节免疫　四逆汤可提高荷瘤小鼠细胞毒性 T 淋巴细胞、自然杀伤细胞活性和血白介素-23（IL-23）、肿瘤坏死因子（TNF-α），对抗氢化可的松、环磷酰胺造成的大鼠免疫功能抑制，可提高环磷酰胺免疫抑制大鼠血清溶菌酶和巨噬细胞功能，促进 T 细胞增殖，抑制 B 细胞增殖。

抗肿瘤　四逆汤能抑制荷路易斯（Lewis）肺癌细胞小鼠血清中血管内皮生长因子生成，抑制血管内皮增殖、迁移，影响肿瘤新生血管生成。四逆汤体外还对

肺癌细胞、肝癌细胞有抑制增殖作用，使肺癌细胞阻滞于 G_0/G_1 期，并能诱导瘤细胞凋亡，与化疗药联合可出现 S 期阻滞。

其他　四逆汤能抑制大鼠肠缺血再灌注对肠黏膜的损伤，抑制肠黏膜细胞凋亡，作用机制与抑制神经酰胺生成和肠黏膜细胞鞘磷脂酶基因表达和抗氧自由基有关。四逆汤可提高实验性阳虚证大鼠的生殖器官指数和血清性激素水平，提高阳虚大鼠的生殖功能，抑制前列腺增生。四逆汤还能延长小鼠常压缺氧存活时间和冰水游泳时间。

毒性与不良反应　四逆汤的毒性较小，但高剂量四逆汤大鼠给药有心电图改变，出现早搏、二联律、三联律室速等。因此，四逆汤高剂量对心脏有一定的毒性。四逆汤的临床不良反应少见，但有患者出现皮屑、表皮脱落等现象。

体内过程　四逆汤中的乌头类生物碱（包括双酯型生物碱乌头碱、次乌头碱、新乌头碱及其水解产物）在犬体内呈一级动力学消除，具有开放一室模型特征。肌内注射给药吸收快，起效快，消除慢，作用持久。

（张恩户）

lǐqìyào yàolǐ

理气药药理（pharmacology of qi-regulating medicinal）　理气药是具有调理气分、舒畅气机作用的药物。

发展历程　20 世纪 50～60 年代，国内外主要从调节胃肠运动、对心血管系统的作用方面开始对理气药进行初步的药理学研究，其研究主要集中于对胃肠平滑肌作用，对心脏、血压的作用，抗血小板聚集，抗炎等方面；20 世纪 70 年代起，则开始采用先进技

术和方法，研究理气药抗菌、抗肿瘤、调节免疫功能等方面的作用；20 世纪 80 年代以来，理气药的药理作用范围进一步扩大，如清除自由基、抗氧化、抗衰老作用，同时开展对理气药作用机制的研究，开始从细胞、分子、基因等水平阐明该类药物的药理作用机制。

研究内容　理气药的特点大多是辛温香散或苦泄，善于行散或泄降，具有行气止痛、顺气降逆、疏肝解郁或破气散结等功效，适用于气逆、气滞等症。根据功效主治的不同，可分为理脾和胃药、疏肝解郁药、疏肝和胃药、通宣理肺药，常用的研究药物包括枳实、枳壳、陈皮、青皮、木香、川木香、土木香、沉香、檀香、香附、橘红、橘核、贯叶金丝桃、川楝子、乌药、荔枝核、佛手、香橼、玫瑰花、梅花等。

理气药的药理作用主要集中于消化系统、心血管系统、呼吸系统，具有调节胃肠运动、调节消化液分泌、利胆、强心、调节血压、化痰止咳、平喘、调节子宫平滑肌运动等。①胃肠运动：抑制作用，也可表现兴奋作用，这与消化道功能状态、药物剂量及实验方法等有关，通过兴奋或抑制作用，使失调的胃肠运动恢复正常。②健胃助消化：许多理气药性味芳香，含挥发油，可刺激胃黏膜促进胃液分泌。③抗溃疡：部分理气药可对抗病理性胃酸分泌过多。④利胆：部分理气药能够促进胆汁分泌，使胆汁流量增加。⑤平喘：通过松弛支气管平滑肌，扩张支气管，抑制迷走神经功能的亢进，释放抗过敏介质等途径。⑥抑制子宫平滑肌：有些理气药能够兴奋子宫，有些理气药则能抑制子宫平滑肌，使

痉挛的子宫松弛，并具有微弱的雌激素样作用。⑦强心、调节血压：通过兴奋肾上腺素 α 受体，N-甲基酪胺促进肾上腺素能神经末梢释放去甲肾上腺素，间接兴奋 α 受体。⑧其他：降脂、抗炎、抗肿瘤、抗过敏、清除自由基和抗衰老、抗疲劳等。常用研究方法主要包括胃肠道平滑肌及器官运动实验方法、消化液分泌实验方法、实验性溃疡、心脏及血压实验方法、子宫平滑肌实验法等。此外，细胞培养、分子生物学、系统生物学等方法的应用也不断增加。

（侯建平）

chénpí

陈皮 （Citri Reticulatae Pericarpium）

芸香科植物橘 *Citrus reticulata* Blanco 及其栽培变种的干燥成熟果皮。味苦、辛，性温。归肺、脾经。具有理气健脾，燥湿化痰的功效。主要用于脘腹胀满，食少吐泻，咳嗽痰多。药理有效成分主要为右旋柠檬烯、枸橼醛等。还含有黄酮、黄烷酮类，如橙皮苷，川陈皮素等，其他成分还包括少量的生物碱、类胡萝卜素、维生素 C 以及微量元素等。

药理作用 多集中于消化系统、心血管系统、免疫系统、呼吸系统、生殖系统等方面。

消化系统 主要有调节胃肠平滑肌运动、抗消化性溃疡、促进消化液分泌、利胆等，可以用于腹泻、便秘、胃炎、胃溃疡等疾病的治疗。

调节胃肠平滑肌 陈皮对兔离体肠管有抑制作用，且能拮抗乙酰胆碱、氯化钡引起的兔离体十二指肠痉挛性收缩，并能使先用阿托品而紧张性降低的兔离体肠肌进一步松弛，陈皮对离体肠管的抑制作用可能与胆碱受体有关。不同浓度的陈皮煎剂对家兔离体胃各部位肌条均有抑制作用，并随浓度增加而抑制效应增强，可能与肾上腺素能 α 受体和前列腺素途径有关。陈皮提取物对小鼠胃排空、肠推进运动的影响结果显示，陈皮可明显减少小鼠胃内色素相对残留率，说明陈皮具有促进小鼠胃排空、肠推进的作用。但陈皮对阿托品所致小鼠肠推进抑制有拮抗作用，而对新斯的明所致小鼠胃排空、肠推进加快有抑制作用。陈皮对肠平滑肌的作用是双向的，既能抑制胃肠运动，又能兴奋胃肠运动，主要与消化道的功能状态有关。

抗消化性溃疡 皮下注射甲基橙皮苷能明显抑制溃疡的发生与发展，并能抑制胃液的分泌。

促进消化液分泌 陈皮挥发油对胃肠道有温和的刺激作用，促进大鼠正常胃液的分泌，有助于消化。

利胆 皮下注射甲基橙皮苷，可使麻醉大鼠胆汁及胆汁内的固体物排泄量增加。另外，从鲜橘皮中提取的橘皮油具有很强的溶解胆固醇结石的能力。

心血管系统 主要有降脂、抗血栓和血小板聚集等作用。

对心脏的作用 能增强心肌收缩力、增加心排血量、扩张冠状动脉。陈皮水提取物静脉注射，可显著增加实验动物的心排血量和收缩幅度，增加脉压和每搏心排出量，提高心脏指数、心搏指数、左室做功指数，并可短暂增加心肌耗氧量。

对血管和血压的作用 陈皮对血管和血压的作用因所含化学成分的不同而有所不同。鲜橘皮煎剂或醇提取物对蟾蜍血管有收缩作用。麻醉犬或兔静脉注射后，能使血压迅速升高。反复给药，不发生快速耐受性，对呼吸作用不明显，但较大剂量灌胃无升压作用。以陈皮注射剂对家猫静脉注射给药后，可以显著增加其心排血量和心脏收缩幅度，并可短暂地增加心肌耗氧量和总外周血管阻力，使血压显著升高，并在约 10 分钟后恢复正常血压，从而达到抗休克、抗厥脱、回阳救逆的治疗效果。而肌内注射或胃肠道给药，对血压却无影响。橙皮苷对麻醉猫与犬的血压无影响，而橙皮苷查耳酮可致降压反应。甲基橙皮苷静脉注射，可使麻醉猫、兔、犬血压缓慢下降，恢复也慢，无快速耐受性。分析其降压机制是直接扩张血管所致。

降脂 已证实橙皮苷能抑制过多的胆甾醇，显著降低血总胆固醇（TC）、低密度脂蛋白（LDL）、三酰甘油（TG）和脂质总量，升高高密度脂蛋白（HDL）水平。作用机制是抑制血浆和肝脏 3-羟基-3-甲基戊二酰辅酶 A（HMG-CoA）还原酶和乙酰 CoA-胆固醇转移酶活性；橙皮苷还通过抑制胰脂酶活性、增加三酰甘油从粪便中排出而降低血浆 TG 水平。陈皮中的果胶能降低脂类物质在器官内的沉积，对高脂饮食引起的动脉硬化有好的疗效。

抗血栓和血小板聚集 用试管比浊法进行 15 种理气药体外抗血小板聚集实验，结果显示陈皮水煎剂具有很强的抑制肾上腺素诱导的人血小板聚集作用，其作用与阿司匹林相当。

免疫系统 陈皮具有抗炎，调节免疫的作用。

抗炎 橙皮苷具有较强的抗炎活性，它能改善一些急性炎症反应，如抑制多形细胞渗出，淋巴细胞、组织细胞和巨噬细胞的形成等。也能防止慢性炎症如肉芽肿微血管形成、血管周边瘤形成和胶原纤维的出现。

调节免疫 陈皮对豚鼠血清溶血酶含量、血清血凝抗体效价、心血 T 淋巴细胞 E 玫瑰花环形成率均有显著增强作用，促进体液及细胞免疫。陈皮可以增加草鱼淋巴细胞转化率，饲料添加剂可非常明显提高草鱼的免疫功能，添加量以 0.12% 最佳。

呼吸系统 主要包括祛痰、平喘的作用。陈皮所含挥发油刺激性祛痰作用，使痰液易咳出，发挥此作用的成分主要为柠檬烯和蒎烯。离体实验表明，陈皮挥发油能松弛气管平滑肌，水提物或挥发油均能阻滞或解除氯乙酰胆碱所致的气管平滑肌收缩，且挥发油对豚鼠药物性哮喘有保护作用。

生殖系统 鲜橘皮煎剂对小鼠离体子宫有抑制作用，高浓度时可使子宫肌呈完全松弛状态。但陈皮煎剂静脉注射，则对麻醉兔在体子宫先呈强直性收缩，经 15 分钟后恢复正常。甲基橙皮苷能够完全抑制大鼠离体子宫的运动，并且能对抗乙酰胆碱收缩子宫的作用。

抗病原微生物 利用管碟法进行陈皮提取液抗菌实验，并与制霉菌素的抗菌效果进行比较，结果证明，陈皮提取液有较好的抗菌能力，在室温条件下储存 1 年后仍有一定的抗菌活力。另外，试管内抑菌实验发现，25% 陈皮对常见浅部真菌有抑菌作用。

抗肿瘤 采用肉瘤 S_{180}、肝癌（Heps）、艾氏腹水癌（EAC）移植性肿瘤模型，进行了抑制肿瘤的实验，结果表明，陈皮提取物对小鼠移植性肿瘤 S_{180}、Heps 有明显的抑制作用，使癌细胞增殖周期 G_2、M 细胞减少，使 G_0、G_1 期细胞增多，同时具有促使癌细胞凋亡的作用。川陈皮素具有预防肿瘤发生发展的作用，对肺癌、腹膜肿瘤、胃癌、结肠癌、纤维瘤有极强的抗癌活性，且对多种肿瘤细胞均有抑制增殖的作用。除此之外川陈皮素还具有与低剂量的化疗药物联合使用而产生显著的协同效应并对某些肿瘤具有一定的抗转移作用。

抗氧化及延缓衰老 陈皮提取物有明显的清除氧自由基、羟自由基和抗脂质过氧化作用，对自由基引起的细胞膜氧化损伤有保护作用，并能抗衰老，增强生命活力。磷酰橙皮苷对试验性高血脂兔有降低血清胆固醇作用，并能明显减轻和改善其主动脉粥样硬化病变。橙皮苷对四氯化碳处理的大鼠总胆固醇、丙氨酸转氨酶（ALT）、天冬氨酸转氨酶（AST）和碱性磷酸酶（AKP）活性都有影响，能减低因注射四氯化碳而升高的 ALT 和 AKP 活性，对于四氯化碳升高了的血清和肝脏核蛋白体的 AST 活性，也可被橙皮苷所抑制或降低。提示橙皮苷有延缓衰老的作用。

其他 陈皮其他药理活性还表现为抗过敏，抗疲劳，对肾脏的影响，对神经、内分泌系统的影响，避孕，调节激素平衡等。

毒性与不良反应 陈皮的毒性较小，50% 鲜橘皮煎剂 3ml/kg 给犬灌胃，或干品煎剂 50% 给动物多次 1ml/kg 静脉给药，未见毒性反应。

体内过程 橙皮苷外翻肠囊实验结果显示，相对于十二指肠和回肠，相同时间内空肠的吸收百分率最高，90 分钟时吸收百分率达 17.040%，说明空肠为橙皮苷在小肠的主要吸收部位；进一步考察橙皮苷在空肠的吸收特征显示，橙皮苷在小肠的吸收具有浓度依赖性和时间依赖性，即不同浓度条件下，各时间点的药物吸收百分率保持不变，各时间点累积吸收量随药物浓度的增加而增加，此特征符合菲克（Fick）扩散原理，说明橙皮苷在小肠的主要吸收方式是被动扩散。

（侯建平）

júhóng

橘红（Citri Rubrum Exocarpium） 芸香科植物橘 *Citrus reticulata* Blanco 及其栽培变种的干燥外层果皮。味辛、苦，性温。归肺、脾经。具有散寒燥湿、理气化痰、宽中健胃的功效，主要用于风寒咳嗽，痰多气逆，食积伤酒，呕恶痞闷，胸脘痞胀。橘红含挥发油，主要为柠檬烯，α-蒎烯等。还含有黄酮类，如橙皮苷、新橙皮苷、柚皮苷、红橘素、米橘素等。其他成分还包括蛋白质、糖类、胡萝卜素、维生素 C 以及微量元素等。

药理作用 橘红具有调节胃肠运动、止咳等药理作用。橘红中的橙皮苷具有维持渗透压，增强毛细血管韧性，缩短出血时间，降低胆固醇等作用，可用于心血管系统疾病的辅助治疗。橘红中所含柚皮苷给小鼠腹腔注射，可降低甲醛性足踝水肿，但对 5-羟色胺引起的炎症无效。柚皮苷静脉注射，可抑制大鼠因静脉注射微血管增渗素引起的毛细血管通透性增强。

毒性与不良反应 橘红的毒性很小，以 1% 含量的柚皮苷食物喂饲大鼠 200 日，未见毒性反应。

体内过程 大鼠皮下注射橙皮苷 24 小时后，尿中已测不出橙皮苷及其代谢产物硫酸或葡糖醛酸结合物。24 小时内经尿排泄总量仅为给药量 26%。提示大部分已在体内完全代谢，且排泄较快。

（侯建平）

júhé

橘核（Semen Citri Reticulatae）

为芸香科植物橘 *Citrus reticulata* Blanco 及其栽培的成熟种。味苦，性平。归肝、肾经。具有理气，散结，止痛的功效。主要用于疝气疼痛，睾丸肿痛，乳痈乳癖的治疗。主要成分包括柠檬苦素及其类似物，以及多种油脂脂肪酸、焦土蓉等。

橘核的药理作用主要集中于镇痛和抗肿瘤两个方面。①镇痛：采用热板法实验测定小鼠痛阈值。发现橘核不同炮制品对小鼠的痛阈值都有明显提高作用。扭体实验表明橘核明显延长了小鼠扭体发生的潜伏期。同时在小鼠足部注射甲醛的实验中，口服柠檬苦素的小鼠，舐足次数明显减少。证明橘核中的柠檬苦素起到镇痛作用。②抗肿瘤：豚鼠经口服柠檬苦素可以激活小肠黏膜和肝脏中谷胱甘肽转移酶的活性，从而抑制化学致癌物致癌作用。其他作用还有抗疟、抗炎、抗艾滋病，催眠和抗焦虑等。

（侯建平）

qīngpí

青皮（Citri Reticulatae Pericarpium Viride） 芸香科植物橘 *Citrus reticulata* Blanco 及其栽培变种的幼果或未成熟果实的果皮。5~6 月收集自落的幼果，晒干，习称"个青皮"；7~8 月采收未成熟得果实，在果皮上纵剖成四瓣至基部，除尽瓤瓣，晒干，习称"四花青皮"。味苦、辛，性温。归肝、胆、胃经。具有疏肝破气，消积化滞的功效。主要用于胸胁胀痛，疝气疼痛，乳癖，乳痈，食积气滞，脘腹胀痛。青皮的药理作用有效成分主要包括挥发油、黄酮类化合物以及氨基酸类成分。其中挥发油类含量最高的是右旋柠檬烯。此外，还包括 γ-松油烯、对伞花烃、α-萜品醇、芳樟醇等。黄酮类包括橙皮苷、新陈皮苷、川陈皮素、柚皮苷、柚皮芸香苷以及去氧肾上腺素等。

药理作用 主要表现在心血管系统、呼吸系统、消化系统等方面。

心血管系统 主要包括升压、抗休克、收缩血管等作用。

升压 青皮注射液静脉注射给猫、兔和大鼠，均有显著的升压作用，维持时间较长，对失血性和降压药引起血压降低也有抗休克作用，但不同给药途径对血压的影响亦不同，静脉注射、皮下注射和肌内注射可使血压升高，其中以静脉注射升压的持续时间最长，口服用药无升压作用。青皮注射液的升压作用与激动 α 受体有关，药理学实验证实青皮提取液主要作用于 α 受体，是一种 α 受体激动药。对于局灶性脑缺血能够提高中心区的葡萄糖利用率，升高脑灌注压。腹腔注射青皮注射液从神经功能体征评分和脑梗死体积判断对于脑缺血再灌注的大鼠有明显脑保护作用。

抗休克 青皮注射液能够升高血压，提高收缩压对于感染性休克、心源性休克、过敏性休克、神经性休克都有治疗作用。对失血性、创伤性、输血性、中药肌松剂、内毒素及麻醉意外和催眠药中毒等各种休克有强大的抗休克作用。可使血压在 5.37kPa 以下的休克动物血压迅速升至基础水平以上。

心肌收缩 青皮注射液对蟾蜍心肌的兴奋性、传导性、收缩性和自律性，均有显著的正性作用。显著缩短蟾蜍在体心脏心动周期时间，给药前后差异均值为−72.73 毫秒（ms）。同时可缩短窦室兴奋传导时间，静脉窦动作电位 4 相去极化时间及心室肌动作电位时程（APD）和有效不应期（ERP），青皮注射液和去氧肾上腺素同样可以增强心肌收缩力。青皮注射液给药，猴心肌收缩幅度平均增加 21.3%。

收缩血管 青皮注射液可使家兔主动脉出现紧张性收缩，与去甲肾上腺素作用相同，但收缩作用弱于去甲肾上腺素。其作用机制是激动去甲肾上腺能 α 受体。

治疗阵发性心动过速 青皮注射液对阵发性室上性心动过速即刻转律作用的序贯检验研究，推测其可能机制是通过升高血压后直接刺激主动脉弓和颈动脉窦压力感受器，反射性兴奋迷走神经，使阵发性心动过速转为窦性心律。

呼吸系统 主要有祛痰平喘作用。麻醉兔子以蒸汽吸入法给予柠檬油，能增加呼吸道分泌物的排出量并使分泌物比重降低。由于呼吸道分泌细胞受到局部刺激时黏液分泌增加、痰液容易咳出所致。对猫以静脉注射给予青皮醇提物，可以对抗组胺引起的支气管收缩。对于豚鼠离体气管具有较强舒张作用。离体试验表明青皮注射液能拮抗组胺引起的气管痉挛性收缩。同时动物试验表明青皮注射液能够减轻由组胺引起的豚鼠支气管肺灌流量减少。

消化系统 主要包括利胆保肝以及调节胃肠道平滑肌的作用。

利胆 青皮能松弛奥迪括约肌，收缩胆囊，促进胆汁排泄。橙皮苷和柚皮苷可降低鼠血浆和肝胆固醇，肝三酰甘油水平及 3-

羟基-3-甲基戊二酰辅酶 A（HMG-CoA）还原酶和酰基辅酶 A 胆固醇转移酶（ACAT）的活性，同时动物排泄物中性胆固醇含量也明显减少。

保肝 青皮煎剂可降低四氯化碳所致肝损伤的大鼠血清中的丙氨酸转氨酶（ALT）、天冬氨酸转氨酶（AST）活性升高和丙二醛（MDA）含量升高，呈量效关系。对于大鼠肝组织变性、坏死程度明显减轻。

调节胃肠平滑肌 青皮注射液可以减小猫肠慢波幅度，延长慢波持续时间。对于兔离体小肠肠管收缩有抑制作用。给犬静脉注射可见肠平滑肌松弛反应。能降低豚鼠离体肠管及胃肌条的紧张性收缩。对于乙酰胆碱、氯化钡造成的肠痉挛具有拮抗作用。曾认为青皮对于胃肠平滑肌的抑制作用是通过胆碱能 M 受体实现，对于膀胱平滑肌的兴奋作用是通过作用于肾上腺能 α 受体而引起。后研究表明六烃季铵、普萘洛尔、酚妥拉明、吲哚美辛和 N′-硝基-L-精氨酸（L-NNA）均不能阻断青皮的抑制作用，表明青皮可能通过对平滑肌的直接作用或其他途径来抑制大鼠离体结肠平滑肌条的收缩活动。而青皮对大鼠离体子宫平滑肌的收缩活动具有抑制作用，这一作用不能被六烃季铵、吲哚美辛、L-NNA、雷尼替丁等阻断剂所阻断，而普萘洛尔可完全阻断青皮的作用，该研究表明，青皮对大鼠离体子宫平滑肌条的抑制作用可能是通过作用于平滑肌细胞膜上肾上腺素能 β 受体而实现。青皮对于动物胃肠、子宫、膀胱平滑肌的收缩活动都有影响，但作用机制不同。对胃平滑肌主要通过胆碱能 M 受体起到抑制作用；通过肾上

腺素能途径实现对小肠（除回肠）、结肠平滑肌的直接作用；抑制子宫平滑肌以及回肠纵行肌，对膀胱平滑肌有兴奋作用。此外，青皮注射液对于因组胺引起的支气管痉挛收缩有明显松弛作用。

体内过程 空肠为橙皮苷在小肠的主要吸收部位；进一步考察橙皮苷在空肠的吸收特征显示，橙皮苷在小肠的吸收具有浓度依赖性和时间依赖性，即不同浓度条件下，各时间点的药物吸收百分率保持不变，各时间点累积吸收量随药物浓度的增加而增加，此特征符合菲克（Fick）扩散原理，说明橙皮苷在小肠的主要吸收方式是被动扩散。

毒性与不良反应未见相关文献报道。

（侯建平）

zhǐshí

枳实（Aurantii Fructus Immaturus） 芸香科植物酸橙 Citrus aurantium L. 及其栽培变种或甜橙 Citrus sinensis Osbeck. 的干燥幼果。味苦、辛、酸，性微寒。归脾、胃经；有毒。具有破气消积、化痰散痞的功效。主要治疗积滞内停，痞满胀痛，泻痢后重，大便不通，痰滞气阻，胸痹，结胸，脏器下垂。主要成分包括黄酮类、生物碱类以及挥发油类。黄酮类成分主要为橙皮苷、橙皮素、柚皮苷、柚皮素、新橙皮苷、柚皮芸香苷、红橘素、异樱花素 7-O-β-D-新橙皮糖苷、8-四甲氧基黄酮、野漆树苷、忍冬苷等。生物碱成分有辛弗林、N-甲基酪胺、乙酰去甲辛弗林等。挥发油中柠檬烯和芳樟醇含量较高。

药理作用 多集中于消化系统、心血管系统、生殖系统等方面，尚有抗菌、抗氧化等作用。

消化系统 主要包括对胃肠

平滑肌的调节作用，可以用于便秘、胃肠功能紊乱等疾病的治疗。

抑制胃肠道平滑肌 枳实可显著减小结肠肌条的平均收缩幅度及频率。该作用可被酚妥拉明部分阻断，但不受普萘洛尔或 N′-硝基-L-精氨酸（L-NNA）的影响。枳实明显抑制结肠头端和尾端的纵行肌肌条和环行肌肌条的自发收缩活动，α 受体部分参与枳实对结肠肌条自发收缩活动的抑制作用，N 受体、β 受体、前列腺素或一氧化氮合成途径与枳实对结肠肌条的抑制作用无关微量枳实煎剂可明显降低肠平滑肌的活动。对乙酰胆碱（Ach）及高钾离子去极化后钙离子所引起的小鼠离体小肠收缩均有比较明显的抑制作用，与氯化钙呈非竞争性拮抗，对乙酰胆碱所致的细胞外钙离子的收缩反应有较强的抑制作用，而对细胞内钙离子的收缩反应无明显抑制作用。

兴奋胃肠道平滑肌 枳实能提高小肠峰电活动，加强平滑肌的收缩强度，并能缩短消化间期移行性复合运动（MMC）Ⅱ 相的时程，提高 Ⅱ 相慢波负载峰电的比率，提高 Ⅲ 相的发生率和峰电强度，更加有力地清除小肠内容物。其机制可能与胃窦组织 P 物质、胃动素的分布增加及血管活性肠肽的减少或者下丘脑内的胆囊收缩素（CCK）、生长抑素（SS）及 H₁ 受体有关。

心血管系统 枳实中的生物碱具有明显的升压作用，其主要成分是辛弗林和 N-甲基酪胺。初步分析枳实的升压机制与兴奋 α 受体，致部分器官血管收缩、心脏收缩加强，心排血量增加有关，在 α 受体阻断或 α 受体、β 受体同时阻断后，枳实起降压效应，

可能是对血管平滑肌的直接作用有关。枳实静脉给药后，对麻醉犬具有非常显著的增加冠状动脉血流量的作用。枳实中的N-甲基酪胺可使家兔血浆环鸟苷酸（cGMP）含量和小鼠心肌环腺苷酸（cAMP）及cGMP含量升高。从而对于休克具有治疗作用。枳实可浓度依赖性地提高兔主动脉张力，使主动脉平滑肌收缩。酚妥拉明、维拉帕米、无钙Krebs液均可明显减弱枳实的作用，此作用可能与激活平滑肌细胞膜上的肾上腺素能α受体、胆碱能M受体及维拉帕米Ca^{2+}敏感通道有关，并对胞外有一定的依赖性；与平滑肌细胞膜上的组胺H$_1$受体无关。此外，对麻醉犬静脉滴注枳实可以增加其脑血流量。

生殖系统　枳实提取物有兴奋经产家兔离体阴道环行平滑肌的作用，能诱发肌条的节律性收缩活动及收缩频率。阴道平滑肌的收缩强度及收缩频率在一定范围内随着药物剂量的增加而增强，当达到最大效应时，再加大剂量则呈现抑制效应。另外，枳实（0.02~0.33 mg/ml）明显小于益母碱最低有效量（0.17~2.50 mg/ml）即可诱发家兔离体子宫环行平肌条的节律性收缩活动，使收缩频率加快。

抗菌　枳实挥发油对耐药金黄色葡萄球菌有抑制作用，柠檬烯有镇咳、祛痰、抗菌的作用；芳樟醇有防腐抗菌、抗病毒、镇静的作用。此外，枳实对于幽门螺杆菌有显著的杀灭作用。

抗氧化　枳实提取物能有效清除羟自由基、超氧阴离子自由基、1,1-二苯基-2-三硝基苯肼（DPPH）自由基，具有抑制脂质过氧化作用。同时枳实醇提物比水提物具有高的清除羟自由基和超氧阴离子的作用强，提示高的总黄酮和多酚含量对羟自由基的清除起着重要作用。

其他　枳实挥发油具有镇痛的作用，表现出一定程度的镇痛作用和中枢抑制作用。枳实提取物具有护肝和降血脂作用。在糖尿病治疗中起到作用。另外在大鼠血瘀模型中具有明显的抗血小板聚集及抑制红细胞聚集的作用。起到抗血栓、降血脂的作用。此外还具有抗溃疡、利胆、利尿、抗过敏作用。

毒性与不良反应　小鼠尾静脉注射枳实注射剂的半数致死量（LD$_{50}$）为71.8 ±6.5 g/kg。腹腔注射枳实注射剂的LD$_{50}$为267 ±37g/kg。麻醉犬于半小时内用药累计达21g/kg，未见严重反应，但一次静脉注射剂量过大，升压过快过高，可见暂时性异位节律及无尿。

体内过程　柚皮苷、新橙皮苷的生物利用度很低，只有1%~2%，柚皮苷、新橙皮苷在肠内细菌作用下脱糖基化产生苷元被吸收进入肝脏，而苷元会快速与葡糖醛酸结合再吸收入血。大鼠灌胃给予含相同剂量枳实总黄酮提取物、柚皮苷-新橙皮苷、柚皮苷单体及新橙皮苷单体后，在血药浓度-时间曲线中6~12小时内，柚皮苷-新橙皮苷组中柚皮素、橙皮素的血药浓度高于柚皮苷单体组、新橙皮苷单体组，两者的达峰浓度（C_{max}）及药时曲线下面积（AUC_{0-t}）均有所增加，表明枳实总黄酮提取物中柚皮苷与新橙皮苷在吸收环节存在相互促进的作用，推测可能与柚皮苷、新橙皮苷在肠道的转运体有关。大鼠灌胃给药后，柚皮素的达峰时间（T_{max}）很长，表明柚皮素在体内的吸收比较缓慢。在柚皮苷及其苷元在大鼠体内的生物利用度研究中，柚皮苷在小肠中既不吸收也不去糖基化，但可在肠道菌群作用下生成苷元，随后在盲肠中被吸收。

（侯建平）

zhǐqiào

枳壳（Auranti Fructus）　芸香科植物酸橙 Citrus aurantium L. 及其栽培变种的干燥未成熟果实。味苦、辛、酸，性微寒。归脾、胃、大肠经。具有理气宽中，行滞消胀的功效。主要用于胸胁气滞，胀满疼痛，食积不化，痰饮内停，脏器下垂。枳壳的药理有效成分主要包括挥发油、黄酮类、生物碱类，以及三萜类脂类成分、香豆素类成分、维生素成分、果胶等。挥发油主要有柠檬烯、月桂烯、α-蒎烯、β-蒎烯，黄酮类成分主要有柚皮苷、新陈皮苷、陈皮苷、柚皮芸香苷、野漆树苷、圣草苷、新圣草苷、陈皮素、柚皮素、川陈皮素、红橘素、3,4,5,6,7,8-七甲氧基黄酮、甜橙黄酮、异甜橙黄酮、高黄芩素、圣草酚、异野樱素、忍冬苷、酸橙素、槲皮素，生物碱类主要有辛弗林、N-甲基酪胺等。

药理作用　主要集中于消化系统、心血管系统、生殖系统、抗病原微生物等方面。

消化系统　主要包括调节胃肠平滑肌、抗溃疡等作用。

调节胃肠平滑肌：枳壳水煎液能显著增强正常小鼠和阿托品致小鼠肠抑制模型的小肠推进运动，对离体平滑肌则呈抑制作用。生、炒枳壳水煎液可使兔离体十二指肠的自动活动张力下降，振幅减小，甚至出现松弛抑制状态。剂量加大，此作用增强，达到完全松弛的抑制状态时间缩短。对乙酰胆碱引起的离体回肠强直性收缩呈明显的拮抗作用，剂量加大，拮抗作用增强。另有研究显示生、炒枳壳煎液给小鼠灌胃均能增加小鼠胃肠蠕动。枳壳煎剂对小鼠离体肠管、家兔离体和在体肠管及麻醉犬在体胃肠运动均呈显著抑制作用，但胃瘘慢性实验和肠瘘慢性实验却出现一定兴奋作用，并使胃肠收缩有力。不同浓度（12.5%、25%、50%、75%、100%）的枳壳水煎液均能显著抑制家兔离体十二指肠的自发活动，降低收缩力，使其紧张性下降，且该作用呈一定量效关系。枳壳对胃肠平滑肌呈双向调节作用，既能兴奋胃肠，使蠕动增强，又能降低胃肠平滑肌张力和解痉作用，与机体功能状态和药物浓度相关。对氯化钡（$BaCl_2$）、乙酰胆碱（Ach）及磷酸组胺引起的痉挛性收缩有明显松弛作用。枳壳能通过改变空肠、回肠的峰电活动，缩短空肠、回肠的移行复合波（MMC）周期，增强峰电活动，特别使复合波周期Ⅲ相（MMCⅢ相）活动明显增强，增强小肠位相收缩，加强小肠排空作用。

抗溃疡：枳壳 20%挥发油能显著减少胃液量分泌及降低胃蛋白酶活性，有预防大鼠幽门结扎性溃疡形成的作用。

心血管系统　主要包括促进冠状动脉血流量、强心、抗血栓形成等作用。

对血流量的作用　枳壳中的N-甲基酪胺能增加冠状动脉血流量和肾血流量，降低心肌耗氧量，有明显利尿作用。麻醉犬静脉注射 0.02～0.5 mg/kg 均呈升压效应，剂量加大，升压作用明显，静脉灌流每分钟 0.2 mg/kg 肾血流量增加 75%，尿量增加一倍。诱发心肌节律，强度与肾上腺素

相当，强于多巴胺和辛弗林，枳壳中所含的辛弗林为肾上腺素 α受体激动剂，对心脏 β受体也有一定激动作用，有收缩血管产生升高血压的作用。蛙血管灌流表明可轻微收缩血管，枳壳煎剂及乙醇提取液对猫、家兔、犬静脉注射时可致血压显著升高，缩小肾容积。

对心脏的作用　枳壳煎剂对离体蟾蜍心脏，低浓度（20%以下）使其收缩增强，高浓度（50%以上）收缩减弱。实验动物血压下降时，可用以升压、抗休克，对麻醉犬血压升高、容积减少同时有暂时抑尿作用。

抗血栓形成　兔体外抗血栓实验中枳壳水提液经乙醚萃取后，水相能抑制血栓形成，但活性不强。大鼠服用枳壳中成分川陈皮素有抑制血小板聚集作用，对大鼠有明显抗血栓作用。

生殖系统　枳壳煎剂对家兔离体及在体子宫已孕或未孕及子宫瘘均有明显兴奋作用，使其收缩增强，张力增加甚至出现强直收缩，但对小鼠已孕或未孕离体子宫呈抑制作用。麸炒枳壳水煎剂对离体子宫兴奋作用与生品枳壳相似，但作用缓和。

抗病原微生物　陈皮苷预先处理 HeLa 细胞，预防流感病毒感染。研究表明，陈皮苷对单纯性疱疹病毒、疱疹 1 型病毒、副流感 3 型病毒、脊髓灰质炎 1 型病毒、呼吸道合胞病毒、α-疱疹 1 型病毒、轮状病毒等有抑制作用。陈皮苷能够抑制细菌、真菌、病毒的生长和繁殖，但对酵母无效果。琼脂平板培养发现，陈皮苷能抑制枯草杆菌、大肠埃希菌、克雷伯菌、铜绿假单胞菌、伤寒沙门菌、痢疾志贺菌、福氏志贺菌、产气消化球菌、溶血链球菌、

霍乱杆菌等。研究显示陈皮苷对真菌葡萄孢、木霉和黑曲霉有较强抑制作用，作用剂量为 1～10mg/ml。

其他　枳壳有效成分辛弗林可促进交感神经末端去甲肾上腺素的释放，激活磷酸化酶加快体内脂肪代谢。陈皮苷对羟自由基有明显清除作用，呈剂量依赖关系，体现出一定的抗氧化作用。陈皮苷能够预防紫外线引起皮肤脂质过氧化而致的红斑和皮肤癌。陈皮苷具有免疫抑制作用，能够抑制小鼠体内 α淀粉酶抗体产生，增加细胞免疫应答中免疫记忆，陈皮苷强大的集落刺激因子诱导活性和应答呈剂量依赖性。陈皮苷能够通过抑制外周神经系统而止痛，对中枢神经系统引起的疼痛无效。辛弗林有较强扩张气管和支气管作用。麻醉猫静脉注射可完全对抗组胺致支气管收缩，对豚鼠离体气管亦有同样作用。川陈皮素对鼻咽癌 KB 细胞的半数有效量（ED_{50}）为 3~28 μg/ml。体内试验对小鼠路易斯（Lewis）肺癌和瓦克癌瘤 256 亦有效。川陈皮素抗炎 ED_{50} 为 20 mg/kg，抗炎强度为 50 单位/克。小鼠腹腔注射陈皮苷 175～250mg/kg，有对抗蝮蛇毒素或溶血卵磷脂、增加血管通透性的作用，能使囊内渗出液明显减少。将小鼠纤维细胞放于 200mg/ml 的陈皮苷预先孵化，能保护细胞 24 小时不受水疱性口炎病毒侵袭。

体内过程　大鼠体内药物动力学研究研究发现，橙皮苷吸收快，1 小时达到峰值，血药浓度-时间曲线符合二房室模型，消除速率相较快。大鼠单次腹腔注射辛弗林后，吸收迅速，血药浓度峰值较高，半衰期较长，体内滞留时间长，属快吸收药物。药动学

参数为 $t_{1/2}$ =（34.83±29.53）h，T_{max} =（0.70±0.14）h，C_{max} =（256.2±23.26）h。

毒性与不良反应未见相关文献报道。

（侯建平）

mùxiāng

木香（Aucklandiae Radix）菊科植物木香 *Aucklandia lappa* Decne. 干燥根。味辛、苦，性温。归脾、胃、大肠、三焦、胆经。具有行气止痛、健脾消食的功能，用于胸腹胀痛、呕吐、腹泻、痢疾、里急后重、消化不良、不思饮食、溃疡等。云木香是道地药材，属于木香。木香主要含有的化学成分有萜类、甾体、糖苷、苯丙素类、生物碱、糖、脂肪酸及其酯和氨基酸，其中以萜类化合物的含量最为丰富。木香含有大量的倍半萜类化合物，按结构分为桉叶烷、愈创木烷、牻牛儿烷、葎草烷、石竹烷、雪松烷和榄香烷型等结构。

药理作用 主要集中于消化系统、心血管系统、呼吸系统、抗病原微生物、抗肿瘤等方面。

消化系统 主要包括促进胃肠蠕动、抗溃疡、止痛、止泻、解痉等药理作用。

促进胃肠蠕动：木香水提物和木香烃内酯对小鼠的肠蠕动具有抑制作用，木香醇提物、挥发油和去氢木香内酯对小鼠肠蠕动的作用不明显。木香水煎剂可明显增加小鼠肠推进，木香醇沉液可明显促进大鼠体外回肠运动，并且显示对氯化钡所致回肠平滑肌的收缩反应。木香水提液、挥发油和总生物碱对小鼠离体小肠先有轻度兴奋作用，随后紧张性与节律性则明显降低。木香水煎剂有明显促进健康小鼠胃排空的作用，显著升高造模大鼠胃动素，并且能够显著改善左旋精氨酸（L-Arg）所致大鼠的胃排空障碍，但对左旋精氨酸所致的小肠传输功能障碍无改善作用，能够改善由左旋精氨酸所致的大鼠胃肠动力障碍。

抗溃疡、止痛、止泻：木香75%醇提物抑制水浸应激性溃疡、盐酸性溃疡和吲哚美辛-乙醇性溃疡、氢氧化钠（NaOH）性和氨水性溃疡形成，提示抗溃疡活性物质存在于木香的脂溶性部分。木香超临界提取物对盐酸-乙醇性急性胃溃疡具有显著的抑制作用，对小鼠利血平性胃溃疡和大鼠醋酸损伤性慢性胃溃疡也有明显的抑制作用。木香75%乙醇提物能抑制二甲苯引起的小鼠耳肿胀、角叉菜胶引起的小鼠足跖肿胀，减少小鼠小肠性腹泻和大肠性腹泻次数，对小鼠墨汁胃肠推进运动也有弱的抑制作用。

解痉：木香有效成分二氢去氢木香内酯对小肠平滑肌有较好的解痉作用，解痉作用属向肌性，类似罂粟碱而较弱。

心血管系统 小剂量的木香水提液与醇提液对在体蛙心与犬心有兴奋作用，大剂量则有抑制作用。低浓度的木香挥发油对离体兔心有抑制作用，从挥发油中分离出的多内酯部分均能不同程度地抑制豚鼠、兔和蛙的离体心脏活动。离体兔耳与大鼠后肢血管灌流实验证明，去内酯挥发油、总内酯具有明显扩张血管作用和增加血流量的作用，其他内酯部分作用较弱，小剂量总生物碱对离体兔耳血管具有扩张作用，大剂量则相反。将水提液、醇提液给麻醉犬静脉注射具有轻度升压作用，而去内酯挥发油、总内酯、木香内酯、二氢木香内酯及去氢木香内酯等静脉注射，能使麻醉犬血压中度降低，且降压作用较为持久；将动物颈部脊髓和两侧迷走神经切断或阿托品化，给予神经节阻断药、抗肾上腺素药、抗组胺药等均不改变上述降压反应，表明作用部位主要在外周，即与心脏抑制和血管扩张有关。木香烯内酯可增强小鼠肝脏中天冬氨酸转氨酶（AST）的活性，并具有剂量依赖性。

呼吸系统 豚鼠离体气管与肺灌流实验证明，水提液、醇提液、挥发油、总生物碱以及含内酯挥发油、去内酯挥发油，对组胺、乙酰胆碱与氯化钡引起的支气管收缩具有对抗作用。腹腔注射内酯或去内酯挥发油对吸收致死量组胺或乙酰胆碱气雾剂鼠有保护作用，可延长致喘潜伏期、降低死亡率，表明其能直接扩张支气管平滑肌。挥发油、去内酯挥发油与总生物碱静脉注射对麻醉犬呼吸有一定的抑制作用，其中挥发油抑制作用较强，油中所含内酯成分和去内酯挥发油无镇咳作用。将胸内套管刺入麻醉猫胸膜腔描记呼吸，静脉注射云木香碱可出现支气管扩张反应，脑破坏后再给药无效，提示其作用与迷走中枢抑制有关。

抗病原微生物 1:3000 浓度挥发油能抑制链球菌、金黄色与白色葡萄球菌的生长，对大肠埃希菌、白喉棒状杆菌作用微弱，总生物碱无抗菌作用；煎剂对许兰黄癣菌及蒙古变异菌等10种真菌具有抑制作用，对副伤寒甲杆菌有轻微抑制作用，对金黄色葡萄球菌、痢疾杆菌等7种致病菌无效。伪愈创木内酯类化合物木香烯内酯和去氢木香内酯对人类B型肝炎表面抗原的基因表现有强的抑制作用，而对正常细胞的存活影响很小。

抗肿瘤 从云木香中分得化合物 cynaropicrin、reynosin 和 santamarine 可以增加乳酸脱氢酶（LDH）从 RAW264 细胞中释放，抑制小鼠巨噬细胞状细胞生长。云木香中提取分离到的化合物木香烯内酯和去氢木香内酯，具有显著细胞毒活性，其作用呈现剂量依赖性。木香中 18 种倍半萜单体化合物对 6 种人源肿瘤细胞增殖具有抑制作用。

其他 木香烃内酯和脱氢木香内酯还可用作诱变剂，对致癌物 4-硝基喹啉-1-氧化物具有生物抗诱变之功效，而对细胞无毒。风毛菊醛和 4β-甲氧基脱氢木香内酯具有重要的生物活性，可以作为植物生长调节剂，能够抑制植物萌芽。脱氢木香内酯还显示有驱避昆虫的活性，并被用作昆虫驱避剂。

毒性与不良反应 木香总生物碱静脉注射的最大耐受量，小鼠为 100mg/kg，大鼠为 90mg/kg。体内过程暂未见文献报道。

（侯建平）

chuānmùxiāng

川木香（Vladimiriae Radix）

菊科植物川木香 *Vladimiria souliei*（Franch.）Ling. 及灰毛川木香 *Vladimiria souliei*（Franch.）Ling var. *cinerea* Ling 的干燥根。味辛、苦，性温。归脾、胃、大肠、胆经。具有行气止痛之功效。用于胸胁、脘腹胀痛，肠鸣腹泻，里急后重。常见的有效成分有木香烃内酯、去氢木香内酯、川木香醇 D、木香烯内酯、川木香内酯、二氢去氢木香内酯等。

药理作用：①对胃肠道的作用。川木香水提液、挥发油对大鼠离体小肠有轻度兴奋作用，对乙酰胆碱、组胺与氯化钡所致肠痉挛有阻滞作用。此外，文献报道川木香水提物、醇提物、木香烃内酯、去氢木香内酯有很强的利胆作用。川木香乙酸乙酯萃取物对幽门结扎型胃溃疡大鼠胃组织溃疡程度、胃液量、总酸度及胃蛋白酶活性均有明显的抑制作用，且能显著增加其胃组织中一氧化氮（NO）含量和超氧化物歧化酶（SOD）活性，降低丙二醛（MDA）含量。15.9 g/kg 川木香及其煨制品可明显促进正常小鼠的小肠运动，并能拮抗硫酸阿托品所致小鼠的小肠抑制作用；可促进正常小鼠的胃排空，并对肾上腺素所致小鼠胃排空的抑制有明显的拮抗作用。其中，15 g/kg 煨制品对新斯的明所致小鼠的胃排空亢进有明显的拮抗作用。从中分离得到的二氢去氢木香内酯对支气管平滑肌及小肠平滑肌有较好的解痉作用，解痉作用属向肌性，类似罂粟碱而较弱。川木香单体提取物、乙酸乙酯提取物、乙醇提取物对溃疡有较强的抑制作用。②抗炎镇痛作用。川木香生品与煨制品对二甲苯所致小鼠耳郭炎症模型均具显著抑制作用，并可显著抑制醋酸所致小鼠腹腔毛细血管通透性增加。对热板法所致疼痛，生品高剂量首次给药后 60 分钟明显提高小鼠痛阈值；对醋酸所致疼痛，生品与煨制品均有显著的镇痛作用且生品较强。

（侯建平）

tǔmùxiāng

土木香（Inulae Radix）

菊科植物土木香 *Inula helenium* L. 的干燥根。味辛、苦，性温。归肝、脾经。具有健脾和胃，行气止痛，安胎的功效。主要用于胸胁、脘腹胀痛，呕吐泻痢，胸胁挫伤，岔气作痛，胎动不安。药理成分主要包括异土木香内酯、土木香内酯等。

土木香的药理作用多集中于抗菌、驱虫等方面。①抗菌驱虫：异土木香内酯等均具有驱虫作用，类似山道年。体外对金黄色葡萄球菌、结核杆菌、痢疾杆菌、铜绿假单胞菌、常见致病性皮肤真菌有抑制作用。土木香内酯在 0.1μg/ml 浓度时能抑制结核杆菌生长，感染人型结核杆菌的豚鼠，口服土木香内酯，能延迟发病，但不能完全抑制。土木香内酯及其衍生物对猪、猫、犬均有驱虫作用。②其他：根提取物中的异土木香内酯对人肝肿瘤细胞的增殖有明显的抑制，并且呈较好的剂量依赖关系。土木香内酯对离体蛙心低浓度兴奋、高浓度抑制，使心停搏于舒张期。蛙后肢及兔耳血管灌流时低浓度轻微扩张，高浓度收缩。给家兔口服或皮下注射土木香内酯，可降血糖，抑制食饵性高血糖。

（侯建平）

chénxiāng

沉香（Aquilariae Lignum Resinatum）

瑞香科植物白木香 *Aquilaria sinensis*（Lour.）Gilg 含有树脂的木材。味辛、苦，性微温。归脾、胃、肾经。行气止痛，温中止呕，纳气平喘。用于胸腹胀闷疼痛，胃寒呕吐呃逆，肾虚气逆喘急。沉香的药理有效成分主要包括有挥发油（倍半萜化合物）、2-（2-苯乙基）色酮、三萜类及其他成分、缬草烯酸、苍术醇、圆柚酮、α-檀香醇、β-檀香醇等。

药理作用 多集中于神经系统、消化系统、呼吸系统等方面。

神经系统 沉香有效成分缬草烯酸具有明显的镇静安神活性，沉香螺旋醇具有氯丙嗪样的安定作用；提取物能使环己巴比妥引起的小鼠睡眠时间延长，药材中所含的白木香酸对小鼠有一定的麻醉作用。热板法所致小鼠疼痛反应实验，显示出明显的中枢镇痛作用。香叶水提取物、沉香叶50%乙醇提物、沉香叶70%乙醇提取物，对醋酸所致小鼠扭体反应显示不同的效果。水提取物和50%乙醇提取物镇痛效果较好，分别为57.7%和56.9%，并且沉香叶乙醇提取物2.5g/kg剂量可以明显减少醋酸致小鼠扭体反应。

消化系统 沉香的水煎液0.01g/ml时抑制离体豚鼠回肠的自主收缩，并能对抗组胺、乙酰胆碱引起的痉挛性收缩。苍术醇（沉香螺旋醇的差向异构体）、圆柚酮具有抗胃溃疡作用，沉香叶醇提物可产生小鼠排便时间提前，排黑便数量增加，使粪便软化的泻下作用。

呼吸系统 沉香含有止咳的有效成分苄基丙酮。沉香醇提取物$1.0×10^{-4}$g/ml浓度能促进体外豚鼠气管抗组胺作用，发挥止喘效果。

其他 国产沉香煎剂对人体结核分枝杆菌、伤寒沙门菌、福氏志贺菌均有不同程度的抑菌作用。水煎剂1.8 g/kg给麻醉猫静脉注射，血压下降3.2~3.6 kPa，4~11分钟后恢复正常，且不能阻断乙酰胆碱的降压作用。沉香螺旋醇能减少由脱氧麻黄碱和阿普吗啡诱导的自发性运动，增加大脑内的高香草酸含量，而单胺及其他代谢物的含量不发生改变。沉香叶醇提取物5g/kg时可明显降低角叉菜胶所致小鼠足跖肿胀的肿胀率，沉香叶醇提取物2.5 g/kg剂量给药后，明显降低二甲苯致小鼠耳郭肿胀，显示出显著的抗炎作用。沉香叶中的黄酮类成分具有明显的清除自由基活性，

可能为其主要抗氧化活性成分。小鼠给药后眼眶取血，记录首次出现凝血的时间，表明沉香叶醇提取物2.5g/kg、1.25 g/kg剂量组可以显著缩短小鼠凝血时间，止血作用明显。

毒性及不良反应 沉香有效成分2-（2-苯乙基）色酮类具不同程度的过敏作用。沉香能引起恶心、呕吐、腹痛、腹泻等不良反应。

体内过程未见文献报道。

（侯建平）

tánxiāng

檀香（Santali Albi Lignum） 檀香科植物檀香 *Santalum album* L. 树干的干燥心材。味辛，性温。归脾、胃、心、肺经。具有行气温中，开胃止痛之功效。主要用于寒凝气滞，胸膈不舒，胸痹心痛，脘腹疼痛，呕吐食少。药理有效成分主要包括挥发油、黄酮类等成分。

药理作用：①神经系统。檀香木中α-檀香醇、β-檀香醇具有与氯丙嗪类似的神经药理活性，对小鼠中枢具镇静作用。②消化系统。檀香对小鼠小肠推进和胃排空有双向调节作用，檀香水煎液、醇提液对阿托品造成的肠松弛模型及新斯的明造成的肠痉挛模型均有明显的拮抗作用，檀香挥发油对豚鼠离体回肠自发活动有抑制作用，且对乙酰胆碱、组胺、氯化钡所致的离体肠痉挛有对抗作用（$P<0.01$），可麻痹离体小兔肠。故可认为檀香水煎液、醇提液、挥发油是檀香"行气"作用的有效部位。③其他。檀香叶80%乙醇、水、乙酸乙酯提取物可以清除自由基，具有抗氧化活性。80%乙醇提取物对大肠埃希菌、金黄色葡萄球菌、枯草杆菌有抗菌作用，但对真菌、啤酒酵母没有抑菌作用，且其抗氧化、

抗菌活性较稳定。大鼠饲喂檀香提取物，可使尿中的金黄色葡萄球菌、痢疾杆菌、鸟分枝杆菌有作用，对大肠埃希菌无作用。

（侯建平）

xiāngfù

香附（Cyperi Rhizoma） 莎草科植物莎草 *Cyperus rotundus* L. 的干燥根茎。味辛、微苦、微甘，性平。归肝、脾、三焦经。具有疏肝解郁，理气宽中，调经止痛的功效。用于肝郁气滞，胸胁胀痛，疝气疼痛，乳房胀痛，脾胃气滞，脘腹痞闷，胀满疼痛，月经不调，经闭痛经。主要含有挥发油等化学成分。油中主要成分为β-蒎烯、香附子烯、α-香附酮、β-香附酮、广藿香酮、α-莎香醇、β-莎草醇、柠檬烯等。此外尚含生物碱、黄酮类及三萜类等。

药理作用主要集包括对神经系统、心血管系统的作用，雌激素样作用，抑制子宫，抗炎，抑制肠管，抗菌等。

神经系统 主要包括镇静催眠、镇痛等作用。

镇静催眠： 对实验小鼠分别腹腔注射给予不同剂量的香附挥发油0.03 ml/kg，0.06 ml/kg及0.10ml/kg（分别为1/10，1/5，1/3半数致死量），给药后30分钟，各组的小鼠均腹腔注射阈下剂量的戊巴比妥钠20mg/kg，以翻正反射消失为睡眠指标，观察各组的睡眠鼠数。结果表明，不同剂量的香附挥发油均能明显协同戊巴比妥钠对小鼠的催眠作用。对正常家兔的麻醉作用：给家兔缓慢静脉注射不同剂量的香附挥发油0.050 mg/kg，0.075mg/kg及0.100 mg/kg，平均麻醉时间依次为9.0分钟，15.0分钟，28.5分钟。各组动物给药后翻正反射迅速消失，在0.050mg/kg剂量组，

家兔痛反应及角膜反射迟钝，听反应存在；其余两个剂量组家兔痛反应及角膜反射完全消失，听反应存在。各组家兔在给药后均有四肢强直现象，约3分钟后消失。协同东莨菪碱麻醉作用：以翻正反射消失为麻醉指标，观察各组家兔的平均麻醉时间。第一组静脉注射香附挥发油0.075ml/kg，均出现翻正反射消失。第二组脑室注射东莨菪碱。第三组静脉注射香附挥发油0.035ml/kg（未出现翻正反射消失），随后脑室注射东莨菪碱2mg/kg，结果显示，0.035ml/kg的剂量无麻醉作用，而能明显地延长东莨菪碱的麻醉时间，但并不影响麻醉深度。对戊四氮惊厥的影响：给小鼠腹腔注射香附挥发油0.1ml/kg（1/3半数致死量），给药后30分钟，皮下注射戊四氮85mg/kg，观察小鼠阵挛性惊厥数。结果表明，香附挥发油对戊四氮引起的小鼠惊厥无保护作用。亦有报道香附醇提取物对小鼠戊四氮和电休克没有保护作用。

解热镇痛作用：给小鼠皮下注射20%香附醇提取物，能明显提高小鼠的痛阈。用热板法测定痛阈，给小鼠腹腔注射香附挥发油0.1ml/kg，以腹腔注射盐酸吗啡10mg/kg作对照，分别于给药后15分钟，30分钟，60分钟及90分钟测定各鼠的痛阈。结果表明，香附挥发油无明显镇痛作用。香附醇提取物中所含的三萜类化合物（Ⅳ-B）5mg/kg灌服的镇痛效果与30mg/kg乙酰水杨酸相当。香附醇提取物对注射醇母菌引起的大鼠发热有解热作用，其效价约为水杨酸钠的6倍，其解热有效成分也是三萜类化合物。

降温作用：给大鼠腹腔注射香附挥发油0.1ml/kg，以腹腔注射氯丙嗪5mg/kg作阳性对照，给药前后分别测定大鼠直肠体温。结果表明，给予香附挥发油30分钟后可明显降低大鼠正常体温（$P<0.05$），较氯丙嗪的降温作用强，但作用不及氯丙嗪持久，随后大鼠体温逐渐恢复正常。

心血管系统 给蛙皮下注射香附水或水-醇提取物，可使蛙心停止于收缩期。较低浓度时，对离体蛙心，以及在体蛙心、兔心和猫心有强心作用或减慢心率作用。香附总生物碱、苷类、黄酮类和酚类化合物的水溶液亦有强心和减慢心率作用，并且有明显的降压作用。香附挥发油对猫血压的影响的研究如下，用氯醛糖80mg/kg进行麻醉，记录猫颈动脉血压。给麻醉猫静脉注射香附挥发油0.1ml/kg后15秒，猫血压开始下降，150秒后比正常血压降低10.7~13.3kPa，5分钟后血压开始回升，8分钟后血压基本恢复正常水平。故认为短暂的血压下降与其局部作用有关。用香附乙醇提取物20mg/kg静脉注射于麻醉犬，血压缓缓下降，持续0.5~1小时。乙醇提取物不影响肾上腺素和乙酰胆碱对血压的作用，但能部分阻断组胺的作用。

雌激素样作用 去卵巢大鼠试验表明，香附挥发油有轻度雌激素样活性。挥发油0.2ml，间隔6小时皮下注射2次，48小时后阴道上皮完全角质化；0.3ml给药三次时，在大量角质化细胞中出现很多白细胞。白细胞的出现可能是挥发油的刺激作用所致。从挥发油分离出的成分中，以香附烯Ⅰ的作用最强，但不及挥发油本身。阴道内给药时，挥发油、香附烯Ⅰ和香附酮可致上皮角质化，而香附醇和香附烯Ⅱ则全无作用。有效成分全身给药的有效

量不超过局部用药量一倍。故认为，这些成分可能属于雌激素原一类，在体内转化后活性增强。香附的这一作用是其治疗月经不调的主要依据之一。

抑制子宫 5%香附流浸膏对豚鼠、兔、猫和犬等动物的离体子宫，无论已孕或未孕，都有抑制作用，使其收缩力减弱、肌张力降低。其作用性质与当归素颇相似，但较弱。

抗炎 研究证明香附抗炎成分为三萜类化合物。其中成分Ⅳ-B对角叉菜胶所致脚肿的抗炎作用，比氢化可的松强8倍，安全范围大3倍。对甲醛性脚肿亦有抑制作用。灌胃和腹腔注射的效力之比为1∶3，说明可能在消化道内只部分吸收。

抑制肠管 按常规方法制备家兔离体肠管，用记纹鼓描记香附挥发油对离体肠管的影响。结果表明，当香附挥发油浓度为5μg/ml时可抑制肠管的收缩，当浓度增加至20μg/ml时，有明显的抑制作用，使肠管收缩幅度降低、张力下降。香附醇提取物20μg/ml浓度时，对离体兔回肠平滑肌有直接抑制作用。

抗菌 体外试验，香附挥发油对金黄色葡萄球菌有抑制作用，对其他细菌无效。香附烯Ⅰ和香附烯Ⅱ的抑菌作用比挥发油强，且对宋内志贺菌亦有效，氢化不影响其抗菌作用。香附酮则完全无效。香附提取物对某些真菌亦有抑制作用。

此外，香附醇提取物对组胺喷雾所致豚鼠支气管痉挛有保护作用。香附所含的前列腺素生物合成抑制物质主要为α-香附酮。

毒性与不良反应、体内过程未见文献报道。

（侯建平）

guànyèjīnsītáo

贯叶金丝桃 （Hyperici Perforati Herba）

藤黄科植物贯叶金丝桃 *Hypericum perforatum* L. 的干燥地上部分。味辛，性寒。归肝经。具有疏肝解郁，清热利湿，消肿通乳的功效。用于肝气郁结，情志不畅，心胸郁闷，关节肿痛，乳痈，乳少，小便不利。主要化学成分有双蒽酮类，如金丝桃素、伪金丝桃素、原金丝桃素、原伪金丝桃素，黄酮类，如金丝桃苷、槲皮素，间苯三酚衍生物，如藤黄酚、贯叶金丝桃素，有机酸类、香豆素类、酚酸类、生物碱类、挥发油等。

药理作用 主要包括抗抑郁、治疗创伤、抗病毒、抗细菌、抗真菌、调节免疫及抗肿瘤等。

抗抑郁 贯叶金丝桃中的金丝桃素在体内不可逆的抑制 A、B 型单胺氧化酶。金丝桃素已在多种动物模型中测定抗抑郁活性，试验发现它能加强小鼠在陌生环境中探索活动，延长麻醉剂的睡眠时间，降低雄鼠的进攻行为。同时给 15 名女患者服金丝桃素标准液，证明对焦躁不安、易怒、情绪低落、嗜睡、厌食、抑郁（尤为早晨）、失眠、便秘、精神运动障碍、自卑等症状有缓解作用。

治疗创伤 对贯叶金丝桃提取液的大量研究，证明了其具有抗菌和创伤治疗作用。一种包含贯叶金丝桃花的提取液的软膏能缩短烧伤治疗时间，并显示防腐作用。据报道，使用这种药膏后，Ⅰ度烧伤在 48 小时内得到治愈，而Ⅱ～Ⅲ度烧伤的治愈比用传统方法快 3 倍，并且没有瘢痕形成。进一步的研究报道，一种冷冻干燥的贯叶金丝桃制剂在体内试验中，能抑制炎症和白细胞浸润。

商业上将贯叶金丝桃油作为防晒霜，但其功效还存在争议。

抗病毒 从贯叶金丝桃植物中分离出的两种化合物在体内外试验中，强烈地抑制各种反转录病毒。体内给药后，这些化合物很快与感染的病毒颗粒反应，能有效地防止疾病的发生。伪金丝桃素的体外试验初步显示，它能减少艾滋病毒的扩散。贯叶金丝桃中金丝桃素和伪金丝桃素总回收率为 0.04%。感染 1 天以内，口服或腹腔给药，化合物仍然有效。较小剂量的这些化合物单次使用即显示出明显的抗病毒活性。这些化合物直接使病毒灭活，或干扰聚集的病毒颗粒及其装配，并能穿越血脑屏障（这对艾滋病病毒感染尤为重要）。

抗细菌、抗真菌 文献报道两种俄罗斯产贯叶金丝桃制剂在离体和在体实验中均对金黄色葡萄球菌有效，强于磺胺类药物。德国批准制剂（LI 160）具有较弱的抗真菌和显著的抗革兰阳性菌的作用。贯叶金丝桃素（hyperforin，HF）、原花青素是此作用的主要活性成分。鞣质和黄酮类有抑制大肠埃希菌的作用。挥发油类有抗真菌作用。

调节免疫及抗肿瘤 贯叶金丝桃有抗炎作用。研究贯叶金丝桃各种基本成分的免疫性质发现，金丝桃素（hypericin，HY）除抑制白介素-6（IL-6）外，还抑制花生四烯酸和白三烯 B 的释放，这可能与抗炎有关。多酚类成分能够通过对单核吞噬细胞系统、细胞免疫及激素免疫的应答，增强免疫作用，并能恢复高位耐受情况的免疫应答。而亲脂性成分具有抑制免疫的作用。HY 在可见光或紫外光的激活下能够诱导恶性 T 细胞凋亡，从而抑制表皮恶性 T

细胞淋巴瘤的生长。在离体实验中观察到 HY 能够抑制神经胶质瘤细胞的机动性和浸润，但对其附着和增殖没有影响。蛋白激酶 C（PKC）抑制剂亦有类似作用，提示 PKC 可能是此作用的靶物质。临床观察发现，对肿瘤细胞，HY 显示选择性抗增殖和细胞毒效应，此作用需要可见光激活和 O_2，而对周围组织无损伤，用 HY 治疗恶性肿瘤时还发现表面有新的表皮生长出来。HY 在光激活下，通过抑制线粒体中己糖激酶活性，级联调节神经胶质瘤的能量代谢，影响肿瘤细胞生存。

此外，尚有以下作用。①抗氧化：活性成分主要是原花青素。②镇痉：鞣质为活性成分。③扩血管：原花青素成分具有对抗组胺和前列腺素 F_2 的作用，从而舒张豚鼠冠状动脉。④护肝：动物实验观察到贯叶金丝桃有护肝作用，增加胆汁流量，能减弱四氯化碳（CCl_4）对肝的损害。

毒性与不良反应 对 80 只鼠试验没有发现严重的毒副作用。在广泛的动物治疗试验中，化合物的使用没有导致异常。高浓度的金丝桃素对一些人细胞表现出一定毒性（大于 $10\mu g/ml$ 或对某些细胞浓度较低些），伪金丝桃素毒性较小。

体内过程暂未见文献报道。

（侯建平）

chuānliànzǐ

川楝子 （Toosendan Fructus）

楝科植物川楝 *Melia toosendan* Sieb. et Zucc. 的干燥成熟果实。味苦，性寒；有小毒。归肝、小肠、膀胱经。具有舒肝行气，止痛，驱虫的功效。用于胸胁、脘腹胀痛，疝痛，虫积腹痛。主要化学成分包括：萜类，如川楝素、苦楝子萜酮、苦楝子萜醇、川楝苷 A，黄酮类，如槲皮素、芦丁，挥发油等。

川楝子的药理作用：驱虫、抑制呼吸中枢、抗肉毒中毒等。

驱虫：驱蛔虫作用的有效成分为川楝素，它的乙醇提取物的作用强，与山道年相比，作用缓慢而持久。低浓度（1：5000～9000）川楝素对整条猪蛔虫及其节段有明显的兴奋作用，表现为自发活动增强，间歇地出现异常的剧烈收缩，运动的规律破坏，持续 10～24 小时。被认为川楝素是对蛔虫肌肉的直接作用。川楝素还能使虫体三磷酸腺苷的分解代谢加快，造成能量的供不应求而导致收缩性痉挛而疲劳，最后使虫体不能附着肠壁而被驱出体外，因此临床上服用川楝素排虫时间较迟，一般 24～48 小时，排出虫体多数尚能活动。

抑制呼吸中枢：在大鼠上记录膈神经放电和膈肌肌电，观察川楝素对呼吸的作用，结果表明，大剂量川楝素（每只 2mg，静脉注射或肌内注射）引起的呼吸衰竭，主要是由于它对中枢的抑制作用。延脑呼吸中枢部位直接给川楝素（每只 0.01～0.15mg）的实验支持上述结论。中枢兴奋药尼可刹米对川楝素引起的呼吸抑制有轻微的对抗作用。

抗肉毒中毒：川楝素对致死量肉毒中毒的小鼠，攻毒后 6 小时内给药治疗，其存活率可达 80% 以上；对肉毒中毒猴子，攻毒后 24 小时治疗，可治愈半数以上；对 C 型肉毒中毒亦有保护作用；与抗毒血清合用，可明显降低抗毒血清用量。川楝素能在神经-肌肉接头处对抗肉毒具有阻遏作用。

（侯建平）

wūyào

乌药（Linderae Radix）

樟科植物乌药 Lindera aggregata (Sims) Kosterm. 的干燥块根。味辛，性温。归肺、脾、肾、膀胱经。具有顺气止痛、温肾散寒的功效。用于寒凝气滞，胸腹胀痛，气逆喘急，膀胱虚冷，遗尿尿频，疝气疼痛，经寒腹痛。主要化学成分包括挥发油和生物碱类等，挥发油中主要含有龙脑。药理作用：①挥发油的兴奋作用。内服乌药挥发油时，有兴奋大脑皮质的作用，并有促进呼吸，兴奋心肌，加速血循环，升高血压及发汗的作用。局部外用使局部血管扩张，血循环加速，缓和肌肉痉挛性疼痛。②抑菌。对金黄色葡萄球菌，甲型溶血性链球菌，伤寒沙门菌，变形杆菌，铜绿假单胞菌，大肠埃希菌均有抑制作用。③影响消化道。有报道乌药对胃肠平滑肌有双重作用，此外，乌药能增加消化液的分泌。④止血。体外实验证明，乌药原粉能明显缩短家兔血浆再钙化时间，促进血凝及良好的止血作用。此外，用乌药长期喂大鼠，可使体重增加，并对小鼠肉瘤 S_{180} 有抑制作用。其所含的龙脑可发汗、兴奋、镇痉、驱虫等。

（侯建平）

lìzhīhé

荔枝核（Litchi Semen）

无患子科植物荔枝 Litchi chinensis Sonn. 的干燥成熟种子。味甘、微苦，性温。归肝、肾经。具有行气散结，祛寒止痛的功效。用于寒疝腹痛、睾丸肿痛。主要含有挥发油，油中成分有 α-亚甲环丙基甘氨酸等。药理作用：荔枝核干浸膏 1.3mg/kg、2.6mg/kg 给四氧嘧啶糖尿病大鼠灌胃，连续 30 天，每 10 天测血糖一次，血糖低

于对照组。所含 α-亚甲环丙基甘氨酸给小鼠皮下注射 230～400mg/kg，能够使小鼠的血糖从正常的 71～103mg/100ml 降至 35～57mg/100ml。还能对抗鼠伤寒沙门菌的诱变作用。

（侯建平）

fóshǒu

佛手（Citri Sarcodactylis Fructus）

芸香科植物佛手 Citrus medica L. var. sarcodactylis Swingle 的干燥果实。又称九爪木、五指橘、佛手柑。味辛、苦、酸，性温。归肝、脾、胃、肺经。具有疏肝解郁、燥湿化痰、理气和中的功效，常用于肝郁气滞、脾胃气滞和痰湿壅肺等证。主要化学成分包括：柠檬油素等香豆精类，尚含黄酮苷、橙皮苷、有机酸、挥发油等。李时珍在《本草纲目》中记载："佛手气味辛，温无毒；主治下气，除心头痰水；煮酒饮，治痰多咳嗽；煮汤，治心下气痛。"药理研究表明，佛手对肠道平滑肌有明显的抑制作用，对乙酰胆碱引起的十二指肠痉挛有明显的解痉作用，可扩张冠状动脉，增加冠状动脉的血流量，减缓心率和降低血压。

（侯建平）

xiāngyuán

香橼（Citri Fructus）

芸香科植物枸橼 Citrus medica L. 或香圆 Citrus wilsonii Tanaka 的干燥成熟果实。味辛、苦、酸，性温。归肝、脾、肺经。具有疏肝理气、宽中、化痰的功效。用于肝胃气滞，胸胁胀痛，脘腹痞满，呕吐噫气，痰多咳嗽。主要有效成分包括：黄酮类（如柚皮苷、橙皮苷、枸橼苷）、有机酸类、挥发油、胡萝卜素等。香橼的药理作用：①抗炎。香橼所含的橙皮苷对豚鼠因缺乏维生素 C 而致的眼

睛球结膜血管内细胞凝聚及毛细血管抵抗力降低有改善作用，能降低马血细胞的凝聚。与栓塞饲料或与致粥样硬化饲料共同喂养大鼠，均可延长大鼠存活时间。能刺激缺乏维生素 C 的豚鼠的生长速度，增加豚鼠肾上腺、脾及白细胞中维生素 C 的含量。②抗病毒。橙皮苷加入水疱性口炎病毒前，将小鼠纤维细胞放于 200μg/ml 的橙皮苷中预先孵化处理，能保护细胞不受病毒侵害约 24 小时。预先处理 HeLa 细胞能预防流感病毒的感染。但其抗病毒的活性可被透明质酸酶所消除。此外，橙皮苷有预防冻伤和抑制大鼠晶状体的醛还原酶作用。黄柏酮有增强离体兔肠张力和振幅的作用。

（侯建平）

xièbái

薤白（Allii Macrostemonis Bulbus）

百合科植物小根蒜 *Allium macrostemon* Bge. 或薤 *Allium chinense* G. Don 的干燥鳞茎。味辛、苦，性温。归心、肺、胃、大肠经。具有通阳散结，行气导滞的功效。主要用于胸痹心痛，脘腹痞满胀痛，泻痢后重。薤白含呋甾烷醇型皂苷、挥发油、脂肪酸、酪氨衍生物、有机酸类、二烯丙基二硫化物、甾体皂苷类、查耳酮化合物等成分。

药理作用 薤白具有抗动脉粥样硬化、抗血小板聚集、干扰花生四烯酸代谢及抗氧化等作用。

抗动脉粥样硬化 饲胆固醇家兔直接给予二烯丙基二硫化物，有阻止血脂增高作用。

抗血小板聚集 体外血小板聚集试验结果表明，薤白注射液对腺苷二磷酸（ADP）诱导的兔血小板聚集有明显抑制作用，薤白注射液抑制 50% 聚集的浓度为

7.76 mg/ml。薤白的 70% 乙醇提取物及其组成分 N-对香豆酰酪胺和 N-反-阿魏酰基酪胺对 2 μmol/L 腺苷二磷酸诱导的血小板聚集有很强的抑制作用，N-反-阿魏酰基酪胺在 $1×10^{-4}$mol/L 浓度时比阿司匹林强 4~5 倍。另外，薤白中所含的甲基烯丙基三硫化物、二甲基三硫及其薤白苷 E、F 等成分有强烈的抑制血小板聚集作用。

干扰花生四烯酸代谢 薤白能明显干扰血小板花生四烯酸代谢，抑制其环氧化酶代谢途径，抑制血栓烷 B_2（TXB_2）及 12（S）-羟基-十七三烯酸（HHT）的合成，与此同时脂质氧化酶途径的代谢产物 5-羟基花生四烯酸（HETE）合成确有增强。薤白对血小板合成 TXB_2 的抑制作用的半数抑制浓度（IC_{50}）为 0.146 mg/ml，抑制率达 80.3%，HHT 合成的抑制率达 78.6%，而 HETE 增加 20.2%。薤白乙醇提取液每日 5 g（生药）拌入饲料喂兔，给药 3 星期后用放射免疫法测定，血浆中前列腺素 E_1（PGE_1）含量明显升高，而 PGE_1 可增加血小板内环腺苷酸（cAMP）水平，抑制血小板合成 TXA_2，抑制血小板聚集。

抗氧化 薤白原汁 2.4 g/kg 和 4.8 g/kg 灌胃能显著提高由白酒造成的氧应激态大鼠血清超氧化物歧化酶（SOD）、过氧化氢酶（CAT）和 T 淋巴细胞降低，并能明显降低应激态大鼠过氧化脂质（LPO）的形成。对芬顿（Fenton）反应产生的羟自由基有清除作用，而薤白的乙醚、乙酸乙酯、水提取物及挥发油则作用不明显。

其他 薤白可延长正常小鼠和给予异丙肾上腺素的特异性心肌缺氧小鼠在缺氧环境下的存活时间，对去甲肾上腺素及氯化钾

引起的大鼠离体主动脉收缩也有对抗作用。薤白对以 1% 盐水诱发中风或有中风倾向的自发性高血压大鼠有预防作用。小鼠口服给予 50% 乙醇温浸物镇痛作用显著。同等用量可明显促进肠管炭末的输送。口服给药 3 g/kg 有弱的抗泻下作用，对于肠管高浓度可见较弱的抗乙酰胆碱、抗血清及抗组胺作用。

毒性与不良反应 薤白注射液小鼠腹腔注射的半数致死量（LD_{50}）为 70.12±3.4 g/kg，中毒症状有活动减少、四肢乏力、软瘫、抽搐的躁动不安等。3 g/kg 给大鼠灌服，可明显恶化溃疡的形成。

体内过程未见文献报道。

（赵军宁）

qīngmùxiāng

青木香（Aristolochiae Radix）

马兜铃科植物马兜铃 *Aristolochia debilis* Seib. et Zucc. 及北马兜铃 *A. contora* Bunge 的干燥根。味辛、苦，性寒；有小毒。归肺、胃、肝经。行气止痛，解毒消肿，平肝降压，用于治疗胸腹胀痛，痧症，肠炎下痢，高血压，痈肿疔疮，皮肤瘙痒等病症。马兜铃根主要含倍半萜类成分马兜铃酸 A、马兜铃酸 B、马兜铃酸 C 等；北马兜铃根主要含尿囊素，马兜铃酸 A、马兜铃酸 E，木兰花碱等药效成分。

药理作用 包括降压、抗炎、镇痛、解痉、调节免疫、抗病原微生物。

降压：青木香粗制剂或精制浸膏对多种动物均有降压作用，呈剂量-效应关系，其降压作用机制与中枢抑制有关。

抗炎、镇痛、解痉：青木香水煎剂具有抑制二甲苯所致小鼠耳郭肿胀的作用，乙醇提取物具

有抑制醋酸致小鼠扭体反应、抑制小鼠肠蠕动及兔离体肠管运动的作用。

调节免疫：马兜铃酸小鼠皮下注射有增强腹腔巨噬细胞吞噬作用，可提高感染伤寒沙门菌或哥伦比亚 SK 病毒小鼠非特异性免疫能力。

抗病原微生物：青木香水提物可抑制Ⅰ型单纯疱疹病毒（HSV-Ⅰ），青木香总生物碱对金黄色葡萄球菌、铜绿假单胞菌、大肠埃希菌及变形杆菌有不同程度的抑制作用；挥发油对猪蛔虫有杀灭作用。

毒性与不良反应 青木香因含马兜铃酸，有小毒。急性毒性：青木香乙醇提取物小鼠灌服的半数致死量（LD_{50}）为 92.85g/kg；雄性和雌性大鼠口服马兜铃酸的 LD_{50} 分别为 203.4mg/kg 和 183.9mg/kg，雄性和雌性小鼠口服马兜铃酸的 LD_{50} 分别为 55.9mg/kg 和 106.1mg/kg。致突变：大鼠口服马兜铃酸可增加肝外组织的突变频率，在小鼠微核试验中也显示其有致突变作用。致癌：马兜铃酸具有很强的致癌性，可诱导大鼠胃窦部癌，可诱导小鼠恶性淋巴癌、肾腺癌、肺癌和子宫血管癌等。马兜铃酸引起的组织形态学变化包括胃贲门浅表性溃疡、肾小管坏死和淋巴器官萎缩。

体内过程未见文献报道。

（赵军宁）

dàfùpí

大腹皮（Arecae Pericarpium）

棕榈科植物槟榔 *Areca catechu* L. 的干燥果皮。味辛，性温。归脾、胃、大肠、小肠经。具有行气宽中、行水消肿的功效。用于湿阻气滞，脘腹胀闷，大便不爽，水肿胀满，脚气浮肿，小便不利。

主要有效成分有生物碱类、黄酮类等。

大腹皮药理活性主要集中在消化系统，主要为促进胃肠动力作用。大腹皮水煎液具有促进大、小鼠胃排空作用，胃窦及空肠 P 物质的表达，减少血管活性肠肽的表达，能增大胃体环形肌条的收缩波平均振幅，可使大鼠胃电节律失常。

毒性与不良反应：口服大腹皮煎液可引起过敏反应，出现腹痛、腹泻、全身发热、荨麻疹等休克表现等。

（赵军宁）

shìdì

柿蒂（Kaki Calyx）

柿树科植物柿 *Diospyros kaki* Thunb. 的干燥宿萼。冬季果实成熟时采摘，晒干，生用。味苦，性平。归胃经。具有降气止呃的功效，用于呃逆症。主要有效成分：羟基三萜酸、齐墩果酸、白桦脂酸和熊果酸及葡萄糖、果糖、酸性物质和中性脂肪油，并含有鞣质。

药理作用：①抗心律失常。0.5%柿蒂提取物（ST）小鼠腹腔注射，能显着对抗氯仿诱发的室颤；亦能对抗乌头碱、氯化钡所致大鼠心律失常；柿蒂提取物 12.5mg/kg 腹腔注射，连续 5 天，能对抗哇巴因（毒毛花苷 G）所致豚鼠室性心律失常。②镇静。柿蒂提取物 100mg/kg 小鼠腹腔注射，使自发活动明显减少，增强阈下剂量戊巴比妥钠的催眠作用，延长其睡眠时间，并明显拮抗吗啡引起的小鼠竖尾反应。③抗生育。在家兔抗生育筛选中，初步证实柿蒂有一定的抗生育作用，柿蒂柄优于柿蒂蒂，柿蒂的柄的抗生育率为 79.6%。④促消化。柿蒂中的有机酸等有助于胃肠消化，增进食欲。⑤解酒。柿蒂能促进血液中乙醇的氧化，帮助机体对酒精的排泄，减少酒精对机体的伤害。

（赵军宁）

dāodòu

刀豆（Canavaliae Semen）

豆科植物刀豆 *Canavlia gladiata* (Jacq.) DC. 的干燥成熟种子。味甘，性温。归胃、肾经。具有温中，下气，止呃的功效。用于虚寒呃逆，呕吐。刀豆种子含蛋白质、淀粉、可溶性糖、类脂、纤维及灰分，还含有刀豆毒素刀豆氨酸，刀豆四氨，伴刀豆球蛋白 A，刀豆毒素和凝集素等。

药理作用 包括激活脂氧酶、促有丝分裂、影响心血管系统、影响红细胞、影响免疫功能、影响肿瘤生长等。

激活脂氧酶 刀豆中所含刀豆毒素，以 50μg/kg、100μg/kg 或 200μg/kg 剂量每日腹腔注射给药，可引起雌性大鼠血浆内黄体生成素和卵泡刺激素水平突然升高，黄体酮水平无变化，催乳素则降低。200μg/kg 可增加动情前期频率和体重，但子宫和卵巢的重量并无变化。上述黄体生成素和卵泡刺激素的增加同脂氧酶激活作用是吻合的，但催乳素水平降低的原因尚不明。

促有丝分裂 伴刀豆球蛋白 A（Con A）是一种植物血凝素，具有强力的促有丝分裂作用，有较好的促淋巴细胞转化反应的作用，其促淋巴细胞转化最适浓度为 40～100μg/ml，能沉淀肝糖原，凝集羊、马、犬、兔、猪、大鼠、小鼠、豚鼠等动物及人红细胞。

影响心血管系统 Con A 与核糖、腺嘌呤合用有促进缺血后心功能不全恢复的作用。用核糖、腺嘌呤和 Con A 联合对雄性大鼠进行离体心脏缺血再灌注，不但心肌收缩力显著升高，细胞内钙负荷减轻，肌酸激酶漏出减少，而且三磷酸腺苷含量显著恢复。表明核糖、腺嘌呤在 Con A 的协同下，能快速地恢复心肌收缩力和三磷酸腺苷含量。

影响红细胞　Con A 可明显地抑制二氧化硅（SiO_2）粉尘致大鼠红细胞溶血的作用，其溶血率在给予 Con A 的各组均降低，尤以高剂量组降低更明显。Con A 亦明显地抑制 SiO_2 引起的红细胞膜内颗粒分布的改变，其膜内形态与单纯给 Con A 值相似。

影响免疫功能　一定浓度的 Con A 对大多数小鼠能诱导脾抑制性白细胞的生成。从刀豆中提取一种有毒蛋白（CNTX），能诱导中性粒细胞进入胸膜腔和咽鼓管囊腔，此作用可被地塞米松所抑制。Con A 还能选择性激活抑制性 T 细胞（Ts 细胞），对调节机体免疫反应具有重要作用。因此，通过使用 Con A 来活化病态（或老年）时的 Ts 细胞这一途径，具有改观一些自身免疫性疾病，甚或减少移植物排斥反应或防治恶性肿瘤的前景。

影响肿瘤生长　刀豆及其成分对肿瘤生长有一定影响。Con A 对路易斯（Lewis）肺癌细胞和 S_{180} 实体肿瘤具有明显抑制作用，左旋刀豆氨酸可影响人胰腺癌细胞株 MIAPaCa-2 的生长。刀豆球蛋白与环磷酰胺交替使用，对小鼠 S_{180} 肉瘤有明显抑制作用，而各自单独使用无效。

其他　Con A 在不同条件下对 HBV（乙肝病毒）增殖既有促进作用，也有抑制作用。刀豆球蛋白可作为一种促细胞分裂凝集素，能够迅速诱导小鼠腹水肝癌细胞膜糖蛋白分子发生构效改变或物理的重排。CNTX 可促进胰岛

分泌胰岛素，此作用呈剂量和时间依赖关系。当机体缺糖及低温状态下易发生作用。CNTX 可诱导血小板及大鼠脑释放血清素，具有剂量依赖性。给生长中的鸡加喂未成熟的刀豆种子（主要成分为左旋刀豆球蛋白），鸡的摄食量减少、生长速度降低。游离刀豆球蛋白可使肾脏精氨酸活性显著降低。

毒性与不良反应　CNTX 可诱导大鼠剂量依赖性的足趾肿胀。给大鼠足跖注射 CNTX 引起肿胀，通常可分为两个阶段。第一阶段即注射后 0~2 小时足部肿胀，但无炎性细胞渗出；第二阶段即注射后 3 小时，注射部位浸润，足部肿胀进一步增加。注射量在 50~100mg 时，6 小时后水肿达到高峰，48 小时内消退。当注射量为 200~300mg 时，水肿持续超过 48 小时。CNTX 诱导的水肿是一种多因子参与过程。组织血清素、血小板激活因子和直链聚乙二醇（PEG）都参与了炎症水肿的第一阶段；脂质氧化酶及白介素是第二阶段的主要因子，同时还有炎症细胞向炎症部位的游走、浸润。

体内过程未见文献报道。

（赵军宁）

gānsōng

甘松（Nardostachyos Radix et Rhizoma）　败酱科植物甘松 Nardostachys jatamansi DC. 的干燥根及根茎。味辛、甘，性温。归脾、胃经。具有理气止痛，开郁醒脾的功效，外用具有祛湿消肿的功效，主要用于脘腹胀满，食欲不振，呕吐，牙痛，脚气肿毒。甘松根和根茎含多种倍半萜类成分、愈创木烷类成分、三萜成分、挥发油成分等。

甘松的药理作用有 4 种。

①神经系统：甘松提取物灌胃能减少小鼠自发活动，抑制小鼠最大电休克发作，抑制安钠咖或硝酸士的宁导致的小鼠惊厥发生。甘松中分离的甘松新酮能提高 PC12D 细胞中的神经生长因子介导的神经突生长。②心血管系统：静脉注射甘松提取物能拮抗氯化钡诱发的大鼠心律失常及氯仿-肾上腺素诱发的家兔心律失常，延长家兔离体心房的不应期。静脉注射甘松水提醇沉液，能减少神经缺血型心律失常家兔的室性期前收缩。家兔静脉注射甘松，能减慢心率，对静脉注射垂体后叶素所致的急性心肌缺血有保护作用，增强小鼠常压耐缺氧能力。③解痉：甘松能降低家兔离体十二指肠平滑肌张力，缓解氯化钡或乙酰胆碱所致肠平滑肌痉挛。④抗微生物：甘松在试管内对结核杆菌有抑制作用。甘松中的甘松过氧化物和异甘松过氧化物对恶性疟原虫有抗疟活性。此外，甘松中的倍半萜类物质对小鼠白血病 P_{388} 细胞有细胞毒性（IC_{50} = 21μg/ml）。甘松过氧化物对 FM3A 细胞、异甘松过氧化物对 KB 细胞也有细胞毒活性。

（赵军宁）

jiǔxiāngchóng

九香虫（Aspongopus）　蝽科昆虫九香虫 Aspongopus chinensis Dallas 的干燥体。味咸，性温。归肝、脾、肾经。具有理气止痛，温中助阳的功效，主要用于胃寒胀痛，肝胃气痛，肾虚阳痿，腰膝酸痛。九香虫含有脂肪、蛋白质、甲壳质等成分，脂肪中含有硬脂酸、棕榈酸、油酸，还含有锰、镁等微量元素。

药理作用：①抑菌。九香虫体外试验显示对金黄色葡萄球菌、伤寒沙门菌、甲型副伤寒沙门菌

及福氏志贺菌有较强的抑制作用。②抗癌。九香虫三氯甲烷浸提物能抑制胃癌 SGC-7901 细胞和肝癌 HepG2 细胞的体外增殖并呈明显的剂量依赖性，半数抑制浓度（IC_{50}）分别为 1193.52μg/ml 和 964.34μg/ml，其抗肿瘤活性可能与其阻滞细胞生长周期有关。九香虫提取物可有效抑制环磷酰胺诱导的蚕豆根尖细胞微核的产生，具有抑突变性，提示九香虫提取物对肿瘤的防治具有积极的作用。

毒性与不良反应：九香虫煎剂有致过敏反应的报道。

（赵军宁）

jiǔlǐxiāng

九里香（Murrayae Folium et Cacumen）

芸香科植物九里香 *Murraya exotica* L. 和千里香 *Murraya paciculata*（L.）Jack 的干燥叶和带叶嫩枝。味辛、微苦，性温；有小毒。归肝、胃经。具有行气止痛，活血散瘀的功效。用于胃痛，风湿痹痛；外治牙痛，跌扑肿痛，虫蛇咬伤。九里香药理有效成分为香豆素、黄酮类、生物碱类、萜类等。

药理作用：①局部麻醉。九里香茎叶煎剂有局部麻醉及表面麻醉的作用。②抗生育。腹腔注射九里香皮煎液具有阻碍 5~6 天妊娠小鼠着床作用，九里香根茎、皮、枝、叶和木质部煎液或分离物均有抗生育作用，以皮分离物效果最佳。③兴奋子宫。九里香皮煎液对未孕或已孕小鼠离体子宫有明显兴奋作用。④农用活性。九里香叶或根的主要化学成分香豆素、黄酮、植物精油、萜类化合物在农用活性方面具有抗病原菌和昆虫拒食活性。⑤其他。九里香叶总黄酮具有降血糖作用；香豆素和咔唑生物碱具有抗菌消炎作用；注射九里香中分离得到

的香豆素-7-甲氧基-8-香豆素花生油制剂，具有明显的抗甲状腺作用；九里香石油醚提取物对大鼠离体小肠具有松弛或舒张作用。

（赵军宁）

suōluózǐ

娑罗子（Aesculi Semen）

七叶树科植物 *Aesculus chinensis* Bge.、浙江七叶树 *Aesculus chinensis* Bge. var. *Chekiangensis*（Hu et Fang）Fang 或天师栗 *Aesculus wisonii* Rehd. 的干燥成熟果实。味甘，性温。归肝、胃经。具有疏肝理气，和胃止痛的功效，用于肝胃气滞，胸腹胀闷，胃脘疼痛。娑罗子主要有效成分为七叶皂苷。

药理作用：娑罗子水煎液可抑制幽门结扎大鼠及胃瘘大鼠的胃酸分泌，降低总酸排出量。娑罗子提取物（含 62% 七叶皂苷）具有促进小肠蠕动作用。娑罗子提取物（含 62% 七叶皂苷）对无水乙醇、阿司匹林所致胃溃疡有保护作用。七叶皂苷具有抗炎、抗渗出、恢复毛细血管正常通透性、增加静脉张力循环、促进脑功能恢复、抗肿瘤等多种作用。

毒性与不良反应：小鼠灌胃娑罗子醇提浸膏粉，其最大耐受量为每只 36mg。小鼠静脉注射娑罗子皂苷，半数致死量（LD_{50}）= 4.73±0.77mg/kg，七叶皂苷对肾小管上皮细胞具有明显的毒性。

（赵军宁）

yùzhīzǐ

预知子（Akebiae Fructus）

木通科植物木通 *Akebia quinata*（Thunb.）Decne.、三叶木通 *Akebia trifoliate*（Thunb.）Koidz. 或白木通 *Akebia trifoliate*（Thunb.）Koidz. Var. *australis*（Diels）Rehd. 的干燥近成熟果实。味苦，性寒。

归肝、胆、胃、膀胱经。具有疏肝理气，活血止痛，散结，利尿的功效。主要用于脘胁胀痛，痛经经闭，痰核痞块，小便不利。化学成分主要包括三萜及其皂苷、氨基酸类物质。分离得到的三萜皂苷类化合物多以常春藤皂苷元和齐墩果酸为母核，也含有其他皂苷元，如阿江榄仁酸皂苷元和去甲阿江榄仁酸皂苷元；连接的糖主要为阿拉伯糖、鼠李糖、木糖和葡萄糖。

药理作用：三萜及其皂苷类物质，具有广泛的生物活性，如抗癌、抗菌、抗炎等活性。一些三萜和三萜皂苷具有显著抗肿瘤活性，具有 4 个糖的苷类化合物的活性最强，糖增加到 6 个活性不再增加。C-27 或 C-28 位有游离羧基的齐墩果酸和常春藤皂苷元的皂苷，具有较强的抗真菌活性。预知子中分离得到的一般为三萜及 C-27 或 C-28 位有游离羧基的齐墩果酸和常春藤皂苷元为苷元的皂苷类物质，具有抗真菌活性。预知子具有抗菌及抗肿瘤活性。①抗菌：煎剂对金黄色葡萄球菌、铜绿假单胞菌、福氏痢疾杆菌、大肠埃希菌均有抑制作用。②抗肿瘤：动物体内实验显示对 S_{180}（小鼠肉瘤 S_{180}）、S_{37}（肉瘤-37）有抑制作用；体外筛选对人子宫颈癌细胞 JTC-26 抑制率为 50%~70%。

（赵军宁）

zǐsūgěng

紫苏梗（Perillae Caulis）

唇形科植物紫苏 *Perilla frutescens*（L.）Britt. 的干燥茎。味辛，性温。归肺、脾经。具有理气宽中，止痛，安胎的功效。主要用于胸膈痞闷，胃脘疼痛，嗳气呕吐，胎动不安。化学成分主要包括紫苏酮、异白苏烯酮、白苏烯酮、紫苏烯、亚

麻酸乙酯、亚麻酸及 β-谷甾醇。

药理作用：①孕激素样作用。在连续 3 天肌内注射己烯雌酚的基础上，给予紫苏梗注射液，腹腔注射，连续 4 天，其作用与孕酮相似，使小鼠子宫内膜碳酸酐酶的活性剂量相关性显著增加，说明其治疗先兆流产及安胎的机制也与孕酮相同，本品与孕酮一样能促进子宫内膜腺体的增长。②诱导干扰素。从紫苏梗中提取的干扰素诱导剂，在兔脾、骨髓和淋巴结细胞悬液的试验中，均证实有干扰素诱导作用。此外，野紫苏梗中的成分体外抑制 1 型环加氧酶活性。

（赵军宁）

shānnài

山奈（Kaempferiae Rhizoma）

姜科植物山奈 *Kaempferia galangal* L. 的根茎。味辛，性温。归胃、脾经。具有温中、避秽、消食、止痛的功效。用于胸膈胀满，脘腹冷痛，寒湿吐泻等。主要含挥发油、香豆素、黄酮、蛋白质、淀粉、黏液质等成分。

药理作用：山奈中的反式对甲氧基桂皮酸乙酯成分对人宫颈癌传代 HeLa 细胞具有细胞毒活性。山奈煎剂与挥发油的饱和水溶液对肠道平滑肌有双向作用。山奈煎剂在试管内对许兰毛癣菌及其蒙古变种菌等 10 种常见致病真菌均有不同程度的抑制作用。山奈酚有抗菌、消炎和抑制眼醛糖还原酶的作用，有利于糖尿病、白内障的治疗。

（赵军宁）

huángshānyao

黄山药（Dioscorea Panthaicae Rhizoma）

薯蓣科植物黄山药 *Dioscorea panthaica* Prain et Burk. 的干燥根茎。味苦、微辛，性平。归胃、心经。具有理气止痛，解毒消肿的功效。主要用于胃痛，吐泻腹痛，跌打损伤；外治疮痈肿毒，瘰疬痰核。化学成分主要包括甾体皂苷类物质，如异螺甾烷醇类皂苷、呋甾烷醇类及其他类皂苷；尚含有棕榈酸、葡萄糖、鼠李糖、尿囊素、树脂和淀粉、谷氨酸、脯氨酸、亮氨酸、天门冬氨酸等成分。

药理作用 黄山药总皂苷具有活血化瘀、行气止痛、扩张冠状动脉血管和改善心肌缺血等功效，可用于预防和治疗冠心病、心绞痛以及瘀血内阻之胸痹、眩晕、气短、心悸、胸闷等病症，对心肌缺血等心血管疾病有很好的疗效。临床应用的实践证明还能够降血压、降血脂，对消化性溃疡、肾病综合征等疾病也有辅助的治疗作用。

抗心血管系统疾病：采用黄山药中提取的皂苷精制而成的纯中药制剂，具有活血化瘀、行气止痛的功效，经 22 项药理试验发现该中药具有明显的改善心肌缺血、调节心脏功能、增加冠状动脉血流量、降低心肌耗氧量等作用。其次，黄山药总皂苷对结扎冠状动脉所造成的犬心肌缺血有明显的保护作用，无论是预防性或是治疗性给药，黄山药总皂苷 10mg/kg 静脉注射 5 分钟后，心肌缺血程度明显减轻，下降率为 23%（减少心肌缺血范围，减轻心肌损伤程度）。其途径可能是通过减慢心率、降低血压和总外周阻力，减少左心室做功、减少左心室压力上升最大速率（LVdp/dtmax）负性变时和负性变力性效应，从而降低心肌耗氧量，其作用强度与普萘洛尔相似；也可能是降低冠状动脉阻力，增加冠状动脉血流量、增加心肌供氧，从而使氧的供求平衡得以改善，达到抗心肌缺血的目的。研究表明，黄山药总皂苷提取物使心率减慢，心搏出量、心脏指数、左心室有效泵力指数及心肌能量有效利用率增加，左心室喷血阻抗降低及显著改善微循环功能。并显著降低血液黏度；对 ST 段及 T 波改善达 83%～88%，有效地恢复心肌的代谢和能力平衡，从而达到保护受损心肌的作用。

抗血小板聚集：血小板聚集和血栓的形成是缺血性脑损伤的重要原因。试验表明黄山药总皂苷在体外有明显的抗血小板聚集活性。

降血脂：给大鼠灌胃黄山药总皂苷能明显降低血中胆固醇含量，在对大鼠的试验中，黄山药总皂苷对喂饲高胆固醇饲料引起的大鼠高脂血症表现出良好的预防效果。

体内过程 黄山药总皂苷可被人和大鼠消化道菌群代谢，随着代谢时间的延长，出现各种甾体皂苷的降解终极产物及终产物薯蓣皂苷元，黄山药总皂苷经口服后薯蓣皂苷元被吸收入血。

毒性与不良反应未见相关文献报道。

（赵军宁）

zhīzhūxiāng

蜘蛛香（Valerianae Jatamansi Rhizoma et Radix）

败酱科植物蜘蛛香 *Valeriana jatamansi* Jones 的干燥根茎和根。味辛、微苦，性温。理气和中、散寒除湿、活血消肿。用于脘腹胀痛，呕吐泄泻，小儿疳积，风寒湿痹，脚气水肿等。主要含 α-蒎烯、缬草三酯、异戊酰氧基羟基二氢异缬草三酯等成分。

药理作用：①影响中枢神经系统。蜘蛛香水提取物灌服对中枢神经系统主要有镇静、催眠、抗惊厥、镇痛作用。②解痉。蜘蛛香中所含的三酯类化合物有抑制组胺引起的离体豚鼠回肠痉挛的作用。③抗癌。缬草中部分三酯类化合物的降解产物、缬草根醛对大鼠莫里斯（Morris）肝癌细胞有细胞毒作用。

（赵军宁）

cháihú shūgānsǎn

柴胡疏肝散 （chaihushugan powder）

柴胡、芍药、枳壳、陈皮、香附、川芎、甘草组成。能疏肝行气，活血止痛。用于肝气郁滞证：胁肋疼痛，胸闷喜太息，情志抑郁易怒，或嗳气，脘腹胀满，脉弦。现代常用于肝炎，慢性胃炎，胆囊炎，肋间神经痛等属肝郁气滞者。

药理作用：研究发现柴胡疏肝散及其组成药物具有如下作用。①镇痛：柴胡及香附的提取物能提高小鼠疼痛阈值，具有明显镇痛作用。②抗炎：柴胡、陈皮、香附、甘草均有抗炎作用，柴胡、陈皮及其所含成分对多种原因引起的血管通透性增加有抑制作用，柴胡还有抗肉芽肿的作用。香附、甘草及其所含成分能抑制角叉菜胶等致炎物质所致的大鼠足趾肿。③解痉：枳壳、陈皮、白芍、甘草对胃肠平滑肌均有抑制作用，能解除平滑肌痉挛。④保肝抗氧化：柴胡疏肝散能明显降低四氯化碳急性肝损伤大鼠血清丙氨酸转氨酶和天冬氨酸转氨酶活性，升高超氧化物歧化酶和谷胱甘肽含量，降低丙二醛含量，具有保肝和抑制过氧化反应和抗自由基损伤作用。⑤增加脑、肝血流和心搏出量：柴胡疏肝散可使脑血管充盈度增加，搏动性血液供应增加，有利于改善脑循环，增加肝动脉血流量，改善肝血液循环，改善心肌收缩力，增加心搏出量。

⑥抗抑郁：柴胡疏肝散可促使下丘脑和海马多巴胺（DA）神经兴奋，抑制5-羟色胺功能影响中枢神经递质代谢，具有抗抑郁功能。

（赵军宁）

xiāoyáosǎn

逍遥散 （xiyao powder）

由当归、白芍、柴胡、白术、甘草、茯苓、煨姜、薄荷组成，源自《太平惠民和剂局方》。具有疏肝解郁，健脾和营，养血调经之功效。逍遥散中的主要化学活性成分有芍药苷、柴胡皂苷、阿魏酸、苍术醇、甘草酸盐、姜黄素及薄荷酮等。临床上常用的中药制剂逍遥散口服液、逍遥散片、逍遥方合剂、逍遥丸、逍遥汤等是根据逍遥散方组成而生产的。

药理作用 包括保肝、抗应激、镇静、镇痛、抗抑郁、调节内分泌、改善微循环、影响胃肠功能、影响免疫系统、抑制肿瘤等作用。

保肝 逍遥散具有保肝作用。逍遥散提取液可有效降低雷公藤水煎剂致急性肝损伤大鼠血清丙氨酸转氨酶、丙氨酸转氨酶和丙二醛（MDA）水平，也可减轻肝素紊乱，肝细胞浑浊；水肿及脂肪变性明显减轻，肝细胞坏死现象消失。对于四氯化碳所致大鼠急性肝损伤，逍遥散能使血清转氨酶降低，减轻肝细胞之变性、坏死，抑制炎症细胞浸润，在退行性病变恢复期中，能促使肝细胞再生。逍遥散对实验性肝硬化及急性肝损伤有防治作用，能使肝内胶原蛋白含量明显降低，从而防治肝硬化。逍遥散对肝的保护作用，其机制是因为它的成分均具有不同程度的抗肝细胞变性、坏死的作用。

抗应激 对于应激引起的中枢神经系统功能异常，逍遥散及

其组分能明显改善或消除心理应激引起的学习记忆能力下降，缓解抑郁症睡眠障碍，发挥镇静、镇痛、抗惊厥、抗焦虑及抗慢性抑郁作用，其抗慢性抑郁的作用与丙咪嗪相似。对于应激引起的心脑血管功能异常，逍遥散能够显著降低应激损伤大鼠的心率，有效抑制缺血性脑血管疾病恢复期脂蛋白代谢异常及高黏滞血症。对于应激引起的消化系统功能异常，逍遥散可改善慢性应激大鼠的体重减轻、便溏、蜷缩、体温下降等脾虚症状，能够显著增加肠内容物的推进速度，具有保肝作用，可双向调节小肠平滑肌运动，调节肠易激综合征大鼠腹壁肌电活动紊乱。大剂量能显著降低大鼠应激性溃疡的指数，提高抑制率。对于慢性应激引起的免疫抑制，加味逍遥散具有提高免疫力的功能，其效果与剂量有关。对于慢性应激引起的血液流变学异常，逍遥散具有舒张血管、抑制血小板聚集、抑制血栓形成、降低血液黏度的作用，从而保持血管通畅，维持血液运行的正常状态。采用代谢组学和行为学实验研究逍遥散对慢性应激模型大鼠的影响，发现逍遥散与抗抑郁药阿米替林效果一致，两者具有许多相同的代谢产物。逍遥丸具有明显的抗抑郁作用，这种作用可能是逍遥丸能与5-羟色胺（5-HT）受体，特别是可与5-羟色胺2A受体竞争性结合，从而抑制5-羟色胺的重吸收作用有关。

镇静、镇痛和抗抑郁 小鼠灌胃给予6g/kg、12g/kg的逍遥散口服液，可减少自发活动，与戊巴比妥钠的镇静催眠有协同作用，可对抗戊四氮引起的小鼠惊厥，具有中枢抑制的作用；采用1.8 g/kg逍遥散片灌胃给药，60

分钟后能明显延长小鼠的舔足时间，1.8 g/kg~7.2 g/kg 逍遥散能明显减少小鼠扭体次数。抗焦虑实验用小鼠爬梯法，抗抑郁实验用小鼠悬尾法，结果发现，逍遥散有减少运动的作用，抗焦虑效果不及地西泮。采用自主活动、小鼠悬尾实验及强迫游泳等方法观察逍遥散和丹栀逍遥散抗抑郁作用，发现两方均能明显缩短悬尾及强迫游泳实验中小鼠的不动时间，而对其自主活动无显著影响，说明两方均有较好的抗抑郁作用，且无中枢兴奋性作用。给昆明种小鼠灌服逍遥方合剂，发现其对醋酸所致小鼠扭体反应有显著的对抗作用；对热刺激所致小鼠疼痛反应有显著的拮抗作用。

调节内分泌 逍遥散可使家兔乳腺高度及乳腺直径明显缩小，垂体催乳素及雌二醇水平明显降低，孕酮和睾酮回升，促黄体生成素及促卵泡成熟激素改变无显著性差异。加味逍遥散对家兔增生模型有明显防治作用，能调整家兔体内的性激素分泌。逍遥散口服液能使小鼠子宫重量增加，证明其有雌激素样作用，通过阴道角化上皮细胞的观察发现，逍遥散口服液可诱发未成熟雌性小鼠产生动情作用。给正常雌性小鼠、去势雌性小鼠灌服逍遥方合剂，发现逍遥方合剂有拟雌激素样作用，可显著性增加正常子宫、去势子宫重量，并能促进雌二醇水平提高。逍遥散可使黄褐斑模型小鼠雌二醇水平降低、睾酮水平升高，逍遥散还可提高酪氨酸酶活性，降低黑色素细胞的合成。

改善微循环 逍遥散 1ml/100g 连续灌胃给药 7 天，可使大鼠肝郁模型中血栓素 B_2（TXB_2）下降，6-酮-前列腺素$_{1\alpha}$（6-keto-

$PGF_{1\alpha}$）升高，并能使肝郁模型大鼠的肝微区、胃微区微循环血流量增加、血流速度加快，具有改善微循环作用。

影响胃肠功能 逍遥丸可使正常肠平滑肌自动节律性收缩活动增强，使小肠平滑肌紧张度升高，收缩频率增加。家兔耳缘静脉注射阿托品后，肠平滑肌呈松弛状态，小肠自动节律性收缩活动和分节运动波形消失，耳缘注射逍遥丸溶液 5ml/kg，可使肠管变细，颜色变暗，肠平滑肌张力增强，并恢复自动节律性收缩。灌胃给予逍遥汤 10 g/kg 能使肝郁脾虚证模型大鼠血清胃泌素、血浆胃动素和小肠推动率显著升高，胃酚红排泄率降低。

影响免疫系统 逍遥散治疗束缚法造成的肝郁模型，可提高模型动物溶血素水平，显著提高模型动物脾淋巴细胞转化率，并对白介素-2 的产生有促进作用，提示逍遥散可显著提高损伤小鼠的细胞免疫和体液免疫功能。逍遥散治疗限制大鼠活动空间造成的反复心理应激模型，给药组可使脾淋巴细胞活性和胸腺指数提高，基本恢复正常水平，证明逍遥散可以明显拮抗应激大鼠的免疫抑制状态，有效恢复和保护应激动物免疫功能。逍遥散可以明显拮抗由慢性心理应激造成的免疫抑制，有效减轻应激对胸腺的损害；由于慢性心理应激大鼠的免疫功能抑制的主要机制是下丘脑-垂体-肾上腺轴（HPA）功能亢进，认为逍遥散的作用机制可能与抑制 HPA 的兴奋性，提高免疫功能有关。

抑制肿瘤 逍遥散提取液可使胃癌（MGC-803）细胞出现典型的凋亡形态学变化，药物组凋亡率显著增高，且呈明显的时间、

剂量依赖性。逍遥散连续 15 天灌胃，能明显抑制实体肿瘤的生长，对荷瘤造成的脾和胸腺指数有一定恢复作用。逍遥散提取液可诱导人乳腺细胞发生凋亡，其诱导细胞凋亡的机制可能部分是通过胱天蛋白酶 3（Caspase-3）途径。

体内过程 于早 8 点和晚 8 点单次灌胃给药逍遥散，通过测定降酶峰时、量效方程、时效方程，运用 PKSolver 2.0 统计距分析模块求算相关药动学和药效学参数，结果发现，逍遥散的降酶时-效曲线具有显著的双峰特性，以上结果说明肝损伤模型大鼠在休息期末，活动期初给予逍遥散保肝疗效发挥得更好。

毒性与不良反应 未见相关文献报道。

（苗明三）

xiǎocháihútāng

小柴胡汤（xiaochaihu decoction）

由柴胡、黄芩、党参、姜半夏、生姜、大枣、炙甘草组成，出自《伤寒杂病论》。具有解表散热、疏肝和胃的作用，用于外感病，邪犯少阳证，症见寒热往来、胸胁苦满、食欲不振、心烦喜呕、口苦咽干。小柴胡汤水提液中多是黄酮类成分和皂苷类成分，并且黄酮类成分多以糖苷形式存在。

药理作用 包括解热、抗炎、抗过敏、保肝利胆、抗肿瘤、镇痛及镇静、调节平滑肌、抗胃溃疡等。

解热、抗炎、抗过敏 根据小柴胡汤组成药味的研究，方中柴胡含柴胡皂苷等成分，动物实验证明，柴胡有明显解热作用，柴胡皂苷则能降低正常大鼠体温；黄芩含黄芩苷、黄芩素等黄酮类成分；小柴胡汤煎剂解热作用显著，生姜可促进发汗而加强散热。

本方有显著的解热作用。小柴胡汤灌胃治疗内毒素脂多糖 LPS（lipopolysaccharide, LPS）诱导的 SD 大鼠发热模型，小柴胡汤和板蓝根冲剂均能够抑制 LPS 所致大鼠体温的升高。小柴胡汤对肥大细胞脱颗粒及组胺释放具有抑制作用，可以起到抗过敏疗效；小柴胡汤的抗过敏机制与抑制过氧化作用有关。

影响免疫系统　小柴胡汤对促细胞分裂素活性，多克隆 B 细胞活性以及佐剂活性均有诱导作用。小柴胡汤能促进 B 细胞成熟，并促进机体产生抗体。给环磷酰胺诱导的免疫抑制小鼠灌服小柴胡汤，可见小鼠腹腔巨噬细胞的细胞毒效应、T 淋巴细胞增殖能力及细胞因子的产生均明显增加，提示小柴胡汤可增强免疫抑制小鼠免疫功能。小柴胡汤可以抑制泼尼松所致大鼠、小鼠肾上腺重量的减轻，可使脾细胞中溶血斑形成细胞（HPFC）的数量减少。提示小柴胡汤对肾上腺的作用和免疫反应具有双向调节作用。

影响消化系统　小柴胡汤有增加肝血流量，保护肝脏的作用。小柴胡汤治疗盐酸半乳糖胺所致小鼠肝脏损伤，无论是从形态学、组织学，还是从细胞学的角度来看，都发现小柴胡汤对肝细胞具有保护作用。小柴胡汤对四氯化碳诱发的小鼠肝损伤有保护作用，并促进血细胞再生，抑制肝炎、脂肪肝的发生。小柴胡汤有显著利胆作用，能促进胆汁分泌，增加其排泄量，提高胆汁中胆酸及胆红素含量。小柴胡汤用于慢性束缚应激+过度疲劳+饮食失节方法造成的消化不良大鼠模型，发现小柴胡汤有升高消化不良模型大鼠血清促胃动素（MTL）和胃泌素（GAS）含量的作用。小柴

胡汤对胰腺功能有调节作用，可用于慢性胰腺炎的治疗。小柴胡汤给三硝基苯磺酸（TNBS）诱发的慢性胰腺炎模型大鼠灌服，胰腺纤维化程度和腺体破坏程度均显著低于非治疗组，治疗时间越长，作用越明显。

抑病毒、抗肝癌　小柴胡汤不同剂量对鸭乙肝病毒（DHBV-DNA）的抑制作用不同。亚洲的肝细胞癌有 80%～90% 由肝硬化患者发展而来，小柴胡汤能调节机体的免疫力，抑制肝硬化患者向肝细胞癌方向发展，小柴胡汤可防止肝癌的发生。从柴胡分离出的柴胡皂苷 D，对 ddy 系小鼠腹水癌细胞有抑制作用，并能延长患癌鼠的生存期。小柴胡汤有较强的抗肿瘤、延长生命的作用，并可防止抗癌剂所致单核-吞噬细胞系统功能低下。小柴胡汤对肝癌细胞有抑制作用。小柴胡汤可治疗柯萨奇病毒 B3 感染 BALB/c 小鼠建立的心肌炎模型，可明显调节 T 细胞亚群，影响抗心肌抗体产生，有助于机体对病毒的清除；可在病毒性心肌炎急性期能明显提高 NK 细胞活性，有调节 T 细胞亚群功能；对病毒性心肌炎起到有效治疗作用。小柴胡汤可治疗柯萨奇病毒 B3 诱导 BALB/c 乳鼠建立的病毒性心肌炎模型。

影响中枢神经系统　采用小鼠悬尾、小鼠强迫游泳实验，以小鼠不动时间为指标来评价小柴胡汤的抗抑郁作用，结果发现小柴胡汤具有明显的抗抑郁作用。小柴胡汤具有中枢兴奋、中枢抑制的双重调节及维持机体稳定性的作用，还有增强记忆，增强学习能力、抗应激、抗老化、抗痴呆等作用。小柴胡汤具有显著的镇痛和镇静作用，与巴比妥类的催眠作用有协同作用，可拮抗中

枢兴奋药的效能。

调节肺功能　小柴胡汤对局部免疫反应引起的肺炎有调节作用。经口给予小柴胡汤对 BALB/c 小鼠肺内肿瘤坏死因子-α（TNF-α）和白介素-1β（IL-1β）浓度无影响，但可使 IL-6 浓度增加。小柴胡汤中很多成分都与 IL-6 诱导活性有关。小柴胡汤主要成分甘草、黄芩的代谢产物甘草素对受抗 CD3 单克隆抗体刺激的肺单核细胞中 IL-6 的产生有细胞种类特异性和浓度依赖性促进作用。小柴胡汤对内毒素脂多糖诱导的肺损害迟发型变态反应有抑制作用。小柴胡汤中所含有的酚类化合物，尤其是黄芩黄素具有直接诱导人肺纤维细胞和免疫细胞凋亡的作用。

其他　小柴胡汤还具有解除胃肠平滑肌痉挛、抗溃疡、降血压、影响内分泌、抗癫痫、抗动脉粥样硬化等作用。

毒性与不良反应　长期毒性试验（2256 mg/kg、1128 mg/kg、100 mg/kg 灌胃给药 180 天）显示，小柴胡汤对大鼠生长发育，血液学常规，血液生化指标均无影响，主要脏器病理形态未出现毒性病变，表明应用小柴胡汤对人体无明显的毒副作用。

体内过程未见文献报道。

（苗明三）

qūchóngyào yàolǐ

驱虫药药理（pharmacology of anti-helminthic medicinals）　驱虫药是以驱除或杀灭人体内寄生虫为主要作用，治疗肠道寄生虫病的药物。

20 世纪 40 年代起，开始对驱虫药进行初步的药理学研究；20 世纪 70 年代起，发现了驱虫药对多种真菌，杆菌等具有抑制作用；驱虫药的药理作用范围进一步扩

大，特别是有些驱虫药在中枢神经系统的作用引起了药理及神经生物学工作者的极大兴趣。研究药物包括使君子、苦楝皮、槟榔、雷丸、鹤虱、榧子、南瓜子、鸦胆子和鹤草芽等。

驱虫药的药理作用主要集中于驱除或抑杀人体寄生虫，具有驱蛔虫、驱绦虫、驱钩虫、驱蛲虫、驱鞭虫、驱姜片虫、驱血吸虫、驱阿米巴原虫、驱疟原虫、驱阴道滴虫等药理作用。驱虫药发挥驱虫作用主要通过以下环节：①麻痹虫体。使君子仁提取水溶性成分可使蛔虫头麻痹，有效成分为使君子酸钾；槟榔所含的槟榔碱能麻痹绦虫神经系统，使虫体瘫痪，弛缓伸长而将全虫驱出；南瓜子氨酸是南瓜子中的有效成分，dl-氢溴酸南瓜子氨酸对绦虫的关节、未成熟节段和成熟节段均有麻痹作用，常见整条绦虫排出。②兴奋虫体。苦楝皮的有效成分川楝素可兴奋蛔虫头部神经环，导致肌肉痉挛性收缩，使之不能附着于肠壁而随粪便排出。③杀死虫体。部分驱虫药高浓度时能直接杀死虫体，如苦楝皮煎剂、槟榔片煎剂高浓度杀死钩虫；鹤草芽中的鹤草酚能迅速穿透绦虫体壁，使虫体痉挛致死；雷丸中含有雷丸素，是一种蛋白溶解酶，可使虫体节片溶解、破坏而死亡，故用药后在粪便中看不到全虫。④抑制虫体细胞代谢。鹤草芽能抑制虫体的糖原分解，对虫体细胞的无氧和有氧氧化代谢均有显著而持久的抑制作用，从而切断维持生命的能量供给而杀虫。常用研究方法主要包括麻痹、兴奋、杀死虫体，虫体的细胞代谢，调节胃肠运动，抗真菌，抗病毒，抗炎等。

(焦亚斌)

shǐjūnzǐ
使君子（Quisqualis Fructus）

使君子科植物使君子 *Quisqualis indica* L. 的干燥成熟果实。味甘，性温。归脾、胃经。具有杀虫消积的功效，主要用于蛔虫病，蛲虫病，虫积腹痛，小儿疳积。使君子的药理有效成分主要包括使君子氨酸、使君子酸钾等。

药理作用 主要有驱虫、抗病原微生物、兴奋中枢等作用。使君子杀虫消积功效主要是和其驱蛔虫、驱绦虫等药理作用有关。

驱虫 主要包括驱蛔虫、驱绦虫等作用。可用于蛔虫病，绦虫病等疾病的治疗。①驱蛔虫：使君子对蛔虫有强大的抑制作用，可使蛔虫头部麻痹，在麻痹前往往先有刺激现象，可引起其运动失调，但不能使之死亡。驱虫的有效成分为使君子酸钾。②驱绦虫：使君子粉剂或使君子加百部粉合用对感染绦虫的小鼠有一定的驱虫作用，但对于幼虫效果差。

抗病原微生物 主要包括抗真菌、抗细菌作用，可用于皮肤真菌、肠道杆菌感染等疾病的治疗。①抗皮肤真菌：使君子水浸液对堇色毛癣菌、许兰黄癣菌、铁锈色小孢子癣菌、腹股沟表皮癣菌等均有不同程度的抑制作用。②抑制肠道杆菌：使君子水提物对常见的肠道杆菌，包括大肠埃希菌，铜绿假单胞菌，伤寒沙门菌、甲型副伤寒沙门菌、乙型副伤寒沙门菌、痢疾志贺菌、宋内志贺菌、福氏志贺菌、变形杆菌有明显的抑菌作用。

兴奋中枢 使君子氨酸是中枢神经系统一种兴奋性氨基酸，可改善学习记忆，亦可造成癫痫大发作模型，还有一定的神经毒作用。

毒性与不良反应 临床常见的副作用是呃逆，剂量大可出现头晕、恶心、呕吐、腹痛、腹泻等。服药前后服用浓茶，则增强其副作用，故服用使君子忌茶。有使君子导致皮肌炎和永久性Ⅲ度房室传导阻滞的报道。

体内过程未见文献报道。

(焦亚斌)

kǔliànpí
苦楝皮（Meliae Cortex）

楝科植物川楝 *Melia toosendan* Sieb. et Zucc. 或楝 *Melia azedarach* L. 的干燥树皮和根皮。味苦，性寒；有毒。归肝、脾、胃经。具有杀虫，疗癣的功效。主要用于蛔虫病，蛲虫病，虫积腹痛；外治疥癣瘙痒。药理有效成分主要包括川楝素（苦楝素）等。

药理作用 主要包括驱虫、抗真菌、抗溃疡、止泻、利胆、抗炎、抗凝血等。苦楝皮健脾杀虫，疗癣的功效主要是和其驱虫、抗真菌等药理作用有关。

驱虫 主要包括驱蛔虫等作用，可用于蛔虫病，鞭虫病等疾病的治疗。主要有效成分为川楝素，它在高浓度时能麻痹猪蛔，在低浓度时，使蛔虫呈明显的兴奋作用，先出现间歇性的剧烈收缩，最后导致痉挛性收缩，使虫体不能附着肠壁，而被排出体外。川楝素的驱虫机制可能包括两方面：①川楝素能透过虫体表皮，作用于蛔虫的肌肉，使虫体三磷酸腺苷的分解加快，造成能量不足，导致收缩疲劳而痉挛，发挥驱虫作用。②川楝素是一个神经肌肉接头的传递阻滞剂，它作用于突触前膜，抑制刺激神经所诱发的乙酰胆碱释放，使肌肉麻痹而表现驱虫作用。

抗真菌 苦楝皮的醇浸液或水煎剂对多种常见致病真菌有明显的抑制作用，特别是对头癣真菌作用较强。

抗溃疡、止泻、利胆 口服苦楝皮醇提物能显著地抑制小鼠水浸应激性和盐酸性溃疡的形成，能减少蓖麻油及番泻叶引起的小鼠腹泻次数，能增加麻醉大鼠的胆汁分泌量，说明苦楝皮有一定的利胆、抗溃疡和止泻作用。

抗炎 苦楝皮的抗炎作用较强，其除了对角叉菜胶所致大鼠足跖肿胀有抑制作用外，对二甲苯致小鼠耳肿及乙酸致小鼠腹腔毛细血管通透性的增高均有显著的抑制作用。

抗凝血 苦楝皮还可延长大鼠体内血栓形成及凝血时间。苦楝皮中毒时常见到内脏出血，这可能与其抗凝血有关。

其他 苦楝皮有弱镇痛作用，川楝素体外有抗肿瘤作用。

毒性与不良反应 苦楝皮治疗剂量偶有头晕、头痛、嗜睡、腹痛、恶心、呕吐、轻泻、面红等现象。个别患者可出现视物模糊、皮肤发痒等反应。过量可引起呼吸中枢麻痹、内脏出血、精神失常、视力障碍或中毒性肝炎，禁用于肝病患者。苦楝皮水煎剂对小鼠胚胎有妊娠毒性作用，可引起流产。

体内过程未见文献报道。

（焦亚斌）

bīnláng

槟榔（Arecae Semen） 棕榈科植物槟榔 *Areca catechu* L. 的干燥成熟种子。味苦、辛，性温。归胃、大肠经。具有杀虫，消积，行气，利水，截疟的功效。主要用于绦虫病，蛔虫病，姜片虫病，虫积腹痛，积滞泻痢，里急后重，水肿脚气，疟疾。药理有效成分主要包括槟榔碱等。

药理作用 槟榔杀虫，消积的功效主要是和其驱绦虫、驱蛲

虫、抗血吸虫、抗肝吸虫、助消化、调节胃肠运动、抗病原微生物等药理作用有关。

驱虫 主要包括驱绦虫、驱蛲虫、抗血吸虫、抗肝吸虫等，可用于绦虫病、姜片虫病、钩虫病、蛲虫病、蛔虫病、鞭虫病等疾病的治疗。①驱绦虫：槟榔对猪肉绦虫、牛肉绦虫、有钩绦虫、无钩绦虫等多种绦虫均有麻痹作用。对猪肉绦虫麻痹作用较强，可使全虫各部都瘫痪；而对牛肉绦虫，仅使头节和未成熟的体节麻痹。其麻痹的部位可能在神经系统而不在肌肉。槟榔和南瓜子均能引起绦虫瘫痪，配合使用，有协同作用。②驱蛲虫：槟榔对蛲虫也有抑制作用，可使虫体麻痹，但不能使之死亡。③抗血吸虫：槟榔对曼氏血吸虫吸盘和体壁肌细胞层有麻痹作用，使之失去吸附血管壁和逆门静脉血流游动的能力，而被血流带入肝脏（即"肝移"）。进入肝脏的虫体易被肝脏炎症细胞包围，使之进一步萎缩退化，最后被吞噬细胞吞噬。④抗肝吸虫：槟榔有显著的麻痹肝吸虫的作用。

助消化、调节胃肠运动 槟榔碱可使胃肠平滑肌张力提高，增加肠的蠕动，促进消化液的分泌，增强食欲，这和兴奋M胆碱受体有关。对胆囊平滑肌也有兴奋作用。

抗病原微生物 槟榔水浸液对堇色毛癣菌、许兰黄癣菌等皮肤真菌均有不同程度的抑制作用。槟榔还具有一定的抗流感病毒的作用。

其他 槟榔碱兴奋M胆碱受体对子宫平滑肌有兴奋作用。槟榔亦能兴奋N胆碱受体，表现为兴奋骨骼肌、神经节等。此外，尚有中枢神经系统的拟胆碱作用。

毒性与不良反应 常见的有恶心、呕吐、腹痛、头晕、心悸等。少数"消化性溃疡"的患者可致呕血。服用过量槟榔碱可引起流涎、呕吐、昏睡、惊厥等，可采用对症治疗，注射阿托品以解毒。槟榔可致雄性小鼠精子数量减少，精子畸形率增高，精子活动率降低。常嚼食槟榔会导致口腔癌。

体内过程未见文献报道。

（焦亚斌）

léiwán

雷丸（Omphalia） 白蘑科真菌雷丸 *Omphalia lapidescens* Schroet. 的干燥菌核。味微苦，性寒。归胃、大肠经。具有杀虫消积的功效，主要用于蛲虫病，钩虫病，蛔虫病，虫积腹痛，小儿疳积。雷丸的药理有效成分主要包括雷丸蛋白酶、雷丸多糖等。

雷丸杀虫消积功效主要是和其驱蛲虫、驱钩虫、驱蛔虫等药理作用有关。可用于蛲虫病，钩虫病，蛔虫病，肠道滴虫病等疾病的治疗。此外，雷丸还有抗炎、调节免疫、抗肿瘤、降血糖、抗氧化等作用。

（焦亚斌）

hèshī

鹤虱（Carpesii Fructus） 菊科植物天名精 *Carpesium abrotanoides* L. 的干燥成熟果实。味苦、辛，性平；有小毒。归脾、胃经。具有杀虫消积的功效。主要用于蛔虫病，蛲虫病，绦虫病，虫积腹痛，小儿疳积。药理有效成分主要包括内酯化合物、挥发油等。

鹤虱杀虫消积功效主要是和其驱蛔虫、驱蛲虫、驱绦虫等药理作用有关。可用于蛔虫病，蛲虫病，绦虫病等疾病的治疗。此外，鹤虱还有抗菌、抗炎、镇痛、止泻、抗生育、扩张冠状动脉等

作用。

（焦亚斌）

fěizi

榧子（Torreyae Semen）
红豆杉科植物榧 *Torreya grandis* Fort. 的干燥成熟种子。味甘，性平。归脾、胃、大肠经。具有杀虫消积，润肺止咳，润燥通便的功效。主要用于钩虫病、蛔虫病、绦虫病，虫积腹痛，小儿疳积，肺燥咳嗽，大便秘结。榧子的药理有效成分主要包括挥发油、萜类、黄酮类等。

榧子杀虫消积功效主要是和其驱钩虫、驱蛔虫、驱绦虫等药理作用有关，可用于钩虫病、蛔虫病、绦虫病、蛲虫病、姜片虫病等疾病的治疗。榧子润肺止咳功效主要是和其镇咳等药理作用有关。榧子润燥通便功效主要是和其促进排便等药理作用有关。此外，榧子还有镇咳、收缩子宫、抗肿瘤、抗病毒、抗氧化、降血脂、抗动脉硬化等作用。

（焦亚斌）

xiāoshíyào yàolǐ

消食药药理（pharmacology of digestive medicinals）
消食药是以消食化积为主要功效、主治饮食积滞的药物。

20 世纪 70 年代起，主要从助消化、调节胃肠运动等方面开始对消食药进行初步的药理学研究；20 世纪 80 年代起，则开始采用先进技术和方法，研究消食药的改善心功能、降低血压、调节血脂等作用；消食药的药理作用范围进一步扩大，如调节免疫功能、抗肿瘤、抑菌等作用。研究药物包括山楂、麦芽、谷芽、神曲、莱菔子、鸡内金、保和丸、枳实导滞丸和健脾丸等。

消食药的药理作用主要集中于消化系统，具有助消化、调节胃肠运动等药理作用。大多数消食药本身含有多种消化酶，有些药物中含有促进消化酶活性的物质，有些药物能促进消化液分泌，均可促进食物消化，有些药物自身含有多种维生素，对维持正常消化功能有一定作用；消食药对胃肠运动有不同的影响：有的药物可增强胃肠运动，又能对抗乙酰胆碱、氯化钡引起的离体十二指肠痉挛性收缩，显示其对胃肠平滑肌运动的调节作用；有些消食药物尚具有改善心功能、降低血压、调节血脂等药理作用。常用研究方法主要包括消化液的分泌、消化酶的分泌、胃肠运动、血流动力学、血管功能、血脂代谢等。此外，分子生物学、系统生物学等方法的应用也不断增加。

（焦亚斌）

shānzhā

山楂（Crataegi Fructus）
蔷薇科植物山里红 *Crataegus pinnatifida* Bge. var. *major* N. E. Br. 或山楂 *Crataegus pinnatifida* Bge. 的干燥成熟果实。味酸、甘，性微温。归脾、胃、肝经。具有消食健胃，行气散瘀，化浊降脂的功效。主要用于肉食积滞，胃脘胀满，泻痢腹痛，瘀血经闭，产后瘀阻，心腹刺痛，胸痹心痛，疝气疼痛，高脂血症。药理有效成分主要包括黄酮类、有机酸、尚含有大量维生素 C 等，黄酮类主要有牡荆素、槲皮素、槲皮苷等；有机酸主要有熊果酸、齐墩果酸、三萜酸、枸橼酸、绿原酸等。

药理作用　多集中于消化系统、心血管系统与免疫系统等方面，尚有抗肿瘤、抗病原微生物、抗氧化等作用。

消化系统　主要包括助消化、调节胃肠运动等作用，可用于消化不良等疾病的治疗。①助消化：山楂能促进胃中消化酶分泌，提高胃蛋白酶活性，促进蛋白质的分解消化，这与山楂含有多种有机酸和丰富维生素 C 有关。②调节胃肠运动：山楂醇提液对不同状态的大鼠胃平滑肌活动具有双向调节作用，对痉挛状态的胃肠平滑肌有松弛作用，对松弛状态的平滑肌有兴奋作用，使肠蠕动增强。

心血管系统　主要包括调血脂和抗动脉粥样硬化、抗心肌缺血、扩张血管、降低血压、抗心律失常、强心等作用，可用于高脂血症、动脉粥样硬化、冠心病等疾病的治疗。

调血脂和抗动脉粥样硬化： 山楂黄酮可显著降低实验性高脂血症动物模型的血清中总胆固醇（TC）、低密度脂蛋白-胆固醇（LDL-C）和载脂蛋白 B（ApoB）水平，显著升高高密度脂蛋白-胆固醇（HDL-C）和载脂蛋白 A（ApoA）水平，但对三酰甘油（TG）影响不大。山楂调血脂作用可能是通过抑制肝脏胆固醇的合成，促进肝脏对血浆胆固醇的摄入而发挥的。山楂还具有抗实验性动脉粥样硬化病变的作用。山楂醇浸膏、山楂核醇提物对家兔实验性动脉粥样硬化模型及喂高脂饲料的雄性鹌鹑，在调血脂的同时，能减少胆固醇及胆固醇酯在动脉壁的沉积，减轻动脉粥样硬化病变程度，缩小动脉粥样硬化斑块面积。山楂可预防动脉粥样硬化，能有效地提高血清卵磷脂胆固醇血清转移酶（LACT）活性，使游离胆固醇不易聚积有关，熊果酸可能是抗动脉粥样硬化的有效成分之一。

抗心肌缺血： 山楂有保护急性实验性心肌缺血的作用。山楂黄酮、水解产物能增加缺血心肌的营养性血流量，其中以山楂水解产物作用最强。山楂在增加冠状动脉血流量的同时，还能降低心肌耗氧量，提高氧利用率。山楂黄酮有改善动物的缺血性心电图的作用。山楂黄酮能缩小家兔实验性心肌梗死的范围。

扩张血管、降低血压：山楂乙醇浸出物静脉给药，对家兔、犬有持续性降压作用。山楂黄酮和三萜酸静脉、腹腔及十二指肠给药，均显示有降压作用，其作用机制主要与扩张外周血管作用有关。3 种提取物的降压强度依次为三萜酸、水解物和黄酮。

抗心律失常：山楂黄酮表现出抗实验性心律失常作用。山楂抗心律失常作用类似Ⅲ类抗心律失常药物，即能延长动作电位时程和有效不应期，山楂能延长离体灌流心脏的有效不应期，并延长豚鼠乳头肌的动作电位时程。

强心：山楂具有增加心肌收缩力、增加心排血量的作用。山楂黄酮对实验动物在体、离体、正常及衰竭心脏均有一定程度强心作用。已明确的有效成分为 3′,4′,5,7-四羟基黄酮-7-葡萄糖苷和芦丁。

免疫系统 山楂可显著增加小鼠胸腺及脾重量、血清溶菌酶含量，提高血清抗体效价、T 淋巴细胞转化率及外周血 T 淋巴细胞百分率。红细胞具有免疫黏附功能，对清除循环免疫复合物（CIC）及致病原具有重要作用，因其表面具有 C_{3b}、C_{4b} 受体，能黏附免疫复合物（IC），并将其转运至肝脾由巨噬细胞吞噬。实验显示山楂对小鼠红细胞免疫黏附功能有促进作用。

抗肿瘤 山楂丙酮提取液能显著抑制致癌剂黄曲霉菌素 B1（AFB1）的致突变作用。山楂多酚类化合物具有消除亚硝酸盐、阻断亚硝胺合成及其致癌作用，并能使接种艾氏腹水癌的小鼠生命延长，延长率为 18%，因此，认为多酚类化合物是山楂抗肿瘤作用的有效成分之一。

抗病原微生物 山楂肉在体外对痢疾志贺菌有较强的抑制作用。焦山楂及生山楂均有很强的抑制福氏志贺菌、宋内志贺菌、变形杆菌、大肠埃希菌及铜绿假单胞菌的作用，对金黄色葡萄球菌、乙型溶血性链球菌、白喉杆菌、伤寒沙门菌也有一定的抑制作用。

抗氧化 山楂及山楂黄酮能显著降低血清和肝脏中丙二醛（MDA）含量，增强红细胞和肝脏超氧化物歧化酶（SOD）的活性，同时增强血浆谷胱甘肽过氧物酶（GSH-Px）活性。

毒性与不良反应 山楂醇提取物或水浸液大量服用，可使动物出现中毒症状，如大鼠镇静、卧倒以致呼吸抑制。因山楂中含有多种有机酸、鞣质，有机酸可与重金属或鞣质与胃酸中的蛋白相结合生成不溶于水的聚合物沉积于胃内形成硬块即结石，也有报道由于食用生山楂在小肠内形成结石而引起肠梗阻。

体内过程 SD 大鼠灌胃给予山楂叶提取物，在不同的时间点眼后静脉丛取血，预处理后测定血浆中的槲皮素的浓度，经 3P97 软件处理数据。结果表明山楂叶提取物中槲皮素在大鼠体内的药动学符合二房室模型，槲皮素能在体内较快地被吸收，且有双峰现象的出现，给药后 0.25 小时即达到峰浓度，峰浓度（C_{max}）为 1.209±0.298mg/L，且在 3 小时时出现二次吸收，主要药动学参数消除半衰期（$t_{1/2β}$）= 35.461±13.75h、周边室到中央室速率常数（K_{21}）= 1.135±0.462/h、中央室消除速率常数（K_{10}）= 0.193±0.252/h、中央室到周边室速率常数（K_{12}）= 8.067±4.658/h、药-时曲线下面积（AUC_{0-1}）= 1.209±0.298（mg/L）·h。槲皮素双峰现象的出现，表明槲皮素在肠道中存在重吸收。

（焦亚斌）

shénqū
神曲（medicated leaven；Massa Medicata Fermentata） 为赤小豆、苦杏仁、鲜青蒿、鲜苍耳、鲜辣蓼等药加入面粉或麸皮按一定比例混匀后，经发酵而形成的曲剂。甘、辛，温，归脾、胃经，具有健脾和胃，消食调中的功效，主要用于饮食停滞，胸痞腹胀，呕吐泻痢，产后瘀血腹痛，小儿腹大坚积。神曲的药理有效成分主要包括酵母菌、挥发油、苷类、脂肪油及维生素 B 等。

药理作用 神曲健脾和胃，消食调中的功效主要是和其调节胃肠运动、改善肠道菌群失调等对消化系统的药理作用有关。

消化系统 主要包括调节胃肠运动、改善肠道菌群失调等作用，可用于腹部手术后恢复、便秘、消化不良等消化系统疾病的治疗。

调节胃肠运动：神曲可增强大鼠离体回肠平滑肌的收缩作用，神曲可提高复方地芬诺酯所致胃肠动力障碍模型小鼠小肠的推进作用。但不能对抗阿托品引起的大鼠离体回肠平滑肌张力减弱，提示神曲的作用途径可能与 M 受体有关。

改善肠道菌群失调：神曲可明显提高大黄造成的小鼠脾虚模型的双歧杆菌、类杆菌的水平，降低肠杆菌、肠球菌的数量，显著改善肠道菌群失调状态。其调整菌群失调的主要机制可能因其是双歧杆菌的生长促进物质，促进双歧杆菌等有益于机体的厌氧菌的生长。对于肠道菌群失调引起的肝脏、肾脏和肠道病变具有调整和保护作用。

抗氧化 神曲提高小鼠脾虚模型的超氧化物歧化酶（SOD）、黄嘌呤氧化酶（XOD）和一氧化氮（NO）水平，降低丙二醛（MDA）浓度，使小鼠脾虚模型肠壁肌层厚度增加，杯状细胞数量增多，肠黏膜微绒毛排列紊乱、线粒体肿胀显著改善，研究表明神曲具有减少自由基对机体损害的作用。

其他 神曲还有抑菌作用。临床上将炒神曲用于治疗婴儿腹泻。重用神曲治疗青春期乳腺增生病、子宫肌瘤、肝大、甲状腺结节、腱鞘囊肿等取得明显效果。

毒性与不良反应 神曲与山豆根同煎口服，可致心慌、恶心、乏力、出汗等不良反应。

体内过程未见文献报道。

（焦亚斌）

màiyá
麦芽（Hordei Fructus Germinatus）
禾本科植物大麦 *Hordeum vulgare* L. 的成熟果实经发芽干燥的炮制加工品。味甘，性平。归脾、胃经。具有行气消食、健脾开胃、回乳消胀的功效。主要用于食积不消，脘腹胀痛，脾虚食少，乳汁郁积，乳房胀痛，妇女断乳，肝郁胁痛，肝胃气痛。麦芽的药理有效成分主要包括淀粉酶，有 α 与 β 两种，并含有麦芽糖、B 族维生素及麦角类化合物、大麦芽碱等。

药理作用 主要包括助消化、抑制乳腺分泌、抗病原微生物、调血脂等。

助消化：麦芽中含有多种酶类成分如淀粉酶、转化糖酶、蛋白酶等，可促进碳水化合物、蛋白质的分解；麦芽煎剂促进胃酸及胃蛋白酶的分泌，促进食物消化，所含 B 族维生素亦能增进食欲，促进消化。糖化力测定表明，生麦芽有较强的糖化力，炒麦芽的糖化力则大大降低，仅为生麦芽的1/16；焦麦芽的糖化力小于1/64。因此，麦芽生用或微炒后助消化作用强。

抑制乳腺分泌：生麦芽中含麦角类化合物，其中麦角毒能抑制催乳素的分泌。临床上大剂量生麦芽（30g 以上）能够抑制乳汁分泌。

抗病原微生物：主要包括抗真菌作用。大麦芽碱类是从大麦芽中分离出的，具有抗真菌作用，大麦芽碱对红色毛癣菌有较明显的抑制作用。

调血脂：雄性鹌鹑喂饲麦芽胚，在降低胆固醇及三酰甘油的同时，明显升高高密度脂蛋白胆固醇（HDL-C），并对抗动脉粥样硬化的形成。

毒性与不良反应 变质麦芽不得服用，因有剧毒真菌寄生，可致中毒。

体内过程未见文献报道。

（焦亚斌）

gǔyá
谷芽（Setariae Fructus Germinatus）
禾本科植物粟 *Setaria italica*（L.）Beauv. 的成熟果实经发芽干燥的炮制加工品。味甘，性温。归脾、胃经。具有消食和中，健脾开胃的功效。主要用于食积不消，腹胀口臭，脾胃虚弱，不饥食少。炒谷芽偏于消食，用于不饥食少。焦谷芽善化积滞，用于积滞不消。谷芽的药理有效成分主要包括淀粉酶，有 α 淀粉酶与 β 淀粉酶两种，并含有 B 族维生素、维生素 E 及锌、镁、铜、铁、钾等元素。

谷芽消食和中，健脾开胃的功效主要是和其助消化作用有关。可用于消化不良等消化系统疾病的治疗。谷芽中含有酶类成分如淀粉酶等，可促进碳水化合物的分解；所含 B 族维生素亦能增进食欲，促进消化。

（焦亚斌）

láifúzǐ
莱菔子（Raphani Semen）
十字花科植物萝卜 *Raphanus sativus* L. 的干燥成熟种子。味辛、甘，性平。归肺、脾、胃经。具有消食除胀、降气化痰的功效。主要用于饮食停滞，脘腹胀痛，大便秘结，积滞泻痢，痰壅喘咳。莱菔子的药理有效成分主要包括少量挥发油，芥子碱、芥子碱硫酸氢盐、莱菔子素、邻苯二甲酸丁二酯、生物碱、黄酮类等。

药理作用 主要集中在消化系统、呼吸系统、心血管系统、泌尿系统等方面，尚具有抗病原微生物的作用。莱菔子消食除胀功效主要是和其调节胃肠运动等对消化系统的作用有关，莱菔子降气化痰功效与其镇咳、祛痰、平喘等对呼吸系统的药理作用有密切关系。

消化系统 主要包括调节胃肠运动等作用，可用于腹部手术后恢复、便秘等的治疗。生或炒莱菔子均有增强家兔胃、十二指肠节律性收缩作用，阿托品可阻断其作用，提示炒莱菔子增强肠平滑肌作用与兴奋 M 受体有关。莱菔子可延长食物在小肠的停留时间，有利于营养物质的吸收。

呼吸系统 主要包括镇咳、祛痰、平喘作用。炒莱菔子水煎醇沉液可减少小鼠浓氨水刺激性咳嗽；可促进酚红通过呼吸道排泌；同时对豚鼠离体支气管平滑肌有松弛作用。

心血管系统 主要包括降压、防心肌重构和调血脂作用，可用于高血压、高脂血症等疾病的治疗。①降压：莱菔子水溶性生物碱具有明显降低自发性高血压大鼠血压的作用，其降压作用可能与激活了一氧化氮-一氧化氮合酶（NO-NOS）系统相关，并可能通过抗氧化作用起到保护靶器官的作用。②防心肌重构：用莱菔子水溶性生物碱治疗自发性高血压大鼠，不仅具有明显的降压作用，同时还能降低心脏左室重量指数，抑制大鼠心肌细胞肥大，并使心脏小动脉管腔变大，管壁变薄，壁厚/腔径及管壁面积/腔径比值均明显减小。说明莱菔子能够逆转左室肥厚及心血管重构，具有良好的保护靶器官作用。③调血脂：莱菔子水溶性生物碱对 ApoE 基因敲除小鼠具有降脂作用，还能提高高密度脂蛋白胆固醇（HDL-C）的含量，且其降脂作用随着用药剂量的增加而增强。

泌尿系统 主要包括利尿作用。炒莱菔子可使膀胱逼尿肌收缩，膀胱括约肌舒张，从而改善排尿功能。

抗病原微生物 主要包括抗细菌作用。莱菔子体外有较强抗菌活性，能抑制多种革兰阳性和革兰阴性细菌的生长，抗菌的有效成分为莱菔子素。

毒性与不良反应 大剂量莱菔子生品研末冲服有致呕作用。临床报道莱菔子与熟地、何首乌同用，导致患者口干、头晕、神志恍惚等。

体内过程未见文献报道。

(焦亚斌)

jīnèijīn
鸡内金（Galli Gigerii Endothelium Corneum） 雉科动物家鸡 *Gallus gallus domesticus* Brisson 的干燥沙囊内壁。味甘，性平。归脾、胃、小肠、膀胱经。具有健胃消食，涩精止遗，通淋化石的功效。主要用于食积不消，呕吐泻痢，小儿疳积，遗尿，遗精，石淋涩痛，胆胀胁痛。鸡内金的药理有效成分主要包括鸡内金多糖等。

药理作用 鸡内金健胃消食的功效主要是和其助消化、调节胃肠运动等对消化系统的药理作用有关。

消化系统 主要包括助消化、调节胃肠运动等作用。可用于消化不良等消化系统疾病的治疗。①助消化：鸡内金增加大鼠胃液分泌量，提高大鼠胃蛋白酶活性，促进消化。②调节胃肠运动：鸡内金降低小鼠小肠推进率。

心血管系统 主要包括调血脂、抗动脉粥样硬化、改善血液流变学等作用，可用于高脂血症、动脉粥样硬化、冠心病等疾病的治疗。①调血脂和抗动脉粥样硬化：鸡内金多糖（PECG）显著降低糖尿病高脂血症大鼠总胆固醇（TC）、三酰甘油（TG）、低密度脂蛋白胆固醇（LDL-C）水平，升高高密度脂蛋白胆固醇（HDL-C）、表明鸡内金多糖能有效降低糖尿病高脂血症大鼠血脂水平。鸡内金能减轻高脂饲料喂养家兔动脉粥样硬化程度。鸡内金能减少实验性高糖高脂兔肝及肠系膜中的脂肪沉积。②改善血液流变学：鸡内金有改善血液流变学的作用。

调节免疫 鸡内金多糖升高糖尿病高脂血症大鼠胸腺指数及脾指数，增强淋巴细胞转化能力，

刺激指数明显升高，表明其能改善其细胞免疫功能。

抗乳腺增生 生鸡内金对大鼠乳腺增生有明显的缓解作用，使乳腺病理改变明显减轻，乳腺小叶数量减少，小叶内腺泡数量减少，小叶和腺泡的直径减少。

此外，鸡内金尚有抗凝血、降血糖等作用。鸡内金多糖显著降低糖尿病高脂血症大鼠空腹血糖浓度。

毒性与不良反应 有鸡内金冲服出现鼻出血的报道。

体内过程未见文献报道。

(焦亚斌)

dàoyá
稻芽（Oryzae Fructus Germinatus） 禾本科植物稻 *Oryza sativa* L. 的成熟果实经发芽干燥的炮制加工品。味甘，性温。归脾、胃经。具有消食和中，健脾开胃的功效，主要用于食积不消，腹胀口臭，脾胃虚弱，不饥食少。炒稻芽偏于消食，用于不饥食少。焦稻芽善化积滞，用于积滞不消。稻芽的药理有效成分主要包括淀粉酶，有 α 与 β 两种，并含有 B 族维生素、维生素 E 及锌、镁、铜、铁、钾等元素。

稻芽消食和中，健脾开胃的功效主要是和其助消化的作用有关。可用于消化不良等消化系统疾病的治疗。稻芽中含有酶类成分如淀粉酶等，可促进碳水化合物的分解；所含 B 族维生素亦能增进食欲，促进消化。

(焦亚斌)

bǎohéwán
保和丸（baohe pill） 由山楂、六神曲、半夏、茯苓、陈皮、连翘、莱菔子、麦芽组成，出自《丹溪心法》。具有消食，导滞，和胃的功效，主要用于食积停滞，脘腹胀满，嗳腐吞酸，不欲饮食。

保和丸消食、导滞、和胃的功效主要是和其助消化、调节胃肠运动等对消化系统的作用有关。

消化系统 主要包括助消化、调节胃肠运动、抗溃疡、抗肝损伤等作用，可用于消化不良、胃结石、胆道疾病、慢性萎缩性胃炎、幽门不全梗阻、化疗导致的胃肠道反应等疾病的治疗。

助消化：保和丸可增加胃蛋白酶活性及胰液分泌量，提高胰蛋白酶浓度和分泌量，具有促进消化的作用。临床研究显示，保和丸无糖冲剂的上述作用较传统丸剂效果更佳。

调节胃肠运动：保和丸对正常小鼠的胃排空及肠推进运动均起到了明显的促进作用，保和丸可以对抗阿托品所致胃肠运动抑制；拮抗乙酰胆碱、氯化钡、组胺所致的家兔和豚鼠离体回肠痉挛性收缩；部分解除肾上腺素对肠平滑肌的抑制作用。保和丸能提高大鼠血清胃泌素、胃动素水平，且与剂量成正相关关系，提示保和丸增加血中胃泌素、胃动素的含量可能是其促胃肠动力作用的机制之一。本方具有一定的镇吐作用，有助于呕吐的缓解。

抗溃疡：实验表明保和丸在一定剂量下能明显减少胃酸分泌量以及总酸排出量，并可以促进受损伤的胃黏膜修复。

抗肝损伤：保和丸能明显降低高脂乳剂诱导的大鼠非酒精性脂肪性肝炎模型血清丙氨酸转氨酶（ALT）、天冬氨酸转氨酶（AST）水平，显著降低大鼠非酒精性脂肪性肝炎模型血清丙二醛（MDA）水平，降低胰岛素抵抗指数，增强超氧化物歧化酶（SOD）、脂联素活性水平，同时抑制肝脏中 CYP2E1 蛋白的表达；显著降低大鼠非酒精性脂肪性肝

炎模型血清中 TNF-α 含量；且保和丸高剂量组能显著抑制非酒精性脂肪性肝炎模型大鼠肝脏细胞核 NF-κB-p65 蛋白表达。病理组织学显示保和丸能明显减轻肝脏脂肪变性程度，减轻炎症反应。电镜结果显示，保和丸明显减轻线粒体肿胀程度，减少脂滴。表明保和丸对高脂乳剂诱导的大鼠非酒精性脂肪性肝炎模型有明显的治疗作用，其作用机制可能与其降低肝脏线粒体 CYP2E1 表达，保护线粒体结构和功能，抑制炎性细胞因子表达等有关。

心血管系统 主要包括调血脂作用。保和丸能明显降低大鼠非酒精性脂肪性肝炎模型血清低密度脂蛋白（LDL）、总胆固醇（TC）、三酰甘油（TG）水平，并显著升高血清高密度脂蛋白（HDL）水平。临床应用保和丸，可降低高脂血症患者的 TC、TG、LDL 水平。

其他 临床应用保和丸治疗因食滞而引起的小儿咳嗽、发热等多种病症，此外，保和丸尚具有抗心肌缺血、镇痛、止泻等药理作用。

毒性与不良反应、体内过程未见文献报道。

（焦亚斌）

zhǐxuèyào yàolǐ

止血药药理（pharmacology of bleeding-arresting medicinals）

止血药是以制止体内外出血，治疗各种出血病证为主的药物。止血包括：血管收缩、血小板聚集和血液凝固三个重要因素。传统止血中药的研究，有着几千年的历史。新中国成立（1949 年）以来，中国医药学家对止血中药进行了深入的研究，根据止血过程的三个因素，研究了止血药对血管通透性、血管收缩、血小板功

能、凝血时间、凝血酶原时间、纤溶过程及内源性凝血系统有关血小板凝血因子和血浆凝血因子等的影响。同时从血管组织、细胞及分子水平阐明止血药的作用机制。根据止血药功效主治的不同，列为止血药药理研究的有凉血止血药、化瘀止血药、收敛止血药、温经止血药。研究药物包括：大蓟、小蓟、地榆、槐花、槐角、侧柏叶、白茅根、三七、茜草、蒲黄、竹节参、花蕊石、降香、独一味、白及、仙鹤草、紫珠、棕榈、血余炭、藕节、断血流、松花粉、瓦松、亚乎奴、艾叶等。

止血药的药理作用主要集中于血管及血液系统，具有止血、凝血、提高血小板功能等药理作用。①收缩局部小血管，降低毛细血管脆性和通透性。②缩短出血时间、凝血时间、凝血酶原时间。③促进凝血酶原激活物和凝血酶原生成，增加凝血酶含量，阻碍纤维蛋白溶解酶原转化为纤维蛋白溶解酶。④增加血小板数，提高血小板的黏附性，促进血小板释放、聚集，增强血小板因子的活性。研究发现，上述作用钙离子起着不可忽视的作用，钙离子是凝血系统中的重要离子，它对内源性、外源性凝血系统和血小板有激活作用，使纤维蛋白原转化为纤维蛋白，使血小板聚集及促进凝血。许多止血中药炒炭后钙离子相对增多，从而起到促进止血、凝血的作用。部分止血药还具有"活血止血"的特点，既有促进凝血又有抗血栓形成。如三七等既可收缩血管、促进凝血，又能抑制血小板聚集、降低全血黏度而抗血栓形成，故有"止血不留瘀"的作用。此外，止血药还具有镇痛、抗炎、抗菌、

抗肿瘤、调脂等药理作用。止血药常用的研究方法，主要有凝血时间测定方法；凝血因子活力和含量测定方法；血管收缩作用测定方法；血小板黏附性测定方法、血小板聚集性测定方法等。此外，生物物理、生物化学、分子生物学等实验方法的应用也在加强，从多角度研究中药止血的作用机制，以揭示传统止血中药丰富的科学内涵。

(吴符火)

dàjì

大蓟 (Cirsii Japonici Herba)

菊科植物蓟 *Cirsium japonicum* Fisch. ex DC. 的干燥地上部分或根。味甘、苦，性凉。归心、肝经。具有凉血止血，祛瘀消肿的功效。主要用于衄血，吐血，尿血，便血，崩漏下血，外伤出血，痈肿疮毒。大蓟的药理有效成分主要为黄酮类和生物碱类，主要有柳穿鱼苷、蒙花苷、去氢飞廉碱等。

药理作用 大蓟的药理作用主要有止血、降压、抗病原微生物、抗肿瘤等作用。

止血 大蓟全草汁能使凝血时间和凝血酶原时间缩短，血沉加速。大蓟对凝血过程第一阶段的凝血酶原激活物的生成有促进作用。大蓟中的黄酮单体柳穿鱼苷、蒙花苷为促进凝血、止血的有效成分。大蓟炭比生品止血快而强，发现大蓟炒炭后与止血有关的鞣质和钙离子含量相对增加。

降压 大蓟水、醇浸液和根、叶水煎液及酸、碱浸出液，对麻醉犬、猫、兔有降压作用，其中根水煎液和根碱浸出液降压作用最明显，其降压作用与抑制心率，减弱心收缩力有关，其去氢飞廉碱为降压成分。

抗病原微生物 大蓟根煎剂体外试验 1:4 000 浓度，对人型结核杆菌、脑膜炎球菌和炭疽杆菌有抑制作用；酒精浸剂 1:30 000 对人型结核杆菌有抑制作用；乙醇提取液对金黄色葡萄球菌有很强的抗菌作用；全草挥发油对多种细菌和真菌有不同程度的抑制作用。大蓟水煮液对耐药大肠埃希菌和单纯疱疹病毒亦有一定的抑制作用。

抗肿瘤 大蓟水煮液对人白血病、肝癌、宫颈癌、胃癌及结肠癌细胞的生长有明显抑制作用。大蓟提取物给荷瘤小鼠灌胃 10 天，可明显抑制癌细胞增殖率和延长荷瘤小鼠的生命率，柳穿鱼苷和 5,7-二羟基-6,4-二甲氧基黄酮的混合物，对小鼠 S_{180} 荷瘤的抑瘤率为 55.77%；肝癌抑制率为 91.87%；大蓟总黄酮能促进荷瘤小鼠白介素-1 和白介素-2 mRNA 的表达，诱导人肝癌和人子宫癌细胞的凋亡。

其他 大蓟甲醇提取液有较强的抗氧化作用；大蓟中的一种炔醇化合物可明显改善有记忆缺损小鼠的记忆力。

毒性与不良反应 大蓟煎剂、片剂亦可引起少数人胃内不适或恶心等胃肠道反应。

体内过程 大鼠静脉给予 6.4mg/kg 柳穿鱼苷后，原形药物在大鼠血浆中平均消除半衰期 ($t_{1/2}$) = 0.89±0.45h，说明静脉注射柳穿鱼苷后在大鼠体内消除迅速，平均血药浓度-时间曲线下面积 (AUC_{0-t}) = 223.5 ± 15.88 (ng/ml)·h，$AUC_{0-\infty}$ = 226.4 ± 30.78 (ng/ml)·h。通过 DAS2-1 软件处理，其一级参数中的房室模型为三室模型，说明大鼠血液中的柳穿鱼苷向各组织器官分布速率可能存在较大差异。

(吴符火)

xiǎojì

小蓟 (Cirsii Herba)

菊科植物刺儿菜 *Cirsium setosum* (Willd.) MB. 的地上部分。味酸，性寒。归肝、大肠经。具有清热解毒，凉血止血的功效。主要用于热毒血痢，痈肿疔疮，湿疹，丹毒，蛇虫咬伤，便血，痔血，崩漏下血。小蓟的药理有效成分主要为绿原酸、咖啡酸等。

药理作用 主要有止血、抗菌、抗炎、强心、缩血管、升高血压、影响平滑肌等。

止血：小蓟水提液及醚提部分能缩短小鼠出血和凝血时间。小蓟鞣质内服或外用，能收缩微血管，并与蛋白质结合在血管受损处形成血块，阻止血液外流；对凝血第一阶段凝血活酶亦有促进作用。小蓟乙酸乙酯、正丁醇提取部位和总黄酮，均有不同程度的止血、凝血作用。小蓟中的绿原酸、咖啡酸有缩短凝血和出血的时间。

抗菌、抗炎：小蓟水煎剂体外抑菌试验，对溶血性链球菌、肺炎球菌、白喉棒状杆菌、金黄色葡萄球菌、铜绿假单胞菌、变形杆菌、大肠埃希菌、伤寒沙门菌、副伤寒沙门菌、福氏志贺菌均有抑制作用。乙醇浸剂 1:30 000 时对人型结核菌有抑制作用，但水煎剂对结核菌的抑制浓度要比乙醇浸剂大 300 倍以上。小蓟总黄酮对二甲苯所致小鼠耳肿胀和大鼠甲醛性"关节炎"有抗炎消肿作用。

强心、缩血管、升高血压：小蓟水煎剂对蛙、兔离体心脏有兴奋作用；对兔主动脉条、兔耳及大鼠后肢血管有收缩作用。小蓟静脉或肌内注射有升高血压的作用。

影响平滑肌：小蓟煎剂抑制

肠平滑肌；收缩支气管平滑肌；煎剂或酊剂兴奋兔子宫平滑肌，但对猫在体、大鼠离体子宫表现抑制作用。

毒性与不良反应 大鼠每天给小蓟煎剂 80g/kg 灌胃，连续 2 周，无明显毒性。肝、肾组织检查无病理变化。

体内过程 小蓟所含绿原酸口服大部分到达结肠，小肠吸收率为 33.33%，肠内菌转化产物占给予剂量的 57.4%，肝内代谢，也能够转化为绿原酸-谷胱甘肽共价结合物，代谢物和转化物均由尿排泄。

（吴符火）

díyú

地榆 （Sanguisorbae Radix）

蔷薇科植物地榆 *Sanguisorba officinalis* L. 或长叶地榆 *Sanguisorba officinalis* L. var. *longifolia* （Bert.） Yü et Li 的干燥根。味苦、酸、涩，性微寒。归肝、大肠经。具有凉血止血，解毒敛疮的功效。主要用于疔疮，湿疹，丹毒，蛇虫咬伤，便血，痔血，血痢，崩漏，水火烫伤痈肿疮毒。地榆的药理有效成分主要为鞣质类的 3,3′,4-三-O-甲基没食子酸和地榆皂苷等。

药理作用 主要有止血，抑菌，抗炎，修复烧伤、烫伤等。

止血：地榆水煎液兔灌胃可使全血黏度，血细胞比容增高。地榆炭煎剂可使出血时间缩短，血管收缩。地榆粉或炒炭地榆粉给小鼠灌胃，出血时间分别缩短 45.5% 和 31.9%；兔灌胃凝血时间均缩短 25%。地榆鞣质中 3,3′,4-三-O-甲基没食子酸具有很强的止血作用，其机制与增加血小板活性有关。地榆加热炮制可使鞣质含量降低，止血作用减弱。地榆炒炭过度炭化，可使有效成分破坏，止血作用进一步减弱。

抑菌：地榆煎剂体外抑菌试验，对脑膜炎球菌、大肠埃希菌、痢疾杆菌、变形杆菌、伤寒沙门菌、副伤寒沙门菌、铜绿假单胞菌、霍乱弧菌等均有抑制作用。地榆乙醇浸液对大肠埃希菌，枯草杆菌、金黄色葡萄球菌及人型结核杆菌有抑制作用。地榆对福氏志贺菌、大肠埃希菌、伤寒沙门菌、金黄色葡萄球菌、铜绿假单胞菌、变形杆菌等的噬菌体有灭活和抑制繁殖的作用。

抗炎：地榆水提剂对甲醛性足趾肿胀及巴豆油耳肿胀的抑制率为 73.39%，醇提剂为 83.56%。地榆对前列腺素 E 引起的皮肤血管通透性亢进和大鼠棉球肉芽肿的增生，有很强的抑制作用。

修复烧伤、烫伤：用 85~90℃ 热水对犬或兔造成 Ⅱ~Ⅲ 度烫伤，外用地榆可减轻烧伤、烫伤早期组织肿胀，降低毛细血管通透性，减少渗出，减轻组织水肿，保护创面，防止休克、促进伤口愈合等。地榆对去神经组织的烧、烫伤疗效差，地榆粉的疗效优于鞣质。

其他：地榆煎剂低浓度增加离体蛙心排血量，高浓度则抑制；对离体兔肠肌低浓度收缩减弱，高浓度收缩加强。地榆水提物能使蛋白质消化能力提高 4 倍。地榆皂苷可改善环磷酰胺所致小鼠外周红细胞、白细胞、血小板数量的减少。含地榆饲料喂雌性小鼠或豚鼠能明显延长动情期。地榆有抑制人子宫颈癌细胞株和促进小鼠免疫功能。

毒性与不良反应 地榆总皂苷小鼠灌胃最大给药量最大质量浓度 （8g/kg） 和最大体积 （40ml/kg） 单次灌胃给药，连续观察 7 天，记录小鼠活动行为、大小便和饮食等情况，未见明显毒性反应。

体内过程 按 100μmol/kg 剂量给予大鼠灌胃没食子酸，从门静脉和腹动脉采血，研究没食子酸的药代动力学行为。没食子酸吸收缓慢，原形药物的血药浓度达峰时间 （T_{max}） = 60min，最大血药浓度 （C_{max}） = 0.71μmol/L，药时曲线下面积 （AUC） = 42.6 （μmol/L）·min。

（吴符火）

huáihuā

槐花 （pagodtree flower；Flos Sophorae Flos）

豆科植物槐 *Sophora japonica* L. 的干燥花及花蕾。味苦、酸、涩，性微寒。归肝、大肠经。具有凉血止血、清肝泻火的功效。主要用于便血，痔血，血痢，崩漏，吐血，衄血，肝热目赤，头痛眩晕。槐花的药理有效成分主要含槐树皂苷、芸香苷、异鼠李素-3-O-芸香糖苷、槲皮素、芦丁、鞣质等。

药理作用 槐花的药理作用主要有止血、凝血、抗炎、抗病原微生物等作用。

止血、凝血：槐花生品和炭品均能缩短大鼠出血时间和血浆复钙时间。槐米 190~195℃，炮制 10 分钟止血、凝血作用最强，炮制温度小于等于 165℃ 或大于等于 220℃ 的槐花炭，作用明显减弱。槐花提取液除去鞣质、芦丁对大鼠创伤性出血仍有止血作用。发现槐树皂苷、异鼠李素-3-O-芸香糖苷是槐花止血的新成分。

抗炎：槐花中的芸香苷及槲皮素对组胺、蛋清、5-羟色胺、甲醛及透明酸酶等引起的大鼠足肿胀和创伤性水肿有消肿作用，阻止结膜炎、耳郭炎、肺水肿的发展。芦丁对大鼠植入羊毛球发炎有明显的抑制作用。

抗病原微生物：槐花乙醇提取物对丙酸杆菌、金黄色葡萄球菌表现抗菌活性；槐花浸剂对多种皮肤真菌有抑制作用，抗菌成分为槲皮素、芸香苷和异鼠李素-3-芸香糖苷。槐花中槲皮素能抑制病毒复制。槐花凉血汤治疗玫瑰糠疹有较好的疗效。

其他：槐花浸液、酊剂有减慢心率、减弱心肌收缩力和降血压、增加冠状动脉血流量、降低心肌耗氧量作用。提示槐花对心动过速和心绞痛具有一定的治疗意义。

毒性与不良反应 大剂量槐花酊剂可引起某些中枢反射功能的抑制。槐米水提物有致突变和抑制人淋巴细胞的生长、分裂、增殖。

体内过程 芸香苷皮下注射吸收迅速，口服吸收率为 25%。人口服槲皮素 4g 后，血浆和尿未检出槲皮素及其代谢物。槲皮素口服的药代动力学值得更进一步研究。

(吴符火)

huáijiǎo

槐角（Sophorae Fructus） 豆科植物槐 Sophora japonica L. 的干燥成熟果实。味苦，性寒。归肝、大肠经。具有清肝泻火、凉血止血的功效。主要用于肠热便血，痔肿出血，肝热头痛，眩晕目赤。药理有效成分主要为黄酮类物质，如芦丁、黄酮苷、芸香苷及槲皮素等。

药理作用 主要有止血、凝血、抗炎、抗病原微生物、抗氧化等。

止血、凝血：槐角制剂口服或局部用药对痔疮出血、肿痛疗效确切，可缩短出血、凝血时间。槐角中的黄酮苷能促进血液凝固、降低血管通透性、增强毛细血管

抵抗力。

抗炎：槐角含大量黄酮类物质芦丁、黄酮苷、芸香苷、槲皮素，对实验性大鼠足肿胀有抑制作用。芸香苷能控制实验性结膜炎、耳郭炎、肺水肿的发展。静脉注射芸香苷能够抑制血清引起的兔皮肤、关节的过敏性反应及炎症。

抗病原微生物：槐角提取液对葡萄球菌及大肠埃希菌有抑制作用。槐角中的芸香苷对水疱性口炎病毒有较强的抑制作用。

抗氧化：槐角中的芸香苷可减少红细胞自氧化过程脂质过氧化产物丙二醛的含量；芸香苷小鼠灌胃，可减少血浆中丙二醛含量，提高超氧化物歧化酶活性；槐角中的双黄酮苷具有更强的保护脂质过氧化物酶和抗氧化物酶的作用。

其他：槐角有强心、降压、升高血糖，降低胆固醇和丙氨酸转氨酶作用。槐角中皂苷水解后的苷元有雌激素样活性，对骨质疏松、癌症等有较好的防治效果。

毒性与不良反应 采用寇氏改良法静脉注射槐角水提液，测得小鼠半数致死量（LD_{50}）为 $14215±30mg/kg$；而小鼠一次性灌胃或腹腔注射 15.0g/kg，未见明显毒性反应。槐角浸膏能使家兔及豚鼠红细胞减少，荚果尤为明显。其种子提取液能使兔、猪、人的红细胞凝集。

体内过程 芦丁口服可被肠内菌转化为槲皮素。芦丁、槲皮素在十二指肠、空肠、回肠、结肠均有吸收，但芦丁的吸收率低于槲皮素。芦丁在体内主要通过肝脏等器官的生物转化和通过肾脏排泄。

(吴符火)

cèbǎiyè

侧柏叶（Platycladi Cacumen） 柏科植物侧柏 *Platycladus orientalis*（L.） Franco 的干燥枝梢及叶。味苦、涩，性寒。归肺、肝、脾经。具有凉血止血，生发乌发的功效。主要用于吐血衄血，咯血，便血，崩漏下血，血热脱发，须发早白。侧柏叶的药理有效成分主要为槲皮素、松皮内酯、雪松醇等。

药理作用 侧柏叶的药理作用主要有止血、抗菌、抗炎等。

止血：侧柏叶水煎剂及醇提物，均能缩短小鼠的出血时间和凝血时间，醇提物比水煎剂好。侧柏叶中的槲皮素有抗毛细血管脆性和止血作用，鞣质有收缩血管和促凝血作用。

抑菌：侧柏叶水煎液和醇提物体外对金黄色葡萄球菌、卡他球菌有抑菌作用，醇提物强于水煎剂。挥发油只对金黄色葡萄球菌有轻度抑菌作用。侧柏叶中的酚性物质，具有抗念珠菌的作用。

抗炎：侧柏叶醇提物对白细胞内白三烯 B 及 5-羟甘碳四烯酸的生物合成有抑制作用；对血小板 12-羟十七碳三烯酸的合成亦有抑制作用。其作用机制与抑制花生四烯酸的代谢有关。侧柏叶中松皮内酯和雪松醇能抑制炎症介质的生成。

其他：侧柏叶煎剂洗头，对头发早白、脱发、头皮瘙痒或头屑有较好疗效。侧柏叶乙酸乙酯提取物扩张乙酰胆碱或氯化钾所致的豚鼠离体气管平滑肌的收缩。侧柏叶挥发油、雪松醇对肺癌细胞株有抑制作用。

毒性与不良反应 槲皮素对鼠 TA97/TA98 TA100 TA102 株伤寒沙门菌有致突变作用，在大鼠肝

脏微粒体 S9 组分存在下，明显增强其致突变作用。

体内过程 侧柏叶所含槲皮素口服经肠内细菌转化为酚性代谢产物。大鼠灌胃给药约 20% 被消化道吸收、30% 被转化、30% 原形经粪便排出体外。被消化道吸收的槲皮素在 48 小时内以葡糖醛酸苷和硫酸酯形式进入胆汁和尿液排泄。

（吴符火）

báimáogēn

白茅根（Imperatae Rhizoma）

禾本科植物白茅 *Imperata cylindrica* Beauv. var. *major*（Nees）C. E. Hubb. 的根茎。味甘，性寒。归肺、胃、膀胱经。具有凉血止血，清热利尿的功效。主要用于热血吐血，衄血，尿血，热病烦渴，黄疸，水肿，热淋涩痛，急性肾炎水肿。白茅根的药理有效成分有对香豆酸和丰富的钾盐等。

药理作用 主要有止血、抗炎、抗病原微生物、利尿、降血压、调节免疫等作用。

止血：白茅根生品和炭品均能明显缩短小鼠出血、凝血和血浆复钙时间，炭品较生品强。白茅根止血作用主要通过降低血管脆性、通透性和促进凝血酶原的形成。

抗炎、抗菌、抗病毒：白茅根水煎液能抑制二甲苯、角叉菜胶、酵母多糖 A 和冰醋酸所致小鼠耳郭肿胀、大鼠足跖肿胀和小鼠腹腔毛细血管通透性增加，体外对肺炎球菌、卡他球菌、流感嗜血杆菌、金黄色葡萄球菌、福氏志贺菌、宋内志贺等有抑制作用。白茅根有一定的抗乙型肝炎病毒（HBV）能力，提高乙型肝炎表面抗原阳性转阴率。

利尿、降血压：白茅根水浸液和煎剂灌胃对家兔、小鼠均有利尿作用。白茅根还能够改善肾缺血，减少肾素产生，使血压恢复正常。

调节免疫：白茅根水煎剂可提高小鼠腹腔巨噬细胞的吞噬率；促进脾细胞产生白介素-2；对正常小鼠及氢化可的松所致免疫功能低下小鼠外周血淋巴细胞有提高作用。

毒性与不良反应 兔灌服白茅根煎剂 25g/kg 后，活动减少，呼吸加快，但很快恢复。灌胃白茅根煎剂小鼠，半数致死量（LD_{50}）大于 160g/kg。

体内过程 大鼠灌胃对香豆酸 100μmol/kg 后在胃肠道接触部位迅速吸收，在门静脉出现峰值时间为给药 10 分钟，最大血药浓度（C_{max}）= 165.7μmol/L，药时曲线下面积（AUC）= 2991.3（μmol/L）·min；大鼠腹腔注射对香豆酸溶液后，达峰时间（T_{max}）= 6.0 ± 0.8min，C_{max} = 3.5 ±0.4mg/L。对香豆酸的药动学行为符合二室模型，消除速率常数（K_a）= 0.38±0.09/min，吸收半衰期 $t_{1/2}$（K_a）= 1.85 ± 0.20min；分布半衰期（$t_{1/2\alpha}$）= 8.9±0.9min，消除半衰期（$t_{1/2\beta}$）= 34±3min。给药后 2 小时，对香豆酸胆汁排泄量小于给药量的 5%。

（吴符火）

sānqī

三七（Notoginseng Radix et Rhizoma）

五加科植物三七 *Panax notoginseng*（Burk.）F. H. Chen 的干燥根和根茎。味甘、微苦，性温。归肝、胃经。具有散瘀止血、消肿镇痛的功效。主要用于咯血、吐血、衄血、便血、崩漏，外伤出血，胸腹刺痛，跌扑肿痛。三七的药理有效成分主要含三七皂苷和黄酮苷等。三七总苷水解得苷元为人参二醇型和人参三醇型，但因无齐墩果酸型而与人参不同。止血主要有效成分为三七氨酸（β-N-草酰-L-αβ-二氨基丙酸）。

药理作用 多集中于血液系统、心血管系统、中枢神经系统等方面，尚有镇痛、抗炎、调节代谢、抗肿瘤、抗休克、抗应激、保肝、利胆、抗溃疡等作用。

血液系统 主要包括止血、抗血栓和促进造血功能，有"止血不留瘀"的特点，用于治疗体内外出血。

止血 三七制剂及其提取物，能够通过收缩局部血管，增加血小板数，促进凝血酶的生成、缩短凝血和出血时间，表现止血作用。三七根温浸液能收缩血管。麻醉犬口服三七粉后，自颈动脉放血，其凝血时间和凝血酶原时间缩短，如先结扎门静脉，则上述作用消失，认为其凝血作用与药物在肝脏的代谢有关。三七注射液给小鼠腹腔注射或口服能缩短出血及凝血时间。三七水提物、三七培养细胞粉末、三七伤药片混悬液，给小鼠灌胃，可缩短出血和凝血时间。三七止血主要活性成分三七氨酸（三七素）能收缩血管，增加血小板数，缩短出血时间。因三七氨酸不耐热，加热后易分解破坏，故三七止血宜生用。

抗血栓 实验证明三七皂苷和黄酮均有对抗二磷酸腺苷（ADP）引起血小板聚集，降低全血黏度，促进纤溶，改善血液"浓、黏、聚、凝"状态，对实验性弥散性血管内凝血（DIC）有治疗作用。小鼠口服三七甲醇提取物，血小板数和纤维蛋白量明显减少，优球蛋白溶解时间明显缩短。三醇型皂苷（Rg_1）能使血小板内环磷腺苷（cAMP）含量增加，减少血栓素 A_2 的生成，抑制血小板聚集，降低血液黏度，这一作用的产生需要连续用药 20 天，提示临床治疗血栓性疾病用药时间过短可能无效。

促进造血功能 三七皂苷能增强造血功能，促进造血干细胞增殖，提高外周红细胞、白细胞数量，改善失血性贫血。三七皂苷对小鼠骨髓粒-单系细胞团增殖和贫血小鼠粒单系造血祖细胞的集落形成有促进作用。

心血管系统 主要包括抗心肌缺血、抗心律失常、扩张血管、降低血压、抗动脉粥样硬化。

抗心肌缺血 三七黄酮对兔静脉注射垂体后叶素诱发的心肌缺血和结扎冠状动脉前降支形成心肌梗死，有明显改善心肌缺血心电图的 ST 段抬高和 T 波倒置，经冠状动脉造影可见侧支循环加强和微循环改善。三七总皂苷能缩小在体大鼠冠状动脉结扎再通后心肌梗死范围，使再灌注期间磷酸肌酸激酶活性不再升高，乳酸脱氢酶活性降低。体外培养乳鼠心肌细胞缺血性损伤模型中，三七总皂苷可减慢心肌细胞搏动频率，减少心肌细胞缺血损伤时细胞内酶的释放，减轻细胞形态的改变和维持 DNA 的合成。皂苷单体二醇型（Rb_1）、三醇型（Rg_1）与三七总皂苷作用一致。三七使动物冠状动脉血流量增加，心率减慢，动脉压降低，心肌耗氧量减少，是三七治疗冠心病、心绞痛的药理学基础。

抗心律失常 三七总皂苷、三七 Rg_1 对氯仿、氯化钡、肾上腺素或乌头碱诱发的大鼠心律失常，均有保护作用。Rg_1 使离体豚鼠乳头肌细胞动作电位时程和有效不应期显著延长；Rb_1 显著抑制豚鼠右心室乳头状肌收缩张力，缩短动作电位的二相平台期，并降低慢钙电流的幅度，表明 Rb_1 可阻滞钙通道。

扩张血管、降低血压 三七、三七总皂苷与单体均能扩张血管，产生降压作用。三七总皂苷对不同部位血管的表现不同，对大动脉如主动脉、肺动脉作用弱，而对小动脉如肾动脉、肠系膜动脉、门静脉作用强。这一特点对治疗高血压和冠心病极为有利。三七皂苷及三七正丁醇提取物对钙诱发猪冠状动脉条收缩有拮抗作用，Rb_1 扩张血管的作用大于 Rg_1，但两者都比等剂量的总皂苷弱，说明单体间有协同作用，其机制与阻止钙内流有关。

抗动脉粥样硬化 三七总皂苷灌胃 8 周能抑制兔实验性动脉粥样硬化的形成；对大鼠灌胃 10 天，动脉壁前列腺素 I_2（PGI_2）含量比模型组升高，血小板血栓素（TXA_2）含量降低，提示三七总皂苷抗动脉粥样硬化作用可能升高动脉壁 PGI_2，纠正 PGI_2/TXA_2 比值失衡有关。

中枢神经系统 包括保护急性脑缺血、改善脊髓损伤、镇静、催眠、安定、抗惊厥。

保护急性脑缺血 三七总皂苷可改善实验性急性不完全性脑缺血模型动物皮质脑电图抑制和大脑皮质组织积水，钠含量增加，脑静脉血中乳酸脱氢酶及磷酸肌酸激酶活性增高，降低缺血脑组织的钙含量及缩小梗死范围和死亡率。三七总皂苷能通过清除氧自由基，抑制脂质过氧化和稳定神经细胞来保护脑组织缺血再灌注损伤。

改善脊髓损伤 三七总皂苷腹腔注射给药，对艾伦（Allen）法致伤大鼠脊髓神经功能有显著的恢复作用。三七总皂苷虽不能完全阻止脊髓损伤后的灰质坏死，其调节微循环和减轻继发性病理损害的作用对白质的存活创造了条件，使脊髓的传导功能得以改善。三七皂苷 Rg_1 对脊髓损伤后继发性损伤有一定保护作用。

镇静、催眠、安定、抗惊厥 小鼠腹腔注射三七花、叶总皂苷，能降低小鼠的自发活动，增强阈下剂量的戊巴比妥钠、水合氯醛的催眠和氯丙嗪的安定作用；对抗中枢兴奋药安钠咖、苯丙胺、咖啡因诱发小鼠自发活动增强，减少小鼠腹腔注射戊四氮诱发惊厥的次数，延长惊厥潜伏期。三七地上部分叶和花含人参二醇皂苷较多，以中枢抑制作用为主；而地下部分含人参三醇皂苷较多，以中枢兴奋为主。

镇痛、抗炎 三七总皂苷、三七培养细胞以及三七伤药片等，采用扭体法、热板法及大鼠光辐射甩尾法等多种镇痛模型实验均有明显镇痛作用。三七总皂苷、三七水浸液以及三七培养细胞等，对透明质酸酶、软骨素酶、胰蛋白酶、组胺、松节油等引起的大鼠、小鼠皮肤血管通透性增加，有明显抑制作用；对棉球、塑料环、鲜鸡蛋清、角叉菜胶、5-羟色胺、高岭土、二甲苯、甲醛、右旋糖酐、巴豆油等致炎剂造成的大鼠足趾、耳郭肿胀和小鼠耳郭肿胀及腋窝埋藏致炎剂引起肉芽肿，均有明显的抑制作用。

调节代谢 包括调节血糖，促进蛋白质、核酸、激素的代谢，降血脂。

调节血糖 三七皂苷根据动物血糖水平的状态，对糖的合成、分解、氧化利用呈双向调节作用。三七根总皂苷能使小鼠空腹血糖轻度升高，协同肾上腺素、胰高血糖素升高血糖的作用；对葡萄糖性高血糖，有轻度降低血糖作用，但对胰岛素降低血糖的作用无影响。三七提取物主要含人参三醇皂苷能使正常小鼠肝糖原增加，促进外源性葡萄糖生成肝糖原；对四氧嘧啶性和葡萄糖性高血糖有降低倾向。三七皂苷 C_1 则有拮抗胰高血糖升高血糖的作用，显示双向调节作用。

促进蛋白质、核酸、激素的代谢 三七根总皂苷有促进血清蛋白质和肝脏 DNA 的合成；使小鼠心肌细胞环腺苷酸（cAMP）含量升高，环鸟苷酸（cGMP）明显降低，使 cAMP/cGMP 比值升高。

降血脂 三七粉能阻止高脂饲料喂养兔肠道脂肪吸收，降低血清胆固醇及三酰甘油，减轻动脉血管脂肪沉着。有报道熟三七能促高脂饲料喂养大鼠血清胆固醇、三酰甘油升高，而生三七能使血清胆固醇降低。生、熟三七是否具有不同的药理作用，值得研究。

抗肿瘤 三七皂苷 Rh_1 对离体肝癌细胞有抑制作用，Rh_2 可抑制小鼠黑色素瘤的生长，三七皂苷在与刀豆蛋白或植物血凝素同时存在时，小鼠脾细胞有较强的抗肿瘤作用。三七对慢性萎缩性胃炎癌前病变，有一定的治疗作用。

抗休克、抗应激 三七总皂苷能增强失血性休克、肠道缺血性休克兔抗休克的能力；提高小鼠耐缺氧、抗疲劳、耐寒、耐热的能力；延长果蝇的生存时间，增强其飞翔能力。

保肝、利胆、抗溃疡 三七水提物、三七总皂苷、三七注射液，能降低四氯化碳诱发急性肝损伤小鼠、大鼠血清丙氨酸转氨酶、天冬氨酸转氨酶升高；三七总皂苷能提高肝组织及血超氧化物歧化酶（SOD）含量，减少丙二醛（MDA）生成及肝糖原消耗，改善微循环，阻滞肝细胞膜上受体依赖性钙通道，抑制钙内流，防止肝细胞内钙超载，减轻线粒体、内质网等细胞器损伤。三七注射液注入麻醉大鼠十二指肠，能明显增加胆汁分泌。三七水提物灌胃对大鼠乙醇性胃溃疡有防治作用。

其他 三七总苷能抑制肝、肾成纤维细胞增殖；抑制循环和局部组织血管紧张素转换酶活性；提高小鼠腹腔巨噬细胞的吞噬和增强红细胞免疫功能，促进 ^{60}Cr 照射损伤后的脾淋巴细胞增生。复方三七注射液对豚鼠和人的离体子宫平滑肌，在体大鼠的肛门外括约肌、肛提肌，有不同程度的兴奋作用。

毒性与不良反应 三七毒性较低，口服安全，静脉注射有一定毒性。三七兔静脉注射的致死量为 2.5~3g/kg；大鼠腹腔注射的致死量为 0.5~0.75g/100g，小鼠腹腔注射的致死量为 7.5~10g/kg；小鼠静脉注射的致死量为 2.2g/kg。人参三七总皂苷毒性小，小鼠皮下注射半数致死量（LD_{50}）为 1667mg/kg；静脉注射 LD_{50} 为 628mg/kg；3%~5% 有轻度溶血作用。人参三七根乙醇提取物 160 倍时完全溶血。

体内过程 静脉注射 ^3H 三七皂苷 Rg_1（$^3H\text{-}Rg_1$），药时曲线呈二房室模型，各动力学参数为分布半衰期（$t_{1/2\alpha}$）为 0.179 小时，消除半衰期（$t_{1/2\beta}$）为 0.4 小时。静脉注射后 2 小时的血浆蛋白结合率为 27.6%，广泛分布大鼠体内各组织，胆汁排泄较快，最高排泄量与粪便中排泄量接近，粪与尿中排泄比例为 4.4 : 1。大鼠灌服 $^3H\text{-}Rg_1$，吸收较慢，残留时间长。

（吴符火）

qiàncǎo

茜草（Rubiae Radix et Rhizoma） 茜草科植物茜草 *Rubia cordifolia* L. 的干燥根和根茎。味苦，性寒。归肝经。具有凉血，止血，祛瘀，通经的功效。主要用于吐血，衄血，崩漏，外伤出血，经闭瘀阻，关节痹痛，跌扑肿痛。药理有效成分主要为黄酮类化合物如槲皮素，萘酚化合物如茜草双酯、大叶茜草素，环己肽类化合物等。

药理作用 主要有止血、增多白细胞、抗炎、抗心肌梗死、抗菌、抗肿瘤、抗氧化、保肝、预防肾结石等。

止血 茜草温水提取液给兔灌胃或腹腔注射，有明显的促进血液凝固作用，表现为凝血时间、凝血酶原时间及白陶土部分凝血活酶时间缩短；但茜草水煎剂和乙醇提取物均无促凝作用；茜草炭显著缩短小鼠的凝血时间，而茜草炭水煎液则延长小鼠的凝血时间。说明茜草促凝成分不耐热，不溶于乙醇。大叶茜草素对花生四烯酸、胶原和血小板活化因子（PAF）诱导的血小板聚集有较强抑制作用。

增多白细胞 茜草多糖有促进小鼠骨髓造血干细胞的增殖和分化，提高 γ 射线照射小鼠的脾重、外周血白细胞数及存活率。茜草中的萘酚化合物，小鼠腹腔注射能对抗环磷酰胺引起的白细胞减少。人工合成品茜草双酯小鼠灌胃后 8 小时，白细胞总数明显升高。

抗炎 茜草对大鼠多发性关节炎有降低其血清中白介素-1、白介素-2、白介素-6 和肿瘤坏死因子的含量，通过抑制机体免疫反应，改善局部炎症反应而发挥抗炎作用。茜草双酯有良好的消除慢性肾炎血尿的作用。

抗心肌梗死　茜草提取物给心肌梗死模型犬静脉注射，能使模型犬血压降低、心率减慢、冠状动脉血流量增加，使心肌梗死范围缩小。

抗菌、抗肿瘤　从茜草根中分离得新橙皮糖苷、萘酸双葡萄糖苷及大叶茜草素具有不同程度的抗菌活性。茜草中的环己肽类化合物，对白血病、腹水癌、黑色素瘤、结肠癌、肺癌、艾氏腹水癌和实体瘤均有明显的抑瘤作用；对正常细胞毒性低；茜草中槲皮素亦有抗肿瘤活性。其抗肿瘤机制与下述环节有关：①与Ⅱ型雌激素结合部位相互作用。②影响信号传导系统。③增加转化生长因子的分泌。④诱导肿瘤细胞凋亡。⑤抑制癌基因的表达。

抗氧化　茜草双酯能保护异丙肾上腺素诱发的心肌缺血损伤，增强心肌超氧化物歧化酶（SOD）、谷胱甘肽过氧化物酶（GSH-Px）的活性，降低脂质过氧化产物丙二醛（MDA）的产生，提示茜草在心肌缺血时可保护 SOD、GSH-Px 活性，间接说明其有清除自由基和抗脂质过氧化的作用。茜草提取物能有效抑制自由基对红细胞和血红蛋白的损伤，提高了肌肉中乳酸清除的能力，延缓了运动性疲劳的产生。

保肝　小鼠预服茜草水-乙醇提取物，对四氯化碳和乙酰氨基酚所致小鼠血清天冬氨酸转氨酶（AST）和丙氨酸转氨酶（ALT）水平升高和死亡率，均有明显降低，说明茜草提取物对肝脏功能具有保护作用。

预防肾结石　茜草提取物能够明显提高实验性肾结石模型大鼠尿液的稳定性，降低尿结石形成的危险性，并具有一定的降尿钙作用。

毒性与不良反应　茜草煎剂小鼠灌服 150g/kg 无死亡现象。茜草水提醇沉液小鼠腹腔注射的半数致死量（LD$_{50}$）为 49±3.3g/kg；灌胃给药 814 g/kg，未见死亡。小鼠茜草双酯灌胃 200mg/kg 无毒性反应；腹腔注射 LD$_{50}$ 为 3012.4±66.4mg/kg；犬一次口服每只 10g，未见不良反应；每只 5.4g 连续 90 天亦未见毒副作用，如药量增加到每只 9.69 g，连续 90 天，则出现明显毒性反应，个别动物死亡，骨髓检查核分裂相对增多。从茜草中分离得到的环己肽类化合物 RA-Ⅶ 对小鼠的 LD$_{50}$ 分别为：腹腔注射 10.0mg/kg，静脉注射 16.5mg/kg，口服 63.0mg/kg；RA-V 单乙酸盐腹腔注射、静脉注射和口服的 LD$_{50}$ 分别为 18.4 mg/kg，20.0 mg/kg，229.0 mg/kg。

体内过程　茜草双酯口服后主要分布于血、肝、脾、肾、肌肉、脂肪和骨骼中。口服后 5~6 小时可达血药峰值。茜草双酯随尿和粪便排出，无蓄积作用。

（吴符火）

púhuáng

蒲黄（Typhae Pollen）　香蒲科植物水烛香蒲 Typha angustifolia L.、东方香蒲 Typha orientalis Presl. 或同属植物的干燥花粉。味甘，性平。归肝、心包经。具有止血，化瘀，通淋的功效。主要用于吐血，衄血，咯血，崩漏，外伤出血，经闭痛经，跌扑肿痛，血淋涩痛。药理有效成分主要为总黄酮、有机酸、多糖等。

药理作用　蒲黄的药理作用主要有止血、抗血小板聚集、抗心肌缺血、扩张血管、降血压、降血脂、抗动脉粥样硬化、兴奋子宫平滑肌等作用。

止血、抗血小板聚集　炒蒲黄和蒲黄炭，能缩短小鼠凝血和出血时间。生蒲黄则延长小鼠凝血时间，大剂量还能促进纤溶作用。这与古人对蒲黄炮制前后疗效有差别的认识基本一致。蒲黄粉外用对犬动脉出血有止血作用。蒲黄水溶液或 50% 乙醇浸液给兔灌服，可缩短凝血时间。蒲黄提取物兔皮下注射，可增加兔血小板数，缩短凝血时间。蒲黄煎剂、总黄酮及异鼠李素有抑制小板聚集，延长血浆复钙时间。蒲黄有机酸对腺苷二磷酸（ADP）、胶原、花生四烯酸诱导的兔血小板聚集亦有抑制作用。蒲黄抑制血小板聚集的作用机制与其抑制磷酸二酯酶、升高血小板内环腺苷酸（cAMP）、减少血栓素 A$_2$（TXA$_2$）的合成、减少 5-羟色胺（5-HT）释放等有关。蒲黄多糖血药浓度低于 100g/ml 时，加速血浆复钙时间；较高浓度则抑制血浆复钙时间。蒲黄对血液系统的止血和抗血小板聚集作用，为其治疗出血证和瘀血证提供了药理学依据。

抗心肌缺血、扩张血管、降血压　蒲黄总黄酮给麻醉犬灌服，可增加冠状动脉血流量，降低心肌耗氧量。蒲黄中的水仙苷具有一定的钙通道阻滞作用，对抗垂体后叶素引起的大鼠心肌缺血，增加心肌血流量。蒲黄醇提物给麻醉犬股动脉注射，可使外周血管阻力下降、股动脉血流量增加。水仙苷可抑制去甲肾上腺素和氯化钾致兔主动脉条的收缩。蒲黄醇提物静脉注射，可使麻醉兔、猫、犬心率减慢，血压下降。

降血脂、抗动脉粥样硬化　蒲黄抑制胆固醇的吸收、合成；

促进排泄而降血脂。减轻脂质在主动脉壁的沉积，维持 6-酮-前列腺素 $F_{1\alpha}$ 与血栓素 B_2 的正常比值，保护血管内皮细胞，防止动脉粥样硬化的作发生。蒲黄中的不饱和脂肪酸、槲皮素为其降血脂、抗动脉粥样硬化的有效成分。

兴奋子宫平滑肌 蒲黄酊剂或乙醚浸出物静脉注射，均有兴奋犬、兔子宫的作用，对未孕子宫比已孕子宫作用明显。蒲黄注射液腹腔注射，对豚鼠、小鼠中期引产效果明显。

其他 蒲黄具有类似糖皮质激素样的免疫抑制作用；蒲黄注射液静脉注射对兔、大鼠实验性肾损伤有保护作用；蒲黄提取物对大鼠脑缺血再灌注损伤亦有保护作用。

毒性与不良反应 蒲黄 10g/kg、20g/kg 对小鼠早期、中期妊娠均有较显著的致流产、致死胎的作用，且随剂量增加作用增强，部分胚胎坏死吸收，上述剂量无遗传毒性作用；蒲黄乙醇提取液小鼠大剂量未见有明显急性毒性反应。

体内过程 蒲黄所含有效成分黄酮类化合物在胃部、小肠、大肠中均有吸收，体内代谢主要通过水解、结合、裂解以及氧化反应进行，在体内排泄途径主要为肾和胆汁排泄，排泄物大多为药物的代谢物，也有少数以原形排泄。

（吴符火）

zhújiéshēn

竹节参（Panacis Japonici Rhizoma）

五加科植物竹节参 *Panax japonicus* C. A. Mey. 的干燥根茎。味甘、微苦，性温。归肝、脾、肺经。具有滋补强壮，散瘀止痛，止血祛痰的功效。主要用于病后虚弱，劳嗽咯血，咳嗽痰多，跌扑损伤。竹节参的药理有效成分主要含皂苷类、糖类、多炔类、氨基酸、挥发油及无机元素等。

药理作用 主要有改善血液流变学、改善心脏功能、抗脑缺血等。

改善血液流变学：竹节参总皂苷能改善大脑中动脉栓塞模型大鼠血液流变学，提高大鼠的红细胞变形性，降低红细胞聚集性，并对各切变率下的全血黏度明显降低。

改善心脏功能：竹节参提取物增强实验动物心脏收缩，增加心排血量和冠状动脉血流量，降低心肌耗氧量。

抗脑缺血：竹节参提取物能延长小鼠颈总动脉结扎造成急性脑缺血的存活时间。竹节参总皂苷能减轻大鼠局灶性脑缺血和脑缺血再灌注损伤，脑组织谷胱甘肽过氧化物酶（GSH-Px）、超氧化物歧化酶（SOD）、过氧化氢酶（CAT）活性升高，丙二醛（MDA）的含量降低。降低海马组织一氧化氮合酶和诱导型一氧化氮合酶的活性。

其他：竹节参水煎、竹节参皂苷均有不同程度的抗炎、抗氧化、镇痛、镇静、抗惊厥等作用。竹节参多糖、总皂苷有明显修复四氯化碳肝损伤的作用。

毒性与不良反应 竹节参水煎剂 40g/kg 小鼠灌胃，无明显毒性。竹节参皂苷腹腔注射、肌内注射和灌胃给药半数致死量（LD_{50}）分别为 714.8±60.5mg/kg、684.5±66.1mg/kg 和 5805.0±653.0mg/kg。亚急性毒性试验，血红蛋白及红细胞减少 10% 和 30%。病理组织和其他指标未见异常。5%~1% 的竹节参皂苷有溶血作用。

体内过程 竹节参皂苷 IV 在动物体内其糖苷键逐级水解，产生二糖次苷，最后生成齐墩果酸苷元，给药后 20 小时可检测到齐墩果酸在血中出现，随后 4 小时在血中消失。

（吴符火）

huāruǐshí

花蕊石（Ophicalcitum）

变质岩类岩石蛇纹大理岩。味酸、涩，性平。归肝经。具有化瘀止血的功效。主要用于咯血，吐血，外伤出血，跌扑伤痛。花蕊石的药理有效成分主要含钙、镁的碳酸盐，并混有少量铁盐、铝盐，及锌、铜、钴、镍、铬、镉、铅等元素等。

药理作用 主要有止血、抗惊厥等。

止血：内服花蕊石后能增加血中钙离子浓度，增加血管壁致密度，有防止血浆渗出和促进血液凝固作用。20% 花蕊石混悬液给小鼠灌胃，连续 4 日后，有缩短小鼠的凝血时间。生花蕊石和炮制花蕊石均有止血作用，炮制后止血作用略有增强。花蕊石复方制剂如：花蕊石散（花蕊石、三七、郁金）治重症咯血，花蕊石加大黄治疗青春期功能性子宫出血症，均有良好的治疗效果。花蕊石 $CaCO_3$ 含量低于其他含钙矿物药，但止血效果明显好于其他含钙矿物药，其止血效果是否与 Ca^{2+} 溶出率以及其他元素关，还有待于进一步深入研究。

抗惊厥：以 20% 花蕊石混悬液给小鼠灌胃 0.2ml/10g，每日 1 次，连续 4 日后，对二甲弗林诱发的惊厥有明显抗惊厥作用。

毒性与不良反应 花蕊石煎剂小鼠静脉注射的半数致死量（LD_{50}）为 4.22g/kg，静脉注射煅花蕊石煎剂的 LD_{50} 为 21.5g/kg。

体内过程未见文献报道。

（吴符火）

jiàngxiāng

降香 （Dalbergiae Odoriferae Lignum） 豆科植物降香檀 Dalbergia odorifera T. Chen 树干和根的干燥心材。味辛，性温。归肝、脾经。具有行气活血，止痛，止血。主要用于脘腹疼痛，肝郁胁痛，胸痹刺痛，跌扑伤痛，外伤出血。降香的药理有效成分主要为挥发油、黄酮、异黄酮类衍生物和肉桂烯类衍生物，桂皮酚和丁香酸甲酯等。

药理作用 主要有止血、抗血栓、抑制前列腺素合成、镇静、催眠、镇痛、抗惊厥等。

止血、抗血栓：降香超临界提取物和氯仿、乙酸乙酯部位有缩短小鼠凝血和出血时间。降香挥发油和降香芳香水给大鼠灌服，均能抑制血栓形成，提高血小板环腺苷酸（cAMP）含量。兔灌服降香挥发油或降香芳香水，均能提高纤溶酶活性。降香、川芎、丹参、赤芍、红花组成的复方，有降低血小板表面活性和抑制腺苷二磷酸（ADP）诱导的血小板聚集；抗血栓形成的作用。对兔人工肺循环血栓有溶解作用。

抑制前列腺素合成：氯仿、己烷、甲醇和水提取降香心材中的活性成分，均能抑制前列腺素合成酶。从降香中分离出的黄酮、异黄酮类衍生物和肉桂烯类衍生物，亦能抑制前列腺素的生物合成。活性成分为桂皮酚和丁香酸甲酯。

镇静、催眠、镇痛、抗惊厥：降香乙醇提取物小鼠灌胃 1 小时后，自发活动明显减少；延长戊巴比妥钠睡眠时间；痛阈提高 138.8%；明显降低小鼠电惊厥率、延长惊厥潜伏期、缩短惊厥发作时间。对静脉注射戊四氮和毒蕈碱所致的惊厥，无保护作用。

毒性与不良反应 小鼠静脉注射降香挥发油后，部分出现中毒反应并死亡，测得半数致死量（LD_{50}）为 5505.7 g/kg，LD_{50} 95% 可信限为 4845.6～6240.3 g/kg，死亡动物尸检，其主要脏器未见病理改变。

体内过程 降香总黄酮大鼠灌服后 5 分钟血药浓度可检出（3R）-4′-甲氧基-2′,3,7-三羟基异黄酮、vestitone、sativanone、芒柄花素 4 种成分，22 分钟左右血药浓度达高峰，此后缓慢消除，48 小时后在血清中仍可被检出。体内过程符合二室模型。通过分析这 4 种成分在心、肝、脾、肺和肾组织中分布，肝中浓度最高，各组织中浓度高低依次为：肝、心、脾、肺、肾。肾脏排泄，尿液中的排泄高峰出现在给药后 12～24 小时。

（吴符火）

dúyīwèi

独一味 （Lamiophlomis Herba） 唇形科植物独一味 Lamiophlomis rotata （Benth.） Kudo 的干燥地上部分。为藏族习用药材。味甘、苦，性平。归肝经。具有活血止血，祛风止痛，干黄水的功效。主要用于跌打损伤，外伤出血，风湿痹痛，黄水病。药理有效成分包括木犀草素、木犀草素-7-O-葡萄糖苷、槲皮素、槲皮素-3-O-阿拉伯糖苷、芹菜素-7-O-新陈皮苷等。

药理作用 主要有止血、镇痛、消肿、抗炎、调节免疫等。

止血：独一味提取物，对正常小鼠和白消安诱导衰竭的小鼠骨髓巨核系祖细胞和外周血小板数增殖，有不同程度的促进作用。大鼠口服独一味水提取物、总黄酮、总环烯醚萜苷，均可使凝血酶时间缩短，纤维蛋白原含量增加，凝血活酶时间延长。独一味胶囊治疗消化性溃疡所致上消化道出血、功能性子宫出血、上节育环后出血、产后出血、人流出血、子宫肌瘤出血，总有效率为 89.5%；治疗鼻出血，总有效率为 89.0%。

镇痛、消肿、抗炎：独一味石油醚、正丁醇及水提物，对醋酸致痛引起的小鼠扭体反应有明显的抑制作用。独一味对二甲苯致炎小鼠耳肿胀，有明显的消肿作用；对醋酸性小鼠腹腔毛细血管通透性增加，亦有降低作用。独一味胶囊或片剂治疗骨折早期疼痛，有很好的止痛和消肿作用，一般用药后 2 小时疼痛缓解，24 小时后肿胀开始消退。独一味胶囊治疗膝关节滑膜炎总有效率为 90%。无毒副作用和成瘾性。

调节免疫：独一味能显著提高巨噬细胞吞噬率和 E-花环形成率及酯酶染色阳性率，表明独一味有显著提高非特异性免疫和特异性免疫的作用。

毒性与不良反应 独一味总环烯醚萜苷 1 次最大口服剂量 55g/kg 未见明显的毒副作用。腹腔注射最大耐受量（MTD）为 5.1g/kg。

体内过程 人口服木犀草素在血清中检测到游离的木犀草素及葡糖醛酸苷共价键结合物。大鼠灌胃木犀草素吸收迅速，广泛发布于各脏器，以肝和肾发布最多，体内代谢产物为原儿茶酸，由胆汁和尿排泄。

（吴符火）

báijí

白及 （Bletillae Rhizoma） 兰科植物白及 Bletilla striata （Thund.） Reichb. f. 的干燥块茎。

味苦、甘、涩，性微寒。归肺、肝、胃经。具有收敛止血，消肿生肌的功效。用于咯血吐血，外伤出血，疮疡肿毒，皮肤皲裂，肺结核咯血，溃疡出血。药理有效成分主要为白及胶，白及甘露聚糖，微量元素有铜、锌、锰、铁等。

药理作用 主要有止血、促进周围神经再生及伤口愈合、保护胃黏膜损伤、抗菌、抗癌等。

止血 白及水提液浸透的"纱布"或水提取液经低温干燥或喷雾干燥成粉覆盖于犬肝、脾及兔肝或大腿肌肉创伤处行止血实验，可使出血立即停止。白及注入蛙下腔静脉，可见末梢血管内红细胞凝集形成人工血栓，而又不致阻塞较大血管的血液流通。兔静脉注射2%白及胶，可显著缩短凝血时间及凝血酶原时间并加速红细胞沉降率。白及止血作用主要成分为白及胶。白及甘露聚糖对犬肝损伤的止血作用，速度快，刺激性小。

促进周围神经再生及伤口愈合 鸡胚、大鼠实验研究表明，白及胶具有一定促进周围神经再生和促进伤口愈合作用。

保护胃黏膜损伤 白及对盐酸引起的大鼠胃黏膜损伤有保护作用；对麻醉犬实验性胃、十二指肠穿孔亦有治疗作用。

抗菌 白及水浸液1∶4体外对奥杜安小孢子菌有抑制作用；白及乙醇浸液对金黄色葡萄球菌、枯草杆菌、人型结核杆菌亦有抑制作用；白及所含的3个联苯类和2个双氢菲类化合物对金黄色葡萄球菌、枯草杆菌、白念珠菌及发癣菌有抑制作用。

抗癌 白及注射液对二甲基氨基氮苯诱发的大鼠肝癌有明显的预防及治疗作用。白及黏液质

腹腔注射对大鼠瓦克癌、小鼠子宫颈癌、小鼠艾氏腹水癌实体型均有抑制作用；对小鼠肝癌、肉瘤也有抑制作用。用白及胶制备的5-氟尿嘧啶（5-Fu）白及微球，有增效减毒的作用。

代血浆 动物实验证明白及代血浆无过敏原性质，不会引起过敏。犬失血性休克试验中，放血50%以上，血压降至零，输白及代血浆，经5~10分钟，血压迅速回升，接近放血前血压，然后稍降，维持在放血前的70%~80%。

毒性与不良反应 白及胶对小鼠急性毒性试验及阴道刺激试验，证明白及胶作为药用辅料是安全、无毒、可靠的。对小鼠、兔、犬急性、亚急性毒试验都表明安全无毒，体内停留8小时以上，无热源反应。

体内过程 氟尿嘧啶白及微球体内过程符合二室模型，分布半衰期（$t_{1/2\alpha}$）＝6.27±6.10min，消除半衰期（$t_{1/2\beta}$）＝203.6±97.5min，最大血药浓度（C_{max}）＝4.8±1.9μg/ml。$t_{1/2\alpha}$，$t_{1/2\beta}$均比5-Fu注射剂明显延长（$P<0.01$）。表明氟尿嘧啶白及微球剂型具有靶向制剂长效、高效、低毒等方面的特点。

（吴符火）

xiānhècǎo
仙鹤草（Agrimoniae Herba）

蔷薇科植物龙芽草 *Agrimonia pilosa* Ledeb. 的干燥地上部分。味苦、涩，性平。归心、肝经。具有收敛止血，截疟，止痢，解毒。主要用于咯血，吐血，崩漏下血，疟疾，血痢，脱力劳伤，痈肿疮毒，阴痒带下。仙鹤草的药理有效成分主要为仙鹤草素、木犀草素-7-葡萄糖苷、芹菜素-7-葡萄糖苷、槲皮素、芦丁、儿茶素、没

食子酸、咖啡酸、仙鹤草内酯、香豆素、欧芹酚甲醚、仙鹤草醇、鹤草酚及鞣质、甾醇、皂苷和挥发油等。

药理作用 主要有止血、调节血压、调节平滑肌、抗炎、抗菌、抗寄生虫、抗肿瘤等。

止血 仙鹤草素兔耳静脉注射，可加速凝血时间及增加血小板数。仙鹤草醇浸液能使动物内脏血管收缩，增加血液凝固性。仙鹤草含有丰富的钙、锌、锰及铁等元素，与止血作用有关。

调节血压 仙鹤草醇浸出物可使兔、犬的内脏血管收缩、心脏收缩力增强，血压升高。而水提取部分的醇提取物却使家兔的血压降低，兔耳及蛙后肢血管灌流时，低浓度使血管收缩，高浓度则扩张。并能对抗肾上腺素的缩血管作用。

调节平滑肌 仙鹤草醇浸出物能使平滑肌松弛。水提醇沉物对兔和豚鼠离体肠管，低浓度兴奋，高浓度抑制。仙鹤草内酯能降低离体兔肠肌的收缩幅度及张力；对大鼠在体小肠的蠕动亦呈抑制作用。浸出液对离体兔、豚鼠子宫具有类似肾上腺素的作用。

抗炎 仙鹤草水提物及水醇提物对芥子油或因感染葡萄球菌所致的兔结膜炎均有消炎作用。该作用与仙鹤草所含鞣质有关。

抗菌 仙鹤草煎剂及其甲醇浸膏对革兰阳性菌有一定抑制作用，但对耐异烟肼的菌株无效。仙鹤草热水或乙醇浸液体外对枯草杆菌、金黄色葡萄球菌、大肠埃希菌、铜绿假单胞菌、福氏志贺菌、伤寒沙门菌及人型结核菌有抑制作用。

抗寄生虫 鹤草酚对猪肉绦虫囊尾蚴、幼虫、短膜壳绦虫、莫氏绦虫和蛔虫均有驱除和杀灭

作用，较氯硝柳胺作用快、毒性小。抗绦虫的机制：抑制虫体的糖原分解，阻断虫体能量代谢作用。鹤草酚有促进动物体内血吸虫移行人肝和杀死血吸虫的作用，但鹤草酚单独治疗小鼠血吸虫病的疗效不高，与小剂量的硝唑咪共同使用时，可明显提高疗效。

抗肿瘤　仙鹤草根醇提物1.5g/kg腹腔注射，重复实验对小鼠肉瘤 S_{180} 的抑制率分别为57.2%、53.2% 和 56.2%，未证实仙鹤草其他三种提取物（茎叶醇提物，根水提取物和茎叶水提物）有抗肿瘤作用。提示仙鹤草抗肿瘤成分存在于根中的属于醇性物质。应用细胞染色法，观察鹤草酚对小鼠肝癌细胞的体外杀灭作用，16mg/ml 鹤草酚 1 小时内将癌细胞全部杀死。仙鹤草、威灵仙、绞股蓝等组成的复方制剂，对小鼠移植性肿瘤艾腹水癌，肉瘤 S_{180}，宫颈癌和肝癌均有显著的抑制作用。

其他　仙鹤草素能增加细胞的抵抗力，降低血糖，略降低基础代谢。兴奋呼吸中枢，对骨骼肌也有兴奋作用，使已疲劳的骨骼肌恢复兴奋，使瞳孔扩大。

毒性与不良反应　小鼠口服鹤草酚半数致死量（LD_{50}）为599.8mg/kg，如同服油、酒和蓖麻油可增加该药毒性。鹤草酚的毒性主要表现在胃肠道及神经系统反应，较大剂量时可使犬双目失明，病理观察也证明了上述损害，但猕猴口服大量鹤草酚，除产生胃肠道反应外，并未发现视力障碍。

体内过程　大鼠灌服鹤草酚水悬液和碱性液，吸收缓慢，服后12小时，其在胃肠道中分别存留服用量的 58.2% 和 31.5%，碱性液比水悬液吸收速度快约 1 倍。

体内分布均以肝脏最高，而脑中最低。尿中排泄均较慢和较少，灌服该药碱性液和水悬液 4 天内，从尿中排出总量分别为剂量的0.61% 和 1.63%。大鼠和犬的实验证明，该药从胆汁排泄较多。肝和肾组织能代谢该药，在有氧条件下，肝脏对该药的代谢明显增加。

（吴符火）

zǐzhū

紫珠（Callicarpa Bodinieri Purplepearl）马鞭草科紫珠属植物，各地药用紫珠的种类较多，均系紫珠属植物，功效也类同。常用的有杜虹花 Callecarpa pedunculata R. Brown、白棠子树 Callicarpa dinhotoma（Lour.）K. Koch、珍珠风 Callinarpa bodinieri Levi.、老鸦糊 Callicarpa bodinieri Levi. var. giraldii Rehd.、广东紫珠（止血柴）Callicarpa kwangtungensis Chun、红叶紫珠（小红米果）Callicarpa rubella Lindl.、钝齿红紫珠 Callicarpa rubella Lindl. f. crenata Peih、裸花紫珠 Callicarpa nudiflora Hook. et Arn 和华紫珠（鲤鱼显子）Callicarpa cathayana H. T. Chang 等，多以茎、叶及根入药。味苦、涩，性平。归肝、脾经。具有止血，散瘀的功效。主要用于衄血，咯血，胃肠出血，子宫出血，上呼吸道感染，扁桃体炎，肺炎，支气管炎；外用治外伤出血，烧伤。紫珠的药理有效成分含黄酮类、萜类、挥发油类、酚类等。临床应用含有紫珠的制剂有紫珠片、紫珠注射液、裸花紫珠片、裸花紫珠注射液等。

药理作用　主要有止血、抗血栓、抗菌、抗炎、抗氧化等。

止血、抗血栓：紫珠总黄酮和紫珠叶提取物制成紫珠片给小鼠灌胃，能明显缩短小鼠出血时

间和凝血时间。紫珠叶经乙醇提取制成紫珠注射液能使血管收缩，血小板增加，缩短出血时间、血块收缩时间，抑制纤溶系统的作用。紫珠叶干粉或紫珠药液浸透的棉花局部敷出血处并稍加压迫，有良好止血效果。裸花紫珠片临床治疗子宫出血及其他术后出血有良好的止血作用。裸花紫珠具有抗血栓形成、降低血液黏度和血细胞比容、抑制血小板聚集等作用。

抗菌、抗炎：紫珠叶抗菌作用较其花、根、茎、皮均强。紫珠叶煎液对金黄色葡萄球菌、白色葡萄球菌敏感；对铜绿假单胞菌、伤寒沙门菌、嗜盐菌及肠炎沙门菌、痢疾杆菌、大肠埃希菌和脑膜炎链球菌较敏感；对链球及变形杆菌则轻度敏感。裸花紫珠总黄酮、裸花紫珠片对二甲苯所致小鼠耳郭肿胀、冰醋酸所致小鼠毛细血管通透性增加、角叉菜胶所致大鼠足跖肿胀均有显著抑制作用。

抗氧化：紫珠叶、果实对抑制大鼠脏器体外孵育时自动发生脂质过氧化（LPO）和羟自由基（·OH）引发的红细胞脂质过氧化及脑匀浆脂质过氧化有较强的抑制作用。

毒性与不良反应　紫珠素水溶液，小鼠静脉注射的半数致死量（LD_{50}）为237.5mg/kg。裸花紫珠注射液小鼠腹腔注射 75g/kg，小鼠无死亡；注射 180g/kg 30 及36 小时各死亡 1 只小鼠。用 5 倍止血剂量的紫珠溶液（200mg/kg）给家兔腹腔注射后，无中毒现象。用300%裸花紫珠注射液以 2ml/kg 给犬静脉注射，每日 2 次，连续 5 天，对肝、肾功能无影响；兔、猫在静脉给药后，心脏及血压无异常变化。裸花紫珠片小鼠灌胃

给药最大耐受量（MTD）>60g/kg。大鼠灌胃给药 2.5/kg、1.25g/kg 连续28天，大鼠活动正常，无死亡、体重、血液学指标、血液生化指，肝、肾等功能均未见异常，各脏器系数及脏器病理学检查未见改变。

体内过程未见文献报道。

（吴符火）

zōnglǘ
棕榈（Trachycarpi Petiolus）

棕榈科植物棕榈 *Trachycarpus fortunei*（Hook. f.）H. Wendl. 的干燥叶柄。味苦、涩，性平。归肺、肝、大肠经。具有收敛止血的功效。主要用于吐血、衄血、尿血，便血，崩漏。药理有效成分主要有对羟基苯甲酸、右旋儿茶粗、原儿茶酸、没食子酸等。

药理作用　主要有止血、抑制生育等作用。

止血：新棕水煎液、陈棕水煎剂、陈棕炭水煎液及混悬液、陈棕皮炭水煎液及混悬液给小鼠灌胃能缩短出血时间和凝血时间，有显著的止血作用；而新棕水煎液无止血作用。证明传统棕榈制炭入药是正确的。不同制法的烫棕炭、炒棕炭、煅棕炭水煎剂给兔和小鼠灌胃，对血小板的聚集、血液黏度、凝血时间和复钙时间的观察反映其止血效果。止血效果：烫棕炭>炒棕炭>煅棕炭，提示烫制棕榈炭为最佳炮制方法。棕榈子粉的醇提取物有一定的凝血作用。

抑制生育：棕榈根注射液给雌性小鼠注射，结果：给药组小鼠比对照组小鼠推迟6个怀孕周期，但生育后小鼠发育正常，生长良好。此外，棕榈子粉的醇提取物能收缩小鼠子宫；水-醇提取物有降血糖作用。

毒性与不良反应　棕榈根煎

剂（2g/ml）腹腔注射 0.2ml 剂量组小鼠存活外，0.3ml、0.5ml 及石门穴注射 0.5ml，均引起竖毛、抽搐等死亡。而棕榈根醇提液注射 0.5ml，未见毒性反应。

体内过程未见文献报道。

（吴符火）

xuèyútàn
血余炭（Crinis Carbonisatus）

人发制成的炭化物。味苦，性平。归肝、胃经。具有收敛止血，化瘀，利尿的功效。用于吐血，咯血，衄血，血淋，尿血，便血，崩漏，外伤出血，小便不利。药理有效成分主要含钙、钠、钾、锌、铜、铁、锰、砷。

药理作用　主要有止血、抗菌等。

止血：血余炭水煎液或醇提取液，对大鼠或小鼠腹腔给药，能明显缩短出血时间。血余炭粗晶液可缩短犬和兔的凝血时间。血余炭醇提取液的粗结晶液能明显缩短大鼠的出血时间，使纤维蛋白原含量增高、优球蛋白溶解时间延长，对腺苷二磷酸（ADP）诱导大鼠血小板聚集有较显著增强作用，并能明显地降低大鼠血浆环腺苷酸（cAMP）的含量。说明血余炭粗晶具有促内源性系统凝血功能，其止血机制与血浆中 cAMP 含量相关。血余炭止血包在小型猪肝、脾创伤出血模型中，止血效果显著；能有效控制股动、静脉致命性出血，降低死亡率。头发水煎液或醇提液却不能缩短出血时间，说明人头发炮制后的血余炭才有止血作用。血余炭含有钙、铁等元素，血余炭的降钙煎剂，失去止血作用，说明血余炭止血作用与钙有关。有报道：血余炭的药理活性与炮制温度有关（250℃，300℃，350℃，400℃）。350℃炮制品，口服止血作用最

强；300℃以下炮制品煎剂则表现中枢兴奋作用。

抗菌：血余炭煎剂对金黄色葡萄球菌、伤寒沙门菌、甲型副伤寒沙门菌及福氏志贺菌有较强抑制作用。

毒性与不良反应　人头发水煎液和醇提取液，无论口服或腹腔注射 100g/kg 均未引起小鼠死亡，毒性极低。血余炭水煎液口服的半数致死量（LD_{50}）为 90.90g/kg；血余炭醇提取液口服的 LD_{50} 为 22.67g/kg。

体内过程未见文献报道。

（吴符火）

ǒujié
藕节（Nelumbinis Rhizomatis Nodus）

睡莲科植物莲 *Nelumbo nucifera* Gaertn. 的干燥根茎节部。味甘、涩，性平。归肝、肺、胃经。具有止血，消瘀的功效。主要用于吐血，咯血，尿血，崩漏。藕节的药理有效成分主要有三萜类化合物、3-表白桦脂酸、鞣质、天冬酰胺、胡萝卜素、硫胺素、核黄素、尼克酸，维生素 C、维生素 E，尚含钾、钠、钙、镁、铁、锰、铜、磷、硒等元素。

藕节的药理作用主要有止血。藕节醇、正丁醇、乙酸乙酯提取物，均有显著缩短小鼠凝血时间、出血时间、活化部分凝血酶时间、凝血酶原时间、凝血酶时间、延长优球蛋白溶解时间，显示良好的止血效果，其中乙酸乙酯提取物止血作用最为显著，其次是正丁醇提取物。藕节的水煎液、乙酸乙酯提取液和藕节止血有效成分 3-表白桦脂酸，均有不同程度缩短凝血酶原时间和部分活化凝血酶原时间；增加血浆纤维蛋白原的含量，提高血浆血栓烷 B_2，降低血浆中纤维蛋白降解产物的浓度和 6-酮-前列腺素 $F_{1\alpha}$ 含量；

提高血小板聚集率,增加血液黏度,延长红细胞电泳时间。藕节炭的鞣质和钙的含量相对增加,其止血作用也相应增强,其止血作用与其所含鞣质和钙有关。

(吴符火)

duànxuèliú

断血流（Clinopodii Herba）

唇形科植物灯笼草 Clinopodium polycephalum（Vaniot）C. Y. Wu et Hsuan 或风轮菜 Clinopodium chinense（Benth.）O. Kuntze 的干燥地上部分。味微苦、涩,性凉。归肝经。具有清热解毒;凉血活血的功效。主要用于崩漏,尿血,鼻衄,牙龈出血,创伤出血;子宫肌瘤出血。药理有效成分主要有皂苷、黄酮、多糖、酚性物质和挥发油、鞣质等。

药理作用 主要有止血、抑制免疫、抗炎、抑菌等作用。

止血:断血流花粉敷于犬、兔颈、股动脉切口和肝、后肢皮肤、肌肉切割创面,有明显止血作用。断血流胶囊、断血流醇提物给小鼠灌服能缩短断尾出血时间和毛细血管凝血时间。断血流水浸膏、醇浸膏、粗皂苷可增加兔、豚鼠离体血管条的收缩,醇浸膏作用最强,这种作用是直接兴奋血管平滑肌所致。断血流总皂苷给大鼠、小鼠灌服显著增强二磷酸腺苷（ADP）诱导的血小板聚集,升高血浆和血小板内血栓烷 B_2 含量,该作用是促血小板聚集的主要机制。断血流总皂苷对早孕大鼠药物流产后子宫出血有止血作用。

抑制免疫:断血流总皂苷 75mg/kg,给小鼠腹腔注射,连续6天,对小鼠胸腺、脾重量有抑制趋势;抑制小鼠腹腔巨噬细胞吞噬功能;升高血清 IgG 含量,但不影响溶血素抗体的形成。总

皂苷 150mg/kg 给豚鼠腹腔注射,连续5天,可降代血清补体总量。

抗炎、抑菌:断血流总皂苷给小鼠皮下注射,对磷酸组胺所致毛细血管通透性增加和角叉菜胶引起的大鼠足肿胀有明显抑制作用。断血流温浸液、醇提物体外对金黄色葡萄球菌、铜绿假单胞菌及痢疾杆菌、肺炎球菌、大肠埃希菌有抑制作用。此作用与所含鞣质有关。

其他:断血流溶液给犬静脉注射,可使其血压暂时下降。断血流水提液（粗皂苷）可引起大鼠离体子宫收缩;对在体大鼠子宫有兴奋子宫的作用。

毒性与不良反应 断血流醇提物配成 50% 的水溶液,小鼠灌胃的半数致死量（LD_{50}）均大于 20g/kg;断血流浸膏小鼠灌胃,其 LD_{50} 为 14.6 ± 2.4g/kg。断血流浸膏 3.6g/kg 对小鼠的发育有一定的抑制作用,但无明显差异,对小鼠的血象及肝肾功能无明显不良影响。断血流浸膏 20～100mg/kg 不影响兔心电图,超过 120mg/kg,会产生致命的影响。

体内过程未见文献报道。

(吴符火)

sōnghuāfěn

松花粉（Pine Pollen）

松科植物马尾松 Pinus massoniaila Lamb.、泊松 Pinus tabulieformis Carr. 或同属数种植物的干燥花粉。味甘,性温。归肝、脾经。具有收敛止血,燥湿敛疮的功效。主要用于外伤出血,湿疹,黄水疮,皮肤糜烂,脓水淋漓。药理有效成分主要有糖类、脂类、蛋白质及氨基酸、核酸、维生素、矿物质等。

药理作用 主要有止血、抗疲劳、抗病毒及抗肿瘤等作用。

止血 松花粉对动物皮肤肌

肉破裂伤口流血不止,用松花粉撒布患处,当即止血,无发炎,一周后伤口愈合。对 88 例宫颈糜烂患者激光治疗后使用松花粉制剂（含松花粉、白及、呋喃西林）获得明显止血效果,总有效率为 96.6%,不受年龄、病程、职业的影响。

抗疲劳 松花粉给小鼠连续灌胃30天能显著延长小鼠负重游泳时间,降低运动后小鼠血乳酸含量和血清尿素氮含量,增加肝糖原含量,松花粉有明显的抗疲劳作用。

降血糖,调血脂 松花粉能明显降低四氧嘧啶致糖尿病小鼠血糖水平。大鼠给高脂饲料建立高血脂模型,预防性给予松花粉1个月,可使血清总胆固醇（TC）和三酰甘油（TG）降低,高密度脂蛋白-胆固醇（HDL-C）升高。

抗氧化,延缓衰老 松花粉中含黄酮类物质芦丁能增强清除自由基的能力,阻止自由基对细胞中的脂肪酸的过氧化作用,防止细胞老化,从而起到延缓衰老的作用。松花粉中的核酸可促进细胞再生,预防细胞老化和慢性病,是人体抗衰老的重要物质成分之一。实验表明,松花粉对生化反应系统所产生的过氧化氢、超氧自由基、羟自由基和次氯酸等活性氧系具有较好的清除作用。

调节免疫 研究松花粉多糖对健康小鼠免疫功能的作用以及对免疫抑制小鼠的免疫恢复作用,实验结果证明泰山松花粉多糖能提高正常小鼠和免疫抑制小鼠的抗体水平、血液淋巴细胞比率、脾淋巴细胞转化率以及小肠 IgA 含量,中剂量的效果即非常显著,高剂量能够使环磷酰胺（CTX）诱导的免疫抑制完全恢复到正常水平。

调节胃肠功能　松花粉具有双向调节肠道功能的作用，松花粉中的粗纤维可促使胃肠的蠕动，帮助消化吸收，缓解肠道的阻塞。松花粉含有近百种酶类，食用松花粉可吸收足够活性氨基酸及活性酶，以修补胃肠损伤部分，同时松花粉中的功能性低聚糖，可作为益生元直接促进双歧杆菌的增殖，调节机体的内分泌和消化功能。

保肝　松花粉能减轻酒精对肝脏的脂质过氧化损伤，增强脂肪酸在肝细胞内代谢，减少脂肪在肝细胞内沉积，能预防过量饮酒所导致的酒精性肝硬化。松花粉总黄酮对四氯化碳所致小鼠急性肝损伤起保护作用，能降低四氯化碳引起的急性肝损伤所致的丙氨酸转氨酶（ALT）和天冬氨酸转氨酶（AST）的升高，同时能升高肝组织中的超氧化物歧化酶（SOD）的活性，并能降低丙二醛（MDA）的含量，减轻肝组织坏死程度。

抗前列腺增生　松花粉中含多种氨基酸和黄酮类物质，可改善前列腺组织的血液循环，减轻水肿，缓解前列腺肥大引起的尿道梗阻；松花粉中锌（Zn）的含量较高，有利于增强前列腺功能。前列腺增生模型大鼠喂食松花粉，大鼠前列腺增殖状态明显低于安慰剂，血清睾酮和雌二醇水平也较安慰剂低，说明松花粉可通过调节机体睾酮和雌二醇激素水平，发挥治疗前列腺增生的作用。

抗肿瘤　松花粉可防止正常细胞因营养失衡、免疫力低下而转变成癌细胞；松花粉含有多种有效抗癌物质，如β-胡萝卜素、维生素E和微量元素硒、锗、多糖类等，它们协同作用，双向调节低下或亢进的免疫功能，增强

细胞的解毒能力，加强机体对致癌因素的抵抗力。减轻放化疗的毒副作用，如疲劳无力、厌食呕吐、头痛失眠、心动过速、发热出汗、脱发等，可协调肠胃功能，刺激骨髓造血，使受到损伤的器官恢复正常。

排砷解毒　松花粉可促进泌尿系统及消化系统排砷，从而使砷在血清中的浓度下降，减轻毒性作用，使砷中毒小鼠血液白细胞、红细胞、血红蛋白的含量恢复正常。

毒性与不良反应　破壁松花粉通过急性毒性、微核试验、精子畸形试验和30天喂养试验的毒理学安全性评价结果，安全无毒。在松树开花季节发生在过敏人群的过敏率为3.5%。

体内过程未见文献报道。

（吴符火）

wǎsōng

瓦松（Orostachyis Fimbriatae Herba）　景天科植物瓦松 *Orostachys fimbriata*（Turcz.）Berg. 的干燥地上部分。味酸、苦，性凉。归肝、肺、脾经。具有凉血止血，解毒，敛疮的功效。主要用于血痢，便血，痔血，疮口久不愈合。瓦松的药理有效成分主要为槲皮素，槲皮素-3-葡萄糖苷，山奈酚，山奈酚-7-鼠李糖苷，山奈酚-3-葡萄糖苷-7-鼠李糖苷及草酸。

药理作用　①止血：瓦松临床用于鼻出血、吐血有良好止血效果。②抗菌：瓦松粗提物对临床分离的金黄色葡萄球菌、大肠埃希菌的抗菌活性较强；对枯草杆菌、铜绿假单胞菌和变形杆菌亦有抑制作用；对副伤寒沙门菌和痢疾杆菌也有一定的抗菌活性。③抗炎、镇痛：瓦松结晶Ⅰ号小鼠腹腔注射，对二甲苯引起的小

鼠耳肿胀和角叉菜胶引起的大鼠足跖肿胀有抑制作用；对巴豆油引起的大鼠肉芽肿亦有抑制作用。对醋酸刺激疼痛引起的小鼠扭体反应，有镇痛作用。④调节免疫：瓦松提取物给小鼠连续灌胃14天，明显提高小鼠血液单核-巨噬细胞吞噬能力，同时提高血清凝集素效价和血清溶血素含量。⑤解热：瓦松流浸膏对人工发热兔皮下注射，有明显解热作用。

毒性与不良反应　瓦松流浸膏小鼠腹腔注射致死量为50～100g/kg；豚鼠腹腔注射致死量为50g/kg。兔静脉注射20g/kg，可引起跌倒、呼吸加快，但半小时后能立起而逐渐恢复。

体内过程　槲皮素口服经肠内细菌转化为酚性代谢产物。大鼠灌胃给药约20%被消化道吸收、30%被转化、30%原形经粪便排出体外。吸收的槲皮素在48小时内以葡糖醛酸苷和硫酸酯形式进入胆汁和尿液排泄。

（吴符火）

yàhūnú

亚乎奴（Cissampelotis Herba）　防己科植物锡生藤 *Cissampelos pareira*（Buch. ex DC.）Forman 的干燥全株。味甘、苦，性温。具有消肿止痛，止血，生肌的功效。主要用于外伤肿痛，创伤出血。药理有效成分主要为锡生藤碱Ⅱ（海牙亭碱）、轮环藤碱等。

药理作用　主要有强心、降压、肌松、抗癌、影响平滑肌等。

强心、降压：锡生藤叶、茎水煎剂对离体兔心有兴奋作用。海牙亭碱对在体兔心及离体蛙心均有强心作用，对家兔及犬的血压未见影响，但对猫可引起明显血压下降。猫静脉注射海牙亭碱碘甲烷季铵盐2.5mg/kg，血压明显而持久下降，降压作用是海牙

亭碱碘甲烷季铵盐促进释放组胺所致，抗组胺药可拮抗此作用。

肌松：海牙亭碱碘甲烷盐有肌松作用，家兔垂头效价为箭毒碱的 2.13 倍，对猫、犬横纹肌的麻痹效价为箭毒碱的 1.14 倍。云南锡生藤中分离出的锡生藤碱Ⅱ家兔垂头剂量为 0.14mg/kg，该作用可被新斯的明所对抗。锡生藤碱碘甲烷盐的肌松作用较箭毒碱弱。

抗癌：锡生藤碱对人体鼻咽癌细胞有细胞毒活性，半数有效量（ED_{50}）为 1.1~3.8μg/ml。轮环藤碱对海拉（HeLa）细胞有细胞毒活性，ED_{50} 为 12μg/ml。

影响平滑肌：海牙亭碱对离体肠管有兴奋作用。锡生藤叶、茎水煎剂及其醇沉液，对豚鼠回肠、大鼠子宫有抑制作用。

毒性与不良反应 亚乎奴全草有毒。对小鼠、兔等动物有肌肉松弛作用，过量易出现呼吸抑制、惊厥死亡。锡生藤碱Ⅱ属非去极化类型，应禁用于重症肌无力患者，在大量使用新霉素、链霉素时，应注意锡生藤碱Ⅱ可导致严重的呼吸抑制事故。锡生藤碱Ⅱ可被胆碱酯酶抑制剂，如新斯的明所对抗，成人静脉注射新斯的明 1~2mg 可使锡生藤碱Ⅱ的肌肉松弛作用消失。

体内过程未见文献报道。

(吴符火)

àiyè

艾叶（Artemisiae Argyi Folium）

菊科植物艾 Artemisia argyi Lévl. et. Vant. 的干燥叶。味辛、苦，性温；有小毒。归肝、脾、肾经。具有温经止血，散寒止痛；外用祛湿止痒的功效。主要用于吐血，衄血，崩漏，月经过多，胎漏下血，少腹冷痛，经寒不调，宫冷不孕；外治皮肤瘙痒。药理有效成分主要为挥发油和鞣质。

药理作用 有止血、抗凝血，祛痰、平喘、镇咳，抗病原微生物毒，抗过敏，促消化等。

止血、抗凝血：艾叶炭小鼠、兔灌胃有止血作用，缩短凝血和出血时间，促进血液凝固，降低毛细血管通透性，抗纤维蛋白溶解。生艾叶作用不明显。艾叶制炭后鞣质增加，挥发油减少。提示，艾叶的止血作用与鞣质有关。艾叶煎剂有减少纤维蛋白原含量，促进纤维蛋白溶解，乙酸乙酯、氯仿和醇提取物均有抑制血小板聚集率而抗凝血作用。

祛痰、平喘、镇咳：艾叶油和油中的萜品烯醇-4 或 DL-α-萜品烯醇给兔、小鼠灌胃或注射给药均有祛痰作用。艾叶油给豚鼠灌胃、注射或喷雾给药，均可保护因组胺和乙酰胆碱引起的豚鼠哮喘，喷雾给药显效最快，同时可使豚鼠气管平滑肌内环腺苷酸（cAMP）含量明显增加，这可能是其松弛气管平滑肌的生化机制。艾叶油小鼠灌胃或腹腔注射均有明显镇咳作用，镇咳作用部位在中枢，有效成分为萜品烯醇。

抗病原微生物：艾叶油体外对常见致病球菌、杆菌和皮肤真菌有不同程度的抑制作用；艾烟烟熏剂对腺病毒、鼻病毒、疱疹病毒、流感病毒和腮腺炎病毒有一定的抑制作用。

抗过敏：艾叶油对蛋清所致豚鼠过敏性休克有保护作用；对 IgE 介导的速发型变态反应和Ⅱ型、Ⅳ型变态反应亦有抑制作用。

促消化：艾叶口服能刺激胃肠道消化液的分泌，促进消化，增进食欲。大剂量可引起胃肠道的急性炎症，产生恶心呕吐等副作用。

其他：艾叶油有调节免疫、抗突变、兴奋子宫平滑肌、抑制心脏收缩力、保肝利胆和镇静、解热等作用。

毒性与不良反应 小鼠半数致死量（LD_{50}）测定：艾叶油灌胃为 2.47ml/kg，腹腔注射为 1.12ml/kg；萜品烯醇灌胃为 1.24g/kg。兔每日灌服艾叶油 0.45ml（相当于临床用量的 25 倍），连续 30 日，对体重、血液、肝、肾功能以及主要脏器，均未见明显异常。兔腹腔注射艾叶油 2ml/kg，10 分钟后出现镇静，昏迷，呼吸减慢，终因呼吸停止死亡。

毒性防治：应控制用量，艾叶用量每天不超过 15g；艾叶油每天用量为 0.3ml，分 3 次服用。中毒早期可催吐导泻，饮牛奶 250~500ml 或安宫牛黄丸 1 丸，开水送服；出现黄疸可用虎杖、茵陈、车前子等清热解毒、利胆退黄药水煎服，重症采取中西药对症支持疗法。

体内过程 艾叶口服其成分很快由小肠吸收到达肝脏，随血循环分布全身，1 小时后尿中发现艾的成分。

(吴符火)

shíhuīsǎn

十灰散（shihui powder）

由大蓟、小蓟、荷叶、侧柏叶、白茅根、茜草根、栀子、大黄、牡丹皮、棕榈皮组成，选自《十药神书》方。具有凉血止血的功效。主要用于吐血、咯血、嗽血、衄血等出血症。十灰散的药理有效成分主要含有鞣质、钙及微量元素等。

药理作用 主要有止血、收缩子宫、抗溃疡等。止血：十灰散生药、炭药均有促进血凝系统的止血、凝血作用，可缩短凝血酶原、凝血酶时间和血浆复钙时间，从而对内源性和外源性凝血系统发挥其促进作用，激活多种凝血因子，使凝血时间缩短。促进血小板功能，使扩大型血小板数量增多，利于血小板形成血栓，加强其凝血作用。炭药效果优于生药。现代研究十灰散经炒炭后，其鞣质和钙离子含量均升高。钙离子在血液凝固过程可促进血液和蛋白质凝固；鞣质可使血小板黏附和聚集，降低纤溶活性，促进凝血。十灰散止血的物质基础与炮制后鞣质、钙离子增多有关。收缩子宫：十灰散可使兔离体子宫平滑肌收缩。抗溃疡：对应激性及幽门结扎型胃溃疡、醋酸诱发的胃溃疡均有抑制作用。临床十灰散加减治疗应激性上消化道出血，有显著疗效。

毒性与不良反应 泮托拉唑联合十灰散治疗卒中后应激性消化道出血 100 例，总有效率为 99.0%，未见严重不良反应。小檗碱联合十灰散用于治疗宫颈糜烂，疗效显著，复发率低，无副作用。

体内过程未见文献报道。

（吴符火）

huóxuè huàyūyào yàolǐ

活血化瘀药药理（pharmacology of blood-activating medicinals）

活血化瘀药是以通畅血行，消散瘀血为主要作用，治疗瘀血证的药物。

发展历程 20 世纪 60 年代，主要从抗血小板聚集、血栓形成等方面开始对活血化瘀药进行初步的药理学研究；20 世纪 70 年代起，则开始采用先进技术和方法，研究活血化瘀药的扩张冠状动脉、增加冠状动脉血流量及心肌营养、改善微循环等作用；20 世纪 80 年代以来，活血化瘀药的药理作用范围进一步扩大，如调节免疫、抗感染、镇痛、镇静等作用，同时开展对活血化瘀药作用机制的研究，开始从细胞、分子、基因等水平阐明该类药物的作用机制。

研究内容 根据功效主治的不同，列为活血化瘀药药理研究的有活血止痛药、活血调经药、活血疗伤药及破血消癥药。研究药物包括川芎、延胡索、郁金、姜黄、乳香、没药、丹参、红花、桃仁、益母草、牛膝、土鳖虫、马钱子、血竭、莪术、三棱、水蛭等。

活血化瘀药的药理作用主要集中于心脑血管及血液系统，具有改善血流动力学、改善微循环、改善血液流变性、抗血栓形成等。①通过扩张冠状动脉、增加冠状动脉血流量，改善心脏的血液供应，改善心功能。②通过扩张外周血管、降低外周阻力、增加器官组织血流量，改善血流动力学。③通过抑制血小板聚集、改善纤溶功能，发挥抗血栓、抗凝血作用；通过改善微血流、改善微血管结构、形态，缓解微血管痉挛、降低毛细管通透性，改善微循环。④通过改变全血黏度、血液黏度、红细胞聚集等改善血液流变性。活血化瘀药还具有镇痛、抗炎、抗肿瘤、抗纤维化、调脂等药理作用。常用研究方法主要包括血流动力学、微循环、血液流变学、血栓形成、血小板功能、血管功能、凝血功能、纤溶系统、血脂代谢等。此外，细胞培养、分子生物学、系统生物学等方法的应用也不断增加。

（林成仁）

chuānxiōng

川芎（Chuanxiong Rhizoma）

伞形科植物川芎 *Ligusticum chuanxiong* Hort. 的干燥根茎。味辛，性温。归肝、胆、心包经。具有活血行气，祛风止痛之功效，用于胸痹心痛，胸胁刺痛，跌扑肿痛，月经不调，经闭痛经，头痛，风湿痹痛。药理学有效成分为挥发油、生物碱、酚性物质、有机酸、有机酸酯等。生物碱有川芎嗪、川芎哚、川芎醇、L-异亮氨酸-L-缬氨酸酐等。酚性物质有阿魏酸、大黄酚、瑟丹酸等，挥发油的主要成分是藁本内酯。

药理作用 多集中于心血管系统、血液系统、神经系统、消化系统、呼吸系统、泌尿系统、免疫系统等方面。

心血管系统 主要包括抗心肌缺血、强心、抗心律失常、调节血压等作用。可用于冠心病、高血压等疾病的治疗。

抗心肌缺血 川芎及其有效成分川芎嗪、阿魏酸及藁本内酯等能够有效扩张冠状动脉及外周血管，增加冠状动脉血流量、改善心肌缺氧状况。川芎嗪能够提高心肌缺血再灌注损伤动物模型耐缺氧能力，降低心肌耗氧量，抑制缺血心肌细胞凋亡，改善缺血再灌受损心肌的超微结构，能提高心肌对氧自由基的清除能力，增强线粒体抗氧化能力；调节一氧化氮合酶（NOS）活性维持 NO 正常水平，维持心肌细胞生物膜和心肌纤维结构的完整性，减少缺血对线粒体损害；开放线粒体 ATP 敏感性 K^+ 通道，调节 Ca^{2+} 转运，减轻 Ca^{2+} 超载，抑制心肌细胞程序性死亡；引起胞质内 Ca^{2+} 浓度一过性增加，抑制蛋白激酶 C（PKC）表达，对心脏产生预保护作用；川芎嗪能够降低内皮素-1（ET-1）水平，调节血栓素（TXA_2）/前列环素（PGI_2）严重失衡引起的微血管血栓形成与堵塞，遏制无复流现象，促进血管内皮生长因子等的表达，促进缺血心肌血管的新生等。川芎嗪能

够通过阻断脂多糖（lipopolysaccharide，LPS）的信号传导拮抗 LPS 诱导的乳鼠心肌细胞凋亡；拮抗血管紧张素Ⅱ诱导的胚胎期心肌细胞内异常蛋白增多，防止心肌肥大。

强心及抗心律失常　川芎及其有效成分川芎嗪、阿魏酸等具有强心及降低心律失常发生率的作用。川芎煎剂可使离体蛙心心脏收缩振幅增大、心率减慢。川芎可以抑制乳鼠心肌 Ca^{2+} 内流。静脉注射川芎嗪能够使麻醉犬及清醒犬心率加快。川芎嗪对大鼠离体心脏具有负性变时作用，降低心律失常发生率。川芎嗪能够对抗毒毛花苷 G 所致试验性豚鼠心律失常及 $CaCl_2$ 所致小鼠室颤。川芎嗪可以降低慢性充血性心力衰竭（CHF）时循环血中血管紧张素Ⅱ（AngⅡ）及前胶原氨基末端肽的水平，减轻心肌纤维化，减少房颤发生率及持续时间。

调节血压　川芎及其有效成分能够调节实验动物外周血管阻力，降低血压。川芎总生物碱及川芎嗪能降低麻醉犬的外周血管阻力。川芎生物碱、酚性部分和川芎嗪能抑制氯化钾和肾上腺素对家兔离体胸主动脉条的收缩作用。川芎浸膏、水浸液、乙醇水浸液、乙醇浸出液和生物碱对麻醉犬、猫、兔均有显著而持久的降压作用。高血压犬或大鼠给予川芎水浸液也有明显的降压作用。

血液系统　主要包括改善微循环、抗凝血、抗血栓形成及促进骨髓造血等作用，可用于冠心病、高血脂、动脉粥样硬化等疾病的治疗。

抗血栓形成　川芎及其有效成分川芎嗪及藁本内酯有抗血栓形成作用，能缩短血栓长度，减轻血栓的干重和湿重。川芎所含

有效成分川芎嗪对血小板体内外聚集均有明显的抑制作用，使全血高切比黏度下降，低切比黏度、血浆比黏度、红细胞聚集指数、血细胞比容下降，增加红细胞变形指数，对血液流变性具有良好的改善作用。川芎超临界 CO_2 流体萃取液可抑制大鼠动-静脉旁路血栓的形成。川芎嗪能够纠正 TXA_2/PGI_2 比例失衡，减少静脉壁白细胞黏附、抑制红细胞聚集，加快红细胞电泳速度，降低血小板黏附率、防止血液黏聚度升高等作用也与抑制血栓形成的作用有关。

改善微循环　川芎嗪可以改善生理状态下家兔大脑皮质内微循环，并可以明显增加大鼠毛细血管血流速度、扩张肠系膜毛细血管，改善微循环，提高红细胞变形能力，降低血液黏度，增加器官血流量。静脉注射川芎嗪对心血管病病人甲皱微循环和血液流变学均有不同程度的改善作用，表现在降低微血管内的红细胞聚集和血细胞比容，增加微血管内的血流速度和减轻微血管的渗出。川芎嗪可显著改善急性心肌梗死血运重建后的微循环障碍。川芎嗪对大鼠肠淋巴循环具有调节作用，可间接改变血液循环障碍状态，其作用强度与剂量有关。川芎挥发油尤其是藁本内酯可使微血管解痉，增加毛细血管开放数目，加快血流速度，使聚集的红细胞解聚，改善微循环，降低血压，增加心脑血流量，调节心脑血管功能。

促进骨髓造血　川芎嗪能增强再障小鼠骨髓造血细胞和基质细胞上血管细胞黏附分子-1（VCAM-1）、单个核细胞血小板内皮细胞黏附分子-1（PECAM-1）的表达，加强造血细胞与基质细

胞的相互作用，有利于造血细胞的增生；促进骨髓组织中碱性成纤维细胞生长因子（bFGF）、血管内皮细胞生长因子（VEGF）、单个核细胞表面碱性成纤维细胞受体（bFGFR）的表达而促进造血微环境中微血管的修复；促进骨髓基质细胞表达基质细胞来源因子（SDF-1）、单个核细胞表面 CXCR4 受体的大量表达，激活造血细胞上表达的黏附分子，加快外周血中造血干细胞（HSC）向骨髓的跨内皮迁移，促进 HSC 回髓，加速造血重建。

神经系统　主要包括镇静催眠、镇痛、抗癫痫、改善学习记忆、抗脑缺血、解热等药理作用，可用于头痛、三叉神经痛、中风、血管性痴呆、老年性痴呆、失眠等神经系统疾病的治疗。

镇静催眠　川芎煎剂或川芎嗪灌胃能够抑制小鼠自发活动兴奋性，延长小鼠戊巴比妥钠诱导的睡眠时间，对小鼠有镇静催眠作用。川芎挥发油成分小剂量可抑制大脑活动，但兴奋延髓血管运动中枢、呼吸中枢及脊髓反射功能；大剂量则抑制大脑和脑干，继而抑制延髓中脑及脊髓反射功能，引起血压、体温下降、呼吸困难、运动麻痹等。

镇痛　川芎水提物能够抑制醋酸诱导的小鼠扭体反应。川芎嗪对坐骨神经慢性压迫性损伤模型大鼠神经病理痛有抑制作用，作用机制可能与川芎嗪降低该模型大鼠 L4/L5 段背根神经节 P2X3 受体表达及受体的变构调节有关。藁本内酯能够抑制血小板激活时释放的 5-羟色胺，被认为是川芎治疗偏头痛的物质基础。

抗癫痫　川芎主要成分川芎嗪能够抑制青霉素、戊四氮致痫大鼠癫痫发作，保护幼鼠惊厥性

脑损伤，作用机制可能是调节海马内环腺苷酸（cAMP）、环鸟苷酸（cGMP）含量变化，抑制脑内谷氨酰胺（Glu），促进γ-氨基丁酸（GABA）产生，降低神经元兴奋性，抑制癫痫发作。同时，川芎嗪能够提高惊厥幼鼠海马超氧化物歧化酶（SOD）活性及抗氧化能力（T-AOC）水平，降低丙二醛（MDA）含量。

改善学习记忆　川芎水煎剂及川芎甲醇、己烷提取物能够改善或部分改善东莨菪碱引起小鼠学习记忆功能障碍；川芎嗪能够改善试验性阿尔茨海默病模型小鼠学习记忆障碍，其作用机制与川芎嗪降低小鼠脑内胆碱酯酶活性、抗氧化、抗神经元凋亡、降低β淀粉样蛋白表达及NF-κB表达相关。

抗脑缺血、脑损伤　川芎嗪对脑缺血、缺氧再灌注等原因引起的脑损伤均有保护作用，其机制与川芎嗪抗氧化、抑制神经元凋亡有关。川芎嗪能够降低脑梗死患者血管阻力，增加脑血流量，提高脑血氧供量，促进侧支循环建立及调节微循环，改善神经营养代谢等。阿魏酸钠能够减轻兴奋性氨基酸所致的神经元损伤，对神经元具有保护作用。

解热　川芎挥发油有解热作用，其机制可能与抑制环氧化酶（COX）的表达、减少前列腺素E_2（PGE_2）的产生、下调中枢体温调定点有关。

消化系统　川芎及其有效成分具有抗溃疡及抗肝损伤、肝纤维化的作用。可用于胃溃疡、十二指肠溃疡、肝硬化等消化系统疾病的治疗。

抗溃疡　川芎对实验性动物胃溃疡有明显的抑制作用，其机制可能与减少胃液和胃酸分泌、增加胃黏膜保护有关。

抗肝损伤、肝纤维化　川芎嗪能够抑制炎症反应，保护肝功能，对各种实验性肝损伤具有保护作用。川芎嗪能够抑制肝星状胶质细胞的增殖，促进基质金属蛋白酶表达，促进胶原分解，减少细胞外基质，从而改善肝纤维化动物病理分级程度。

呼吸系统　川芎及其有效成分具有平喘、抗肺损伤等作用。可用于哮喘、肺纤维化等呼吸系统疾病的治疗。

平喘　川芎嗪能够减少嗜酸性粒细胞在肺组织浸润，抑制哮喘大鼠肺组织α-平滑肌肌动蛋白（α-SMA）过度表达，调节Th1/Th2细胞因子比例，改善哮喘的气道炎症，同时抑制气道壁转化生长因子-β（TGF-β）的表达，减轻气道重建。藁本内酯可明显解除组胺、乙酰胆碱及氯化钡引起的实验性动物气道平滑肌收缩，减少炎症反应，抑制中性粒细胞释放溶酶体功能及趋化性，具有良好的平喘作用，用于哮喘持续状态疗效显著。

抗肺损伤　川芎嗪对脑缺血再灌注后肺损伤、香烟烟雾致急性肺损伤以及急性肺血栓栓塞有一定的保护作用，其保护机制与川芎嗪抑制氧自由基、减轻炎症反应等作用有关。另外，川芎嗪能够抑制纤维化大鼠肺组织TGF-$β_1$的表达，降低血清及肺组织中Ⅲ型胶原蛋白及层粘连蛋白水平，是其发挥抗肺纤维化作用的可能机制。

泌尿系统　川芎具有改善肾功能，改善腹膜透析功能及对抗肾纤维化等作用。可用于肾衰、肾炎性肾病、肾病综合征等泌尿系统疾病的治疗。

改善肾功能　川芎嗪可降低肾衰动物模型肾皮质氧化应激和细胞凋亡损伤，改善慢性肾衰动物的肾功能。

改善腹膜透析　川芎嗪能显著增加家兔的肾血流量并具有一定的利尿功能；川芎嗪能改善大鼠腹膜透析功能，提高小分子物质的清除率，其作用机制可能与增加超滤量和腹膜毛细血管血流量有关。

抗肾纤维化　川芎嗪能够抑制肾间质纤维化大鼠肾间质的病变程度及α-平滑肌肌动蛋白（α-SMA）的表达。川芎嗪可抑制肾炎性肾病患儿α颗粒膜蛋白-140（GMP-140）的产生而改善肾病症状，缓解肾炎性肾病的发生发展。川芎嗪能够有效缓解肾病综合征患者的高凝状态和微血栓形成，与激素联合治疗肾病综合征疗效较好。

抗肿瘤　川芎及其有效成分具有抗肿瘤、抗肿瘤转移及抗射线和抗氮芥损伤的作用。川芎嗪能够通过促进肿瘤细胞凋亡、抑制肿瘤细胞与内皮细胞的黏附、抑制微血管生成，降低P-选择素表达等抑制肿瘤转移。川芎嗪还能够下调免疫抑制因子分泌阻碍肿瘤细胞产生的免疫抑制，增强脾自然杀伤（NK）细胞活性等免疫调节作用起到抗肿瘤的作用。川芎素对阿霉素等多种化疗药物具有增敏作用，可增强后者杀伤肿瘤细胞作用，逆转肿瘤多药耐药。阿魏酸钠能够提高动物急性放射病的存活率，减轻血小板下降并加速恢复，刺激小鼠造血功能，临床用于治疗放射病、再生障碍性贫血、粒细胞减少症及血小板减少症等。川芎煎剂能够降低钴-60照射引起的大鼠死亡率，对氮芥所致大鼠死亡具有保护作用，提示川芎可用于肿瘤患者的放射治疗和芥子气中毒治疗的辅助治疗，减少毒副作用。

免疫系统 具有抗炎作用。川芎嗪能拮抗组胺、5-羟色胺的合成与释放。阿魏酸钠对二甲苯所致小鼠耳郭肿胀及醋酸、组胺引起小鼠腹腔及大鼠皮肤毛细血管通透性升高，角叉菜胶、蛋清、甲醛所致大鼠足趾肿胀均有抑制作用。阿魏酸能够抑制大鼠棉球肉芽组织增生，同时能够降低炎性组织中炎性渗出及前列腺素 E_2 的释放。川芎嗪能够抑制 T 淋巴细胞增殖，作用机制可能与其下调 T 细胞转铁蛋白受体表达，减少细胞对铁离子摄入有关。

其他 川芎还具有保护雏鸡避免因缺乏维生素 E 而引起的营养性脑病。川芎对环孢素的肝肾毒性引起的胰岛 β 细胞的毒性均有防护作用。川芎嗪可促进视网膜神经节细胞轴突再生和伸长。川芎、川芎嗪及藁本内酯对实验动物气道、胃肠及子宫平滑肌均有解痉作用。川芎对多种革兰阴性肠道菌如大肠埃希菌、痢疾杆菌、变形杆菌、铜绿假单胞菌、伤寒沙门菌、副伤寒沙门菌、霍乱弧菌等均有一定的抑制作用。川芎对一些致病性的皮肤真菌和病毒也有一定的抑制作用。

毒性与不良反应 川芎毒性极小，使用安全。川芎水溶性粗制剂和川芎嗪灌胃及注射给药均未见毒性反应。川芎的不良反应少见，偶有变态反应，临床表现为烦躁、头昏、恶心呕吐、胸闷憋气、呼吸困难，全身皮肤瘙痒、出现丘疹或弥漫性红斑等。川芎可抑制延髓中枢和脊髓反射功能，导致血压、体温下降，呼吸困难，四肢麻痹，终至虚脱。

体内过程 健康人口服 300g 磷酸川芎嗪胶囊（相当于川芎嗪 174.4mg），药代动力学模型为二室开放模型，川芎嗪在人体内的吸收速度较快，30 分钟左右血液浓度达高峰，随即由中央室向周边室快速分布，半衰期为（0.4855 ± 0.188）小时，中央室表观分布容积为 17.76L，总表观分布容积为 66.77L，说明川芎嗪在人体内分布较广；同时川芎嗪在体内迅速消除，其消除半衰期为（2.894±0.558）小时。

给犬静脉注射 30mg/kg 川芎嗪，体内过程符合一室开放模型，半衰期（$t_{1/2}$）= 27.5min，表观分布容积（V_d）= 1.33L/kg，主要分布于肝、胆、小肠、大脑和肾等器官，尤以肝最为明显，表明肝是靶器官；分别给大鼠静脉注射、腹腔注射及口服藁本内酯，结果显示静脉注射后藁本内酯在体内分布广泛且清除速率快，1.5 小时后浓度低于定量限。26mg/kg 腹腔注射后，快速吸收并迅速消除，生物利用度为 52%；而 52mg/kg 腹腔注射后，最大血药浓度（C_{max}）显著升高，清除率/生物利用度（Cl/F）明显降低，绝对生物利用度高达 98%，显示藁本内酯药代动力学性质的非线性和剂量依赖性。500mg/kg 口服给药后，快速吸收，0.36 小时达到最大血药浓度 0.66mg/L，并以多相方式降低，4 小时内快速降低至浓度 120μg/L，并维持至 8 小时，随后降低到定量限以下。川芎超临界 CO_2 萃取物的 β-环糊精包合物 400 mg/kg 灌胃，藁本内酯在大鼠体内符合二室模型，分布半衰期（$t_{1/2\alpha}$）= 1.4h，药时曲线下面积（AUC_{0-t}）= 70.87（μg/ml）·h。川芎挥发油灌胃，藁本内酯在小鼠主要效应器官中浓度分布如下：$C_{肺}$ > $C_{心}$ > $C_{脑}$，在主要消除器官中 $C_{肝}$ > $C_{脾}$ > $C_{肾}$，藁本内酯在肺和脾中分布较多。

（林成仁）

yánhúsuǒ

延胡索 （Corydalis Rhizoma）

罂粟科植物延胡索 *Corydalis yanhusuo* W. T. Wang 的干燥块茎。味辛、苦，性温。归肝、脾经。具有活血、行气、止痛之功效，用于治疗胸胁、脘腹疼痛、胸痹心痛、经闭痛经、产后瘀阻、跌扑肿痛。延胡索药理的主要有效成分是延胡索乙素、延胡索甲素、延胡索丑素、脱氢紫堇碱等。

药理作用 主要集中于神经系统、心血管系统、血液造血系统、内分泌系统、消化系统、内分泌系统等方面。

神经系统 主要有镇痛和镇静催眠作用，可以用于疼痛、失眠等疾病的治疗。

镇痛 延胡索镇痛的主要活性物质为生物碱，其中以延胡索乙素（dl-THP）作用最强，延胡索甲素、延胡索丑素次之，但镇痛作用都不及吗啡。延胡索乙素能够阻滞纹状体和伏膈核的 D2 受体，使纹状体亮氨酸脑啡肽含量增加，通过脑啡肽内啡肽神经元作用于中脑导水管周围灰质（PAG），再通过 PAG-延髓外侧网状旁巨细胞核-脊髓背角神经通路，抑制痛觉从脊髓水平传入。

镇静催眠 延胡索及其有效成分延胡索乙素具有镇静催眠、抗焦虑作用。作用机制：与 γ-氨基丁酸 A（GABAA）受体的苯二氮结合位点有关；延胡索乙素通过抑制杏仁体释放多巴胺来抑制由印防己毒素诱导的大鼠自主运动（包括水平运动、垂直运动以及运动距离）和旋转次数增加，也能减少大鼠在冰水中的自主运动频率。

抗脑缺血 延胡索乙素能够缩小脑缺血再灌注损伤模型大鼠小脑梗死范围，减轻缺血再灌注导致的脑电活动抑制，减轻脑水肿，降低缺血再灌注引起的脑 Ca^{2+} 聚集。

心血管系统 主要包括抗心律失常、抗心肌缺血、改善血流动力学等作用，可用于冠心病等疾病的治疗。

抗心律失常 延胡索可减少心肌缺血再灌注损伤模型大鼠的心律失常发生率，并能抑制损伤心肌细胞的凋亡。

抗心肌缺血 脱氢紫堇碱能够保护缺血再灌注引起的心肌损伤。在正常和缺氧情况下，脱氢紫堇碱能够抑制心肌钙离子浓度的增加，降低 RyR 基因的转录和蛋白表达，起到降低心肌细胞内钙的作用；延胡索碱钠钾 ATP 酶、钙 ATP 酶药物可提高心肌细胞活性，从而促进 Na^+-Ca^{2+} 交换，减轻细胞内钙超载。

改善血流动力学 延胡索醇提取物能够扩张兔心和在体猫心的冠状血管，降低冠状动脉阻力与增加冠状动脉血流量，并提高实验动物对常压或减压缺氧的耐受力。延胡索全碱注射液能够扩张麻醉犬冠状血管，增加冠状血管血流量，降低动脉血压，减小总外周血管阻力，从而降低心脏后负荷，在不明显增加左心室内压的情况下，每搏输出量显著增加，并降低心肌耗氧指数，从而改善心肌的供血供氧。延胡索乙素能降低兔胸动脉条张力，对去甲肾上腺素引起的动脉条收缩有解痉作用。

血液造血系统 主要有抗凝血作用。体外具有抗血小板聚集的作用。延胡索乙素对二磷酸腺苷、花生四烯酸和胶原诱导的兔血小板聚集均有抑制作用，并呈剂量依赖关系，作用机制与拮抗钙离子有关。

内分泌系统 主要有调节激素分泌的作用。延胡索乙素可促进大鼠脑下垂体分泌促肾上腺皮质激素。静脉注射延胡索乙素能够降低外周组织中的儿茶酚胺水平。左旋延胡索乙素引起血清催乳素（PRL）水平迅速而显著地增加，且效应持久，具有剂量依赖性。静脉注射左旋延胡索乙素可拮抗培高利特诱导的大鼠血清催乳素水平低下的作用，并随剂量的增大而增强。

消化系统 主要有抗溃疡作用。去氢延胡索甲素对实验性大鼠胃溃疡特别是幽门结扎或阿司匹林诱发的胃溃疡均有保护作用。其能够抑制胃液分泌及胃酸。延胡索醇提物能够抑制幽门螺杆菌的生长。延胡索乙素能够增加胃黏膜血流量及部分阻滞胃黏膜多巴胺（DA）受体。

抗肿瘤 延胡索总碱对于多种人胃癌细胞系具有剂量依赖性抑制作用，其机制与诱导凋亡有关。延胡索脂溶非酚性生物碱组分对体外肝肿瘤细胞杀伤活性强。元胡多糖能抑制小鼠体内路易斯肺癌和 S_{180} 细胞瘤的生长。

毒性与不良反应 延胡索醇浸膏对小鼠口服的半数致死量（LD_{50}）= 100 ±4.53g/kg，延胡索乙素、延胡索丙素、延胡索甲素给小鼠静脉注射的半数致死量（LD_{50}）分别为 146.151 ~ 158.100mg/kg。麻醉猫静脉注射延胡索乙素 40mg/kg 后，则使血压略降，心率减慢，心脏功能无明显变化，正常兔静脉注射延胡索乙素 20~40mg/kg 时，呼吸短暂兴奋，剂量增大至 60 mg/kg，则呼吸出现抑制。猴 1 次静脉滴注延胡索乙素 85 mg/kg 或 100mg/kg，或口服 80mg/kg 无明显毒性；静脉滴注 180mg/kg，先出现短时兴奋，继而较严重的抑制，极度镇静和较深度的催眠作用，感觉并不丧失，随后发生四肢震颤性帕金森综合征，心电图和呼吸均不正常，有管型尿，数天后可恢复。每天静脉滴注 85 mg/kg，连续 2 周后，除了出现镇静、催眠的作用外，第 4~7 天的反应基本与静脉滴注 180mg/kg 者相似。肉眼观察内脏无明显变化，组织病理检查发现心脏和肾脏有轻度浑浊肿胀。

体内过程 延胡索水煎液给兔子灌胃，延胡索乙素在兔血中的处置过程符合二房室模型，其达峰时间为 2 小时，最大峰浓度为 1.83μg/ml，其几个主要药动学参数为：分布半衰期 $t_{1/2(\alpha)}$ = 1.98h，消除半衰期 $t_{1/2(\beta)}$ = 16.7h，吸收半衰期 $t_{1/2}$（K_a）= 0.702h，周边室向中心室的转运速度常数（K_{21}）= 0.238/h，中心室的消除速度常数（K_{10}）= 0.061/h，中心室向周边室的转运速度常数（K_{12}）= 0.093/h，药时曲线下面积（AUC）= 34.66（μg/ml）·h，延胡索乙素在兔体内的代谢属于吸收快、消除慢、能保持较长时间内有镇痛作用的药物。延胡索乙素单体、延胡索生品和醋炙品经口服给药，三者在大鼠体内的动力学行为均符合开放型二室模型，主要的药动学参数：$t_{1/2\beta}$ 为 5.66 ± 1.92h、4.24±1.54h、4.35±1.34h；达峰时间（T_{max}）为 1.5 ± 0.5h、1.0±0.55h、0.5±0.68h；达峰浓度（C_{max}）为 0.71 ± 0.29μg/ml、0.37±0.11μg/ml、0.67±0.35μg/ml；AUC_{0-1} 为 2.58±0.85（μg/ml）·h、1.96 ± 0.69（μg/ml）·h、

2.95 ± 1.61（μg/ml）·h。以延胡索乙素为测定指标，三者的延胡索乙素的血药浓度达峰时间依次为：延胡索醋炙品≤延胡索生品≤延胡索乙素单体，延胡索生品和醋炙品均能缩短延胡索乙素的达峰时间，说明延胡索生品和醋炙品较延胡索乙素单体起效迅速。

（林成仁）

yùjīn

郁金（Curcumae Radix）

姜科植物温郁金 Curcuma wenyujin Y. H. Chen et C. Ling、姜黄 Curcuma longa L.、广西莪术 Curcuma kwangsiensis S. G. Lee et C. F. Liang 或蓬莪术 Curcuma phaeocaulis Val. 的干燥块根。味辛、苦，性寒。归心、肝、肺经。具有活血止痛，行气解郁，清心凉血，利胆退黄之功效。主要用于胸胁刺痛、胸痹心痛、经闭痛经、乳房胀痛、热病神昏、癫痫发狂、黄疸尿赤等。郁金的药理有效成分主要包括挥发油、姜黄素等。

药理作用　主要包括镇静催眠、改善血液流变学、调节胃肠运动、利胆、抗肿瘤、抗辐射等。

镇静催眠　郁金有效成分姜黄二酮腹腔注射能延长家猫的各期睡眠包括慢波睡眠期和快动眼睡眠。

改善血液流变学　郁金煎剂能够降低实验性家兔红细胞的聚集性并提高红细胞的变形能力，以及抑制血小板聚集，维持血液黏度的正常。

调节胃肠运动　郁金对胃肌条收缩活动具有兴奋作用，其能升高兔胃底和胃体纵行肌条张力，减小胃体收缩波平均振幅，并呈剂量依赖关系。

利胆　单味郁金水煎液利胆排石功效与抑制离体兔奥迪括约肌的位相性收缩，兴奋胆囊和十二指肠纵行肌，增强其收缩作用有关。

抗肿瘤　郁金对体外肿瘤、荷瘤动物的肿瘤、临床肿瘤均有较好的抑制作用。温郁金提取物对人胃癌细胞 SGC-7901 生长有抑制作用，其抑癌作用的机制可能与抑制胃癌细胞分泌胰岛素样生长因子-Ⅰ（IGF-Ⅰ）、IGF-Ⅱ，及下调血管内皮细胞生长因子（VEGF）表达水平有关。郁金水提物有抗化学诱变作用，水提物和非水提物均有抗苯并芘的诱变作用，且有量效关系。提取物姜黄素对体外人结肠腺癌细胞具有细胞毒作用，并使肿瘤细胞阻滞于 S、G_2/M 期，有利于肿瘤的放疗和化疗。姜黄素同时可以作为一种光敏剂诱导人胃癌 MGC80-3 细胞的凋亡。姜黄素对人白血病 HL60、人红白血病 K562、人肝癌 BEL-7402 细胞都有抑制作用，并与干扰素联用具有协同效应，能显著增强姜黄素抑制人卵巢癌细胞株 3AO 增殖的作用。温郁金水蒸气蒸馏提取液对 N-甲基-N'-硝基-N-亚硝基胍（MNNG）诱导的大鼠胃癌有预防作用。从郁金挥发油中提取的榄香烯注射液对大鼠肌肉接种 W-256 实体瘤有抑制作用，对皮下接种的路易斯（Lewis）肺癌细胞也具有较好的抑瘤作用。从郁金提取的榄香烯乳制剂配合化疗药物治疗急性非淋巴细胞白血病、晚期非小细胞肺癌、进展期胃癌有效率均提高。郁金对肿瘤的抑制作用机制包括：抗氧化、促进生长抑素的分泌、诱发肿瘤细胞凋亡、抑制肿瘤血管的生成、阻断肿瘤细胞的信号通路等。

抗辐射　温郁金提取液可使辐射导致的脂质过氧化物（LPO）含量增高降低，而铜锌超氧化物歧化酶（Cu/Zn-SOD）活力升高，谷胱甘肽过氧化物酶（GSH-Px）活力应激性升高。温郁金经水蒸气蒸馏制得的提取液可使辐射导致的抗氧化酶活性降低得到抑制。温郁金的提取液通过保护或提高抗氧化酶，如 CuZn-SOD、锰超氧化物歧化酶（Mn-SOD）、GSH-Px 和过氧化氢酶（CAT）的活力，减少脂类过氧化物的产生，而发挥抗辐射损伤的作用。

毒性与不良反应　郁金乙醇提取物长毒用药中，小鼠体重未见明显改变，但心和肺的重量显著减少；血液学研究发现红细胞及白细胞显著减少；增加雌雄小鼠性腺器官重量及雄性小鼠精子活动能力和精子数目。急性毒性实验、长期毒性实验均未发现有生殖毒性。

体内过程未见文献报道。

（林成仁）

jiānghuáng

姜黄（Curcumae Longae Rhizoma）

姜科植物姜黄 Curcuma longa L. 的干燥根茎。味苦、辛，性温。归脾、肝经。具有破血行气，通经止痛之功效。用于胸胁刺痛，胸痹心痛，痛经经闭，癥瘕，风湿肩臂疼痛，跌扑肿痛等。其药理学主要有效成分为姜黄素、去甲氧基姜黄素、去二甲氧基姜黄素等姜黄素类成分，以及以姜黄酮、龙脑、姜油烯等为主要成分的挥发油。

药理作用　多集中于心血管系统、消化系统、生殖系统、神经系统、呼吸系统、内分泌系统、泌尿系统、免疫系统等方面，尚有治疗皮肤疾病、治疗眼科疾病、抗病原微生物、抗肿瘤、抗氧化等作用。

心血管系统　主要表现在降

血脂、抑制血小板聚集、抗动脉粥样硬化、抗心肌缺血及强心等作用。可用于冠心病、高血脂、动脉粥样硬化等疾病的治疗。

降血脂 姜黄提取物、挥发油、姜黄素等口服能明显降低实验性高脂血症大鼠和家兔血清、主动脉及肝脏中胆固醇、三酰甘油及 β-脂蛋白的含量，提高载脂蛋白 A 水平，降低血清低密度脂蛋白胆固醇（LDL-C）及升高高密度脂蛋白胆固醇（HDL-C）的含量，其机制可能与减少肝中胆汁酸的转换有关，同时降低血及肝中过氧化脂质，增加抗氧化酶超氧化物歧化酶（SOD）活性。姜黄素能使冠心病患者的总胆固醇（TC）、三酰甘油（TG）、LDL-C 和高敏 C 反应蛋白水平降低，同时还可轻度升高 HDL-C 的水平。

抑制血小板聚集 姜黄挥发油、姜黄素可抑制血小板聚集。姜黄素能够增加大鼠血栓模型前列环素（PGI$_2$）的表达，显著逆转由二磷酸腺苷（ADP）、胶原和凝血酶诱导的血小板聚集。

抗动脉粥样硬化 姜黄素具有抗实验动物动脉粥样硬化作用。能拮抗动脉粥样硬化（AS）诱导的内皮功能紊乱，上调内皮型一氧化氮合酶（eNOS）水平，促进一氧化氮（NO）释放，减少氧化损伤，改善内皮舒张功能。姜黄素可以抑制高脂饮食诱导新西兰兔 AS 模型斑块形成；另外，姜黄素能够通过抑制血管平滑肌细胞的增殖抑制冠状动脉支架植入术后发生的支架内再狭窄。

抗心肌缺血 姜黄及姜黄素具有对抗实验动物心肌缺血再灌注损伤作用。姜黄水煎剂灌胃能够降低左冠状动脉前降支结扎家兔血清磷酸肌酸激酶（CPK）活

性、心肌组织丙二醛（MDA）含量，缩小心肌缺血面积，减小 ST 段抬高总和数。姜黄素经十二指肠给药能够降低急性心肌梗死犬冠状动脉阻力，增加冠状动脉血流量，减少心肌耗氧量，减轻心肌缺血程度和缺血范围，缩小心肌梗死面积，降低血清磷酸肌酸激酶、乳酸脱氢酶活性及游离脂肪酸含量。姜黄素预防给予心肌缺血再灌注家兔可上调血红素氧合酶-1（HO-1）蛋白表达及活性，抑制心肌中性粒细胞浸润及脂质过氧化反应，降低心肌梗死范围及心肌细胞凋亡指数（AI）。姜黄素能够使异丙肾上腺素损伤心肌细胞培养液的超氧化物歧化酶（SOD）活性升高，丙二醛（MDA）及 NO 含量降低。姜黄素体外能提高过氧化氢（H$_2$O$_2$）所致乳鼠心肌细胞损伤的心肌存活率，减少乳酸脱氢酶和丙二醛的生成，提高超氧化物歧化酶的活性，降低心肌细胞凋亡率。

强心 姜黄素能够改善兔慢性心力衰竭模型的心功能，在防治心力衰竭中具有良好应用前景。

消化系统 姜黄及姜黄素具有抗肝损伤及肝纤维化、利胆、抗溃疡、解痉、抗炎作用，可用于急性肝损伤、肝纤维化、胃溃疡、胃炎等的治疗。

抗肝损伤及肝纤维化 姜黄素能有效减轻四氯化碳、D 氨基半乳糖等诱导肝纤维化大鼠肝损伤及纤维化程度，能减轻血吸虫病肝细胞的损伤及肝纤维化，同时减轻血清中丙氨酸转氨酶（ALT）、天冬氨酸转氨酶（AST）、肿瘤坏死因子-α（TNF-α）、透明质酸（HA）、层粘蛋白（LN）、Ⅲ型前胶原（PC Ⅲ）的含量，降低肝组织丙二醛（MDA）、羟脯氨酸（Hyp）含量，

升高超氧化物歧化酶（SOD）水平，抑制 α-平滑肌肌动蛋白（α-SMA）表达，改善肝组织结构，其机制与姜黄素抑制转化生长因子-β$_1$（TGF-β$_1$）表达及肝星形胶质细胞活化有关。姜黄素固体分散体能够保护酒精性大鼠肝损伤及 CCl$_4$ 所致小鼠急性肝损伤。姜黄素能有效对抗家鸭脂肪肝模型。

利胆 姜黄素、挥发油、姜黄酮及姜烯、龙脑和倍半萜醇都有利胆作用，能增加胆汁分泌与生成，促进胆囊收缩。

抗溃疡、解痉、抗炎 姜黄乙醇提取物对低温约束应激性、幽门结扎性、吲哚美辛、利血平、5-羟色胺引起的溃疡有明显的保护作用。对囊肿毁坏剂引起的胃损伤有保护作用。姜黄素可通过抑制胃黏膜 NF-κB 的表达缓解由感染引起的胃炎；姜黄素钠对豚鼠离体回肠具有解痉作用。姜黄素对三硝基苯磺酸诱导的大鼠实验性结肠炎有治疗作用，组织病理学改变减轻，体重消耗也有所改善，其机制可能与调控过氧化物酶体增殖物激活受体（PPARγ）有关。

生殖系统 姜黄煎剂对小鼠、豚鼠离体子宫呈兴奋作用，还可引起家兔子宫瘘管阵发性收缩加强。姜黄粉的石油醚、乙醇和水提物具有抗孕作用，可为黄体酮所拮抗，提示姜黄终止早期妊娠的作用机制可能与其抗孕激素和宫缩作用有关。另外姜黄素还能够抑制子宫内膜异位症异位内膜细胞的体外生长，且对感染性早产有防治作用。

神经系统 主要包括改善学习记忆、抗震颤麻痹、抗癫痫、抗抑郁、抗脑缺血、镇痛等作用，可用于阿尔茨海默病、帕金森病、抑郁症及癫痫、中风、血管性痴

呆、老年性痴呆等疾病的治疗。

改善学习记忆 姜黄素能够改善实验性阿尔茨海默病（AD）动物的学习认知能力，其作用机制主要与抗β淀粉样蛋白（Aβ）生成、抗炎、抗氧化、抗神经元凋亡及增加相关神经递质水平等有关。姜黄素能够影响β淀粉样蛋白前体蛋白（APP）的成熟而阻碍β淀粉样蛋白的形成，减少淀粉样斑块沉积；姜黄素能够抑制APP/PS1转基因小鼠脑内老年斑形成以及tau蛋白过度磷酸化引起的神经纤维缠结；姜黄素能够通过增强凋亡相关蛋白Bcl-2水平，降低Bax及胱天蛋白酶-3（caspase-3）活性，保护氯化铝及D-半乳糖诱导的神经元凋亡；姜黄素是一个自由基清除剂和氢供体，能够抑制铜介导的氧化作用；姜黄素能够抑制AD患者脑内脂质过氧化，减少脑内活性氧表达，阻止DNA损伤；姜黄素直接抑制致炎因子白介素-1β（IL-1β）引起的学习记忆能力下降，其机制可能与姜黄素抑制星形胶质细胞诱导型一氧化氮合酶（iNOS）表达及NO生成相关。姜黄素能够通过抑制AD动物模型中的过氧化物酶体增殖物激活受体（PPARγ）起到抗炎作用；姜黄素能够通过降低脑内乙酰胆碱酯酶水平进而增强胆碱能系统功能；姜黄素能够抑制小鼠不同脑区单胺氧化酶（MAO）水平，增加海马、纹状体及额叶皮质单胺类递质含量；姜黄素能够升高链脲霉素侧脑室注射诱导大鼠痴呆模型胰岛素样生长因子-Ⅰ（IGF-Ⅰ）水平，改善痴呆大鼠的学习记忆能力；姜黄素能够改善HIV-1 gp120 V3诱导的海马CA1区神经元长时程增强效应（LTP）的抑制，改善学习记忆，增加海马突

触后密度蛋白-95（PSD-95）和突触蛋白-1的表达，上调钙调蛋白依赖性蛋白激酶Ⅱ（CaMKⅡ），增强突触功能，减轻钙超载对海马神经元的损伤；姜黄素能够阻碍micro-RNA-146a的表达，减少老年斑形成，改善突触病理状态。

抗震颤麻痹 姜黄素能够改善实验性帕金森病动物运动不能，其作用与抗炎、抗氧化、抗神经元凋亡相关。腹腔注射姜黄素能够改善1-甲基-4-苯基-1,2,3,6-四氢吡啶（MPTP）诱导的实验性帕金森病大鼠及小鼠模型运动能力，抑制模型鼠脑内单胺氧化酶B（MAO-B）活性，减少多巴胺代谢，增加黑质多巴胺神经元纤维数量，减少多巴胺能神经元损伤，其机制可能与抑制JNK信号通路抗神经元凋亡有关。姜黄素对氟哌啶醇长期应用导致的迟发性运动障碍症状也有一定的改善作用。姜黄素能够抑制6羟基多巴（6-OHDA）及脂多糖（LPS）诱导的神经元及PC12细胞损伤，降低Bax/Bcl-2比例，增加多巴胺神经元活性，上调酪氨酸羟化酶（TH）和D2受体功能，抑制小胶质细胞的激活，减少炎症介质释放，下调NF-κB及AP-1水平。

抗癫痫 姜黄素具有潜在的治疗经期癫痫及颞叶癫痫的作用。姜黄素灌胃给药能够抑制戊四氮诱导的癫痫病灶细胞的放电或扩散，缓解肌肉阵挛症状，改善模型动物认知功能，作用与其降低模型动物脑内丙二醛和谷胱甘肽活性有关；姜黄素能防治癫痫持续状态后海马CA1区和CA3区神经元丢失，使TUNEL阳性细胞数显著减少，可防治海马神经元程序化死亡。其作用机制可能与影响AMPA/KA受体介导大鼠海马神经元钙内流有关。姜黄素与抗

癫痫药物苯妥英钠、卡马西平等联合用药可以增强疗效，减少使用量，减少不良反应的发生。

抗抑郁 姜黄素具有抗抑郁及抗焦虑样作用，通过影响单胺类神经递质，调节下丘脑-垂体-肾上腺轴及免疫系统功能，显示出较强的抗抑郁和抗焦虑的作用。姜黄素能够减少小鼠强迫游泳和悬尾实验的绝望行为时间，抑制单胺氧化酶A（MAO-A）活性；姜黄素能够显著提高抑郁模型小鼠海马及额叶皮质5-羟色胺（5-HT）及去甲肾上腺素（NA）水平，以及纹状体和额叶皮质中DA水平；姜黄素能够显著提高嗅球摘除模型大鼠海马和额叶皮质内5-HT、NA、多巴胺（DA）水平同时减少代谢产物的生成。姜黄素能够逆转慢性应激大鼠模型下丘脑-垂体-肾上腺轴（HPA）功能异常。姜黄素能够提高应激大鼠在开野实验中的自主活动，减少大鼠焦虑样行为，改善束缚小鼠在高架十字迷宫的焦虑样行为，增加小鼠在开放臂停留时间及穿梭次数，其机制可能与其提高啮齿类动物海马齿状回颗粒细胞层铜锌超氧化物歧化酶（Cu/Zn-SOD），以及抑制诱导型一氧化氮合酶（iNOS）生成有关。姜黄素能够逆转应激大鼠免疫细胞功能降低，提高应激大鼠的免疫功能。

抗脑缺血 姜黄素作为一种强大的抗氧化剂具有潜在的抗脑缺血作用。姜黄素可以降低局灶性脑缺血模型动物的缺血梗死面积，改善缺血后遗症，调节神经元和胶质细胞的形态及功能，其作用机制可能与其上调抗氧化酶SOD、HO-1等的活性，减少氧化产物生成有关，同时抑制海马星形胶质细胞和小胶质细胞的活化，

改善线粒体功能紊乱，降低细胞色素 C 的释放，保护神经元，抑制凋亡；另外，姜黄素能够改善外伤性脑损伤引起的大鼠运动能力的下降，增强动物的学习记忆能力，其机制与姜黄素上调 BDNF/CREB/CAMK II 信号转导、增加神经元突触功能及抗氧化作用有关。

镇痛 姜黄素能减轻坐骨神经结扎大鼠机械性痛觉过敏和热痛觉过敏，机制与降低 Fos 蛋白表达有关；姜黄素能减轻神经病理性痛，机制可能与降低脊髓背角的 pERK、pCREB 阳性神经元表达有关。

呼吸系统 主要有平喘、抗急性肺损伤及抗肺纤维化等作用。

平喘 姜黄素可以减轻哮喘大鼠及小鼠的气道炎症反应，延缓气道重构进程，其作用机制与姜黄素抑制肺组织 GM-CSF 表达，减少嗜酸性粒细胞生成及缩短其存活时间，并抑制 $TGF-\beta_1$ 的表达有关。

抗急性肺损伤 姜黄素对大鼠油酸型急性肺损伤具有保护作用，可显著抑制动态肺顺应性降低，改善大鼠肺功能，降低肺指数及湿/干重比，降低肺渗透性，减少炎症因子表达，减轻肺组织病理学损伤。

抗肺纤维化 姜黄素能够抑制高氧所致的新生大鼠肺纤维化，抑制二氧化硅（SiO_2）致硅沉着病模型小鼠肺纤维化，减轻博来霉素诱导大鼠的肺泡炎及肺纤维化，其机制与姜黄素抑制模型动物 $TGF-\beta$ 水平有关。姜黄素还能够通过抑制 MRC25 细胞的增殖减少细胞外基质集聚，激活胱天蛋白酶-3（caspase-3）诱导特发性肺纤维化患者成纤维细胞凋亡，从而发挥抗肺纤维化的作用。

内分泌系统 姜黄素能够降低单纯性肥胖大鼠体重及体脂，具有降低血糖、调节血脂、改善胰岛素抵抗的作用。有研究显示姜黄素能够降低糖尿病患者及模型动物的血糖浓度，同时抑制肾损伤、创伤愈合、白内障等并发症，机制可能与姜黄素保护胰岛 β 细胞免受活性氧介导的破坏有关；同时姜黄素能够减轻胰腺组织脂肪沉积，使胰岛素淋巴回流畅通，抑制胰岛细胞凋亡，有效缓解肥胖引起的胰岛素抵抗及瘦素抵抗。

泌尿系统 主要表现在对肾脏损伤、肾间质纤维化、糖尿病肾病的防治及抗炎作用。姜黄素能够改善环孢素引起肾毒性大鼠模型肾功能，减轻局灶性肾小球硬化和肾间质纤维化，增加肾组织 HO-1 表达，降低碱性成纤维生长因子（bFGF）的表达。姜黄素能改善肾缺血再灌注大鼠肾脏功能，降低血清中尿素和胱蛋白酶抑制剂 C 的浓度；升高血清和组织中 GSH-Px 活性；组织学接近正常。姜黄素具有防治肾小管-间质纤维化的作用。姜黄素能够改善单侧输尿管梗阻引起的肾脏损伤及肾间质纤维化，减少转化生长因子-β_1（$TGF-\beta_1$）表达；姜黄素能够抑制模型大鼠肾小管上皮细胞分化而减轻肾间质纤维化，在梗阻性肾病中，姜黄素可通过降低肾组织内血管紧张素 II（Ang-II）、内皮素 1（ET-1）的表达，下调 $TGF-\beta_1$，使结缔组织生长因子及细胞外基质合成减少，延缓肾组织纤维化进程。姜黄素能防治高脂血症所致的肾脏损害，降低高脂血症大鼠 TC、TG、LDL-C，减少肾皮质 LN、纤连蛋白（FN）产生及 α-SMA 过度表达，减轻肾小球系膜细胞增生及胞外基质集聚，改善肾脏病理变化。姜黄素可抑制单核细胞趋化蛋白-1（MCP-1）诱导大鼠系膜细胞的增殖及细胞 FN、I 型胶原蛋白（Col I）的表达，抑制肾小管上皮细胞炎症因子，改善肾炎病理表现。

免疫系统 主要包括调节免疫和抗炎作用。

调节免疫 姜黄素能够抑制丝裂原、IL-2 及抗原诱导的脾淋巴细胞的增殖，抑制毒性 T 淋巴细胞的产生，抑制淋巴细胞激活的杀伤细胞的产生；姜黄素能抑制脾 T 淋巴细胞 IL-2 和 IFN-γ 的表达及腹腔巨噬细胞 IL-12 和 TNF-α 的表达，抑制 NF-κB 的活化。姜黄素能明显减少大鼠嗜酸性粒细胞的数量，抑制淋巴细胞增殖，使 IL-4、IL-5 和 IL-13 的表达明显减少，抗原呈递细胞表面的共刺激分子 CD80、CD86 和 OX40L 的表达也显著下降，MMP-9、OAT 和 TSLP 的基因表达也减少。姜黄素能够使 H_2O_2 依赖的羟自由基的形成减少，减轻石英诱导的细胞毒性反应，降低环氧化酶-2 mRNA 的表达，还能抑制巨噬细胞炎症蛋白 2 的释放。

抗炎 姜黄素对急慢性炎症模型均有良好的抗炎活性。姜黄提取物、姜黄素等对角叉菜胶诱导大鼠足跖急性肿胀、白陶土诱导大鼠炎症、甲醛、福氏佐剂和棉球等所致大鼠关节炎等表现出一定的防治作用；姜黄素通过抑制关节软骨细胞中 MAPKs、AP1、NF-κB 信号通路来抑制炎症细胞因子和基质金属蛋白的活性，对风湿性关节炎有一定的疗效；姜黄素能够减轻实验性小鼠及临床患者的炎症性肠道疾病症状等。姜黄素抗炎的作用机制可能与抑制核转录因子 NF-κB 的表达及促炎因子的释放、抑制环氧化酶-2（COX-2）活性减少前列腺素（PG）释放以及调控皮质激素作用有关。

治疗皮肤疾病 姜黄素具有对抗皮肤氧化损伤、抗瘢痕增生及改善银屑病症状等作用。姜黄素能增加细胞内抗氧化酶活性，抑制脂质过氧化反应，对 UVB 照射所致人角质形成细胞的氧化损伤具有防护作用；姜黄素在体外具有抗增生性瘢痕作用，其机制与姜黄素抑制结缔组织生长因子在瘢痕疙瘩成纤维细胞表达有关；姜黄素还可以诱导胶质形成细胞凋亡。口服姜黄素能够改善中度到重度斑块型银屑病患者的病情且未发现明显的毒副作用。姜黄素脂质体在体内外可以影响头部鳞癌的生长。

治疗眼科疾病 姜黄素对眼具有一定的保护作用。姜黄素可以抑制视网膜色素上皮细胞增殖，抑制体外培养人翼状胬肉成纤维细胞增生并诱导凋亡，抑制糖尿病大鼠视网膜新生血管生成；姜黄素还能够防止半乳糖、萘等诱导的大鼠白内障形成及抑制晶状体上皮细胞增殖，发挥防治后发性白内障的作用；姜黄素通过抑制角膜新生血管生长从而对大鼠角膜碱烧伤具有保护作用。

抗病原微生物 姜黄醇提液、姜黄素及挥发油可以抑制八叠球菌、棒状杆菌和梭状芽胞杆菌等。姜黄挥发油对红色毛癣菌、石膏样毛癣菌、白念珠菌等真菌具有一定的抑制作用；姜黄素具有光毒性，在有氧情况下，低浓度即可对伤寒沙门菌、大肠埃希菌产生光毒作用，可作为光敏化药应用于银屑病、癌症以及细菌、病毒感染等的治疗。姜黄素能够抑制人类免疫缺陷病毒（HIV）的复制，具有抗 HIV 的活性；姜黄素在体外对 A 型流感病毒 H1N1 和 H3N2 亚型病毒具有直接杀灭作用。

抗肿瘤 姜黄素对结肠直肠癌、乳癌、前列腺癌、胰腺癌、卵巢癌、肝癌、骨髓瘤、胃癌、肠癌、血癌、喉癌、肺腺癌、宫颈癌等均具有一定程度的抑制作用，其可能的作用机制：①诱导肿瘤细胞周期阻滞，抑制肿瘤细胞的增殖。姜黄素可以通过抑制细胞周期蛋白（Cyclin D1 和 Cyclin E）来抑制肿瘤细胞的生长。②抑制肿瘤细胞的侵袭与转移，抗血管生成。姜黄素能够上调金属蛋白酶抑制因子-1 和下调基质金属蛋白酶-2（MMP-2）的分泌，以及抑制血管内皮生成因子及碱性成纤维细胞生长因子的表达抑制肿瘤侵袭和转移。③诱导肿瘤细胞凋亡。姜黄素能够诱导 caspase 级联活化，激活凋亡信号通路诱导肿瘤细胞凋亡。④诱导肿瘤细胞分化，促进肿瘤细胞自噬。姜黄素通过抑制异常激活的 ERK 通路诱导胶质瘤 U251 细胞分化，增加自噬性特异蛋白 LC3 表达诱导 K562 细胞自噬。⑤放化疗增敏性。姜黄素可明显抑制化疗药物 5-氟尿嘧啶、阿霉素、顺铂和紫杉醇诱导的 NF-κB 的激活，增强癌细胞对化疗药物的敏感性，姜黄素可抑制人鼻咽癌细胞 CNE-2Z 细胞的放疗敏感度。⑥逆转多药耐药。姜黄素能逆转多种耐药细胞株的耐药性，机制可能与其抑制 g-pg 对药物的外排作用有关。⑦姜黄素还可通过调控 P-糖蛋白、减少活性氧的形成、调控谷胱甘肽转移酶、抑制环氧化酶-2（COX-2）表达等多种途径抗肿瘤。姜黄素抗肿瘤的机制具有多靶点多因素性，具体机制未知。

抗氧化 姜黄素具有极强的抗氧化功能，其抗氧化作用主要是通过清除自由基和增强抗氧化酶的活性实现的。

毒性和不良反应 姜黄毒性极小，使用安全。临床偶见变态反应表现为心慌、头痛、眼花、烦躁、全身乏力等。孕妇忌用。

体内过程 大鼠分别经灌胃（200mg/kg）、腹腔注射（20mg/kg）、舌下静脉（10mg/kg）给予姜黄素后，姜黄素在大鼠体内的代谢过程均符合二室模型，消除半衰期分别为（159.28±18.12）分钟、（90.79±11.55）分钟和（11.96±2.64）分钟；药时曲线下面积（$AUC_{0-\infty}$）分别为 86.36±12.90（mg/L）·min、73.39±8.72（mg/L）·min、104.62±11.89（mg/L）·min。按剂量折算，姜黄素经腹腔注射给药的绝对生物利用度为 35.07%，灌胃给药的绝对生物利用度为 4.13%。提示姜黄素经不同途径给药在大鼠体内的药代动力学过程相似，腹腔注射给药的绝对生物利用度较高，口服给药生物利用度较低。小鼠尾静脉注射姜黄素注射液，按 100mg/kg 一次性静脉注射给药，其体内姜黄素浓度-时间曲线属二室模型分布，主要药动学参数为：消除半衰期（$t_{1/2\beta}$）= 7.404 min，周边室向中心室转运速度常数（K_{21}）= 0.249/min，中心室的消除速度常数（K_{10}）= 0.715/min，中心室向周边室的转运速度常数（K_{12}）= 1.032/min，实验结果表明，姜黄素注射液在小鼠体内代谢很快。小鼠尾静脉注射姜黄素 100mg/kg，药后 20 分钟小鼠肝、肾、肺、心内姜黄素含量分别为 8.00μg/g、0.35μg/g、0.17μg/g、0.06μg/g；在给药后 40 分钟仅在肝脏测得 0.04μg/g，而其他脏器未测得姜黄素含量；在给药后 100 分钟，各脏器均未测得姜黄素含量，表明姜黄素在小鼠体内的分布主要集中于肝脏，并且在小鼠体内各脏器的代谢很快。小鼠尾静脉注射姜黄素 30mg/kg，药动学行为符合三室模型，主要药动学参数为：$t_{1/2\alpha}=16.2$ min，$t_{1/2\beta}=73.82h$，$Cl=1.22L/h$，表明姜黄素静脉注射后在小鼠体内分布消除迅速。

（林成仁）

rǔxiāng

乳香（Olibanum）　橄榄科植物乳香树 Boswellia carterii Birdw. 及同属植物 Boswellia bhaw-dajiana Birdw. 树皮渗出的树脂。味辛、苦，性温。归心、肝、脾经。具有活血定痛、消肿生肌之功效。主要用于胸痹心痛，胃脘疼痛，痛经经闭，产后瘀阻，癥瘕腹痛，风湿痹痛，筋脉拘挛，跌打损伤，痈肿疮疡。乳香的药理有效成分主要包括五环三萜、四环三萜和大环二萜以及多种挥发油类化学成分。

药理作用　乳香的药理作用包括神经系统、免疫系统、消化系统等方面。

镇痛：乳香镇痛有效成分为挥发油，且其主要有效成分为乙酸辛酯，直接作用于神经末梢达止痛目的；又能抑制毛细血管通透性，改善局部血液循环，促进病灶处渗出液的吸收，达消肿止痛目的。

抗炎：乳香酸类具有良好的抗炎作用，且无明显的副作用。乳香的乙醇提取物能抑制角叉菜胶引起的小鼠和大鼠足趾肿，抑制葡聚糖引起的大鼠足肿胀和组胺诱导大鼠后肢肿胀。对甲醛及佐剂引起的关节炎有明显对抗作用。乳香抗炎作用途径主要在于

影响机体内花生四烯酸的代谢。乳香提取物能抑制转化生长因子等，从而有效地抑制大鼠纤维化慢性结肠炎。

抗溃疡：体内和体外实验证明，乳香胶对幽门螺杆菌感染有效。乳香提取物能使再生胃黏膜的厚度增加，囊状扩张腺体的数量减少，黏液高碘酸无色品红的含量增加，肉芽组织胶原的含量增加，炎症细胞浸润的数量减少。大鼠于幽门结扎后立即口饲乳香，6 小时后，溃疡指数及胃内容物游离酸度下降。

抗肿瘤：乳香可抑制肿瘤细胞的扩展与恶化。树脂中乳香酸类化合物对肿瘤细胞有抗增殖、诱导细胞分化和凋亡等抗肿瘤作用，尤其是其中的 ABAK，毒性很低，是一个极好的抗肿瘤药物和肿瘤转移抑制剂。乳香提取物可明显降低 HL60 细胞端粒酶的活性，并且发现不同浓度乳香提取物对细胞端粒酶活性影响不同，随药物浓度增高时间延长，细胞端粒酶的活性降低。乳香提取物还具有促进细胞凋亡的作用，低浓度乳香提取液只能抑制急性淋巴细胞白血病细胞株细胞的增殖，当浓度达到一定值时，其具有促进细胞凋亡的作用，当浓度过高时，乳香提取物将导致急性淋巴细胞白血病细胞株细胞膜破裂，核裂解，而不会出现凋亡，乳香挥发油可以区分正常细胞和膀胱癌细胞，在一定浓度下，可特异性地抑制膀胱癌细胞 J82 的增殖，通过全面的基因表达分析证实，乳香挥发油可阻滞 J82 细胞的生长周期，抑制细胞生长并使细胞凋亡，但并未导致 J82 细胞的 DNA 断裂。乳香挥发油中的大环二萜类化合物对人肝癌细胞、宫颈癌细胞、结肠癌细胞增殖有不

同程度的抑制作用。

毒性与不良反应　乳香乙醇提取物毒性较小，大鼠和小鼠口服及腹腔注射，其半数致死量（LD_{50}）均大于 2g/kg，对心血管、呼吸及神经系统均无明显影响。

体内过程未见文献报道。

（林成仁）

mòyào

没药（Myrrha）　橄榄科植物地丁树 Commiphora myrrha Engl. 或哈地丁树 Commiphora molmol Engl. 的干燥树脂。分为天然没药和胶质没药。味辛、苦，性平。归心、肝、脾经。具有散瘀定痛，消肿生肌之功效。用于胸痹心痛，胃脘疼痛，痛经经闭，产后瘀阻，癥瘕腹痛，风湿痹痛，跌打损伤，痈肿疮疡及溃破后久不收口等病症。其主要药理学成分包括挥发油（丁香酚、间甲基酚、枯茗酚、β-罕没药酚等）、没药固醇、没药甾酮、没药树脂及树胶等物质。

药理作用　包括降血脂、抗血小板聚集及抗血栓、镇痛、抗炎、护肝、生肌收敛等。

降血脂　没药油树脂部分能够降低高脂血症家兔血液胆固醇水平，并能防止动脉粥样硬化的形成；没药固醇也具有降低血脂及促进脂肪细胞内脂肪分解的作用，没药甾酮能够诱导脂肪细胞凋亡，促进脂肪分解，抑制肝匀浆中胆固醇的合成，香胶甾酮异构体也具有抑制低密度脂蛋白氧化的作用。

抗血小板聚集及抗血栓　没药固醇 E 能够抑制肾上腺素、腺苷二磷酸（ADP）及 5-羟色胺诱导的血小板聚集，预防血栓生成。醋制没药能够降低血小板黏附性。没药水提物及挥发油对家兔血小板聚集及凝血酶时间有显著影响。

镇痛　醋制没药镇痛效果最

强。没药挥发油具有镇痛作用，醇提部分可以增强挥发油的镇痛效果。非洲没药中提取的倍半萜烯成分对热刺激和醋酸引起的疼痛模型有强镇痛作用，此作用可为纳洛酮抑制，提示该成分与吗啡相似，作用于中枢阿片受体，无成瘾性。

抗炎 生没药作用最强。没药能够减轻外伤所致的小鼠足肿胀。从没药中分离得到的三萜成分对角叉菜胶诱导的炎症反应有抑制作用。没药甲醇提取物及没药油脂能抑制脂多糖诱导的一氧化氮（NO）生成。没药有效成分E-guggulsterone 和二萜化合物对环氧化酶具有抑制作用。没药有效成分曼速宾酸，对急慢性炎症均有良好抑制作用，对过氧化物酶有抑制作用。没药的油树脂石油醚提取物在小鼠炎症模型中具有明显的退热作用。

护肝 印度没药外敷大鼠肝区连续 12 周能增加血吸虫病大鼠的存活率，减轻肝脏病理学改变。没药对肝脏脂质过氧化损害有保护作用。没药甾酮能够抑制丙肝病毒复制。没药能够促进小鼠胆汁分泌增加。

影响子宫 没药能够调节子宫平滑肌收缩，可用于治疗原发性痛经。没药挥发油对小鼠离体子宫平滑肌收缩及芳香化酶活性均有抑制作用；没药水提后药渣醇提物的石油醚萃取部位能降低痛经小鼠扭体次数，提高痛经小鼠子宫组织 NO 水平，降低子宫组织中 Ca^{2+} 水平，改善小鼠痛经模型的病理异常。

生肌收敛 没药具有生肌敛口的作用，比其他具有生肌功效的中药效果更好。没药酊剂对黏膜有收敛作用，可用于治疗口腔、咽部溃疡，也可在胃肠无力时兴奋肠蠕动。

抗病原微生物 没药具有良好的抗细菌、抗真菌作用。没药的水煎剂对多种致病性皮肤真菌都有不同程度的抑制作用，其抗真菌作用可能与其挥发油中所含的丁香油酚有关。没药有效成分（呋喃二烯-6-酮和甲氧基呋喃并-9-烯-8-酮）对大肠埃希菌、金黄色葡萄球菌、铜绿假单胞菌和白念珠菌有很强的抑制活性。没药挥发油、氯仿提取物和从中分离得到的七个倍半萜成分对 18 种细菌有抑制作用。

抗肿瘤 没药及有效成分具有抗肿瘤活性和逆转肿瘤多药耐药的作用。没药水提取物对A549、LLC、Panc-1、Panc02、MCF-7、MCNeuA、PC-3 和 LNCaP 等 8 种肿瘤细胞株的生长有抑制作用。没药两个长链脂肪醇和阿魏酸衍生物形成的混合物，能够抑制 P-糖蛋白介导的肿瘤多药耐药性，对 MCF-7 和 P388 肿瘤细胞株均有抑制作用。倍半萜 1S，2S-环氧-4R-呋喃吉马-10（15）-烯-6-酮对胸腺肿瘤细胞株 MCF-7具有细胞毒性，其作用可能是通过上调 P21 表达，下调 cyline D 蛋白表达实现的。没药甾酮能抗增殖，诱导肿瘤细胞凋亡或分化，抑制肿瘤血管新生，逆转肿瘤多药耐药，对乳腺癌、人白血病、前列腺癌、肺癌、卵巢癌、头颈癌、多发性骨髓瘤、黑素瘤等多种肿瘤细胞均有明显抑制作用。

毒性与不良反应 没药因含有树脂，服用后有恶心、呕吐等消化道反应。没药所含大分子化合物树脂、挥发油等可作为致敏源，对特异体质引发过敏反应。内服没药煎剂可引起迟发性过敏反应，症见面部潮红、周身发热、全身发痒，继而出现全身丘疹，以四肢躯干为多，或出现红肿斑块，尚可见眼睑、面部及下肢水肿。外用药或接触没药后，可在接触或用药部位，以及身体其他部位出现发热、发痒，继而出现皮肤潮红、丘疹、红肿、斑块、奇痒，或伴有恶寒发热。

体内过程未见文献报道。

（林成仁）

xiàtiānwú

夏天无（Corydalis Decumbentis Rhizoma） 罂粟科植物伏生紫堇 Corydalis decumbens (Thunb.) Pers. 的干燥块茎。味苦、微辛，性温。归肝经。具有活血止痛，舒筋活络，祛风除湿之功效。主要用于治疗中风偏瘫，头痛，跌扑损伤，风湿痹痛，腰腿疼痛。主要有效成分为生物碱，包括原阿片碱（Pro）、延胡索乙素（THP）、普鲁托品等 20 余种叔胺类和季铵类生物碱。

药理作用 主要有镇痛、改善学习记忆、抗脑缺血、降压、抗心律失常、抑制血小板聚集、抗肝损伤等作用。

镇痛 夏天无中所含普鲁托品对化学刺激和电刺激引起的疼痛有镇痛作用，但镇痛作用较吗啡弱。夏天无总碱对于热板法所致小鼠疼痛和醋酸诱发的小鼠扭体反应均有止痛作用。

改善学习记忆 夏天无总碱能够抑制大鼠海马乙酰胆碱酯酶（AchE）活性，提高大脑皮质乙酰胆碱含量，从而增加中枢胆碱能系统功能；增加痴呆大鼠脑内5-羟色胺（5-HT）和多巴胺（DA）含量，通过调节单胺类递质代谢提高大鼠的学习记忆能力。

抗脑缺血 夏天无总碱可抑制大鼠血栓形成，减轻脑栓塞引起的伊文思蓝蓝染和脑水肿，从而减少脑微循环障碍。夏天无总碱可降低大鼠脑缺血再灌注后神经病学评分及梗死范围，其机制与抑制一氧化氮合酶活性、提高超氧化物歧化酶活性、减少神经细胞脂质过氧化损伤和抑制神经细胞凋亡等有关。原阿片碱能够改善局灶性脑缺血大鼠神经功能及缩小脑梗死范围，并能降低急性脑缺血小鼠的死亡率，具有抗缺氧、抗脑缺血作用。夏天无生物碱有扩张脑血管和下肢血管的作用，并且可以对抗去甲肾上腺素引起的脑血管及下肢血管的紧张状态。

降血压 夏天无所含原阿片碱可通过抑制猫的心肌收缩力及降低外周阻力来降低血压，并通过抑制心脏自律性，减慢心率，最终降低左心做功，减少心肌耗氧量。另外，原阿片碱对主动脉有松弛作用。夏天无注射液有扩张血管的作用，可增加犬冠状动脉血流量和降低血压。

抗心律失常 夏天无总碱对氯仿诱发的小鼠室颤、肾上腺素所致的家兔心律失常、氯化钙引起的大鼠室颤和乌头碱导致的大鼠心律失常均有预防或治疗作用。总碱能对抗乌头碱引起的钠通道持续开放；对心肌细胞膜 Na^+ 内流可能有抑制作用，还能阻滞肾上腺素激动心脏 β_1 受体引起的心律失常。

抗血小板聚集 夏天无总碱在体内、体外对腺苷二磷酸（ADP）和花生四烯酸（AA）诱导的血小板聚集有抑制作用，其作用强度随药物剂量的增加而增强。兔体外和体内血小板聚集实验证实，普鲁托品抑制 ADP、胶原、AA、烙铁头蛇毒血小板聚集素（TMVA）诱导的血小板聚集、形态的改变和颗粒内含物的释放，说明普鲁托品对血小板结构有保

护作用。

抗肝损伤 普鲁托品能降低血清丙氨酸转氨酶，减轻肝病理损伤，升高肝微粒体细胞色素 P450 的有关酶活性，提高肝脏解毒功能。

毒性与不良反应 小鼠灌胃夏天无生物碱半数致死量（LD_{50}）为 61.5 ± 14.2mg/kg，死亡小鼠均在给药后不久发生强直性惊厥而迅速致死。少数动物于给药后发生轻度惊厥，但仍能存活。未发生惊厥的动物，均未死亡。夏天无生物碱急性毒性表现为小鼠活动亢进，呼吸加快，存活动物约 2 小时后恢复正常。

体内过程未见文献报道。

（林成仁）

fēngxiāngzhī

枫香脂（Liquidambaris Resina）金缕梅科植物枫香树 Liquidambar formosana Hance 的干燥树脂。味辛、微苦，性平。归脾、肺经。具有活血止痛，解毒生肌，凉血止血的功效。主要用于跌扑损伤，痈疽肿痛，吐血，衄血，外伤出血。药理有效成分主要包括挥发油、乙酸乙酯部位。

枫香脂药理作用有改善血流动力学和抗凝血。①改善血流动力学。枫香脂挥发油和乙酸乙酯部位可以改善小鼠血流状态，其机制与减少缩血管物质内皮素 1（ET-1）、血栓素 A_2（TXA_2）的分泌，促进扩血管成分前列环素（PGI_2）的分泌，调节两者之间的比例，同时降低组织纤维蛋白溶酶原激活剂（t-PA）的浓度，促进其活性升高等有关。②抗凝血。体外实验证实枫香脂及其挥发油可抑制大鼠血栓形成；缩短兔血栓长度，减轻血栓重量。枫香脂能提高纤溶酶活性，提高血小板内环腺苷酸（cAMP）含量。枫香

脂生药毒性很小。枫香脂挥发油半数致死量（LD_{50}）＝2.03g/kg。

（林成仁）

tiānxiānténg

天仙藤（Aristolochiae Herba）马兜铃科植物马兜铃 Aristolochia debilis Sieb. et Zucc. 或北马兜铃 Aristolochia contorta Bge. 的干燥地上部分。味苦，性温。归肝、脾、肾经。具有行气活血，通络止痛的功效。用于脘腹刺痛，风湿痹痛、妊娠水肿等症。主要药理学成分为马兜铃酸。

药理作用 ①兴奋胃肠道。马兜铃酸是一种天然的钙调素拮抗剂，能够直接兴奋动物胃肠道及胃肠道平滑肌。②调节免疫。马兜铃酸能够增强吞噬细胞功能，提高细胞免疫，提高机体自然防御功能。③抗早孕和终止中期妊娠。马兜铃酸在动物实验中显示出明显的抗早孕和终止中期妊娠的作用。④抗病原微生物。马兜铃酸能够抑制多种细菌、真菌及酵母菌，与抗生素合用对慢性感染有较好作用。

毒性与不良反应 马兜铃酸及代谢产物马兜铃内酰胺是天仙藤中毒性最强的成分，在体内有较大的蓄积作用，具有极强的肾毒性、肝毒性及强致癌性，还表现出一定的生殖毒性与基因遗传毒性，其毒性机制为硝基还原反应，形成终致癌物环内酰胺正氮离子，该离子一部分被还原为马兜铃内酰胺，进入肾小管上皮细胞，并蓄积于胞质内发挥毒性作用，而另一部分则与 DNA 中嘌呤核苷酸的环外氨基共价结合形成特异性加合物直接损伤 DNA。由于本品可引起肾脏损害等不良反应，现已不常用。儿童及老年人慎用；孕妇、婴幼儿及肾功能不全者禁用。必要时只能在常规剂

量内短期使用，绝不可以大剂量或长期服用。

体内过程未见文献报道。

（林成仁）

guǎngzǎo

广枣（Choerospondiatis Fructus） 漆树科植物南酸枣 *Choerospondias axillaris*（Roxb.）Burtt et Hill 的干燥成熟果实。蒙古族习用药材。味甘、酸，性平。具有行气活血，养心，安神之功效。用于气滞血瘀，胸痹作痛，心悸气短，心神不安。药理学主要有效成分为总黄酮类，包括槲皮素、山柰酚等，还包括一些酚酸类和挥发油等。

药理作用 广枣的药理作用多集中在心血管系统、免疫系统、神经系统等方面。

心血管系统 主要有强心、抗心律失常、抗心肌缺血、改善血液流变学及微循环等作用，临床用于心律不齐、冠心病、心绞痛等疾病的治疗。

抗心肌缺血 广枣活性部位对冠状动脉前降支结扎引起的大鼠急性心肌缺血损伤模型有保护作用，广枣提取物能够改善急性心肌缺血大鼠的心电图，降低抬高的 ST 段，缩小心肌梗死范围，减轻心肌缺血损伤程度，降低血液中肌酸激酶（CK）、低密度脂蛋白（LDH）、天冬氨酸转氨酶（AST）、内皮素（ET）水平，升高一氧化氮（NO）及一氧化氮合酶（NOS）水平。以广枣总黄酮为物质基础的复方广枣注射液可以显著提高小鼠耐缺氧能力，对大鼠因垂体后叶素所致急性心肌缺血和心律失常有保护和对抗作用，经临床肌内注射给药具有减轻心肌缺血程度，缓解心绞痛及抗心律不齐等作用。广枣浸膏灌胃给药能够减轻冠状动脉结扎麻醉犬心肌缺血程度，缩小心肌缺血范围，改善心肌代谢，降低肌酸激酶的活性。广枣提取物静脉给药能够降低麻醉犬心率和心肌耗氧量、增加冠状动脉血流量，对血压、心排血量、左室内压及其上升速率无明显影响。蛋白质芯片技术显示广枣总黄酮可以从蛋白质水平调节缺血心肌组织，产生抗心肌缺血作用。

抗心律失常 广枣及其有效部位能够对抗实验性动物心律失常。复方广枣注射液对垂体后叶素引起的心律失常有对抗作用，缩短心律失常发生的时间，严重程度减轻，对垂体后叶素所致的心率减慢亦有对抗作用。临床应用复方广枣注射液对心律不齐疗效显著，有报道治愈 1 例完全性右束支传导阻滞合并频发室性早搏。广枣总黄酮对乙酰胆碱、氯化钙、肾上腺素及哇巴因等引起的多种试验性房性、室性心律失常有拮抗作用，不同提取方法得到的黄酮类组分对乌头碱所致小鼠心律失常的影响不尽相同。广枣总黄酮能使正常灌流的大鼠离体心脏心电图的 P-R 间期延长，心率减慢，心肌收缩力增强，可对抗大鼠离体心脏缺氧性心律失常，延长心律失常的出现时间，降低心律失常和心脏停搏发生率，提高心脏室颤阈值。广枣总黄酮具有钙拮抗作用，可抑制瞬时外向钾通道电流（Ito），降低心肌细胞收缩期和静息期细胞 Ca^{2+} 的浓度，这可能是其抗心律失常和保护心肌缺血的主要作用机制。

强心 广枣总黄酮能够增强离体心肌收缩力。广枣总黄酮使正常灌流的大鼠离体心脏心肌收缩力增强；对缺氧灌流所导致的心率减慢和心脏收缩力减弱呈对抗作用。

改善血液流变学 广枣具有改善实验动物血液流变学、抑制血小板聚集及改善微循环等作用。广枣总黄酮对腺苷二磷酸（ADP）诱导的血小板聚集有明显的对抗作用，降低血液中血细胞比容、血沉、血浆比黏度、全血黏度等血液流变学指标，改善血液流变性，加快速度，改善血液循环和微循环。广枣中含有的 3,3′-二甲氧基鞣花酸和鞣花酸等物质具有显著抗血小板聚集作用。

神经系统 主要有抗脑缺血及抗衰老的作用。

抗脑缺血 广枣总酚酸注射液对大鼠急性脑缺血再灌注损伤有保护作用，可以减轻脑水肿、脑组织损害，降低 CK、LDH、MDA 含量，减轻氧自由基对细胞的毒害作用。

抗衰老 广枣水提液及其小分子组分对拟衰老神经元有显著的直接和间接保护效果，其作用机制可能与包括广枣总黄酮在内的小分子组分抗氧化，抑制细胞钙超载，刺激星型胶质细胞分泌生物活性物质有关。

免疫系统 广枣总黄酮能明显增强小鼠细胞免疫和体液免疫功能。灌胃给予广枣总黄酮可明显增加小鼠脾、胸腺指数，增强小鼠巨噬细胞的吞噬能力。腹腔注射广枣总黄酮能够增加小鼠脾和胸腺的重量，增强小鼠腹腔巨噬细胞的吞噬功能，增加淋巴细胞酸性 α-乙酸萘酯酯酶阳性（ANAE＋）细胞百分率，增加小鼠血清溶菌酶的含量，提高小鼠血清抗体水平。广枣总黄酮能够抑制地塞米松诱导的小鼠胸腺细胞凋亡及其促胸腺细胞分裂、增殖现象，还可以促进胸腺萎缩小鼠的胸腺细胞内腺苷脱氨酶活性恢复，提高机体免疫功能。

细胞（RGCs）超微结构的改变，单体成分以咖啡酸促进体外培养的视网膜神经细胞存活的活性最强，黄酮类成分对压力诱导的视网膜神经节细胞凋亡能够起到保护作用。

抗氧化：灯盏乙素抗氧化作用与其结构中游离的酚羟基数目及其所处位置有关，通过提供氢原子与活性氧发生氧化还原反应而发挥抗氧化作用。

毒性与不良反应 灯盏细辛注射液安全性试验未见刺激作用；兔溶血性试验表明灯盏细辛注射液无溶血现象，未见过敏反应。采用 Bliss 法测得雌、雄动物静脉推注灯盏细辛注射液的半数致死量（LD_{50}）分别为 1676.75 mg/kg，1740.76 mg/kg，雌、雄动物的 LD_{50} 无明显差异。灯盏细辛注射液对大鼠长期毒性试验 120 mg/kg 剂量组为安全无毒性反应剂量。

体内过程 灯盏花素在大鼠小肠主要以被动扩散方式吸收，在 50~400 μg/ml 浓度范围内吸收量与浓度呈线性关系，pH 6.0~7.4 时吸收不受 pH 影响。比格（Beagle）犬静脉注射或口服灯盏乙素，静脉注射后在体内消除迅速，灯盏乙素在胃肠道较难吸收，口服生物利用度低；大鼠灯盏乙素灌胃后，在肾脏含量高，其次为心脏、肝脏、脑。灯盏乙素注射后，分布速度较快，半衰期很短，表观分布容积也很接近。通过结构改造和制剂技术改变其上述生物药剂学行为，延长灯盏乙素在体内的药效发挥时间，减少用药次数，改善患者的顺应性；对静脉注射灯盏乙素后大鼠血浆样品中的主要色谱峰进行鉴定，除原形灯盏乙素外，还存在脱羟基、水解和甲基化的产物，检测并鉴定为 4,5-二羟基黄酮-7-氧-β-

D-葡糖醛酸甲酯苷，7-甲氧基-4′,5-二羟基-黄酮，7-甲氧基-4′,5,6-三羟基-黄酮；Beagle 犬静脉注射灯盏乙素，其在 Beagle 犬体内消除相半衰期（$t_{1/2}$）= 55.70±19.09min；口服 20 倍剂量的半衰期 = 79.98±44.50min，平均滞留时间（MRT）= 180.7±54.38min。所以灯盏乙素制剂开发剂型选择、临床给药方法或给药间隔时间的确定都应该考虑半衰期；灯盏乙素药代动力学模型多为二室、三室开放模型，灯盏乙素药时曲线变化规律不符合典型的房室模型。灯盏细辛注射液中总咖啡酸酯在大鼠体内的药代动力学符合二室模型。

（陆 茵 王爱云 王佳琪）

zìrántóng

自然铜（Pyritum） 为硫化物类矿物黄铁矿族黄铁矿。又名石髓铅。主含二硫化铁（FeS_2），并伴生多种元素：钴、镍、砷及微量的碲、锗、铟、锌、铅等。味辛，性平。归肝经。具有破积聚、疗折伤、续筋骨、散瘀排脓、止痛定惊之功效。主要用于跌打损伤，筋骨折伤，瘀肿疼痛。

药理作用：自然铜是自古至今沿用的中医伤科接骨要药，药理学研究提示自然铜可能具有提高骨折组织钙、磷水平的作用。自然铜有促进骨折愈合的作用。此外，自然铜尚可促进骨髓自身及其周围血液中网状细胞和血红蛋白增加。

毒性与不良反应：自然铜由于来源于天然矿石，其中所有铅、汞等多种有害元素可以在人体内蓄积，危害人体健康，甚至危害后代健康。作为临床常用的矿物药之一，自然铜采用反复多次煅和煅淬法炮制入药。通过煅淬可降低自然铜毒性，小鼠静脉注射

自然铜煎剂的半数致死量（LD_{50}）为 1.92g/kg，煅自然铜 LD_{50} 则为 3.83 g/kg。经过对 11 种煅品、生品自然铜中砷含量进行测定比较，结果表明砷含量生品比煅品高约 10 倍，在煅制过程中砷可随着温度升高而易挥发。因此自然铜通过煅淬可降低毒性。自然铜生品和炮制后水煎液中铁、铜和砷的煎出率相比发生了明显变化。醋淬后水溶性成分含量最高。自然铜煅淬品水溶性铁和铜均比生品高。而毒性成分砷却明显减少，说明传统的自然铜煅淬炮制是有科学道理的。

（陆 茵 王爱云 仲金秋）

sūmù

苏木（Sappan Lignum） 豆科植物苏木 *Caesalpinia sappan* L. 的干燥心材。味甘、咸，性平。归心、肝、胃、大肠经。具有活血祛瘀，消肿定痛的功效。用于妇人血滞经闭，痛经，产后瘀阻心腹痛，产后血晕，痈肿，跌打损伤，破伤风。药理有效成分主要包括巴西苏木素，苏木查耳酮，原苏木素 A、B、C、D，另外还有原木素苷元类，高异黄酮类成分等。

药理作用 多集中于免疫抑制、心血管系统作用，另外还有降糖、抗肿瘤、抗炎及抗氧化等作用。

免疫系统 苏木对葡萄球菌 Cowen I（SAC）诱导的人 B 淋巴细胞增殖有抑制作用，对植物血凝素（PHA）诱导的人 T 淋巴细胞增殖和诱生的白介素-2（IL-2）活性有抑制作用，其免疫抑制作用强于雷公藤。苏木醇提取物治疗实验性重症肌无力（EAMG）小鼠，能使重症肌无力症状缓解，下调 T 淋巴细胞功能，抑制烟碱型乙酰胆碱受体（N2AchR）抗原

诱导的特异性免疫反应。苏木乙酸乙酯提取物是苏木免疫抑制作用的有效成分。

心血管系统 苏木能使离体蛙心的收缩力增强，振幅显著增大，并可使由枳壳煎剂减弱的心收缩力有所恢复。苏木还能解除水合氯醛、奎宁、毛果芸香碱、毒扁豆碱、尼可丁等对离体蛙心的毒性。

降糖 巴西苏木素、苏木查耳酮等酚类成分可抑制糖尿病合并症中醛糖还原酶的活性，其中苏木查耳酮作用最好。

抗肿瘤 苏木水提物对人早幼粒白血病细胞株（HL60）有细胞毒作用。醇提物对人体肿瘤细胞人结肠癌细胞（HCT-8）、人口腔表皮样癌细胞（KB）、人卵巢癌细胞（A2780）有抑制作用，能诱导细胞凋亡，抑制癌细胞的增殖。苏木提取物能诱导人类慢性髓性白血病 K562 细胞凋亡，抑制癌细胞增殖。苏木抗癌有效成分（CAE-B）从腹腔和静脉两个不同途径作用于小鼠 H_{22} 腹水瘤模型，结果显示均能延长小鼠的生存时间，但腹腔注射治疗效果优于静脉注射。

抗炎 苏木中分离得到的巴西苏木素为苏木抗炎的活性成分。大鼠足跖肿胀实验证明，苏木的抗炎作用大于洋苏木素以及盐酸小檗碱。大鼠肉芽肿实验证明，苏木的抗炎作用和盐酸小檗碱相似。

抗氧化 苏木乙酸乙酯、甲醇和水提取物有抗氧化活性，作用与抗坏血酸和芦丁相当或较弱。体内试验中，苏木甲醇、水提取物组动物肝肾内的超氧化物歧化酶（SOD）、过氧化氢酶水平升高，硫代巴比妥酸反应底物水平降低。

毒性与不良反应 苏木腹腔或皮下注射给药，在犬身上可引起呕吐与腹泻。

体内过程未见文献报道。

（陆 茵 王爱云 潘燕红）

gǔsuìbǔ
骨碎补 （Drynariae Rhizoma）

水龙骨科植物槲蕨 *Drynaria fortune* (Kunze) J. Sm. 的干燥根茎。味苦，性温。具有补肾强骨，续伤止痛的功效。主治肾虚腰痛、肾虚久泻、耳鸣耳聋、牙齿松动、跌扑闪挫、筋骨折伤；外治斑秃、白癜。药理有效成分主要包括柚皮苷、北美圣草苷、β-谷甾醇、丁二酸、尚含内酯、木脂素、淀粉、双氢黄酮苷等。

药理作用 主要有促进钙吸收、抗炎、解毒、降血脂、抗血栓和强心等。

促进钙吸收：骨碎补能够促进钙吸收，改善软骨红细胞功能等，对骨关节病有较好的疗效。骨碎补能促进骨对钙的吸收，提高血钙和血磷水平，有利于骨钙化和骨盐形成。骨碎补提取液对鸡胚骨原基的钙磷沉积有明显的促进作用，提高组织中酸性磷酸酶的活性，促进蛋白多糖的合成，抑制胶原合成。实验性骨性炎症大鼠用骨碎补水煎剂连续灌胃 3 个月，可改善软骨红细胞的功能，推迟细胞退行性病变，降低骨关节病病变率，对骨关节病有良好的治疗作用。

抗炎：采用二甲苯所致小鼠耳郭肿胀实验、醋酸所致小鼠毛细血管渗透实验及大鼠蛋清足趾肿胀实验、大鼠棉球肉芽肿增生实验等证实骨碎补总黄酮有抗炎作用，并能抑制毛细血管渗透性的增高。

降血脂和抗血栓：骨碎补多糖酸盐、甾体内酯和双氢黄酮苷均有降低血清胆固醇的作用。尤以多糖酸盐的作用更为明显。对家兔实验性高胆固醇有显著的降低作用。在降脂的同时，不引起组织中胆固醇升高。并且有抗动脉粥样硬化的作用。多糖酸盐的降脂机制是由于多糖酸盐具有保护肝和肾上腺细胞器的作用，抗细胞内高胆固醇的损伤从而增强细胞功能，改善了细胞内胆固醇的代谢过程。骨碎补中的甾体内酯能够降低血清中三酰甘油的含量，对胆固醇无影响。此外，骨碎补提取液具有降低兔血小板聚集的功效。

强心：骨碎补双氢黄酮苷有强心作用，能使兔心肌收缩力增加，心律规整，该作用是通过直接作用于心肌，而非神经系统产生的。此外，还能增加小鼠耐低氧能力。

其他：骨碎补水煎剂对卡那霉素和链霉素所致的毒副反应有明显的解毒功效，可减轻卡那霉素对耳蜗的毒性作用，对药物的耳毒性有一定的预防作用，保护肾脏，可减少卡那霉素对肾脏的损害。骨碎补所含的双氢黄酮苷可明显抵消或减弱异戊巴比妥对小鼠的催眠作用。异戊巴比妥钠主要在肝中被肝药酶所代谢，双氢黄酮苷对肝药酶有诱导作用，可能是通过激活肝药酶，分解了异戊巴比妥钠而发挥作用。因此骨碎补为一味保肝解毒药。

毒性与不良反应 在常规剂量内水煎服骨碎补一般没有不适反应，长期服用也没有明显副作用。骨碎补总黄酮急性毒性实验显示小鼠、大鼠灌胃给药后饮食、活动、精神状态等体征均无异常变化，预期临床应用安全性良好。药性温热，内热较重的人服后内火更大，会引起齿浮、咽痛、口干、便秘等不适反应。

体内过程 骨碎补总黄酮灌服后，柚皮苷于大鼠胃肠道积累较多，30分钟起可见吸收，血药浓度于90~180分钟达到高峰并保持较高水平，至8小时仍有一定血药浓度。柚皮苷在消化道有大量积累，这可能与灌胃给药方式有关。内脏组织以肝、肺、肾中分布较高，肌肉、脂肪也有一定分布，在大脑中的含量甚低或无。

（陆 茵 潘燕红）

xuèjié

血竭（Draconis Sanguis） 棕榈科植物麒麟竭 *Daemonorops draco* Bl. 果实渗出的树脂经加工制成。味甘、咸，性平。归心、肝、脾经。具有活血散瘀，定痛，止血生肌的功效。主要用于瘀血经闭、痛经，产后瘀阻，癥瘕痞块，胸腹刺痛，跌打损伤，瘀血肿痛，外伤出血，溃疡不敛。血竭的药理有效成分主要包括龙血素A、血竭素、血竭红素、去甲基血竭红素以及几种黄烷醇、查耳酮、树脂酸等。

药理作用 主要有镇痛抗炎、降血糖、止血、活血、抗血栓形成、抗病原微生物等。

镇痛抗炎 对麒麟竭外用的镇痛作用研究表明，其对化学致炎剂引起的炎症反应有抑制作用从而起到镇痛作用。通过采用热板法、光热辐射甩尾法和冰醋酸扭体法观察龙血竭的镇痛作用，发现龙血竭能延长小鼠舔足、甩尾的痛阈反应时间，减少醋酸致小鼠扭体次数，表明龙血竭具有显著的镇痛作用。

降血糖 血竭对正常大鼠空腹血糖无降低作用，但对葡萄糖及肾上腺素所致高血糖大鼠的血糖水平有降低作用，能改善大鼠对葡萄糖的耐受能力；能降低四氧嘧啶诱导的糖尿病大鼠的空腹血糖水平，增加正常大鼠及糖尿病大鼠的胰岛素分泌。

止血 对广西产剑龙血竭止血作用研究显示能缩短小鼠凝血时间和家兔血浆复钙时间，对家兔凝血酶原时间无的影响，且在相同剂量下，剑龙血竭有缩短小鼠凝血时间及家兔血浆复钙时间的作用，麒麟竭对缩短家兔优球蛋白溶解时间（ELT）作用较显著，麒麟竭粉末对小鼠凝血时间及小鼠断尾出血的影响研究结果显示，血竭能缩短小鼠出血和凝血时间，与空白组比较，其差异有非常显著性意义。麒麟竭及剑龙血竭对犬肝脏止血试验结果显示，给药组与空白组相比在缩短止血时间上具有显著性差异。

活血、抗血栓形成 对广西剑龙血竭与麒麟竭活血化瘀药理研究结果显示其对正常家兔血液流变学各项指标均无影响，对葡聚糖造成的家兔"急性血瘀"模型可使其全血黏度、血浆黏度下降，红细胞电泳时间加快，对大鼠试验血栓形成有抑制作用，同时也有研究表明血竭显示出不同程度的抗血栓形成能力；体外、体内试验采用博恩（Born）比浊法测定家兔血小板聚集功能，实验结果表明血竭在体内、体外均显示显著的抑制花生四烯酸（AA）、腺苷二磷酸（ADP）及血小板活化因子（PAF）诱导的血小板聚集。采用体内血小板致聚剂-胶原和肾上腺素诱导小鼠血瘀模型方法对血竭的毛细血管法测定凝血时间研究显示，麒麟竭及剑龙血竭对正常小鼠的凝血功能均有一定的抑制作用，具有抑制小鼠对血小板致聚剂诱发的血小板聚集作用，而麒麟竭1.0 g/kg和2.0 g/kg组作用最强。在对血竭活血化瘀药理的研究中显示，血竭对家兔的体内和体外的花生四烯酸（AA）诱导的血小板聚集有的抑制作用；对胶原蛋白-肾上腺素诱导的小鼠体内血栓形成有保护作用，对家兔血管旁路血栓形成具有显著抑制作用，同时对家兔体外血小板的聚集具有抑制作用。

抗病原微生物 国产血竭对金黄色葡萄球菌、白色葡萄球菌、柠檬色葡萄球菌、白喉杆菌等常见菌的最低抑菌浓度（MIC）为3.12 mg/kg，说明国产血竭对这些菌有较强的抑制作用。血竭水浸剂（1:2）在试管内对堇色毛癣菌、石膏样毛癣菌、许兰黄癣菌等多种致病癣菌有不同程度的抑制作用。

抗肿瘤 通过采用体外台盼蓝法和MTT法，体内实验采用小鼠移植性肿瘤S_{180}和HepA模型，发现血竭体外抑制K562和HL60的半数抑制浓度（IC_{50}）为26.2~36.7 mg/L，1.6 g/kg血竭对S_{180}和HepA抑制率分别为47.3%和52.9%，结果表明了血竭在体内外均有抗肿瘤的作用。

其他 复方血竭贴膏具有抑制子宫异位内膜生长、能够降低大鼠血浆中前列腺素$F_{2\alpha}$（$PGF_{2\alpha}$）水平，但对白介素IL-1β水平无影响，显示复方血竭贴膏穴位敷贴能够抑制子宫异位内膜生长、促进腺体萎缩，从而达到治疗子宫内膜异位症作用；复方血竭巴布剂对子宫内膜异位症大鼠实验研究结果表明该制剂穴位敷贴对子宫内膜异位症有疗效，可有效抑制子宫内膜异位生长，促进腺体萎缩方面，试验还证明复方血竭巴布剂是通过降低大鼠血浆中的血栓素B_2（TXB_2）、6-酮-前列腺素$F_{1\alpha}$水平，来改善血小板功能而治疗子宫内膜异位症的。

毒性与不良反应　血竭长期毒性实验表明，广西血竭并未引起动物病理状态的改变，对红细胞、白细胞的生长，肝、肾功能方面未见损害作用。但个别患者内服血竭可引起过敏反应，出现周身瘙痒、胸部及胸背部皮肤潮红，手脚有血管神经性水肿。

体内过程未见文献报道。

（陆　茵　王爱云　陈力川）

érchá

儿茶（Catechu）

豆科植物儿茶 *Acacia catechu*（L. f.）Willd. 的去皮枝、干的干燥煎膏。味苦、涩，性微寒。归肺经。具有清热、生津、止血的功效。主治肺热咳嗽，咯血，腹泻，小儿消化不良；外用治疮疡久不收口，皮肤湿疹，口疮，扁桃体炎。儿茶主要含儿茶鞣酸、儿茶精及表儿茶酚、黏液质、脂肪油、树胶及蜡等成分。

药理作用　多集中于心血管系统、血液造血系统、内分泌系统、免疫系统、消化系统等方面，主要有抗血小板聚集、抗血栓、保肝、抑菌等作用。

心血管系统　D-儿茶精可延缓羊毛脂所致血清胆固醇升高。另从儿茶中还分得 2 种异构体具有降胆固醇活性。儿茶静脉注射可使豚鼠骨骼肌张力降低，血压下降，呼吸加快。对酪氨酸酶活性 D-儿茶精可增强之，而对酪氨酸脱羧酶活性则抑制之，从而可降低体内肾上腺素水平。给小鼠口服或注射儿茶鞣质，能增进其毛细血管抵抗力。

血液造血系统　儿茶精有显著的抗血小板聚集、抗血栓形成等作用，显著抑制大鼠血栓形成，可降低血栓素 A_2（TXA_2）含量。

内分泌系统　表儿茶精能促进大鼠胰岛素分泌，表儿茶精还可促进胰岛中 DNA 的合成。D-儿茶精对家兔也有降血糖作用。

免疫系统　D-儿茶精能放大细胞介导的免疫反应而促进乙肝抗原的清除，还可使慢性肝炎患者降低的淋巴细胞数恢复正常。对于正常人外周血抑制性 T 细胞（Ts），D-儿茶精能激活之，但对慢活肝患者 D-儿茶精则显著抑制 Ts 功能，抑制 IgG 的生成。

消化系统　儿茶中所含 D-儿茶精及表儿茶精均有显著保肝作用。儿茶水液灌服，可抑制空腹家兔十二指肠及小肠运动，促进盲肠逆蠕动。D-儿茶精还能抑制大肠内细菌的胺生成酶，阻断吲哚类物质产生而导致便秘。D-儿茶精的保肝作用与其促进肝内腺苷三磷酸（ATP）合成、溶酶体膜稳定、自由基清除、抗氧化作用，以及可能的抗内毒素、抗脂肪浸润等有关。而表儿茶精的保肝作用也与其强的自由基清除作用有关。

抗病原微生物　儿茶水煎剂对结核杆菌、金黄色葡萄球菌、铜绿假单胞菌、白喉棒状杆菌、变形杆菌、痢疾杆菌、伤寒沙门菌均有一定的抑制作用。此外，对病毒及某些真菌也有显著抑制作用，其在体外对流感病毒有灭活作用。

抗肿瘤　儿茶精在体内可抑制多种致癌物诱导的突变，有抗放射、增多白细胞和抗肿瘤作用。此外，儿茶对艾氏腹水癌有抑制作用，并因能抑制瘤细胞与纤维蛋白粘连而阻止瘤细胞扩散。

其他　右旋儿茶精能抑制组胺脱羧酶活性，而对组胺酶无影响，还能抑制透明质酸酶、胆碱乙酰化酶，而对胆碱酯酶则无影响。右旋儿茶精能抑制大鼠的脑、肝、肾、心及猪主动脉等多种器官的氧摄取，特别是抑制心肌的氧摄取。

毒性及不良反应　小鼠静脉注射儿茶鞣酸 200～300mg/kg 可致死亡，以含儿茶鞣酸 3%～5% 的饲料喂大鼠 1 个月不引起动物的死亡。

体内过程　D-儿茶精口服，吸收率在 70% 以上，于 1～3 小时达峰浓度。原化合物的表观消除半衰期为 1～1.5 小时，以原形从尿排出者约占 0.5%，约 8 小时可排泄完毕。

（陆　茵　余苏云）

liújìnú

刘寄奴（Herba Artemisiae Anomalae）

菊科植物奇蒿 *Artemisia anomala* S. Moore 或白苞蒿 *Artemisia actiflora* Wall. ex DC 的干燥地上部分。味苦，性温。归心、肝、脾经。具有活血通经，散瘀止痛，止血消肿，消食化积的功效。主要用于瘀滞经闭，产后腹痛，癥瘕，跌打损伤，外伤出血，疮痈肿毒，食积腹痛。刘寄奴药理有效成分主要为黄酮类包括：山柰酚、苜蓿素、异泽兰黄素等；香豆素类包括：7-甲氧基香豆素、东莨菪素等；萜类包括：α- 及 β- 香树脂醇、无羁萜等，甾醇类包括 β-谷甾醇等。

药理作用：主要有保肝、抗菌、抗血栓等。

保肝：刘寄奴总生物碱和总黄酮均能防治醋酸棉酚肝损害引起的大鼠高丙氨酸转氨酶（ALT）。

抗菌：奇蒿三种提取物（石油醚提取物Ⅰ、氯仿提取物Ⅱ、乙醇提取物Ⅲ）均有一定的抗真菌作用，其中提取物Ⅲ的抗真菌作用已接近临床常规抗真菌药物效果。刘寄奴水煎剂在试管内对金黄色葡萄球菌、炭疽杆菌、乙型链球菌、白喉杆菌、伤寒杆菌、铜绿假单胞菌和痢疾杆菌有不同程度的抗菌作用。

抗血栓：抗血小板聚集从刘寄奴中分得的 7-甲氧基香豆素在抑制由不同诱导剂诱导的血小板聚集和抑制血栓素 B_2（TXB_2）释放方面都具有一定作用。

其他：β-谷甾醇可降低血胆固醇，有止咳、抗炎、抗癌作用，临床用于治疗慢性气管炎、宫颈癌、皮肤癌及皮肤溃疡等病；D-甘露醇具有降低颅内压、眼内压、利尿、止咳、祛痰、平喘等作用。

（陆　茵　丁　容）

liǎngmiànzhēn

两面针（Zanthoxyli Radic）　芸香科植物 *Zanthoxylum nitidum*（Roxb.）DC. 的干燥根。味苦、辛，性平；有小毒。具有消肿止痛、活血散瘀、行气止痛、祛风通络等功效。用于跌扑损伤，胃痛，牙痛，风湿痹痛，毒蛇咬伤；外治烧烫伤。两面针有效成分包括生物碱类（主要包括两面针碱、白屈菜红碱、异花椒定碱）、无机元素、木脂素类。

药理作用　①心血管系统：氯化两面针碱静脉滴注，能增加犬心率、心排血量和呼吸频率，但对血压及肺循环和全身循环的血管阻力无明显影响。此外，氯化两面针碱能降低家兔血压。②抗肿瘤：氯化两面针碱能延长小鼠白血病生存期，对路易斯（Lewis）肺癌和人鼻咽癌有抑制作用。③抗炎：两面针所含的香叶木苷有明显抗炎作用。④其他：两面针外用治疗跌打损伤、痛经、口疮均有良效。两面针注射液可治疗各种疼痛。此外两面针也可用于局部麻醉，麻醉效果稳定。

毒性与不良反应　两面针有小毒，含两面针碱等，中毒后麻痹中枢神经。

体内过程　家兔静脉注射氯化两面针碱后，药时曲线符合二室模型。

（陆　茵　单云龙）

ézhú

莪术（Curcumae Rhizoma）　姜科植物蓬莪术 *Curcuma phaeocaulis* Val.、广西莪术 *Curcuma kwangsiensis* S. G. Lee et C. F. Liang 或温郁金 *Curcuma wenyujin* Y. H. Chen et C. Ling 的干燥根茎。味辛、苦，性温。归肝脾经。具有行气破血，消积止痛。主要用于癥瘕积聚，气血凝滞，脘腹胀痛，经闭腹痛等症，是临床上较为常用的活血化瘀药。药理有效成分有三类：莪术酮、莪术油、榄香烯，具体包括表莪术酮、莪术烯、焦莪术酮、异莪术醇、原莪术醇、去氧莪术酮、呋喃二烯酮、去氢莪术二酮、α-蒎烯、β-蒎烯、β-榄香烯、樟烯、樟脑、异龙脑、龙脑、桉油精、异呋吉马酮、吉马酮、川芎嗪、莪术烯酮、异莪术烯醇等，另外，莪术还含有一些萜类活性成分。

药理作用　莪术活性成分具有抗肿瘤、抗血小板聚集、抗病毒、抗菌、抗炎、抗早孕等作用。

血液及造血系统　莪术不同炮制品均具一定的抗血小板聚集、抗凝血及调节血液流变性作用，其中以醋炙品作用较为明显。莪术水提取液对腺苷二磷酸（ADP）诱导的血小板聚集有显著的抑制作用，并能降低血液黏度，缩短红细胞的电泳时间。莪术水提物对大鼠体内血栓形成也有抑制作用。莪术油能改变全血比黏度，血细胞比容，红细胞沉降率，还原黏度等血液流变学参数，防止血小板聚集而抑制血栓形成。另外，榄香烯也具有抑制血小板聚

集作用，其抗血栓作用机制是通过影响花生四烯酸的代谢途径而促进前列腺素（PGI_2）合成或减少血栓素 A_2（TXA_2）生成及干扰血小板内环腺苷酸（cAMP）或 Ca^{2+} 而产生。

生殖系统　莪术根茎的醇浸膏及其有效成分（单萜类和倍半萜类化合物）对大鼠、小鼠有抗早孕作用，对犬也有抗着床效果。以莪术油的止孕作用最显著，莪术油对小鼠止孕的过程是阻止胚胎着床、使之停止发育。

抗病原微生物　莪术油中的主要成分莪术醇在体外能抑制金黄色葡萄球菌、β-溶血性链球菌、大肠埃希菌、伤寒沙门菌等的生长，对呼吸道合胞病毒（RSV）有直接抑制作用，对流感病毒 A1、A3 型有直接灭活作用。另外，对其他病毒如风疹、水痘病毒有直接抑制作用，同时可能对副流感病毒、副黏病毒、柯萨奇病毒等也有抑制作用。

抗肿瘤　抗肿瘤是莪术油最主要的药理作用，莪术的主要活性成分为莪术醇和 β-榄香烯。莪术油抗肿瘤作用机制主要有 7 种。①直接细胞毒作用。莪术油及其提取物 β-榄香烯对 L615 白血病细胞均有直接细胞毒作用，可致肿瘤细胞变性坏死。②诱导肿瘤细胞凋亡。榄香烯能阻滞肿瘤细胞从 S 期（DNA 合成期）进入 G_2/M 期（DNA 合成后期/有丝分裂期），抑制其增殖并迅速诱导其凋亡。③抑制肿瘤细胞异常增殖。莪术油能降低小鼠 HepA 肝癌细胞的 DNA 吸光度值，核面积及 DNA 指数，提高肿瘤细胞中二倍体细胞比例，降低超五倍体比例。④影响癌细胞的核酸代谢。β-榄香烯能使艾氏腹水癌细胞核酸含量明显减少，并对 RNA 聚合酶有

明显抑制作用且能与 DNA 结合。⑤增强机体免疫。莪术能促进细胞免疫和体液免疫，并对非特异性免疫亦有直接或间接作用。⑥瘤苗主动免疫。莪术油和 β-榄香烯的 L615 瘤苗主动免疫能诱发免疫保护效应，后者具有肿瘤特异性且 β-榄香烯瘤苗的免疫保护效应可因化学药物或病毒复合处理而增强。⑦影响癌细胞膜电位。莪术醇作用于癌细胞膜上的受体蛋白，改变通道蛋白的通透性使膜电位发生变化，进而影响细胞代谢，最终杀死癌细胞。

其他 25.0% 莪术水煎剂对胃电节律失常有改善作用，能增强胃的动力顺应性，具有促进胃动力作用。莪术油能缓解二甲弗林和氨基脲所致癫痫，可明显延长小鼠氨基脲惊厥的潜伏期；β-榄香烯腹腔注射能显著地抑制小鼠阴道上皮细胞的有丝分裂。提示其具有纠正银屑病表皮增生过快的作用。

毒性和不良反应 急性毒性实验表明，莪术油不同制剂的半数致死量（LD_{50}）有一定差异，但剂量均较大。亚急性毒性实验未见明显毒性反应，病理切片各组织均未见异常，说明莪术油是低毒、安全的药物。家兔体内外研究表明莪术油注射液有溶血反应。临床应用中，莪术油制剂输注或局部注射会引起刺激性疼痛或静脉炎，静脉注射过快会出现胸闷、面部潮红、呼吸困难等症。另外莪术油制剂可引起消化道出血及过敏反应，极个别患者转氨酶曾一度升高，但停药不久即恢复正常。上述反应一般不须作特殊处理，多半会自然消失，也可相应作对症预防或治疗。

体内过程 ^{3}H-莪术醇口服吸收迅速、完全，大鼠灌胃 5920 kBq（160uCi/kg）后 5 分钟血浆中即有放射性，15 分钟达高峰，1 小时血浆放射性仍能维持较高水平，其消除半衰期（$t_{1/2}$）为 11.5 小时。大鼠静脉注射 ^{3}H-莪术醇（1481.48kBq/kg）后血浆药时曲线呈快 α 慢 β 两相，其 $t_{1/2}$ 分别为 33 分钟和 12.5 小时，故本品在体内分布快而消除慢。体内分布以肝、肾最高，且可通过血脑屏障进入脑组织，在肿瘤组织的分布与其他组织无明显差别。其主要消除途径为肾排泄，胆汁排泄为另一条重要途径，但由于存在肝肠循环使相当一部分药物在肠道被重吸收。

大鼠尾静脉注射及灌胃给药后莪术油指标性成分吉玛酮药时曲线符合静脉注射和口服的二房室模型，静脉注射给药分布半衰期（$t_{1/2\alpha}$）= 9.890 min，消除半衰期（$t_{1/2\beta}$）= 41.530min，灌胃给药吸收速率常数 K_a = 0.479/h，达峰时间（T_{max}）= 3.284h，达峰浓度（C_{max}）= 0.501μg/ml，静脉注射给药后吉玛酮在大鼠体内表现为快速分布和消除，口服莪术油吸收较慢。

（陆 茵 吴红雁）

sānléng

三棱（Sparganii Rhizoma） 黑三棱科植物黑三棱 *Sparganium stoloniferum* Buch.-Ham. 的干燥块茎。味苦、辛，性平。归肝、脾经。具有破血、行气、消积、止痛的功效。主要用于癥瘕积聚、气血凝滞、心腹疼痛、胁下胀痛、经闭、产后瘀血腹痛、跌打损伤和疮肿坚硬。药理有效成分有黄酮类、皂苷类、有机酸及其衍生物、苯丙素类、挥发油类，其他主要成分还包括 β-谷甾醇、豆甾醇、甘露醇等。

药理作用 多集中于血液造血系统、心血管系统、消化系统、神经系统、生殖系统等方面。

血液造血系统 主要包括抗血小板聚集、抗血栓、抗凝血等作用。三棱不同炮制品在抗血小板聚集及对凝血时间方面的影响也不同，其中醋炒三棱对兔血小板聚集抑制率最高，对小鼠出血时间的影响同生品作用基本一致，和阴性对照组比较有显著性差异，而其他炮制品作用不明显。三棱水煎液、总黄酮、乙酸乙酯与正丁醇提取物表现出显著的抗凝血、抗血栓与镇痛作用。三棱水煎液与乙酸乙酯提取物延长小鼠凝血时间长于三棱总黄酮，表明黄酮类是其抗凝血的主要有效成分。

心血管系统 主要包括抗动脉粥样硬化等作用。三棱的提取物可以抑制兔动脉中膜平滑肌细胞（SMC）的增殖，而膜平滑肌细胞向内膜的增殖是动脉粥样硬化（AS）和经皮冠状动脉（PTCA）术后再狭窄的主要原因，因此三棱可用于 AS 及 PTCA 术后再狭窄的防治。

消化系统 主要包括保肝作用等。三棱有保护肝细胞、减轻肝细胞变性坏死、恢复肝细胞结构及功能、减少纤维组织增生及纤维化发展、促进纤维组织降解的作用。通过腹腔注射猪血清制备大鼠肝纤维化模型，以血清丙氨酸转移酶（ALT）、γ-谷胺酰转移酶（GGT）、血清总蛋白（TP）、白蛋白（ALB）、ALT/GGT 比值、血清型胶原（IVC）、层粘连蛋白（LN）、透明质酸（HA）及肝脏组织病理变化为指标，观察三棱对大鼠免疫性抗肝纤维化的影响，发现三棱能提高纤维化大鼠 TP、ALB 含量和 A/G 比值，有降低 ALT、GGT、IVC、LN、HA 的作用，并能改善肝脏组织病理学变化。

神经系统 主要包括镇痛作用。用小鼠扭体法、热板法，对三棱饮片的氯仿、乙酸乙酯、正丁醇提取物进行镇痛及抗凝血作用研究，发现三棱不同提取物均能显著降低因醋酸刺激引起的扭体反应次数，提高小鼠热刺激痛阈值，有明显的镇痛作用，其中乙酸乙酯提取物作用强而持久。

生殖系统 主要包括杀精和堕胎等作用。三棱浸膏液杀精的最低有效浓度是25%，可以在20秒内杀死全部精子，并且杀精作用随着药物浓度的增加而增加，杀精的机制及副反应有待进一步研究。选用包括三棱在内的6味破血中药，分别观察其对妊娠早期小鼠流产及死胎的影响，发现15g/kg三棱的流产率（60%）与对照组（0%）相比差异显著，破血药各剂量组均出现死胎，试验结果还表明，破血药使妊娠早期小鼠流产和出现死胎与剂量有一定的相关性，即随着剂量的增加，破血药下胎作用也越明显，但下胎的作用机制有待进一步研究。

抗肿瘤 采用丝裂霉素等对人红白血病细胞（K562）进行灭活处理，用三棱提取物进行修饰异构，经三棱提取物修饰的肿瘤细胞（K562）作为瘤苗免疫小鼠，14天后再接种B16（黑色素瘤细胞），观察其抗瘤效应，发现三棱中药修饰的肿瘤细胞疫苗可以明显增强对B16的抗瘤效应。

毒性与不良反应 三棱的急性毒性实验显示，480 g/kg生药煎剂小鼠灌胃给药7天，药后小鼠活动减少，静卧不动，第2天恢复正常，未见死亡。

体内过程未见文献报道。

（陆 茵 王爱云 余苏云）

shuǐzhì

水蛭（Hirudo） 水蛭科动物蚂蟥 *Whitmania pigra* Whitman、水蛭 *Hirudo nipponica* Whitman 或柳叶蚂蟥 *Whitmania acranuulata* Whitman 的干燥全体。味咸、苦，性平；有小毒。归肝经。具有破血通经、逐瘀消癥的功效。主要用于血瘀经闭、癥瘕痞块、中风偏瘫、跌扑损伤。药理有效成分主要包括多肽及蛋白类大分子成分和小分子化学成分等，多肽及蛋白类成分主要有水蛭素、水蛭肽、蚂蟥多肽、菲牛蛭素、森林山蛭素、溶纤素、待可森等，其中水蛭素发挥主要作用。小分子成分主要有蝶啶类、糖脂类、羧酸酯类、甾体类等。

药理作用 主要有抗脑缺血、改善脑出血、降血脂、抗动脉粥样硬化、抗凝、抗血栓、抗炎、抗肝纤维化、抗早孕、抗肿瘤等。

抗脑缺血、改善脑出血 水蛭对大鼠脑出血急性期有治疗作用，且呈量效关系。水蛭粉可明显改善缺血性脑卒中患者的血液流变学参数，改善脑血流，预防脑栓塞的发生；水蛭微粉和粗粉2种制剂对大鼠急性脑缺血各项损伤指标均有改善；用水蛭注射液治疗大鼠脑缺血再灌注模型时发现水蛭注射液对缺血再灌注大鼠脑有保护作用。

降血脂 水蛭不仅能显著降低实验性高脂血症家兔的胆固醇、三酰甘油水平，减少血管壁脂质沉积，尚能防止 6-酮-前列腺素 $F_{1\alpha}$（6-keto-$PGF_{1\alpha}$）的降低，使 6-keto-$PGF_{1\alpha}$、血栓素 B_2（TXB_2）两者间的比值保持相对平衡。水蛭水提液、醇提液、水煎醇沉液对正常大鼠的全血黏度、红细胞聚集指数、还原比黏度有明显降低作用。水煎醇沉液对血瘀模型犬的血细胞比容、全血及血浆黏度有明显降低作用。

抗动脉粥样硬化 水蛭可逆转家兔动脉粥样硬化模型的内皮功能障碍，包括内皮细胞抗过氧化损伤，抗血栓形成，降低血清过氧化脂质含量，升高血浆前列腺素水平，降低血栓素 A_2 水平，并可拮抗内皮素 mRNA 在主动脉内膜中内皮细胞、平滑肌细胞、巨噬细胞的过表达。

抗凝、抗血栓 水蛭素通过和凝血酶的直接结合，抑制了凝血酶的蛋白水解作用，从而使纤维蛋白原不能转变为纤维蛋白，进而阻止了纤维蛋白的凝固，同时阻止凝血酶催化的进一步的凝血反应，最终达到抗凝、抗栓、纤溶的目的。水蛭注射液能明显抑制试验性血栓的形成，抑制率为47.66%。水蛭能有效抑制术后吻合口处的血栓形成，提高远期通畅率，减少血管危害的发生。

抗炎 水蛭对炎症的早期及后期病理改变均有抑制作用，对急慢性炎症有一定的抗炎作用。水蛭治疗慢性病毒性肝炎安全有效；水蛭通栓能降低慢性前列腺炎大鼠的前列腺指数，改善前列腺病理组织学的改变，具有抗慢性前列腺炎作用；水蛭具有类炎性介质拮抗作用，高效清除循环免疫复合物，调节机体免疫功能，同时能减少肾小球内纤维蛋白相关抗原沉积、减轻肾小球系膜细胞增殖和肾小球硬化，减轻蛋白尿和低蛋白血症，改善肾功能。

抗肝纤维化 水蛭与其他药物协同能使日本血吸虫性肝虫卵肉芽肿的周长、最大直径及最小直径缩小，肝内病灶中网状纤维减少，增生纤维组织所占面积下降，肝病灶炎性细胞浸润减轻。水蛭等可加速肝纤维化的逆转和再吸收，最终使血吸虫性虫卵肉芽肿病灶中胶原纤维吸收及降解，达到逆转肝纤维化的目的。

抗早孕　水蛭具有一定的杀胚及刺激子宫收缩的作用，对小鼠的着床和早、中、晚期妊娠都具终止作用，各期止孕作用规律相似，可使死胎或死鼠以及坏死组织或胎盘等一并排出。

抗肿瘤　大量的试验研究表明水蛭具有抗肿瘤作用，其作用机制主要有以下几个方面：影响肿瘤细胞的黏附穿膜能力；抑制血小板聚集与抗凝血作用；抑制凝血酶的作用；直接抑制肿瘤细胞的生长与增殖；促进细胞的凋亡；提高细胞免疫功能等。水蛭素对肿瘤的转移可能有双向调节作用。水蛭能诱导肿瘤细胞凋亡，抑制 DNA 的合成，并能提高机体的细胞免疫功能，具有明显的抗肿瘤功效。

其他　细胞保护作用。水蛭能干预内皮细胞的损伤，干预后细胞大体形态基本保持正常，其机制可能是逆转了凝血酶导致的内皮细胞损伤。

毒性与不良反应　临床水蛭入煎剂的日用量为 10g 左右，入丸、散或装胶囊吞服用量在 3~5g 左右，长期应用未见毒副反应。但用药过量可致中毒，中毒剂量为 15~30g，潜伏期一般 1~4 小时，中毒时可见恶心、呕吐、子宫出血，严重者可引起胃肠出血、剧烈腹痛、血尿、昏迷等，致死原因为呼吸和循环衰竭。此外，鉴于水蛭含水蛭素、肝素、抗血栓素等多种抗凝血物质，凝血活性较强，故凡有凝血功能障碍者（血友病等），或有可导致凝血功能障碍的疾病，如肝硬化、脾大、脾功能亢进等潜在出血倾向者，应谨慎使用。

体内过程　家兔耳缘静脉注射重组水蛭素的药动学特征符合二室开放模型一级动力学过程，皮下给药符合口服吸收一室模型。重组水蛭素在家兔体内抗凝活性浓度消除半衰期为 1 小时，表观分布容积小。皮下吸收较快，吸收半衰期约为 0.5 小时，1 小时左右达峰，皮下注射生物利用度（F）高，$F=94\%$。高中低剂量重组水蛭素的半衰期（$t_{1/2}$）、血药浓度–时间曲线下面积（AUC）等参数表明重组水蛭素在正常家兔体内遵循线性动力学。家兔肾动脉结扎后，$t_{1/2}$ 延长十分明显，提示肾脏在重组水蛭素的体内消除中起重要作用。重组水蛭素在大鼠和犬体内的半衰期约 1 小时，血管外途径给药如皮下、肌内注射可延长至 2~3 小时。实验表明重组水蛭素分布于机体的细胞外空间，且经肾以活性形式清除，但不同动物的清除率各异。大鼠从尿中排出活性重组物只占少量；犬于输注后 5 小时，约排出输入量的 95%；而人用药后 24 小时内仅排泄 1/3 剂量的重组物。特殊药物动力学研究证实，重组水蛭素能被肺吸收，而肠内吸收甚微；其经胎盘转运和胎儿皮肤传递亦很少，不能通过血脑屏障。

（陆　茵　王爱云　陈力川）

bānmáo

斑蝥（Mylabris）芫青科昆虫南方大斑蝥 Mylabris phalerata Pallas 或黄黑小斑蝥 Mylabris cichorii Linnaeus 的干燥全体。味辛，性寒；有大毒。归大肠、小肠、肝、肾经。具有攻毒蚀疮、破血散结的作用，主要用于治疗痈疽、溃疡、癣疮等病症。斑蝥的药理有效成分主要包括斑蝥素、去甲斑蝥素、斑蝥酸钠、甲基斑蝥胺以及锰、镁等微量元素。

药理作用　主要有抗肝纤维化、抗肿瘤、调节免疫和增多白细胞等。

抗肝纤维化　斑蝥素体外能改变成纤维细胞的形态，抑制细胞增殖，使成纤维细胞数目明显下降，形态变得不规则，排列混乱，代谢产物增加。

抗肿瘤　斑蝥素能引起小鼠腹腔积液肝癌细胞明显萎缩、退化，胞质多空泡等形态学改变。其抗癌的机制主要包括抑制癌细胞的蛋白质合成，影响癌细胞的核酸代谢，降低癌毒激素水平。去甲斑蝥素在体内外对人卵巢癌细胞株 3AO 和 AO 均有较强的抑制作用，其抑制作用呈剂量和时间依赖性。抗肿瘤细胞增殖的机制可能与其将肿瘤细胞周期特异阻抑于 G_2/M 期（G_2 期为 DNA 合成后期，M 期为有丝分裂期）有关。诱导肿瘤细胞凋亡可能是去甲斑蝥素抗肿瘤作用的机制之一。能够诱导人红白血病细胞 K562 凋亡，凋亡大部分发生在细胞周期的 M 期，也有少量发生在间期，是多点启动的。另外，去甲斑蝥素可以诱导人肝癌细胞发生凋亡，该作用与下调癌基因蛋白 Bcl-2 表达相关。去甲斑蝥素可诱导人早幼粒白血病细胞株 HL60 细胞凋亡，抑制瘤细胞分裂生长，且有明显的剂量和时间依赖性。一定剂量范围内的去甲斑蝥素可在直接杀伤作用较小的情况下明显诱导人 T 淋巴细胞白血病细胞株（6T-CEM）细胞凋亡，因而不会因细胞坏死而引起炎症反应。也有报道称去甲斑蝥素具有良好的抗肿瘤效应，其作用机制可能与其能增强核转录因子-κB（NF-κB）的抑制分子 IκBα 的表达有关。斑蝥素的半合成衍生物斑蝥酸钠的抗癌作用可能与降低环腺苷酸（cAMP）磷酸二酯酶的活性从而提高癌细胞内 cAMP 的水平有关。斑蝥素的衍生物甲基斑蝥胺对肝癌细胞的核酸和蛋白质合成有干扰作用，且能增强机体巨噬细胞的吞噬作用，对肿瘤细胞有抑制和杀伤作用，其抗癌机制有待进一步深入研究。斑蝥虫体内含有多种微量元素，其中与抗癌作用有关的元素锰和镁的含量均较高，与此相反，致癌元素镍、铬、砷、镉和铍等极低，其他有害元素汞、铅、锡含量也很低。因此，斑蝥能治疗癌症的原因，可能与其锰、镁元素的量较高有关。传统的斑蝥炮制方法是净选后去除头、足、翅再入药，这是非常重要的。药物化学研究表明，去除头、足和翅的斑蝥与未去者相比，其抗癌成分锰、锌、铜等元素的含量均有所提高，因而抗癌作用增强。

调节免疫、增多白细胞 去甲斑蝥素对淋巴细胞具有潜在的细胞毒性作用，抑制反转录病毒的感染并调节免疫功能，其抑制作用是有选择地作用于激活的淋巴细胞。去甲斑蝥酸钠具有增加白细胞的作用，这种独特的作用，早期可能由加速骨髓白细胞成熟或释放所致，后期则可能与促进血干细胞的增殖并向粒-单核系祖细胞不断分化有关。斑蝥酸钠对白细胞有增多作用，弥补放疗对骨髓造血系统的毒性，改善患者的状况。主要是缩短白细胞的骨髓成熟、释放时间，并有促进骨髓造血干细胞（CFU-S）向粒-单核系祖细胞（CFU-GM）分化的作用，从而导致白细胞增多。

其他 斑蝥还有抗炎、抗病毒、抗菌、促雌激素样作用，但具体的机制的研究还不多，有待进一步的研究。

毒性与不良反应 斑蝥中所含的斑蝥素是一种刺激性极强的药物。人的斑蝥中毒量为 0.6～1.0 g，致死量为 1.5～3.0 g，斑蝥素的致死量约为 30 mg。其口服可引起消化道炎症，黏膜坏死；吸收后可引起肾小球变性，肾小管出血，肾小管上皮细胞肿胀。无论是急性毒性实验还是亚急性毒性实验，肾脏对斑蝥素都有很高的敏感性，尤其是口服致死量的斑蝥素后，发生肾小球上皮细胞严重的细胞肿胀，白细胞增多，出现蛋白尿、管型尿、血尿及血清非蛋白氮升高。另外，心肌出现出血、细胞肿胀；肝细胞肿胀，脂肪变性、坏死；对毛细血管也有毒性作用，并可引起神经系统的损害、肺淤血等。另外，斑蝥素口服致呕吐、尿频、尿急、尿痛、少尿、血尿及中毒性肾炎；外搽致红斑弥漫成片，并出现大片水疱，水疱破后呈糜烂面，甚至死亡。

体内过程 大鼠灌胃给予甲基斑蝥胺后，代谢符合二室模型，灌胃给药的绝对生物利用度为 57%，但在增加肝癌疗效和降低肾毒性方面可能优于静脉注射给药。小鼠口服去甲斑蝥素吸收迅速，血中分布明显高于其他组织；胆囊、肾上腺、子宫分布多且持久，肝脏分布少且消除快，肾脏则分布多，但消除也快。去甲斑蝥素主要经肾脏排泄，极少量经粪便排泄。

（陆 茵 单云龙）

chuānshānjiǎ

穿山甲（Manis Squama） 鲮鲤科动物穿山甲 *Manis pentadactyla* Linnaeus 的鳞甲。味咸，性微寒。归肝、胃经。具有活血消癥，通经下乳，消肿排脓，搜风通络的功效。用于经闭癥瘕，乳汁不通，痈肿疮毒，风湿痹痛，中风瘫痪，麻木拘挛。

穿山甲的鳞片含硬脂酸、胆甾醇、N-丁基-二十三（碳）酰胺、碳原子数为 26～29 的两个脂肪族酰胺、环（L-丝氨酰-L 酪氨酰）二肽和环（D-丝氨酰-L-酪氨酰）-L-酪氨酰二肽，又含锌、钠等 18 种元素。水溶液含天冬氨酸、苏氨酸等 16 种游离氨基酸。还含挥发油和水溶性生物碱等。

药理作用 主要有抗炎、抗凝血、增多白细胞、抗前列腺增生、催乳、耐缺氧等。

抗炎 穿山甲具有活血逐瘀、消痈排脓的作用，为治疮痈肿毒的要药。采用自拟通痹汤（黄芪、穿山甲珠、地龙、制马钱子、白花蛇、当归等）用于治疗类风湿关节炎，通脉汤（山甲珠、地龙、当归、川芎、玄参等）临床治疗下肢血栓性静脉炎。

抗凝血 穿山甲是一味常用的活血化瘀药物，其具有降低血液黏度，延长凝血时间，改善红细胞变形性，增加红细胞电泳能力，降低纤维蛋白原等作用。给大鼠分别以穿山甲片水煎液及等量生理盐水灌胃，1 小时后再次给药，然后注射戊巴比妥钠麻醉，鼠尾取血比较玻片凝血时间、毛细血管凝血时间及毛细血管高度，结果显示穿山甲能显著降低大鼠血液黏度及延长凝血时间。给小鼠分别以穿山甲片水煎液及等量生理盐水灌胃给药，3 天后眼眶静脉丛取血，用毛细血管法测定，结果表明穿山甲片水煎液对小鼠亦有降低血液黏度。及延长凝血时间的作用。另外又比较了穿山甲及猪蹄甲对大、小鼠凝血时间的延长作用，认为两者无显著性差异。

增多白细胞 穿山甲治疗白细胞减少症在临床中广泛应用，

用含穿山甲、黄芪、白术、紫河车、枸杞等制成的冲剂可以治疗恶性肿瘤化疗所致的白细胞减少症，用鸡甲升白汤（鸡血藤，穿山甲等）治疗白细胞减少症，会同时增多白细胞，血红蛋白血小板及淋巴细胞转化率。

抗前列腺增生 用复方穿山甲对去势大鼠进行壮阳实验，结果表明复方穿山甲可明显提高去势大鼠生殖器如前列腺、精囊腺等的脏器指数，并且可以缩短电刺激去势大鼠阴茎勃起的潜伏期。自拟穿山甲汤（穿山甲、王不留行、川牛膝、丹参、木通、甘草）为基本方临床用于治疗前列腺增生症。

催乳 只有在泌乳不足的动物身上才能显示出来。母乳分泌受神经内分泌系统的调节，其中泌乳的发动和维持与催乳素（PRL）的关系极为密切。在产褥期，下丘脑-垂体-卵巢轴发生相应调节，分娩后血中的雌激素、孕激素浓度大大降低，其对 PRL 的抑制作用解除，使 PRL 发挥始动和维持泌乳作用。产褥初期乳汁分泌良好与否与 PRL 的基础值（正常哺乳大鼠血清 PRL 值）无关，而与授乳后 PRL 值的反应性上升程度有密切关系。采用双抗体放射免疫技术检测血清 PRL 含量，结果显示穿山甲可提高氟化钠（NaF）中毒后缺乳大鼠血清 PRL 水平。穿山甲纠正产后乳汁分泌不足的机制是能在机体缺乳状况下对 PRL 进行调节，从而促进乳汁的分泌。

其他 穿山甲片中 L-丝-L-酪环二肽和 D-丝-L-酪环二肽，能够提高小鼠常压缺氧的耐受能力。对脑缺血缺氧状态下小鼠的呼吸中枢无明显影响。穿山甲在治疗瘰疬、肿瘤、咽炎、粉刺等都取

得了较好的临床疗效。

毒性与不良反应 个别使用者在服药过久或药不对症的情况下会引起肝损伤、过敏性皮疹等毒副作用。

体内过程未见文献报道。

(陆 茵 单云龙)

gānqī

干漆 (Toxicodendri Resina) 漆树科植物漆树 Toxicodendron vernicifluum (Stokes) F. A. Barkl. 的树脂经加工后的干燥品。味辛，性温；有毒。归肝、脾经。主要功效有破血行气，消积止痛。用于癥瘕痞块、痛经、瘀血经闭、胸痹心痛、食积胀痛。

药理作用：干漆的醇提取物对离体平滑肌具有拮抗组胺、5-羟色胺、乙酰胆碱的作用。其作用与抗组胺药、麦角酸二乙胺及阿托品的作用相似，但强度较弱。小剂量时，使蛙、兔心脏的收缩增强、搏动增快、舒张充分，因而搏动量增加，还能使动物的血管收缩，血压升高，瞳孔散大。大剂量时，对心脏有抑制作用，引起血压下降，瞳孔缩小，且有麻痹中枢神经系统的作用。抗凝血酶作用的实验结果表明，干漆提取液 0.2g/ml（生药）与对照组相比，凝血时间显著延长。干漆毒性小，会造成接触性皮炎。

(陆 茵 单云龙)

jíxìngzǐ

急性子 (Impatientis Semen) 凤仙花科植物凤仙花 Impatiens balsamina L. 的干燥成熟种子。味微苦、辛，性温；有小毒。归肺肝经。具有破血，软坚，清积的功效。用于癥瘕痞块，经闭，噎膈。急性子种子含脂肪油 17.9%，油中含十八烷四烯酸、凤仙甾醇、α-谷甾醇及 β-谷甾醇；又含皂苷、

多聚糖、槲皮素二糖苷、槲皮素三糖苷以及山柰素的衍生物。

药理作用：①抗生育。急性子煎剂、酊剂、水浸剂对兔、小鼠和豚鼠离体子宫有兴奋作用，使张力增强、收缩频率增快，最终出现强直收缩，对麻醉兔亦有子宫兴奋作用。水煎剂喂养雌鼠，能抑制发情，降低卵巢及子宫重量，呈显著避孕作用。②抗病原微生物。急性子水煎剂对金黄色葡萄球菌、溶血性链球菌、铜绿假单胞菌、福氏志贺菌、宋内志贺菌、伤寒沙门菌均有不同程度的抑制作用。③镇痛抗炎。急性子的水提物和醇提物对大鼠和小鼠具有镇痛抗炎作用。④抗肿瘤。从急性子中分离出槲皮素具有确切的抗癌作用，其提取物在体外可以抑制肺癌细胞 A549 和乳腺癌细胞 MDA-MB-435 的体内移植瘤及体外增殖。⑤抗氧化：急性子中的黄酮成分具有清除自由基，在体内外均有抗氧化作用。⑥促进透皮吸收：急性子乙醇提取物可以改变脱毛小鼠皮肤角质层的结构从而促进对乙酰氨基酚、盐酸达克罗宁透皮吸收。

毒性与不良反应：小鼠灌胃急性子油可见小鼠汗出躁动不安，饮食减少，急性子油的最大耐受量为生药 360g/kg。

(陆 茵 单云龙)

shuǐhónghuāzǐ

水红花子 (Polygoni Orientalis Fructus) 蓼科植物红蓼 Polygonum orientale L. 的干燥成熟果实。味咸，性微寒。归肝、胃经。具有散血消癥，消积止痛，利水消肿的功效。用于癥瘕痞块，瘿瘤，食积不消，胃脘胀痛，水肿腹水。水红花子及其原植物，主要含有黄酮类、木脂素类、萜草类、柠檬苦素类和二苯乙烯类化合物；

黄酮类主要成分是二氢黄酮类化合物花旗松素和落新妇苷。

药理作用 有调节免疫、抗肿瘤、抗氧化等。

调节免疫：红蓼水煎液灌服（1.0g/ml，0.4ml/只）能显著地提高小鼠巨噬细胞对鸡红细胞的吞噬能力，提示具有调节机体免疫的作用。

抗肿瘤：花、叶茎和果实乙酸乙酯提取部位对结肠癌 Caco-2 细胞的抑制率最大，并且随着用药浓度的增加，抗癌效果呈显著增强。

抗氧化：水红花子水提物和醇提物能使 D-半乳糖致衰老模型小鼠血清、肝、肾组织中丙二醛（MDA）及脑组织中脂褐质（LF）显著下降；能使血清、肝、肾组织中超氧化物歧化酶（SOD）及谷胱甘肽过氧化物酶（GSH-Px）活力显著提高；提示水红花子水提物和醇提物均有显著清除氧自由基、活性氧及抗脂质过氧化的作用。

此外，水红花子还具有消积止痛，利尿，抗菌等作用。

毒性与不良反应 传统文献记载水红花子无毒，但研究发现水红花子 20g/（kg·d）使卡介苗（BCG）/脂多糖（LPS）致免疫性肝损伤模型小鼠肝脏病理损伤明显，血清丙氨酸转氨酶（ALT）、天冬氨酸转氨酶（AST）均显著升高，肝组织超氧化物歧化酶（SOD）值明显下降，丙二醛（MDA）明显升高，提示具有肝毒性。

体内过程 花旗松素和落新妇苷为二氢黄酮类化合物，是水红花子的主要有效成分，在结肠癌 Caco-2 细胞单层作为模拟小肠药物吸收的体外模型研究中，发现两者在该细胞中表观渗透系数均 $\leq 1 \times 10^{-6}$ cm/s，提示两者口服后生物利用度较差，而多药耐药蛋白 2 和 P-糖蛋白参与两者在 Caco-2 细胞中的吸收和外排转运，可能是制约其口服生物利用度的主要生理屏障之一；采用高效液相色谱法（HPLC）和超高效液相色谱-串联质谱（UPLC-MS）分析花旗松素在 Caco-2 细胞中主要代谢物有 4 种，而 3′-O-甲基化花旗松素为花旗松素在 Caco-2 细胞中的主要代谢物，尿中可检测到花旗松素和 3′-O-甲基化花旗松素葡糖醛酸的结合产物，无硫酸酯结合物。

（陆 茵 王爱云 吴红雁）

xuèfǔ zhúyūtāng

血府逐瘀汤 （ xuefuzhuyu decoction） 由当归、生地、桃仁、红花、枳壳、赤芍、柴胡、甘草、桔梗、川芎、牛膝组成。出自清王清任的《医林改错》。经现代药理学和临床研究证明，该方不仅可治疗胸胁血府诸症，而且可治疗周身各部位的血瘀症，均有显著疗效。血府逐瘀汤以活血化瘀为主，兼以行气解郁。当归、川芎、赤芍、桃仁、红花养血活血祛瘀，为方中之主药；柴胡疏肝解郁、引药上行而直达病所，桔梗开肺气、载药上行；枳壳开胸行气，三药合用则一升一降、恢复气机升降而宽胸；生地滋阴以免伤津耗气，牛膝通利血脉、引药下行，使血活气行，瘀化热消。

通过对血府逐瘀汤的拆方研究、原方煎液和单味提取配方液比较以及加减方研究发现该方以桃红四物汤活血化瘀合四逆散疏肝行气，桔梗配牛膝、枳壳升降气机行气以活血，气血并调，相辅相成，从而增强其活血化瘀作用，使气血流畅，瘀去新生。这种组方原则，既顺应了气血间"气行则血行"的生理关系，又顾及了气滞、血瘀两者于病理上的相互影响，该方的配伍体现了气血双调，活中寓补，升降同施的特点。

血府逐瘀汤化学成分有 600 多个，包括黄酮类、生物碱、皂苷类、糖类、氨基酸、有机酸和微量元素等化学成分。从复方的水煎液中，分离获得 11 个化合物，经鉴定分别为：软脂酸、硬脂酸、β-谷甾醇、齐墩果酸、孕烯醇酮、蜜橘素、4-羟基-3-丁基-苯酞、异鼠李素、木栓醇、β-蜕皮甾酮、阿魏酸。

药理作用 对心血管系统、血液系统、神经系统和内分泌系统均有作用。

心血管系统 主要包括抗心肌缺血、抗缺氧、降血脂、抗动脉粥样硬化等作用，可用于冠心病、高血脂、动脉粥样硬化等疾病的治疗。

抗心肌缺血：血府逐瘀汤对心肌缺血有保护作用，可以降低心肌缺血再灌注损伤时心律失常的发生率、改善心功能，对缺血再灌注心肌有保护作用。血府逐瘀汤还能保护急性心肌缺血大鼠缺血心肌血管，其内皮细胞数、微血管密度及血管内皮细胞生长因子（VEGF）表达均明显升高，提示血府逐瘀汤能够促进心肌缺血大鼠缺血心肌血管新生，对缺血心肌具有保护作用，其作用机制可能与上调心肌局部 VEGF 蛋白表达有关。血府逐瘀汤还可以提高大鼠心肌缺血模型血清一氧化氮（NO）的含量，而降低血浆内皮素-1（ET-1）的含量。通过提高缺血大鼠超氧化物歧化酶（SOD），降低垂体后叶素复制的大鼠急性心肌缺血模型乳酸脱氢酶（LDH）、肌酸激酶（CK）、羟丁酸脱氢酶（HBDH）、天冬氨酸转氨酶（AST）、丙二醛（MDA），延长耐缺氧时间等而保护缺血心肌，降低血清 LDH 活性及 CK 活力，改善异丙肾上腺素所致的大鼠心电图 ST-T 段的偏移。

抗缺氧：血府逐瘀汤对用物理、化学、药物等方法制备的急性缺氧动物模型都有不同程度的对抗作用，这可能与其具有抗异丙肾上腺素而加快心率和降低肾上腺素的功能有关，可使动物整体耗氧量减少，增强心肌的耐缺氧作用，提高脑对缺氧的耐受力和降低脑组织的耗氧作用，从而使急性缺氧的动物存活时间延长。

降血脂和抗动脉粥样硬化：血府逐瘀汤对气滞血瘀型冠心病有显著作用，能够抗高同型半胱氨酸血症、降低低密度脂蛋白胆固醇（LDL-C）水平。通过下调 ICAM-1 的表达，清除脂质过氧化物，保护内皮细胞起到抗动脉粥样硬化（AS）的作用，能调节 AS 大鼠血脂紊乱和维持前列环素（PGI$_2$）和血栓素（TXA$_2$）的平衡，降低动脉粥样硬化家兔血清非对称性二甲基精氨酸（ADMA）水平，这可能是其有效防治 AS 的机制。

血液与造血系统　主要包括改善微循环、抗凝血、抗血栓形成等作用，可用于冠心病、高血脂、动脉粥样硬化等疾病的治疗。

改善微循环：血府逐瘀汤含药血清体外能抑制人慢性粒红白血病急性变 K562 细胞的 VEGF 表达。血府逐瘀汤能通过诱导人内皮细胞 VEGF 分泌短暂性的增加，从而既促进血管新生，又避免增生过度的副作用。

抗凝血、抗血栓形成：血府逐瘀汤提取物体外实验对腺苷二磷酸（ADP）诱导的家兔血小板聚集有一定的影响，体外延长家兔血浆凝血酶时间作用，显著增加兔红细胞和血小板膜脂区流动性，还能显著抑制大鼠实验性血栓形成。

神经系统　主要包括抗脑缺血、改善神经细胞功能、抗自由基损伤。血府逐瘀汤对于改善脑缺血状态的血液循环进而促进神经细胞功能的恢复具有重要的作用。改善大鼠脑缺血模型血液流变学指标、提高红细胞膜的流动性、提高机体清除自由基能力、改善脑组织病理学改变等方面也具有显著作用。提高脑缺血损伤超氧化物歧化酶活性，降低丙二醛含量，提高脑缺血损伤 Na$^+$-K$^+$-ATP 酶活性，降低脑缺血一氧化氮含量，有抗脑缺血自由基损伤的作用。

内分泌系统　血府逐瘀汤对 II 型糖尿病心肌病大鼠心肌组织的病理改变以及糖尿病性心肌病具有治疗作用，探讨心肌病发生的病理机制，发现糖尿病性心肌病时，血糖、胆固醇和三酰甘油含量升高，心肌增厚，心肌组织内胶原纤维含量增多，结构破坏严重，细胞凋亡增多；血府逐瘀汤能够降低糖尿病心肌病时血糖、胆固醇和三酰甘油水平，减轻心肌纤维化的病理改变程度，延缓糖尿病导致的心肌病进程。

其他　血府逐瘀汤可以明显减轻肺血管重构，其机制可能与调节胶原纤维在肺小动脉的表达有关，能有效减轻肺心病大鼠肺血管重构，其机制可能和调节平滑肌细胞增殖与凋亡有关。血府逐瘀汤还能降低非酒精性脂肪性肝病（NAFLD）大鼠肝脏 X 受体 α（LXR-α）的基因表达，降低肝脏损害。血府逐瘀汤同时对肺间质纤维化（PF）模型动物的氧自由基损伤有不同程度的干预作用，并通过降低血清透明质酸（HA）、肺组织羟脯氨酸（Hyp）、胶原蛋白含量及提高弹性纤维含量，改善其细胞外基质（ECM）代谢。

毒性与不良反应　此方无不良反应和毒性，但不宜久服，中病即止。对体虚及有出血倾向者不宜使用，孕妇忌服。

体内过程　将血府逐瘀汤水提物分 5 次给家兔灌服，首次剂量加倍，每次间隔 1 小时。于末次给药后 1 小时采集血样，获得血浆，并收集 0 ~ 24 小时尿样。通过液相色谱－质谱联用（LC-MS）检测发现血样中阿魏酸、羟基芍药苷、苦杏仁苷、芍药苷、柚皮苷、新橙皮苷为原形药物，柚皮苷元和新橙皮苷元可能为原形药物，也可能为柚皮苷和新橙皮苷经肠道代谢水解而成的 I 相代谢产物。尿样分析发现芍药苷、山奈酚、3-芸香苷、柚皮芸香苷、柚皮苷、新橙皮苷为原形药物，柚皮苷元和新橙皮苷元可能为原形药，也可能为经肠道代谢水解而成的 I 相代谢产物。

（陆　茵　王爱云　仲金秋）

bǔyáng huánwǔtāng

补阳还五汤（buyanghuanwu decoction）　由黄芪、归尾、赤芍、地龙（去土）、川芎、桃仁、红花组成。出自清代王清任著《医林改错·卷下·瘫痿论》。水煎服。方中重用黄芪补气，与活血化瘀药配伍，功在益气活血，主治气虚血瘀之中风。其中君药为生黄芪，重用，具有大补脾胃之元气，使气旺血行，瘀去络通；臣药为当归尾，此药长于活血，兼能养血，因而有化瘀而不伤血之妙；佐药为赤芍、川芎、桃仁、红花，这 4 味药助当归尾活血祛瘀，地龙也具有通经活络的作用。

此方配伍特点是将大量补气药与少量活血药相配，气旺则血行，活血而又不伤正，共奏补气活血通络之功。

其功效主要表现为补气活血通络。主治中风及中风后遗症，半身不遂，口眼歪斜，语言謇涩，口角流涎，小便频数或遗尿不禁，舌黯淡，苔白，脉缓。

补阳还五汤中含量较多的成分群为生物碱类、总苷类、苷元类、多糖类、挥发油类、蛋白质类和氨基酸类。该方中主要含有的有效成分：黄芪甲苷、苦杏仁苷、芍药苷、阿魏酸、总黄酮、多糖等。

药理作用 补阳还五汤的药理作用多集中于心血管系统、免疫系统等方面，主要有改善微循环、抗心肌缺血、抗脑缺血、抗凝血、抗肝纤维化、降血脂、抗动脉粥样硬化等作用。

心血管系统 主要包括降压、改善微循环、抗脑缺血、降血脂作用，主要用于高血压、动脉粥样硬化、高血脂等疾病的治疗。

降压：黄芪具有显著的降压作用，实验表明补阳还五汤口服有显著的降压效果。对正常家兔血压，经消化道灌药，可见补阳还五汤煎剂具有温和而持久的降压作用。补阳还五汤体内、体外给药均能明显抑制血小板活化因子（PAF）诱导的家兔洗涤血小板的聚集作用，而体外低浓度给药则表现出促进作用。补阳还五汤能明显降低实验性动、静脉血栓模型血栓形成后血液中 PAF 含量，延长动脉血栓形成的潜伏期，降低静脉血栓形成百分率。用补阳还五汤体内多次灌服给药，能提高家兔洗涤血小板 PAF 受体与放射配基的特异结合量，其特异结合率为 36.52%。

抗脑缺血：采用线栓法制成大鼠脑中动脉缺血中脑动脉栓塞（MCAO）再灌注模型，并用地高辛精标记内皮素-1（ET-1）基因进行原位杂交，发现补阳还五汤治疗组缺血再灌注侧皮质及尾状核 ET-1 基因表达显著低于对照组。脑缺血再灌注可以诱导脑组织 ET-1 基因的异常表达，从而进一步加重脑损伤，补阳还五汤可在一定程度下调脑缺血诱导的 ET-1 基因的表达，可能是其防治缺血性脑血管病的主要作用机制之一。补阳还五汤能清除自由基，提高缺血性中风病人血清总超氧化物歧化酶（SOD）含量，降低丙二醛（MDA）含量，减轻自由基对脑组织的损伤。降低脑组织 MDA 含量，升高 SOD 活力，从而减轻氧自由基介导的脂质过氧化反应。脑组织内存在有丰富的一氧化氮合酶（NOS），可产生 NO。NO 既有有益作用，能抗损伤，又能产生毒性作用。NO 浓度升高主要发生在缺血早期，此时对神经细胞产生毒性作用，而在再灌注后期，NO 对脑血流等具有有益的调节作用，补阳还五汤可对抗再灌注后期 NO 含量和 NOS 活性的降低，提示补阳还五汤通过提高再灌注后期 NO 的合成，发挥其对抗缺血性脑损伤的作用。补阳还五汤及其有效部位对沙土鼠脑缺血再灌注脑组织 NO、NOS 的影响，结果发现在脑缺血后再灌注48 小时，脑组织 NOS 活性降低，NO 合成减少。补阳还五汤能够减轻缺血再灌注脑组织 Ca^{2+} 聚集，防止钙超载。

降血脂 对于高脂饲料所致家兔的高脂血症及动脉粥样硬化，本方有显著的防治效果，经用本方治疗 1 个月，可见血清胆固醇、三酰甘油均明显降低，并能促进

动脉粥样硬化斑块显著消退，同时还可见心率增快和体重增加也受抑制，表明本方有显著的抗动脉粥样硬化效果。

免疫系统 主要包括免疫调节作用，主要用于抗炎、抗过敏。补阳还五汤能使免疫功能低下小鼠的免疫器官重量增加，提高单核巨噬细胞吞噬功能，从而表明本方具有调节机体免疫功能的药理学基础。补阳还五汤能明显降低沙土鼠脑缺血再灌注损伤后血清炎性细胞因子白介素-1β（IL-1β）、白介素-6（IL-6）、肿瘤坏死因子-α（TNF-α）的表达，从而对脑缺血再灌注具有保护作用。观察发现，急性脑梗死病人血浆 TNF-α，血清可溶性细胞间黏附分子（ICAM-1）水平明显高于正常人，加用补阳还五汤治疗后 TNF-α 及 ICAM-1 明显降低。热休克蛋白 HSP70 表达上调是神经元遭受可逆性损害后的一种代偿性修复机制和适应性反应，是反应细胞受损敏感而又可靠的指标。

毒性与不良反应 补阳还五汤所致不良反应的病例以肢痛、高血压、胸闷、心衰为主，尚有皮疹等。服药补阳还五汤加减，黄芪用量最大 60 g，最小 30 g，服药最多 20 剂，最少 6 剂，患者均无高血压病史。患者血压升高同时，程度不同地出现头痛、眩晕、烦躁、胸闷等症。在将黄芪加大到 100 g，服后半小时即感全身有热气走窜感，四肢剧烈疼痛，且震颤，所服之药皆吐出，经推拿按摩后渐止，考虑以往服药疗效好，方药对症，只是加重了黄芪用药，于是减黄芪为 50 g，继服 1 剂，未再发生肢痛震颤，为验证是否由黄芪大剂量引起，嘱再恢复原剂量，结果又出现四肢麻痛。张锡纯著《医学衷中参西

录》中也曾经提到：补阳还五，于方中重用黄芪，如遇有头痛眩晕之病，至病发之时，更觉头痛眩晕益甚，或兼觉心中发热者，此必上升之血过多，致脑中血管充血过甚，上升之血益多，脑中血管必将至破裂不止也。

体内过程 测定川芎和黄芪合用后川芎主要有效成分藁本内酯在心肌缺血大鼠体内的血药浓度及药代动力学参数，通过舌下静脉给予盐酸异丙肾上腺素诱发心肌缺血，于给药后不同时间点眼眶（眼球后静脉丛）采血，高效液相色谱-质谱联用（HPLC-MS）法测定血浆藁本内酯含量，计算药代动力学参数，结果发现与川芎单用相比，黄芪-川芎合用后藁本内酯的药动学参数曲线下面积（AUC_{0-t}）显著增加，平均滞留时间（MRT_{0-t}）延长，说明两药配伍有利于提高藁本内酯的血药浓度及体内滞留，进而发挥其药理作用。

（陆茵 丁容）

huàtán zhǐké píngchuǎnyào yàolǐ

化痰止咳平喘药药理 （pharmacology of phelgem-expelling and cough-relieving medicinals）

化痰止咳平喘药是能祛痰或消痰，以治疗痰证为主要作用的药物。药理主要研究具有祛痰、化痰、缓解或者制止咳嗽、喘息为主要作用的药物以及其作用规律。20世纪30年代即开始对部分化痰止咳平喘药（如贝母）进行了初步药理学研究，主要涉及其化痰止咳作用。20世纪60年代起，采用比较系统的研究方法探讨本类药物化痰、止咳、平喘、抗炎、抗菌等作用。20世纪80年代以来，使用多种较先进研究方法，开始从细胞、分子等水平探讨本类药物的作用机制。根据功效主治的不同，列为化痰止咳平喘药药理研究的有温化寒痰药、清化热痰药、止咳平喘药。研究药物包括半夏、天南星、皂角刺、旋覆花、川贝母、瓜蒌、前胡、桔梗、昆布、苦杏仁、紫苏子、马兜铃、白果、银杏叶、洋金花等。

中医认为痰可以分为有形与无形两类。化痰止咳平喘药不但可以用于有形之痰的治疗，尚可配伍治疗无形之痰。化痰止咳平喘药的药理作用研究主要集中在呼吸系统，具有祛痰、止咳、化痰等作用。化痰止咳平喘药的药理作用如下：①通过促进呼吸道腺体的分泌，刺激胃或咽喉部黏膜，引起恶心反射，或促进气管支气管纤毛运动，促使呼吸道痰液排出。②通过影响中枢神经系统功能，或减轻外周局部黏膜的反应性，制止或减轻咳嗽。③通过抑制呼吸中枢，或松弛支气管平滑肌，拮抗局部活性物质的作用，缓解或制止喘息。④尚有抗炎、镇痛、影响免疫、抗肿瘤等药理作用。常用研究方法主要包括止咳化痰实验、支气管（或平滑肌）实验、免疫实验、抗急慢性炎症实验、抗肿瘤实验等。

（王树荣）

bànxià

半夏（Pinelliae Rhizoma） 天南星科植物半夏 *Pinellia ternate*（Thunb.）Breit. 的干燥块茎。味辛，性温；有毒，归脾、胃、肺经。具有燥湿化痰，降逆止呕，消痞散结的功效。主要用于痰多咳喘，痰饮眩悸，风痰眩晕，痰厥头痛，呕吐反胃，胸脘痞闷，梅核气。生品外用治疗痈肿痰核；姜半夏多用于降逆止呕；法半夏多用于燥湿化痰；恒制半夏治疗脾虚生痰为主。半夏药理作用有效成分主要包括挥发油，β-谷甾醇，胡萝卜苷，甲硫氨酸，左旋麻黄碱，胡芦巴碱，天冬氨酸，β-与γ-氨基丁酸，葡糖醛酸苷、2,4-二羟基苯甲醛葡萄糖苷、半夏蛋白、半夏多糖等。

药理作用 半夏的药理作用多集中在呼吸系统、消化系统、生殖系统等方面。其止咳、镇吐、保护胃黏膜药理作用与化痰、降逆止呕功效有关；而抗肿瘤作用与消痞散结功效相关。

呼吸系统 主要包括止咳、祛痰、抗硅沉着病等，可用于治疗咳嗽、痰多、梅核气、慢性咽炎、硅沉着病等疾病的治疗。

止咳祛痰：生半夏、姜半夏、明矾制半夏煎剂灌胃，可对抗电刺激猫喉上神经或胸腔注入碘液引发的咳嗽。止咳有效成分为生物碱，该作用弱于可待因，但强于浙贝母。一定剂量的姜制半夏灌胃有祛痰作用。

抗硅沉着病：姜半夏提取物腹腔注射，可抑制实验性硅沉着病的发展，改善肺组织病理损伤，但肺内氧化硅含量无显著变化。临床用姜半夏治疗硅沉着病，可改善病患主观症状。

消化系统 主要包括镇吐、催吐、保护胃黏膜等作用。可用于胃肠功能紊乱（呕吐、泄泻等）、胃溃疡等疾病的治疗。

镇吐：姜半夏、明矾制半夏可对抗阿扑吗啡、洋地黄、硫酸铜引起的呕吐。镇吐有效成分为生物碱、甲硫氨酸等。作用机制为抑制延髓呕吐中枢。

催吐：生半夏含有2,4-二羟基苯甲醛葡萄糖苷，其可强烈刺激口腔、喉头、消化道黏膜，引发呕吐反应。该成分不耐热，经炮制后，该效应明显减轻。

保护胃黏膜：制半夏对多种大鼠实验性胃溃疡具有明显的预

防治疗作用，可减少胃液分泌，降低游离酸和总酸度，抑制胃蛋白酶活性。生半夏则可损伤胃黏膜，该作用与减少局部前列腺素 E_2 分泌有关。半夏尚有促进胆汁分泌和抑制胰蛋白酶的作用。

生殖系统 主要包括抗早孕、致畸作用。半夏蛋白具有明显抗早孕作用。动物皮下注射半夏蛋白后 24 小时，血浆孕酮水平下降，子宫内膜变薄，胚胎停止发育并死亡。其作用可能与半夏蛋白影响黄体功能，降低血浆孕酮水平导致蜕膜变化，胚胎失去蜕膜支持而流产有关。生半夏、制半夏、法半夏具有明显致畸作用，作用强度与丝裂霉素相似，尤以生半夏为甚；故临床治疗妊娠呕吐应慎用半夏。

抗肿瘤 半夏蛋白、半夏多糖、半夏生物碱（胡芦巴碱）都具有抗肿瘤作用。生半夏、姜半夏可抑制慢性骨髓性白血病细胞 K562 细胞的生长。半夏蛋白可凝集人肝癌、小鼠艾氏腹水癌细胞，而抑制其增殖；半夏蛋白尚可活化中性粒细胞，产生抗肿瘤作用。胡芦巴碱可抑制小鼠肝癌细胞的增殖。生半夏随证配伍可治疗甲状腺肿瘤、宫颈糜烂、子宫颈癌。

其他 半夏煎剂小鼠腹腔注射可抑制动物自主活动，显著加强阈下催眠剂量戊巴妥钠作用。使用半夏复方制剂可治疗躁狂型精神病。半夏灌胃可阻止或延缓动物实验性高脂血症的形成，降低总胆固醇（TC）、低密度脂蛋白胆固醇（LDL-C）作用较显著。半夏水煎剂可增加离体心脏冠状动脉血流量，也具有一定的降低眼内压作用。

毒性与不良反应 生半夏煎剂小鼠灌胃半数致死量（LD_{50}）为 42.7g/kg；同一制剂 2.25～

9g/kg 剂量连续灌胃 3 周，小鼠生长受到显著抑制，并有死亡。小鼠腹腔注射半夏浸膏 LD_{50} 为 325mg/kg。生半夏、制半夏灌胃对母鼠和胚胎具有明显毒性，可致孕鼠阴道流血，胚胎早期死亡数目增加，胎儿体重显著降低。生半夏、姜半夏、制半夏水煎液给早孕小鼠腹腔注射，均有明显致畸作用，以生半夏最为严重。使用半夏水煎液相当于人临床使用的 150 倍加入培养液可引起微核姐妹染色体交换频率增高；小鼠腹腔注射制半夏注射液，有明显致突变效应。生半夏对口腔、喉头、消化道黏膜有强烈刺激性，人误服后可发生咽部肿胀、疼痛、失音、流涎、呼吸困难，甚至窒息死亡等情况；半夏炮制后，此方面不良反应减轻。临床长期口服姜半夏制剂，有少数病患出现肝功能异常或者血尿等。

体内过程未见文献报道。

（王树荣）

tiānnánxīng
天南星（Arisaematis Rhizoma）

天南星科植物天南星 *Arisaema erubescens*（Wall.）Schott.、异叶天南星 *Arisaema heterophyllum* Bl. 或东北天南星 *Arisaema amurense* Maxim. 的干燥块茎。味苦、辛，性温；有毒，归肺、肝、脾经。具有祛风止痉，燥湿化痰，散结解毒的功效。主要用于中风痰壅，口眼㖞斜，半身不遂，手足麻痹，风痰眩晕，惊风，咳嗽痰喘，喉痹，瘰疬，跌扑损伤，痈疽疥癣，毒蛇咬伤。药理作用有效成分主要包括掌叶半夏碱 A、B、C、D、E，L-脯氨酰-L-缬氨酸酐，L-缬氨酰-L-缬氨酸酐，L-缬氨酰-L-丙氨酸酐，D-甘露醇、β-咔啉、1-乙酰基-β-咔啉，尿嘧啶，胸腺嘧啶，烟酰胺，腺苷，胡萝卜苷，

β-谷甾醇，棕榈酸等。

药理作用 其镇静、镇痛、抗惊厥、降低血压、抗心律失常作用与祛风止痉功效有关，其祛痰、泻下作用在一定程度上可体现燥湿化痰功效，而散结解毒功效则与抗肿瘤作用有关联性。可用于癫痫、破伤风、冠心病、高脂血症、痰多、咳嗽等病症的治疗。

镇静、镇痛 天南星煎剂具有明显镇静、镇痛作用。其煎剂腹腔注射可使动物安静、活动减少，翻正反射迟钝，并能延长戊巴比妥所致的睡眠时间，也可协同阈下催眠剂量戊巴比妥钠的作用。天南星煎剂腹腔注射热板法显示有镇痛作用。

抗惊厥 天南星煎剂腹腔注射可对抗士的宁、咖啡因等所致惊厥，但不能对抗电惊厥。其煎剂腹腔注射能提高家兔电惊厥阈，降低戊四氮、士的宁、咖啡因对小鼠所致的惊厥率及士的宁所致的死亡率。能对抗烟碱所引起的惊厥死亡，并能消除部分肌肉震颤症状。

减慢心率、抑制心肌收缩力 天南星所含 L-脯氨酰-L-缬氨酸酐，L-缬氨酰-L-缬氨酸酐可抑制离体犬心房肌、乳头肌收缩力以及窦房结频率，该作用随剂量加大而增强，并能拮抗异丙肾上腺素对心脏的兴奋作用。掌叶半夏碱 B 对犬、猫、大鼠均有降低血压作用，但不影响心率和冠状动脉血流量。

抗过速性心律失常 天南星所含二酮哌嗪类生物碱能对抗乌头碱所致的心律失常，且其氯仿提取部分作用更加明显，可显著延长心肌细胞动作电位时程的有效不应期。掌叶半夏碱 B 可抑制腺苷二磷酸（ADP）、胶原诱导的血小板聚集。临床天南星复方制

剂治疗高脂血症可显著减低胆固醇、三酰甘油。

抗肿瘤 天南星水煎液体外可抑制 HeLa 细胞。在体实验对小鼠肉瘤 S_{180}、HCA 实体瘤、子宫瘤 U14 有效。从天南星中提取的总蛋白、D-甘露醇有抑瘤作用。临床治疗子宫颈癌、食管癌、贲门癌。局部外用复方制剂治疗缓解癌肿疼痛。

祛痰 天南星煎剂灌胃，具有祛痰效应。其所含皂苷类物质，可刺激胃黏膜，反射性引起呼吸道腺体分泌增多，稀释痰液易于咳出。

其他 虎掌南星具有催吐、泻下作用，该作用强于半夏；可增强血中谷胱甘肽过氧化物酶（GSH-Px）和过氧化氢酶活性，清除氧自由基。虎掌南星对亚油酸的氧化有抑制作用。L-缬氨酰-L-缬氨酸酐可清除超氧阴离子自由基，抑制肝线粒体脂质过氧化和膜腺苷三磷酸（ATP）酶活性。

毒性与不良反应 灌胃给药，天南星的半数致死量（LD_{50}）为 159.0g/kg。醇提取物加水浸物制剂小鼠腹腔注射，虎掌南星、天南星、东北天南星的 LD_{50} 分别为 46.0g/kg、30.0g/kg、48.0g/kg。天南星经过炮制处理，可降低或消除其毒性。天南星不同炮制品给动物灌胃 50.0g/kg，未见死亡现象。给大鼠、小鼠灌胃天南星炮制品水煎剂 150.0g/kg，急性毒性实验及亚急性毒性实验未见毒性反应。

体内过程未见文献报道。

（王树荣）

báifùzǐ
白附子 （Thyphonii Rhizoma）

天南星植物独角莲 *Typhonium giganteum* Engl. 的块茎。味辛、甘，性温；有毒。具有祛风痰，通经络，镇痉止痛，散结解毒功效。主要用于中风痰壅，口眼㖞斜，半身不遂，破伤风，头痛，风湿痹痛，肢体麻木，瘰疬结核，阴疽肿痛，毒蛇咬伤。药理作用有效成分主要包括 β-谷甾醇，β-谷甾醇-D-葡萄糖苷，内消旋肌醇，胆碱，尿嘧啶，琥珀酸，棕榈酸，亚油酸，油酸，三亚油酸甘油酯，二棕榈酸甘油酯，白附子凝集素，白附子多糖，白附子蛋白等。

药理作用 白附子的药理作用多集中在中枢神经系统、呼吸系统、免疫系统、抗肿瘤等方面。主要有镇静、镇痛、抗炎、祛痰、调节免疫、抗肿瘤等作用，这与该药祛风痰，镇痉止痛，散结解毒功效有密切关系。

中枢神经系统 主要包括镇静、抗惊厥、镇痛等作用，可用于治疗各类头痛、三叉神经痛、手足痛风、癫痫、腰腿痛、跌打损伤等。①镇静、抗惊厥：白附子生品、炮制品均有镇静作用，可明显增强戊巴比妥钠的催眠作用。白附子水浸剂对戊四氮、士的宁所致小鼠惊厥，可延迟动物惊厥出现时间及死亡时间；但不能完全消除惊厥症状，也不能对抗咖啡因的作用。②镇痛：白附子可减少小鼠注射醋酸所致的扭体反应。体外实验表明，白附子甲醇提取物可选择性作用于降钙素基因相关肽（CGRP）受体。提示该作用与其治疗血管性头痛有关，同时可能参与中枢神经系统对有关激素和肽类物质的调节分泌。

呼吸系统 主要具有祛痰作用。生、制白附子提取物给小鼠腹腔注射可产生显著祛痰作用。祛痰作用机制可能是白附子所含皂苷类成分能够刺激胃黏膜或咽喉部黏膜，反射性引起呼吸道腺体分泌增多，使得痰液稀释，易于咳出。

抗肿瘤 实验显示白附子对多种肿瘤细胞具有不同程度的抑制作用。可用于治疗乳腺癌等。白附子水煎剂可抑制小鼠 S_{180} 实体瘤的生长，延长艾氏腹水癌荷瘤小鼠的生存期；尚可提高荷瘤动物的脾指数，下调瘤组织 P53 基因表达。体外实验显示，白附子提取物可使肝癌细胞株 SMMC-7721 阻滞在 S 期；可刺激淋巴细胞增殖，增强 T 淋巴细胞、免疫球蛋白和白介素-1 的活性。白附子凝集素仅对 SGL、HSC、FL 细胞产生中等强度以上的凝集，对正常细胞无影响。白附子混悬液可通过调节肿瘤组织中突变型 P53 和 PCNA 基因表达，诱导肿瘤细胞凋亡。

免疫系统 白附子具有免疫调节作用，可通过刺激免疫系统抵抗肿瘤细胞的生长和外界抗原的入侵。白附子提取物可增加脾指数和淋巴细胞增殖，增强 T 淋巴细胞的细胞毒活性和 NK 细胞活性，刺激单核细胞产生细胞因子（如 TNF-α、IL-1 等），增强单核细胞的吞噬能力。白附子多糖能刺激小鼠产生特异性 IgG 类抗体和非特异性交叉抗体。白附子多糖是免疫调节有效成分。

抗炎 白附子具有显著抗急性、慢性炎症的作用，可对抗大鼠蛋清性、酵母菌性、甲醛性关节炎和棉球肉芽肿炎症。可抑制炎症反应的早期渗出和炎症晚期的增生反应。

降血脂 白附子所含谷甾醇可降低高脂血症模型动物的血胆固醇含量，也可降低肝脏中胆固醇及三酰甘油含量。对喂养胆固醇的大猩猩，其降低血脂作用优于氯贝丁酯。降脂作用可能与谷甾醇在肠道内与胆固醇结合低溶解度复合物，干扰胆固醇从肠道吸收有关。研究尚提示白附子具有钙通道阻滞及减慢心率等作用。白附子可用于治疗高胆固醇血症和冠心病的防治。

抗破伤风 小鼠静脉注射最小致死量破伤风毒素后，连续5天肌内注射白附子温浸剂、水提液、醇提液或者腹腔注射水提液，可使动物惊厥症状减轻。小鼠肌内注射一定剂量的破伤风毒素后，立即腹腔注射一定剂量的白附子蛋白，连续5天；或者待破伤风症状出现后，连续5天注射白附子蛋白；无论预防用药或者治疗用药，白附子蛋白均可对抗破伤风毒素引起的症状，显著增加动物的存活率。

其他 白附子乙醇提取物可剂量依赖性抑制酪氨酸酶活性和黑色素生成，具有皮肤美白祛斑作用，用于美容化妆品中。白附子注射液对结核杆菌具有一定抑制作用。白附子醇提取物可明显抑制金黄色葡萄球菌、大肠埃希菌和铜绿假单胞菌。白附子具有催吐作用。

毒性与不良反应 白附子对皮肤黏膜具有刺激作用，内服宜炮制后应用。白附子经炮制后，其对皮肤、眼结膜的刺激作用减轻，同时可减轻或者消除其催吐作用。

体内过程未见文献报道。

（王树荣）

báijièzǐ
白芥子（Brassicae Semen）

十字花科植物白芥 *Sinapis alba* L. 的成熟种子。味辛，性温。归肺、胃经。具有豁痰利气，温经除寒，散结消肿的功效。主要用于咳喘痰多，胸满胁痛，胃寒吐食，肢体麻木，寒湿痹痛，结核瘰疬，湿痰流注，阴疽肿痛。药理作用有效成分主要包括芥子油苷（内有白芥子苷），脂肪油，芥子酶，芥子碱，4-羟基苯甲酰胆碱，4-羟基苯甲胺，赖氨酸，精氨酸，组氨酸等。白芥子苷经芥子酶水解，产生异硫氰酸对羟基苄酯（白芥子油）、酸性硫酸芥子碱及葡萄糖。芥子碱经碱性水解可产生芥子酸和胆碱。

药理作用 主要有镇咳、祛痰、平喘、抗病原微生物等作用，这些药理作用与其豁痰利气等功效有密切关系。可用于治疗慢性支气管炎、哮喘、小儿支气管炎、肺心病等。

镇咳、祛痰、平喘：白芥子醇提取物可减少浓氨水所致的小鼠咳嗽，具有明显镇咳作用。白芥子水提取物有良好的祛痰作用。白芥子苷水解物可刺激胃黏膜，反射性引起支气管腺体分泌增加，使痰液稀释，易于咳出。白芥子石油醚提取物可显著对抗乙酰胆碱诱发的豚鼠哮喘，这可能与提高血浆环腺苷酸/环鸟苷酸（cAMP/cGMP）比值有关。

抗病原微生物：白芥子具有广谱抗菌作用，所含异硫氰酸对羟基苄酯为有效成分之一。白芥子水浸剂在体外对紫色毛癣菌、许兰黄癣菌等浅表性真菌均有抑制作用。体外抑菌实验显示，异硫氰酸对羟基苄酯可抑制酵母菌、白念珠菌等；尚可抑制大肠埃希菌、变形杆菌、金黄色葡萄球菌等。临床可用于治疗手足癣、体癣、疥疮。

其他：白芥子油有刺鼻辛辣味及刺激作用。其用于皮肤，可有温暖感觉并使皮肤发红、甚至引发局部水疱。将芥子粉去除脂肪油后制备成芥子硬膏使用，可作为抗刺激剂，用于治疗神经痛、风湿痛、胸膜炎、肺部湿性啰音、扭伤等。但局部应用时间以不超过30分钟为宜。芥子粉可促使唾液腺分泌增多，增加淀粉酶活性，使心率减慢。小剂量芥子粉可刺激胃黏膜增加胃液、胰液的分泌；有时可缓解顽固性呃逆。内服大剂量芥子粉可迅速引起呕吐，可用于治疗麻醉性药物中毒。

毒性与不良反应 白芥子内服过量易致呕吐，甚至胃肠炎。局部外用需谨慎，皮肤过敏或局部溃破者禁用。临床有白芥子引起过敏、药疹、败血症的报道。异硫氰酸对羟基苄酯对小鼠、豚鼠、大鼠腹腔注射的半数致死量（LD_{50}）分别为 76~107mg/kg、68mg/kg，72mg/kg；灌胃给药的 LD_{50} 分别为134mg/kg、81mg/kg、128mg/kg。家兔静脉注射白芥子生理盐水浸出液，可使血压先轻度上升，继则下降，呼吸加快。给动物长期饲喂芥属植物可致甲状腺肿大，认为是促进分泌过多促甲状腺激素所致。

体内过程未见文献报道。

（王树荣）

zàojiá
皂荚（Gleditsiae Sinensis Fructus）

豆科植物皂荚 *Gleditsia sinensis* Lam. 成熟果实（皂荚）或不育果实（猪牙皂），与大皂角为同一品种。味辛、咸，性温；有小毒。归肺、心、肝、大肠经。具有祛痰开窍，通闭散结，解毒杀虫功效。主要用于顽痰壅塞，咳喘痰多，中风痰盛，神昏口噤，小儿惊风，癫痫，头风，喉痹，反胃呕吐，二便不通，痈肿疥癣。皂荚药理作用的有效成分包括多种三萜皂苷及其苷元，如皂荚苷，皂荚皂苷，皂荚苷元等。尚含蜡醇，豆甾醇，谷甾醇，二十九烷，正二十七烷等。

药理作用：主要有祛痰、抗菌、防脱发及乌发等作用，与该药祛痰开窍，通闭散结，解毒杀虫功效有密切关系。①祛痰：皂荚所含皂苷成分可刺激胃黏膜，反射性促使呼吸道腺体分泌增多而发挥祛痰作用。可用于治疗慢性气管炎、哮喘等。②抗病原微生物：体外实验显示，皂荚水浸剂可抑制紫色毛癣菌、星形奴卡菌等浅表性皮肤真菌；皂荚对大肠埃希菌、宋内志贺菌、变形杆菌、伤寒沙门菌、副伤寒沙门菌、铜绿假单胞菌、霍乱弧菌等革兰阴性菌均有抑制作用。皂荚对阴道滴虫具有中等强度抑制作用，其机制为皂苷使滴虫细胞膜变薄，胞质爆出，虫体溃灭。猪牙皂体外有杀灭丝虫幼虫的作用。可用于治疗小儿疳积、蛔虫性肠梗阻等。③其他：含皂角类的药物，具有较好防止脱发和乌发效果，认为是祛除多余脂肪，通畅阻塞毛囊之故。

毒性与不良反应：皂荚服用剂量过大或者注射给药，可发生中毒反应，主要为溶血反应；中枢神经系统可出现先痉挛后麻痹症状，常因呼吸中枢麻痹而死亡。大量皂荚所含皂苷不仅刺激胃黏膜，致使出现呕吐、腹泻，而且可腐蚀胃黏膜，发生吸收中毒。

（王树荣）

zàojiǎocì

皂角刺（Gleditsiae Spina） 豆科植物皂荚 Gleditsiasinensis Lam. 的干燥棘刺味辛、性温。归肝、肺、胃经。具有消肿托毒，排脓，杀虫功效。主要用于痈疽初起或脓成不溃，瘰疬乳痈，小儿惊风，产后缺乳，胎衣不下，外治疥癣麻风。皂角刺药理作用的有效成分主要包括皂苷类、黄酮类、棕榈酸、硬脂酸、油酸、氨基酸、

亚甾醇、谷甾醇、二十九碳烷、酚类、鞣质等。黄酮类化合物为黄颜木素、槲皮素、非瑟素及少许无色花青素等。

药理作用 包括抗病原微生物、抗肿瘤、调节免疫与抗过敏、抗凝血等。

抗病原微生物：皂角刺可抑制或杀灭多种革兰阳性菌和革兰阴性菌。体外实验显示，皂角刺水煎液可抑制星形奴卡菌、金黄色葡萄球菌、卡他球菌等。皂角刺尚可抗麻风杆菌。临床应用皂角刺或其复方，可治疗慢性阑尾炎、肺脓肿、阴道炎、盆腔炎、宫颈炎，外用治疗麻风病。

抗肿瘤：皂角刺具有一定抗肿瘤作用。皂角刺热水浸出物可抑制人子宫颈癌培养株 JTC-6、小鼠肉瘤 S_{180} 的增殖。皂角刺醇提取物对小鼠宫颈癌 U14 有一定抑制作用，机制在于抑制增殖细胞核抗原和突变型 P53 蛋白表达。皂角刺甲醇提取物具有抗诱变作用。黄颜木素和槲皮素为皂角刺抗肿瘤有效成分之一。皂角刺所含三萜类化合物中含有抗人类免疫缺陷病毒（HIV）活性成分。临床用皂角刺或其复方治疗鼻咽癌、软腭乳头状癌、胃癌、肺癌、乳癌、子宫肌瘤、宫颈癌。

调节免疫与抗过敏：皂角刺乙醇提取物低剂量可显著提高肉仔鸡 T、B 淋巴细胞转化率，但高剂量则相反。皂角刺总黄酮可明显剂量依赖性抑制小鼠腹腔巨噬细胞释放肿瘤坏死因子（TNF）。皂角刺水提物可抑制大鼠全身过敏反应，同时也抑制抗二硝基苯酚（anti-DNP）IgG 致敏的局部过敏反应，认为该作用与抑制肥大细胞释放组胺有关。

抗凝血：体外实验表明，皂角刺水煎液可明显抑制血小板聚

集，减轻血栓重量。皂角刺水煎液可延长小鼠凝血时间，明显延长家兔血浆复钙凝血时间、凝血酶原时间，白陶土部分凝血活酶时间、凝血酶时间，增强血浆抗凝血酶活性。但对血浆纤维蛋白原含量和优球蛋白溶解时间无明显影响。

其他：皂角刺可降低血脂。临床尚可治疗坐骨神经痛、面神经麻痹、癃闭、乳腺增生、异位妊娠、输卵管阻塞不孕等。

毒性与不良反应 疮痈已溃者及孕妇禁用皂角刺。

体内过程未见文献报道。

（王树荣）

jīnfèicǎo

金沸草（Inulae Herba） 菊科植物条叶旋覆花 Inula linariifolia Turcz. 或旋覆花 Inula japonica Thunb. 的干燥地上茎叶。味苦、辛、咸，性温。归肺、大肠经。具有降气，消痰，行水功效。主要用于风寒咳嗽，痰饮蓄结，痰壅气逆，胸膈痞满，喘咳痰多；外用治疗疔疮肿毒。药理作用有效成分主要有旋覆花内酯 A、B、C，旋覆花次内酯，欧亚旋覆花内酯，蒲公英甾醇，银胶菊素，1-乙酰氧基大花旋覆花内酯，1β-羟基-土木香内酯，Ivangustin 等。

药理作用 金沸草药理作用多集中在抗病原微生物、镇咳、祛痰、平喘等。①抗病原微生物：金沸草煎剂用原代人胚肌皮单层细胞培养法，表明对 I 型单纯疱疹病毒有抑制作用。体外实验全草煎剂可抑制金黄色葡萄球菌、肺炎球菌、铜绿假单胞菌、大肠埃希菌。②镇咳、祛痰、平喘：金沸草所含黄酮苷成分，旋覆花甾醇 A、B、C，槲皮素等，具有镇咳、祛痰作用。所含黄酮苷成分对组胺引起的豚鼠支气管痉挛

有缓解作用，并有较弱的利尿作用。用于治疗外感风寒头痛、咳嗽痰喘胸闷。③其他：金沸草尚具有抗炎、利胆、增多白细胞及止血等作用。所含对倍半萜内酯类化合物具有抗肿瘤作用。

毒性与不良反应 常规剂量水煎液无明显不良反应，偶致个别人呕吐。大便溏泄者不宜使用。

体内过程 对金沸草三种倍半萜内酯类成分 1-乙酰氧基大花旋覆花内酯、1β-羟基-土木香内酯和 Ivangustin 的药动学研究显示，此三种倍半萜内酯类成分口服给药的绝对生物利用度分别为 18.70%、20.69% 和 21.39%。

（王树荣）

xuánfùhuā

旋覆花（Inulae Flos） 菊科植物旋覆花 *Inula japonica* Thunb. 或欧亚旋覆花 *Inula britannica* L. 的干燥头状花序。味苦、辛、咸，性微温。归肺、脾、胃、大肠经。具有降气，消痰，行水，止呕功效。主要用于风寒咳嗽，痰饮蓄结，胸膈痞满，喘咳痰多，呕吐噫气，心下痞硬。药理有效成分主要有黄酮类、倍半萜类、酚酸类等，如槲皮素、大花旋覆花内酯、单乙酰基大花旋覆花内酯、天人菊内酯、咖啡酸、绿原酸等。

药理作用 包括镇咳、平喘、抗病原微生物、影响胃肠道、抑制血管内皮细胞增生等，与旋覆花的降气，消痰，止呕功效有关。

镇咳、平喘：可用于治疗急、慢性支气管炎，外感风寒咳嗽等。旋覆花黄酮类成分对组胺引起的豚鼠支气管痉挛性哮喘有明显的保护作用，对组胺引起的豚鼠离体气管痉挛亦有对抗作用，但无镇咳和祛痰作用。

抗病原微生物：旋覆花脂溶性及醚溶性提取物具有抗菌作用。

旋覆花所含咖啡酸及绿原酸有较广泛的抑菌作用，但在体内能被蛋白质灭活。体外实验表明：旋覆花水煎剂对金黄色葡萄球菌、炭疽杆菌和福氏志贺菌Ⅱa株有明显的抑制作用，但对溶血性链球菌、大肠埃希菌、伤寒沙门菌、铜绿假单胞菌、变形杆菌、白喉棒状杆菌等多种致病菌的作用较弱或无抑制作用。在体外旋覆花内酯对阴道滴虫和溶组织阿米巴均有强大杀灭作用。

影响胃肠道：旋覆花所含绿原酸、咖啡酸口服，可增加人胃中盐酸的分泌量；亦有促进大鼠胆汁分泌的作用。绿原酸能显著促进大鼠、小鼠的小肠蠕动。可用于治疗呕吐、呃逆、不完全性幽门梗阻等。

抑制血管内皮细胞增生：从欧亚旋覆花中分离所得到三种单体旋覆花内酯同系物（BL、1-O-ABL、1,6-O_2-ABL），能够通过影响 IκB 激酶 β（IKKβ）的磷酸化活化、消除损伤诱导的 Erk1/2 等环节，从而抑制球囊损伤诱导的血管内膜增生。

其他：绿原酸和咖啡酸给大鼠口服或腹腔注射，均可提高动物中枢神经系统的兴奋性。咖啡酸尚有灭活维生素 B_1 的作用。此外，旋覆花有较弱的利尿作用；旋覆花对实验性免疫性肝损伤有保护作用；天人菊内酯有抗肿瘤作用。绿原酸、咖啡酸均可增加子宫平滑肌张力。

毒性与不良反应 临床曾观察到个别病人因服用旋覆花出现接触性过敏性皮炎、剧烈腹泻。因旋覆花表面有绒毛，易刺激咽喉作痒而致呛咳呕吐，故须布包入煎。

体内过程未见文献报道。

（王树荣）

báiqián

白前（Cynanchi Stauntonii Rhizoma et Radix） 萝藦科植物柳叶白前 *Cynanchum stauntonii*（Decne.）Schltr. ex Lévl. 或芫花叶白前 *Cynanchum glaucescens*（Decne.）Hand.-Mazz. 的干燥根茎及根。味辛、苦，性温。归肺经。具有降气，消痰，止咳功效。主要用于肺气壅实，咳嗽痰多，胸满喘急。药理作用有效成分：柳叶白前含有 β-谷甾醇，华北白前醇，高级脂肪酸。芫花叶白前含有白前皂苷 A、B、C、D、E、F、G、H、I、J、K，白前皂苷元 A、B，白前皂苷元 C-单-D-黄花夹竹桃糖苷，白前新皂苷 A、B，白前二糖。

药理作用： ①镇咳、祛痰、平喘。芫花叶白前水、醇、醚提取物灌胃给药对浓氨水诱发的小鼠咳嗽均有显著镇咳作用；水、醚提取物灌胃给药尚有祛痰作用；认为其为恶心性祛痰作用方式。芫花叶白前水提取物腹腔注射可对抗乙酰胆碱和组胺混合液诱发的豚鼠哮喘。柳叶白前也有类似作用。可用于治疗小儿肺炎，百日咳，咯血等。②抗溃疡、利胆。白前醇提取物灌胃给药可明显抑制小鼠应激性溃疡、盐酸性溃疡及吲哚美辛-乙醇性胃溃疡的形成；明显减少小鼠因服用蓖麻油及番泻叶所引起的腹泻发生率及腹泻次数；短时间增加麻醉大鼠的胆汁分泌量。可用于治疗胃痛、小儿疳积等。③抗炎。芫花叶白前水提取物腹腔注射对巴豆油所致小鼠耳郭急性渗出性炎症呈现对抗作用。④其他。柳叶白前水提物具有镇痛及抗血栓形成作用。

毒性与不良反应： 白前生品服用剂量过大，对胃有一定刺激作用。

(王树荣)

māozhǎocǎo

猫爪草 (Ranunculi Ternati Radix)

毛茛科植物小毛茛 *Ranunculus ternatus* Thunb. 的干燥块茎。味甘辛，性温。归肝、肺经。具有散结，消肿功效。主要用于瘰疬未溃、淋巴结结核。药理作用有效成分主要包括生物碱类毛茛碱，不同产地的猫爪草分离出肉豆蔻酸十八烷基酯，甘烷酸、豆甾醇、β-谷甾醇、γ-酮-δ-戊内酯（小毛茛内酯），二十九烷酸，5-羟基-3-甲氧基苯甲醛，γ-α-羟甲基-δ-双戊烯内酯（猫爪草甲素），棕榈酸乙酯、菜油甾醇、小麦黄素，木犀草素、东莨菪内酯，秦皮乙素，滨蒿内酯，阿魏酸，原儿茶酸，猫爪草多糖，谷氨酰胺、谷氨酸等氨基酸，铁、锰、锌、铜等微量元素。

药理作用 包括抗病原微生物、抗肿瘤、抗炎等。

抗病原微生物：猫爪草水浸液具有抗结核杆菌作用，有效成分为小毛茛内酯；对耐药性结核杆菌同样有效。作用机制与促进颗粒裂解肽（GLS）mRNA 的表达，增强机体细胞毒性 T 淋巴细胞（CTL）杀菌能力有关；同时可通过减少结核休眠菌 16kD 小热休克蛋白基因的表达，在激活休眠菌的同时促进 GLS mRNA 高水平表达，增强机体 CTL 杀菌能力，达到抗耐药菌的作用。猫爪草粗提取物能抗鼠约氏疟原虫，降低原虫感染率。可用于治疗颈淋巴结结核、肺结核病。

抗肿瘤：猫爪草的不同提取物对体外培养的肿瘤细胞具有抑制作用。猫爪草皂苷及多糖对肉瘤 S$_{180}$、艾氏腹水瘤 EAC 及人乳腺癌细胞株 MCF-7 的生长和集落形成均有不同程度的抑制；皂苷对抑瘤率和集落形成的作用具有明显量效关系。猫爪草乙醇提取液对肿瘤坏死因子（TNF）有较强的诱生作用。在体外毛茛苷对多种白血病细胞均有一定杀伤作用。可用于治疗恶性淋巴瘤、甲状腺肿瘤、乳腺肿瘤、肺癌、鼻咽癌、子宫肌瘤等。

抗炎：复方猫爪草水提物对二甲苯所致的小鼠耳肿胀、醋酸引起的小鼠腹腔毛细血管通透性增加以及蛋清所致大鼠足跖肿胀均具有抑制作用，呈现抗急性炎症作用。

毒性与不良反应 服用剂量过大的猫爪草可致恶心、呕吐等消化系统症状。

体内过程未见文献报道。

(王树荣)

zhōngrǔshí

钟乳石 (Stalactitum)

碳酸盐类矿物方解石族方解石。味甘，性温。归肺、肾、胃经。具有温肺，助阳，平喘，制酸，通乳的功效。主要用于寒痰咳喘，阳虚冷喘，腰膝冷痛，胃痛泛酸，乳汁不通。药理作用有效成分主要为碳酸钙，并含微量元素铁、铜、锌、锰、镉、镁、钴、镍、银、铬等。

钟乳石具有抗酸、促进血液凝固等作用。其作为碱性物质，进入胃内能够中和胃酸。钟乳石所含钙离子，在肠道被吸收后可增加血中钙离子，有利于维持机体的凝血过程和肌肉组织的收缩性。钟乳石对交感神经系统具有一定的兴奋性。临床用于治疗胃十二指肠溃疡、胃酸过多等。钟乳石不可久服。

(王树荣)

chuānbèimǔ

川贝母 (Fritillariae Cirrhosae Bulbus)

百合科植物川贝母 *Fritillaria cirrhosa* D. Don、暗紫贝母 *Fritillaria unibracteata* Hsiao et K. C. Hsia、甘肃贝母 *Fritillaria przewalskii* Maxim.、梭砂贝母 *Fritillaria delavayi* Franch.、太白贝母 *Fritillaria taipaiensis* P. Y. Li 或瓦布贝母 *Fritillaria unibracteata* Hsiao et K. C. Hsia var. *wabuensis* (S. Y. Tang et S. C. Yue) Z. D. Liu, S. Wang et S. C. Chen 的干燥鳞茎。味苦、甘、微寒。归肺、心经。有清热润肺，化痰止咳，散结消痈的功效。用于肺热燥咳，干咳少痰，阴虚劳嗽，痰中带血。瘰疬，乳痈、肺痈。川贝母药理有效成分主要为生物碱，如川贝碱、青贝碱、白炉贝碱、炉贝碱、蒲贝酮碱、松贝碱甲和乙、西贝母碱、西贝素、岷贝碱甲、岷贝碱乙、川贝酮、贝母碱宁、去氢贝母碱、梭砂贝母酮。

药理作用 主要是对心血管系统、呼吸系统的作用，抗病原微生物、抗肿瘤等作用。

心血管系统 主要包括降血压、影响心肌收缩力等作用。

降血压：川贝母中去氢贝母碱、贝母碱和贝母素在一定范围内可剂量依赖性抑制血管紧张素转换酶（ACE）活性，提示其降压作用部分是其抑制 ACE 活性而导致的。贝母的水提取物能维持大鼠血管组织中一氧化氮（NO）的生成和血浆中 NO 代谢产物的浓度稳定，不改变一氧化氮合成酶（NOS）蛋白的表达，而使由内皮一氧化氮合成酶抑制剂（L-NAME）引起的大鼠收缩期高血压恢复正常。同时，还能明显改善由 L-NAME 引起的大鼠肾功能参数，包括排尿量、排钠量、肌酐清除率的变化。给猫静脉注射川贝碱可产生持久性血压下降，并伴以短暂的呼吸抑制，西贝碱对麻醉犬亦有降压作用。

影响心肌收缩力：川贝母中4种贝母碱单体（FH1~FH4）对离体豚鼠及大鼠心肌、兔胸主动脉条和蟾蜍坐骨神经干生理效应显示，在左心房，FH1、FH4剂量依赖性地增强心肌收缩力，在右心房则减慢心率。在离体血管上，FH1~FH4均可对抗甲氧明引起的血管收缩作用，对神经动作电位无影响。

呼吸系统 主要包括镇咳、祛痰、平喘，可用于肺热燥咳，干咳少痰的疾病。

镇咳、祛痰：川贝母的乙醇提取物亦有镇咳作用，川贝母总皂苷部分具有祛痰作用。伊犁贝母和梭砂贝母的总生物碱可减轻由氨水引起的咳嗽，增强小鼠对酚红的排出量。灌服川贝母醇提物可抑制抗原攻击引起的致敏豚鼠肺动态顺应性（Cdyn）的降低。川贝母醇提物能抑制致敏豚鼠抗原攻击后气道阻力（RL）的增高，而对抗原攻击所致呼吸频率的变化无明显影响。

平喘：给豚鼠连续灌胃川贝母总生物碱，可延长对乙酰胆碱-组胺所致的哮喘引喘潜伏期，对豚鼠离体气管平滑肌的基础张力无显著影响。川贝母的5种生物碱单体（即贝母甲素、贝母乙素、西贝素、西贝素苷和蒲贝酮碱）能使卡巴胆碱引起的气管条收缩的量效曲线右移，贝母辛使乙酰胆碱（Ach）诱发的大鼠、豚鼠气管平滑肌的半数效应浓度（EC$_{50}$）增大，提示贝母辛非竞争性拮抗气管平滑肌M受体从而抑制Ach引起的平滑肌收缩。

抗病原微生物 贝母碱、去氢贝母碱和鄂贝啶碱对革兰阳性的金黄色葡萄球菌和革兰阴性的卡他球菌具有抗菌活性，鄂贝啶碱对卡他球菌、金黄色葡萄球菌的活性高于贝母碱、去氢贝母碱。去氢贝母碱和鄂贝啶碱对革兰阴性的大肠埃希菌和克雷伯肺炎杆菌无抗菌活性。

抗肿瘤 去氢贝母碱能抑制人白血病细胞株HL60、NB4、U937的增殖。但异平贝母碱无此作用，提示去氢贝母碱分子中的酮基可能是抑制细胞增殖活性的关键基团。

抗炎 川贝母水提物连续灌胃5天，能减轻二甲苯所致的小鼠耳郭肿胀，减轻蛋清所致大鼠足趾肿胀，降低小鼠毛细血管通透性，具有抗炎作用。

其他 西贝碱对豚鼠离体肠管、兔十二指肠及在体犬小肠有明显的松弛作用，该作用不能被新斯的明和氯化钡所对抗。1：167 000的贝母碱能使豚鼠离体子宫张力增加。给家兔静脉注射川贝碱7.5mg/kg，可使血糖升高并维持2小时以上，提示川贝母具有降糖作用。

毒性与不良反应 川贝母口服毒性较小，给小鼠灌胃60 g/kg（生药量）后观察7天其全部存活，且无任何异常。川贝母碱静脉注射，对小鼠的半数致死量（LD$_{50}$）为40mg/kg，死前有痉挛现象，兔为15mg/kg。个别患者在服用川贝母的过程中出现副作用，临床曾有服用川贝母引起猩红热样药疹的报告。

体内过程 对川贝母中西贝素的药动学研究显示，西贝素盐酸盐100 mg/kg剂量口服给药，其体内吸收消除显示为一室模型，消除半衰期（$t_{1/2\beta}$）= 32.6±3.2min，药物浓度-时间曲线下面积（AUC）为308±78（mg/ml）·min，表观分布容积（V_d）= 3.70±0.64L/kg，清除率（Cl）= 67.7±14.8ml/（min·kg）；20 mg/kg剂量快速静脉注射，西贝素体内显示为体内吸收消除二室模型，分布半衰期（$t_{1/2\alpha}$）= 10.7±0.2min，$t_{1/2\beta}$ = 38.7±7.3min，$AUC_{0-\infty}$ = 189±68（mg/ml）·min，V_d = 3.37±1.44L/kg，Cl = 70.2±20.2ml/（min·kg），最大血药浓度C_{max} = 5.00±1.58μg/ml，达峰时间T_{max} = 14.8±1.79min。

（曲晓波 林喆 李娜 律广富）

zhèbèimǔ

浙贝母（Fritillariae Thunbergii Bulbus）

百合科植物浙贝母 *Fritillaria thunbergii* Miq. 的干燥鳞茎。味苦、寒。归肺、心经。有清热散结、化痰止咳的功效，用于风热犯肺，痰火咳嗽，肺痈，乳痈，瘰疬，疮毒。浙贝母主要含有浙贝甲素、浙贝母碱、去氢贝母碱、异浙贝甲素、浙贝乙素、浙贝丙素、浙贝酮、贝母辛、贝母芬、贝母定、贝母替定、原贝母碱、贝母尼定碱、异贝母尼定碱。

药理作用 主要集中于心血管系统、呼吸系统等方面，尚有抗溃疡、抗菌、抗肿瘤、抗炎、镇痛等作用。

心血管系统 主要包括降压，活血化瘀等作用。

降血压：浙贝母碱和去氢贝母碱对离体蛙心灌流可使心率减慢，房室传导阻滞后周期性阻滞。浙贝母碱及浙贝母碱葡萄糖苷静脉注射给犬、猫、兔可见血压下降。浙贝母中所含四种脂肪酸（消旋-13-羟基-9Z、11E-十八碳一烯酸，消旋-13-羟基-9E、11E-十八碳二烯酸，消旋-13-羟基-10E、12Z-十八碳二烯酸，消旋-9-羟基-10E、12E-十八碳二烯酸）均有抑制血管紧张素转换酶的作用。

活血化瘀：浙贝母水煎剂，可降低全血黏度，抑制红细胞聚集，提高红细胞变形能力。灌胃给予浙贝母75%乙醇提取物能延长大鼠电刺激颈动脉血栓形成时间，延长凝血时间和部分凝血活酶时间。

呼吸系统　主要包括镇咳、祛痰、平喘等作用，用于咳嗽痰多等疾病。

镇咳：灌胃或皮下注射浙贝甲素及浙贝乙素对小鼠用氨水引咳、豚鼠毛刺激麻醉气管引咳和猫电刺激麻醉喉上神经引咳，都有镇咳作用。皮下注射浙贝母碱和去氢浙贝母碱对豚鼠机械刺激引起咳嗽有抑制作用，可减少对电刺激麻醉猫喉上神经引起的咳嗽的次数。灌胃浙贝母流浸膏可减少豚鼠由枸橼酸引起的咳嗽次数。

祛痰：浙贝母醇提物，可促进气管内分泌液增加；小鼠酚红法实验表明浙贝母祛痰作用略强于川贝母。

平喘：浙贝母醇提物有松弛离体豚鼠气管平滑肌作用，其所含的浙贝甲素能加快兔和猫离体肺灌流液的流出速度。浙贝甲素和浙贝乙素对卡巴胆碱引起的豚鼠离体气管条收缩具有明显的抑制作用。

抗菌　浙贝母水提物和醇提物对幽门螺杆菌有抑制作用。浙贝甲素及浙贝乙素对卡他球菌、金葡菌、真菌啤酒酵母突变型GL7、威克海姆原藻、大肠埃希菌和克雷伯肺炎杆菌均有抑制作用。浙贝甲素可通过抑制细菌细胞膜上主动外排泵的功能，增加耐药金葡菌内抗生素的蓄积，发挥逆转细菌耐药作用。

抗肿瘤　浙贝乙素可抑制人骨髓性白血病细胞系（HL60，NB4，U937）增殖，诱导其分化成熟细胞作用，异浙贝甲素无此活性。浙贝乙素浓度依赖性和时间依赖性地增加白血病细胞的氮蓝四唑（NBT）阳性细胞数并诱导HL60细胞骨髓单核细胞分化抗原（CD_{11b}）的表达，但不影响单核细胞/巨噬细胞抗原（CD_{14}）的表达。浙贝甲素在体外能抑制急性白血病细胞膜P糖蛋白高表达，增加癌细胞内抗癌药物浓度而逆转白血病细胞多药耐药活性。将浙贝母作为多药耐药逆转剂试用于临床，发现多药耐药急性白血病病人在常规化疗前连续口服浙贝母（散剂）3天后耐药的P糖蛋白（P_{170}）表达阳性细胞率较治疗前下降。

抗炎、镇痛　浙贝母醇提物可减少乙酸引起的扭体次数，使热刺痛甩尾反应的平均痛阈值提高。其镇痛的有效成分为浙贝甲素和浙贝乙素。浙贝母醇提物可减轻二甲苯所致的耳肿胀及对角叉菜胶所致足肿胀。并能降低乙酸小腹腔毛细血管通透性。

其他　体外实验发现，浙贝母水煎剂对以胆固醇为主的人胆结石有溶石作用。小鼠灌胃给予浙贝母醇提取物有抗胃溃疡作用。浙贝母醇提取物对蓖麻油所致的小肠性腹泻和番泻叶所致的大肠性腹泻都有减少腹泻次数的作用，其中对蓖麻油所致的小肠性腹泻作用更强。

毒性与不良反应　豚鼠皮下注射浙贝母碱和去氢浙贝母碱4mg/kg，可使少数豚鼠出现四肢颤动，6mg/kg出现惊厥死亡。兔静脉注射浙贝母碱最小致死量为10mg/kg，猫为8～10mg/kg，静脉注射后15分钟出现瞳孔中等程度扩大，四肢无力，60分钟后出现震颤、惊厥、呼吸困难、死亡，小鼠注射浙贝母碱和去氢浙贝母碱最小致死量为9mg/kg。人服用浙贝出现喷嚏、鼻痒、鼻塞、咽干症状，随之流出大量清涕；严重时心慌，胸中憋闷，呼吸困难，呈端坐呼吸等不良反应。

体内过程　浙贝乙素在大鼠体内分布广泛，大多数组织中药物浓度高于血浆药物浓度，说明浙贝乙素易于通过生物膜屏障，与组织亲和力高。脑中浙贝乙素浓度相对其他组织较低，说明浙贝乙素不易通过血脑屏障。大鼠给予浙贝乙素后动力学行为存在性别差异，雄性血浆中浙贝乙素高于雌性，且雌性的清除率及表观分布容积大于雄性，说明浙贝乙素在雌鼠体内消除较快。浙贝乙素在雌雄大鼠体内绝对生物利用度分别为2.7%和44.8%。大鼠连续灌胃浙贝乙素后，雄鼠体内不发生积蓄，而雌鼠体内较易发生积蓄。

（曲晓波　林喆　李娜　律广富）

guālóu

瓜蒌（Trichosanthis Fructus）

葫芦科植物栝楼 *Trichosanthes kirilowii* Maxim. 或双边栝楼 *Trichosanthes rosthornii* Harms 的干燥成熟果实。味甘，微苦，性寒。归肺、胃、大肠经。有清热涤痰，宽胸散结，润燥滑肠之功效。主治肺热咳嗽，痰浊黄稠，胸痹心痛，结胸痞满，乳痈，肠痈肿痛，大便秘结。瓜蒌的药理有效成分主要包括有机酸类、甾醇、三萜及其苷类等。

药理作用　包括保护心肌缺血、扩张血管、抗血小板聚集、降低血清胆固醇、影响血糖、祛痰、抗溃疡、抗菌、抗肿瘤、抗衰老等。

保护心肌缺血：用水煮醇沉制得的全瓜蒌注射液可使豚鼠离体心脏冠状动脉血流量增加，心率减慢，心肌收缩力减弱，并呈剂量依赖关系。适当剂量的瓜蒌能使豚鼠离体心脏收缩力有所加强。瓜蒌注射液能增加缺血再灌注局部超氧化物歧化酶（SOD）的活性，减少丙二醇（MDA）的含量，表明瓜蒌注射液对心肌缺血后再灌注有保护作用。瓜蒌水煎剂可减少 $CaCl_2$ 所诱发大鼠室颤，可提高室性心动过速的剂量阈值。延长麻醉大鼠心电图的 P-R、Q-T、R-R 间期，提示瓜蒌水煎剂对药物诱发的心律失常有对抗作用。瓜蒌对异丙肾上腺素引起的心肌梗死亦有保护效应，能降低缺血心肌 MDA 和游离脂肪酸（FFA）的含量，增加心肌 Ca^{2+}-Mg^{2+}-ATP 酶活力，同时 Na^+-K^+-ATP 酶与 5-核苷酸酶（5-NT）亦呈增加趋势，而对心肌谷胱甘肽过氧物化酶（GSH-Px）、超氧化物歧化酶（SOD）及磷脂含量无明显影响，故认为瓜蒌通过改善心肌 FFA 代谢及抑制脂质过氧化而达到保护心肌作用。

扩张血管：腹腔注射瓜蒌注射液后血压明显下降，而对心率无明显影响，亦能使正常家兔肠系膜微动脉口径显著扩大，提示瓜蒌具有扩张血管作用。瓜蒌提取物能舒张由氯化钙、高钾和去甲肾上腺素诱导收缩的离体兔主动脉，其扩血管作用主要是通过阻滞钙通道实现的，与拮抗 α 受体和激动 β 受体无关。

抗血小板聚集：瓜蒌注射液能抑制腺苷二磷酸（ADP）或花生四烯酸（AA）诱导的家兔血小板聚集和二乙烯基氧化纤维素合成释放反应。瓜蒌酸对 AA、ADP 及肾上腺素刺激的人血小板聚集有浓度依赖性抑制作用，主要通过脂肪酸酶水解而呈现生物活性，使血小板前列腺素类代谢发生变化，抑制血小板氧合酶活性，减少血栓素 A_2（TXA_2）产生而发挥

抗血小板聚集作用。另外，瓜蒌水煎液有降低全血黏度，提高红细胞变形能力等作用。

降低血清胆固醇、影响血糖：动物实验显示瓜蒌有降低兔血清总胆固醇的作用。其水提物可使血糖先上升后下降，最后复原；对肝糖原、肌糖原无影响。

祛痰：动物实验表明，瓜蒌皮中提取的总氨基酸有良好的祛痰作用，其中的天冬氨酸能增强细胞免疫，有利于减轻炎症程度，减少分泌物；半胱氨酸能裂解痰液黏蛋白，使痰变稀而易于咳出；蛋氨酸可转变为半胱氨酸及胱氨酸起协同作用。瓜蒌水煎剂能抑制氨水的致咳作用及增加呼吸道酚红的排泄。

抗溃疡　瓜蒌醇提取物可减小大鼠胃酸分泌，对由结扎幽门引起的溃疡均有抑制作用，可对抗 5-羟色胺诱发的胃黏膜损伤。

抗菌　瓜蒌水浸剂对奥杜安小孢子菌、星形奴卡菌有抑制作用。瓜蒌煎剂体外对大肠埃希菌、痢疾杆菌、霍乱杆菌、变形杆菌、伤寒沙门菌、副伤寒沙门菌、铜绿假单胞菌等革兰阴性肠道致病菌有抑制作用；并对肺炎球菌、溶血性链球菌、白喉棒状杆菌、金黄色葡萄球菌、流感嗜血杆菌、奥杜安小孢子菌及星形奴卡菌也有一定的抑制作用。

抗肿瘤　瓜蒌煎剂有抑制艾氏腹水瘤和子宫颈癌细胞（HeLa 细胞）的作用，并呈浓度依赖性。

抗衰老：果蝇繁殖实验证明瓜蒌醇提液可增强果蝇繁殖能力，延缓其随龄的退化。

毒性与不良反应　瓜蒌的毒性低，以其为原料制成的注射剂，除血压轻度暂时下降外，未见其毒性反应。经过长期毒性试验，未见其他明显形态学及功能学的

毒性反应。

体内过程未见文献报道。

（曲晓波　林喆　李娜　律广富）

guālóupí

瓜蒌皮（Trichosanthis Pericarpium）　葫芦科植物栝楼 *Trichosanthes kirilowii* Maxim. 或双边栝楼 *Trichosanthes rosthornii* Harms 的干燥成熟果皮。味甘、微苦，性寒。归肺、胃经。具有清热化痰，宽胸散结。主要用于痰热咳嗽，胸闷胁痛。药理有效成分主要有机酸类、甾醇、脂肪醇等。

药理作用：①心血管系统。瓜蒌皮注射液具有扩张冠状动脉、增加冠状动脉血流量，对抗垂体后叶素所致的急性心肌缺血，保护心肌缺血再灌注损伤的作用。瓜蒌皮的扩张冠状动脉作用与其所含类生物碱有关。②血液系统。瓜蒌皮注射液能降低血瘀证模型大鼠血液流变学指标及血管内皮素的水平。体外实验表明，瓜蒌皮注射液（125～250mg/ml）能抑制腺苷二磷酸（ADP）或花生四烯酸（AA）诱导的家兔血小板聚集，且呈剂量依赖性。③祛痰。动物实验表明，瓜蒌皮中提取的总氨基酸有良好的祛痰作用，其中天冬氨酸能增强细胞免疫，促进骨髓淋巴细胞前体转化为成熟的 T 淋巴细胞及辅助淋巴细胞，有利于减轻炎症，减少分泌物；半胱氨酸能裂解痰液黏蛋白，使痰变稀而易于咳出。④泻下。瓜蒌皮中酸性醇不溶物具有致泻作用。⑤抗肿瘤。瓜蒌皮的体外抗癌效果优于瓜蒌子。自瓜蒌皮醚浸出液中得到的类白色非晶体粉末有体外抗癌作用。

（曲晓波　林喆　李娜　律广富）

guālóuzǐ

瓜蒌子（Trichosanthis Semen）　葫芦科植物栝楼 *Trichosanthes*

kirilowii Maxim. 或双边栝楼 *Trichosanthes rosthornii* Harms 的干燥成熟种子。又称为瓜蒌仁。味甘、微苦，性寒。归肺、胃、大肠经。具有清热化痰，宽胸散结，润肠通便的功效，主要用于痰热咳嗽，胸痹结胸，肺痈，肠痈，乳痈，肠燥便秘。药理有效成分主要是脂肪油中含有的甾醇、栝楼仁二醇等五环三萜和葫芦素类四环三萜等。

药理作用：①扩张血管。瓜蒌子水煎液，有扩张心脏冠状动脉、增加冠状动脉血流量作用。②抑制血小板聚集。瓜蒌子的主要成分瓜蒌酸，对胶原、腺苷二磷酸、肾上腺素刺激的血小板聚集有抑制作用，其机制是抑制血小板环氧化酶的活性，减少血栓素 A_2（TXA_2）的产生。③影响血糖。瓜蒌子的石油醚提取部分能抑制血糖升高，促进小鼠的体重增长，改善糖耐量。④泻下。瓜蒌子所含脂肪油是致泻物质，具有泻下作用。⑤抗癌。从瓜蒌子中提取出的糖蛋白单克隆抗体可选择性杀灭白血病细胞；其对离体绒癌细胞增殖和艾滋病病毒有抑制作用。⑥抗氧化。瓜蒌子油具有清除超氧阴离子自由基及羟自由基作用。

毒性与不良反应：内服过量瓜蒌子可引起胃部不适、恶心呕吐和腹痛泄泻。

（曲晓波 林喆 李娜 律广富）

zhúrú

竹茹（Bambusae Caulis In Taenias）

禾本科植物青秆竹 *Bambusa tuldoides* Munro、大头典竹 *Sinocalamus beecheyanus*（Munro）McClure var. *pubescens* P. F. Li 或淡竹 *Phyllostachys nigra*（Lodd.）Munro var. *henoni*（Mitf.）Stapf ex Rendle 的茎秆的干燥中间层。味甘、性微寒。归肺、胃、心、胆经。具有清热化痰，除烦止呕的功效。用于痰热咳嗽，胆火挟痰，惊悸不宁，心烦失眠，中风痰迷，舌强不语，胃热呕吐，妊娠恶阻，胎动不安。药理有效成分主要有总黄酮、总糖、醛类等。

药理作用：①抗病原微生物。竹茹粉对白色葡萄球菌、枯草杆菌、大肠埃希菌及伤寒沙门菌等均有较强的抗菌作用。②抗氧化。竹茹黄酮可促进皮肤角质形成，促进成纤维细胞的增殖活力，竹茹黄酮、内酯可降低丙二醛（MDA）的生成、增高超氧化物歧化酶（SOD）的活性。③其他。竹茹可增加尿中氯化物量。

（曲晓波 林喆 李娜 律广富）

tiānzhúhuáng

天竺黄（Bambusae Concretio Silicea）

禾本科植物青皮竹 *Bambusa textilis* McClure 或华思劳竹 *Schizostachyum chinense* Rendle 等秆内的分泌液干燥后的块状物。味甘，性寒。归心、肝经。有清热豁痰，凉心定惊之功效。主治热病神昏，中风痰迷，小儿痰热惊痫、抽搐、夜啼。药理有效成分有竹红菌甲、乙素，多糖等。

药理作用：①镇痛与局麻。天竺黄煎液或浸液能增加对小鼠电刺激法所引起疼痛的痛阈值；阻断蟾蜍离体坐骨神经动作电位传导，有局麻作用；降低醋酸引起的腹膜刺激持久性疼痛的次数。②心血管系统。天竺黄水煎提取物能使离体蛙心收缩力减弱，心率变慢。对血管处于挛缩状态的兔耳血管有直接扩张作用，表现为灌流量增加。③抗凝血。天竺黄注射液可延长血浆复钙时间（去钙血浆加入钙质后凝固所需的时间），延长凝血时间。④抗肿瘤。竹红菌甲素（HA）对培养的人癌细胞和小鼠移植实体瘤有光动力治疗作用。HA 作为一种新型光敏剂在光及氧的相互作用下，共同治疗肿瘤疾病的方法在临床已被广泛地使用。竹黄菌乙素（HB）对小鼠移植性肝癌（H_{22} 肝癌）有抑制作用。⑤抗菌。竹红菌甲素对革兰阳性菌有抑制作用；竹红菌乙素具有镇痛抗炎作用。⑥其他。竹黄多糖 SB1 及 SB2 均含有 D-葡萄糖、D-半乳糖和 L-阿拉伯糖，具有保肝护肝作用，经初步试验证实，对慢性肝炎具有疗效。

毒性与不良反应：雄性小鼠静脉注射天竺黄注射液其半数致死量（LD_{50}）为 6.47g/kg。服用天竺黄，皮肤在日晒后，产生轻度的光敏性反应，症状类似于日晒斑或日光性皮炎。皮疹一般在日晒后数小时出现，多为红斑、丘疹，伴瘙痒或灼痛，重者可能会发生面部、手、上臂皮肤处红肿、脱皮，甚至起水疱。

（曲晓波 林喆 李娜 律广富）

qiánhú

前胡（Peucedani Radix）

伞形科植物白花前胡 *Peucedanum praeruptorum* Dunn 的干燥根。味苦、辛，性微寒。归肺经。具有降气化痰，散风清热的功效。用于痰热喘满，咯痰黄稠，风热咳嗽痰多。药理有效成分：挥发油，白花前胡内酯甲、乙、丙、丁素及微量紫花前胡苷，另含白花前胡戊素及 D-甘露醇。

药理作用 主要是对心血管系统的影响，另外具有祛痰、抗炎、抗氧化、抗肿瘤等作用。

心血管系统 ①抗心律失常：大鼠静脉注射白花前胡水醇提取液对氯化钡诱发的心律失常有预防和治疗作用，可缩短心律失常持续时间，或立即停止心律失常的发作。②保护心脏：大鼠腹腔注射右旋白花前胡素，可改善离体缺血再灌注工作心脏的收缩与舒张功能，并能促进心排血量、冠状动脉血流量及心率恢复，改善心脏的工作效率，减少肌酸酶释放和心肌线粒体钙含量。③降血压：对麻醉开胸犬静脉注射白花前胡素，可增加冠状动脉血流量、降低主动脉血压，改善心肌耗氧量和外周血管阻力。④扩张血管：白花前胡注射液对氧化钾诱发的犬冠状动脉条收缩有抑制作用；白花前胡煎剂及石油醚提取物对兔离体肺动脉球有舒张作用，可降低肺动脉环对去甲肾上腺素或氧化钾引起的收缩反应。白花前胡丙素能够增加心冠状动脉血流量，但不会影响心率和心收缩力。

祛痰 用麻醉猫收集呼吸道分泌的方法，灌服白花前胡丙素，能增加呼吸道分泌液，说明其有祛痰作用，且作用时间较长。

抗炎 伞形花内酯及紫花前胡内酯有抗菌、抗真菌作用。白花前胡挥发油在试管内对金黄色葡萄球菌、大肠埃希菌的生长有抑制作用；前胡煎剂对流感病毒有抑制作用。

抗氧化 白花前胡中的香豆素类（TCP）有能清除氧自由基作用且对脂质过氧化反应有抑制作用。

抗肿瘤 从白花前胡中分离的角型吡喃骈香豆（APC），可以诱导人急性髓样白血病 HL60 细胞分化，推测 APC 可作为分化治疗白血病的潜在药物。

其他 白花前胡水醇提取液可抑制大脑中动脉梗死的大鼠血清中白介素-6（IL-6）及白介素-8（IL-8）水平，改善大鼠神经症状分值，降低脑梗死面积，保护神

经元。白花前胡中的香豆素类有解热镇痛抗炎、抑制肝药酶活性的作用。白花前胡甲素能促进体外培养的视网膜神经细胞存活。此外，还有抑制体外高压诱导的视网膜神经细胞凋亡的作用。

毒性与不良反应 主要不良反应有头昏，恶心，日光性皮炎，暴露处皮肤烧灼样疼痛、发红、水肿。

体内过程 静脉注射白花前胡甲素 5mg/kg 的药动学参数：半衰期（$t_{1/2}$）= 10.71 ± 0.27h；清除率（Cl）= 1.09 ± 0.04L/h；表观分布容积（V_z）= 16.78 ± 0.95L；药时曲线下面积（$AUC_{0-\infty}$）= 1152.40 ± 46.86（ng/ml）·h。口服灌胃白花前胡甲素 5mg/kg 的药动学参数：$t_{1/2}$ = 9.94 ± 1.27h；Cl = （1.51 ± 0.14）L/h；V_z = 1.57 ± 0.83L；$AUC_{0-\infty}$ = 828.95 ± 74.47（μg/ml）·h。白花前胡甲素在肝微粒体中呈线性消除，消除速率不随药物底物浓度的增加而增加，$t_{1/2}$ = 41.74 ± 10.71min；达峰浓度（C_{max}）= （57.22 ± 3.27）μg/ml；Cl = 0.0034 ± 0.0199ml/（min·mg）。白花前胡甲素吸收慢，生物利用度高。白花前胡甲素在大鼠肝微粒体中呈线性消除，消除速率随微粒体蛋白含量的减小而降低，为还原型辅酶Ⅱ（NADPH）所介导的代谢。按 80mg/kg 单剂量单次静脉给药紫花前胡苷（ND）后，ND 在大鼠体内的药代动力学过程符合开放二房室模型，主要药代动力学参数分布半衰期（$t_{1/2\alpha}$）、消除半衰期（$t_{1/2\beta}$）、药时曲线下面积（AUC）、中心室分布容积（V_c）、周边室分布容积（V_p）、稳态表观分布容积（V_{ss}）和清除率（Cl）分别为 7.02 分钟、219.27 分钟、1384.34（mg/L）·

min、0.92L/kg、6.04 L/kg、6.96 L/kg 和 0.06L/（min·kg）。

（曲晓波 林喆 李娜 律广富）

jiégěng

桔梗（Platycodonis Radix） 桔梗科植物桔梗 *Platycodon grandiflorum*（Jacq.）A. DC 的干燥根。味苦、辛，性平。归肺经。有宣肺，利咽，祛痰，排脓功效。用于咳嗽痰多、胸闷不畅、咽痛音哑、肺痈吐脓。药理有效成分主要含有桔梗皂苷、五环三萜的多糖苷，其他尚含有多聚糖、甾体及其糖苷，以及氨基酸、维生素、微量元素等。

药理作用 多集中于神经系统、心血管系统、内分泌系统、呼吸系统与消化系统等方面，尚有抗病原微生物、抗炎、抗氧化等药理作用。

神经系统 主要包括对中枢神经的作用。灌服桔梗皂苷可抑制小鼠自发性活动，延长环己巴比妥钠的睡眠时间；减轻小鼠醋酸性扭体反应及尾压法，具有镇痛作用；对正常小鼠及伤寒、副伤寒疫苗所致的发热小鼠，均有降低体温作用。

心血管系统 给麻醉犬注射桔梗皂苷注射液可以降低其后肢血管和冠状动脉阻力，增加其血流量，扩张血管。当静脉注射 4mg/kg 桔梗皂苷注射液时，也可以增加冠状动脉和后肢血流量，并伴有暂时性低血压、心率减慢和呼吸抑制。对离体豚鼠心房，桔梗皂苷可使其收缩力减弱，心率减慢。

内分泌系统 ①降血糖：正常家兔灌服桔梗水或乙醇提取物可使血糖下降，且醇提取物的作用较水提取物强。水提取物的降血糖效果与灌服 25～50mg/kg 甲苯磺丁脲相似。连续灌服水和醇

提取物 4 天，对实验性四氧嘧啶糖尿病家兔也有降血糖作用，停药后血糖可恢复，且能抑制食物性血糖升高。②降血脂：桔梗皂苷可降低高脂血症大鼠的三酰甘油、低密度脂蛋白胆固醇（LDL-C）、高密度脂蛋白胆固醇（HDL-C）。灌胃桔梗总皂苷（TS）对高脂大鼠血清中总胆固醇（TC）、三酰甘油（TG）、LDL-C、HDL-C、载脂蛋白 A、B 等指标均有调节作用。

呼吸系统　①祛痰：黏蛋白是支气管的分泌物，也是衡量药物祛痰效果的指标之一。桔梗皂苷 D 和桔梗皂苷 D$_3$ 在体内外实验中均能增加动物呼吸道黏蛋白的释放。灌服桔梗煎剂，能显著增加呼吸道黏液分泌量，其强度可与氯化铵相比。桔梗的祛痰作用主要在于其所含皂苷口服时刺激胃黏膜，反射地增加支气管黏膜分泌，使痰液稀释而被排除。②镇咳：豚鼠气管刺激法证实桔梗皂苷有镇咳作用，镇咳的半数有效量（ED$_{50}$）为 6.4mg/kg。

消化系统　①促胆汁分泌：灌胃桔梗水煎剂可促进大鼠胆汁的分泌量，有利胆作用。②保肝：桔梗水提物能抑制四氯化碳诱导的肝毒性，减轻四氯化碳诱导的肝纤维化进程，其皂苷提取物对过氧化叔丁醇造成的肝毒性有保护作用。腹腔注射桔梗提取物，能够减轻 D-半乳糖/内毒素诱发的小鼠暴发性肝衰竭，对肝脏起到保护作用。③抗溃疡：桔梗皂苷有抑制大鼠胃液分泌和抗消化性溃疡作用。

抗病原微生物　桔梗浸提液能抑制絮状表皮癣菌生长，且具有杀虫作用。

抗炎　桔梗皂苷可缓解对角叉菜胶及醋酸所致的足肿胀，对

慢性棉球肉芽肿有抑制作用，且对大鼠佐剂性关节炎也有效。桔梗皂苷还能降低过敏性休克小鼠毛细血管通透性。桔梗水提取物可增强巨噬细胞的吞噬功能，增强中性粒细胞的杀菌力，提高溶菌酶的活性。另外，桔梗皂苷能抑制 12-O-十四烷酰佛波醇-13-乙酯（TPA）诱导的腹腔巨噬细胞中前列腺素 E$_2$（PGE$_2$）的产生，这主要与其抑制 PGE$_2$ 通路、一氧化氮（NO）分泌有关。

抗氧化　桔梗多糖有清除对羟自由基和超氧阴离子自由基的作用，对羟自由基的清除能力更强。

其他　桔梗皂苷可降低大鼠肝内胆固醇的含量，增加类固醇和胆酸的排泄。能竞争性拮抗乙酰胆碱与组胺引起的回肠收缩，并拮抗组胺引起的气管收缩。另外，灌服桔梗水煎剂对大鼠双侧颈静脉结扎造成的充血性水肿具有抗水肿和利尿作用。

毒性与不良反应　①毒性：小鼠灌服桔梗煎剂的半数致死量（LD$_{50}$）为 24g/kg。家兔灌服本品煎剂 40g/kg，于 24 小时内全部死亡。桔梗皂苷有很强的溶血作用，溶血指数 1:10 000，故不能注射给药。灌服大剂量桔梗皂苷，反射性兴奋呕吐中枢，可引起恶心、呕吐。毒理研究表明，桔梗热水提取物及冷冻真空干燥剂，可使组氨酸缺陷型鼠伤寒沙门菌 TA$_{98}$ 及 TA$_{100}$ 回变菌落数显著增多，同时对小鼠微核试验及染色体畸变试验呈阳性结果。②不良反应：桔梗服后能刺激胃黏膜，剂量过大，可引起轻度恶心，甚至呕吐。胃及十二指肠溃疡慎用，且剂量不宜过大。

体内过程　单次口服给予大鼠 10mg/kg 剂量的桔梗皂苷 D 后，0.5 时即达最高血药浓度达峰浓度

（C_{max}）= 13.7±4.5ng/ml，药-时曲线下面积（$AUC_{0\sim24h}$）= 35.4±16.1（ng/ml）·h，半衰期（$t_{1/2}$）= 1.48±0.13h；而静脉给予 0.5 mg/kg 桔梗皂苷 D 后，$AUC_{0\sim24h}$ = 2203±258（ng/ml）·h，$t_{1/2}$ = 6.57±0.70h，其绝对生物利用度（$AUC_{po/dose}$）/（$AUC_{iv/dose}$）仅为 0.079%。大鼠口服给药 8mg/kg 后，C_{max} = 22.16 ± 0.49ng/ml，达峰时间（T_{max}）= 0.69 ± 0.45h、$AUC_{0\sim24h}$ = 43.15 ± 0.66（ng/ml）·h，平均滞留时间（$MRT_{0\sim24h}$）= 1.66±0.67h；尾静脉注射给药 20μg/kg 后，C_{max} = 91.09 ± 0.36ng/ml，T_{max} = 0.23 ± 0.21h，$AUC_{0\sim24h}$ = 88.47 ± 0.18（ng/ml）·h、（$MRT_{0\sim24h}$）= 1.00±0.22h，其绝对生物利用度为 0.49%。

（曲晓波　林　喆　李　娜　律广富）

pàngdàhǎi

胖大海（Sterculiae Lychnophorae Semen）　梧桐科植物胖大海 *Sterculia lychnophora* Hance 的干燥成熟种子。味甘，性寒。有清热润肺、利咽开音、润肠通便功能。用于肺热声哑、干咳无痰、咽喉干痛、热结便闭、头痛目赤等。药理有效成分主要含胖大海素、半乳糖、戊糖等。

药理作用：包括降血压、止咳、泻下、抑菌等。用于高血压，干咳、声嘶失音等疾病。①降血压：胖大海干粉制成 25% 溶液，口服，可使犬、猫血压下降，其降压原理可能与作用中枢有关。②止咳：胖大海水浸剂，可治疗干咳、声嘶失音。③泻下：胖大海浸出液增加兔肠容积，引起反射性肠蠕动增加，呈缓和的泻下作用。种仁、内种皮、外种皮的水浸出液，对于麻醉犬口服可明显增加肠蠕动。④抑菌：胖大海

水煎液体外实验对痢疾杆菌和大肠埃希菌的生长均有抑制作用，相同浓度下其作用效果与呋喃唑酮相当。

毒性与不良反应： 给小鼠灌服胖大海种仁去脂干粉的半数致死量（LD_{50}）为 12.96g/kg；兔急性中毒试验，可见呼吸困难，运动失调。

（曲晓波　林喆　李娜　律广富）

hǎizǎo

海藻（Sargassum）

马尾藻科植物海蒿子 *Sargassum pallidum* (Turn.) C. Ag 或羊栖菜 *Sargassum fusiforme*（Harv.）Setch 的干燥藻体。别名海蒿子。味苦、咸，性寒。有消痰软坚散结，利水消肿功效。主治瘿瘤、瘰疬、睾丸肿痛，痰饮水肿。其药理有效成分主要含有褐藻酸、甘露醇、羊栖菜多糖、羊栖菜多糖 B、羊栖菜多糖 C 等。

药理作用　主要集中于心血管系统、呼吸系统、免疫系统等方面。

心血管系统　包括抗血凝、降血脂等作用，可用于治疗高血压、高脂血症的疾病。①抗血凝：本品所含褐藻酸有肝素样抗凝血、抗血栓、降血黏度、降血脂及改善微循环等作用，广泛用于缺血性心脑血管病和高脂血症。②降血脂：褐藻酸硫酸酯注射液能降低家兔胆固醇含量，并能减轻动脉硬化。海藻能使家兔大网膜及腹膜后脂肪减少，脾增大，其作用可能与单核-吞噬细胞系统吞噬脂粒能力有关。

呼吸系统　海藻精华液可减少氨水引起的小鼠咳嗽次数及延长小鼠咳嗽的潜伏期，具有镇咳作用。

免疫系统　海藻所含海藻硫酸多糖可对小鼠淋巴细胞增殖反应有促进作用。生长于新加坡和马来西亚海域的 59 种海藻提取物中，有 39 种能抑制 T 淋巴细胞的增殖，具有免疫抑制作用，提示可能为气管移植中的异体排斥反应，红斑狼疮和类风湿关节炎等自身免疫性疾病提供有效的治疗药物。

抗病原微生物　①抗肉毒素中毒：皮下注射羊栖菜、海蒿子的水提物对腹部注射肉毒素 A 的小鼠和家兔有保护作用，使存活率增高。羊栖菜乙醇提取物对肉毒素 E 中毒小鼠亦有保护作用。②抗血吸虫：海藻昆布流浸膏对感染血吸虫尾蚴的家兔有保护作用。③抗菌：纸片法实验表明，羊栖菜粗脂对甘蔗黑穗病菌具有较明显的抑制作用。海藻乙醇提取物具有抗甘薯薯瘟病菌、玉米大斑病菌及肠炎病病原菌活性的活性，其中对玉米大斑病菌的抑制作用最强。羊栖菜多糖及其组分能抑制单纯疱疹病毒 1 型（HSV-1）和柯萨奇病毒 B 组 3 型（CVB3）病毒，有抗病毒作用，纯度越高作用越强。羊栖菜多糖除了具有直接杀灭病毒作用，还可进入细胞或吸附在细胞表面，达到抑制或杀伤病毒的效果。

抗肿瘤　羊栖菜多糖 A 对小鼠白血病 L_{615} 显示一定抗癌作用。羊栖菜粗提取物对子宫癌 U_{14}、肉瘤 S_{180} 及淋巴瘤 1 号腹水型（L_1）有抗癌作用。裂叶马尾藻甲醇提取物能抑制 P_{386} 淋巴细胞白血病细胞的生长，具有抗癌作用。其有效成分可能与羟基马尾藻昆和马尾藻醇 Ⅰ 及 Ⅱ 有关。羊栖菜多糖（SFPS）可阻滞 SGC-7901 人胃癌细胞由 G_0/G_1 期进入 S 期，升高细胞凋亡指数，对人白血病 HL60 细胞系的增殖具有抑制和促凋亡作用。

促细胞增殖及修复细胞氧化损伤　羊栖菜多糖（SFPS）对过氧化氢所致人脐静脉内皮细胞（HUVECs）损伤有保护及修复作用。并可增强血管内皮细胞增殖活性。

抗氧化　羊栖菜多糖具有清除活性氧的作用，是有效的自由基清除剂。羊栖菜多糖可降低高血脂模型大鼠血中 LPO 浓度和 MDA 含量，增强 SOD 和 GSH-Px 的活性。

其他　褐藻酸是由 D-甘露糖醛酸和 L-古罗糖醛酸组成的多糖，含 L-古罗糖醛高的褐藻酸对^{89}Sr和^{90}Sr 有较强的吸附力，可阻止其体内吸收达 70%~80%，显示一定的抗放射作用。

毒性与不良反应　海藻口服安全，有较高的使用价值。急性毒性实验表明，海藻（羊栖菜）与甘草合用使毒性增强，但亚急性毒性试验未见异常表现。

体内过程未见文献报道。

（曲晓波　林喆　李娜　律广富）

kūnbù

昆布（Laminariae Thallus；Eckloniae Thallus）

海带科植物海带 *Laminaria japonica* Aresch. 或翅藻科植物昆布 *Ecklonia kurome* Okam. 的干燥叶状体。味咸，性寒。有消痰软坚散结、行水消肿功能。主治瘿瘤、瘰疬、睾丸肿痛、痰饮水肿等。其主要含有褐藻酸、褐藻素、褐藻多糖硫酸酯、褐藻淀粉、褐藻酸等。另外还含有甘露醇、胡萝卜素、硫胺素、核黄素、烟酸、抗坏血酸、多种氨基酸。

药理作用　昆布的药理作用主要集中于心血管系统、血液系统、内分泌系统及免疫系统等方面，另外也具有抗肿瘤、抗氧化、抗衰老等作用。

心血管系统 包括降血压、降血脂的作用。

降血压：昆布提取物有降血压作用，其有效成分为海带氨酸。昆布基部所含肉豆蔻酸、棕榈酸和油酸的混合物对离体蛙心有兴奋作用，昆布基部所含二氢碘酸组胺可增强豚鼠离体心房的收缩作用。

降血脂：昆布水提取物能降低实验性高脂蛋白血症兔的胆固醇、β脂蛋白和三酰甘油的含量，同时增加高密度脂蛋白胆固醇（HDL-C）的含量。昆布提取物能降低大鼠的血清总胆固醇，乙醚提取物能明显降低血中三酰甘油含量，乙醚和水提取物能增加高密度脂蛋白胆固醇含量。昆布中提取的褐藻酸钠腹腔注射对腹腔注射蛋黄乳液所致血清胆固醇含量的升高有抑制作用。昆布多糖能抑制实验性高脂血症鸡血清总胆固醇和三酰甘油的升高，并减少主动脉内膜粥样斑块的形成和发展。硫酸海带聚糖也能改善犬、兔和大鼠的实验性高胆固醇血症，静脉注射能降低血清胆固醇，预防动脉硬化。昆布中所含褐藻淀粉（即海带淀粉）经磺化制取的褐藻淀粉硫酸酯有降血脂作用，对脂类积聚、结缔组织增生、冠状动脉和主动脉粥样硬化等均有抑制作用，其降脂作用强，毒性低，抗凝作用小。

血液系统 主要指抗凝血作用。三种昆布及其所含多糖成分均有明显抗凝血作用。昆布多糖在体内外均有抗凝血作用，其抗凝活性每1mg相当肝素7U。昆布浸膏粉加入饲料中喂饲家兔，可使其全血比黏度（RBV）、血浆比黏度（RPV）、还原黏度（RV）和纤维蛋白原（Fbg）水平下降。从昆布中制取的褐藻淀粉硫酸酯，经毛细管法试验表明能延长凝血时间、凝血酶原时间及缩短优球蛋白溶解时间。裙带菜水提取物中所含多糖的硫酸酯A、B和C的抗凝血酶活性分别相当于肝素的1/27，1/3和2倍。黑昆布中所含带有岩藻糖的硫酸化多糖B-Ⅰ、B-Ⅱ、C-Ⅰ和C-Ⅱ均有明显抗凝血作用。黑昆布所含鹅掌菜酚、6,6'-双鹅掌菜酚、8,8'-双鹅掌菜酚及间苯三酚岩藻鹅掌菜酚A对纤维蛋白溶酶抑制物均有拮抗作用。

内分泌系统 昆布含有丰富的碘，吸收慢，排泄也慢，在体内保留时间长，可用以纠正因缺碘引起的甲状腺肿大、甲状腺功能减退，预防小儿痴呆症。昆布中所含褐藻淀粉灌胃对正常小鼠有降血糖作用。

免疫系统 由昆布制取的褐藻淀粉（海带淀粉）及褐藻淀粉硫酸酯腹腔注射能增强巨噬细胞的吞噬功能及增加血清溶血素的生成；另外还能促进淋巴细胞转化。狭叶昆布热水提取物腹腔注射可增加抗体产生细胞的数目，对迟发型过敏反应（DTH）有促进作用，可对抗腹腔注射环磷酰胺所致小鼠白细胞的减少。

抗肿瘤 昆布多糖对小鼠肉瘤S_{180}有抗癌作用，但对艾氏腹水癌（EAC）无效。裙带菜提取物对AKRT细胞白血病有抗癌作用。

抗氧化、抗衰老 海带岩藻聚糖硫酸酯（LMWF-M、LMWF-Ⅰ、LMWF-Ⅳ）能抑制亚油酸氧化，有抗氧化作用。其中LMWF-Ⅰ清除自由基能力最强，对超氧阴离子自由基的半数抑制浓度（IC_{50}）为0.044mg/ml，对羟基自由基的IC_{50}为0.062mg/ml；LMWF-M能显著降低高脂血症大鼠血清和组织中过氧化脂质物（LPO）含量，增强超氧化物歧化酶（SOD）活力。硫酸根达到29%的海带褐藻多糖硫酸酯样品具有的体外抗氧化活性，对超氧阴离子具有良好的清除作用，但其对羟自由基和有机自由基1,1-二苯基-2-三硝基苯肼（DPPH）的清除作用较弱。

其他 昆布多糖腹腔注射能增加大鼠外周血中白细胞数，可能有促进造血的作用。褐藻酸钠代血浆有与右旋糖酐相似的扩容作用，褐藻酸钠止血海绵有表面吸收止血作用。昆布提取物能明显对抗7,12-二甲基苯蒽（DMAB）或3,2'-二甲基-4-氨基二苯酚（DMBA）所致TA98和TA100的诱变作用。褐藻酸钠能降低放射性锶的吸收。褐藻酸钠腹腔注射对^{60}Co γ射线照射所致损伤均有一定的保护作用。海带多糖于照射前30分钟腹腔注射，可提高9Gy照射小鼠30天存活率20%，其保护作用与剂量相关。海带氨酸对乙酰胆碱或氯化钡所致小鼠离体小肠的收缩，有类似罂粟碱的松弛作用；在离体豚鼠小肠，海带氨酸也有拮抗组胺作用。昆布提取物灌胃对博来霉素（BLM）诱导的肺纤维化大鼠肺组织形态学有改善作用。

毒性与不良反应 昆布为常用食品，口服其制剂和提取物一般无毒性反应。从海带中提取的褐藻胶给小鼠灌胃3g/kg、大鼠1g/kg，在急性、亚急性实验中均无明显毒性，制成肠溶胶囊临床应用无明显副作用。

体内过程未见文献报道。

（曲晓波 林 喆 李 娜 律广富）

géqiào

蛤壳（Meretricis Concha；Cyclinae Concha） 帘蛤科动物文蛤 *Meretrix meretrix* Linnaeus 或青

蛤 *Cyclina sinensis* Gmelin 的贝壳。味咸，性凉。归肺、肾、胃经。有清热化痰，软坚散结，制酸止痛的功效；外用可收湿敛疮。用于痰火咳嗽，胸胁疼痛，痰中带血，瘰疬瘿瘤，胃痛吞酸；外治湿疹，烫伤。药理有效成分主要为碳酸钙、甲壳质等。

蛤壳的药理作用包括：①调节免疫功能：文蛤的酸解-酶解液可使小鼠胸腺显著增重，血清溶血素抗体增多。抑制单核-吞噬细胞系统吞噬功能和绵羊红细胞所致迟发型超敏反应，表明文蛤对免疫系统的不同环节作用不同。藻蛤冲剂能抑制植物血凝素（PHA）诱导的小鼠外周血淋巴细胞转化，对地塞米松或可的松所致大鼠免疫力低下有拮抗作用。②抗肿瘤：青蛤肉的盐溶物对小鼠肉瘤 S_{180}、艾氏腹水癌（EAC）均有抑瘤作用。文蛤体部匀浆的水抽提液、匀浆透析液、硫酸铵上清液及其柱层析洗脱液、外套膜液和青蛤匀浆透析液，对皮下接种 S_{180} 瘤块的重量，均有一定抑制效果。③抗炎：藻蛤冲剂能抑制对大鼠琼脂肉芽囊肿干重、湿重及胶原蛋白含量。能显著抑制大鼠足跖炎性肿胀、小鼠实验性腹膜炎和大鼠胸腔炎症的白细胞游走以及二甲苯引起的小鼠耳郭毛细血管通透性增加。④抗氧化及延缓衰老：杂色蛤提取液可显著降低小鼠体内过氧化脂质物（LPO），提高超氧化物歧化酶（SOD），明显降低小鼠皮肤、尾腱中结合型羟脯氨酸，有一定的抗衰老作用。

（曲晓波 林喆 李娜 律广富）

wǎléngzǐ

瓦楞子（Arcae Concha） 蚶科动物毛蚶 *Arca subcrenata* Lischke、泥蚶 *Arca granosa* Linnaeus 或魁蚶 *Arca inflata* Reeve 的贝壳。味甘咸，性平。归肺、胃、肝经。有消痰化瘀，软坚散结，制酸止痛。用于顽痰胶结，黏稠难咯，瘿瘤瘰疬，癥瘕痞块，胃痛泛酸。其药理有效成分主要为碳酸钙，少量磷酸钙，硅酸盐等。还含有铝、氯、铬、铜、铁、钾、锰、钠、镍、磷、硫、硅、锶、锌等元素。

药理作用：①降血糖、降血脂。毛蚶水解液灌胃，能显著降低实验性糖尿病小鼠的血糖水平，同时其水解液能显著降低食物性高血脂鹌鹑的血清三酰甘油和血清胆固醇水平。②抗消化性溃疡。瓦楞子含大量碳酸钙和少量磷酸钙，能中和胃酸，可对抗消化性溃疡；同时，瓦楞子中的黏膜表面形成膜的保护层并促进肉芽生长，加快溃疡表面愈合。③护肝。小鼠灌胃毛蚶水解液，对四氯化碳、硫代乙酰胺和泼尼松引起的血清丙氨酸转氨酶活性升高均有明显的降低作用，结果表明，小鼠灌胃毛蚶水解液对小鼠实验性肝损伤具有显著地保护作用。④其他。小鼠灌胃毛蚶水解液，还能缩短戊巴比妥钠诱导的正常小鼠和四氯化碳肝损伤小鼠的睡眠时间。

毒性与不良反应：瓦楞子与甘草配伍使用后，一般无副作用，个别病例有颜面水肿、尿血、尿混浊和泌尿系感染复发等现象。

（曲晓波 林喆 李娜 律广富）

qīngméngshí

青礞石（Chloriti Lapis） 变质岩类黑云母片或绿泥石化云母碳酸盐片岩。味甘、咸，性平。归肺、心、肝经。具有坠痰下气、平肝镇惊之功。用于顽痰胶结、咳逆喘急、癫痫发狂、烦躁胸闷、惊风抽搐。其主要化学成分为镁、铝、铁、硅酸及结晶水，为含水硅酸盐矿物。

药理作用：①治疗慢性萎缩性胃炎。腹腔注射青礞石注射液对用乙醇、去氧胆酸钠和氨水建立的大鼠慢性萎缩性胃炎模型有一定的治疗作用。②化痰利水。云母族（青礞石）矿物的基本结构是呈八面体配位的阳离子层夹在两个相同 $(Si_2Al) O_4$ 四面体单层间所组成，根据四面体的特殊结构，本品有化痰利水机制。另一方面，云母分子晶体结构层间的活性氧能促进组织的氧交换。

（曲晓波 林喆 李娜 律广富）

shídiàolán

石吊兰（Lysionoti Herba） 苦苣苔科植物吊石苣苔 *Lysionotus pauciforus* Maxim. 的干燥地上部分。味苦，性温。归肺经。化痰止咳，软坚散结。用于咳嗽痰多，瘰疬痰核。主要药理有效成分为石吊兰素。

药理作用 主要集中于神经系统、心血管系统、呼吸系统等方面，用于失眠、惊厥、咳嗽痰多等疾病。

神经系统 主要包括镇静、催眠等效应。石吊兰煎剂或石吊兰素皮下注射，小鼠自发活动减少。此外，可增加巴比妥钠的协调催眠效应，缩短潜伏期，延长睡眠时间。

心血管系统 主要包括兴奋心脏、降压等作用。可用于高血压和兴奋窦房结等疾病的治疗。

兴奋心脏：石吊兰素对豚鼠、家兔、蟾蜍的心脏停搏及用氯化钾致心脏停搏均可使心脏复搏，但它对心肌收缩力并无增强作用，推测可能是石吊兰素对窦房结具有兴奋作用。

降压：大鼠注射石吊兰素降压作用明显，较利血平和六甲双铵作用强，持续时间长，对阻断犬颈动脉血流、刺激迷走神经的中端和刺激胫前神经的升压反射有抑制作用。给麻醉犬、猫肌内注射或静脉注射石吊兰素均可使血压明显降低。石吊兰素降压时伴有左室内压峰值及外周阻力下降；使外周阻力及血压进一步降低，舒张压的下降超过收缩压，心率减慢，心排血量及左室内压上升速率峰值等均见降低。低剂量石吊兰素的降压作用主要是舒张血管所致。

呼吸系统 给小鼠灌服石吊兰煎剂酚红法测定可使气管分泌物增加，此作用较似氯化铵。石吊兰煎剂对组胺喷雾致豚鼠哮喘有保护作用。

抗肿瘤 石吊兰醇提取液具有抑制荷 S_{180} 实体瘤生长及提高荷瘤小鼠免疫功能的作用。

抗菌 石吊兰素体外试验对结核杆菌 H37RV 株有抑制作用，金黄色葡萄球菌高度敏感，宋内志贺菌中度敏感，大肠埃希菌、铜绿假单胞菌等轻度敏感。石吊兰中提取的脂溶性成分石吊兰素有抗结核杆菌作用，体内试验亦有一定保护作用，用于淋巴结核的治疗效果显著。

抗炎 石吊兰素对琼脂、5-羟色胺、甲醛等所致实验性关节炎及棉球肉芽肿均有抑制作用。石吊兰的抗炎作用不依赖肾上腺皮质。

清除自由基 天然石吊兰素能有效地清除自由基，石吊兰素酚羟基是清除自由基的主要活性基团。

其他 幼年小鼠灌服石吊兰素可使小鼠胸腺明显萎缩。

毒性与不良反应 应用本品期间出现恶心、呕吐、腹泻和腹部不适较为多见。头晕、复视、耳鸣、抽搐等神经系统反应。偶可发生过敏性休克、少数患者出现血清氨基转移酶升高、库姆斯（Coombs）试验阳性等不良反应。

体内过程 石吊兰素体内代谢旺盛，可经尿、粪和胆汁排泄，肝脏是主要的代谢器官。石吊兰素混悬剂大鼠肠袢注入或灌胃给药吸收甚差。溶剂直接肠袢内注射比灌胃给药吸收快而完全。石吊兰素静脉注射后 5 分钟以肝、血浆含量最高，淋巴、肺、心、脑、肾、脾次之。按平衡透析法测得本品血浆蛋白质结合律为 $51.3 \pm 2.2\%$。石吊兰素脂溶性较高，易在脂肪中蓄积，并能通过血脑屏障和胎盘屏障。尿中除含有石吊兰素的葡糖醛酸结合物及硫酸结合物外，尚有一种极性较大的石吊兰代谢产物。

（曲晓波 林喆 李娜 律广富）

kǔxìngrén

苦杏仁 （Armeniacae Semen Amarum）

蔷薇科植物山杏 *Prunus armeniaca* L. var. *ansu* Maxim.、西伯利亚杏 *Prunus sibirica* L.、东北杏 *Prunus mandshurica* (Maxim.) Koehne 或杏 *Prunus armeniaca* L. 的干燥成熟种子。味苦，性微温；有小毒。归肺、大肠经。具有降气止咳，平喘，润肠的功效。主要用于外感咳嗽，喘满，喉痹，肠燥便秘。苦杏仁的药理有效成分主要为苦杏仁苷、苦杏仁酶、脂肪油（杏仁油）、24-胆甾醇、雌性酮等。

药理作用 ①镇咳、平喘：苦杏仁中含有苦杏仁苷，苦杏仁苷在体内能被肠道微生物酶或苦杏仁本身所含的苦杏仁酶水解，产生微量的氢氰酸与苯甲醛，对呼吸中枢有抑制作用，达到镇咳、平喘作用。苦杏仁苷还有抗肺纤维化作用。②抗动脉粥样硬化、降血脂：杏仁中苦杏仁苷具有抗动脉粥样硬化作用；而单不饱和脂肪酸有助于降低患者轻度升高的血脂。③致泻、抗溃疡：杏仁味苦下气，且富含脂肪油。脂肪油能提高肠内容物对黏膜的润滑作用，故杏仁有润肠通便之功能。其中苦杏仁苷尚有抗溃疡作用。④调节免疫、抗炎、镇痛：苦杏仁苷能增强巨噬细胞吞噬功能，其分解产生的苯甲醛经安息香缩合酶作用生成安息香，安息香具有镇痛作用。⑤抗肿瘤：有报道苦杏仁苷能够选择性杀死癌细胞。⑥美容：苦杏仁中所含的脂肪油可使皮肤角质层软化，润燥护肤，有保护神经末梢血管和组织器官的作用，并可抑杀细菌。⑦其他：苦杏仁苷具有抗突变作用，治疗再生障碍性贫血。苦杏仁油还有驱虫、杀菌作用，杏仁多肽有一定降糖作用。

毒性与不良反应 杏仁苦温宣肺，润肠通便，仅适宜于风邪、肠燥等实证之患。凡阴亏、郁火者，则不宜单味药长期内服。它在苦杏仁酶及樱叶酶等葡萄糖苷酶水解生成野樱皮苷和杏仁氰，后者不稳定，遇热易分解生成苯甲醛和氢氰酸（HCN）。氢氰酸有剧毒，大量口服苦杏仁、苦杏仁苷均易严重中毒，中毒机制主要是氰氢酸与细胞线粒体内的细胞色素氧化酶三价铁起反应，抑制酶的活性而引起组织细胞呼吸抑制，导致死亡。苦杏仁的毒性主要和苦杏仁苷有关，苦杏仁苷的毒性与给药途径密切相关，小鼠静脉注射半数致死量（LD_{50}）为 25g/kg，而灌胃的 LD_{50} 为 887mg/kg。大鼠静脉注射的 LD_{50} 为 25g/kg，腹腔注射的 LD_{50} 为 8g/kg，灌胃给药的 LD_{50} 为 0.6g/kg。小鼠、兔、犬静脉注射或肌内注射的最大耐受量（MTD）

均为 3g/kg，而灌胃均为 0.075g/kg。小鼠静脉注射苦杏仁苷 500mg/kg，动物 100% 存活，而相同剂量灌胃，48 小时内中毒死亡达 80%。

体内过程 苦杏仁体内过程研究较多的是苦杏仁苷，苦杏仁苷的体内过程符合二室开放模型，生物半衰期不长，排泄快，药物除分布于血液及其血流丰富的器官或组织外，还有相当部分分布于肌肉组织。兔静脉给予苦杏仁苷 500mg/kg 后，48 小时内尿中排泄原形药物占注入量的 62%±18%。

（侯金才）

zǐsūzǐ

紫苏子（Perillae Fructus） 唇形科植物紫苏 *Perilla frutescens* (L.) Britt. 的干燥成熟果实。味辛，性温。归肺、大肠经。具有降气，消痰，平喘，润肠的功效。主要用于痰壅气逆，咳嗽气喘，肠燥便秘。药理有效成分主要包括紫苏醛、柠檬醛、蒎烯、苧烯、黄示灵、咖啡酸、迷迭香、木犀草素、芹菜素、莳萝芹菜脑、亚麻酸和亚油酸等。

紫苏子主要有以下药理作用。①调脂保肝、降血脂：紫苏子的脂肪油提取物具有明显的降血脂作用。主要含有迷迭香酸、迷迭香酸苷及黄酮类物质的紫苏子醇提物，对 CCl_4 致小鼠急性肝损伤有较好的保护作用，其作用强度在生药当量 20g/kg 时，作用效果与联苯双酯临床等效剂量相当。②抗炎、抗过敏、抑制血小板聚集：炒紫苏子醇提物可明显降低小鼠血清总 IgE 和特异 IgE 水平而发挥抗过敏作用；炒紫苏子醇提物中以木犀草素为代表的 4 种酚类化合物对白三烯分泌途径中的酶有较强的抑制作用，并且醇提物还能明显降低 IgE 所致的 I 型

过敏反应肥大细胞脱颗粒百分率，降低其组胺释放，从而发挥抗过敏作用，同时表现出明显的剂量依赖关系。③抑菌、抗病毒：紫苏挥发油对革兰阳性菌中金黄色葡萄球菌和革兰阴性菌中大肠埃希菌具有较强的抗菌作用，特别是金黄色葡萄球菌；紫苏醛、蒎烯、苧烯具有抗铜绿假单胞菌的活性；紫苏子的水提物具有抗乙型肝炎病毒的作用。④其他：紫苏子油是止咳平喘、改善学习记忆功能、抗衰老、抗氧化的有效成分。α-亚麻酸是降血压的有效成分。紫苏子油纳米乳能诱导体外培养的小鼠乳腺癌细 EMT-6 发生凋亡。

紫苏子可食用，没有毒性和不良反应。

（侯金才）

bǎibù

百部（Stemonae Radix） 百部科植物直立百部 *Stemona sessilifolia* (Miq.) Miq. 、蔓生百部 *Stemona japonica* (Bl.) Miq. 或对叶百部 *Stemona tuberose* Lour. 的干燥块根。味甘、苦，性微温。归肺经。具有润肺下气止咳，杀虫的功效。主要用于新久咳嗽，肺痨咳嗽，百日咳；外用于头虱，体虱，蛲虫病，阴痒。蜜百部润肺止咳。用于阴虚劳嗽。百部的药理有效成分主要包括多种生物碱：百部碱、百部定碱、原百部碱、次百部碱、直立百部碱、异原百部碱、新百部碱、对叶百部碱、新对叶百部碱、新斯替宁碱、蔓生百部碱等。

药理作用 ①镇咳、祛痰和平喘：百部生物碱能降低动物呼吸中枢的兴奋性，抑制咳嗽反射。治疗百日咳各期无其他并发症者、慢性支气管炎、结核性胸膜炎和肺结核均有疗效。动物体内试验

研究表明新对叶百部碱、对叶百部碱以及新斯替宁碱都具有显著的镇咳作用，其中新对叶百部碱最强。②镇痛：对叶百部碱（TS）具有弱的中枢抑制作用。③抗菌：百部煎剂及对叶百部酒精浸液对多种致病菌如对肺炎球菌、溶血性链球菌、脑膜炎球菌、金黄色葡萄球菌、白色葡萄球菌、结核杆菌、痢疾杆菌、伤寒沙门菌、副伤寒沙门菌、大肠埃希菌、变形杆菌、白喉棒状杆菌、肺炎杆菌、鼠疫杆菌、炭疽杆菌、铜绿假单胞菌等均有不同程度的抗菌作用。其水浸液对许兰毛癣菌、紫色毛癣菌、奥杜安小孢子菌、羊毛样小孢子菌有一定抑制作用。④抗寄生虫：百部中的异原百部碱和新百部碱都能很好起到杀虫作用。

毒性与不良反应 百部有小毒，服用百部制剂可产生腹部灼烧感，口、鼻及咽喉发干，头晕，胸闷，厌食。少数病人可见腹痛腹泻，偶见鼻出血。不良反应发生率 20% ~ 30%。小鼠灌胃给予百部碱的半数致死量（LD_{50}）为 1079mg/kg，静脉注射 LD_{50} 为 60mg/kg。百部宁碱能引起防己毒素样惊厥。

体内过程 对百部新碱进行药代动力学和组织分布研究，结果表明百部新碱在大鼠体内的药代动力学呈二室模型，达峰时间为 1.67±0.11 小时，血药峰值浓度为 44.35 ± 4.67μg/ml，生物利用度为 12.41%；百部新碱在大鼠各脏器中均有所分布，90 分钟时在肺组织中的分布最高，提示百部新碱的分布具有靶向性，这与其归肺经是相一致的；百部新碱能够穿过血脑屏障在脑组织中分布且在 120 分钟时达到峰值，这与百部生物碱既有外周镇咳作用，

也具有中枢镇咳作用相一致。

（侯金才）

zǐwǎn

紫菀（Asteris Radix et Rhizoma）

菊科植物紫菀 Aster tataricus L. f. 的干燥根和根茎。味苦、辛。性温。归肺经。具有润肺下气，化痰止咳的功效。主要用于咳嗽，肺虚劳嗽，肺痿肺痈，咳吐脓血，小便不利。紫菀的药理有效成分主要包括表无羁萜醇、无羁萜、紫菀酮、紫菀皂苷、槲皮素、表木栓醇，挥发油中含毛叶醇、乙酸毛叶酯、茴香醚、烃、脂肪酸、芳香族酸等。

药理作用　包括祛痰、镇咳、抗菌、抗病毒、抗肿瘤、抗氧化等作用。

祛痰、镇咳：紫菀为镇咳祛痰之要药。紫菀的水煎剂具有很明显的祛痰作用，丁基-D-核酮糖苷、紫菀酮和表木栓醇均具有明显的祛痰作用；紫菀酮、表木栓醇对小鼠因氨水所致的咳嗽起到显著地抑制作用。

抗菌：其主要有效成分是紫菀的水煎剂。紫菀在体外对大肠埃希菌、痢疾杆菌、变形菌、伤寒沙门菌、副伤寒沙门菌、铜绿假单胞菌及霍乱弧菌 7 种革兰阴性肠内致病菌有一定的抑制作用；并有对抗致病性真菌的作用。

抗病毒：紫菀水提物具有一定抗病毒作用从紫菀中分离出的三萜类能够抗乙型肝炎病毒及其分泌物，对其半数抑制浓度分别为 23.0μmol/L 和 23.1mol/L，其抗病毒的机制是使乙型肝炎病毒细胞产生细胞毒性并抑制其 DNA 复制。

抗肿瘤：其有效成分表无羁萜醇、表木栓醇和某些环肽具有一定的抗肿瘤活性。

抗氧化：紫菀中的槲皮素和

山奈酚有显著的抗氧化活性，而东莨菪素和大黄素也有一定的抗氧化活性，但仅对超氧化自由基的产生抑制显著。

毒性与不良反应　紫菀中所含的皂苷类成分具有溶血作用。紫菀乙酸乙酯部位的半数致死量（LD$_{50}$）为 0.052g/kg，单次给药小剂量对小鼠肝脏有轻微损伤，大剂量可引起小鼠较为严重的急性肝损伤并致死。

体内过程　紫菀酮在大鼠体内的吸收符合一室模型，血液中浓度较低。紫菀酮在大鼠组织中主要分布于肠、胃和肺组织，在组织中消除较快，没有蓄积现象。

（侯金才）

kuǎndōnghuā

款冬花（Farfarae Flos）

菊科植物款冬 Tussilago farfara L. 的干燥花蕾。味辛、微甘，性温。归肺经。具有润肺下气，化痰止咳的功效。主要用于新久咳嗽，气喘，劳嗽咳血。药理有效成分主要包括金丝桃苷、芦丁、槲皮素、山奈素、千里碱、克氏千里光碱、新克氏千里光碱、全缘千里光碱、款冬二醇、山金东二醇、款冬巴耳新二醇、巴耳三菇醇、异巴耳三萜醇、绿原酸、阿魏酸、降香醇、蒲公英黄素、β-谷甾醇、对羟基苯甲酸、咖啡酸、咖啡酰酒石酸、香芹酚、β-倍半萜烯油、款冬花素、款冬素、款冬酮等。

药理作用：①镇咳、祛痰和平喘。款冬花煎剂有镇咳作用，乙酸乙酯提取物有祛痰作用，乙醇提取物亦有镇咳作用，款冬花醚提取液有支气管舒张作用。②呼吸兴奋。款冬花醇提取物和醚提物有呼吸兴奋作用，此作用可被六烃季铵所减弱。其呼吸兴奋作用类似尼可刹米，并可对抗吗啡引起的呼吸抑制作用。③升

压。其有效成分款冬酮具有显著的与剂量有关的即刻升压作用，与呼吸兴奋作用。④改善血流动力学作用。其有效成分款冬酮能显著增加外周阻力，强烈收缩血管。使心肌力量-速度向量环的形态恢复得更接近于正常。⑤抗血小板聚集。其有效成分款冬素、甲基丁酸款冬素酯和甲基丁酸 3,14-去氢款冬素酯可以抑制血小板活化因子引起的血小板聚集作用。款冬素可以拮抗钙通道阻滞剂与受体结合。

毒性与不良反应：款冬花中含有的克氏千里光碱有肝脏毒性，可引起肝硬化及蔓延性肝静脉内膜炎。

（侯金才）

mǎdōulíng

马兜铃（Aristolochiae Fructus）

马兜铃科植物北马兜铃 Aristolochia contorta Bge. 和马兜铃 Aristolochia debilis Sieb. et Zucc. 的干燥成熟果实。味苦、辛，性寒。归肺经。具有清肺降气，止咳平喘，清泻大肠的功效。主要用于肺热咳嗽；痰壅气促；肺虚久咳；肠热痔血；痔疮肿痛；水肿。马兜铃的药理成分主要有马兜铃酸 A、C、D、β-谷甾醇、木兰花碱、季铵生物碱等。

药理作用　①镇咳：马兜铃乙醇浸液有明显镇咳作用，作用强度与磷酸可待因相当。②平喘：1%马兜铃浸剂可舒张支气管，马兜铃去乙醇浸液 0.5ml（2g/ml）能显著抑制 0.5ml 组胺（10g/ml）致痉的豚鼠离体气管平滑肌，表明具有一定的平喘作用。③祛痰：口服马兜铃煎剂（1g/kg）有祛痰作用。④降血压：有效成分木兰碱有降压作用。⑤抗菌：马兜铃水浸剂对真菌有一定的抑制作用，对金黄色葡萄球菌有抑制作用。

毒性与不良反应 小鼠急性毒性试验马兜铃半数致死量为22.02g/kg。马兜铃酸 A 对家兔、山羊、大鼠、小鼠和人体均有毒性作用，特别是对啮齿类动物有强致癌作用。给雄性小鼠静脉注射马兜铃酸，可降低肾小球的滤过能力，增加血尿和肌酐酸，损害肾脏浓缩尿能力，引起肾衰竭。灌胃给马兜铃酸 A 达到 40mg/kg 时，90% 大鼠死亡。组织病理学特征主要为胃贲门浅表性溃疡，肾小管坏死和器官萎缩。蜜制等可降低马兜铃酸含量。

体内过程 药代动力学研究提示马兜铃酸在人体内有蓄积；马兜铃酸的主要组分马兜铃酸 A 的解毒代谢产物马兜铃内酰胺，在细胞色素 P_{450} 和过氧化物酶的激化作用下，可与 DNA 形成加成物；马兜铃酸-DNA 加成物的形成，使 DNA 的双链结构受损，进而影响 DNA 的生物化学功能，出现肾损害。

（侯金才）

pípayè
枇杷叶 （Eriobotryae Folium）
蔷薇科植物枇杷 *Eriobotrya japonica* （Thunb.） Lindl. 的干燥叶。味苦，性凉。归肺、胃经。具有清肺止咳，和胃降逆，止渴的功效。主要用于肺热痰嗽；阴虚劳嗽；咳血；衄血；胃热呕哕。药理有效成分主要包括橙花叔醇、金合欢醇、α 和 β 蒎烯、莰烯、月桂烯、对聚伞花素、芳樟醇、α-衣兰烯、α-金合欢烯、β-金合欢烯、樟脑、橙花醇、α-荜澄茄醇、榄香醇、顺-β，γ-己烯醇和芳樟醇氧化物、苦杏仁苷、熊果酸、齐墩果酸、酒石酸、柠檬酸、苹果酸、维生素 B、维生素 C、山梨糖醇等。

药理作用 ①镇咳、平喘、

祛痰：枇杷叶所含苦杏仁苷在消化道被微生物酶分解为微量氢氰酸，吸收后对呼吸中枢呈镇静作用，使呼吸运动趋于安静而达到镇咳的作用；枇杷叶煎剂及其乙酸乙酯提取部分有平喘、祛痰作用。②抗炎：枇杷叶的乙醚冷浸提取物局部应用对角叉菜胶性水肿有强大抑制作用。③抗菌：枇杷叶所含有效成分熊果酸、齐墩果酸等有不同程度的抑菌作用。④降血糖：枇杷叶的乙醇的提取物对家兔有明显的降血糖作用。⑤保护肝损伤：枇杷叶总黄酮对 CCl_4 诱导的小鼠急性肝损伤有很好的保护作用。⑥其他：熊果酸有安定、降温作用；齐墩果酸有轻微强心利尿作用。

毒性与不良反应 枇杷叶毒性低，以 100mg/kg 连续给药 6 次，大鼠健康状况与对照组无明显差异。枇杷叶过量能造成共济失调。

体内过程 枇杷叶所含苦杏仁苷，经人体内吸收后可缓慢分解成氢氰酸和苯甲醛，这两种物质均有抗癌和止痛作用。其中的苯甲醛还可进一步转化为一种类似阿司匹林、安息香酸（苯甲酸）的物质，能发挥很强的镇痛作用。

（侯金才）

sāngbáipí
桑白皮 （Mori Cortex） 桑科植物桑 *Morus alba* L. 根皮。味甘、辛，性寒。归肺经、脾经。具有泻肺平喘，利水消肿的功效。主要用于肺热喘痰，水饮停肺，胀满喘急，水肿，脚气，小便不利。药理有效成分主要包括桑素，桑色烯，环桑素，环染色烯，桑根皮素，环桑根皮素，氧化二氢桑根皮素，桑黄酮，桑白皮素 C、D，桑根酮 C、D，桑色呋喃 C，伞形花内酯，东莨菪素，东莨菪

内酯，桑糖朊及具降压作用的乙酰胆碱类似物成分。

药理作用：①镇静及安定。给小鼠腹腔注射桑白皮水或正丁醇提取物 50mg/kg 以上可发生镇静和安定作用，动物自发性活动减少，触觉及痛觉反应降低，瞳孔扩大。②抗惊厥作用。白皮正丁醇或水提取物均能轻度抑制小鼠电休克发作。③镇痛。小鼠醋酸扭体及压尾实验表明，水提取物有明显的镇痛作用，可提高痛阈。④镇咳、平喘。发挥作用的主要有效成分是东莨菪内酯。⑤利尿与导泻。桑白皮煎剂或正丁醇提取物 300～500mg/kg 给大鼠灌胃或腹腔注射，均有利尿作用。尿量及钠、钾离子和氯化物排出量均增加。水提取物 3g/kg 灌胃小鼠，可排出液状粪便，表明有导泻作用。⑥降压。桑白皮含有的乙酰胆碱类似物及桑根皮素，环桑根皮素，氧化二氢桑根皮素，桑黄酮，桑白皮素 C、D，桑根酮 C、D，桑色呋喃 C 等均发挥降压作用。⑦降糖。桑白皮所含生物碱成分以及桑糖朊等具有降糖作用。⑧降脂。降脂的有效成分主要为黄酮类。⑨增强胃肠道活动。桑白皮正丁醇提取物 50mg/kg 静脉注射能明显增加胃肠道活动；对大鼠胃贲门窦条片有轻度兴奋作用。提取物对兔离体肠和子宫有兴奋作用。⑩降温。正丁醇提取物小鼠腹腔注射有降温作用。⑪抗菌。100% 煎剂对金黄色葡萄球菌、伤寒沙门菌、福氏志贺菌有抑制作用。对发癣菌也有抑制作用；桑根皮素、桑黄酮、桑色呋喃等均有抗菌作用。⑫抗炎。对大鼠角叉菜胶及葡聚糖所引起的脚肿有抑制作用。

毒性与不良反应：桑白皮毒性较低，桑白皮经正丁醇提取物

或水提取物给小鼠灌胃或腹腔注射10g/kg，或静脉注射5g/kg均未引起死亡。

（侯金才）

tínglìzǐ

葶苈子（Descurainiae Semen；Lepidii Semen） 十字花科植物播娘蒿 Descurainia sophia（L.）Webb. ex Prantl. 或独行菜 Lepidium apetalum Willd. 的干燥成熟种子。味辛、苦，性寒。归肺、心、肝、胃、膀胱经。具有泻肺降气，祛痰平喘，利水消肿的功效。主要用于痰涎壅肺，喘咳痰多，肺痈，胸腹水肿，小便不利，慢性肺源性心脏病，心力衰竭之喘肿，瘰疬结核。药理有效成分主要包括黑芥子苷、芥子酸、毒毛花苷元、黄白糖芥苷、卫矛单糖苷、卫矛双糖苷、葡萄糖糖芥苷、芥子碱；种子的挥发油含芥子油苷、芥酸、异硫氰酸苄酯、异硫氰酸烯丙酯、二烯丙基二硫化物、亚油酸、亚麻酸、油酸、棕榈酸、硬脂酸、芥酸、β-谷甾醇等。

药理作用：①强心。葶苈子有效成分七里香苷、伊夫单苷与毒毛花苷相似，能增强心肌收缩力，减慢心率，降低传导速度，大剂量可引起心动过速、心室颤动等强心苷中毒症状。②利尿。葶苈子有利尿作用。③抗菌。葶苈子有效成分苄基芥子油、黑芥子苷有很强的广谱抗菌作用。④止咳平喘。葶苈子有效成分芥子苷是其止咳平喘有效成分。⑤抗癌。葶苈子对人鼻咽癌细胞和千田子宫颈癌细胞株有极强的抑制作用。剂量在20μg/ml 时便显示很高的抗癌活性。对艾氏腹水癌小鼠的癌细胞有明显的抑制作用，且几乎无毒副反应。

毒性与不良反应：葶苈子毒性以强心苷毒性为主，其他副作用较小，其半数致死量折合生药为 2.125g/kg。葶苈子对在体蛙心可使之停止在收缩期，能使心收缩力加强，心率减慢，心传导阻滞。不良反应仅见有引起过敏性休克的报道。

（侯金才）

báiguǒ

白果（Ginkgo Semen） 银杏科植物银杏 Ginkgo biboba L. 的干燥成熟种子。味甘、苦、涩，性平；小毒。归肺、肾经；具有敛肺定喘、止带缩尿的功效，主要用于哮喘痰嗽，白带，白浊，遗精，尿频，无名肿毒，癣疮。药理有效成分主要包括银杏内酯、4-O-甲基吡哆醇、腰果酸等。

药理作用：①祛痰、平喘。银杏内酯具有祛痰、平喘作用。②降压。白果有一定降压和减慢心率作用。③改善冠状动脉血流。白果含有的黄酮类成分具有扩张冠状动脉作用，改善心肌缺血。④抗菌。白果肉、白果汁、白果酚对若干种革兰阳性及阴性细菌均有抗菌作用（葡萄球菌、链球菌、白喉棒状杆菌、炭疽杆菌、枯草杆菌、大肠埃希菌、伤寒沙门菌等），对结核杆菌作用极显著。白果的水浸液（1∶2）在体外对紫色毛癣菌、奥杜安小孢子菌、星形诺卡菌等 7 种皮肤真菌表现为抑菌作用。⑤清除自由基。银杏外种皮水溶性成分能清除在有氧存在下黄嘌呤氧化酶系统产生的超氧自由基。⑥抗炎。白果中的银杏内酯 B 是特异性血小板活化因子（PAF）受体拮抗剂，可抑制溶酶体酶释放，抑制白细胞生成。

毒性与不良反应：生白果有毒主要是因为含有氢氰酸，多食可出现呕吐、腹痛、腹泻、抽搐、烦躁不安、呼吸困难等症状。银杏内酯 B 对成熟小鼠卵母细胞、受精和胚胎发育顺序的影响研究发现银杏内酯 B 能刺激和抑制凋亡信号，诱导小鼠囊胚细胞凋亡，减少细胞数量，阻碍着床后早期囊胚发育，并增加早期囊胚死亡，影响胚胎发育。

（侯金才）

yínxìngyè

银杏叶（Ginkgo Folium） 银杏科植物银杏 Ginkgo biloba L. 的叶。味苦、甘、涩，性平；有小毒。归心、肺、脾经。具有活血养心，敛肺涩肠的功效，主要用于胸痹心痛；喘咳痰嗽；泄泻痢疾；白带。药理有效成分主要包括山柰酚，木犀草素，杨梅树皮素，槲皮素，异鼠李素，丁香黄素，山柰酚-3-鼠李葡萄糖苷，穗花杉双黄酮，银杏双黄酮，白果双黄酮，异白果酸黄酮，金松双黄酮，5-甲氧基银杏双黄酮，右旋儿茶精，左旋表儿茶精，右旋没食子儿精，左旋表没食子儿茶精，白果苦内酯 A、B、C、J、M、银杏内酯 A，6-羟基犬尿酸，白果酸，氢化白果酸，氢化白果亚酸，腰果酸，莽草酸，奎宁酸，抗坏血酸，6-羟基-2-十四烷基苯甲酸，亚麻酸，6-十五碳烯基水杨酸，水杨酸-6-十七醇酯，白果醇，正二十八醇，正二十六醇，红杉醇，α-己烯醛，白果酮，银杏酮，白果酚，蒎立醇，β-谷甾醇，聚异戊烯醇百里香酚等。

药理作用 ①扩张冠状血管：银杏叶中的黄酮醇（为槲皮素、山柰酚、异鼠李素之混合物）或银杏双黄酮类，可引起冠状血管扩张。②平喘：银杏叶中的黄酮醇或银杏双黄酮类有解痉作用，有对抗缓激肽的作用，还能对抗组胺及氯化钡引起的痉挛，其作用强度与罂粟碱相似，但较持久，可制止组胺所致的哮喘,银杏叶的黄酮类在豚鼠肺溢流实验或组胺喷雾实验中,表现对支气管有扩张作用。叶中的双黄酮对心动缓激肽所致肠管痉挛有解痉作用。③降血脂:银杏叶有效成分黄酮、银杏亭、白果双黄酮等,对高胆固醇血症患者似能降低血清胆固醇水平、升高磷脂,改善胆固醇/磷脂(C/P)比值。④抑菌:银杏叶有效成分黄酮、银杏亭、白果双黄酮等,对铜绿假单胞菌、金黄色葡萄球菌、痢疾杆菌有抑菌作用。⑤保护中枢神经:银杏叶可升高缺血动物脑组织葡萄糖浓度,大脑皮质磷酸肌酸和腺苷三磷酸的含量,降低乳糖浓度;可以增加记忆力和行为能力;可减少维拉帕米对神经元的损伤。

毒性与不良反应 银杏叶含有引起不良反应的烷基酚酸类物质,占银杏叶干重的 1%~2%,主要由银杏酸、白果酚和白果二酚组成,银杏酸具有潜在的致敏和致突变作用和强烈的细胞毒性,可引起严重的过敏反应、基因突变、神经损伤,导致恶心和胃灼热、过敏性休克、过敏性紫癜、剥脱性皮炎、消化道黏膜过敏、痉挛和神经麻痹等不良反应。

体内过程 银杏叶提取物药动学实验结果表明,银杏内酯 A、B、C,槲皮素,异鼠李素和山奈酚的消除速率常数(K_e)在 0.008~0.015 之间,而白果内酯为 0.024,表明白果内酯较其他 6 种成分在大鼠体内消除快,可能是白果内酯结构不稳定所致。而银杏内酯 C 的半衰期($t_{1/2}$)和平均滞留时间(MRT)比银杏内酯 A 和 B 均较短,表明银杏内酯 C 在大鼠体内代谢较快,黄酮类成分(槲皮素、异鼠李素和山奈酚)在大鼠血浆中的药-时曲线趋势大致相同。

(侯金才)

ǎidìchá

矮地茶(Ardisiae Japonicae Herba) 紫金牛科植物紫金牛 *Ardisia japonica*(Thunb.)Blume 的干燥全草。味辛、微苦,性平。归肺、肝经。具有化痰止咳,利湿,活血的功效。主要用于新久咳嗽,痰中带血,黄疸,水肿,淋证,白带,经闭痛经,风湿痹痛,跌打损伤,睾丸肿痛。药理有效成分主要包括龙脑、B-桉叶油醇、4-松油烯醇、岩白菜素、紫金牛酚Ⅰ及Ⅱ、2-甲基腰果二酚、2 羟基-5-甲氧基-3-十五烯基苯醌、冬青醇、恩贝素、槲皮素、杨梅苷、槲皮苷等。

药理作用 包括镇咳、祛痰、平喘、抗病原微生物等。

镇咳、祛痰、平喘:矮地茶煎剂及有效成分岩白菜素有明显的止咳作用。岩白菜素为其主要止咳成分,止咳作用强度按剂量计算相当于可待因的 1/7~1/4,该药对咳嗽中枢有选择性抑制作用。酚红法祛痰试验表明,给小鼠口服平地木煎剂有明显的祛痰作用,其作用强度与等剂量桔梗相当。平地木祛痰的有效成分是黄酮苷(杨梅皮苷、槲皮素),肌注或腹腔注射均有对抗组胺导致豚鼠哮喘的作用,平喘的有效成分为其挥发油。矮地茶有降低大鼠气管-肺组织耗氧量的作用,是由于岩白菜素作用于一些含巯基的酶系,降低了组织呼吸。每日吸入二氧化硫造成慢性气管炎的大鼠模型实验表明,内服岩白菜素有一定的防治慢性气管炎的作用,表现为杯状细胞减少,炎细胞浸润,肺气肿及肺萎陷等病理性改变程度减轻。

抗病原微生物:矮地茶水煎剂对金黄色葡萄球菌、肺炎球菌有抑制作用,并对接种于鸡胚的流感病毒有一定的抑制作用。挥发油及黄酮苷有抑制作用。紫金牛酚Ⅰ和紫金牛酚Ⅱ是两种抑制结核杆菌效力较强的酚性成分,抑菌效价分别是 12.5μg/ml 和 25.5μg/ml。

其他:矮地茶还有一定抗炎镇痛作用。

毒性与不良反应 矮地茶中的岩白菜素的毒性较低,小鼠腹腔注射的最小致死量为 10g/kg。粗黄酮苷小鼠腹腔注射的半数致死量为 1.31g/kg,纯黄酮苷为 0.84g/kg。大鼠长期毒性试验表明,口服给予相当于临床用量的 60~330 倍的药物连续 60 天,岩白菜素对动物的生长发育和各主要脏器有一定毒性反应。

体内过程 口服矮地茶中的岩白菜素后,吸收快,但不完全,排泄亦快,口服后 1 小时尿中即出现原形药物。犬 1 次大剂量肌注后,1~4 小时血浓度呈现高峰,2~7 小时尿浓度呈现高峰。岩白菜素在体内可能大部分被生物转化,以原形从尿中排出的药物约占给药量的 0.8%~4.2%,人则不足服药量的 1%。因此,临床上其作用快而短。尿液中岩白菜素原形药物比葡糖醛酸结合物排泄量高,而在胆汁中正好相反,岩白菜经胆汁和尿液排泄的总量占总给药量的 52.51%,表明岩白菜素大部分以原形和葡糖醛酸结合物的形式排出体外。

(侯金才)

yángjīnhuā

洋金花(Daturae Flos) 茄科植物白曼陀罗 *Datura metel* L. 的干燥花。味辛,性温;有毒。归肺、肝经。具有平顺止咳,麻醉止痛,解痉止搐的功效。主要用

于哮喘咳嗽，脘腹冷痛，风湿痹痛，癫痫，惊风，外科麻醉。药理有效成分主要包括天仙子碱、天仙子胺、东莨菪碱、阿托品、酪胺、阿相东莨菪碱、莨菪碱等。

药理作用 包括麻醉中枢、影响脑电、阻断条件反射、镇痛、影响神经递质、提高心率、降压、改善微循环、镇咳、祛痰、平喘等作用。

麻醉中枢：洋金花所含东莨菪碱与冬眠合剂合用对人、猴、犬均可产生全身麻醉。东莨菪碱与戊巴比妥或甲丙氨酯合用也可使小鼠活动明显减少，表现出与中枢抑制药的协同作用。东莨菪碱对大脑皮质和皮质下某些部位主要是抑制作用，如使意识消失，产生麻醉等，这与其阻滞大脑皮质和脑干网质结构 M 胆碱受体有关，也与它在中枢神经系统对抗去甲肾上腺素作用有关。但对延髓和脊髓则有不同程度的兴奋作用，特别对延髓的呼吸中枢，兴奋作用较明显。为此，东莨菪碱可提高清醒犬的呼吸频率，从而抵消冬眠药物（哌替啶和氯丙嗪）减慢呼吸的作用。

影响脑电：给埋藏电极的清醒猫腹腔注射氢溴酸东莨菪碱 $0.05\sim0.1\text{mg/kg}$，5 分钟后，脑电图由低幅快波转变为不规则的高幅慢波。但此时惊醒反应仍存在，动物表现安静。若剂量增至 $0.25\sim0.50\text{mg/kg}$ 时，脑电活动出现高度同步化和不规则高幅慢波，而且脑电惊醒反应亦消失；动物表现兴奋狂躁。对猴、犬、兔和大鼠等动物，东莨菪碱所引起的脑电反应非常近似，并能阻断多种生理刺激所引起的惊醒反应。

阻断条件反射：大鼠皮下注射洋金花所含东莨菪碱 $0.05\sim100\text{mg/kg}$，能不同程度地阻断回

避性条件反射和二级条件反射，阻断率与剂量呈平行关系。在抑制大鼠回避性条件反射时，东莨菪碱影响二级条件反射及条件反射最强。

镇痛：洋金花所含东莨菪碱有一定的镇痛作用，并能加强哌替啶的镇痛作用，对抗去甲肾上腺素侧脑室注射引起的痛阈降低和哌替啶镇痛作用的减弱。小鼠腹腔注射洋金花总碱每只 0.2mg，15 分钟后，对辐射热的痛阈可提高 54.7%。亦有报道，东莨菪碱能对抗震颤素的中枢镇痛作用。

影响神经递质：用 1/10 万的东莨菪碱作猫侧脑室灌流，能增加乙酰胆碱的释放量，灌流期间合并静脉注射东莨菪碱 1mg/kg，并不能使乙酰胆碱释放量进一步增加但大鼠腹腔注射东莨菪碱 0.63mg/kg，脑中乙酰胆碱含量可减少 31%，在给药后 60 分钟作用最强，于 120 分钟时恢复正常，说明非侧脑室给药仍能促进脑内乙酰胆碱的释放。而使脑组织中乙酰胆碱含量下降。兔静脉注射利血平 $0.5\sim1.0\text{mg/kg}$ 或脑室注射对氯苯丙氨酸（PCPA）每只 5.0mg，均能延长侧脑室注射东莨菪碱 $2\sim3\text{mg/kg}$ 引起的麻醉，但脑室注射 5-羟色胺（5-HT）每只 250mg，静脉注射帕吉林 50mg/kg 均显著缩短其麻醉时间；而脑室内注射去甲肾上腺素每只 200μg，对东莨菪碱的麻醉时间并无明显影响。

提高心率：洋金花所含东莨菪碱能解除迷走神经对心脏的抑制，使交感神经作用占优势，故心率加快。可拮抗肾上腺素或去甲肾上腺素 50μg/kg 所诱发的心律失常（房性或室性期前收缩、室性心动过速等），但不能拮抗引起的心率加快。

降压、改善微循环：静脉注射东莨菪碱 $10\sim20\text{mg/kg}$，能拮抗静脉注射 5μg/kg 肾上腺素或去甲肾上腺素的升压作用。东莨菪碱能改善失血性犬的微循环。

镇咳、祛痰、平喘：小剂量洋金花注射液可完全拮抗乙酰胆碱引起离体豚鼠气管平滑肌的收缩作用。洋金花对实验性气管炎大鼠的气管黏液腺有抑制作用，杯状细胞显著减少，此作用与切断单侧迷走神经的作用相似。

毒性与不良反应 犬静脉注射洋金花总碱后，可发生强烈惊厥或角弓反张，最终因呼吸衰竭而死亡。用洋金花总碱对犬作静脉麻醉（2mg/kg），3 天后处死，未见内脏有明显形态学改变。犬静脉注射最小致死量为 80mg/kg，麻醉的最小有效量为 2mg/kg，安全范围较大。洋金花注射液小鼠静脉注射的半数致死量为 8.2mg/kg，洋金花总碱犬静脉注射的最小致死量为 $75\sim80\text{mg/kg}$，2.5mg/kg 给犬静脉注射一次，3 天后处死，其 13 种主要脏器与对照组比较未见明显的形态差异。

体内过程 洋金花总碱口服，较易吸收，分布于全身，可通过胎盘至胎儿循环。用犬和小鼠实验表明，洋金花对生殖功能及胎儿均无影响；大部分在肝中被酶水解，东莨菪碱仅 1% 以原形从肾排出。大鼠灌胃 [3]H-东莨菪碱后 15 分钟，即能从血浆中测得药物；结扎胆总管的大鼠在体肠段内注入东莨菪碱溶液，发现药物从肠道消失很快而且完全；以肾浓度最高，肝次之。大鼠静脉注射莨菪碱后，肺内浓度最高，肾次之，其次是肝、胃、肠、心、脑、睾丸、血浆和脂肪，静脉注射后 30 分钟脑内药物浓度平均约为血浆浓度的 3 倍。在脑内以纹状体、

大脑皮质、海马的药物浓度较高，膈区次之，而间脑、低位脑干及小脑浓度较低。东莨菪碱的药代动力学符合二室模型。大鼠静脉注射^{3}H-东莨菪碱后 48 小时内，从尿中排出的总放射性为给药剂量的 62%，其中原形药为 12%，绝大部分在给药后 8 小时内排出，尤以第 1 小时排出最多，约占总排出量的一半。48 小时内经胆汁排出的放射性为给药剂量的 25%，从尿、粪排出的总放射性约为给药量的 87%，表明药物排泄也较完全。静脉注射 1 小时内无论尿、粪或胆汁中排出的原形药仅占排出总放射量的 1/5～1/4，说明^{3}H-东莨菪碱在体内大部分迅速被代谢。离体组织温孵实验结果表明，肝脏是大鼠代谢东莨菪碱的主要脏器，代谢活性很高。东莨菪碱的代谢有很大的种属差异和个体差异，兔代谢能力最强，猫较弱，犬最差。

（侯金才）

huàshānshēn
华山参（Physochlainae Radix）

茄科植物漏斗泡囊草 *Physochlaina infundibularis* Kuang 的根。味甘、微苦、涩，性温；有毒。归肺、心经。具有温肺祛痰，平喘止咳，安神镇惊的功效，主要用于寒痰喘咳，心悸失眠易惊。药理有效成分主要包括莨菪碱、东莨菪碱、山莨菪碱、东莨菪素、东莨菪苷、伞形花内酯、6,7-二甲氧基香豆素、3-甲氧基槲皮素、异槲皮苷、山柰酚-7-O-β-D-葡萄糖苷、丁香脂素、原儿茶酸、对羟基苯甲酸甲酯、邻羟基苯甲酸、托品酸、对羟基苯甲酸、棕榈酸、阿托品、消旋山莨菪碱、阿扑东莨菪碱等。

药理作用 ①抑制中枢神经系统：华山参煎剂可使条件反射潜伏期延长，可使大鼠、小鼠、犬的活动明显降低，但对外界刺激还有反应。煎剂能对抗咖啡因、苯丙胺对小鼠引起的兴奋活动。②平喘：华山参水煎剂有明显的平喘作用。③解痉：华山参水或乙醇提取物液均能解除毛果芸香碱引起的离体兔肠的痉挛。

毒性与不良反应 小鼠腹腔注射煎剂，半数致死量（LD_{50}）为 43g/kg。

体内过程 华山参所含东莨菪碱的药代动力学符合二室模型。大鼠静脉注射^{3}H-东莨菪碱后 48 小时内，从尿中排出的总放射性为给药剂量的 62%，其中原形药为 12%，绝大部分在给药后 8 小时内排出，尤以第 1 小时排出最多，约占总排出量的一半。

（侯金才）

luóhànguǒ
罗汉果（Siraitiae Fructus）

葫芦科植物罗汉 *Siraitia grosvenorii* (Swingle) C. Jeffrey ex A. M. Lu et Z. Y. Zhang 的干燥果实。味甘，性凉。归肺、脾经。具有清肺利咽，化痰止咳，润肠通便的功效。主要用于肺热痰炎咳嗽，咽喉炎、扁桃体炎，急性胃炎，便秘。药理有效成分主要包括罗汉果甜苷，罗汉果苷 V、Ⅳ，D-甘露醇，山柰苷，棕榈酸，硬脂酸，棕榈油酸，肉豆蔻酸，月桂酸，癸酸等。

药理作用 ①止咳：罗汉果有效成分 D-甘露醇有止咳作用。又可用于脑水肿，能提高血液渗透压，降低颅内压。还可用于大面积烧伤和烫伤的水肿，防治急性肾衰竭病和降低眼球内压，治疗急性青光眼。②解痉：罗汉果可加强家兔和犬离体小肠自发活动。对乙酰胆碱或氯化钡引起的肠管强直性收缩均有拮抗作用，使肠管松弛而解痉；对肾上腺素引起的肠管松弛也有拮抗作用，使肠管恢复自发性活动。③抗癌：罗汉果皂苷对肿瘤启动子 TPA 诱导的 EB 病毒早期抗原具有抑制作用。④保护肝脏：罗汉果甜苷对正常人肝酶活性没有影响，而在四氯化碳诱导小鼠急性肝损伤，大鼠慢性肝损伤模型和卡介苗及脂多糖诱导的小鼠免疫性肝损伤模型中，罗汉果甜苷降低血清丙氨酸转氨酶和天冬氨酸转氨酶的活性，提高肝组织超氧化物歧化酶的活性，减轻肝组织的病理变化，对肝损伤具有保护作用。⑤其他：罗汉果提取物具有一定降糖和抗氧化作用。

毒性与不良反应 罗汉果毒性极小，用罗汉果水提取物灌胃小鼠的最大耐受量在 100g/kg 以上。用 81.6% 罗汉果甜苷灌胃小鼠，半数致死量 > 10 000mg/kg；用罗汉果黄酮灌胃小鼠的最大给药量为 60.85g/kg；健康成人一次性口服 30% 罗汉果甜苷 200mg/kg 对健康成人的血糖含量与肝酶活性无明显影响，说明罗汉果甜苷在体内转化为葡萄糖的作用不明显而且对肝脏没有急性毒性。亚慢性毒性：用罗汉果甜苷 3.0 g/kg 灌胃家犬 28 天或 90 天进行亚慢性毒性实验，未观察到有害作用剂量是 3.0g/(kg·d)；另有报道罗汉果甜苷灌胃 SD 大鼠 28 天，未观察到有害作用的剂量雄性是 7.07g/(kg·d)，雌性是 7.48g/(kg·d)；用罗汉果皂苷提取物对大鼠进行 13 周的重复剂量毒性研究，未观察到有害作用剂量为雌鼠 2 520mg/(kg·d)，雄鼠 3 200 mg/(kg·d)。遗传毒性，在罗汉果提取液对鼠伤寒沙门菌 TM677 的回复突变试验中，未发现其有致诱突变作用；采用组氨酸缺陷型鼠伤寒沙门菌 TA97，

TA98，TA100，TA102 菌株在加体外活化系统（+S$_9$）和不加（-S$_9$）的条件下同时对罗汉果甜苷的致突变性进行检测，结果显示各剂量组菌株自发回变数均在正常范围内，表明罗汉果甜苷对测试菌株没有直接和间接的诱变作用。

体内过程　罗汉果中山柰苷的药-时过程符合二室模型。山柰苷在雄性 SD 大鼠体内吸收较快、消除较快，山柰苷的药时曲线呈双峰趋势。

（侯金才）

mǎnshānhóng

满山红（Rhododendri Daurici Folium）　杜鹃花科植物兴安杜鹃 *Rhododendron dauricum* L. 的干燥叶。味辛、苦，性寒；有小毒。归肺经。具有止咳，祛痰的功效。主要用于急、慢性支气管炎。药理有效成分主要包括金丝桃苷、异金丝桃苷、萹蓄苷、杜鹃素、8-去甲杜鹃素、山柰酚、槲皮素、杨梅树皮素、莨菪胺、伞形花内酯、香草酸、对-羟基苯甲酸、没食子酸、原儿茶酸、茴香酸、丁香酸、杜鹃醇氢醌、梫木毒素、大牻牛儿酮、桉脑、愈创木奥、阿托品等。

药理作用　①镇咳、平喘祛痰：有效成分大牻牛儿酮有镇咳作用，可以对抗组胺引起的支气管痉挛的作用。杜鹃素为满山红治疗气管炎的主要有效成分，可以祛痰、止咳。②抗炎抑菌：满山红所含愈创木奥有抗炎作用，可用作抗炎剂。杜鹃素对金黄色葡萄球菌有抑菌活性。丁香酸和香草酸亦有抗细菌和真菌的作用，茴香酸亦有防腐抗菌作用。③降压、利尿：梫木毒素有降压作用。萹蓄苷也有降压作用和利尿作用，作用随剂量而增加。④镇痛：满

山红所含梫木毒素有一定的镇痛作用，最小镇痛指数为 8.60。莨菪胺可大大加强其镇痛作用，阿托品能稍加强其镇痛作用。另外梫木毒素有弱的细胞毒活性，半数有效量（ED$_{50}$）为 60μg/ml，体内毒性较大。⑤镇静：所含丁香酸有镇静和局部麻醉作用，其作用有剂量依赖关系。⑥降低组织耗氧量：所含杜鹃素在体外能抑制大鼠气管-肺组织呼吸，使耗氧量降低约 26.4%，主要作用于吡啶核苷酸的酶体系。

毒性与不良反应　所含杜鹃素小鼠口服的半数致死量（LD$_{50}$）为 1500±23mg/kg。大牻牛儿酮小鼠 1 次灌胃的 LD$_{50}$ 为 0.97g/kg。氢醌有极强的脲酶抑制作用，大鼠口服的 LD$_{50}$ 为 320mg/kg，服可刺激肠胃道；皮肤接触可产生皮炎，较长时间暴露在氢醌小剂量蒸泡环境中使角膜染黄和混浊。

体内过程　小鼠口服大牻牛儿酮后，药物迅速自胃肠道吸收，大鼠口服后 1 小时，各脏器组织含量以肝最高，然后脾、心、肾、血、肌肉、肺依次递减。小鼠服药后 1~6 小时期间，体内药物含量急剧下降，而尿中无原形药物，大鼠离体组织温孵试验证明肝脏能使药物回收率大大下降，提示药物在体内被肝脏等组织代谢。

（侯金才）

mǔjīngyè

牡荆叶（Viticis Negundo Folium）　马鞭草科植物牡荆 *Vitex negundo* L. var. *cannabifolia*（Sieb. et Zucc.）Hand. -Mazz. 的叶。味辛、苦，性平，归肺经。具有解表化湿，祛痰平喘，解毒的功效。主要用于伤风感冒，咳嗽哮喘，胃痛，腹痛，暑湿泻痢，脚气肿胀，风疹瘙痒，脚癣，乳痈肿痛，蛇虫咬伤。药理有效成分主要包括

β-丁香烯、香桧烯、α-侧柏烯、α-及 β-蒎烯、樟烯、月桂烯、α-水芹烯、对-聚伞花素、柠檬烯、1,8-桉叶素、α-及 γ-松油烯、异松油烯、4-松油烯醇、α-松油醇、乙酸龙脑酯、乙酸橙花醇酯、β-及 δ-榄香烯、乙酸松油醇酯、荜澄茄烯、γ-前兰油烯、β-荜澄茄油烯、佛术烯、β-甜没药烯、δ-荜澄茄烯、菖蒲烯、丁香烯氧化物、β-桉叶醇等。

药理作用　①祛痰：牡荆叶挥发油有祛痰作用。此作用主要通过迷走神经，切断迷走神经后祛痰作用减弱。②镇咳：牡荆叶油对氨水喷雾引咳的小鼠有显著镇咳作用，粗提牡荆黄酮苷静脉注射能抑制电刺激麻醉猫喉上神经所致的咳嗽，其作用强度随剂量增加而增强，表明其镇咳作用与抑制咳嗽中枢有关。③平喘：牡荆叶油乳剂有一定平喘作用，离体气管法试验，牡荆叶油也有一定抗组胺作用。④降血压：牡荆叶油乳剂有降血压作用，牡荆叶油的降压作用不受乙酰胆碱、阿托品或切断迷走神经影响，表明与胆碱能神经无直接关系。⑤增强机体免疫功能：牡荆挥发油有增强腹腔巨噬细胞对鸡红细胞吞噬作用的趋势。牡荆叶油主成分丁香烯能增加血清 IgG 水平，表明有增强体液免疫的作用。牡荆叶油对巨噬细胞吞噬功能低下的慢性气管炎患者，能使巨噬细胞的吞噬率、吞噬指数和消化程度显著提高，使之接近正常人水平。牡荆叶油乳剂灌胃可使幼鼠胸腺明显萎缩，表明可能有增强肾上腺皮质功能的作用。⑥调节血清蛋白：牡荆叶挥发油能使血清蛋白回升，对 γ-、β-和 α-球蛋白有双向调节作用，表明有促进血清蛋白合成和调节免疫球蛋白

作用。⑦抗菌：牡荆茎叶水煎剂在体外对金黄色葡萄球菌和炭疽杆菌有显著抗菌作用，对大肠埃希菌、乙型链球菌、白喉棒状杆菌、伤寒杆菌、铜绿假单胞菌和痢疾杆菌等也有一定抗菌作用。⑧其他：牡荆叶油有一定镇静催眠作用，对离体豚鼠回肠有抗组胺作用。

毒性与不良反应 急性毒性试验：牡荆叶挥发油小鼠灌胃的半数致死量（LD_{50}）为 7.40g/kg 或 8.68g/kg；牡荆叶挥发油乳剂小鼠灌胃的 LD_{50} 为 5.20g/kg，腹腔注射为 0.34g/kg；亚急性毒性试验：小鼠口服牡荆叶挥发油 1/10 和 1/20 LD_{50} 剂量，连续 14 天，全部存活，体重及主要器官的形态和组织学检查均未见异常。

体内过程未见文献报道。

（侯金才）

zhūdǎnfěn

猪胆粉（Suis Fellis Pulvis）

猪科动物猪 *Sus scrofadomestica* Brisson. 胆汁的干燥品。味苦，性寒。归肝、胆、肺、大肠经。具有清热润燥，止咳平喘，解毒的功效。主要用于顿咳，哮喘，热病燥渴，目赤，喉痹，黄疸，泄泻，痢疾，便秘，痈疮肿毒。药理有效成分主要包括胆汁酸类、胆色素、黏蛋白、脂类及无机物等。胆汁酸中有鹅脱氧胆酸、猪胆酸、猪去氧胆酸等。

药理作用：①镇咳、平喘。胆酸钠有镇咳作用，能解除组胺引起的支气管痉挛。②消炎、抗过敏。猪胆粉可较快消退炎症，有一定的抗炎作用。胆酸有抗过敏性休克的作用。③抑菌。胆酸对百日咳鲍特菌、结核分枝杆菌、肺炎球菌、流感嗜血杆菌、痢疾杆菌、金黄色葡萄球菌、伤寒沙门菌、大肠埃希菌等有不同程度

的抑菌作用。④抗惊厥。胆酸有拮抗可卡因对小鼠惊厥的作用。

毒性与不良反应：大剂量猪胆粉抑制心脏及神经，对神经、肌肉有直接的毒性作用。

（侯金才）

lóngliyè

龙脷叶（Sauropi Folium）

大戟科植物龙脷叶 *Sauropus spatulifolius* Beille 的叶。味甘、淡，性平。归肺经。具有清热化痰，润肺通便的功效。主要用于肺燥咳嗽，咯血，大便秘结。药理有效成分主要包括棕榈酸、金合欢基丙酮、邻苯二甲酸二丁酯等。

药理作用：①平喘镇咳、抗过敏。龙脷叶煎剂可抑制卵白蛋白引起的大鼠皮肤过敏反应，同时对致敏豚鼠产生的支气管痉挛有拮抗和缓解作用，能延长豚鼠发生休克的潜伏期并对过敏性休克具有对抗作用；抑制Ⅰ型变态反应，抑制过敏；主要是金合欢基丙酮发挥平喘镇咳作用。②抑菌。龙脷叶煎剂对金黄色葡萄球菌、溶血性链球菌有抑制作用，且有抗炎作用。

毒性与不良反应：龙脷叶水煎液小鼠经口的半数致死量（LD_{50}）为 152.24g/kg。急性毒性实验，给药后约 4 小时，部分动物出现精神萎靡状态，活动减少，步履蹒跚，开始有腹泻现象，腹泻程度与给药的剂量成正比。1～3 天期间，动物进食量减少，减少程度与给药剂量成正比，3 天后出现动物死亡且死亡全部出现在前 7 天内，随后无动物死亡。

（侯金才）

guāzǐjīn

瓜子金（Polygalae Japonica Herba）

远志科植物瓜子金 *Polygala japonica* Houtt. 的干燥全草。

味苦、微辛，性平。归肺、胃、心经。具有祛痰止咳，活血消肿，解毒止痛的功效。主要用于咳嗽痰多，跌打损伤，风湿痹痛，吐血，便血，心悸，失眠，咽喉肿痛，痈肿疮疡，毒蛇咬伤。药理有效成分主要包括含的三萜皂苷，远志醇，四乙酸酯，瓜子金皂苷甲、乙、丙、丁，葡萄糖苷，紫云英苷等。

药理作用：①保护神经。所含有效成分瓜子金皂苷己对缺氧复氧神经元损伤有保护作用。②镇痛。所含瓜子金醇提取物有镇痛作用。③抗炎。所含瓜子金醇提物可抑制炎症早期反应，抑制毛细血管通透性增高，抑制炎性水肿。

毒性与不良反应：瓜子金毒性较大，小鼠腹腔注射瓜子金 1.0g/kg 时，即出现中毒症状，表现为伏地不动、活动减少、四肢无力，随剂量增加症状加重，小鼠腹腔注射瓜子金半数致死量（LD_{50}）为 1.7g/kg；小鼠口服瓜子金 LD_{50} 为 46g/kg；有溶血反应，已开花植株的根及地上部分的 5% 浸液均有溶血作用。

（侯金才）

tōngguānténg

通关藤（Marsdeniae Tenacissimae Caulis）

萝藦科植物通关藤的干燥藤茎。味苦，性微寒。归肺经。具有清热解毒，止咳平喘，通利湿通乳，抗癌的功效。主要用于咽喉肿痛，肺热咳喘，湿热黄疸，小便不利，乳汁不通，疮疖，癌肿。药理有效成分主要包括通关藤苷 A、B、C、D、E，通关藤苷元甲、乙、丙，通关素，牛奶菜醇，通光散苷，西索苷元，通关苷元，苦味甾体酯苷，牛弥菜醇等。

药理作用 ①平喘：通光散

苷有一定平喘作用，能使组胺引起的气管痉挛松弛。苦味甾体酯苷能预防支气管痉挛，有一定平喘作用。②降压：通光散苷有降压作用，无快速耐受现象，能直接扩张血管。③抗肿瘤：通关藤乙酸乙酯部位和石油醚部位有直接细胞毒性，正丁醇提取物（癌消平注射液）能提高肿瘤患者的免疫力，两者结合共同发挥抗癌作用，其抗实体瘤的作用可能与抑制肿瘤血管生成有关。

毒性与不良反应 关藤毒性较小，无明显不良反应；苦味甾体酯苷对小鼠腹腔注射的半数致死量（LD$_{50}$）为274mg/kg。

体内过程 所含牛弥菜醇以原形入血，在尿液及粪便中有微量代谢产物的生成。

（侯金才）

bàomǎzǐpí

暴马子皮（Syringae Cortex）木犀科植物暴马丁香 Syringa reticulate (Bl.) Hara var. mandshurica (Maxim.) Hara 的干燥干皮或枝皮。味苦、辛，性微温。归肺经。具有宣肺化痰，止咳平喘，利水的功效。主要用于慢性支气管炎，哮喘，心源性水肿。暴马子皮的药理有效成分主要包括6,7-二甲氧基香豆精、3,4-二羟基-β-羟乙基苯、暴马子醛酸甲酯、酚酸类、黄酮类等。

药理作用：①祛痰。暴马子皮全皮水煎液有显著的祛痰作用，直接刺激呼吸道而发挥作用。祛痰的有效成分是酚酸及黄酮类物质，使各级支气管杯状细胞数量减少，气管腺体肥大增生减轻以及腺泡、导管黏液化数量减少。②平喘。全皮水煎液有平喘作用，平喘的有效成分是萜类。③抑菌。全皮及内皮水煎液对肺炎球菌和流感嗜血杆菌有抑菌作用。

毒性与不良反应：暴马子皮毒性较低，小鼠灌服或腹腔注射全皮水煎液的半数致死量分别为大于100g/kg及10.18g/kg。豚鼠灌胃20g/（kg·d）当于成人量20~40倍连续20天，除体重增长受到明显抑制外，心电图、肝功能、尿蛋白及内脏病理切片检查均无明显改变。全皮水煎液对胃有刺激性，乙醇及乙酸乙酯提取物则无刺激。

（侯金才）

sānzǐ yǎngqīntāng

三子养亲汤（sanziyangqin decoction） 由紫苏子、白芥子、莱菔子组成。处方来源于明·《韩氏医通》；同名方约有4首，现选《韩氏医通·卷下·方诀无隐章》第八方。方中紫苏子主气喘咳嗽，白芥子主痰，莱菔子主食痞兼痰。上三味各洗净，微炒，击碎，看何证多，则以所主者为君，余次之，每剂不过三钱，用生绢小袋盛之，煮作汤饮，随甘旨，代茶水啜用，不宜煎熬太过。具有降气消食，温化痰饮的功效，主要用于咳嗽喘逆，痰多胸痞，食少难消，舌苔白腻，脉滑等。也用于治疗小儿急性支气管炎，顽固性咳嗽。

药理作用：①平喘。三子养亲汤有舒张正常气管平滑肌的作用，能提高小鼠血浆环腺苷酸/环鸟苷酸（cAMP/cGMP）比值，其平喘作用可能与调节cAMP/cGMP比值有关。②镇咳。三子养亲汤对小鼠浓氨水引咳有镇咳作用，延长小鼠引咳潜伏期。③祛痰。三子养亲汤、白芥子、紫苏子均有祛痰作用。其中以白芥子的作用较强。④抗炎。三子养亲汤及白芥子、莱菔子单独使用均能明显抑制小鼠毛细血管通透性。⑤抑菌。三子养亲汤及单味白芥子、紫苏子和莱菔子对金黄色葡萄球菌、白色葡萄球菌、大肠埃希菌、铜绿假单胞菌、乙型链球菌及白喉棒状杆菌均有一定抑菌作用。⑥抑制甲状腺功能。三子养亲汤煎剂小鼠灌胃每只5.8g，每日1次，连续4日，能明显抑制小鼠甲状腺吸碘率。甲硫氧嘧啶与三子养亲汤有明显的协同作用。⑦消食。三子养亲汤对小鼠肠道输送功能有明显的抑制作用，可使食物在小肠中停留的时间延长，有利于营养物质的吸收。

毒性与不良反应：毒性极低，口服半数致死量（LD$_{50}$）无法测得，小鼠腹腔注射三子养亲汤LD$_{50}$为41.8±1.5g/kg。

（侯金才）

ānshényào yàolǐ

安神药药理（pharmacology of sedatives and tranquilizer） 安神药是以安神定志、治疗心神不宁病证为主的药物。

发展历程 20世纪50~60年代始，安神药药理作用的研究主要依据其功效与主治病症，对酸枣仁等部分安神药进行了安定、镇静与催眠等方面的初步药理研究；20世纪70~80年代，随着人们对安神药的认识与理解的深入及研究方法与技术的发展，从抗惊厥、降血压、降血脂、抗生育、影响代谢等方面，更加广泛地开展安神药药理的研究；20世纪90年代以来，除继续开展单味安神药的药理作用研究外，对安神剂药理作用的研究逐步开展起来。通过研究，安神药药理作用的范围进一步得到扩大，如抗抑郁、抗焦虑、抗心律失常、抗氧化、调节免疫、镇痛、镇静等作用。同时在以往的药效学研究的基础之上，逐步开展对安神药作用机制的研究。根据功效主治的不同，已开展的安神药药理研究的有养心安神药与重镇安神药。研究药物包括酸枣仁、朱砂、灵芝、首乌藤、龙骨、龙齿、琥珀、磁石、柏子仁、合欢花、合欢皮等。

研究内容 安神药药理作用主要集中于中枢神经系统，具有安定、镇静、催眠、抗惊厥、抗抑郁、抗焦虑、影响学习记忆等药理作用。①安神药抑制中枢系统，呈现安定、镇静、催眠、抗惊厥作用。②安神药影响中枢神经递质的代谢过程，具有抗抑郁、抗焦虑、影响学习记忆等药理作用。③安神药还具有抗心律失常、抗氧化、调节免疫、镇痛、降血脂、降血压等药理作用。常用研究方法主要包括自主活动测定、戊巴比妥钠所致睡眠时间、高架十字迷宫、莫里斯（Morris）水迷宫等。此外，皮质脑电的描记与分析、脑微透析-高效液相色谱仪-电化学检测、细胞生物学、分子生物学等研究方法的应用也不断增加。

(李廷利)

zhūshā

朱砂（Cinnabaris） 硫化物类矿物辰砂族辰砂。味甘，性微寒；有毒。归心经。具有清心镇惊，安神，明目，解毒的功效。主要用于心悸易惊，失眠多梦，癫痫发狂，小儿惊风，视物昏花，口疮，喉痹，疮疡肿毒。主含硫化汞（HgS）。

药理作用 ①镇静：朱砂能使大鼠脑电频率减慢、波幅增大，抑制中枢神经系统，表现为镇静作用。②抗惊厥：朱砂能延长腹腔注射安钠咖所引发的惊厥出现的时间。③改善睡眠：朱砂能减少电刺激剥夺睡眠大鼠的觉醒时间，延长总睡眠时间，延长慢波睡眠 1（SWS1）、慢波睡眠 2（SWS2）和快速眼动睡眠（REMS）。④抗心律失常：朱砂能明显拮抗氯仿-肾上腺素和1%草乌注射液所致的心律失常，缩短心律失常持续时间。⑤其他：朱砂浸出液具有抑菌作用。革兰阳性、阴性细菌对朱砂浸出液高度敏感，在相同汞离子浓度下比升汞的杀菌效果好。另外，朱砂外用可杀灭皮肤真菌及寄生虫。

毒性与不良反应 经灌胃途径，一次性按 24 g/kg（按体表面积折算为人日用量的约 300 倍）给予小鼠朱砂后，未见明显毒性反应。在朱砂长期毒性实验中，0.1 g/(kg·d) 对大鼠连续灌胃 3 个月，除肝肾外，其他主要脏器未见明显病理改变。提高剂量后肾脏病变加剧，但与肝肾功能相关的血液生化指标和尿液指标均未见异常。利用微核试验和彗星实验组合，结合生殖毒性 I 段试验，研究朱砂对大小鼠染色体的损伤作用，实验结果表明，朱砂短期（2 天）内大剂量（10 g/kg）或长期（42 天）小剂量（0.1 g/kg）给药可引起染色体损伤。朱砂对孕大鼠母体及胚胎-胎仔发育的毒性试验中，按低、中、高（0.1g/kg，0.3g/kg，1g/kg）三个剂量分别于怀孕第 9、10、11 天连续 3 次肌内注射，分别给予妊娠 6~15 天的大鼠朱砂纤维素钠混悬液。实验结果表明，朱砂对孕大鼠母体无明显毒性作用，对胚胎-胎仔发育具有轻微的毒性影响。

体内过程 单次灌胃给予小鼠朱砂的吸收半衰期为 0.2 小时，消除半衰期为 13.5 小时。单次或连续灌胃给予 Wistar 雄性大鼠朱砂（7.0g/kg），单次口服朱砂后汞在大鼠体内符合单室模型分布，主要药代动力学参数：半衰期（$t_{1/2}$）= 6.64h；血药浓度的达峰时间（T_{max}）= 1.29h；血药峰浓度（C_{max}）= 5.63μg/L；药时曲线下面积（AUC）= 61.40（μg/L）·h。连续给药后第 4 天和第 10 天血中汞浓度有升高趋势，但未见显著差异。大鼠灌胃给予朱砂 1 个月后，汞主要蓄积在肾，其次是脑，表明朱砂能透过血脑屏障到达脑组织。

(李廷利)

císhí

磁石（Magnetitum） 氧化物类矿物尖晶石族磁铁矿。味咸，性寒。归肝、心、肾经。具有镇惊安神，平肝潜阳，聪耳明目，纳气平喘的功效。用于惊悸失眠，头晕目眩，视物昏花，耳鸣耳聋，肾虚气喘。磁石的主要化学成分是四氧化三铁（Fe_3O_4）。

磁石的药理作用主要有镇痛、镇静、抗惊厥、改善睡眠等。可用于失眠等疾病的治疗。①镇痛：磁石可显著抑制醋酸腹腔注射所致小鼠扭体反应的发生，延长扭体反应发生的时间。②镇静：磁石可显著减少小鼠的自主活动次数，且其作用呈现剂量依赖关系。表明磁石具有镇静作用。③抗惊厥：磁石对二甲弗林及戊四氮所致小鼠惊厥，能延长惊厥发作的潜伏时间，降低惊厥的发生率及惊厥所致的死亡率。④改善睡眠：磁石可明显提高阈下剂量戊巴比妥小鼠的入睡率；缩短阈上剂量戊巴比妥小鼠的睡眠潜伏期，延长睡眠时间；延长大鼠的总睡眠时间，延长非快速动眼睡眠（NREMS）时相中的慢波睡眠（SWS）期。⑤其他：磁石能降低角叉菜胶引起的小鼠的足肿胀度；缩短出血与凝血时间。

(李廷利)

lónggǔ

龙骨（Draconis Os） 古代哺乳动物如象类、犀类、牛类、三趾马等的骨骼的化石。味甘、涩，性平。归心、肝、心、肾、大肠经。具有镇惊安神，敛汗固精，止血涩肠，生肌敛疮的功效。用于惊痫癫狂，怔忡健忘，失眠多梦，自汗盗汗，遗精淋浊，吐衄便血，崩漏带下，泻痢脱肛，溃疡久不收口。龙骨的主含羟基磷酸钙 $Ca_5(PO_4)_3(OH)$ 及少量碳酸钙及铁、铝、镁、锰、锶等元素。

龙骨药理作用主要有镇静、抗惊厥、改善睡眠等。可用于失眠等疾病的治疗。①镇静：龙骨可显著减少小鼠的自主活动次数，且其作用与剂量呈现正相关。②抗惊厥：龙骨对二甲弗林及戊四氮所致小鼠惊厥，能延长惊厥发作的潜伏时间，降低惊厥的发生率及惊厥所致的死亡率。③改善睡眠：龙骨可明显提高阈下剂量戊巴比妥小鼠的入睡率；缩短阈上剂量戊巴比妥小鼠的睡眠潜伏期，延长睡眠时间；对自由活动的大鼠脑电图描记与分析结果表明，龙骨能延长大鼠的总睡眠时间，延长慢波睡眠的慢波睡眠2（SWS2），对慢波睡眠1（SWS1）和快速眼动睡眠（REMS）无影响。④其他：龙骨能明显增加小鼠胸腺和脾的相对重量，提高小鼠单核巨噬细胞对血清碳粒的吞噬能力；能缩短正常小鼠的凝血时间；能减少小鼠坐骨神经损伤后爬网的漏脚率，具有促进损伤组织修复的作用。

（李廷利）

lóngchǐ

龙齿（Draconis Dens） 古代哺乳动物如象类、犀类、牛类、三趾马等的牙齿的化石。味涩、甘，性凉。归心、肝经。具有镇惊安神，清热除烦的功效。用于惊痫、癫狂、心悸怔忡、失眠多梦、身热心烦。龙骨的主要化学成分是有碳酸钙（$CaCO_3$）、磷酸钙 $[Ca_3(PO_4)_2]$ 等。

龙齿药理作用主要有镇静、抗惊厥、改善睡眠等。可用于失眠、惊厥等疾病的治疗。①镇静：龙齿可显著减少小鼠的自主活动次数，且其作用呈现剂量依赖关系。表明龙齿具有镇静作用。②抗惊厥：龙齿对二甲弗林及戊四氮所致小鼠惊厥，能延长惊厥发作的潜伏时间，降低惊厥的发生率及惊厥所致的死亡率。③改善睡眠：龙齿可明显提高阈下剂量戊巴比妥小鼠的入睡率；缩短阈上剂量戊巴比妥小鼠的睡眠潜伏期，延长睡眠时间；延长大鼠的总睡眠时间，延长非快速动眼睡眠（NREMS）时相中的慢波睡眠（SWS）。④其他：龙齿能缩短正常小时的出血与凝血时间。

（李廷利）

hǔpò

琥珀（Succinum） 古代松科植物的树脂埋藏于地下经年久转化而成的化石样物质。味甘，性平。归心、肝、小肠经。具有镇静，利尿，活血的功效。主要用于惊风，癫痫，心悸，失眠，小便不利，尿痛，尿血，闭经。主要含有树脂及挥发油。树脂类：二松香醇酸、琥珀银松酸、琥珀树脂醇、琥珀松香醇、琥珀、龙脑、琥珀氧松香酸、琥珀松香醇酸等。

琥珀的药理作用主要有镇静、改善睡眠、抗惊厥等。可用于失眠、惊厥等疾病的治疗。①镇静：琥珀的有效成分（琥珀酸）对小鼠自主活动次数有显著的抑制作用，与对照组相比较可使小鼠自主活动次数减少 76.3%。②改善睡眠：琥珀的有效成分（琥珀酸）能显著地延长阈上剂量的戊巴比妥所致的小鼠睡眠时间，与对照组相比较二者之间具有极显著的差异。③抗惊厥：琥珀的有效成分（琥珀酸）对听源性及电休克所致的小鼠惊厥具有显著的拮抗作用。另外，其对大鼠戊四氮化学性点燃和脑杏仁核点刺激点燃所致惊厥具有显著抑制作用，降低发作强度和全身性发作百分率，可升高杏仁核电刺激点燃大鼠的局灶性后放电阈值，以上反应呈剂量效应关系。④其他：琥珀的有效成分（琥珀酸）能降低正常小鼠的体温；能改善小鼠的学习记忆等。

（李廷利）

suānzǎorén

酸枣仁（Ziziphi Spinosae Semen） 鼠李科植物酸枣 *Ziziphus jujuba* Mill. var. *spinosa*（Bunge）Hu ex H. F. Chou 的干燥成熟种子。味甘、酸，性平。归肝、胆、心经。具有养心补肝，宁心安神，敛汗，生津。用于虚烦不眠，惊悸多梦，体虚多汗，津伤口渴。药理有效成分主要包括黄酮类、皂苷类。黄酮中含有斯诺皮素，2″-O-葡萄糖基异当药素，芹菜素 6-C-[(6-O-羟基苯甲酰基-)β-D-吡喃酮糖基（1→2）]-β-D-吡喃葡萄糖苷；三萜类主要为白桦酯酸、白桦酯醇、美洲茶酸、麦珠子酸；皂苷含酸枣仁皂苷 A、B、B_1 等。

药理作用 多集中于神经系统与心血管系统等方面。

神经系统 主要包括镇静、抗惊厥、改善睡眠、抗抑郁、抗焦虑、改善学习记忆等作用，可用于失眠症、抑郁症、焦虑症等神经系统疾病的治疗。

镇静：酸枣仁及其有效成分

可明显减少正常小鼠的活动次数，抑制苯丙胺的中枢兴奋作用，降低大鼠的协调运动，呈现出镇静作用。

抗惊厥：酸枣仁及其有效成分能显著降低戊四氮所致惊厥的发生率；拮抗咖啡因诱发的小鼠精神运动兴奋，降低小鼠惊厥的发生率、显著延长小鼠出现惊厥的时间及死亡时间。

改善睡眠：酸枣仁能显著延长阈上剂量戊巴比妥钠小鼠的睡眠时间，增加阈下剂量戊巴比妥钠睡眠动物数和睡眠时间。可使大鼠慢波睡眠的深睡的平均时间明显增加，深睡发作频率也增加，每次发作的持续时间亦趋延长，慢波睡眠的脑电波幅度明显增大。

抗抑郁：酸枣仁通过降低大鼠组织前额叶中多巴胺（DA）、5-羟色胺（5-HT）的含量，对大鼠慢性应激抑郁症具有拮抗作用。

抗焦虑：运用动物模型高架十字迷宫（EPM）诱发的动物焦虑状态，研究不同给药剂量的抗焦虑作用效果评价，结果表明酸枣仁具有一定的抗焦虑作用。

改善学习记忆：酸枣仁可明显缩短正常小鼠在复杂水迷宫内由起点抵达终点的时间，减少错误次数，延长记忆获得障碍及记忆再现障碍模型小鼠的首次错误出现时间，减少错误发生率，显著改善小鼠学习记忆能力。

心血管系统　主要包括抗心律失常、抗心肌缺血、降压、降血脂、耐缺氧。可用于心律失常、冠心病、高血压、高脂血症等心血管系统疾病的治疗。

抗心律失常：酸枣仁对氯仿、乌头碱及氯化钡诱发的大鼠心律失常均有预防作用。对在体兔心率亦有抑制作用。

抗心肌缺血：酸枣仁总皂苷能降低冠状动脉左前降支（LAD）结扎引起的 ST 段和 T 波抬高的幅度，同时能在不同时间段分别使 ST 段、T 波抬高幅度降低。预防性给予酸枣仁总皂苷可显著缩小 LAD 结扎后所致大鼠心肌梗死面积，并能减慢心率和明显改善心电图 ST 段、T 波在急性心肌缺血期的抬高。

降压：酸枣仁对犬、猫、鼠均具有明显的降压作用。由于其对颈上交感神经节无阻断作用，对中枢降压反射及 α 和 β 受体无影响。对心肌收缩力、心率和冠状动脉血流量均无明显影响，说明酸枣仁的降压作用与心脏功能的改变无关。

降血脂：酸枣仁总皂苷可明显降低正常饲养大鼠血清的胆固醇，显著升高高密度脂蛋白胆固醇和高密度脂蛋白胆固醇第二组分，说明酸枣仁总皂苷可通过降低血脂和调理血脂蛋白构成，对动脉粥样硬化的形成和发展有抑制作用。

耐缺氧：酸枣仁总皂苷能显著延长常压缺氧、异丙肾上腺素加重的缺氧及亚硝酸钠所致的携氧障碍的小鼠存活时间。

其他　①调节免疫：酸枣仁能明显提高小鼠淋巴细胞转化率，溶血素生成也明显高于对照组，能明显增强小鼠单核-巨噬细胞的吞噬功能，可明显增加小鼠的迟发型超敏反应并能拮抗环磷酰胺引起的小鼠迟发型超敏反应的抑制作用。②抗脂质过氧化：酸枣仁总皂苷能减少缺血脑组织含水及丙二醛（MDA）含量，使脑组织中的超氧化物歧化酶（SOD）、肌酸激酶（CK）及乳酸脱氢酶（LDH）活性增高，乳酸含量下

降，脑神经细胞损害减轻。酸枣仁对内毒素发热所致小鼠 SOD 的降低具有一定的保护作用。③抗炎：酸枣仁可降低小鼠腹腔、背部皮肤及耳郭毛细血管的通透性，对大鼠后足蛋清性肿胀及大鼠腋下植入纸片产生的肉芽肿均具有抑制作用。④镇痛：热板法测试酸枣仁镇痛作用，其镇痛作用比吗啡弱但持久，剂量大于 15g 才有镇痛效果，剂量大于 20g 其镇痛效果显著。

毒性与不良反应　酸枣仁水煎液 150 g/kg 小鼠灌胃，48 小时内无毒性症状；小鼠腹腔注射，测得 48 小时内半数致死量（LD_{50}）= 14.3±20.0g/kg。酸枣仁醇提物 340 g/kg 小鼠灌胃，连续观察 14 天，无一死亡，给药剂量相当于成人一次用量的 326 倍；小鼠静脉注射的 LD_{50} = 27.5±2.4g/kg。

体内过程未见文献报道。

（李廷利）

bǎizǐrén

柏子仁（Platycladi Semen）

柏科植物侧柏 *Platycladus orientalis* (L.) Franco 的干燥成熟种仁。味甘，性平。归心、肾、大肠经。具有养心安神，润肠通便，止汗的功效。用于阴血不足，虚烦失眠，心悸怔忡，肠燥便秘，阴虚盗汗。主要化学成分为脂肪油、少量的挥发油、柏木醇、谷甾醇、皂苷和双萜类等。脂肪油主要为亚油酸、亚麻酸和花生四烯酸等不饱和脂肪酸。

柏子仁的药理作用主要有改善睡眠、改善学习记忆、促进神经节生长等。可用于失眠、神经衰弱、体虚便秘等疾病的治疗。①改善睡眠：脑电图描记与分析结果表明，柏子仁能延长实验动物的总睡眠、浅睡眠和慢波睡眠

的时间，但对快速动眼睡眠无影响。②改善记忆：避暗法和跳台法实验结果表明，柏子仁能明显改善前脑基底核被破坏的小鼠的记忆再现障碍及记忆消失，并对记忆获得也有改善作用。③促进神经节生长：柏子仁对鸡胚背根神经节突起的生长有一定的促进作用。

（李廷利）

língzhī

灵芝（Ganoderma）

多孔菌科真菌赤芝 *Ganoderma lucidum* (Leyss. ex Fr.) Karst. 或紫芝 *Ganoderma sinense* Zhao, Xu et Zhang 的干燥子实体。味甘，性平。归心、肺、肝、肾经。具有补气安神，止咳平喘的功效，主要用于心神不宁，失眠心悸，肺虚咳喘，虚劳短气，不思饮食。灵芝的主要化学成分为多糖类、三萜类、核苷酸类、生物碱类、氨基酸类、微量元素等，多糖类成分主要为灵芝多糖，三萜类主要为灵芝酸等，生物碱类主要为灵芝碱、甜菜碱、胆碱等，核苷酸类主要为腺苷、尿苷等，微量元素主要为有机锗等。

灵芝的药理作用多集中于神经系统、免疫系统、心血管系统、呼吸系统等方面。

神经系统　主要包括镇静、镇痛、抗惊厥等作用，可用于失眠等疾病的治疗。①镇静：灵芝及其有效成分均能显著地抑制小鼠的自发性活动，增强巴比妥类药物的中枢抑制作用，但无催眠或麻醉作用。②镇痛：用热板法或点刺激法测定小鼠的疼痛反应，灵芝能提高痛阈；用辐射热法测定大鼠的疼痛反应，可使大鼠的疼痛反应潜伏期延长，约半数动物完全镇痛。③抗惊厥：灵芝能延长中枢兴奋药咖啡因所致小鼠惊厥发生率及死亡率。

免疫系统　主要包括调节免疫、抗肿瘤等作用，可用于免疫功能低下、变态反应、自身免疫性疾病、白细胞减少、肿瘤等的治疗。①调节免疫：灵芝及其有效成分灵芝多糖在体内外均具有显著的免疫调节作用。一方面，可调节体液免疫和细胞免疫功能，另一方面，灵芝能显著地抑制卵蛋白抗血清及破伤风类毒素主动致敏豚鼠肺组织释放组胺及慢反应物质，且其作用强度与剂量成正比。②抗肿瘤：灵芝和灵芝多糖在体内能显著地抑制动物移植性肿瘤生长，但在体外既不能抑制肿瘤细胞增殖，也不能促进肿瘤细胞凋亡。灵芝和灵芝多糖在体内的抗肿瘤机制是由免疫学机制介导的。

心血管系统　主要有强心、抗心肌缺血、抗动脉粥样硬化等作用。可用于动脉粥样硬化、冠心病等心血管系统疾病的治疗。①强心：灵芝（赤芝）对八木蟾蜍心脏和戊巴比妥钠中毒心脏均有明显的强心作用，对后者的作用尤为显著，在一定范围内，强心作用随着剂量增加而加强。②抗心肌缺血：灵芝对正常清醒家兔静脉注射垂体后叶素引起的急性心肌缺血有一定的保护作用，可使高耸的 T 波显著降低。③抗动脉粥样硬化：灵芝可使给予高脂饲料的实验动物的动脉粥样硬化斑块形成缓慢且轻；还能够显著降低实验性动脉粥样硬化豚鼠动脉壁胆固醇的含量。

呼吸系统　主要包括镇咳、平喘等作用。可用于慢性支气管炎等呼吸系统疾病的治疗。①镇咳：小鼠氨水引咳法镇咳实验，灵芝可使氨水刺激引咳的潜伏期延长，咳嗽次数显著减少，有明显镇咳作用。②平喘：灵芝对组胺引起的离体平滑肌收缩有抑制作用，且此作用与剂量成正比。而且，灵芝还能够拮抗乙酰胆碱和氯化钡引起的离体支气管平滑肌的痉挛。

其他　灵芝能减轻四氯化碳（CCl_4）引起的肝功能损害，降低丙氨酸转氨酶（ALT），促进肝细胞再生，减轻肝小叶炎症细胞浸润；能抑制离体兔肠和离体豚鼠回肠平滑肌活动，且此作用随着剂量增加而加强，还能拮抗乙酰胆碱和氯化钡引起的兔肠平滑肌收缩，对抗组胺引起的离体豚鼠回肠平滑肌收缩；对垂体后叶素所致离体大鼠子宫收缩也有明显抑制作用。

毒性与不良反应、体内过程　未见文献报道。

（李廷利）

shǒuwūténg

首乌藤（Polygoni Multiflori Caulis）

蓼科植物何首乌 *Polygonum multiflorum* Thunb. 的干燥藤茎。味甘，性平。归心、肝经。具有养血安神，祛风通络的功效。主要用于失眠多梦，血虚身痛，风湿痹痛，皮肤瘙痒。主要化学成分为蒽醌类，包括大黄素、大黄酚、大黄素甲醚等。

首乌藤的药理作用主要有镇静、改善睡眠等。可用于失眠等疾病的治疗。①镇静：小鼠转笼实验结果表明，首乌藤具有显著的镇静作用，且与巴比妥钠具有协同作用。②改善睡眠：大鼠脑电图描记与分析结果表明，首乌藤可以延长总睡眠时间和慢波睡眠时间，缩短快速动眼睡眠时间。③其他：首乌藤还具有降血脂、调节免疫功能、抗炎和体外抗菌等作用。

（李廷利）

héhuānpí

合欢皮（Albiziae Cortex） 豆

科植物合欢 *Albizia julibrissin Durazz.* 的干燥树皮。味甘，性平。归心、肝、肺经。具有解郁安神，活血消肿的功效。主要用于心神不安，忧郁失眠，肺痈，疮肿，跌扑伤痛。主要化学成分为三萜类、黄酮类、木脂素类、生物碱与多糖类等。三萜类有合欢苷元 A、B、C；黄酮类有槲皮素；木脂素类有左旋丁香树脂醇二葡萄糖苷等。

合欢皮的药理作用主要有镇静、改善睡眠、调节免疫、抗生育、抗肿瘤等。可用于治疗失眠、免疫低下、肿瘤等。①镇静：合欢皮的镇静作用，不同的实验其结果不一致。在一定的剂量范围内，合欢皮可显著地抑制小鼠的自主活动，具有镇静作用，但大剂量则有兴奋作用。②改善睡眠：合欢皮在一定的剂量范围内，可缩短阈上剂量戊巴比妥钠所致小鼠入睡潜伏期，延长睡眠时间，但大剂量时则能延长小鼠入睡潜伏期，缩短睡眠时间。③调节免疫：合欢皮能提高小鼠腹腔巨噬细胞对鸡红细胞的吞噬率和吞噬指数，提高伴刀豆球蛋白 A（Con A）刺激小鼠腹腔巨噬细胞肿瘤坏死因子（TNF）和脾淋细胞白介素 IL-2（IL-2）诱生的水平。具有调节小鼠免疫功能的作用。④抗肿瘤：合欢皮及有效成分（多糖与皂苷）对 S_{180} 等移植性肿瘤生长有明显抑制作用，能抑制小鼠荷瘤生长速度，延长荷瘤鼠存活时间，且量效关系良好。与环磷酰胺合用，能增强环磷酰胺的抑瘤作用。合欢皮多糖不仅对 S_{180} 荷瘤小鼠的肿瘤有明显抑制作用，同时对 T 细胞转化有明显促进作用。对环磷酰胺的抑瘤作用

有协同效应，并能减轻环磷酰胺的免疫抑制。合欢皮体内抗肿瘤机制可能与其调节免疫功能有关。⑤兴奋子宫平滑肌：合欢皮能使人的妊娠子宫肌条收缩张力及振幅均显著增加，收缩频率明显减少。合欢皮的作用与缩宫素相似，但起效时间较慢，持续时间长。⑥抗生育：合欢皮羊膜腔内给药可使中孕大鼠胎仔萎缩，色泽苍白，而终止妊娠，具有显著的抗生育作用。合欢皮总皂苷具有显著抗着床作用，能减少大鼠妊娠动物数和正常胚胎数，妊娠终止率为 86%。

（李廷利）

héhuānhuā

合欢花（Albiziae Flos） 豆科

植物合欢 *Albizia julibrissin Durazz.* 的干燥花序或花蕾。味甘，性平。归心、肝经。具有解郁安神的功效。用于心神不安，忧郁失眠。主要化学成分包括黄酮类及挥发油等。黄酮类成分有槲皮素、三奈酚、芦丁、木犀草素、槲皮苷、异槲皮苷等。

合欢花的药理作用主要有镇静、改善睡眠、抗抑郁等。可用于失眠、抑郁症等疾病的治疗。①镇静：合欢花能显著的抑制小鼠的自主活动，具有镇静作用。②改善睡眠：合欢花能延长阈上剂量戊巴比妥所致小鼠的睡眠时间，具有改善睡眠的作用。③抗抑郁：小鼠强迫游泳与尾悬挂实验结果表明，合欢花能明显缩短小鼠的强迫游泳时间和尾悬挂时间，具有显著的抗抑郁作用。④其他：合欢花还具有抗菌、清除自由基等作用。

（李廷利）

yuǎnzhì

远志（Polygalae Radix） 远志

科植物远志 *Polygala tenuifolia*

Willd. 或卵叶远志 *Polygala sibirica* L. 的干燥根。味苦、辛，性温。归心、肾、肺经。具有安神益智，交通心肾，祛痰，消肿的功效。主要用于心肾不交引起的失眠多梦、健忘惊悸、神志恍惚，咳痰不爽，疮疡肿毒，乳房肿痛。远志的主要化学成分为皂苷类等。皂苷均为齐墩果烷型三萜类，水解后得远志皂苷元 A、B。还有细叶远志皂苷、黄花倒水莲皂苷等。

药理作用 多集中于神经系统与呼吸系统等方面。

神经系统 主要包括镇静、抗惊厥、改善睡眠、改善学习记忆、抗抑郁等作用，可用于失眠症、抑郁症等疾病的治疗。

镇静：远志可通过与戊巴比妥钠协同作用，发挥对小鼠中枢神经的抑制作用。在体内肠道细菌的作用下，远志糖脂 A 能转化成具有镇静活性的 3,4,5-三甲氧基肉桂酸（TMCA）而产生持续的镇静作用。卵叶远志皂苷在体内通过拮抗多巴胺和 5-羟色胺受体发挥镇静活性，并显示剂量相关性。

抗惊厥：远志醇提物对戊四氮（PTZ）致小鼠惊厥模型具有显著的抗惊厥作用。

改善睡眠：远志可使电刺激剥夺睡眠大鼠的觉醒期减少，总睡眠时间延长、慢波睡眠 1（SWS1）延长。

改善学习记忆：远志皂苷能在学习的获得、巩固、再现阶段提高学习记忆障碍模型小鼠跳台和水迷宫成绩，改善学习记忆能力。远志皂苷还能明显提高由 β-淀粉样肽和鹅膏蕈氨酸所致拟痴呆大鼠的学习记忆能力，显著升高脑内 M 胆碱能受体密度和增强胆碱乙酰转移酶（ChAT）活性，能有效地抑制脑内乙酰胆碱酯酶

（AchE）活性。酰化寡糖远志糖苷 B 能改善东莨菪碱诱导的小鼠/大鼠记忆损害，可增强中枢胆碱能系统活性。

抗抑郁：采用慢性轻度不可预见性应激结合孤养造模，远志具有明显的抗抑郁作用。药物诱发抑郁模型的研究发现远志中的 3,6-二芥子酰基蔗糖有显著的抗抑郁作用。

呼吸系统　主要包括祛痰、止咳等作用，可用于痰多、咳嗽等呼吸系统疾病的治疗。远志提取物可促进呼吸道黏液上皮细胞 MUC5AC 的分泌而无刺激生成的作用，较长时间使用可使痰液减少。对远志及其蜜制品进行对比研究发现均呈现不同程度的镇咳、祛痰作用。

其他　①抗心肌缺血：结扎大鼠冠状动脉左前降支造成心肌缺血再灌注损伤模型，远志皂苷可以减轻大鼠心肌缺血再灌注损伤。②抗菌：远志对结核分枝杆菌有抑制作用，远志总皂苷对大肠埃希菌有抑制作用。③抗诱变：鼠骨髓嗜多染红细胞微核实验研究表明，远志具有抗诱变作用，对遗传物质具有保护作用。④影响平滑肌：远志对未孕大鼠子宫平滑肌具有兴奋作用，其作用主要通过 H_1 受体，L 型钙通道，α 受体发挥作用，也与前列腺素的合成与释放有关，而与 M 受体无关。远志及远志皂苷对家兔离体肠平滑肌运动具有抑制作用。此外，远志还有降血脂、降血压、抗衰老、多巴胺受体活性、耐缺氧、保肝、利胆、抗癌、镇痛、抗凝血等药理作用。

毒性与不良反应　远志根皮小鼠灌胃半数致死量（LD_{50}）为 $10.03 \pm 1.98g/kg$。远志全根的 LD_{50} 为 $16.95 \pm 2.01g/kg$。根部木

心用至 75g/kg 动物仍未出现死亡。100% 远志注射液给小鼠灌胃的 LD_{50} 为 22.52g/kg。远志皂苷对胃黏膜有刺激作用。

体内过程　健康家兔禁食 12 小时，自由饮水。按 5g/kg 剂量，一次经灌胃途径给予远志。以远志的代谢产物 3,4,5-三甲氧基肉桂酸（TMCA）为指标，采用反向高效液相色谱法，分析远志体内代谢过程。远志体内过程符合二室开放模型。主要药代动力学参数：分布半衰期（$t_{1/2\alpha}$）= 60.081 ± 15.994min，消除半衰期（$t_{1/2\beta}$）= 55.492 ± 1.630min，表观分布容积（V_{1F}）= 33.828 ± 2.243L/kg，药时曲线下面积（AUC_{0-t}）= 375.494 ± 101.544（mg/L）· min，$AUC_{0-\infty}$ = 391.480 ± 103.583（mg/L）· min，达峰时间（T_{max}）= 45.00 ± 9.930min，达峰浓度（C_{max}）= 1.426 ± 0.168mg/L。

（李廷利）

suānzǎoréntāng

酸枣仁汤（suanzaoren decoction）　由酸枣仁，甘草，知母，茯苓，川芎组成。源自张仲景著的《金匮要略》，具有养血安神，清热除烦的功效。主要用于虚烦不眠证，表现为失眠惊悸，虚烦不眠，头目眩晕，咽干口燥，舌红，脉弦细。酸枣仁汤的主要化学成分包括黄酮类、皂苷类、多糖类和挥发油类等。

酸枣仁汤的药理作用多集中于神经系统等方面，主要有镇静、改善睡眠、抗惊厥、抗焦虑、抗抑郁、改善学习记忆等。可用于失眠、抑郁症、焦虑症等疾病的治疗。①镇静：酸枣仁汤对小鼠自主活动次数有显著的抑制作用，具有镇静作用。②改善睡眠：酸枣仁汤能延长戊巴比妥钠所致小鼠睡眠时间，并能延长电刺激所

致睡眠剥夺大鼠的慢波睡眠时间，具有改善睡眠的作用。③抗惊厥：酸枣仁汤可对抗安钠咖（苯甲酸钠咖啡因）所致小鼠惊厥的发生，延缓惊厥致死时间。④抗焦虑：酸枣仁汤能明显增加高架十字迷宫焦虑动物模型进入开放臂次数，延长其在开放臂停留时间。⑤抗抑郁：酸枣仁汤能明显缩短小鼠强迫游泳和悬尾不动时间。⑥改善学习记忆：莫里斯（Morris）水迷宫实验结果表明，酸枣仁汤能改善小鼠的学习记忆能力。并且对东莨菪碱及乙醇所致的记忆障碍均有显著改善作用。⑦其他：酸枣仁汤对电脉冲强烈刺激引起的大鼠应激后心率加快有明显抑制作用，同时能明显对抗大鼠应激后血浆皮质酮含量的升高，并可增加小鼠游泳疲劳时脑内 γ-氨基丁酸的含量。可降低血清三碘甲腺原氨酸（T_3）、甲状腺素（T_4），γT_3 的下降差值对协助改善甲状腺功能有一定作用。还具有降血脂等作用。

（李廷利）

pínggān xīfēngyào yàolǐ

平肝息风药药理（pharmacology of drugs for calming the liver to stop the wind）　平肝息风药是以平肝潜阳或息风止痉为主要作用，治疗肝阳上亢或肝风内动的药物。

发展历程　20 世纪 50 年代初开始研究了平肝息风药的抗惊厥、降血压等药理作用；20 世纪 60 年代，对平肝息风药在神经系统的镇静、抗癫痫作用以及对平滑肌收缩的解痉作用进行了研究；20 世纪 70 年代以来，采用不同的模型对平肝息风药的镇静安神作用及其作用机制开展了研究，20 世纪 80 年代起，平肝息风药的药理研究范围进一步扩大，包括解热、

抗炎、抗病毒、抗血栓、镇痛、改善心肌缺血、抗肿瘤、改善血液流变学、抗血小板聚集作用以及调节免疫等作用。研究药物包括钩藤、天麻、地龙、珍珠、石决明、牡蛎、全蝎、蜈蚣、牛黄、僵蚕等。

研究内容 平肝息风药主要作用于神经系统、心血管系统、免疫系统等，具有镇静、抗惊厥、降血压、解热、抗炎、镇痛、抗心肌缺血、抗血栓等作用。①镇静、抗惊厥：平肝息风药具有中枢抑制作用，可使自主活动减少，与戊巴比妥钠有协同催眠作用，可加强戊巴比妥钠的镇静作用；对不同化学致惊厥剂如戊四氮、士的宁、烟碱等诱导的惊厥和电刺激引起的惊厥有对抗作用，可减少惊厥发作次数；对动物癫痫有改善作用，可减少癫痫发作次数。②降血压：钩藤、天麻、地龙、全蝎、羚羊角等平肝息风药对高血压动物均有降压作用；能拮抗去甲肾上腺素、5-羟色胺等诱导的血管收缩，舒张血管从而产生降压作用。③解热、抗炎、镇痛：平肝息风药可抑制致炎剂引起的毛细血管渗出，可减轻组织水肿，降低炎症反应；对内毒素等致热因素引起的发热具有解热作用。④抗心肌缺血、抗血栓：天麻、地龙、牛黄等平肝息风药可改善心肌血液循环，增加心肌血流量，增加心肌供氧，增强心肌收缩力，对心肌缺血有保护作用；通过抑制血小板激活或聚集、增强纤溶系统活性、抑制凝血酶等作用起到抑制血栓形成、溶血栓等效果。⑤抗肿瘤：全蝎、蜈蚣、地龙等平肝息风药具有抗肿瘤作用，可抑制动物移植性肿瘤生长，延长动物带瘤生存时间；与白介素-2等生物制剂、化疗药

或放疗联合应用，可提高抗肿瘤效果。此外，平肝息风药还具有止咳、平喘作用，可减轻不同刺激引起的咳嗽，减轻哮喘症状。

（梁爱华）

shíjuémíng

石决明（Haliotidis Concha）

鲍科动物杂色鲍 *Haliotis diversicolor* Reeve、皱纹盘鲍 *Haliotis discus hannai* Ino、羊鲍 *Haliotis ovina* Gmelin、澳洲鲍 *Haliotis ruber* (Leeach)、耳鲍 *Haliotis asinine* Linnaeus 或白鲍 *Haliotis lavigata* (Donovan) 的贝壳。味咸，性寒。归肝经。具有平肝潜阳，清肝明目的功效。主要用于头痛眩晕，目赤翳障，视物昏花，青盲雀目。药理有效成分主要为碳酸钙，还含有镁、铁、锌、锶、硒、铜、碘等无机微量元素。

石决明的药理作用有以下几种：①消化系统作用。石决明主含碳酸钙，可中和胃酸，用于治疗胃溃疡、胃炎等胃酸过多所致疾病。石决明对四氯化碳所致小鼠急性肝损伤具有保护作用，可抑制四氯化碳所致的丙氨酸转氨酶增高。②心血管系统作用。石决明可影响血清 Ca^{2+} 浓度及钙通道，降低正常麻醉大鼠和清醒自发性高血压大鼠的血压，改善血液流变性，降低血浆黏度，可用于高血压、高血压脑病、高血脂等疾病的治疗。③治疗眼科疾病。D-半乳糖诱导的白内障大鼠，给予石决明水提液治疗后，可减轻晶状体混浊程度，延缓白内障发展，其疗效与石决明提高晶状体中超氧化物歧化酶（SOD）、谷胱甘肽（GSH）、谷胱甘肽过氧化物酶（GSH-Px）含量而增强抗氧化能力有关。决明退障丸可以治疗和预防亚硒酸钠对晶状体的氧化损伤作用，阻止和延缓硒性白内

障晶状体组织混浊变性的发生和发展，预防和治疗白内障，可用于角膜炎、青光眼、白内障、葡萄膜炎、糖尿病视网膜病变等疾病的治疗。④治疗皮肤科疾病。石决明用于局部皮肤破损治疗，能有效地促进止血，消除炎症，促进肉芽组织生长。⑤抗病原微生物。石决明提取液对金黄色葡萄球菌、大肠埃希菌、铜绿假单胞菌有抑菌作用。

（梁爱华 韩佳寅）

zhēnzhūmǔ

珍珠母（Margaritifera Concha）

蚌科动物三角帆蚌 *Hyriopsis cumingii* (Lea)、褶纹冠蚌 *Cristaria plicata* (Leach) 或珍珠贝科动物马氏珍珠贝 *Pteria martensii* (Dunker) 的贝壳。味咸，性寒。归肝、心经。具有平肝潜阳，安神定惊，明目退翳的功效。主要用于头痛眩晕，惊悸失眠，目赤翳障，视物昏花。药理有效成分主要包括碳酸钙、氨基酸类及某些微量元素。

药理作用 珍珠母的药理作用主要有镇静安神、抗溃疡、抗氧化、补充骨钙含量等。

神经系统：珍珠母生品、烘烤品以及超微粉在小鼠抑郁症模型上均显示有抗抑郁作用。珍珠母生品、烘烤品以及超微粉在腹腔注射对氯苯酚丙氨酸引起 5-羟色胺（5-HT）减少的小鼠模型上显示出镇静、催眠作用，可减少小鼠自主活动的次数，延长小鼠睡眠的时间，增加小鼠脑干内 5-HT 浓度，其作用可能与增加小鼠脑干内 5-HT 浓度有关。

心血管系统：珍珠母可以降低缺血脑组织的单核细胞趋化蛋白-1含量，减轻脑缺血时小胶质细胞的活化及白细胞在损伤部位积聚，减轻脑缺血损伤。

消化系统：珍珠层粉和珍珠层粉的超微粉对大鼠胃黏膜损伤具有保护作用，具有抗溃疡效果，其中超微粉的效果优于原粉。

其他：珍珠母生品和炮制品的总肽类化合物对羟自由基有清除作用，具有一定的抗氧化活性，其中珍珠母炮制品的抗氧化能力明显强于生品，是生品抗氧化能力的 7 倍。珍珠层粉具有促创面愈合作用，压疮患者创面涂抹珍珠层粉可减少渗液，缩短创面愈合时间。

毒性与不良反应 珍珠母毒性低，大鼠灌胃珍珠层粉的半数致死量（LD_{50}）>21.5g/kg，经皮给药的 LD_{50}>31.6g/kg。

体内过程未见文献报道。

（梁爱华 韩佳寅）

mǔlì

牡蛎（Ostreae Concha） 牡蛎科动物长牡蛎 Ostrea gigas Thunberg、大连湾牡蛎 Ostrea talienwhanensis Crosse 或近江牡蛎 Ostrea rivularis Gould 的贝壳。味咸，性微寒。归肝、胆、肾经。具有重镇安神，潜阳补阴，软坚散结的功效。牡蛎主要用于惊悸失眠，眩晕耳鸣，瘰疬痰核，癥瘕痞块；煅牡蛎收敛固涩，制酸止痛。煅牡蛎收敛固涩，制酸止痛。主要用于自汗盗汗，遗精滑精，崩漏带下，胃痛吞酸。药理有效成分主要为碳酸钙、磷酸钙及硫酸钙。

牡蛎主要有镇静、催眠、抗惊厥、降血脂、保护血管内皮、调节免疫功能、抗溃疡、保肝、抗肿瘤、降血糖等药理作用。①镇静、催眠、抗惊厥：可用于失眠、癫痫等疾病的治疗。牡蛎壳粉末可抑制小鼠惊厥反应；柴胡龙骨牡蛎汤提取物可延长小鼠睡眠时间，具有催眠作用。②心

血管系统：牡蛎糖胺聚糖对血管内皮损伤具有保护作用；牡蛎具有调节血脂、抗氧化、抑制血小板聚集和改善动脉粥样硬化的作用。在鹌鹑动脉粥样硬化模型上，牡蛎提取物可使主动脉、冠状动脉内膜动脉粥样硬化斑块形成程度减轻，并降低血浆总胆固醇、三酰甘油、低密度脂蛋白胆固醇含量，提升血清中超氧化物歧化酶。牡蛎多糖有降血脂作用。③调节免疫功能：牡蛎多糖能降低和抑制犬肾细胞培养流感病毒的血凝效价；牡蛎糖胺聚糖能降低单纯疱疹病毒感染小鼠的死亡率，增强巨噬细胞吞噬能力。④抗溃疡、保肝：牡蛎对盐酸、乙醇和幽门结扎造成的大鼠实验性溃疡均具有治疗作用，可抑制溃疡形成，促进溃疡愈合；牡蛎汤、牡蛎粉提取物对小鼠实验性肝损伤有保护作用。⑤抗肿瘤：牡蛎具有抗肿瘤作用，可用于子宫肌瘤、乳腺增生、胃癌的治疗。牡蛎天然活性肽能抑制胃癌细胞增殖活动，可诱导肿瘤细胞凋亡。⑥降血糖：牡蛎提取物对四氧嘧啶诱导的糖尿病小鼠有降血糖作用，而对正常小鼠血糖无影响。此外，牡蛎提取物可以有效防治泼尼松引起的骨代谢紊乱。牡蛎水提液能够延缓去卵巢大鼠脑衰老。煅牡蛎粉可用于治疗慢性中耳炎。牡蛎组方具有缩尿的作用，用于小儿遗尿的治疗。

牡蛎药性平和，未见毒副作用。体内过程未见文献报道。

（梁爱华 韩佳寅）

luóbùmáyè

罗布麻叶（Apocyni Veneti Folium） 夹竹桃科植物罗布麻 Apocynum venetum L. 的干燥叶。味甘、苦，性凉。归肝经。具有平肝安神，清热利水的功效。主要

用于肝阳眩晕，心悸失眠，浮肿尿少。药理有效成分主要包括黄酮类、芸香苷、儿茶素、蒽醌、氨基酸、氯化钾，黄酮类主要有槲皮素和异槲皮苷及金丝桃苷等。药理有效成分主要包括加拿大麻苷、毒毛花苷元及 K-毒毛花苷。

药理作用 罗布麻主要有降压、镇静、抑制血小板聚集、降血脂、抗衰老等作用。罗布麻根煎剂有强心、增加肾血流和利尿作用。

心血管系统 罗布麻叶提取物对自发性高血压、肾性高血压和氯化钠导致的盐性高血压大鼠均有降压作用，异槲皮苷、槲皮素、金丝桃苷等黄酮类化合物是罗布麻叶提取物降压的主要活性物质。罗布麻根可使麻醉猫、离体蛙心的心收缩力增强、心率减慢，冠状动脉血流量增加。罗布麻叶提取物具有降血脂和调节脂质代谢的作用，可降低血清总胆固醇和低密度脂蛋白含量。

神经系统 罗布麻叶提取物具有抗抑郁的作用，可缩短强迫游泳实验后大鼠的静止时间；小鼠口服罗布麻叶浸膏的醚溶物及罗布麻叶醚提取物后呈现镇静作用。罗布麻叶的抗抑郁作用与其提取物中主要黄酮类化合物金丝桃苷和异槲皮素有关；异秦皮啶和金丝桃苷是罗布麻镇静作用的主要活性物质。

呼吸系统 罗布麻叶制剂能减轻和缓解气喘、咳嗽症状；罗布麻黄酮铝盐片对鼻病毒、甲型流感病毒具有抑制作用。

泌尿系统 罗布麻叶浸膏对大鼠、家兔及家犬具有利尿作用，并有排钠作用。

抗氧化及延缓衰老 罗布麻叶提取物中的黄酮类化合物可增强机体抗氧化能力，促进氧自由

基清除，减轻机体氧化损伤。在有酶体系和无酶体系，罗布麻叶提取物均能抑制脂质过氧化反应，对自由基引起的细胞膜脂质过氧化损伤有保护作用。罗布麻叶浸膏可提高天然杀伤细胞活性，改善甲皱微循环血流状态，使细胞老化迟滞。罗布麻叶提取物有助于改善速衰小鼠的氧化应激，预防与谷胱甘肽相关的衰老导致的防御功能退化。

其他 罗布麻叶提取物对四氯化碳所致小鼠肝损伤有保护作用；对 D-半乳糖胺和肿瘤坏死因子-α（TNF-α）诱导的大鼠肝实质细胞死亡有保护作用。罗布麻浸膏可抑制大鼠肝细胞色素 P450 及还原型辅酶Ⅱ（NADPH），抑制环磷酰胺在体内的代谢。因此，罗布麻与其他药物联合用药时应注意药物相互作用。罗布麻叶水提取物可抑制晚期糖基化终末产物（AGEs）的形成，对糖尿病有改善作用。

毒性与不良反应 小鼠经口给予罗布麻茶的最大耐受量超过 30.0 g/kg 体重。在沙门菌诱变试验（埃姆斯试验）、骨髓细胞微核试验和精子畸形试验中，罗布麻未见致突变作用。大鼠反复经口给予 30 天未见毒性反应。

体内过程 以金丝桃苷、异槲皮苷为评价指标考察罗布麻总黄酮主要成分在大鼠胃、肠内的吸收情况，采用 高效液相色谱法（HPLC）测定灌流罗布麻总黄酮前后指标成分的含量变化，计算二者在胃、肠中吸收率。结果发现，金丝桃苷和异槲皮苷在大鼠胃、肠部均有吸收，但两种成分在肠部的吸收较胃部好。

（梁爱华　韩佳寅）

niúhuáng

牛黄（Bovis Calculus） 牛科动物牛 *Bos taurus domesticus* Gmelin 的干燥胆结石。味甘，性凉。归心、肝经。具有清心，豁痰，开窍，凉肝，息风，解毒的功效。主要用于热病神昏，中风痰迷，惊痫抽搐，癫痫发狂，咽喉肿痛，口舌生疮，痈肿疔疮。牛黄的药理有效成分主要包括胆汁色素、胆汁酸、胆固醇、卵磷脂、黏蛋白、胡萝卜素、氨基酸、肽类等，胆汁色素主要成分为胆红素等，胆汁酸主要成分为胆酸、去氧胆酸、石胆酸等。

药理作用 主要集中在神经系统、心血管系统、呼吸系统、消化系统、免疫系统，尚有抗氧化等作用。

神经系统 主要包括镇静、抗惊厥与抗癫痫、镇痛等作用，可用于中风、癫痫、带状疱疹等疾病的治疗。①镇静：牛黄对中枢兴奋药有拮抗作用，对中枢抑制药有协同作用。能对抗由咖啡因、樟脑和印防己毒素引起的小鼠中枢兴奋症状，并可增强水合氯醛、乌拉坦、吗啡或巴比妥钠的镇静作用。牛磺酸具有中枢抑制作用，可减少小鼠的自主活动，降低小鼠协调运动功能。②抗惊厥与抗癫痫：牛黄可抑制可卡因、咖啡因、戊四氮、樟脑、咖啡因、印防己毒素所致的小鼠惊厥或延长惊厥潜伏期。牛磺酸对戊四氮、毒毛花苷 G、荷包牡丹碱、印防己毒素、一氧化氮、氧化铝、4-氨基吡啶、青霉素、高压氧、缺氧、低钙、听源性、L-犬尿氨酸和光诱发等多种因素所致的惊厥有抑制作用。③镇痛：牛黄对热刺激、电刺激、醋酸所致小鼠疼痛有抑制作用。小鼠口服或注射牛磺酸，均有镇痛作用。

心血管系统 主要包括改变心肌收缩力、降压、改善脑缺血等作用。可用于原发性高血压病的治疗。①对心脏的作用：牛黄及胆酸对离体蛙、豚鼠和家兔心脏均表现强心作用，对心衰模型有正性肌力作用；去氧胆酸、牛磺胆酸钠、牛磺去氧胆酸钠及胆绿素则呈现心脏抑制作用。牛磺酸能抗心律失常，保护心肌线粒体的功能，防止心肌损伤。②降压：牛黄所含有的胆酸钙、去氧胆酸钠、去氧胆酸钙、鹅去氧胆酸、胆红素、胆绿素及牛磺酸有降压作用。③改善脑缺血：牛磺酸对抗氧化应激或缺血再灌注所致的脑损伤有保护作用。

呼吸系统 牛黄可减轻小鼠咳嗽，促进支气管酚红排泌，呈现止咳、化痰作用。牛黄中的胆酸钠对组胺、毛果芸香碱和乙酰胆碱所引起的气管平滑肌痉挛具有解痉作用，呈现平喘作用。

消化系统 主要包括肠道解痉、利胆保肝等作用。可用于溃疡性结肠炎、急慢性肝炎等消化系统疾病的治疗。①影响胃肠道平滑肌：牛黄具有刺激肠蠕动和通便作用。另一方面又具有解痉作用，可对抗乙酰胆碱所致的离体肠痉挛。② 利胆保肝：牛黄可松弛胆道括约肌，促进胆汁排泄，降低胆汁胆固醇的含量，防止胆结石的形成。牛磺酸对四氯化碳、对乙酰氨基酚、脂多糖、酒精所致肝损伤有保护作用。

免疫系统 ①抗病毒：牛黄对乙脑病毒、流感病毒有灭活作用。②抗炎作用：对急性炎症和慢性炎症均具有抗炎作用，可抑制毛细血管渗出，减轻致炎剂引起的组织水肿，抑制肉芽肿形成。③调节免疫：牛磺酸可增强吞噬细胞的吞噬功能，增强机体非特异性免疫和特异性免疫功能。熊去氧胆酸可促使原发性胆汁性肝硬化患者的淋巴细胞恢复自然杀伤能力，促使淋巴细胞功能恢复正常。④解热作用：牛黄对2,4-二硝基苯酚、酵母所致大鼠发热以及伤寒-副伤寒甲、乙三联菌苗所致的家兔发热均有退热作用；牛磺酸、去氧胆酸均为解热活性物质。

抗氧化 牛黄能延长小鼠在缺氧状态下的存活时间，可提高机体的耐缺氧能力。牛黄中的胆红素能清除超氧阴离子自由基，有抗氧化作用。

毒性与不良反应 小鼠腹腔注射牛黄半数致死量（LD_{50}）为675.8 ± 152.1 mg/kg。小鼠灌胃胆酸、去氧胆酸的LD_{50}分别为1.52g/kg和1.06g/kg。在沙门菌诱变试验（埃姆斯试验）、小鼠骨髓嗜多染红细胞微核试验和人外周血淋巴细胞染色体畸变试验中，牛黄诱变性均呈阴性。牛黄剂量过大可导致中毒，表现为胃肠活动增加、腹泻，骨骼肌活动增加，搐搦、痉挛；严重时呈抑制状态，出现血压下降、心律失常、昏迷，可因呼吸循环衰竭而死亡。

体内过程 牛磺酸在家兔体内的药动学特征属于二室模型，肌内注射吸收良好，维持时间长，口服吸收不规则。

（梁爱华 韩佳寅）

zhēnzhū

珍珠（Margarita）
珍珠贝科动物马氏珍珠贝 *Pteria martensii* (Dunker)、蚌科动物三角帆蚌 *Hyriopsis cumingii* (Lea) 或褶纹冠蚌 *Cristaria plicata* (Leach) 等双壳类动物受刺激形成的。味甘、咸，性寒，归心、肝经。具有安神定惊，明目消翳，解毒生肌，润肤祛斑的功效。主要用于惊悸失眠，惊风癫痫，目赤翳障，疮疡不敛，皮肤色斑。珍珠的药理

有效成分主要包括碳酸钙，此外还含有锰、锶、铜、铁等微量元素以及角壳蛋白、氨基酸、卟啉类化合物等成分。

药理作用 主要集中在神经系统、免疫系统，尚有抗氧化及延缓衰老、治疗眼科疾病等作用。

神经系统 珍珠粉有镇静、镇痛、安神作用；对受损伤的神经元具有保护作用，可减少细胞凋亡；可对抗咖啡因引起的惊厥，提高小鼠热刺激痛阈。超细珍珠粉与阈下剂量的戊巴比妥钠有协同催眠作用，可缩短小鼠巴比妥钠的入睡潜伏期。酶解珍珠液灌服可使小鼠安静、自发活动减少。

免疫系统 主要包括抗炎、调节免疫力等作用，可用于皮炎、口腔炎、子宫糜烂、皮肤及软组织创伤、压疮、口腔溃疡等疾病的治疗。①抗炎作用：珍珠粉、珍珠水提取液、珍珠胃安丸、珍参散等对致炎剂引起的小鼠耳郭肿胀、足趾肿胀具有抑制作用，可抑制毛细血管通透性增强，减轻组织肿胀程度。②调节免疫力：珍珠有抗疲劳的作用，能延长小鼠负重游泳时间；对辐射引起的小鼠造血功能损伤有保护作用，能提高致死量辐射损伤小鼠的存活率和平均存活时间；能增强外周血中性粒细胞的吞噬功能，提高脾抗体形成细胞的比值，提高外周T淋巴细胞的百分比。复方珍珠散能够增强免疫功能正常小鼠和地塞米松所致免疫功能低下小鼠巨噬细胞的吞噬功能，促进血清溶血素的生成，增强机体抵抗力。

抗氧化及延缓衰老 珍珠水解液可提高中老龄大鼠超氧化物歧化酶（SOD）活性，减少过氧化脂质的生成，降低脂褐质的含量，具有抗衰老作用。珍珠所含

的多种微量元素能活化SOD，清除易引起人体衰老的过氧化脂质。珍珠中所含的甘氨酸、甲硫氨酸可促进皮肤胶原蛋白的再生，达到美容的效果。

治疗眼科疾病 珍珠粉可促进家兔的实验性角膜烫伤愈合，减少角膜翳形成。珍珠水解液对眼睛屈光度异常具有改善作用，可抑制负性屈光度增长；能改善微循环，改善兔眼球结膜微循环障碍和阻止微循环障碍的形成。

消化系统 复方珍珠散能缩小由醋酸所致的豚鼠口腔溃疡的面积，促进口腔溃疡愈合；含珍珠粉的复方还具有抑制大鼠实验性溃疡形成的作用，在临床上用于治疗口腔溃疡，还用于治疗胃溃疡。

其他 珍珠富含钙元素和多种微量元素，对骨量减少和骨小梁变细、断裂等病理改变有改善作用。可用于老年人及妇女绝经后雌激素不足而引起的骨质疏松的治疗。珍珠水解液能缩短小鼠出血时间，并且能增强兔在体子宫的收缩。

毒性与不良反应 珍珠毒副反应少。但在使用时应注意疮疡内毒不尽者不宜用，无实火郁热者慎服。

体内过程未见文献报道。

（梁爱华 韩佳寅）

gōuténg

钩藤（Uncariae Ramulus Cum Uncis）
茜草科植物钩藤 *Uncaria rhynchophylla* (Miq.) Miq. ex Havil.、大叶钩藤 *Uncaria macrophylla* Wall.、毛钩藤 *Uncaria hirsute* Havil.、华钩藤 *Uncaria sinensis* (Oliv.) Havil. 或无柄果钩藤 *Uncaria sessilifructus* Roxb. 的干燥带钩茎枝。味甘，性凉。归肝、心包经。具有息风定惊，清热平肝

的功效。主要用于肝风内动、惊痫抽搐，高热惊厥，感冒夹凉，小儿惊啼，妊娠子痫，头痛眩晕。药理有效成分主要包括钩藤碱、异钩藤碱、黄酮类、儿茶素类、鞣质及萜类等。

药理作用　主要集中在神经系统、心血管系统、血液系统，尚有抗肿瘤等作用。

神经系统　主要包括镇静、抗惊厥、抗癫痫、保护脑和神经细胞，神经阻滞和坐骨神经抑制等作用，可用于癫痫、哮喘等疾病的治疗。口服给予钩藤提取物或其所含的部分吲哚类生物碱能抑制小鼠的自主运动反应，显示有镇静作用。在豚鼠实验性癫痫模型中，钩藤可减少癫痫发作次数，具有抗癫痫作用。钩藤碱能抑制自由基产生或加强自由基消除，对大鼠脑缺血－再灌注损伤有保护作用。给大鼠腹腔注射钩藤甲醇提取物能保护暂时性前脑缺血对海马区神经元所造成的损伤，对脑和神经细胞显示有保护作用。钩藤可抑制中枢神经系统的突触传递过程，有浸润麻醉和椎管内麻醉作用，灌注钩藤碱对麻醉大鼠颈动脉窦压力感受器活动有抑制作用。

心血管系统　主要包括降压、逆转心肌重构、抗心律失常等作用，可用于高血压、心律失常等疾病的预防和治疗。钩藤及其提取物异钩藤碱、钩藤碱、钩藤总碱及非生物碱部分对麻醉大鼠均有降压作用；钩藤提取物可抑制继发性高血压血管内皮细胞产生自由基，保护内皮细胞的功能，保护血管。钩藤碱可以改善低氧等所致肺动脉高压，缩短钾通道的开放时间，增加通道的开放概率。钩藤水煎液能逆转高血压引起的不良心肌重构和心肌肥厚。

异钩藤碱能减慢大鼠心率，抑制左室压最大变化速率和心肌收缩成分缩短速率；减慢兔心率、延长窦房结传导时间、窦房结恢复时间、心房－房室束间期、房室束－心室间期以及心电图的 P-R 间期。钩藤碱具有许多钙拮抗剂的共同特点，能提高豚鼠的心肌兴奋性，延长其功能性不应期；抑制去甲肾上腺素诱发的兔主动脉条 Ⅰ、Ⅱ 相收缩。

血液系统　钩藤碱能改善红细胞变形能力，抑制不良因素对红细胞变形能力的损害。

抗肿瘤　从钩藤中所分离到的钩藤酸类和五环三萜酯类成分对磷脂酶具有抑制作用，可抑制磷脂酶过分表达的多种肿瘤细胞的增殖。钩藤总碱具有逆转肿瘤细胞多药耐药的作用。

毒性与不良反应　钩藤的毒性低，副作用小。

体内过程　猫静脉注射异钩藤碱药代动力学过程符合二室开放模型，在猫体内血药浓度按一级动力学消除。兔静脉注射异钩藤碱药代动力学过程符合二室开放模型，血浆分布半衰期（$t_{1/2\alpha}$）和消除半衰期（$t_{1/2\beta}$）分别为 0.03～0.07 小时和 1.25～1.32 小时。兔十二指肠给予异钩藤碱后，吸收半衰期 [$t_{1/2}$（K_a）] 为 0.12～0.23 小时，血浆 $t_{1/2\alpha}$ 和 $t_{1/2\beta}$ 分别为 0.24～0.40 小时和 1.26～1.75 小时，说明该药吸收快，由中央室向外周室的分布较快，消除也迅速。

（梁爱华　韩佳寅）

tiānmá

天麻（Rhizoma Gastrodiae）

兰科植物天麻 *Gastrodia elata* Bl. 的干燥块茎。味甘，性平。归肝经。具有息风止痉，平抑肝阳，祛风通络功效。用于小儿惊风，癫痫抽搐，破伤风，头痛眩晕，手足不遂，肢体麻木，风湿痹痛。药理有效成分主要包括天麻素、天麻多糖、天麻酚类、香草醇、天麻苷等。

药理作用　主要集中在机体神经系统、心血管系统、免疫系统等方面。

神经系统　主要包括镇静、抗惊厥、镇痛、抗衰老、改善学习记忆、保护脑细胞等作用，可用于神经衰弱、眩晕、癫痫、惊厥、高血压、血管神经性头痛、三叉神经痛、坐骨神经痛、老年性痴呆等的治疗。① 镇静：天麻水煎剂、天麻素及其苷元、香草醇能减少小鼠自发活动，延长巴比妥钠或环己巴比妥钠引起的小鼠睡眠时间，对抗咖啡因引起的中枢兴奋作用。天麻多糖可增强氯丙嗪的作用，可对抗苯丙胺所致小鼠活动亢进。② 抗惊厥：天麻注射液、天麻素、天麻多糖、香草醇均能拮抗戊四氮所致的惊厥反应，延长惊厥潜伏期，降低死亡率。③ 镇痛作用：天麻对多种实验方法引起的小鼠疼痛反应均有抑制作用。皮下注射天麻制剂能对抗小鼠腹腔注射醋酸引起的扭体反应，提高热刺激诱导小鼠疼痛的痛阈。④ 抗衰老、改善学习记忆：在 D-半乳糖造成的小鼠亚急性衰老模型中，天麻能恢复小鼠被动回避反应能力；天麻醇提物能提高旋转后小鼠在迷宫中的学习分数及到达安全区小鼠的百分率。⑤ 保护脑细胞：在新生大鼠大脑皮质神经细胞培养实验中，天麻素能减少谷氨酸引起的乳酸脱氢酶（LDH）的漏出及降低神经细胞死亡率。

心血管系统　主要包括抗炎、扩张血管、降压、抗心肌缺血等作用，用于高血压、冠心病等的治疗。①抗炎：天麻对急性渗出性炎症有抗炎和消肿作用，能抑制醋酸、5-羟色胺、前列腺素 E_2 所致的皮肤毛细血管通透性增高；天麻注射液对巴豆油所致的小鼠耳郭肿胀有抑制作用。②扩张血管、降压：犬静脉注射天麻素后，中央和外周动脉血管顺应性升高，外周血管阻力降低，血压下降，对老年性高血压具有改善作用。③抗心肌缺血：天麻注射液可减慢心率，使心肌耗氧量下降，提高心排血量和心肌营养血流量，提高抗缺氧能力。天麻注射液颈内动脉推注可增加兔脑血流量，且能对抗肾上腺素引起的血流量减少。天麻煎剂能够对抗大鼠肾上腺素的缩血管效应，对大鼠微循环障碍有预防作用，阻止血栓形成，对缺血、缺氧及血液再灌流造成的大鼠脑组织损伤具有保护作用。

免疫系统 天麻多糖可提高机体非特异性免疫及特异性免疫功能，还可以促进机体诱生干扰素。天麻能提高红细胞超氧化物歧化酶（SOD）活力，提高皮肤羟脯氨酸含量，减少心肌脂褐质，具有抗氧化作用。

毒性与不良反应 小鼠口服或尾静脉注射天麻素或天麻苷元 500mg/kg，均未见毒性反应。小鼠灌胃天麻苷 14～60 天，对造血系统和重要器官均无不良影响。天麻苷及苷元亚急性毒性试验未显示不良作用。妊娠小鼠给予天麻苷未见胚胎毒性。

体内过程 给予大鼠不同剂量天麻提取物，研究天麻素的体内过程，结果显示在一定剂量范围内天麻素的体内消除速率加快，吸收速率降低，作用时间延长，天麻素的主要消除途径为肾脏排泄，随着给药剂量的增大，天麻

素经肾小球滤过后在肾小球中的重吸收出现饱和现象。有研究显示大鼠灌胃天麻素的生物利用度可达 86.1%。

（梁爱华 于长安）

dìlóng

地龙（Pheretima） 钜蚓科动物参环毛蚓 Pheretima aspergillum (E. Perrier)、通俗环毛蚓 Pheretima vulgaris Chen、威廉环毛蚓 Pheretima guillelmi（Michaelsen）或栉盲环毛蚓 Pheretima pectinfera Michaelsen 的干燥体。前一种习称"广地龙"，后三种习称"沪地龙"。味咸，性寒。归肝、脾、膀胱经。具有清热定惊，通络，平喘，利尿功效。用于高热神昏，惊痫抽搐，关节痹痛，肢体麻木，半身不遂，肺热喘咳，水肿少尿。主要药理有效成分包括氨基酸、核苷酸、纤溶酶、纤溶酶原激活剂等，还含有丰富的脂肪酸及微量元素等。

药理作用 地龙既有抗凝作用，又有溶血栓作用；此外还有降压、平喘、抗炎、镇痛、抗肿瘤等作用。

心血管系统 有抗凝血、溶血栓双重作用，并有抗心律失常作用和降压作用，用于血栓、高血压、心律失常等治疗。①抗凝血、溶血栓和抗血栓形成作用：地龙提取物能延长小鼠凝血、出血时间和家兔离体血浆复钙时间，具有抗凝血作用；能降低血液黏度，抑制血小板聚集和血栓形成。地龙有促纤溶作用，在体外可促进已形成的血栓溶解。在大鼠心脏冠状动脉结扎模型上，地龙提取物可延长凝血时间（凝血酶时间、凝血酶原时间、活化部分凝血活酶时间），降低血清磷酸肌酸激酶（CPK）、乳酸脱氢酶（LDH）、丙二醛（MDA）含量，

减少心肌梗死范围，显示有抗凝血、抗心肌缺血作用。地龙提取液可降低家兔血小板聚集百分率、全血及血浆黏度、红细胞刚性指数；减少因脑缺血引起的组织损伤，增加脑血流量，降低脑血管阻力，降低血小板黏附，抑制动物体内血栓形成。②降压作用：地龙提取物可降低自发性高血压大鼠（SHR）的血压，降低 SHR 血浆、肾脏的醛固酮水平，升高血浆、肾脏局部 6-酮-前列腺素 $F_{1\alpha}$（6-Keto-PGF$_{1\alpha}$）的含量。从地龙脂质分离得到的类血小板活化因子（PAF）物质是地龙中重要的降压成分。

呼吸系统 地龙汤水煎液对组胺诱导的豚鼠哮喘具有平喘作用，能使哮喘潜伏期延长；对豚鼠离体气管平滑肌过敏性收缩有抑制作用，能使平滑肌舒张，使肺支气管灌流液流速加快，灌流量增加。地龙提取物对小鼠哮喘具有改善作用，可降低嗜酸性细胞数目。平喘作用机制与抑制 IgE，IL-4，IL-5，IL-13 水平升高有关。广地龙提取物对大鼠及家兔肺灌注具有舒张支气管作用，可对抗组胺或毛果芸香碱引起的支气管收缩。

调节免疫、抗肿瘤、抗炎、镇痛 地龙能提高小鼠巨噬细胞吞噬能力，促进荷瘤动物的淋巴细胞转化，增强 B 细胞增殖反应，提高骨髓造血祖细胞的功能，抑制动物肿瘤生长，提高荷瘤动物存活率和延长生存期。从地龙中提取得到的地龙肽可提高小鼠巨噬细胞和脾细胞分泌一氧化氮、肿瘤坏死因子-α（TNF-α）的水平，促进自然杀伤（NK）细胞杀伤能力。地龙醇提取物对致炎剂诱导的急性渗出性炎症具有抗炎作用，可降低毛细血管通透性，

减轻组织肿胀；对醋酸引起的小鼠腹膜刺激性扭体反应和热刺激引起的疼痛反应具有镇痛作用。地龙粉剂对内毒素致热家兔有解热作用。

治疗皮肤疾病 地龙可促创面愈合、抑制瘢痕形成。在新西兰大白兔背部皮肤损伤模型上，地龙可加快胶原纤维生长和成熟；局部应用地龙提取液能加速肉芽组织生成，促进表皮生长和创面收缩，愈合加快。鲜地龙外敷对兔耳瘢痕形成有抑制作用，可减少创面炎性反应，促进创面愈合，减少瘢痕。

其他 地龙提取物在体外对人类精子具有杀灭作用，还具有杀阴道滴虫的作用。鲜地龙提取物对铜绿假单胞菌、大肠埃希菌、肺炎球菌、伤寒沙门菌、白色葡萄球菌、乙型链球菌等细菌有抑制作用。

毒性和不良反应 地龙提取液的小鼠口服半数致死量为 40.7g/kg。

体内过程未见文献报道。

（梁爱华 于长安）

quánxiē

全蝎（Scorpio） 钳蝎科动物东亚钳蝎 *Buthus martensii* Karsch 的干燥体。味辛，性平；有毒。归肝经。具有息风镇痉，攻毒散结，通络止痛的功效。用于小儿惊风，抽搐痉挛，中风口㖞，半身不遂，破伤风，风湿顽痹，偏正头痛，疮疡，瘰疬。全蝎的药理有效成分主要包含有蝎毒、三甲胺、甜菜碱、牛磺酸、棕榈酸、软硬脂酸、胆甾醇及铵盐、卵磷脂，此外，尚含有蝎酸钠盐。蝎子油中含有棕榈酸、硬脂酸、油酸、亚油酸、亚麻酸、山嵛酸等脂肪酸，是以饱和脂肪酸为主的酸性成分。蝎毒主要由蛋白质和非蛋白质两部分组成，蝎毒的主要活性成分是蛋白质。

药理作用 主要集中在神经系统、心血管系统，尚有抗肿瘤、抑菌等作用。

神经系统：主要包括镇痛、镇静、抗惊厥、抗癫痫等作用，可用于疼痛、癫痫、肿瘤的治疗。①镇痛、镇静：小鼠扭体法、小鼠热辐射甩尾法、大鼠三叉神经诱发皮质电位法实验证明亚钳蝎毒素蝎毒具有镇痛作用。②抗惊厥：全蝎经口给予对戊四氮、士的宁及烟碱引起的小鼠惊厥有对抗作用，可延长尼可刹米所致惊厥反应的潜伏期。全蝎浸膏对电刺激引起的惊厥反应具有抑制作用。③抗癫痫：蝎毒中分离出的多肽（AEP）具有抗癫痫活性，对由马桑内酯和头孢娄利定诱发的动物癫痫均有抑制作用。

心血管系统：全蝎浸膏和煎剂均可使家兔和犬的血压一过性降低；从全蝎分离出的蝎酸钠盐给麻醉兔静脉注射也可降低血压，对离体蛙心有兴奋作用，对蛙后肢及离体兔耳血管有收缩作用。复方全蝎口服液可降低血小板黏附率，延长凝血时间，对体外血栓形成具有抑制作用。

抗肿瘤：全蝎提取物对小鼠网状细胞肉瘤（SRS）实体瘤、乳腺癌以及体外培养的人子宫颈癌细胞均有抑制作用，可延长 SRS 腹水型带瘤小鼠生存时间，抑制瘤细胞 DNA 合成。全蝎粗提物可增强胸腺免疫功能，对肿瘤生长有抑制作用。

抑菌：全蝎的水浸物对奥杜安小孢子菌有抑制作用。

毒性与不良反应 蝎毒是一种具有神经毒性的蛋白质。蝎毒既是有效成分，也是有毒成分。其中毒表现为先引起兴奋、肌肉痉挛，后致四肢麻痹、呼吸停止。蝎毒对骨骼肌有直接兴奋作用，引起自发性抽动和强直性痉挛。临床应用中全蝎及其制剂的不良反应主要包括过敏反应，肾脏损害，肝损害，心动过速，中毒甚至死亡。

体内过程未见文献报道。

（梁爱华 于长安）

wúgōng

蜈蚣（Scolopendra） 蜈蚣科动物少棘巨蜈蚣 *Scolopendra subspinipes mutilans* L. Koch 的干燥体。味辛，性温；有毒。归肝经。具有息风镇痉，攻毒散结，通络止痛的功效。用于小儿惊风，抽搐痉挛，中风口㖞，半身不遂，破伤风，风湿顽痹，疮疡，瘰疬，毒蛇咬伤。蜈蚣的主要化学成分包括脂类，蛋白质，挥发性脂肪酸，常见氨基酸以及镁，钙，和锌等元素。

药理作用 主要集中在神经系统、免疫系统、心血管系统、消化系统等，尚有抗肿瘤等作用。可用于腰椎间盘突出症、肩周炎等引起的疼痛，偏头痛、癫痫、惊厥、阵挛性面肌痉挛、复发性口腔溃疡、肿瘤、高血压、冠心病等的治疗。

神经系统 镇静、镇痛、解痉作用：蜈蚣醇提物、水提物均有镇静、镇痛、解痉作用，可提高小鼠对热刺激性疼痛的阈值，抑制二甲苯引起的小鼠耳郭肿胀。蜈蚣对致痉挛剂硝酸士的宁所致的惊厥反应和电刺激所引起的惊厥反应均有对抗作用。蜈蚣能减少醋酸性腹膜炎导致的扭体反应次数，显示对腹膜刺激性疼痛有镇痛作用。蜈蚣可延长戊巴比妥钠引起的小鼠睡眠时间，呈现镇静催眠作用。蜈蚣可减少中枢神经系统衰退症状，提高记忆功能。

免疫系统 蜈蚣含有人体8种必要氨基酸以及a1、a2和r球蛋白，可以直接补充人体所需，具有强壮滋补作用；服用蜈蚣后可刺激人体产生非特异性抗体，提高人体的免疫力。蜈蚣水提物能降低大鼠血清中过氧化脂质及肝、脑组织中脂褐质含量，可使红细胞中超氧化物歧化酶和血中谷胱甘肽过氧化物酶活力升高。蜈蚣可提高免疫器官胸腺和脾重量，增强吞噬细胞吞噬活性，具有改善机体免疫功能和抗衰老的作用。

心血管系统 主要包括扩张血管、降压等作用。蜈蚣所含组胺样物质及溶血性蛋白可扩张血管，降低血液黏滞度，延长凝血时间，改善局部组织因血循不畅缺氧所致的高凝血状态。蜈蚣通过调节一氧化氮（NO）/内皮素（ET）的平衡，抑制血管内皮细胞生长因子（VEGF）的表达，促进NO及诱导型一氧化氮合酶（iNOS）的表达，对血管内皮细胞起到保护作用；蜈蚣提取物可调节脂代谢，改善大鼠血流动力学，对急性心肌缺血再灌注损伤的左心功能有保护作用。

消化系统 蜈蚣水提物冻干粉对小鼠小肠推进运动有促进作用，可提高胃蛋白酶活力，增加胰液和胰液蛋白分泌量，增强胃肠功能。

抗肿瘤 蜈蚣提取物对人和小鼠肝癌、胃癌、肺癌、肾癌、结肠癌、卵巢癌、宫颈癌等细胞体外生长具有抑制作用。

毒性与不良反应 蜈蚣口服毒性低，用其干粉进行急性毒性试验不能测出半数致死量（LD_{50}），蜈蚣研粉口服的最大耐受量（MTD）为生药 9.96 g/kg。小鼠连续服用少棘蜈蚣1个月，未见毒性反应。小鼠口服蜈蚣粉 50 g/kg 未出现死亡。蜈蚣提取物无致突变作用，但水提取物和醇提取物能使小鼠睾丸精细管精原细胞减少或消失。

体内过程未见文献报道。

（梁爱华 于长安）

jiāngcán

僵蚕（Bombyx Batryticatus）

蚕蛾科昆虫家蚕 Bombyx mori Linnaeus 4~5龄的幼虫感染（或人工接种）白僵菌 Beauveria bassiana (Bals.) Vuillant 而致死的干燥体。味咸、辛，性平。归肝、肺、胃经。具有息风止痉，祛风止痛，化痰散结功效。用于惊风抽搐，咽喉肿痛，皮肤瘙痒；颌下淋巴结炎，面神经麻痹。僵蚕的化学成分主要含有蛋白质、酶类、草酸铵、脂肪、有机酸、毒素、色素、挥发油、维生素、微量元素及少量的核酸等。

药理作用 ①抗休克、抗凝血、抗血栓：在体外和体内模型上，僵蚕提取物均可抑制腺苷二磷酸（ADP）和凝血酶诱导的血小板聚集；在动物静脉血栓模型上，僵蚕液静脉注射可减轻血栓重量，降低纤溶酶原和纤维蛋白原含量，缩短优球蛋白溶解时间；部分凝血活酶时间（KPTT）、凝血酶原时间（PT）、凝血酶时间（TT）均有延长。在体外培养的脐静脉细胞上，僵蚕注射液能增加组织纤维蛋白溶酶原激活剂（t-PA）活性、降低纤溶酶原激活物抑制剂（PAI-1）活性，抑制凝血酶诱导的内皮细胞释放作用。以上作用为僵蚕抗血栓的主要机制。②抗惊厥、镇静：僵蚕醇提物对小鼠电刺激引起的惊厥反应具有对抗作用，可降低惊厥反应发生率，延长发生惊厥的潜伏期。光电法、开阔法观察到僵蚕提取物对小鼠自主活动有抑制作用，显示有镇静作用。③治疗肾炎：僵蚕可降低系膜性肾炎大鼠的蛋白尿，抑制大鼠肾组织转化生长因子-β_1（TGF-β_1）表达，抑制肾小球系膜细胞增生，对免疫性肾炎具有改善效果。

毒性与不良反应 少数人服用僵蚕可发生过敏反应，对虫类药物过敏者慎用；僵蚕可延长凝血时间，有凝血机制障碍或有出血倾向者慎用；僵蚕大剂量时易引起腹胀；另外肝性脑病患者应慎用僵蚕，防止加重肝性脑病。

体内过程未见文献报道。

（梁爱华 于长安）

tiānmá gōuténgyǐn

天麻钩藤饮（tianma gouteng decoction）

由天麻，钩藤，生决明，山栀，黄芩，川牛膝，杜仲，益母草，桑寄生，夜交藤，朱茯神组成。出自《杂病证治新义》方。具有平肝息风、补益肝肾、清热活血的功效。常用于肝阳偏亢，肝风上扰证。主治肝经有热，肝阳偏亢，头痛头胀，耳鸣目眩，少寐多梦；或半身不遂，口眼㖞斜，舌红，脉弦数。现代在临床上多用于高血压病。

天麻钩藤饮具有降压、改善脑缺血、镇静、催眠、抗惊厥、抗氧化、改善血液流变学等药理作用。

降压 自发性高血压（SHR）大鼠口服给予天麻钩藤饮后，可降低大鼠血压，升高血清一氧化氮（NO）水平，降低血清儿茶酚胺浓度，同时可降低大鼠尿液微量白蛋白（mALB）、尿 β_2 微球蛋白（β_2-MG）。在两肾一夹法造成的肾性高血压大鼠模型上，天麻钩藤饮可抑制心脏和主动脉组织的血管紧张素 II（Ang II）升高，降低血压；同时，可降低丙二醛

（MDA）含量，提高超氧化物歧化酶（SOD）、谷胱甘肽过氧化物酶（GSH-Px）活性；左心室质量指数（LVMI）及心肌中羟脯氨酸（Hyp）含量降低，心肌和主动脉肥厚以及肾脏病变得到改善。说明天麻钩藤饮可通过调节肾性高血压大鼠血压和心肌的抗氧化作用，抑制 Ang Ⅱ 合成，抑制胶原增生，以发挥其对心脏的保护作用。在自发性高血压大鼠（SHR）模型基础上灌服附子汤以复制高血压肝阳上亢证大鼠模型，用天麻钩藤饮治疗后，动物食量增加，肝阳上亢症状如易激惹程度及结合膜充血均有改善，血压下降，血浆 Ang Ⅱ 水平降低。天麻钩藤饮含药血清可抑制 Ang Ⅱ 诱导的脐静脉内皮细胞损伤，减少肿瘤坏死因子-α（TNF-α）分泌，升高过氧化物酶体增殖物激活受体（PPAR-γ）mRNA 的表达。说明天麻钩藤饮可对抗 Ang Ⅱ 所致的血管内皮损伤，保护血管内皮。

改善脑缺血 在大脑中动脉栓塞模型上，天麻钩藤饮能增加脑血流速度，降低血管阻力，从而改善脑血流。在线栓法造成的大脑中动脉局灶性脑缺血模型上，天麻钩藤饮灌胃对大鼠局灶性脑缺血有保护作用，能降低脑缺血大鼠脑组织匀浆中的丙二醛（MDA）含量，提高 SOD 活性，减少脑缺血时的脑含水量，抑制血小板聚集。

镇静、催眠、抗惊厥 天麻钩藤饮可减少小鼠自主活动次数，延长戊巴比妥钠致小鼠睡眠时间，延长硫代氨基脲所致小鼠惊厥潜伏期。

抗氧化、改善血液流变学 天麻钩藤饮可提高高血压病患者的抗氧化能力。肝阳上亢高血压病患者口服天麻钩藤饮后，血清谷胱甘肽过氧化物酶（GSH-Px）和过氧化氢酶（CAT）的活力升高。天麻钩藤饮对大鼠血液流变性有改善作用，能抑制血小板聚集，降低小鼠毛细血管通透性。

抗炎 天麻钩藤饮对小鼠醋酸所致小鼠扭体反应均具有抑制作用，呈现量效关系。

毒性与不良反应、体内过程 暂无研究报道。

（梁爱华　于长安）

开窍药药理（pharmacology of resuscitation medicinals）

开窍药是具辛香走窜之性，以开窍醒神为主要作用，主治闭证神昏的药物。又称芳香开窍药。

发展历程 20 世纪 60 年代后期和 70 年代初开始研究开窍药的抗炎、消肿作用；20 世纪 70 年代，进一步对开窍药抗炎、抗菌作用及其机制进行了广泛地研究；同时开始在中枢神经系统作用如催醒作用以及心血管系统如抗心绞痛等作用方面开展了研究。20 世纪 80 年代以来，对心血管系统作用的研究不断深入，研究了开窍药对心肌收缩力、心肌血流量的改善作用以及抑制凝血、抗血小板聚集、抗血栓等药理作用，同时对开窍药透过血脑屏障、改善脑缺血、减轻脑损伤和炎症的作用及其机制开展了大量研究。开窍药的药理研究范围逐步扩大，包括调节免疫、抗生育、抗肿瘤等作用研究。

研究内容 开窍药药理研究的药物包括麝香、冰片、苏合香、石菖蒲、安息香、安宫牛黄丸等。开窍药主要作用于神经系统、心血管系统、内分泌和免疫系统等，具有兴奋中枢神经系统、抗心肌缺血、改善脑血流、抗炎、抗生育等作用。①中枢神经系统作用：开窍药可透过血脑屏障，作用于中枢神经系统，对大脑皮质具有兴奋作用。可缩短戊巴比妥钠引起的睡眠时间，具有唤醒作用。这一作用与开窍药诱导肝脏代谢酶，使得戊巴比妥钠血液浓度降低有关。开窍药还可提高耐缺氧能力，对神经细胞损伤具有保护作用；可抑制癫痫发作，改善脑电图。有的开窍药如石菖蒲具有抗抑郁作用，还可减轻动物老年痴呆病变，改善学习记忆功能。开窍药容易被肠黏膜快速吸收，并迅速透过血脑屏障，在中枢神经中分布，从而发挥中枢神经系统保护作用。②抗炎、抗菌作用：开窍药对致炎剂引起的水肿炎症具有消肿止痛作用。在急性期减轻毛细血管渗出，抑制白细胞游走，降低炎性因子释放；在炎症后期抑制肉芽组织的增生；对革兰阳性细菌和革兰阴性细菌具有抗菌作用。③心脑血管系统作用：开窍药具有增强耐缺氧能力，改善心肌缺血、增加心肌血流量、降低心肌耗氧量、拮抗缩血管剂导致的血管收缩等作用。可改善血流动力学和血液流变学，降低血小板聚集，抑制血栓形成。④抗生育作用：开窍药对子宫平滑肌具有兴奋作用，可促使子宫收缩，妊娠子宫更为敏感，从而显示有抗生育作用。妊娠早期给予开窍药显示有抗着床和抗早孕作用；妊娠中、后期给予开窍药可导致流产。

（梁爱华）

麝香（Moschus）

鹿科动物林麝 *Moschus berezovskii* Flerov、马麝 *Moschus sifanicus* Przewalski 或原麝 *Moschus moschiferus* Linnaeus 成熟雄体香囊中的干燥分泌物。味辛，性温。归心、脾经。具有开窍醒

神，活血通经，消肿止痛的作用。用于热病神昏、中风痰厥、气郁暴厥、中恶昏迷、经闭、癥瘕、难产死胎、胸痹心痛、心腹暴痛、跌扑伤痛、痹痛麻木、痈肿瘰疬、咽喉肿痛。天然麝香的主要成分包括大环酮类（麝香酮，降麝香酮）、含氮杂环类（麝香吡啶）和甾体类（胆甾醇和多种雄甾烷衍生物）等化合物，尚含蛋白质、肽类、氨基酸和无机盐等。

药理作用 麝香为传统开窍醒神药，可透过血脑屏障，对中枢神经系统、心脑血管系统均有作用，尚有抗炎、抗肿瘤、兴奋动物呼吸、兴奋子宫等作用。

中枢神经系统 ①促进药物透过血脑屏障：麝香可诱导血脑屏障的生理性开放，增加血脑屏障的通透性。②改善脑缺血，减轻脑损伤：麝香及麝香酮可减轻脑缺血造成的脑水肿，改善局灶性脑缺血再灌注所引起的损伤，减轻脑水肿，改善神经功能缺损，具有抗脑缺血作用。麝香可降低病理状态下开放的血脑屏障通透性，改善脑部微循环，减轻创伤后脑水肿，其作用与抑制水通道蛋白-4（AQP-4）在损伤脑组织中的表达、减少 N-甲基-D-天冬氨酸（NMDA）受体 I 型亚单位（NR1）蛋白表达、减轻兴奋性氨基酸毒性有关。人工麝香能降低大鼠局灶性脑缺血再灌注后脑组织基质金属蛋白酶-9（MMP-9）mRNA 及 MMP-9 蛋白的表达水平，从而降低血脑屏障的通透性，减轻脑缺血后脑水肿。③双向调节中枢神经系统：麝香对中枢神经系统有双向影响，低剂量兴奋中枢，高剂量则抑制中枢。低剂量人工麝香和天然麝香能缩短大鼠的睡眠时间，躁动次数增多，而高剂量时人工麝香和天然麝香

均延长大鼠的睡眠时间，躁动次数减少。④保护神经细胞：麝香提取物对可抑制星形胶质细胞分泌炎性因子 IL-6，对脂多糖所致神经细胞炎性损伤具有保护作用。

心血管系统 ①抗心肌缺血：人工麝香能提高动物耐缺氧能力，改善垂体后叶素引起的心肌缺血，提高 SOD 活性，减少心肌损伤和心肌酶乳酸脱氢酶（LDH）、肌酸激酶（CK）释放，对心肌细胞具有保护作用。麝香合剂能下调缺血区心肌组织中肿瘤坏死因子-α（TNF-α）mRNA 的表达，减少急性心肌梗死大鼠和急性心肌梗死犬的心肌梗死范围。②抑制血管内皮细胞凋亡：麝香酮可通过稳定线粒体膜电位，降低细胞通透性，减少 Ca^{2+} 内流，从而抑制 H_2O_2 所致的血管内皮细胞凋亡，起到保护内皮细胞的作用。③调节血脂：人工麝香可降低大鼠高脂血症血液总胆固醇、三酰甘油和低密度脂蛋白，降低 C 反应蛋白、内皮素-1（ET-1）、TNF-α 水平，减轻血管痉挛和炎症反应。

抗炎 人工麝香和天然麝香均能够抑制二甲苯所致小鼠耳肿胀和大鼠足跖注射角叉菜胶引起的炎性肿胀，且对大鼠皮下埋入塑料环导的肉芽肿形成具有抑制作用。

抗肿瘤 麝香对 S_{37}、S_{180}、U14 及小鼠肝瘤有抑制作用，对离体肿瘤细胞有抑瘤作用。麝香酮对裸鼠血管内皮细胞生长因子（VEGF）、碱性成纤维细胞生长因子（bFGF）等乳腺癌组织血管生成相关因子的表达有抑制作用。

兴奋动物呼吸 麝香和麝香酮均具有兴奋动物呼吸的作用，应用后能够使动物呼吸频率和深度增加。

兴奋子宫 麝香对动物离体

子宫和在体子宫呈兴奋作用，后者更为敏感，妊娠的又较非妊娠的敏感，对非妊娠的作用发生较慢但较持久。

毒性与不良反应 麝香酮毒性低，其半数致死量（LD_{50}）为 290.7±20.76 mg/kg，亚急性毒性试验对大鼠肝脾有一定影响。人工麝香对胚胎干细胞的发育有抑制，对妊娠子宫有兴奋作用，可造成流产。有因口服少量麝香出现高热、呼吸困难，严重肝功能损伤及急性肾损害，以及新生儿口服麝香 3 滴出现中毒的报道。

体内过程 麝香有效成分麝香酮在大鼠体内的药代动力学符合二房室模型。麝香酮在肠胃道能迅速吸收，灌服麝香酮 1.5 小时即达血浆和脑组织最高浓度，显示麝香酮很快透过血脑屏障进入脑组织。麝香酮在十二指肠中的吸收速率高于空肠和回肠，吸收程度高于回肠。麝香滴眼后，易渗透到眼内各组织，在泪液和眼内各组织中的半衰期（$t_{1/2}$）较长，尤其在泪液、玻璃体中长达 8 小时以上，且浓度较高。

（梁爱华 董 伟）

bīngpiàn

冰片（borneol） 包括龙脑冰片、合成龙脑、艾片、国产梅片 4 种。它们在来源、性质、主要成分方面都有差别。龙脑冰片为龙脑香科植物龙脑香 *Dryobala-nops aromatic* Gwaertn. f. 的树脂和挥发油加工品提取获得的结晶，为近乎纯粹的右旋龙脑。合成龙脑是用分馏松节油所得的 α-蒎烯酯化合成或将樟脑与二氧化碳、钠右苯反应生成的异龙脑。艾片为菊科植物艾纳香 *Blumea balsamifera* DC. 的提取加工制成品。国产梅片为樟科植物梅片树 *Typus physiologions* Cinnanloni. 的新鲜枝叶经

水蒸气蒸馏收集馏出液而析出的结晶。冰片味辛、苦，性微寒。归心、脾、肺经。具有开窍醒神，清热止痛的作用。用于热病神昏、惊厥，中风痰厥，气郁暴厥，中恶昏迷，胸痹心痛，目赤，口疮，咽喉肿痛，耳道流脓。龙脑冰片的主要成分为右旋龙脑，艾片主要为左旋龙脑，而合成冰片尚含大量的异龙脑。

药理作用 冰片为传统醒神开窍药，药理作用的研究多集中于中枢神经系统。冰片对中枢神经系统有双向调节作用，可开放血脑屏障，有抗脑缺血、脑保护作用。①中枢神经系统双向调节：冰片既有镇静、抗惊厥又有醒脑的作用，可缩短戊巴比妥钠持续睡眠时间，延长苯巴比妥钠睡眠时间，对印防己毒素（苦味毒）诱导的中枢神经兴奋作用有拮抗作用，能延长惊厥潜伏期。小鼠口服天然冰片后，出现先兴奋后抑制状态，脑内天冬氨酸含量先增加后降低，γ氨基丁酸含量增加。其作用机制与其对中枢兴奋抑制性氨基酸类神经递质释放的调控作用有关。②促进药物透过血脑屏障：冰片可诱导血脑屏障的生理性开放，能促进与其合用的其他药物如地西泮（安定）、薯蓣皂苷等通过血脑屏障，而发挥协同作用。③抗脑缺血、保护脑：冰片对脑缺血、缺氧有保护作用，可降低环氧化酶-2（COX-2）及五酯氧酶（5-LOX）活性，对脑缺血再灌注损伤恢复早期炎性损伤有保护作用。④抗炎、镇痛：冰片具有镇痛、抗炎作用，能抑制大鼠足跖肿胀度，延长小鼠疼痛反应时间，减少小鼠扭体次数。冰片对大鼠外伤引起的急性疼痛有抑制作用。

毒性与不良反应 小鼠灌胃龙脑、异龙脑、合成冰片的半数致死量（LD$_{50}$）分别为2879 mg/kg、2269 mg/kg、2507mg/kg；天然冰片对小鼠的急性毒性存在昼夜差异，明期（小鼠休息期）毒性小于暗期（小鼠活动期），给予天然冰片后动物先出现短暂的兴奋状态，继而转入抑制、昏睡、死亡。死亡小鼠解剖未发现主要脏器肉眼改变，故天然冰片急性毒性以中枢神经毒性为主。天然冰片与合成冰片未见到生殖毒性，合成冰片未见有致突变性。在兔眼长期应用天然冰片与合成冰片，有较好的耐受性，长期应用无眼局部病理变化及肝肾功能损伤。关于冰片的不良反应的报道很少，有坐浴引起药疹1例，服含乳香、冰片的中成药致严重皮肤损害的报道1例。

体内过程 冠心病稳定性心绞痛患者含服速效救心丸后体内冰片的血药浓度-时间曲线符合一室开放模型，于16分钟左右即达血药浓度高峰，吸收半衰期短，在几分钟内即达血药浓度稳态。而单味冰片在大鼠体内的达峰时间为30分钟。

（梁爱华 董伟）

sūhéxiāng
苏合香（Styrax） 金缕梅科植物苏合香树 *Liquidambar orientalis* Mill. 的树干渗出的香树脂经加工精制而成。味辛，性温。归心、脾经。具有开窍，辟秽，止痛的作用。用于中风痰厥，猝然昏倒，胸痹心痛，胸腹冷痛，惊痫。苏合香为桂皮酸含量最高的香树脂，其化学组成含树脂（约36%）、水分（14%～21%）和油状液体。其中树脂部分由树脂酯类及树脂酸类组成，前者为树脂醇类与芳香酸（主要是桂皮酸、苯甲酸）结合而成的酯类；后者主要为齐墩果酮酸和3-表-齐墩果酮酸。油状液体大多由芳香族化合物和萜类化合物组成，芳香族化合物主要为桂皮酸及其酯类，萜类主要为单萜及倍半萜类。

药理作用 多集中在神经系统和心血管系统方面。

神经系统：苏合香对小鼠急性脑缺血缺氧具有保护作用，对其生理状态下的血脑屏障有开放效应，对病理状态下小鼠、大鼠血脑屏障功能的有保护效应，脂溶性部位（石油醚或乙醚提取物）是药物发挥此效应的主要有效部位。含有苏合香的中药制剂对实验性早期肝性脑病模型大鼠有治疗作用。苏合香能提高细胞上清一氧化氮（NO）含量，进而降低细胞 Ca^{2+} 的过度内流，保护缺糖缺氧诱导的神经细胞（PC12细胞）损伤。

心血管系统：① 抗心肌缺血、抗心律失常。苏合香能提高小鼠常压下的心肌耐缺氧能力，提高冠状动脉血流量，低氯仿诱导的小鼠室颤发生率。② 影响血流变。苏合香可抑制体内血栓形成、降低血液黏度和血细胞比容，降低血小板聚集率。

毒性与不良反应 苏合香多入成方制剂，且一般用量较小，未见毒性及不良反应。有新生儿服用苏合香丸15天以上出现中毒的报道，但导致不良反应的主要成分为麝香和朱砂，而新生儿中枢神经系统、血脑屏障发育不完善，肝内葡糖醛酸转移酶不足，使其不能对多种药物进行代谢处理而出现中毒。

体内过程 大鼠口服苏合香后，其主要成分肉桂酸吸收速度快，达峰时间（T_{max}）= 0.30 ± 0.16h，药-时曲线符合单室模型。

（梁爱华 董伟）

shíchāngpú

石菖蒲（Acorus Tatarinowii Rhizoma）

天南星科植物石菖蒲 *Acorus tatarinowii* Schott 的干燥根茎。味辛、苦，性温。归心、胃经。具有开窍豁痰，醒神益智，化湿开胃的作用。用于神昏癫痫，健忘失眠，耳鸣耳聋，脘痞不饥，噤口下痢。其主要成分为挥发油，挥发油的主要含 β-细辛醚和 α-细辛醚，还含有糖类、有机酸和氨基酸等。

药理作用 主要集中在中枢神经系统、心血管系统、呼吸系统、消化系统等方面。

中枢神经系统 ①透过血脑屏障：石菖蒲对血脑屏障有开启作用，增加血脑屏障的通透性，能促进与其配伍的其他药物通过血脑屏障，发挥"引经入脑"的作用。②抗痴呆、改善学习记忆：石菖蒲能通过抗自由基损伤和保护脑组织而改善阿尔茨海默病。石菖蒲的不同提取部位及活性成分 β-细辛醚、丁香酚可提高 β 淀粉样蛋白致学习记忆障碍模型小鼠的学习记忆能力，降低 β 淀粉样蛋白的沉积。石菖蒲水提取物对东莨菪碱、亚硝酸钠（$NaNO_2$）及 45%乙醇诱导的小鼠记忆损伤（记忆获得障碍，记忆巩固不良，记忆再现障碍）模型的学习记忆功能均有改善作用，该作用与乙酰胆碱酯酶的活性无关。③镇静抗惊厥：石菖蒲煎剂及挥发油均能使小鼠自发活动减少，能解除单笼饲养小鼠的攻击作用，与戊巴比妥钠合用有协同作用。细辛醚是镇静的主要成分。石菖蒲水溶性部分和挥发油中的 α-细辛醚有减少戊四氮致大鼠癫痫发作次数的作用。石菖蒲是通过抑制 γ-氨基丁酸转氨酶（GABA-T）活性以降低 γ-氨基丁酸（GABA）分解代谢，上调 GAD67 表达使 GABA 合成增加，上调 $GABA_A$ 受体表达以增强 GABA 介导的抑制功能来发挥抗癫痫作用。④抗抑郁：石菖蒲有一定抗抑郁作用，在小鼠悬尾实验中，能够缩短小鼠的不动时间，在大鼠获得性无助模型上也具有抗抑郁作用。其抗抑郁活性与增强 5-羟色胺（5-HT）神经系统的功能有关。

心血管系统 石菖蒲有抗心肌缺血作用，增加灌注压、主动脉血流量、冠状动脉血流量、心排血量，对抗缺血-再灌注引起大鼠心脏收缩功能障碍。石菖蒲挥发油有降低心肌细胞搏动频率、提高心肌细胞活力的作用。

呼吸系统 石菖蒲挥发油中所含的 β 细辛醚可延长组胺和乙酰胆碱引喘的模型豚鼠的哮喘发作潜伏期和跌倒潜伏期，拮抗因组胺和乙酰胆碱所致的离体支气管平滑肌痉挛，具有平喘的药理作用。

消化系统 石菖蒲水煎剂可促进消化液的分泌，制止胃肠异常发酵，并能缓解肠管平滑肌痉挛。石菖蒲的去油煎剂、总挥发油、α-细辛醚、β-细辛醚均能抑制离体家兔肠管自发性收缩，拮抗乙酰胆碱、磷酸组胺及氯化钡引起的肠管痉挛，增强大鼠在体肠管蠕动及小鼠肠道推进功能，还可促进大鼠胆汁分泌。

毒性与不良反应 曾有煎服石菖蒲、五味子后出现高热的报道。石菖蒲有效成分制剂细辛脑注射液有全身过敏反应报道。

体内过程 石菖蒲挥发油经灌胃给药，所含的 β-细辛醚在兔体内过程符合一级吸收二室模型，在体内吸收、分布均较快，20 分钟左右血药浓度达峰值，β-细辛醚绝对生物利用度很低，仅为 9.0%。β-细辛醚的组织分布很快，给药后 5 分钟，在各组织即可测到 β-细辛醚，给药后 10 分钟大部分血流丰富组织即达到较高药物浓度，其中小肠药物浓度最高，其次依次是肾、心、全血、肝、肺、脑、脾、肌肉，而给药 7 小时后，各组织中药物浓度均已下降90%以上。

（梁爱华 董伟）

ānxīxiāng

安息香（Benzoinum）

安息香科植物白花树 *Styrax tonkinensis* (Pierre) Craib ex Hart. 的干燥树脂。味辛、苦，性平。归心、脾经。具有开窍醒神，行气活血，止痛。用于中风痰厥，气郁暴厥，中恶昏迷，心腹疼痛，产后血晕，小儿惊风。安息香主要成分为总香脂酸，其中以苯甲酸含量最高，另外还有桂皮酸松柏醇酯、肉桂酸、肉桂酸苯丙酯、3-桂皮酰苏门树脂酸酯、苏合香素等。

安息香的药理作用：①抗脑缺血。安息香对小鼠急性脑缺血缺氧具有保护作用，对其生理状态下的血脑屏障有开放效应，对病理状态下小鼠、大鼠血脑屏障功能有保护效应。②保护神经细胞。安息香能提高细胞上清 NO 含量，进而减少细胞 Ca^{2+} 的过度内流，保护缺糖缺氧损伤的神经细胞（PC12 细胞）。③抗炎、解热。可降低内毒素或 2,4-二硝基酚所致大鼠体温的升高，对醋酸所致小鼠腹腔毛细血管通透性亢进均有抑制作用。

（梁爱华 董伟）

āngōng niúhuángwán

安宫牛黄丸（angong niuhuang pill）

由牛黄、水牛角、黄连、黄芩、栀子、朱砂、珍珠、麝香、冰片、雄黄、郁金组成。出自吴鞠通的《温病条辨》，本品为传统的温病三宝之首。具有清热解毒、镇惊开窍的作用。用于热病，邪入心包，高热惊厥，神昏谵语；中风昏迷及脑炎、脑膜炎、中毒性脑病、脑出血、败血症见上述证候者。

药理作用 安宫牛黄丸的主要功效为"醒脑开窍"。主要作用于中枢神经系统，抗心肌缺血、解热、抗炎等作用。

中枢神经系统 ①镇静：安宫牛黄丸对中枢神经系统具有镇静作用，能减少小鼠自主活动，协同增强戊巴比妥钠或硫喷妥钠对中枢神经系统的抑制作用，延长小鼠的睡眠时间。②抗惊厥：安宫牛黄丸注射液能对抗苯丙胺的兴奋作用，能延缓小鼠戊四氮性阵挛发作、对抗戊四氮惊厥和降低死亡率，但对硝酸士的宁诱发的小鼠惊厥作用和戊四氮诱发的小鼠惊厥无抗惊厥作用，也不能降低惊厥动物的死亡数。③抗脑缺血、保护脑：安宫牛黄丸对昏迷具有复苏作用，无赋形剂的安宫牛黄丸粉剂对水合氯醛致意识障碍小鼠有促醒作用。安宫牛黄丸对自发性高血压大鼠急性脑出血后脑水肿及神经功能缺损有改善作用；改善急性脑缺血大鼠的脑组织损伤，减少神经元凋亡比率，上调神经元内磷酸化 Akt 的表达，抑制脑出血后血肿周围脑组织中基质金属蛋白酶（MMP-9）和水通道蛋白-4（AQP-4）表达，抑制神经元凋亡的发生，促进神经功能恢复。安宫牛黄丸可提高内毒素损伤小鼠脑组织 Na^+-K^+-ATP 酶及 Ca^{2+}-Mg^{2+}-ATP 酶活性的作用，抑制诱导型一氧化氮合酶（iNOS）诱导产生过量的 NO，产生神经保护作用。

抗心肌缺血 安宫牛黄丸预处理对兔心缺血再灌注损伤有保护作用，能够降低兔缺血再灌注模型的炎性因子 TNF-α，改善兔缺血再灌注模型中兔的纤溶能力。

解热、抗炎 安宫牛黄丸对细菌内毒素引起的家兔发热有解热作用，降低脓毒症大鼠的死亡率，对肺、肝等重要器官有保护作用。安宫牛黄丸对百日咳杆菌注射家兔导致的毒血症脑水肿，能够减轻心、肺、肾病变，阻止肺内微血栓形成，降低毒性。

安宫牛黄丸及其减方的药理作用比较 安宫牛黄丸原方中的朱砂与雄黄含有重金属汞和砷。有些研究比较了全方（含雄黄和朱砂）与简方（不含雄黄和朱砂）的安宫牛黄丸的药理作用。结果显示，安宫牛黄丸及其简化方均有解热作用，与戊巴比妥钠有协同镇静作用，对亚硝酸钠（$NaNO_2$）诱导的小鼠缺氧死亡有保护作用，而对硝酸士的宁及戊四氮诱发小鼠惊厥均无保护作用。安宫牛黄原方及简方能不同程度的降低谷氨酸损伤神经元丙二醛（MDA）含量，提高超氧化物歧化酶（SOD）的活性。从对大鼠脑出血损伤的保护作用来看，全方及简方对大鼠脑出血损伤有保护作用，安宫牛黄丸全方的作用优于简方。从对内毒素脑损伤大鼠皮质脑电图作用的差异来看，全方和简方对慢波的作用相似，使慢波（δ 波）的活动减少，全方高剂量可使快波（β 波）活动增加，对内毒素脑损伤有脑电激活作用，简方的作用不明显。全方可部分逆转内毒素所致皮质单胺类神经递质的改变，而简方未有此作用。因此，朱砂、雄黄是安宫牛黄丸醒脑开窍作用的物质基础。

毒性与不良反应 通过比较安宫牛黄丸、朱砂和雄黄与 6 种常见汞或砷化合物的毒性。朱砂的细胞毒只有甲基汞的 1/5000，雄黄的细胞毒只有砒霜的 1/20～1/10，而安宫牛黄丸的毒性大于朱砂低于雄黄。连续 6 周小鼠分别灌胃安宫牛黄丸、朱砂、雄黄、氯化汞（相当于 1/10 朱砂的汞含量）、甲基汞（1/100 朱砂的汞含量）、亚砷酸钠（1/100 雄黄的砷含量）和砷酸钠（1/50 雄黄的砷含量），发现朱砂和安宫牛黄丸不引起病理变化，肝毒性较轻。安宫牛黄丸在临床上一般都是短期使用，中病即止，未见到其不良反应报道。

体内过程 安宫牛黄丸中总汞在正常大鼠的血液中的达峰时间为药后 0.5 小时，但在药后 2.0 小时内总汞的含量仍基本维持达峰时的水平。总砷在血液中的达峰时间为药后 1 小时。安宫牛黄丸中朱砂和雄黄中的总汞、总砷在大鼠的血液、肝脏、肾脏和脑组织中均有分布。总汞主要分布于肾脏和血液中，总砷主要分布于血液中。而在脑缺血模型大鼠，只有肾脏中的总汞含量较高，肾脏、血液中的总砷含量较高。

安宫牛黄丸中胆汁酸的药代动力学研究显示灌胃后，安宫牛黄丸中的牛磺胆酸、牛磺鹅去氧胆酸在小鼠体内的曲线下面积及其在肺组织中的分布高于天然牛黄，胆酸、牛磺胆酸在脑组织中的分布高于天然牛黄。

（梁爱华 董 伟）

bǔxūyào yàolǐ

补虚药药理（pharmacology of deficienoy-tonifying medicinals）

补虚药是以补虚扶弱、纠正人体气血阴阳虚衰的病理偏向为主要功效，以治疗虚证为主的药物。又称补益药，补养药。根据其作用和应用范围的不同分为补气药、补血药、补阴药、补阳药，分别可用于治疗相应的虚症。

研究思路 补虚药的中药药理研究，首先要考虑中医药理论的指导，即虚证主要是人体正气不足、物质耗损所引起的精神不振，体倦乏力、机体功能衰退等症状。对证还要辨清气血阴阳哪方不足，而药物又是治疗哪种相应的虚症，主要针对药物的功能、主治，开展相应的药理学研究。

选择动物模型：虚证从中医来说，有气、血、阴、阳与脏腑之虚；分别有气虚证、血虚证、阴虚证、阳虚证，气虚证又可分为心气虚、肾气虚、肺气虚、脾气虚等；阳虚证有心阳虚、肾阳虚、肺阳虚、脾阳虚等。中药药理研究时应尽可能选用相应的症候模型动物。虚症从现代医学角度，涉及神经、内分泌、免疫、代谢及消化等多个生理系统，补虚药还可能发现新的功能，中药药理研究时还要选用现代药理学模型动物。

选择研究内容：以改善虚症症候考虑，主要涉及神经、内分泌、免疫、代谢等方面内容。从治疗伴虚症的主要疾病考虑，可涉及多系统疾病，如心血管疾病、生殖系统疾病等。根据改善症候或治疗疾病具体情况，先选择一种症候或一个疾病，确定相应的模型动物和检测指标，开展系统深入地研究。

选用研究方法：①症候模型动物。已开展了大量研究，如有脾虚症、气虚症、肾虚症等症候模型动物，可选择应用，但症候模型动物与中医人体症候仍有一些距离，或距离较大，故制备中医症候模型动物的方法仍需完善或继续研究。②现代药理学模型动物。与临床疾病的相关性要好一些，但在具体实验时也应具体分析，如用制备肾性高血压的方法制成的高血压模型，用于观察用于代谢性高血压的药物，其相关性也很远，要选用合适的方法。③检测指标。随着分子生物学、系统生物学技术的不断深入或应用，把直接的药效指标不断弱化或弃用，如观察抗脾虚症药效，未检测脾虚相关指标如消化酶、消化液、胃肠移动等与中医脾虚直接相关的指标没有检测，而检测了与消化酶合成相关的一个通路；补虚药未观察血细胞数量和分类及血红蛋白，而检测了与血红蛋白合成相关的一个通路。检测指标首先应该选用与功能主治直接相关的指标，再做进一步的指标，如果直接指标作用很弱，进一步指标明显有效，其结果无法被应用。

研究内容 补虚药可补益人体气血不足、调节阴阳，从而增强体质、治疗疾病，现代药理研究重点考虑其"扶正固本"的功能，开展系统研究。

补虚药可通过对神经-内分泌-免疫（NEI）的调控，以神经递质、神经肽、激素与细胞因子所介导的神经、内分泌、免疫的作用及相互影响，促进机体内环境向稳态平衡的方向发展，使整体水平上维持机体稳态及正常生理功能。影响下丘脑-垂体-内分泌腺轴可调节免疫功能，免疫功能可影响内分泌轴及神经系统的功能，神经功能又可调节免疫功能。免疫功能是维持机体健康的重要基础，也是"正气"的基础；在此基础上，人体机能正常，抗病能力提高，使与健康相关的各个方面处于正常状态或向正常状态发展；补虚药通过提高免疫等作用促进机体内环境向稳态平衡的方向发展，也具有治疗某些疾病的药理作用。补虚药主要的研究内容包括以下各方面。

调节免疫：采用相应虚证、免疫低下及免疫功能紊乱等模型动物，研究补虚药对非特异性免疫、特异性免疫或体液免疫的作用，观察补虚药对巨噬细胞表面受体及吞噬活性，NK细胞表面标志和杀伤功能，T淋巴细胞增殖、表面标志、亚群及功能，B淋巴细胞增殖、表面标志及分泌抗体功能以及整体免疫功能等的影响。

调节内分泌：大多数临床虚证的患者，在病理形态上往往可见内分泌腺变性或萎缩，垂体前叶、肾上腺皮质、甲状腺、睾丸或卵巢均呈现不同程度的退行性变化，采用相应虚证动物模型或内分泌功能失调的动物模型，研究补虚药对内分泌功能的影响。①下丘脑-垂体-肾上腺皮质轴功能：观察肾上腺皮质激素样作用；测定肾上腺皮质激素生物合成和释放；尿中醛固酮含量测定等。②下丘脑-垂体-性腺轴功能：采用性激素样功能实验；测定性激素含量等。③下丘脑-垂体-甲状腺轴功能：采用甲状腺素样作用实验；测定甲状腺激素含量等。同时，进一步观察有关腺体的病理学变化。

调节中枢神经：采用相应虚症模型动物，观察补虚药对有关神经递质含量和受体功能的影响；以及脑兴奋性、脑微循环、脑血流量、脑内蛋白质合成等。

抗疲劳：采用相应的虚症或疲劳模型动物，观察补虚药对脑力和体力劳动能力的影响，观察指标包括减轻疲劳相关物质、劳动效率、肌力等。

抗应激：采用相应的虚症等模型动物，观察补虚药耐缺氧、耐低温、耐高温、耐有毒化学品等应激的能力。

调节代谢：虚证往往表现出机体蛋白质、核酸含量低下，糖代谢紊乱及脂质代谢紊乱等，补虚药可纠正营养物质缺失，也可影响物质代谢过程。采用相应虚证等模型，以血清蛋白、γ-球蛋白、糖、胰岛素、总胆固醇（TC）、三酰甘油（TG）等含量，研究补虚药对蛋白质和核酸的合成、糖代谢和脂质代谢的影响。也可观察补虚药降血脂、降血糖等作用。

延缓衰老：补虚药通过调整气血阴阳，使机体平衡，有利于延缓衰老。衰老理论有自由基学说、免疫功能改变学说、生物钟学说、内分泌系统失调学说等。采用相应虚症或衰老模型动物，观察补虚药对自由基及其对机体的损害（对核酸、蛋白质、糖类、脂类等影响）、清除自由基的酶（超氧化物歧化酶、谷胱甘肽过氧化物酶）、脑内单胺氧化酶和过氧化物质等的影响。

特殊药效补虚药除了调节免疫、内分泌等调整机体功能作用以外，还具有治疗某些疾病的特殊药理作用。①消化系统：补虚药能调节肠胃功能，可通过离体肠管、胃溃疡、肠易激综合征等模型，观察补虚药对离体肠管张力、收缩力及对胃酸、胃蛋白酶、胃黏膜等的影响。②心血管系统：采用各种心力衰竭、心律失常、冠心病和休克模型，观察补虚药对实验动物心肌收缩力、心排血量、耗氧量、血压等的影响，阐释补益药在抗心肌缺血、扩张冠状动脉、治疗心律失常等方面的机制。③神经系统：采用各种记忆障碍或脑缺血等神经损伤和抑郁、失眠等模型动物，观察补虚

药对行为学神经递质含量和受体功能及相关药效的影响。④血液系统：采用贫血或血虚等模型动物，观察补虚药对骨髓造血功能减退如红细胞减少和/或白细胞减少、贫血，白细胞减少症等，或出血等疾病的作用。

各类补虚药既有相似药理作用，也有各自特点，药理研究也应有侧重。应用中医虚证动物模型是阐明补虚药作用及其机制的主要途径。并应根据各类业务的特点，有重点地开展研究，如补气药研究应结合中医对气的认识，侧重于调节免疫、抗应激、增强消化功能、改善呼吸功能等方面。补血药研究应侧重于对免疫功能、造血功能、心血管功能及血液系统等的影响。补阳药常侧重于抗应激、性功能、性激素作用等的影响。补阴药侧重于对物质代谢、内分泌系统的影响。

（吕圭源）

rénshēn

人参（Radix Ginseng）五加科植物人参 *Panax ginseng* C. A. Mey. 的干燥根和根茎。味甘、微苦，性微温。归脾、肺、心、肾经。具有大补元气，复脉固脱，补脾益肺，生津养血，安神益智的功效。主要用于体虚欲脱，肢冷脉微，脾虚食少，肺虚喘咳，津伤口渴，内热消渴，气血亏虚，久病虚羸，惊悸失眠，阳痿宫冷。药理有效成分主要包括人参皂苷、人参多糖、多肽类化合物、氨基酸、蛋白质、酶、有机酸、生物碱、挥发油、微量元素等。人参皂苷按苷元分为 3 类：人参二醇类、人参三醇类和齐墩果酸类。人参二醇类主要有 Ra_{1-3}、Rb_{1-3}、Rc、Rd、Rg_3，其中 Rb_1 为活性较强的二醇类人参皂苷；人参三醇类主要有 Re、Rf、Rg_1、Rg_2、

Rh_1，其中 Rg_1 为活性较强的三醇类人参皂苷；齐墩果酸类有 Ro。人参多糖主要含有酸性杂多糖和葡聚糖。

药理作用　人参的主要药理作用是调节免疫、抗疲劳、抗应激、促进食欲和蛋白合成、抗氧化、延缓衰老、抗休克、抗心肌缺血、抗心律失常、调节血压、提高记忆、性激素样作用、降血糖、降血脂、促进造血、抗骨质疏松、抗肿瘤等。

调节免疫　人参水煎液灌胃给药，能促进正常小鼠脾淋巴细胞产生白介素-2（IL-2）。人参醇提液灌胃给药，能增加氢化可的松致免疫低下小鼠胸腺、脾系数和脾细胞分泌溶血素，提高巨噬细胞吞噬百分率及吞噬指数、淋巴细胞转化率和补体活性。人参多糖灌胃给药，能增加环磷酰胺（CY）致免疫低下小鼠腹腔巨噬细胞吞噬百分率、吞噬指数及半数溶血值；人参多糖或人参皂苷灌胃给药，能增加正常小鼠内皮系统吞噬指数和豚鼠血清补体；增加羊红细胞免疫小鼠血清抗体、溶血素、B 淋巴细胞和免疫球蛋白 IgG，降低血清 T 淋巴细胞；提高 CY 致免疫低下小鼠白细胞数和巨噬细胞吞噬功能，增加溶血素；增强荷瘤鼠巨噬细胞吞噬功能和溶血素生成。

抗疲劳、抗应激　人参水煎液饲喂给药，能增加缺氧和非缺氧大鼠全血、血细胞及血红蛋白中 2,3-二磷酸甘油酸含量，升高缺氧大鼠血浆 pH、氧分压，降低二氧化碳分压；增加悬吊或束缚加重游泳应激致慢性疲劳综合征大鼠的体重和食物利用率。人参醇提液灌胃给药，能增加小鼠缺氧存活时间和游泳存活时间；延长寒冷和高温环境下小鼠存活时

间，升高利血平化小鼠体温，降低多巴胺化小鼠体温，调节内毒素引起的体温波动。人参二醇组皂苷灌胃给药，能延长亚硝酸钠致毒小鼠的存活时间。人参皂苷 Rg_1 灌胃给药，能减缓甚至逆转大负荷运动训练小鼠白细胞减少。人参蛋白灌胃给药，能延长小鼠常压耐缺氧存活时间、亚硝酸钠中毒存活时间、急性脑缺血性缺氧张口喘气时间；延长小鼠游泳时间、降低血乳酸值、增加肝糖原及血清尿素氮含量。

促进食欲和蛋白合成 人参水煎液灌胃给予幼年大鼠，能增加食量，增加肝重和雌鼠体重，促进蛋白质合成；降低家兔总氮和氨基酸氮的排泄；人参液灌胃给药，能增加胃 G 细胞、D 细胞，增加 G 细胞中胃泌素和 D 细胞中生长抑素含量；增加饥饿大鼠肝中 RNA-P 含量，增强肝脏天冬酰胺-丙酮酸、亮氨酸-α-酮戊二酸、甲硫氨酸-α-酮戊二酸转氨酶的活性，对雌性动物尤为显著。

抗氧化、延缓衰老 人参水煎液灌胃给药，能提高老年大鼠环腺苷酸（cAMP）基础值和系统反应性，提高心脏和肺 β 受体数目、血清甲状腺激素（T_4）和皮质醇水平。人参总皂苷灌胃给药，能增加 D-半乳糖致衰老小鼠耗氧量、胸腺重量、脑 Na^+-K^+-ATP 酶活力和皮肤羟脯氨酸含量，降低脾重量以及心、肝脂褐素含量；增强皮肤超氧化物歧化酶（SOD）活力、羟脯氨酸含量及肝谷胱甘肽过氧化物酶（GSH-Px）活力，降低皮肤丙二醛（MDA）含量。人参二醇组皂苷灌胃给药，降低运动性疲劳模型大鼠血清、骨骼肌和肝丙二醛（MDA）含量，升高增多红细胞，升高骨骼肌和肝超氧化物歧化酶（SOD）活性；

升高骨骼肌 SOD 活性、线粒体膜电位、游离钙离子，降低 MDA，减轻骨骼肌肌纤维、细胞线粒体和细胞核等超微结构的损伤程度。人参根总黄酮灌胃给药，能增强 SD 大鼠脑组织 SOD 活性，在体外对 1,1-二苯基-2-三硝基苯肼（DPPH）自由基和羟自由基具有较强清除作用。

抗休克 人参皂苷延长过敏性休克和烫伤性休克动物的生存时间，增强失血性循环衰竭动物心脏收缩力和频率，提高心源性休克家兔存活率。

抗心肌缺血 红参水煎剂灌胃给药，能降低冠状动脉结扎致心肌缺血大鼠心肌 M 受体反应性（Kd 值）、减少心肌细胞凋亡。人参皂苷、人参芦头皂苷灌胃给药，均能减少大鼠心肌坏死面积，增强心肌腺苷三磷酸酶（ATP 酶）、琥珀酸脱氢酶（SDH）活力及糖原含量，改善异丙肾上腺素致心肌坏死模型大鼠的心电指标和病理组织学指标，降低血清肌酐磷酸激酶（CPK）、乳酸脱氢酶（LDH）、γ-谷胺酰转移酶（GGT）含量。

抗心律失常 人参水煎液灌胃给药，能降低氯仿诱发的小鼠室性纤颤发生率，推迟乌头碱诱发大鼠室性早搏（VP）、室性心动过速（VT）、室性纤颤（VF）和死亡的时间。人参醇浸液能减轻氯仿引起的兔心律不齐。红参水煎剂饲喂给药，能升高高位结扎冠状动脉前降支致心肌缺血大鼠室颤阈，增加缺血心肌对阿托品致颤作用的耐受性。

调节血压 人参对血压有双向调节作用，与剂量和机体状态有关：小剂量升高、大剂量降低麻醉动物血压；既可降低高血压患者血压，又可回升低血压或休

克患者血压。

提高记忆 人参粉末饲喂给药，可降低老年小鼠脑乙酰胆碱酯酶（AchE）活力。人参水煎液灌胃给药，可增加四血管阻断致脑缺血大鼠各脑区乙酰胆碱（Ach）含量，使大鼠从浅昏迷状态转入嗜睡站立状态。鲜人参根水煎液灌胃给药，能提高衰老小鼠学习记忆能力，增加脑内多巴胺（DA）含量，降低脑内单胺氧化酶（MAO-B）和心肌脂褐素。人参水提物灌胃给药，增强东莨菪碱致记忆障碍大鼠 T-迷宫交替作业试验空间作业记忆能力。人参皂苷 Rg_1 灌胃给药，能升高 SHR 大鼠前额叶、纹状体内多巴胺含量；增强纹状体神经元的细胞膜及细胞质 GDNF mRNA 基因表达，起到治疗注意缺陷多动障碍（ADHD）的作用。人参皂苷 Rd 在体外能提高脊髓运动神经元计数、存活率，明显降低 LDH 活性；人参皂苷 Rb_1 能减轻 β 淀粉样蛋白诱导的大鼠原代培养海马神经元凋亡，抑制 caspase-3 的活化和相关的信号通路。

性激素样作用 人参醇提物及其皂苷灌胃给药，能加快幼年小鼠出现动情期，增加小鼠卵巢和子宫重量。人参醇提液能缩短果蝇交配潜伏期，延长交配时间。人参二醇组皂苷灌胃给药，能降低精索静脉曲张模型大鼠血清及左右睾丸中过氧化脂质物（LPO）含量，提高左右睾丸血管紧张素转换酶（ACE）活性、升高 SOD 浓度。

降血糖 人参灌胃给药，能降低早期糖尿病鼠血糖；人参 50% 醇提物灌胃给药，能降低四氧嘧啶致糖尿病鼠发病过程中和发病后血糖。人参皂苷 Rg_1 灌胃给药，能降低链脲佐菌素致糖尿

病大鼠血糖和摄食量，促进肠道组织中胰高血糖素样肽-1 分泌，增加血浆中胰岛素含量；增加肾组织基质金属蛋白酶-9（MMP-9）水平，减少肾组织细胞外基质的集聚，减轻肾脏的纤维化；降低肾组织转化生长因子-β_1（TGF-β_1）和炎症反应因子的表达，降低肿瘤坏死因子-α（TNF-α）、单核/巨噬细胞表面特异性标志抗原（ED-1）水平，从而减轻糖尿病肾病大鼠的肾脏病理学改变。

降血脂 人参多糖灌胃给药，能降低高胆固醇血症小鼠和大鼠血清胆固醇（TC）、三酰甘油（TG）含量，升高高密度脂蛋白/低密度脂蛋白（HDL/LDL）比值。人参蛋白灌胃给药，能降低高脂饲料喂养致高血脂大鼠血清 TC、TG 含量。人参皂苷能降低高脂饲料致高胆固醇血症大鼠血清 TG、TC、HDL-C 含量。

促进造血 人参水溶性非皂苷部分灌胃给药，能减轻^{60}Co γ射线照射小鼠造血细胞辐射损伤。人参总皂苷、人参皂苷 Re 分别灌胃给药，能增加 X 射线照射小鼠脾结节数、脾集落总数、红系、巨核系及混合集落数；能够抗苯引起的骨髓损伤。人参蛋白灌胃给药，能增加γ射线辐射后小鼠外周血白细胞数，减少骨髓细胞微核数，增加红细胞 SOD 活性，抑制肝脏 MDA 含量升高，提高胸腺及脾指数。

抗骨质疏松 人参水煎液灌胃给药，能增加环磷酰胺造成的骨质疏松小鼠的骨钙、骨羟脯氨酸和胸腺重量；增加去卵巢大鼠骨钙，降低尿钙；能增加 CCl₄ 致肝损伤小鼠骨重量、骨钙总量和骨羟脯氨酸。人参皂苷灌胃给药，能增高糖皮质激素致骨质疏松大鼠腰椎及股骨的骨密度、最大载

荷、刚度，促进成骨细胞增加，抑制骨吸收，相对减少骨量丢失，改善骨代谢生化指标及骨生物力学性能。

抗肿瘤 人参水煎液灌胃给药，能降低二乙基亚硝胺致肝癌大鼠肝重/体重比值、肝癌结节总体积、γ-谷胺酰转移酶，减轻癌旁肝组织病变程度，改善肝细胞超微结构，延长生存期。人参总多糖灌胃给药，能减轻 S₁₈₀ 肉瘤小鼠瘤重。人参皂苷 Rg₁ 灌胃给药，能抑制小鼠宫颈癌-14（U-14）；人参皂苷灌胃给药，能消除荷卵巢癌的严重联合免疫缺陷小鼠腹水，减少腹腔中肿块播散，降低肿瘤组织中血管内皮细胞生长因子（VEGF）mRNA 和蛋白表达及微血管密度（MVD）。人参炔三醇及其类似化合物有助于缓解某些癌症疗法的副作用。人参皂苷 Rg₃ 灌胃给药，能减少二甲肼致大肠肿瘤小鼠大肠癌发生率、平均荷瘤数、腺癌百分率，降低大肠组织中 VEGF 表达和肿瘤中 MVD；可增加肺癌细胞系 LLC 细胞致荷瘤小鼠脾 CD4$^+$ T 细胞、CD8$^+$T 细胞的阳性率，促进肿瘤特异性 CTL 细胞诱生。

其他 人参须水煎液灌胃给药，能降低 CCl₄ 致肝损伤小鼠的肝、脾指数，降低血清丙氨酸转氨酶（ALT）、总蛋白（TP）含量，减轻 CCl₄ 引起的肝坏死病变。人参根多糖能抑制大鼠多种实验性胃溃疡；粗制的人参碱性多糖成分（GRA）灌胃给药，可预防盐酸/乙醇引起的小鼠溃疡。人参总皂苷灌胃给药，能缩短小鼠强迫游泳及小鼠悬尾不动时间，对"行为绝望"小鼠模型有对抗作用。人参多糖灌胃给药，降低高脂血症大鼠血液黏度，缩短红细胞电泳时间。人参皂苷 Rb 灌胃

给药，能改善实验性心肌梗死大鼠血液黏度，降低血清游离脂肪酸（FFA）含量。

人参粉饲料喂养，能延缓锥虫在血液中出现的时间和小鼠死亡时间，降低死亡前小鼠体内锥虫数。人参皂苷 Ro 灌胃给药，能改善乙酸损伤小鼠血管通透性；减轻化合物 48/80 引起的大鼠足水肿；减轻角叉菜胶引起的大鼠足水肿；降低佐剂诱导的关节炎大鼠血清中碱性磷酸酶（ALP）、血小板、纤维蛋白降解产物（FDP）、骨中钙及组织中羟脯氨酸含量，增加纤维蛋白原活性、血清中红细胞数及动脉中钙含量。人参皂苷 Rg₁ 能促进体外培养的压力性尿失禁（SUI）患者的尿道旁筋膜成纤维细胞内 DNA 合成、使细胞进入增殖周期。人参皂苷 Rg₃ 可降低马立克病毒感染鸡的发病率与肿瘤检出率，能保护感染鸡的免疫器官，增强了感染鸡的免疫力。人参皂苷能降低金黄色葡萄球菌侵入鼠肺上皮细胞的胞内菌含量，降低黏附因子及其整合素的表达，抑制相关炎性因子。

毒性与不良反应 人参不良反应表现为呕吐与神志昏迷、呼吸急促与发热、烦躁不安等症状；还包括四肢发热与皮肤瘙痒，头晕以及出现皮肤散在丘疹等过敏症状。

小鼠灌胃给药，人参粉末半数致死量（LD₅₀）为 5g/kg；人参根水提取物 LD₅₀ 为 1.65g/kg，人参根中性皂苷、人参皂苷 Rb₁ 和 Rg₁ 的 LD₅₀ 均大于 5g/kg。骨髓细胞微核试验、骨髓染色体畸变试验及精子畸变试验均证明：人参 0.25～2.5g/kg 或 2.15～8.6g/kg、人参浸膏 2～8g/kg、五年生鲜人参 1～4g/kg 及人参皂苷 2.15～8.6g/kg 口服无遗传毒性；

埃姆斯（Ames）非代谢活化或代谢活化系统试验均证明人参和人参皂苷致突变反应阴性；人参浸膏、五年生鲜人参最大耐受剂量（MTD）均在 15.0g/kg 以上，急性毒性试验未见明显中毒症状。人参细粉和超微颗粒的毒性极低，未测出 LD_{50}，两种药物制剂给小鼠灌胃 2 天后的最大耐受剂量为 7.38 g/kg，未见毒性反应，处死小鼠解剖后肉眼检查肝、肾脏亦未发现异常改变。

亚慢性毒性试验中，含人参 8.0g/kg、6.5g/kg、5.0g/kg 的饲料喂饲 Wistar 大鼠，能增加大鼠尤其是雄性体质量；见到人参对大鼠血液学变化的明显影响。

体内过程 人参皂苷 Rb_1 100mg/kg 大鼠灌胃，其在体内的药动学特征符合一室开放模型，达峰时间（T_{max}）= 7.20±5.49h、半衰期（$t_{1/2}$）= 25.91±15.84h、药时曲线下面积（AUC_{0-96h}）= 88.47±58.99（μg/ml）·h、达峰浓度（C_{max}）= 2.01±0.93μg/ml。

人参皂苷 Rg_1（纯度≥95%）150mg/kg 大鼠灌胃，47.46% 的原形药和代谢产物通过粪便排出体外，51.31% 的药物以原形或代谢产物的形式通过尿液排出体外；人参皂苷 Rg_1 300mg/kg 大鼠灌胃，其在体内的药动学特征符合一室开放模型，AUC_{0-t} = 99.76±8.91（μg/ml）·h、清除率（Cl）= 3.01±0.69L/（h·kg）、表观分布容积（V）= 22.75±2.09L/kg、分布半衰期（$t_{1/2\alpha}$）= 0.87±0.21h、消除半衰期（$t_{1/2\beta}$）= 18.68±2.74h、平均滞留时间（MRT）= 8.15±1.05h；口服相对生物利用度为 2.58%。

人参皂苷 Rg_3 胶囊人口服后 15~30 分钟即可在血浆中测到原形药，给药后 1 小时血药浓度可达峰值，$t_{1/2\alpha}$ = 0.46±0.12h，$t_{1/2\beta}$ = 4.9±1.1h，表明 Rg_3 在人体内分布快、消除快。Rg_3 口服后血浆浓度很低，3.2 mg/kg 口服后 C_{max} 值仅为 16±6ng/ml，0.8 mg/kg 口服后的 C_{max} 值仅为 4.4±0.8ng/ml。在所试剂量范围内，Rg_3 的吸收、消除属于一级动力学过程，其药时曲线符合口服吸收有滞后时间的二房室模型。人参皂苷 Rg_3 在 Caco-2 细胞上的摄取是时间及浓度依赖性，其被动转运系数（K_d）= 0.07 nmol/（h·mg），最大摄取速率（V_{max}）= 3.32 nmol·h/mg，米氏常数（K_m）= 16.31 μmol/L，降低加入代谢抑制剂叠氮化钠及 2,4-硝基酚后的摄取速率，表明 Rg_3 在肠道中的吸收是主动过程。

（吕圭源 陈素红）

rénshēnyè

人参叶（Ginseng Folium） 五加科植物人参 Panax ginseng C. A. Mey. 的干燥叶。味苦、甘，性寒。归肺、胃经。具有补气、益肺、祛暑、生津的功效。主要用于气虚咳嗽，暑热烦躁，津伤口渴，头目不清，四肢倦乏。人参叶的药理有效成分主要包括人参皂苷、人参多糖、黄酮、氨基酸、硫代巴比妥酸（TBA）等。人参皂苷主要有：Rb_{1-2}、Rc、Rd、Rg_{1-4}、Rg_{6-7}、Rf_{1-3}、Rf_{5-9}、F_{1-4} 等。多糖主要有：PG-I、PG-II、PG-III、RG-II。

药理作用 包括调节免疫、抗胃溃疡、延缓衰老等。

调节免疫 人参茎叶总皂苷灌胃给药，能促进 SHR 大鼠溶血空斑形成和淋巴细胞转化，提高正常大鼠溶血空斑、玫瑰花结形成和淋巴细胞转化。人参茎叶多糖灌胃给药，能增加感染眼镜蛇毒因子（CVF）豚鼠补体含量；可促进小鼠血清 IgG、IgA、IgM 的生成。

抗胃溃疡 人参叶弱酸性多糖（GL-4）灌胃给药，可抑制盐酸/乙醇导致的小鼠和大鼠胃损伤；也能抑制由水浸渍、吲哚美辛引起的胃溃疡的形成；降低幽门结扎大鼠胃液的酸度和胃蛋白酶活性。人参茎叶多糖能抑制大鼠多种实验性胃溃疡。

延缓衰老 人参茎叶皂苷灌胃给药，能提高衰老小鼠学习记忆能力，降低单胺氧化酶（MAO-B）和脂褐素含量；增加正常小鼠血红蛋白含量和红细胞中过氧化氢酶（CAT）、超氧化物歧化酶（SOD）活性，降低小鼠脑、肝脏过氧化脂质物（LPO）含量，降低大脑皮质和肝脏中脂褐素含量；降低链脲佐菌素致糖尿病大鼠 LPO 含量，提高 SOD 活性；降低温孵培养的老年大鼠心、肝、大脑线粒体、微粒体及红细胞膜丙二醛（MDA）的含量；延长人胚肺二倍体细胞的传代寿命，促进细胞生长增殖，增强肝腺苷三磷酸酶活性，降低碱性磷酸酶活性，促进 DNA 合成，提高巨噬细胞吞噬功能。

其他 人参茎叶灌胃给药，能改善异丙肾上腺素致心肌缺血模型大鼠的心电图和病理组织学指标，降低血清磷酸肌酸激酶（CPK）、乳酸脱氢酶（LDH）、γ-谷胺酰转移酶（GGT），提高心肌纤维糖原；增加正常和利血平化小鼠心肌细胞环腺苷酸（cAMP），增加正常小鼠环腺苷酸/环鸟苷酸（cAMP/cGMP）比值。人参茎叶皂苷、人参茎叶二醇组皂苷、三醇组皂苷能抑制犬心肌细胞 Na^+-K^+-ATP 酶的活性。

人参叶总皂苷灌胃给药，能抑制醋酸泼尼松所致雄性兔的血清总脂、总胆固醇（TC）、三酰甘油（TG）的升高和皮质醇的下降；降低家兔血清脂质含量，降低 TC/HDL 比值，高剂量能升高高密度脂蛋白（HDL-C）的含量，降低动物壁脂质含量及心、肝组织内 TC 水平；升高高脂模型大鼠血清 HDL-C；增加饲喂胆固醇致高脂模型兔细胞膜流动性，降低膜组分胆固醇/磷脂（ch/pl）比值。人参叶粗制剂大剂量口服，可降低注射肾上腺素、葡萄糖引起的动物高血糖；人参茎叶总皂苷灌胃给药，降低链脲佐菌素致糖尿病大鼠血糖。

人参叶甲醇提取物对酪氨酸酶催化的左旋多巴的氧化有抑制作用。人参茎叶乙醇提取物灌胃给药，能降低肾上腺内维生素 C 的含量。人参叶提取物对大鼠有抗利尿作用。

人参茎叶总皂苷灌胃给药，降低丝裂霉素 C 诱发的微核率；降低四氯化碳（CCl₄）和硫代乙酰胺中毒小鼠丙氨酸转氨酶（ALT），升高肝药酶 P₄₅₀、RNA、糖原含量；降低免疫性肝损伤小鼠血乳酸脱氢酶同工酶-5（LDH-5）含量；能降低烫伤性应激小鼠的死亡率；可提高大鼠在迷宫试验中条件性回避反应的出现率及分辨学习的正确率；改善电休克所致的记忆障碍作用；增加小鼠脑内 RNA 的含量和全脑去甲肾上腺素的含量；能抑制血瘀大鼠的血栓形成，降低其血细胞比容，增加血瘀动物红细胞膜流动性。人参茎叶皂苷对未成年小鼠、大鼠和猪均能促进其生长，在使动物体重增加的同时可增加肝和肌肉组织中蛋白质和 DNA 的含量。

人参叶二醇组皂苷可诱导小鼠网织细胞内瘤 ARS 细胞一定程度的表型逆转，抑制瘤细胞再接

种后体内生长；减轻 S₁₈₀ 肉瘤小鼠瘤重。抑制花生四烯酸、ADP、胶原和凝血酶诱导的血小板聚集，减少血小板血栓素 B₂（TXB₂）的产生和释放，增加血小板中 cAMP 含量。人参茎叶皂苷 Rb₁、Rg₁ 灌胃给药，能增加正常大鼠动脉壁前列环素（PGI₂）含量及血浆 PGI₂/TXA₂ 比值。

毒性与不良反应 人参叶口服液（含人参皂苷 40 mg/ml）分别按 1ml/L、2ml/L 和 4ml/L 添加到水中，AA⁺肉鸡自由饮用 28 天后生长正常，状态良好，未出现中毒症状及死亡，体重、血液学指标、血液生化学指标、脏器指数与对照组相比均无明显差异，停药 14 天后亦未出现迟发性不良反应。人参叶口服液分别按 40mg/kg、80mg/kg、160mg/kg 连续给药 28 天，Wistar 大鼠状态良好，生长正常，未出现中毒症状及死亡，体重、血液学指标、血液生化学指标、脏器指数与对照组相比均无明显差异，停药 14 天后亦未出现迟发性不良反应。

人参茎叶皂苷灌服 50g/kg 可引起小鼠安静和活动减少。

体内过程未见文献报道。

（吕圭源　陈素红）

xīyángshēn

西洋参（Panacis Quinquefolii Radix）五加科植物西洋参 *Panax quinquefolium* L. 的干燥根。味甘、微苦，性凉。归心、肺、肾经。具有补气养阴，清热生津的功效。主要用于气虚阴亏，虚热烦倦，咳喘痰血，内热消渴，口燥咽干。药理有效成分主要包括西洋参皂苷、西洋参多糖、氨基酸等。西洋参皂苷按苷元分为齐墩果烷类、20（S）原人参二醇类、20（S）原人参三醇类、奥克梯醇类。齐墩果烷类主要有人参

皂苷-Ro。20（S）原人参二醇类主要有人参皂苷-Rb₁₋₃、人参皂苷-Rc、人参皂苷-Rd，西洋参皂苷-R₁，绞股蓝苷 XI、X、VII。20（S）原人参三醇类主要有人参皂苷-Re、人参皂苷-Rf、人参皂苷-Rg₁₋₃、人参皂苷-Rh₁、人参皂苷 F₃。奥克梯醇类主要有假人参皂苷 F₁₁。

药理作用 包括调节免疫、抗疲劳、抗应激、促进唾液分泌、降血糖、调血脂、改善心功能等。

调节免疫 西洋参水煎液灌胃给药，能增加小鼠体重、胸腺重量、脾重、抗体效价、淋巴细胞转化率；能提高豚鼠迟发型超敏反应，提高小鼠单核细胞吞噬指数。西洋参醇提物灌胃给药，能提高伴刀豆球蛋白 A（Con A）诱导的小鼠血清脾淋巴细胞的增殖能力，提高小鼠血清溶血素抗体积数水平，高剂量组能增加小鼠溶血空斑数，提高小鼠腹腔巨噬细胞吞噬鸡红细胞的吞噬率。西洋参根粗多糖或多糖灌胃给药，能增加环磷酰胺致免疫功能低下模型小鼠外周血白细胞，增加胸腺和脾重量，促进小鼠淋巴细胞转化，增强正常和免疫功能低下小鼠肝、脾吞噬功能。西洋参多糖掺入饲料饲喂，能升高钴-60 辐照小鼠 T 淋巴细胞的增殖能力和迟发型变态反应程度，增高小鼠碳粒廓清指数，能降低小鼠血清中丙二醛（MDA）水平，提高小鼠血清超氧化物歧化酶（SOD）活性。

西洋参皂苷灌胃给药，可增多环磷酰胺致免疫抑制小鼠血小板（PLT）、白细胞（WBC）、红细胞（RBC）和血红蛋白（Hb），恢复小鼠免疫器官重量，减轻 2,4-D 所致的迟发型超敏反应，促进小鼠腹腔巨噬细胞代谢，增

强巨噬细胞吞噬功能，诱导巨噬细胞产生一氧化氮（NO），提高脾淋巴细胞转化率及淋转指数；提高血清谷胱甘肽过氧化物酶（GSH-Px）和超氧化物歧化酶（SOD）的活性，降低丙二醛（MDA）的水平，降低精子畸变率和微核形成率。

抗疲劳、抗应激 西洋参不同粒径超微粉（1μm、5μm、10μm）和常规粉（150μm）灌胃给药，能延长氢化可的松致阳虚模型小鼠游泳时间，提高其耐寒能力（-14℃），延长正常小鼠常压耐缺氧时间，提高运动疲劳小鼠血清肝糖原，降低血清尿素氮；能延长运动跑台小鼠游泳时间及在高温环境中存活时间。西洋参水煎液灌胃给药，能增强小鼠在40~42℃或45~46℃环境中的耐高温能力，抑制小鼠在50℃环境中的体温升高；提高低压缺氧下小鼠存活率，延长窒息性缺氧小鼠、两侧颈动脉结扎小鼠及氰化钾中毒小鼠的生存时间，减少小鼠耗氧量，延长异丙肾上腺素模型小鼠缺氧条件下的存活时间。西洋参水提物或总皂苷灌胃给药，能延长小鼠负重游泳时间，降低运动后小鼠血乳酸、血清尿素氮及肝糖原消耗量。西洋参片灌胃给药，能降低失神经腓肠肌各时间点肌肉环状指基因-1（MuRF-1）的 mRNA 和蛋白含量，减少 MuRF-1 的表达，降低骨骼肌蛋白降解速率；过表达 MuRF-1 能破坏大的肌联蛋白的稳定性而延缓骨骼肌萎缩。

促进唾液分泌 西洋参汤灌胃给药，可使脾虚大鼠血清睾酮的水平升高。西洋参提取物灌胃给药，增加甲状腺素加利血平所致甲亢型阴虚小鼠体重，进食量，进水量，改善虚弱症状，降低小鼠死亡率，促进阿托品造模家兔唾液分泌。

降血糖、调血脂 西洋参水煎液灌胃给药，降低高脂膳食配合链脲佐菌素（STZ）致胰岛素抵抗大鼠血糖（FBG）、空腹胰岛素（FINS），升高胰岛素敏感性指数（ISI），降低大鼠血清三酰甘油（TG）、总胆固醇（TC）、瘦素（LP）水平。西洋参灌胃给药，可升高 STZ 致胰岛素抵抗的大鼠 ISI，降低 TG、TC、游离脂肪酸（FFA）水平。西洋参干浸膏灌胃给药，能降低四氧嘧啶致高血糖模型小鼠血糖；西洋参皂苷灌胃给药，能降低葡萄糖或肾上腺素致高血糖模型小鼠血糖。西洋参二醇皂苷灌胃给药，能改善 STZ 致糖尿病肾病大鼠"消瘦、皮毛枯燥、多饮多食、多尿、尿液混浊"的状态，降低血糖，减少红细胞、血小板及血红蛋白；降低尿 β_2-微球蛋白（β_2-MG）、肾葡萄糖转运蛋白（GLUT-1）。

西洋参水提物、30%醇提物及 60%醇提物灌胃给药，能降低高脂饲料致胰岛素抵抗大鼠血清 LP 水平，30%醇提物能降低血清抵抗素水平；西洋参 30%醇洗脱物能降低血清肿瘤坏死因子-α（TNF-α）水平，提高血清脂联素（APN）水平，降低脂肪指数，降低抵抗素水平；60%醇洗脱物提高血清 APN 水平，可能通过影响胰岛素抵抗大鼠脂肪细胞因子，降低胰岛素水平。西洋参 30%、60%醇洗脱部位灌胃给药，能升高胰岛素抵抗大鼠的 ISI，降低血清 TG、TC、FFA 水平；能降低高脂饲料饲喂致胰岛素抵抗大鼠脂肪组织中抵抗素基因 mRNA 的表达，西洋参 60%洗脱物作用最强；能增强高热饮食加 STZ 致胰岛素抵抗大鼠骨骼肌 GLUT-4 mRNA 的

表达，快速转运葡萄糖，改善胰岛素受体 InsR 后抵抗。

改善心功能 西洋参水煎液灌胃给药，能提高病毒性心肌炎小鼠存活率，减少心肌细胞凋亡率、坏死率，改善外周血 T 细胞亚群比例，减少自身抗体；抑制正常小鼠红细胞的破裂，保护红细胞膜；改善柯萨奇病毒 B 组 3 型（CVB3）致病毒性心肌炎鼠心肌组织病理变化，降低 14d 病毒效价、心肌细胞凋亡坏死率、外周血抗心磷脂抗体（ACA-IgG）阳性率。西洋参提取物十二指肠给药，改善冠状动脉结扎致急性心肌缺血比格（Beagle）犬心脏血流动力学，提高模型犬左心室收缩期压力（LVP）、最大压力上升速度（+dp/dt$_{max}$）、最大压力下降速度（-dp/dt$_{max}$）、总外周阻力（TPR）、心排血量（CO），降低左心室舒张期压力（LVEDP）。西洋参总皂苷灌胃给药，缩短蟾酥致心律失常小鼠 Q-T 间期、降低 T 波幅度；降低冠状动脉结扎致心力衰竭模型大鼠全心质量指数、左心质量指数，升高左心室肌腺苷三磷酸（ATP）浓度，降低左心室肌线粒体膜通透性转变孔道（MPTP）活性。

其他 西洋参水煎液灌胃给药，缩短雄性小鼠跨骑潜伏期，增加跨骑频度，缩短交尾潜伏期，增加正常幼鼠睾丸重量；提高营养性贫血模型大鼠血红蛋白浓度，降低红细胞内游离原卟啉含量；能延长血浆凝固时间；可减少用 β 淀粉样蛋白（Aβ$_{25-35}$）处理 SH-SY5Y 细胞的损伤，提高细胞存活率、降低凋亡率，降低 Bax/Bcl-2 比值；能升高丝裂霉素引起的骨髓淋巴细胞 DNA 损伤小鼠的骨髓淋巴细胞有丝分裂指数，抑制由丝裂霉素（MMC）引起的染色体突

变，能减少 MMC 诱发的微核率。

西洋参总皂苷灌胃给药，能增强剥夺睡眠 24 小时小鼠学习记忆力，延长避暗试验潜伏期，减少受电击次数；抑制肾上腺素加冰水致血瘀模型大鼠血栓形成，降低血细胞比容、血浆比黏度，增加红细胞膜流动性；促进缺氧诱导的胎鼠大脑皮质神经细胞生长，阻止缺氧引起的神经细胞生长抑制以及坏死和凋亡；能降低胱天蛋白酶-3（caspase-3）、胱天蛋白酶-9（caspase-9）的表达，减少缺血再灌注心肌细胞的凋亡。西洋参多糖灌胃给药，抑制 S_{180} 荷瘤小鼠肿瘤生长。

毒性与不良反应 西洋参40% 醇提物（总皂苷≥24%，总多糖≥15%，总蛋白≥10%）灌胃给药，24 小时内灌胃 2 次，对雌雄小鼠急性经口的最大耐受剂量（MTD）均大于 10 g/kg；2.5 g/kg、5.0 g/kg、10g/kg 灌胃给药，小鼠骨髓细胞微核试验、小鼠精子畸形试验，以及沙门菌诱变试验（埃姆斯试验）均未见致突变作用。西洋参二醇苷 0.06～0.48g/kg 未引起小鼠精原细胞、骨髓细胞、雄性小鼠生殖细胞增加，说明对小鼠生殖细胞和体细胞无遗传学损伤作用。西洋参醇提物 0.404 g/kg、0.808 g/kg、1.617g/kg（人剂量 25、50、100倍）灌胃，大鼠 30 天喂养试验未见明显毒性反应。

体内过程未见文献报道。

（吕圭源 陈素红）

dǎngshēn

党参（Codonopsis Radix） 桔梗科植物党参 *Codonopsis pilosula*（Franch.）Nannf.、素花党参 *Codonopsis pilosula* Nannf. var. modesta（Nannf.）L. T. Shen 或川党参 *Codonopsis tangshen* Oliv. 的干燥根。味甘、微酸，性平。归脾、肺经。具有补中益气，健脾益肺的功效。用于脾肺虚弱，气短心悸，食少便溏，虚喘咳嗽，内热消渴等。

党参的药理有效成分主要包括苷类、多糖、黄酮类、党参碱、氨基酸、香豆素类等。苷类主要有党参苷Ⅰ、Ⅱ、Ⅲ、Ⅳ，丁香苷等。多糖主要有葡萄糖、菊糖等。氨基酸主要有苏氨酸、甲硫氨酸、亮氨酸、赖氨酸等。香豆素类主要有白芷内酯、补骨脂内酯、琥珀酸等。

药理作用 党参的主要药理作用是调节免疫、调节胃肠运动、抗肺损伤、降血糖、调血脂、延缓衰老、提高记忆、抗疲劳、抗辐射等。

调节免疫 党参水煎液或醇提物灌胃给药，能提升环磷酰胺致免疫抑制模型大鼠脾淋巴细胞分泌 IL-2；促进环磷酰胺致免疫抑制模型小鼠淋巴细胞转化和抗体形成，提高血凝抗体效价。党参水煎液灌胃给药，能提高 D-半乳糖致衰老模型大鼠血清 IL-2 含量，并降低血清 IL-6 含量。潞党参水煎剂加入饮水中饮用，能提高蛋鸡 H5N1 禽流感抗体效价，提高雏鸡的体液免疫水平及非特异性免疫功能，促进免疫器官的发育。饲料中添加党参，能增强仔猪蓝耳病（PRRS）疫苗及猪瘟疫苗（CSF）的免疫应答，具有免疫增强作用。党参多糖灌胃给药，能提高环磷酰胺致免疫低下小鼠的迟发型超敏反应，对抗环磷酰胺所致脾和胸腺萎缩，提高小鼠血清溶血素抗体。党参水提液加入鼠 J447 巨噬细胞培养液中，增强对巨噬细胞的吞噬活性；促进小鼠抗体生成；提高雏鸡ND-HI 抗体效价，促进外周血淋巴细胞增殖。磁处理的党参液灌胃给药，能促进单核巨噬细胞的吞噬功能。

调节胃肠运动 党参破壁粉粒灌胃给药，能够减小幽门结扎法致溃疡大鼠的溃疡面积，能降低溃疡的发生率。党参粉灌胃给药，能提高小鼠肠道乳杆菌水平并降低大肠埃希菌水平。党参水煎液灌胃给药，促进小鼠小肠炭末推进运动，促进阿托品和去甲肾上腺素造模小鼠的小肠推进；增加小鼠胃内残留率，促进阿托品造模小鼠的胃排空，调节在体小鼠胃运动；能抑制应激型、慢性乙酸型胃溃疡模型大鼠的溃疡指数，降低幽门结扎型胃溃疡模型大鼠胃液分泌量、总酸排出量、胃蛋白酶活性；能改善束缚水浸应激型溃疡模型大鼠的胃基本电节律（BER）紊乱，抑制胃运动亢进；促进小鼠小肠炭末推进运动，促进阿托品和去甲肾上腺素造模小鼠的小肠推进；增加小鼠胃内残留率，促进阿托品造模小鼠的胃排空，调节在体小鼠胃运动；提高Ⅲ度烫伤模型豚鼠血清胃泌素（GAS）和胃动素（MTL），减少肿瘤坏死因子（TNF-α）分泌；降低无水乙醇致胃黏膜损伤模型大鼠损伤指数；促进兔胃窦及十二指肠黏膜生长抑素分泌。

抗肺损伤 党参水提物灌胃给药，能提高油酸型呼吸窘迫综合征（RDS）模型大鼠的动脉血氧分压、血氧饱和度，降低二氧化碳分压，减小肺泡-动脉血氧分压差，纠正酸碱平衡，维持肺有效的摄氧功能，改善大鼠肺泡上皮细胞和毛细血管内皮细胞超微结构变化，使气体通过气-血屏障的弥散基本正常；减轻肺水肿，增加支气管肺泡灌洗液和肺细胞内磷脂（PL）、肺表面活性物质

（PS），改善Ⅱ型肺泡细胞内板层小体的超微结构。

降血糖、调血脂 党参喂服，降低高脂饲料致高脂血症家兔的低密度脂蛋白胆固醇（LDL-C）、总胆固醇（TC）、三酰甘油（TG）。党参多糖灌胃给药，降低四氧嘧啶诱导的糖尿病模型小鼠血糖和血清胰岛素，升高血清超氧化物歧化酶（SOD）活性，减少丙二醛（MDA）生成；降低氢化可的松琥珀酸钠致胰岛素抵抗小鼠血糖，增加胰岛素敏感性。党参总皂苷灌胃给药，降低高脂血症大鼠血清 TC、TG、LDL-C，升高高密度脂蛋白胆固醇（HDL-C）、HDL-C/TC 比值。

延缓衰老 党参水煎剂灌胃给药，改善 D-半乳糖致衰老小鼠的大脑组织神经细胞变性坏死、胶质细胞增生、神经元丢失等病变；增加衰老小鼠胸腺和脾指数，减少 $CD8^+$ T 细胞数量，增加 $CD3^+$、$CD4^+$ T 细胞数量，降低 $CD8^+$ T 细胞数量，增加 SOD 活力，降低 MDA 含量，改善肝、肾组织超微结构异常变化。甘肃党参水提取物灌胃给药，可抑制 D-半乳糖致衰小鼠脑细胞凋亡，上调细胞凋亡抑制基因 Bcl-2 的表达；增强海马结构及皮质神经元内 Bcl-2 表达。党参多糖灌胃给药，升高 D-半乳糖致衰老小鼠的胸腺和脾指数，降低血清和肝 MDA，升高 SOD 活力，降低脑脂褐质（LF），升高肾谷胱甘肽过氧化物酶（GSH-Px）、一氧化氮合酶（NOS）活力。

提高记忆 临床记忆量表测试显示，党参水煎剂能提高青年或中老年志愿者的左右脑两侧半球的记忆能力。党参水煎液灌胃给药，改善苯异丙基腺苷致小鼠学习记忆障碍和东莨菪碱致小鼠学习记忆获得性障碍，延长小鼠跳台试验的测试潜伏期，减少错误次数；改善东莨菪碱致空间障碍，增加小鼠电迷宫正确次数，增加大脑组织 SOD 活性。党参水提物灌胃给药，增加小鼠经过平台次数、平台停留时间和血清 SOD 水平；党参醇提物灌胃给药，增加小鼠血清 GSH-Px 和 SOD 水平。党参多糖灌胃给药，能延长亚硝酸钠所致记忆巩固障碍模型和 40% 乙醇所致记忆再现障碍模型小鼠的记忆潜伏期，减少错误次数；增加大脑组织 SOD 活性；缩短铅中毒小鼠到达平台时间，延长跳下平台的触电潜伏期，降低错误次数和触电时间，增加小鼠穿越平台次数，升高铅中毒小鼠 SOD 活性，降低丙二醛 MDA 含量。

抗疲劳 党参水提物灌胃给药，提高游泳运动后小鼠心肌糖原、琥珀酸脱氢酶（SDH）、乳酸脱氢酶（LDH），改善线粒体结构功能及三羧酸循环，减少乳酸堆积。党参多糖灌胃给药，能延长小鼠的负重游泳力竭时间，降低运动疲劳小鼠血清中的乳酸含量，可提高小鼠抗运动性疲劳能力。新疆野生党参总黄酮灌胃给药，能延长小鼠的负重游泳时间，提高肝糖原、肌糖原的储备量，能增强小鼠血清和肝脏的超氧化物歧化酶（SOD）活性，降低丙二醛（MDA）的含量，降低小鼠运动后血清尿素氮水平。党参水煎液灌胃给药，能增强小鼠急性耐缺氧能力，改善氰化钾与亚硝酸钠中毒性缺氧、异丙肾上腺素引起的小鼠心肌缺氧、两侧颈总动脉结扎所致的小鼠脑部循环障碍性缺氧。

抗辐射 党参水提物灌胃给药，提高 600 拉德 ^{60}Co 射线照射小鼠的存活率；增高 800 拉德 ^{60}Co 射线照射 15 分钟后小鼠血浆皮质酮。预防性给予党参水煎剂，可降低 X 辐射诱发的小鼠骨髓细胞染色单体型和染色体型畸变及畸变细胞数，给药剂量与染色体的畸变成负相关，与防护效应成正相关。党参总皂苷灌胃给药，能降低 15Gy ^{60}Co γ 射线致自由基异常增多小鼠心脏、肝脏组织和血清 MDA 含量，并提高 SOD 和 GSH-Px 活性。

其他 党参水煎剂连续灌胃给药，与环磷酰胺合用能延长路易斯（Lewis）肺癌荷瘤小鼠存活时间，提高日存活率；抑制瘤体增长，减少肺转移灶。党参多糖 CPS-3 对 BGC-823 人胃腺癌细胞的增殖有抑制作用，CPS-4 可抑制 Bel-7402 人肝癌细胞增殖。

党参水提物灌胃给药，能提高左冠状动脉前降支结扎致大鼠心梗左室内压上升/下降最大速率，改善左冠状动脉前降支结扎致大鼠心梗后心衰的发生发展；增加慢性心衰病人心排血量、每搏量及心脏指数，改善心功能；提高游泳运动后小鼠心肌糖原、琥珀酸脱氢酶（SDH）、乳酸脱氢酶（LDH），改善线粒体结构功能及三羧酸循环，减少乳酸堆积。

毒性与不良反应 党参水煎液灌服，小鼠半数致死量（LD_{50}）为 240.3g/kg。党参多糖 60g/kg 灌胃给药，连续观察 7 天，小鼠体重、活动情况、进食量、外表体征等均无不良影响。党参皂苷应用于肾移植可能加重移植肾的排斥反应。

体内过程未见文献报道。

（吕圭源　陈素红）

tàizǐshēn

太子参（Pseudostellariae Radix） 石竹科植物孩儿参 *Pseudoste-*

llaria heterophylla（Miq.）Pax ex Pax et Hoffm. 的干燥块根。味甘、微苦，性平。归脾、肺经。具有益气健脾，生津润肺的功效。主要用于脾虚体倦，食欲不振，病后虚弱，气阴不足，自汗口渴，肺燥干咳。太子参的药理有效成分主要包括太子参多糖、皂苷、磷脂类、氨基酸等。多糖主要有太子参多糖 PHP-A 和 PHP-B。磷脂类主要有溶磷酯酰胆碱，磷脂酰肌醇，磷脂酰甘油及磷脂酸等。氨基酸主要有组氨酸、亮氨酸、异亮氨酸、赖氨酸、甲硫氨酸等。

药理作用 太子参的主要药理作用是调节免疫、抗氧化、延缓衰老、抗肺损伤、抗心肌缺血、降血糖等。

调节免疫 太子参水提液及太子参粗多糖灌胃给药，能提高小鼠腹腔巨噬细胞吞噬率和吞噬指数，升高 CD3、CD4、CD4/CD8，降低 CD8，增加脾、胸腺重量，增强小鼠迟发型超敏反应（DTH）。太子参醇提取物灌胃给药，能增加小鼠的半数溶血值、白细胞、吞噬指数。太子参多糖灌胃给药，能增加小鼠脾和胸腺重量，提高小鼠血清溶血素，促进肝、脾吞噬细胞吞噬功能；增加环磷酰胺致免疫低下模型小鼠的胸腺、脾重量，增加胸腺 DNA、RNA 和脾 DNA，增加外周血白细胞及对白色葡萄球菌吞噬能力，促进小鼠 T、B 淋巴细胞转化，增强 DTH。

抗氧化、延缓衰老 太子参水提物、醇提物、皂苷粗提取物能抑制亚油酸氧化和 H_2O_2 诱导的红细胞溶血活性，有清除 DPPH 自由基、超氧阴离子自由基，抗脂质过氧化活性的作用。太子参水提物灌胃给药，能降低 D-半乳糖致衰老模型小鼠心、肝、肾组织丙二醛（MDA）水平，提高超氧化物歧化酶（SOD）及谷胱甘肽过氧化物酶（GSH-Px）活力，降低脑脂褐质含量。太子参醇提物灌胃给药，能降低自然衰老大鼠血清、肝、肾 MDA 水平，提高 SOD 及 GSH-Px 活力。太子参多糖使两性果蝇成虫的平均寿命延长 16.5%~27.4%、最高寿命延长 22.9%~31.8%。太子参多糖灌胃给药，能抑制小鼠脑组织 MDA 的生成，提高小鼠脑组织 GSH-Px 和 SOD 酶活力。

抗肺损伤 太子参浸膏灌胃给药，延长长期被动吸烟小鼠的耐缺氧时间，减轻烟雾对小鼠呼吸器官的损伤，改善各级肺内支气管腔面组织的光学显微结构及超微结构病理变化，减轻扫描电镜下被动吸烟小鼠气管上皮细胞纤毛的损伤（改善纤毛数量、长度、排列方式等）。太子参皂苷（纯度 30%）、太子参粗多糖（纯度 38.4%）灌胃，降低急性心肌缺血大鼠的肺指数，改善肺组织的病理学状态，减轻肺组织充血、水肿及炎细胞浸润等病变。

抗心肌缺血 太子参水煎液灌胃给药，能改善冠状动脉结扎致心肌缺血诱导慢性心衰模型大鼠的血流动力学，降低血清肿瘤坏死因子-α（TNF-α）和白介素-6（IL-6）水平，降低心肺指数、心肌重构指数，抑制左心室组织基质金属蛋白酶-2（MMP-2）与 MMP-9 的活力和 mRNA 的水平，降低左心室羟脯氨酸含量，提高抗氧化酶的活力和 T-AOC 的水平，降低 MDA 的含量；改善急性心肌梗死后慢性心衰大鼠的心肌病理损伤，抑制诱导型一氧化氮合酶（iNOS）的活力与 mRNA 及蛋白的表达。太子参皂苷（纯度 30%）灌胃，改善冠状动脉结扎致急性心肌缺血大鼠的血流动力学，升高左室收缩压（LVSP）、左室内压最大升降速率（±dp/dp_{max}），降低左室舒张末期压（LVEDP）；降低心指数，减小心肌梗死面积；改善左心室的病理学状态。太子参粗多糖（纯度 38.4%）灌胃给药，能增加结扎左冠状动脉致急性心肌梗死（AMI）大鼠重量，改善大鼠异常的血流动力学指标，升高 LVSP，降低 LVEDP，减小心肌梗死面积，减轻左心室组织心肌细胞减少、成纤维细胞增生、炎细胞浸润等病变；提高大肠埃希菌内毒素诱导的心肌细胞损伤导致线粒体琥珀酸脱氢酶（MSDH）活力的降低、降低乳酸脱氢酶（LDH）外漏率及台盼蓝染色率，提高 cNOS 表达，降低 eNOS 表达与 NO 含量。

降血糖 太子参水煎液灌胃给药，能降低氢化可的松琥珀酸钠（HCSS）诱导胰岛素抵抗小鼠血糖；降低链脲佐菌素（STZ）诱导糖尿病模型小鼠血糖、血清胰岛素，升高胰岛素敏感性指数。太子参多糖（纯度>50%）灌胃给药，降低四氧嘧啶致糖尿病模型小鼠血糖，增加小鼠体重、肝糖原含量，升高脾、胸腺指数，升高血清 SOD 水平，降低 MDA 含量，减轻胰腺病理组织学变化；改善 STZ 致糖尿病模型大鼠和小鼠的糖耐量，降低空腹血糖，提高胰岛素水平，降低血清总胆固醇（TC）、三酰甘油（TG）；升高高糖高脂合并 STZ 致糖尿病模型大鼠血清高密度脂蛋白胆固醇（HDL-C）含量，降低血清 TC、TG、低密度脂蛋白胆固醇（LDL-C）、肌酐（SCr）、尿素氮（BUN）水平，减轻肾脏病理组织学变化。

其他　太子参水煎液灌胃给药，能延长小鼠的游泳时间、缺氧状态下的存活时间、耐高温及耐低温时间。太子参多糖灌胃给药，能延长小鼠游泳时间、常压缺氧存活时间、低温（－20℃）存活时间和延长急性脑缺血小鼠的张口呼吸次数和持续时间；延长负重游泳小鼠的游泳时间；降低东莨菪碱致记忆获得障碍小鼠受电击后的错误反应次数。太子参皂苷 A 有抗病毒的作用，对疱疹病毒活性最强。

8 个不同产地的太子参醇提物灌胃给药，能降低利血平造模小鼠脾虚体征阳性发生率，升高脾虚小鼠体重和肛温，提升脾虚小鼠脾和胸腺指数，延长脾虚小鼠低温（15℃）游泳时间，延长脾虚小鼠常压耐缺氧时间。太子参水煎液灌胃给药，能协同黄连对抗模型小鼠的胃黏膜幽门螺杆菌，促进幽门螺杆菌感染引起的黏膜损伤修复和炎症消退；体外对幽门螺旋杆菌的最低抑菌浓度为 60g/L。

毒性与不良反应　SD 大鼠妊娠第 6～17 天经口灌胃给予太子参提取液 1.25 g/kg、2.5 g/kg、5.0g/kg，观察母鼠一般状况、体重、窝仔和胎仔参数、胎仔形态变化。结果孕鼠的生殖能力、胚胎形成、胎鼠外观、骨骼及内脏生长发育等指标均无明显异常，未见明显的大鼠母体毒性、胚胎毒性和致畸性。

体内过程未见文献报道。

（吕圭源　陈素红）

huángqí

黄芪（Radix Astragali）　豆科植物蒙古黄芪 *Astragalus membranaceus* (Fisch.) Bge. var. *mongholicus* (Bge.) Hsiao 或膜荚黄芪 *Astragalus mem-*

branaceus（Fisch.）Bge. 的干燥根。味甘，性微温。归肺、脾经。具有补气升阳，固表止汗，利水消肿，生津养血，行滞通痹，托毒排脓，敛疮生肌的功效。主要用于气虚乏力，食少便溏，中气下陷，久泻脱肛，便血崩漏，表虚自汗，气虚水肿，内热消渴，血虚萎黄，半身不遂，痹痛麻木，痈疽难溃，久溃不敛。黄芪的药理有效成分主要包括黄芪多糖、黄芪总苷、黄芪总黄酮等。皂苷类主要有黄芪苷Ⅰ、Ⅱ、Ⅵ，大豆皂苷Ⅰ等。多糖主要有：黄芪多糖Ⅰ、Ⅱ、Ⅲ，杂多糖 AH-1、AH-2，酸性多糖 AMon-S 等。黄酮类主要有刺芒柄花素、毛蕊异黄酮、熊竹素等。

药理作用　包括调节免疫、抗疲劳、抗应激、调节胃肠运动、抗肺损伤、利尿与抗肾损伤、抗肝损伤、抗氧化、延缓衰老、降血糖、调血脂、促进造血等作用。

调节免疫　黄芪破壁粉灌胃给药，增加环磷酰胺（Cy）致免疫低下模型小鼠的脾和胸腺指数，增加小鼠炭粒廓清吞噬指数、吞噬系数；提高单核巨噬细胞的吞噬能力。黄芪及蜜炙黄芪水煎液灌胃给药，提高正常小鼠碳廓清指数和小鼠脾自然杀伤细胞（NK）活性，诱生干扰素；促进肾病综合征大鼠白介素-2（IL-2）诱生；提高老龄小鼠脾、胸腺指数，增强老龄小鼠腹腔巨噬细胞的吞噬作用。黄芪总黄酮灌胃，提高经^{60}Co γ 射线照射小鼠淋巴细胞转化率与吞噬细胞吞噬率、小鼠生存期和存活率；抑制小鼠迟发型超敏反应，促进脾淋巴细胞增殖，提高血清溶血素水平。黄芪多部位组合（黄芪多糖、皂苷、酮及酚）灌胃给药，促进伴刀豆球蛋白 A 诱导的肝损伤小鼠

脾淋巴细胞增殖反应，抑制腹腔巨噬细胞分泌 IL-1、肿瘤坏死因子（TNF-α）。黄芪多糖灌胃给药，提高肺气虚模型小鼠的胸腺和脾指数，提高辅助性 T 细胞，降低抑制性 T 细胞，提高 TH/TS 比值，提高血清 IL-6、干扰素-γ（IFN-γ）水平；升高大肠埃希菌内毒素致乳腺炎模型大鼠的乳腺组织 IL-2 浓度，外围血 CD4$^+$ T 细胞，降低 CD8$^+$ T 细胞；提高小鼠的足跖肿胀度、脾生成抗体细胞数、半数溶血值及巨噬细胞吞噬功能；减小弗氏佐剂致口腔溃疡模型大鼠的溃疡面积，提高表皮细胞生长因子（EGF）、CD4$^+$/CD8$^+$比值；降低卵蛋白致哮喘大鼠的肺泡灌洗液总细胞数、嗜酸性粒细胞数及 IL-3 水平。

抗疲劳、抗应激　黄芪水煎液灌胃给药，延长大鼠游泳时间；提高小鼠游泳后肝糖原含量。黄芪提取物（主要含黄芪甲苷、毛蕊异黄酮和刺芒柄花素）灌胃给药，减少血清和骨骼肌乳酸含量，降低血清乳酸脱氢酶（LDH）和尿素氮（BUN）含量，降低血清和骨骼肌丙二醛（MDA）含量，增加糖原储备；够延长小鼠负重游泳时间、增强骨骼肌收缩能力，增加血清超氧化物歧化酶（SOD）活性，减少 MDA 的含量。膜荚黄芪苷灌胃给药，延长小鼠游泳时间，降低小鼠耗氧量。黄芪多糖灌胃给药，延长小鼠游泳至力竭的时间；逆转递增负荷训练所引起的大鼠体重下降；延长小鼠力竭游泳时间。黄芪冰冻微粉灌胃给药，延长小鼠在密闭缺氧条件下存活时间。黄芪水煎液灌胃给药，延长小鼠在无氧条件下存活时间。膜荚黄芪灌胃给药，减少低温（－5℃冰箱 6 小时）、高温（45℃±1℃孵箱 70 分钟）环境中

的小鼠死亡率。

调节胃肠运动 黄芪水煎液灌胃给药，减弱正常小鼠胃排空，促进阿托品造模小鼠胃排空；促进正常小鼠、阿托品和异丙肾上腺素造模小鼠小肠推进；延长健康犬十二指肠 II 相时程，缩短空肠 I 相时程，延长 II 相及总周期时程，提高小肠（主要是空肠）运动和平滑肌紧张度；增加犬在体和离体小肠耗氧量；减弱脾虚型肠易激综合征模型大鼠的胃肠推进功能，增强十二指肠最大收缩力和最小舒张力，减少收缩幅度，减慢频率。黄芪总苷灌胃给药，降低冷水-束缚应激状态下脾虚大鼠胃黏膜 H^+-K^+-ATP 酶活性及 mRNA 表达、胃蛋白酶及髓过氧化物酶（MPO）活性。

抗肺损伤 黄芪水煎液灌胃给药，降低老年雄性大鼠动脉和肺内胶原含量，预防老年性动脉硬化，改善肺功能；保护脂多糖气管滴入法致急性肺损伤大鼠肺泡-毛细血管膜屏障，维持 AQP-1、AQP-5 正常的空间构象，促进其合成与表达，保持肺组织正常的水液代谢功能。黄芪多糖灌胃给药，降低模型小鼠的气道高反应性，降低肺泡灌洗液（BALF）中炎性细胞总数及嗜酸性粒细胞和中性粒细胞比例，改善支气管周围炎性细胞浸润、减轻气道壁胶原沉积和黏液分泌，减轻气道重塑；抑制卵蛋白致敏哮喘大鼠肺组织 IL-3 表达，抑制嗜酸性粒细胞活化和减少嗜酸性粒细胞浸润。黄芪甲苷灌胃给药，降低肺缺血再灌注损伤模型大鼠的肺湿/干质量比、MDA、MPO 及 TNF-α 含量，降低肺组织 MDA 含量和 MPO 活性，减轻肺淤血、肺灶性出血、肺泡间隔的改变。黄芪煎液、黄芪总皂苷灌胃给药，

可调节博莱霉素致肺纤维化大鼠 NO 含量，降低 $ONOO^-$ 和过氧化亚硝酸（ONOOH），加速肺巨噬细胞的凋亡，减少成纤维细胞的合成，阻止胶原纤维合成，抑制脂质过氧化物反应。

利尿与抗肾损伤 人口服黄芪水煎液会产生利尿作用。黄芪水煎液灌胃给药，减少链脲佐菌素（STZ）或高糖高脂饮食合并 STZ 致 2 型糖尿病大鼠蛋白尿，降低 24 小时尿蛋白、尿素氮（BUN）、血清肌酐（SCr）水平，抑制肾脏肥大，减轻肾脏病理改变；抑制或减轻肾脏局部转化生长因子-$β_1$（TGF-$β_1$）及 CTGF 表达；抑制 NF-κB 的活化和 MCP-1 表达，减轻肾组织病理学损害。黄芪总皂苷、总黄酮、总多糖灌胃给药，降低冲击波碎石术致肾损伤大鼠的血浆和肾组织内皮素（ET-1）、MDA 含量，升高 NO 水平，减轻肾脏形态学和超微结构病变；降低肾间质纤维化大鼠 TGF-$β_1$、金属蛋白酶组织抑制物-1（TIMP-1）及血管紧张素 II 表达，升高基质金属蛋白酶-2（MMP-2）表达。黄芪多糖灌胃给药，增加 STZ 致糖尿病模型大鼠体重，降低肾脏肥大指数，减少尿微量白蛋白、肾皮质 Na^+-K^+-ATP 酶活性；减轻造影剂加单侧肾切除致糖尿病模型大鼠的肾损害，提高内生肌酐清除率（Ccr），降低肾小管间质 ET-1、内皮素受体（ETR-A、ETR-B）。黄芪含药血清，诱导人肾间质成纤维细胞表达肝细胞生长因子（HGF），诱导原癌基因 c-met 表达增加而延缓糖尿病肾病进展。

抗肝损伤 黄芪水煎液灌胃给药，增加苍耳子致肝毒模型小鼠体重，降低肝指数，降低血清天冬氨酸转氨酶（AST）、丙氨酸

转氨酶（ALT）和肝组织 MDA 含量，升高肝组织谷胱甘肽过氧化物酶（GSH-Px）、还原型谷胱甘肽（GST）活力。黄芪提取物灌胃给药，降低砒石致肝肾毒性模型大鼠血清 ALT、血尿素氮（BUN）、血清肌酐（SCR），减轻肝肾组织损害；降低酒精性肝损伤小鼠肝匀浆 MDA、TG 含量和提高 GSH 含量，改善肝脏脂变程度。黄芪多部位组合（黄芪多糖、皂苷、酮及酚）灌胃给药，降低肝损伤模型小鼠的肝指数、MDA 及血清 ALT、AST 水平。黄芪皂苷灌胃给药，降低四氯化碳（CCl₄）、对乙酰氨基酚致肝损伤模型小鼠血清 AST、ALT 水平。黄芪多糖灌胃给药，减轻 CCl₄ 对大鼠肝组织的损伤，减少肝组织 Hyp 含量，保护肝脏的超微结构改变，降低血清 ALT 含量；降低免疫性肝损伤大鼠血清 AST、ALT、TNF-α、IL-6、肝脾指数；减少脂多糖联合 D-GlaN 致肝损伤小鼠的肝组织 iNOS、NO 及细胞间黏附分子-1（ICAM-1）含量。

抗氧化、延缓衰老 黄芪水煎液灌胃给药，提高 D-半乳糖衰老大鼠红细胞 C_{3b} 受体花环率，降低红细胞免疫复合物花环率；降低小鼠血清过氧化脂质（LPO）、心肌脂褐素含量，激活超氧化物歧化酶（SOD）活性，增强机体组织硒含量，减少自由基对生物膜的损害；提高经 X 线照射后小鼠 SOD 活性，降低 MDA；保护切除双侧卵巢引起的大鼠绝经期皮肤老化。黄芪浸膏抑制牛的肝、肾匀浆自发性脂质过氧化，H_2O_2 诱发的肝、肾匀浆脂质过氧化反应和 H_2O_2 所致红细胞溶血；降低体外组织的 MDA 的生成。黄芪多糖能提高 D-半乳糖致衰老模型小鼠血 SOD、过氧化

氢酶（CAT）、谷胱甘肽过氧化物酶（GSH-Px）活力，降低血浆、脑、肝 LPO。黄芪总苷灌胃给药，提高血管性痴呆小鼠血清 SOD 活性，降低 MDA、NO 含量及 NOS 活性。

降血糖、调血脂　黄芪水提物灌胃给药，降低自发性 2 型糖尿病大鼠的 TC、TG、LDL-C、糖化血红蛋白、氧化低密度脂蛋白水平；降低血清高脂血症小鼠血清总胆固醇（TC）、三酰甘油（TG）、低密度脂蛋白胆固醇（LDL-C）含量。黄芪多糖灌胃给药，降低 STZ 致糖尿病模型大鼠血糖，升高 ISI 指数，改善胰岛素抵抗，增加 GLUT4 mRNA、GLUT4 蛋白、神经生长因 mRNA 表达，减少抵抗素基因、CHOP 蛋白的表达；降低高脂饮食致胰岛素抵抗小鼠的空腹胰岛素、血糖；降低动脉硬化模型兔血清 TC、TG、LDL-C、载脂蛋白（apoA、apoB）水平、升高 HDL-C 含量；降低遗传性胰岛素抵抗小鼠的体重、餐后血糖和血胰岛素水平，增强骨骼肌 IR-B 和 IRS-1 酪氨酸磷酸化水平，降低 PTP1B 活性；减少糖尿病视网膜病变发病率，下调视网膜 Muller 细胞 Kir2.1 蛋白表达；升高泡沫细胞 ABCA1 的表达及胆固醇流出率，下降细胞内总胆固醇含量，减弱泡沫细胞中 NF-κB 的活化水平。黄芪甲苷灌胃，降低肾上腺素和四氧嘧啶性高血糖小鼠的血糖；降低高胆固醇饮食致兔动脉粥样硬化斑块中平滑肌含量，降低 c-jun、c-fos、c-myc 蛋白和 mRNA 表达。

促进造血　黄芪水煎液预防性灌胃给药，促进经 ^{60}Co γ 射线照射小鼠骨髓细胞增殖反应；提高经 ^{60}Co γ 射线照射小鼠存活率，

降低骨髓嗜多染红细胞微核率；增多经 X 线照射后小鼠外周血白细胞、骨髓有核细胞，促进造血干细胞分化、增殖。膜荚黄芪苷灌胃给药，能增加环磷酰胺、^{60}Co γ 射线造模小鼠白细胞。

其他　黄芪水煎液灌胃或饮水，一次给药能增加小鼠自发活动，连续给药 15 天能抑制小鼠旷野探求行为活动，加强水迷路实验的学习记忆力，缩短戊巴比妥钠小鼠的睡眠时间，延长水合氯醛小鼠的睡眠时间。黄芪多糖灌胃给药，减少大鼠脑梗死体积。黄芪总苷灌胃给药，改善跳台实验中血管性痴呆小鼠的学习记忆能力；缩短避暗实验中小鼠的潜伏期，减少错误次数；降低自身免疫性脑脊髓炎模型小鼠的神经行为学评分，增加 SOD、GSH-Px 活性，抑制 iNOS 活性，减少 MDA 生成，降低小鼠髓鞘脱失，减少单核细胞的渗入，调节 Bcl-2、Bax、p53、胱天蛋白酶-3 等蛋白的相对表达，减少 tau 蛋白的异常酸化；抑制海马区域的星形胶质细胞以及小胶质细胞的激活；降低炎症因子 IL-6、TNF-α 以及 IFN-γ 表达。

黄芪多糖灌胃给药，降低阿霉素损伤心脏的心率，增加心肌铜-锌-超氧化物歧化酶活力与基因表达，增加 Bcl-2 基因表达而降低 Bax 基因表达。黄芪甲苷灌胃给药，增加柯萨奇病毒 B 组 3 型（CVB3）致心肌炎小鼠生存率，缓解心肌病变，抑制心肌细胞凋亡，降低心肌胶原容积积分和 CVB3 RNA 含量；黄芪三萜皂苷能降低 CVB3 感染后细胞 DNA 断裂程度，改善细胞状态，减少凋亡细胞数目，能降低细胞凋亡率。黄芪提物灌胃给药，抑制胶原蛋白-肾上腺素诱发的小鼠体内血栓

形成。黄芪总皂苷灌胃给药，抑制大鼠血栓形成和血小板聚集，提高前列环素（PGI$_2$）、NO，降低 TXA$_2$/PGI$_2$ 比值。

黄芪多糖外敷创面，促进表柔比星致表皮溃疡小鼠疮面表皮细胞及胶原修复，降低创面组织脂质过氧化损伤，促进皮肤溃疡创面结痂，缩短愈合时间；灌胃给药，减少小鼠扭体次数。黄芪干粉灌胃给药，抑制二甲苯所致小鼠耳郭肿胀。黄芪总提物灌胃给药，阶段性对抗大鼠佐剂性关节炎，降低滑膜细胞 MDA。黄芪水煎液灌胃给药，减少类固醇性骨质疏松模型大鼠骨吸收，增加骨形成率和骨小梁面积；降低脑感染 1 型单纯疱疹病毒（HSV-1）小鼠死亡率，延长存活时间。黄芪煎液滴眼，控制双眼感染 HSV-1 病毒的家兔角膜、结膜病变。

黄芪水煎液灌胃给药，降低荷瘤鼠的瘤体重量，延缓瘤体生长，提高血清 β-内啡肽、IL-2 和 TNF-α 水平，减轻肝脏受损程度；体外抑制人宫颈癌 HeLa 细胞的生长，促进 HeLa 细胞的凋亡，抑制肺腺癌 SPC-A-1 细胞的生长。黄芪多糖灌胃给药，抑制荷瘤鼠黑色素瘤的生长，降低脾髓样抑制细胞比例，抑制外周血血管内皮细胞生长因子（VEGF）、白介素-10（IL-10）分泌和肿瘤生长；降低人结肠癌细胞株 PCNA 表达，增加细胞凋亡。

毒性与不良反应　大鼠 3 个月长期毒性试验表明：黄芪煎剂 180g/kg、90g/kg、45g/kg 连续灌胃给药对大鼠一般状况、血尿常规、主要脏器质量及其系数均无影响；心、肝、脾、肺、肾无病理变化。停药 1 天高剂量组 γ-谷氨酰转移酶（GGT）升高，有 8 只大鼠胃黏膜呈现糜烂性损伤并

平；白术内酯类化合物灌胃给药，能抑制二甲苯致炎症模型小鼠的耳肿胀。白术水煎剂灌胃给药，抑制脑膜炎链球菌；其水浸液体外能抑制絮状表皮癣菌、星形奴卡菌等。白术多糖灌胃给药，通过改善 SOD 活力，减少 MDA 含量，下调缺血区 iNOS 的表达，减轻再灌注后脑水肿的程度；减轻创伤性脑损伤后继发性脑水肿的程度。

白术水煎剂及醇浸液灌胃给药，均可延长大鼠和人的凝血酶原时间，增多放化疗引起的白细胞减少。白术醇提液，抑制 UVB 照射诱导皮肤色素沉着模型豚鼠的色素沉着；通过激活 PXR 诱导 CYP3A4 的转录表达。人外周血淋巴细胞程序外 DNA 合成试验表明白术提取物能降低基因 CPM，抑制 Cr^{6+} 的致突变作用。

毒性与不良反应 白术挥发油乳剂 100mg/kg、300mg/kg 灌胃给予大鼠连续 3 个月，经一般状况观察、9 项血液指标、11 项血液生化指标、大体解剖及病理组织学观察，结果显示未见明显毒性。犬口服给药未见明显毒性反应。白术煎剂 0.5g/kg 灌胃给药 14 天，1 次/天，大鼠白细胞主要是淋巴细胞中度减少，这与临床观察不一致；给药 2 个月，出现轻度贫血，甚至肾小管上皮细胞颗粒变性，但脑、心、肝组织无异常发现。

体内过程 SD 大鼠灌胃 100mg/kg 白术内酯Ⅲ，药代动力学过程符合二室开放模型。血浆药峰浓度（C_{max}）= 7.64±0.07μg/ml，达峰时间（T_{max}）= 0.85±0.01h，分布半衰期（$t_{1/2\alpha}$）= 0.61±0.03h，消除半衰期（$t_{1/2\beta}$）= 2.84±0.24h，表观分布容积（V_c）= 5.48±0.23L/kg，血浆总

清除率（Cl）= 4.63±0.65L/（h·kg）。给药 1.5 小时后，主要效应器官的浓度分布特点：肺＞小脑＞心＞大脑；主要消除器官的浓度分布特点：脾＞肝＞肾。

白术内酯Ⅰ属于高渗透性药物，在大鼠小肠通过 P-糖蛋白介导被动扩散吸收，无特殊的吸收窗。34% 白术煎剂以 28.2% 剂量给小鼠腹腔注射，药代动力学特征表现：分布速率常数大于消除速率常数，表示药物向组织分布极为迅速；消除半衰期长，为 8.0958 小时，且 CIB（廓清率）与其成反比，说明白术在小鼠体内消除慢；$K_{21}>K_{12}$，即周边－中央室转运速率常数大于中央－周边室转运速率常数，因此 $V_c>V_p$（V_c 中央室分布容积：8.58/100ml，V_p 周边室分布容积：1.0637g/ml），表示药物在血液、细胞外液以及肝、肾等血管丰富、血流通畅的组织分布多，且向周边室（血管稀少的组织）转运较慢；V_d 值大，即表观分布容积大，为 10.1778g/100ml，提示白术在体内分布较广，或者药物与生物大分子有大量结合，或兼而有之。

（吕圭源　陈素红）

shānyao
山药（Dioscoreae Rhizoma）
薯蓣科植物薯蓣 *Dioscorea opposite* Thunb. 的干燥根茎。又称怀山药。味甘，性平。归脾、肺、肾经。具有补脾养胃，生津益肺，补肾涩精的功效。主要用于脾虚食少，久泻不止，肺虚喘咳，肾虚遗精，带下，尿频，虚热消渴。麸炒山药补脾健胃。用于脾虚食少，泄泻便溏，白带过多。药理有效成分主要包括多糖、薯蓣皂苷元、氨基酸等。多糖主要有山药多糖，甘露多糖 I_a、I_b 和 I_c 等。氨基酸主要有胱氨酸、γ-氨

基丁酸等。

山药的主要药理作用是调节胃肠功能、调节免疫、抗氧化、延缓衰老、降血糖、抗肾损伤、抗肝损伤等。

调节胃肠功能 山药水煎剂灌胃给药，增加利血平致脾气虚模型小鼠脑去甲肾上腺素（NE）、5-羟色胺（5-HT）；净制山药水提液、炒黄山药水提液、麸炒山药水提液可抑制家兔离体小肠收缩。山药醇提物灌胃给药，抑制大黄致脾虚模型小鼠胃排空及肠管推进运动；体外抑制氯乙酰胆碱及氯化钡引起的离体回肠强直性收缩。山药粥灌胃给药，增加食醋致脾虚模型大鼠体重、摄食量、活动次数、尿 D-木糖，升高体温、改善便溏。山药生、制品粗多糖灌胃给药，抑制大黄致脾虚模型小鼠胃排空及小肠推进。添加山药饲料饲喂，能提高环江香猪的平均日增重、粗蛋白、粗脂肪和干物质消化率；降低血浆尿素氮（BUN）和血氨浓度，升高总蛋白浓度，升高白蛋白和葡萄糖浓度及碱性磷酸酶活性；升高血浆丙氨酸、甘氨酸、天冬氨酸、谷氨酸、苏氨酸和总氨基酸浓度，改善消化代谢功能。

鲜山药水提取物灌胃给药，增加乙酸致胃溃疡黏膜大鼠的血清表皮生长因子（EGF），可刺激勃氏腺上皮细胞分泌 EGF，抑制胃酸分泌和促进组织、细胞内 DNA 和 RNA 以及蛋白质的合成；降低血清胃泌素，加速溃疡的愈合。山药水匀浆灌胃给药，可保护急性酒精性胃黏膜损伤大鼠的胃黏膜，上调急性酒精性胃黏膜损伤大鼠的胃黏膜细胞内环氧化酶-2（COX-2）的表达。

调节免疫 生药及麸炒品多糖灌胃给药，增加小鼠碳粒廓清

指数（K）、增强单核巨噬细胞吞噬功能，促进溶血素和溶血空斑形成，提高外周血 T 细胞增殖、NK 细胞活性，促进淋巴细胞转化，增加血清免疫球蛋白 G（IgG）；促进黑色素 B_{16} 或 Lewis 致肺癌模型小鼠 T 淋巴细胞增殖，提高 NK 细胞活性，增强脾细胞产生 IL-2、腹腔巨噬细胞产生肿瘤坏死因子（TNF-α）；升高 4 周大强度训练大鼠外周血 CD3$^+$%、CD4$^+$% 和 CD4$^+$/CD8$^+$ 比值，降低脾细胞每分钟脉冲数值（cpm 值），提高 T 淋巴细胞的百分比和自然杀伤（NK）细胞的活性。山药低聚糖灌胃给药，促进小鼠血清溶血素生成，增强小鼠迟发型超敏反应（DTH）的反应能力，提高小鼠体液免疫、细胞免疫，而对小鼠非特异免疫无显著影响。山药汁液多糖，提高免疫脏器指数和吞噬细胞的吞噬指数、血清溶血素水平，增加 DTH 强度。山药水煎液灌胃给药，可延长氢化可的松致免疫功能低下小鼠的缺氧耐受时间，提高脾、胸腺指数，改善胸腺、脾的组织结构。

抗氧化、延缓衰老　山药水提液灌胃给药，提高 D-半乳糖致衰老模型大鼠脑超氧化物歧化酶（SOD）、谷胱甘肽过氧化物酶（GSH-Px）活性，降低丙二醛（MDA）；延长小鼠力竭游泳时间，降低尿素氮（BUN）、血乳酸（BLA）含量，升高胸腺、脾指数，升高胸腺皮质/髓质、脾白髓/红髓比例；升高血红蛋白含量、胸腺、脾指数，改善老龄小鼠的游泳耐力。山药醇提液灌胃给药，降低老龄小鼠血浆过氧化脂质（LPO）和肝脂褐素；提高 D-半乳糖致衰老模型小鼠血清、肝、肾、脑组织 SOD、GSH-Px 活性，降低血、肝、肾组织 MDA，

提高小鼠体内过氧化物酶（POD）活性。山药多糖灌胃给药，拮抗 D-半乳糖致衰老模型小鼠胸腺、脾、脑的萎缩，增加皮质厚度、皮质细胞以及淋巴细胞；升高雌蝇 SOD 活性，降低雄蝇 MDA 含量，升高雄蝇 CAT 活力；延长雌雄果蝇平均寿命和平均最高寿命，提高果蝇的抗氧化能力。添加山药的饲料饲喂，改善老年大鼠的内分泌状况和自由基代谢，预防骨密度的降低，延缓性腺衰退。山药多糖体外能清除 H_2O_2，对·OH 清除能力呈剂量依赖性；清除羟自由基，抑制小鼠肝匀浆自氧化作用。山药汁液多糖具有较强的清除 1,1-二苯基-2-三硝基苯肼自由基（DPPH·）、羟自由基（·OH）及氧自由基（O_2^-·）能力，呈一定的剂量关系。

降血糖　山药汁灌胃给药，降低四氧嘧啶糖尿病大鼠的血糖水平和糖化血红蛋白率，恢复性升高胰岛素分泌水平。山药水煎液灌胃给药，降低四氧嘧啶致糖尿病模型小鼠血糖、血脂、心肌糖原和肝糖原；降低心、肝、肾和胰脏丙二醛（MDA）；降低正常小鼠及四氧嘧啶、外源性葡萄糖、肾上腺素致糖尿病模型小鼠血糖；降低高血脂小鼠血清三酰甘油（TG）及总胆固醇（TC）。

抗肾损伤　山药水煎液灌胃给药，降低动脉夹阻断肾蒂血管致肾缺血再灌注损伤模型大鼠血清尿素氮、肌酐、丙二醛，减少肾小管细胞凋亡，增加增殖细胞抗核抗体（PCNA）、阳性肾小管细胞。山药多糖灌胃给药，降低四氧嘧啶致糖尿病模型大鼠、小鼠血糖，促进体重恢复，升高 C 肽；增高血清胰岛素水平，保护胰岛细胞免受破坏或修复受损胰岛细胞；减少糖分的吸收，抑制

血小板的异常激活和聚集；维持机体总胆固醇、三酰甘油及高密度脂蛋白的水平；提高高热量饮食合并小剂量链脲佐菌素（STZ）致 2 型糖尿病大鼠的己糖激酶（HK）、琥珀酸脱氢酶（SDH）和苹果酸脱氢酶（MDH）活性，降低血糖；体外能增强大鼠胰岛细胞 Bcl-2 基因表达，促进胰岛细胞的增殖，提高胰岛细胞的存活率，改善胰岛功能。

抗肝损伤　山药水煎液灌胃给药，降低 CCl_4 致肝损伤模型小鼠血清丙氨酸转氨酶（ALT）、天冬氨酸转氨酶（AST）水平，升高肝 SOD 活性，降低 MDA；降低肝组织 MDA、TNF-α、IL-1β 含量，升高肝组织 SOD 活性，呈现一定的剂量依赖关系。山药多糖灌胃给药，减轻 CCl_4 致肝损伤小鼠炎性反应，降低肝体指数、血清 ALT、AST 活性，提高肝 GSH 活性，降低血清和肝 MDA；降低卡介苗（BCG）与脂多糖（LPS）致小鼠免疫性肝损伤的肝指数、脾指数，降低血清 ALT、AST 的活性；降低 MDA 的含量，增加谷胱甘肽（GSH）含量和 GSH-Px 活性。

其他　山药多糖灌胃给药，可加快东莨菪碱致学习记忆获得障碍模型、乙醇致记忆再现障碍模型小鼠逃避伤害刺激的反应速度，减少错误次数，缩短遭电击时间，改善小鼠的学习和记忆能力；增加家兔血小板数目，呈剂量依赖性。山药多糖添加饲料饲喂，提高大鼠日增重，降低料重比，且随着多糖添加量的提高，SD 大鼠生长性能逐渐下降；并可升高血清 IL-2 和 TNF-α 水平，降低 LDL、TC 和 TG 水平。山药多糖在一定的浓度范围内能抑制 PC12、Hepal-6 细胞在体外增殖；

抑制 B$_{16}$ 黑色素瘤、路易斯（Lewis）肺癌。山药水溶性皂苷为含有 5 个糖基的双糖链水溶性甾体皂苷，对大鼠离体缺血再灌注损伤的心脏具有保护作用。

毒性与不良反应、体内过程未见文献报道。

（吕圭源　陈素红）

báibiǎndòu

白扁豆（Lablab Semen Album）

豆科植物扁豆 *Dolichos lablab* L. 的干燥成熟种子。味甘，性微温。归脾、胃经。具有健脾化湿，和中消暑的功效。主要用于脾胃虚弱，食欲不振，大便溏泻，白带过多，暑湿吐泻，胸闷腹胀。炒白扁豆具有健脾化湿的功效，主要用于脾虚泄泻，白带过多。药理有效成分主要包括脂肪酸、多糖、氨基酸等。脂肪酸主要有棕榈酸、亚油酸、油酸、反油酸、花生酸、硬脂酸等。氨基酸主要有甲硫氨酸、亮氨酸、苏氨酸等。多糖主要有葡萄糖、水苏糖、麦芽糖、棉子糖等。

药理作用：①调节免疫。20%白扁豆冷盐浸液 0.3ml，促进活性 E-玫瑰花结的形成，即增强 T 淋巴细胞活性。白扁豆多糖灌胃给药，升高小鼠腹腔巨噬细胞吞噬百分率、吞噬指数、超氧化物歧化酶（SOD）及谷胱甘肽过氧化物酶（GSH-Px）活性，促进溶血素生成。②抗氧化。白扁豆多糖体外具有一定的清除羟自由基及超氧阴离子自由基的作用，机制可能是由于白扁豆多糖的多羟基结构中富含供氢体，对羟自由基有较强的亲和力，可快速掠取多糖碳氢链上的氢原子，并与之结合成水；而多糖的碳原子经过一系列的反应，最后分解成对机体无害的产物，因而能够终止自由基连锁反应，对于超氧阴离子自由基，多糖可与其发生氧化反应，达到清除目的。③其他。平板纸法实验显示，100%白扁豆煎液能抑制痢疾杆菌，对食物中毒引起的呕吐、急性胃肠炎等有解毒作用。白扁豆水提物抑制小鼠哥伦比亚 SK 病毒。白扁豆多糖可抑制缺氧诱导的神经细胞凋亡，作用机制是通过抑制胱天蛋白酶-3（Caspase-3）的表达而保护神经细胞；使缺氧的神经细胞 Bcl-2 表达增加，Bax 下降，Bcl-2/Bax 的比值增高，减少凋亡细胞。

毒性与不良反应：白扁豆中含人红细胞非特异性植物凝集素。其中不溶于水的凝集素为毒性成分，抑制胰蛋白酶活性，抑制动物生长。另含有一种非竞争性抑制胰蛋白酶活性的酶，该酶 10mg/kg 使枸橼酸血浆的凝固时间由 20 秒延长至 60 秒，加热可降低该酶活性。

（吕圭源　陈素红）

gāncǎo

甘草（Glycyrrhizae Radix et Rhizoma）

豆科植物甘草 *Glycyrrhiza uralensis* Fisch.、胀果甘草 *Glycyrrhiza inflata* Bat. 或光果甘草 *Glycyrrhiza glabra* L. 的干燥根和根茎。味甘，性平。归心、肺、脾、胃经。具有补脾益气，清热解毒，祛痰止咳，缓急止痛，调和诸药的功效。主要用于脾胃虚弱，倦怠乏力，心悸气短，咳嗽痰多，脘腹、四肢挛急疼痛，缓解药物毒性、烈性。甘草的主要有效成分包括三萜皂苷、黄酮类、多糖、胀果香豆素 A 等。三萜皂苷主要有甘草甜素，甘草酸，甘草次酸等。黄酮类主要有甘草苷，光果甘草定，光果甘草素，甘草查耳酮 A，甘草西定，甘草异耳酮 B，异甘草苷元，异甘草素，西班牙光果甘草定 A、B，光（果）甘草酮等。甘草多糖主要包括甘草葡萄糖，甘草多糖 UA、UB、UC，多糖 GR-2Ⅱa、GR-2Ⅱb、GR-2Ⅱc 等。

药理作用　主要有抗消化道溃疡、调节胃肠运动、抗肝损伤、抗肺损伤、调节免疫、抗氧化、延缓衰老、解毒、降血糖、调血脂、抗炎、镇痛、抗菌、抗病毒、抗肿瘤等。

抗消化道溃疡　甘草 6～8g 口服，可抑制辛可芬造模犬的消化道溃疡。甘草浸膏或甘草甲醇提取物 Fm$_{100}$ 十二指肠给药，抑制急慢性胃瘘或幽门结扎大鼠的基础胃液分泌，抑制蛋白胨、组胺、甲酰胆碱引起的胃液分泌，减少幽门结扎大鼠胃溃疡的发生及结扎 4 小时内的胃液容量、游离酸度、总酸度；甘草酸二铵大鼠灌肠给药，改善葡聚糖硫酸钠致溃疡性结肠炎大鼠的腹泻和肉眼血便症状，降低 DAI 评分和组织学损伤评分，减轻肠黏膜病理性损伤，增加结肠黏膜固有层 γ 干扰素（IFN-γ）和白介素-10（IL-10）的表达；甘草锌或甘草甜素灌胃给药，改善大鼠慢性醋酸型、应激型、利血平型、幽门结扎型胃溃疡的症状，抑制胃酸分泌，减小胃溃疡指数，减轻胃黏膜损伤程度、溃疡面的充血和出血程度；甘草次酸灌胃给药，抑制大鼠磷酸二酯酶活性，增加幽门和贲门黏膜环腺苷酸（cAMP）含量。甘草甲醇提取物灌胃给药，改善三硝基苯磺酸钠和乙醇致溃疡性结肠炎模型小鼠的体重下降和腹泻症状，降低结肠黏膜粘连和溃疡指数，减轻结肠局部病理性损伤。甘草水煎液体外抑制幽门螺杆菌生长。

调节胃肠运动　甘草水煎液灌胃给药，延长大鼠、小鼠的胃半排空时间，随着剂量加大，胃半排空时间逐渐缩短；抑制 M 受体激动剂氯贝胆碱引起的大鼠十二指肠和空肠收缩，降低小肠嗜铬细胞和小肠神经系统中 5-羟色胺（5-HT），抑制小肠移行性综合肌电（MMC）活动；抑制大鼠十二指肠、空肠黏膜及肌间神经丛 5-HT 的表达，减少小肠肌间神经丛 P 物质（SP）、增加血管活性肠肽（VIP），提示甘草对大鼠胃动力、小肠动力的抑制作用与 5-HT、SP、VIP 分泌失调密切相关；抑制离体兔肠管平滑肌运动，降低肠管蠕动的频率和幅度，加强阿托品对肠管运动的抑制作用。甘草苯酚红溶液灌胃给药，小剂量抑制小鼠小肠推进和胃排空，大剂量则促进小肠推进和胃排空。

抗肝损伤　甘草水提物灌胃给药，降低 CCl_4 致肝损伤小鼠血清 ALT、AST 活性，降低肝匀浆 MDA 含量，提高 SOD 活性。甘草酸灌胃给药，降低五氯硝基苯致肝损伤模型大鼠血清天冬氨酸转氨酶（AST）、碱性磷酸酶（ALP）及肝组织丙二醛（MDA）；降低 CCl_4 致肝损伤模型小鼠血清丙氨酸转氨酶（ALT）、AST 含量，增多白蛋白（ALB）、升高白蛋白/球蛋白值，维持蛋白代谢水平；促进骨 Ca^{2+}、骨羟脯氨酸以及骨微量元素的平衡。甘草甜素及其脂质体灌胃给药，降低 CCl_4 致肝损伤模型大鼠血清 ALT、AST 和肝三酰甘油（TG），改善大鼠肝细胞病变；降低急性酒精性肝损伤模型小鼠肝 MDA、TG 含量，升高谷胱甘肽过氧化物酶（GSH-Px）。异甘草素灌胃给药，降低 CCl_4 致肝损伤模型大鼠血清 ALT、AST 活性和过氧化物终产物，增加肝谷胱甘肽（GSH）、升高超氧化物歧化酶

（SOD）和 GSH-Px 活性。甘草纤素灌胃给药，降低 CCl_4 致肝损伤模型小鼠血清 ALT、AST 和肝 TG 的含量。甘草酸二铵灌胃给药，降低 CCl_4 致肝损伤模型大鼠血清 ALT、AST、MDA、羟脯氨酸、总胆红素及血清肿瘤坏死因子-α（TNF-α）的含量，减轻肝组织病理损伤，升高血清白蛋白水平，SOD、GSH-Px 活性和肝间质性胶原酶活性；升高环磷酰胺致肝损伤大鼠血液白细胞、红细胞、血小板、总蛋白（TP）、球蛋白、ALB 水平，降低心、肾、肝 MDA 含量。降低二甲基亚硝胺致肝纤维化大鼠的血清 ALT、AST、ALP、总胆红素（TBIL）水平，降低肝组织羟脯氨酸（Hyp）、MDA、血清透明质酸（HA）和层粘连蛋白（LN）含量，减轻大组织纤维化病变，增强 MMP-2 的表达；降低结扎胆总管致胆汁淤积性肝病大鼠的血清 ALT、AST、ALP 水平。

甘草酸二铵脂质复合物灌胃给药，降低非酒精性脂肪肝大鼠 AST、ALT 活力，降低 MDA 含量，降低 TNF-α 水平，降低空腹血糖（FBG）、空腹胰岛素（FINS）水平和空腹胰岛素抵抗指数（HOMA-IR），升高 SOD 活力，降低血脂和肝组织 TG 含量，减轻肝细胞脂肪变性。

抗肺损伤　甘草水煎液灌胃给药，改善长期吸烟所造成的小鼠支气管肺部病理组织病变，降低吸烟致气道炎症模型大鼠的血清白介素-8（IL-8），作用维持时间长且强于糖皮质激素；减轻卵蛋白致慢性哮喘模型小鼠肺组织炎症病理变化，升高血清肿瘤坏死因子（TNF-α），降低 IL-4，抑制慢性哮喘产生的气道炎症。甘草酸或甘草甜素灌胃给药，减轻

博来霉素致肺纤维模型大鼠的肺泡炎和肺纤维化程度，降低肺组织羟脯氨酸（Hyp）、血清透明质酸（HA）和层粘连蛋白（LN）含量。甘草酸小鼠灌胃给药，降低卵蛋白和氢氧化铝凝胶致过敏性哮喘小鼠血清中一氧化氮（NO）含量及一氧化氮合酶（NOS）活性。甘草黄酮灌胃给药，减少辣椒素诱导的豚鼠咳嗽反射次数；减轻脂多糖滴鼻法致急性肺损伤小鼠肺组织的 W/D 比率，减轻肺组织中炎性细胞的浸润，抑制 TNF-α、IL-6、IL-1β 等炎性细胞因子的产生；抑制 IκB 的降解以及 NF-κB 向核内的转移，从而抑制 LPS 下游的 NF-κB 信号通路；减少抗内毒素脂多糖诱导肺部炎症小鼠支气管肺泡灌洗液中的总白细胞和中性粒细胞的数目，升高 SOD 活性，降低肺组织中的髓过氧化物酶（MPO）活性，抑制 TNF-α、IL-1β mRNA 的表达，降低 TNF-α 蛋白水平。

调节免疫　甘草的水煎液灌胃给药，能够增强冷（4℃）、热（35℃）、饥饿等应激状态下小鼠腹腔巨噬细胞的吞噬功能；提高小鼠碳粒廓清指数，增强巨噬细胞功能。甘草多糖灌胃给药，提高小鼠肝脾指数，提高小鼠碳粒廓清指数、血清溶血素，促进淋巴细胞增殖。甘草液灌胃给药，降低 2,4-二硝基氯苯（DNCB）引起的小鼠耳郭肿胀，降低白细胞总数，升高 γ-干扰素、可溶性白介素-2 受体。

抗氧化、延缓衰老　生甘草粉拌食喂养，减低中枢神经系统损伤，增强老龄大鼠杏仁中央核（CA）内肽类神经元活动，促进肽类物质合成；增强小鼠抗应激力。甘草水煎液灌胃给药，能够提高老年大鼠的全血过氧化氢酶

(CAT)、GSH-Px 活性，降低血浆过氧化脂质（LPO）含量；改善衰老小鼠胸腺细胞退行性变化，提高胸腺 SOD 活性，降低 MDA 含量；提高 D-半乳糖致雌性衰老大鼠的糖耐量，降低血糖，增加体重。甘草苷灌胃给药，提高慢性应激抑郁大鼠 SOD 活性，降低 MDA 含量。甘草总黄酮灌胃给药，降低肠缺血再灌注损伤大鼠血清和肠 MDA、NO 含量，增加 SOD 活性；促进线栓法致大脑中动脉缺血再灌注大鼠神经功能的恢复，降低血清和脑 MDA、NO 含量，提高 SOD 活性；降低 2 型糖尿病大鼠的 FBG、血清 MDA 水平，增高血清 T-AOC、GSH-Px 和 SOD 抗氧化酶活性；提高大黄致衰老小鼠血清 SOD 活性，降低 MDA 水平。甘草酸灌胃给药，抑制 D-半乳糖致衰老大鼠体内增高的醛糖还原酶活性。

解毒 甘草可解附子、雷公藤、关木通毒性。甘草与附子 1∶2 配伍水煎液灌胃给药，出现小鼠体重、心电图、死亡等中毒症状的剂量为 90g/kg，高于单用附子 60g/kg。不同比例配伍的甘草雷公藤水煎液灌胃给药，最大剂量配比为 0∶60，最低毒性剂量配比为 9∶60。甘草配伍关木通醇提液，减轻或抑制关木通引起的肾毒性，水煮关木通肾功及病理变化最大，醇提关木通次之。甘草苷降低由乌头碱导致的大鼠心肌细胞乳酸脱氢酶（LDH）释放。甘草萜类化合物灌胃给药，降低环磷酰胺诱发的小鼠骨髓微核细胞，减轻氨基比林和亚硝酸钠对小鼠肝脏的急性毒性。甘草皂苷灌胃给药，降低桔梗皂苷引起的小鼠中毒死亡率，延长小鼠死亡时间。甘草流浸膏预防性灌胃给药，降低对乙酰氨基酚中毒

小鼠的致死率，增多肝糖原。甘草酸灌胃给药，减轻慢性马兜铃酸肾病大鼠肾小管的损害和纤维化程度；改善庆大霉素造模大鼠肾损伤及调节与水孔蛋白 2 相关的肾浓缩力。甘草甜素灌胃给药，降低阿霉素致肾病模型大鼠尿蛋白水平，增多血浆白蛋白，减少血浆胆固醇，改善肾脏病理变化，延缓肾小球硬化形成的病理进程，抑制 TGF-β₁、CTGF 和 TIMP-1 等细胞因子蛋白和 mRNA 表达。

降血糖、调血脂 甘草水提液灌胃给药，降低链脲佐菌素致糖尿病大鼠肾质量指数（KI）、空腹血糖（FBG）、糖化血红蛋白（HbA1c）、24 小时尿白蛋白量、内生肌酐清除率（Ccr）、血液及肾组织匀浆 MDA 含量、醛糖还原酶（AR）活性，升高 SOD、硒谷胱甘肽过氧化物酶（SeGSH-Px）活性。甘草酸灌胃给药，降低糖尿病肾病大鼠的 MDA 水平，提高 SOD 活性，增加肾脏 Bcl-2 的表达，减少 Bax 蛋白表达，减轻电镜观察凋亡形态学病理改变；降低 UP24、肾指数，降低肾脏 AR 活性，下降 AR mRNA 水平；减小肾小球 TGF-β 阳性面积比例。甘草黄酮灌胃给药，降低糖尿病大鼠的 FBG、TG、TC、LDL-C、游离脂肪酸（FFA）、TNF-α、瘦素、肝体比和肾体比；提高糖尿病大鼠的总抗氧化能力（T-AOC）、胰岛素敏感指数（ISI）和脂体比，降低空腹血糖、尿糖、糖化血红蛋白水平，调节脂代谢紊乱，改善胰岛素抵抗；升高血浆高密度脂蛋白胆固醇（HDL-C）含量、血清 SOD 和 GSH-Px 水平，降低血清 MDA 含量，调节 NOS 水平，改善血浆 NO 的含量。甘草酸灌胃给药，降低乳幼大鼠及高血脂小鼠、高血脂家鸽的血清

TC、TG。甘草甜素灌胃给药，能够降低高脂饮食诱导的肥胖大鼠体重和李氏（Lee's）指数，使腹腔脂肪减少，降低血中 TC 和游离脂肪酸（FFA）含量，抑制前脂肪细胞增殖，促进脂肪分解，减少 TG 堆积。

抗炎、镇痛 蜜炙甘草水煎液灌胃给药，降低小鼠和注射醋酸小鼠痛阈值。甘草水煎液灌胃给药，降低大鼠肾上腺维生素 C 及胆固醇含量，对抗地塞米松对下丘脑-腺垂体-肾上腺皮质轴的抑制，抑制小鼠二甲苯致耳肿胀，抑制大鼠蛋清性足肿胀及棉球肉芽肿，降低小鼠腹膜通透性，甘草的这些作用通过兴奋下丘脑-腺垂体-肾上腺皮质轴等产生。甘草次酸衍生物灌胃给药，抑制冰醋酸致炎性渗出角叉菜胶性足肿等小鼠急性炎症，多次给药抑制慢性炎症模型大鼠棉球肉芽肿。

抗菌、抗病毒 甘草酸、甘草醇提物体外抑制金黄色葡萄球菌、大肠埃希菌、铜绿假单胞菌和枯草杆菌。甘草浸膏使黄连抗金黄色葡萄球菌作用增加 4 倍、抗水弧菌作用增加 2 倍。甘草水提液抑制呼吸道合胞病毒（RSV）半数有效浓度（EC₅₀）为 0.215mg/ml；甘草多糖抑制水疱性口炎病毒、腺病毒 3 型、单纯疱疹病毒 1 型、牛痘病毒、麻疹病毒。

抗肿瘤 甘草多糖灌胃给药，促进 S₁₈₀ 肿瘤小鼠血清溶血素 IgM、IgG 的生成，提高抗体生成细胞和胸腺、脾指数，增强巨噬细胞的吞噬活性，抑制肿瘤细胞 S₁₈₀ 的生长。甘草黄酮灌胃给药，增加荷瘤小鼠血液白细胞、淋巴细胞；抑制二甲基苯蒽合并巴豆油诱发的小鼠皮肤乳头瘤生成。甘草甜素灌胃给药，缩小荷瘤小

鼠瘤块，增强腹腔巨噬细胞吞噬指数；增强环磷酰胺抗癌活性，二者合用延长腹水型肝癌小鼠存活时间，减小实体型肝癌小鼠瘤块重量；体外诱导肝癌细胞 SMMC-7721 或 BEL-7321、结肠癌细胞 SW-1116、胃癌细胞株 SGC-7901、前列腺癌细胞 DU145 凋亡。甘草苷抑制 T24 细胞的增殖和诱导细胞凋亡。

其他 甘草水煎液灌胃给药，缩短异戊巴比妥钠诱导小鼠睡眠时间。甘草醇提物灌胃给药，提高记忆障碍大鼠学习记忆力。甘草苷灌胃给药，增加慢性应激抑郁大鼠糖水消耗量，缩短大鼠不运动时间。

甘草水煎液十二指肠给药，抑制兔在体子宫正常活动及前列腺素 $F_{2\alpha}$ 所致的子宫强烈收缩，对抗前列腺素 $F_{2\alpha}$ 及缩宫素引起的大鼠子宫平滑肌强烈收缩，减少扭体次数；抑制大鼠离体子宫平滑肌收缩频率和前列腺素及缩宫素所致大鼠离体子宫平滑肌强烈收缩。甘草水提液灌胃给药，降低醋酸铅诱发小鼠精子畸形率，保护遗传物质；抑制去甲肾上腺素、乙酰胆碱、组胺引起大鼠离体输精管收缩。

甘草水煎液，降低 5% 过氧化氢外用致白癜风豚鼠皮损区 TNF-α、IL-6 表达，减弱肤色变浅程度，增多豚鼠皮肤表皮基底层、棘层黑色素及毛囊黑色素，增多有黑色素的毛囊数，降低 HMB45 免疫组织化学染色切片灰度值。

异甘草素灌胃给药，延长缺血-再灌注小鼠断头后喘息时间，降低其全血黏度和血细胞比容，延长凝血时间，增加脑 ATP 含量、腺苷酸池水平和能量负荷值。甘草总黄酮灌胃给药，延长大鼠颈动脉血栓形成时间和凝血时间。

甘草次酸口服，升高大鼠血清钠和铜含量，通过抑制细胞的钙离子通道起到抗心律失常作用。

甘草甜素灌胃给药，升高环磷酰胺引起的小鼠白细胞、血小板及血红蛋白，对抗环磷酰胺对造血功能的抑制。甘草酸灌胃给药，减少免疫诱导再生障碍性贫血（再障）小鼠骨髓单个核细胞凋亡率，提高去卵巢小鼠骨组织羟脯氨酸含量。

毒性与不良反应 20 mg/kg、30mg/kg 甘草酸灌胃给药，引起正常大鼠水肿，但停药后即可消失，小鼠灌胃半数致死量（LD_{50}）为 3g/kg。甘草次酸 1.25g/kg 灌胃给药，使小鼠呼吸抑制、体重下降。甘草浸膏每日 1g 给兔灌服，增加血钠，降低肾上腺功能，并稍有萎缩；2g/kg 灌胃，增加豚鼠体重，降低肾上腺重量，组织学检查仅见肾小球若干异常。甘草甜素 0.2g/kg 灌胃给药，升高正常大鼠的动脉血压，改善心肌肌间动脉的病理学变化包括平滑肌细胞的增生和透明变性。

体内过程 甘草甜素（GL）在体内可水解生成甘草次酸（GA）。胆瘘大鼠分别静脉注射甘草甜素 100mg/kg、甘草次酸 60mg/kg，其在大鼠体内的药动学特征符合二室开放模型，消除半衰期（$t_{1/2\beta}$）分别为 54.31 分钟、82.20 分钟，表观分布容积（V_d）分别为 29.44 ml、67.66ml。正常非胆瘘鼠因存在肠-肝循环，其半衰期约为造瘘鼠的 3 倍，甘草甜素口服、静脉给药的药-时曲线均呈双峰现象。

甘草酸的两种差向异构体 25mg/kg 灌胃给药，甘草酸的差向异构体在体内转化为甘草次酸后主要药动学参数分别如下。①α-甘草酸组：药时曲线下面积

（AUC_{0-36}）= 57.04 ± 14.64（μg/ml）·h，达峰浓度（C_{max}）= 4.68 ±2.56μg/ml，半衰期（$t_{1/2}$）= 5.56± 1.65h，达峰时间（T_{max}）= 10.0 ± 4.0h。② β-甘草酸组：AUC_{0-36}=36.55±13.18（μg/ml）·h，C_{max} = 4.24 ± 1.69μg/ml，$t_{1/2}$ = 7.88±2.40h，T_{max} =9.0±1.1h。

（吕圭源 陈素红）

dàzǎo

大枣（Jujubae Fructus） 鼠李科植物枣 Ziziphus jujuba Mill. 的干燥成熟果实。味甘，性温。归脾、胃、心经。具有补中益气，养血安神的功效。主要用于脾虚食少，乏力便溏，妇人脏躁。大枣的药理有效成分主要包括苷类、多糖、生物碱、有机酸等。苷类主要有环磷酸腺苷，无刺枣苄苷Ⅰ、Ⅱ，长春花苷，无刺枣催吐醇苷Ⅰ、Ⅱ，柚皮素-C-糖苷类等。生物碱主要有酸枣碱，无刺枣碱，荷叶碱等。多糖主要有粗多糖、中性多糖、酸性多糖等。

药理作用 主要是调节免疫、抗氧化、延缓衰老、促进骨髓造血、抗肝损伤、抗疲劳等。

调节免疫 大枣多糖灌胃给药，提高小鼠腹腔巨噬细胞吞噬功能，促进溶血素和溶血空斑形成和淋巴细胞转化；增加环磷酰胺（CY）致免疫抑制小鼠腹腔巨噬细胞的吞噬率；增加放血与环磷酰胺并用致免疫低下小鼠脾细胞白介素-2（IL-2）的产生及活性，提高血清可溶性白介素-2 受体（SIL-2R），减轻胸腺和脾的萎缩，增加胸腺、脾重量和淋巴细胞数；减轻气血双虚模型大鼠胸腺、脾组织淋巴细胞超微结构的病理损伤；饲料中添加大枣低聚糖，可提高蛋雏鸡的生产性能和调节免疫功能，提高其日均采食量、平均日增重，提高免疫器官

指数和血清免疫球蛋白含量；可提高肉仔鸡的日均采食量和平均日增重，提高胸腺指数和脾指数，提高空肠和盲肠中乳酸菌的数量，减少大肠埃希菌的数量，有益于肠道微生物区系平衡；可提高断奶仔猪的采食量、日增重，降低腹泻频率，提高血清免疫球蛋白水平。

新疆大枣汁灌胃给药，能够抑制荷瘤小鼠体内 S_{180} 肿瘤细胞的增殖，直接杀伤肿瘤细胞，刺激非特异性免疫，增殖并产生多种细胞因子，改善机体受损的免疫系统，使免疫状态由低下恢复到接近于正常能力。大枣多肽裂解液灌胃给药，能够抑制肉瘤（S_{180}）、肝癌（Hep）、胃癌（MFC）细胞荷瘤小鼠肿瘤的生长，延长 S_{180} 荷瘤小鼠的生存时间，增加荷瘤小鼠的免疫器官重量及吞噬功能，保护白细胞，促进 T 淋巴细胞的转化增殖，提高小鼠的细胞免疫活性。

抗氧化、延缓衰老　大枣多糖灌胃给药，可提高酒精肝模型大鼠心、肝、脾、肺、肾的超氧化物歧化酶（SOD）、过氧化氢酶（CAT）、谷胱甘肽过氧化物酶（GSH-Px）活力，降低丙二醛（MDA）含量；具有体外清除 $O_2^- \cdot$ 和 $\cdot OH$ 的作用，对 $\cdot OH$ 的清除作用有量效关系，且有清除亚硝胺前体 $NO^{2-} \cdot$ 的作用，在模拟人体胃液的酸度下，清除率可达 60% 以上。枣果皮中酚类物质具有清除自由基能力，清除 $ABTS^+ \cdot$ 自由基的能力略低于 2,6-二叔丁基对甲酚（BHT），清除 DPPH 自由基和铁还原能力与之相当。

大枣水煎液灌胃给药，提高 D-半乳糖致衰老模型小鼠脑超氧化物歧化酶（SOD）活性，降低 MDA；提高红细胞 SOD 活性，提高心肌细胞膜 Na^+-K^+-ATP 酶、Ca^{2+}-ATP 酶活性，增加心肌线粒体 Ca^{2+}，降低心肌线粒体 MDA、心肌 Ca^{2+} 含量。大枣多糖灌胃给药，能提高 D-半乳糖致衰老模型小鼠血浆及肝 SOD、GSH-Px、CAT 活力，降低过氧化脂质（LPO）水平。

促进骨髓造血　大枣多糖灌胃给药，提高放血与环磷酰胺并用致气血双虚模型小鼠血清粒-巨噬细胞集落刺激因子（GM-CSF）水平和血象，促进骨髓造血；减轻放血与环磷酰胺致气血双虚模型大鼠骨髓造血抑制，升高骨髓中红系比例，促进骨髓有核增生；随着大枣多糖剂量的增加，脾中央小动脉周围的淋巴鞘逐渐增厚，鞘内淋巴细胞越来越密集，边缘区脾小结逐渐增大、增多，生发中心越来越明显，脾小结内淋巴细胞数目逐渐增多，边缘区也逐渐增厚，脾索逐渐增宽，细胞逐渐疏松，脾窦也逐渐增宽。

抗肝损伤　大枣多糖灌胃给药，降低 CCl_4 致肝损伤模型小鼠血清天冬氨酸转氨酶（AST），改善肝脏组织病理变化；降低灌服 0.2% CCl_4 小鼠，乙硫氨酸和对乙酰氨基酚致小鼠及皮下注射 25% CCl_4 致大鼠肝损伤模型血清丙氨酸转氨酶（ALT）水平，改善大、小鼠肝病理变化；提高酒精肝模型大鼠心、肝、脾、肺、肾的超氧化物歧化酶（SOD）、过氧化氢酶（CAT）、谷胱甘肽过氧化物酶（GSH-Px）活力，降低丙二醛（MDA）含量。

抗疲劳　大枣水煎液灌胃给药，延长小鼠负重游泳时间，增加力竭游泳后肝糖原含量、乳酸脱氢酶（LDH）活性，降低血清乳酸（LAC）、尿素氮（BUN）含量，提高血红蛋白数量。大枣多糖灌胃给药，提高负重游泳小鼠体内肌糖原、肝糖原储备、运动后乳酸脱氢酶活力，降低递增强度游泳训练小鼠力竭游泳运动后血清酶活性和小鼠的运动时间；提高运动前或运动后小鼠血清 SOD 和 GSH-Px 活性，提高血清抗氧化酶活性，快速清除运动时产生的过量自由基。大枣发酵液灌胃给药，延长小鼠的耐缺氧时间和缺氧应激的能力，提高全血血红蛋白的含量。

其他　大枣醇提、水提物灌胃给药，降低高脂乳剂致高脂血症小鼠总胆固醇（TC）、三酰甘油（TG）和低密度脂蛋白（LDL-C）水平，升高高密度脂蛋白（HDL-C）水平，降低血清中丙二醛（MDA）水平，通过提高机体抗氧化能力来调节血清中的血脂水平。

大枣多糖灌胃给药，第 1 周升高大鼠血清钙含量，连续 4 周升高大鼠血糖。水溶性大枣多糖包括葡萄糖、果糖、果胶和半纤维素，食用大枣多糖可减少肠道蠕动时间，提高盲肠中的短链脂肪酸含量，使粪便中的含水量增加，减少盲肠氨的产生，下降 β-D-葡糖醛酸酶、β-D-葡萄糖苷酶、黏蛋白酶、粪便中脲酶的活性，改善肠道环境，减少肠道黏膜接触有毒物质和其他有害物质。

大枣汤自由饮用，减轻肺癌小鼠肺泡上皮原位的细胞间隙连接通讯的受阻，对抗促癌剂（DDT、氯氰菊酯、联苯菊酯）的致癌作用。大枣灌胃给药连续 15 个月，降低胃腺癌模型大鼠发生率。大枣水煎液灌胃给药，降低环磷酰胺致突变小鼠的姐妹染色单位互换（SCE）值，提示有抗突变作用。大枣水提物可抑制

K562 细胞的增殖和集落形成。大枣醇提取物灌胃给药，抑制 6~12 小时内磷酸二酯酶的活性，增加环腺苷酸（cAMP）的浓度，具有抗抑郁作用。

毒性与不良反应 急性毒性试验表明，大枣多糖最大给药量（MTD）为 27g/kg，相当于原生药 675 g/kg，未见 ICR 小鼠死亡其他反应。

体内过程未见文献报道。

（吕圭源 陈素红）

cìwǔjiā

刺五加（Acanthopanacis Senticosi Radix et Rhizoma Seu Caulis） 五加科植物刺五加 Acanthopanax senticosus （ Rupr. et Maxim.）Harms 的干燥根和根茎或茎。味辛、微苦，性温。归脾、肾、心经。具有益气健脾，补肾安神的功效。主要用于脾肺气虚，体虚乏力，食欲不振，肺肾两虚，久咳虚喘，肾虚腰膝酸痛，心脾不足，失眠多梦。刺五加的药理有效成分主要包括苷类、黄酮类、刺五加多糖、脂肪酸等。苷类包括酚性苷和树脂苷等，主要有刺五加酮，刺五加苷 A、B、B_1、C、D、E，芥子醛葡萄糖苷，苦杏仁苷等。黄酮类主要有芝麻素、绿原酸、金丝桃苷等。脂肪酸主要有丁香酸、阿魏酸、棕榈酸、硬脂酸等。

药理作用 主要有调节免疫、抗疲劳、延缓衰老、镇静、抗抑郁、抗肿瘤等。

调节免疫 刺五加水提物灌胃给药，增强环磷酰胺致机体损伤小鼠巨噬细胞吞噬功能，提高白介素-2（IL-2）和肿瘤坏死因子（TNF-α）；提高细菌感染后果蝇的生存率，缓解肠壁细胞凋亡；提高经真菌孢子感染后果蝇的生存率，使体内部分抗菌肽出现高表达，提高经热刺激处理果蝇的生存率。刺五加皂苷灌胃给药，能增加 X 射线损伤小鼠的胸腺指数、淋巴细胞刺激指数及白细胞数；提高衰老大鼠免疫功能，减缓胸腺萎缩，提高 T 淋巴细胞增殖、血清 IL-2 浓度，降低血清 IL-6、TNF-α 浓度。刺五加多糖饲喂，可以提高断奶仔猪的平均日增重，降低腹泻率，改善血液免疫指标，缓解仔猪应激反应。

抗疲劳 刺五加水煎液灌胃给药，减少疲劳模型大鼠血清乳酸（LD）、丙二醛（MDA）含量，提高乳酸脱氢酶（LDH）、超氧化物歧化酶（SOD）活性。刺五加水提物或乙醇提取物灌胃给药，延长小鼠负重游泳时间，提高无负重游泳小鼠肝糖原储备量和降低血乳酸；增强小鼠腓肠肌和胫骨前肌琥珀酸脱氢酶（SDH）、苹果酸脱氢酶（MDH）活性。刺五加浓缩液灌胃给药，延长小鼠负重游泳的时间，减少肝糖原消耗量，对运动后血乳酸升高有抑制作用；增强睡眠剥夺小鼠廓清指数和吞噬指数；延长小鼠负重游泳和转棒时间。刺五加经猴头菌发酵后的水提液灌胃给药，延长小鼠的游泳时间，降低血尿素氮（BUN）含量，增强血中乳酸的清除率。

刺五加多糖灌胃给药，提高小鼠负重游泳后血清肌酐，降低尿素氮含量，减少体内蛋白质分解。刺五加皂苷灌胃给药，增加小鼠运动后肌糖原合成；促进运动后大鼠肌糖原的恢复，在运动后一定时间表现出升高血糖的作用；升高大鼠运动后血游离脂肪酸（FFA）水平，减缓大鼠运动后血 FFA 的下降，使运动后即刻血脂蛋白脂肪酶（LPL）活性提高，降低运动后即刻血 TG 浓度，降低静息状态的三酰甘油（TG）值；降低运动后胰高血糖素（GL）水平，上调各时间点胰岛素受体-1（IR-1）的蛋白量；上调运动后的腺苷酸活化蛋白激酶（AMPK）蛋白表达；促使运动后葡萄糖转运体 4（GLUT4）转位增加；总皂苷能增强 LDH 活力，降低运动后血乳酸水平。

抗氧化、延缓衰老 刺五加水煎液灌胃给药，提高环磷酰胺致机体损伤小鼠 SOD 含量。刺五加水煎液加入培养基，延长雌雄果蝇半数死亡时间、最高寿命以及雌果蝇平均寿命。刺五加提取液灌胃给药，提高老年性痴呆（AD）模型小鼠脑组织中 SOD 活性，抑制脑组织乙酰胆碱酯酶（AchE）、单胺氧化酶（MAO）活性，减少脑组织脂褐质含量。刺五加皂苷灌胃给药，增强 X 射线损伤小鼠血清 SOD、谷胱甘肽过氧化物酶（GSH-Px）活性；降低糖尿病大鼠血清过氧化脂质物（LPO），提高 SOD 含量；改善 D-半乳糖（D-gal）致大鼠脑组织变性改变；增强组织 SOD 活性，降低组织 MDA 浓度；改善 D-gal 致亚急性衰老模型大鼠全血黏度的高、中、低切值，降低血三酰甘油（TG）、总胆固醇（TC）、低密度脂蛋白胆固醇（LDL-C）含量，升高高密度脂蛋白胆固醇（HDL-C）含量。

刺五加多糖减轻 H_2O_2 诱导氧化损伤细胞的损伤程度，增强细胞活性，减少 P_{53} 的表达量，降低 LDH 活力及 MDA 生成量，提高海马神经细胞的抗氧化能力，具有一定的浓度依赖性；减少氧化应激损伤海马神经元 c-fos 和 p53 基因的表达，减少受损海马神经元细胞中 Fas 和 Fasl 蛋白的表达，抑制细胞的凋亡；减少受损海马神经元 NF-κB 的表达；能降低海马神经元中氧自由基的含量；增强 SOD、过氧化氢酶（CAT）、GSH-Px 活力；提高 8-羟基鸟嘌呤 DNA 糖苷酶（OGG1）mRNA 的表达；下调诱导型一氧化氮合酶（iNOS）mRNA 的表达；减轻氧糖剥夺诱导氧化损伤神经元的损伤，降低细胞内 MDA 含量及 LDH 释放量。

镇静、抗抑郁 刺五加水提取物口服给药，增加大鼠快动眼睡眠（REMS）和慢波睡眠 II 期（SWS2）时间，减少觉醒时间，延长睡眠时间。刺五加灌胃给药，减少睡眠剥夺大鼠错误次数、升高认知率，缩短寻找时间，恢复海马突触长时程增强（LTP）抑制；升高大鼠海马匀浆液中的 5-羟色胺（5-HT）、去甲肾上腺素（NA）、5-羟吲哚乙酸（5-HIAA）、5-HIAA/5-HT 含量，且呈剂量递增趋势，调节睡眠剥夺造成的单胺类神经递质紊乱，加速 5-HT 的代谢转化，调节 NE 的异常，提高海马组织 AchE 活性。刺五加浸膏灌胃给药，缩短抑郁症大鼠水面停留时间，恢复中央格停留时间和穿越格数。刺五加总黄酮可保护神经元和细胞结构完整性，降低由缺氧引起的细胞死亡率，保护缺氧及 NO 所致神经细胞损伤，可以降低由此而导致的细胞死亡率。

抗肿瘤 刺五加水浸液灌胃给药，抑制大鼠肝微粒体酶 CYP-1A1 活性，预防肿瘤发生；能提高 S_{180} 肉瘤小鼠自然杀伤（NK）细胞细胞活性。刺五加甲醇提后再经水提醇沉的提取物灌胃给药，抑制 S_{180} 肉瘤小鼠癌细胞生长，提高 S_{180} 肉瘤小鼠 NK 细胞活性；能减少给予致癌剂 3-甲基-4-双甲氨基偶氮苯（3-MeDAB）模型大

鼠外周血及肝组织中 I 型纤溶酶原激活剂抑制剂（PAI-1）的含量，抑制肝癌细胞分裂增殖，减少 rasp[21] 基因蛋白表达。

刺五加多糖能抑制体外培养 K562 细胞生长，使肿瘤细胞体积缩小，染色质浓缩，细胞核呈新月形、环状或碎块状，出现凋亡小体等典型凋亡形态学的改变；抑制 H446 细胞增殖，上调 Bax、p53 表达，下调 Bcl-2 表达；激活 ERK 信号转导途径诱导 H446 细胞发生 G_2/M 期阻滞，促进 H446 细胞凋亡。刺五加皂苷可降低肝癌 SMMC-7721 细胞 Bcl-2 的表达，增高 Bax 的表达，促进肝癌细胞凋亡；抑制 HepG2 细胞株的血管内皮细胞生长因子（VEGF）mRNA 表达量，抑制 VEGF 介导的肿瘤血管新生途径，进而抑制肿瘤的生长与转移；具有抑制人乳腺癌细胞 MCF-7 增殖作用。

其他 刺五加水提物灌胃给药，增加小鼠红细胞膜流动性，降低血液黏度，改善血液流变学。刺五加皂苷对缺血再灌注心肌能产生预适应样作用，减轻心肌缺血再灌注致舒缩功能受损及微血管损伤，减少再灌注心律失常的发生；增加离体大鼠心脏基础冠状动脉血流量，增加缺血再灌注后心肌冠状动脉血流量，增加冠状动脉血流量的作用随给药浓度增加而加强。刺五加水提取物可抑制血管平滑肌细胞内质网储存钙的释放，对去氧肾上腺素预收缩的大鼠胸主动脉环具有浓度依赖性舒张作用。6% 刺五加混悬液灌胃给药，推迟地高辛致豚鼠发生心律失常时间，减轻地高辛毒性反应。

刺五加水煎剂灌胃给药，降低四氧嘧啶诱导糖尿病模型小鼠的血糖。刺五加总皂苷或刺五加

粗多糖灌胃给药，降低急性肝组织损伤小鼠血清天冬氨酸转氨酶（AST）、丙氨酸转氨酶（ALT）、碱性磷酸酶（ALP）及肿瘤坏死因子-α（TNF-α）活性。

刺五加流浸膏喂食，提高 10 月下旬因气温急剧下降影响的母鸡下蛋数。刺五加提取物饲喂，可提高仔猪的日增重、降低料肉比；提高日粮钙、总能和磷的表观消化率；提高断奶后血清低密度脂蛋白、胆固醇和葡萄糖的含量，降低血清尿素氮含量并提高血清碱性磷酸酶活性；提高血清游离甲状腺素 T_3 和 T_4、生长激素及胰岛素样生长因子-1 水平和 T_3/T_4，可调节激素分泌，提高断奶仔猪消化代谢水平。

毒性与不良反应 刺五加浸膏含生药量 100 g/kg、200g/kg（相当于临床剂量 400、800 倍）灌胃，观察 7 天，小鼠未出现中毒症状；刺五加浸膏 1.25 g/kg、6.25 g/kg、12.5g/kg 连续灌胃 90 天，大鼠产生镇静（嗜睡）、鼻衄、鼻尖红等，逐渐适应后症状消失，体重、血象、血液生化、病理检查均无明显改变。刺五加水煎液 0.05%～2% 不同程度延长对雌、雄果蝇的生存时间，未见急性毒性和长期毒性；浓度 5% 对雌、雄果蝇均呈现一定长期毒性反应，对雌、雄果蝇并未呈现急性毒性反应。

刺五加注射液的不良反应，主要表现为过敏性休克，其次为全身反应、皮肤呼吸系统损害，循环系统损害；皮肤及附件损害表现为斑丘疹、潮红、多形性红斑、红斑疹、瘙痒、皮疹、荨麻疹、丘疹、血管神经性水肿；用药局部血管损害表现为静脉刺激、静脉炎、局部红肿、麻木、瘙痒、疼痛；中枢和外周神经系统损害

表现为失眠、嗜睡、头晕、头痛、眩晕；发热伴全身性损害表现为发热、乏力、盗汗、多汗、不适、寒战、畏寒、过敏性休克、水肿；还会出现类过敏性休克样反应即突发的心慌、胸闷、呼吸困难、烦躁不安，可伴有咽部不适或梗阻感、恶心呕吐、皮疹、发热等，但血压正常或稍降低，未有显著循环衰竭、口唇发绀和意识障碍，经抢救均迅速缓解。刺五加注射液引起过敏性休克的危害性不容忽视，严重过敏性休克可以致死。此外，临床上还出现特殊的不良反应，如眼结膜充血，剧烈头痛，胸闷气促，腹痛，喉头水肿等。

体内过程 刺五加苷 B 为苯丙素类的葡萄糖苷，在肠道上皮细胞分泌葡萄糖苷酶作用下，产生代谢产物刺五加苷 B 的苷元不稳定，无法检测其含量及变化。刺五加苷 B 经含肠道酶肠灌流液降解后，其含量按十二指肠、空肠、回肠和结肠的顺序依次下降；采用高效液相色谱法（HPLC），在血浆和胆汁中未检出刺五加苷，刺五加苷 B 生物利用度低是因为肠道酶代谢，引起刺五加苷 B 被降解，而不仅仅是吸收因素。

(吕圭源 陈素红)

jiǎogǔlán

绞股蓝（Gynostemmae Herba） 葫芦科植物绞股蓝 *Gynostemma pentaphylum*（Thunb.）Mak 的干燥地上部分。味苦、微甘，性凉。归肺、脾、肾经。具有益气健脾，化痰止咳，清热解毒的功效。主要用于脾胃气虚，体倦乏力，纳食不佳，咳嗽痰黏。绞股蓝的药理有效成分主要包括绞股蓝皂苷、多糖、黄酮类等。绞股蓝皂苷主要有绞股蓝糖苷 TN-1 和 TN-2，绞股蓝苷等。黄酮类主要有商陆苷、芦丁、商陆素等。

药理作用 主要包括调节免疫、抗氧化、延缓衰老、调血脂、调血糖、抗肝损伤、抗肾损伤、抗胃溃疡、抗疲劳、抗应激、提高记忆、抗血栓、抗肿瘤等作用。

调节免疫 绞股蓝水煎液灌胃给药，增加小鼠胸腺、脾重量，提高单核巨噬细胞吞噬功能、特异性抗体溶血素含量。绞股蓝浸膏灌胃给药，增加小鼠腹腔巨噬细胞体积，增强吞噬能力。绞股蓝总皂苷灌胃给药，升高环磷酰胺造模小鼠的 E-玫瑰花环形成率、脾自然杀伤（NK）细胞活性，提高抗绵羊红细胞（SRBC）溶血素水平；增加小鼠腹腔巨噬功能，增加正常及免疫抑制小鼠白细胞数及吞噬功能；提高小鼠血清 G 型免疫球蛋白（IgG）含量，增强大鼠血清总补体活性；增强小鼠腹腔巨噬细胞内酸性磷酸酶、乳酸脱氢酶（LDH）活性和吞噬能力；提高碳粒廓清指数和吞噬指数的作用，增加小鼠脾和胸腺的重量。绞股蓝多糖灌胃给药，延长力竭模型小鼠游泳时间，增强小鼠脾指数，提高伴刀豆球蛋白 A（Con A）诱导小鼠淋巴细胞转化能力。

抗氧化、延缓衰老 8%绞股蓝水煎液灌胃给药，能提高老年小鼠总抗氧化能力（T-AOC）；能增强老龄小鼠红细胞、心、肝、肾中超氧化物歧化酶（SOD）活性，降低血清、心、肝、肾中过氧化脂质物（LPO）含量；提高衰老大鼠下丘脑 SOD 活性和谷胱甘肽过氧化物酶（GSH-Px）活性，降低丙二醛（MDA）、一氧化氮（NO）、谷氨酸（Glu）含量，一氧化氮合酶（NOS）活性。绞股蓝提取物拌饲料给药，降低 H_2O_2 致衰老大鼠 DNA 氧化损伤。绞股蓝 95%乙醇粗提物对超氧阴离子自由基（$O_2^- \cdot$）、羟自由基（$OH \cdot$）和 1,1-二苯基-2-三硝基苯肼（DPPH）自由基有很强清除能力；对 Fe^{3+} 具有很强的还原能力。绞股蓝总皂苷灌胃给药，提高血清、脑组织 SOD 活性，降低 MDA 含量；降低 D-半乳糖致衰老小鼠脑单胺氧化酶（MAO）活性，提高 Na^+-K^+-ATP 酶活性。绞股蓝总皂苷纳米乳灌胃给药，升高 D-半乳糖复制亚急性衰老大鼠模型血清、心脏和下丘脑组织中的 SOD、CAT、T-AOC、GSH-Px 水平，减少 NO、MDA 的含量。绞股蓝中木脂素对 DPPH 自由基有较强清除作用，有一定的金属螯合能力。绞股蓝多糖和羧甲基绞股蓝多糖对 DPPH 自由基、羟基自由基、超氧阴离子自由基均有一定的清除作用。绞股蓝皂苷（GP）霜可使 UVB 照射后光损伤 BALB/c 小鼠表皮中 SOD、CAT、GSH-Px、谷胱甘肽还原酶（GR）活力升高；可降低 D-半乳糖致衰老模型大鼠血清和组织中 NO、MDA 的含量，升高 SOD、T-AOC 的含量。

调血脂 绞股蓝粉饲喂，提高高脂饲料致动脉粥样硬化模型兔的高密度脂蛋白胆固醇（HDL-C）含量，降低总胆固醇（TC）、三酰甘油（TG）、低密度脂蛋白胆固醇（LDL-C）水平；绞股蓝 50%乙醇部位灌胃给药，降低高脂饲料致高脂血症小鼠 TC，TG，LDL-C 和动脉硬化指数（AI），提高血清 HDL-C/TC 比值和高密度脂蛋白胆固醇（HDL-C）水平，降低高脂血症小鼠的体重；绞股蓝总皂苷灌胃给药，降低高血脂模型大鼠血清 TC、TG、LDL 水平，提高 HDL/LDL 比值；提高 HDL-C；降低肝脏、主动脉壁 TC 含量；降低蛋黄乳液致高血脂小鼠血清 TC、TG、LDL 含量;降低高脂饲料致高脂血症鹌鹑血清 TC、TG、LDL 含量,升高 HDL/LDL 比值;降低高脂饮食致高脂血症家兔的早期肾小球足细胞和系膜细胞受损;减轻高脂饲料喂饲和维生素 D₃ 致模型大鼠动脉粥样硬化,下调主动脉壁细胞间黏附分子-1(ICAM-1)、单核细胞趋化蛋白-1(MCP-1)和 NF-κB p65 的表达;抑制脂肪乳剂致高脂血症大鼠血清 TC、TG、LDL-C 的水平以及抑制肝体重比,降低丙氨酸转氨酶(ALT)含量的作用。

调血糖 绞股蓝浸膏粉灌胃给药,提高老年大鼠血糖,改善老年大鼠血糖耐量。绞股蓝多糖灌胃给药,降低四氧嘧啶致高血糖模型大鼠的空腹血糖及糖耐量,体外抑制 α-淀粉酶;降低高脂高糖合并小剂量链脲佐菌素(STZ)建立 2 型糖尿病模型 Wistar 大鼠的空腹血糖(FBG),葡萄糖耐量曲线;降低 2 型糖尿病大鼠血清 TC、TG、LDL-C 和 MDA 水平,提高模型鼠的血清胰岛素(Ins)、HDL-C、SOD 活性。绞股蓝皂苷灌胃给药,降低 STZ 致糖尿病模型大鼠空腹血糖、胰岛素水平;降低腹腔注射四氧嘧啶建立糖尿病模型小鼠的空腹血糖值,升高肝糖原值,并保护肾脏。绞股蓝乙酸乙酯提取物灌胃给药,降低腹腔注射 STZ 致糖尿病肾病模型大鼠的 TC 和 TG 含量;降低糖尿病肾病大鼠血清肿瘤坏死因子-α(TNF-α)、白介素-6(IL-6)和 C 反应蛋白(CRP)水平。

抗肝损伤 绞股蓝总皂苷灌胃给药,降低四氯化碳(CCl₄)致肝损伤小鼠血清 ALT 和 AST 水平;降低肝组织 MDA,提高肝组织 GSH 活性;降低 CCl₄ 致肝损伤小鼠肝组织 NO 含量;减轻 CCl₄ 诱导小鼠慢性肝损害和离体大鼠肝细胞损伤,促进肝脏合成白蛋白;减轻二甲基亚硝胺(DMN)诱导肝纤维化模型大鼠的纤维化程度,降低肝组织羟脯氨酸含量,改善肝功能,升高肝组织 SOD、GSH-Px 活性,降低 MDA、ALT、AST、γ-谷胺酰转移酶(GGT)、总胆红素(TBIL)含量。

抗肾损伤 绞股蓝总皂苷灌胃给药,提高地塞米松致肾上腺皮质病变小鼠的肾上腺指数,恢复肾上腺皮质束状带结构,减少肾上腺内维生素 C 蓄积;降低阿霉素致肾病大鼠尿蛋白、血清 TC,提高血清总蛋白、白蛋白及血浆皮质酮;恢复慢性肾衰竭模型大鼠肾小球结构,改善间质纤维化;改善单侧肾切除加 STZ 注射法改良复制致糖尿病肾病模型大鼠的病理变化:足突增宽或部分融合,减轻基底膜增厚,上调 nephrin mRNA 表达水平,抑制血管内皮细胞生长因子(VEGF)表达,减轻足细胞超微结构改变,从而保护足细胞,降低尿蛋白含量,延缓肾小球硬化。

抗胃溃疡 绞股蓝皂苷灌胃给药,缩小幽门螺杆菌(HP)、醋酸性胃溃疡模型大鼠的溃疡面积,抑制黏膜内 MDA 生成,降低白介素-8(IL-8)、前列腺素 E₂(PGE₂),促进溃疡愈合;绞股蓝乙酸乙酯提取物灌胃给药,能增加胃溃疡大鼠的胃黏膜血管活性物质 NO、NOS,降低内皮素(ET)含量。

抗疲劳、抗应激 绞股蓝水煎液灌胃给药,延长小鼠游泳时间、爬杆时间;提高小鼠耐缺氧、耐高温(45～47℃)能力;增加小鼠在水中游泳时间。绞股蓝浸膏灌胃给药,提高小鼠耐高温能力,延长 42℃ 条件下的生存时间,减少小鼠自发活动。绞股蓝皂苷灌胃给药,提高常压或异丙肾上腺素造模小鼠耐缺氧能力,延长小鼠游泳时间;提高小鼠耐低温(−10～−11℃)能力。海南野生绞股蓝水提醇沉提取液灌服后,延长小鼠游泳时间,提高小鼠运动耐力,升高小鼠肝组织中 SOD 活性,降低 MDA 含量。

提高记忆 绞股蓝提取物、皂苷或粗多糖灌胃给药,能增加小鼠睾丸、精囊、前列腺和子宫重量;增加雄性大鼠精子数量。25%、30% 绞股蓝提取液灌胃给药,提高 Y 型迷宫实验大鼠主动回避率与正确反应率;改善东莨菪碱与乙醇造成大鼠学习记忆获取与再现障碍。绞股蓝醇提取物灌胃给药,可使小鼠在悬尾实验及强迫游泳实验的不动时间均缩短,呈现出良好的量效关系。绞股蓝皂苷灌胃给药,能增加全脑缺血再灌注大鼠海马及齿状回 DNA、RNA 含量;降低线栓法制备大脑中动脉脑缺血模型大鼠的 MDA 含量,提高 GSH-Px、SOD 酶活力,改善大鼠的行为障碍。

抗血栓 绞股蓝总皂苷灌胃给药,抑制二磷酸腺苷(ADP)、花生四烯酸(AA)及胶原诱导的大鼠血小板聚集;抑制大鼠实验性脑血栓、小鼠肺血栓形成;扩张高分子右旋糖苷致微循环障碍模型小鼠毛细血管,加快血液流速,抑制红细胞聚集;降低高黏血症家兔高、中、低切变率下的全血黏度、血浆黏度,升高红细胞变形指数,缩短红细胞电泳时间。绞股蓝乙酸乙酯提取物灌胃给药,降低腹腔注射链脲佐菌素致糖尿病肾病模型大鼠的血液黏度、血浆黏度。

抗肿瘤 绞股蓝水煎液灌胃给药,抑制移植性肿瘤小鼠肉瘤

S_{180} 生长，延长白血病（615）小鼠生命；降低口腔白斑癌变模型金地鼠的体内端粒酶阳性率，抑制癌变。绞股蓝甲醇提取物抑制肺癌 A549 细胞增殖。绞股蓝皂苷或粗多糖灌胃给药，抑制小鼠肉瘤生长；延长艾氏腹水癌小鼠存活时间。绞股蓝多糖灌胃给药，抑制小鼠肉瘤 S_{180} 生长；经绞股蓝多糖刺激后，小鼠巨噬细胞对中性红的吞噬功增强，刺激巨噬细胞分泌 NO、TNF-α 和 IL-1β。绞股蓝总皂苷抑制人肝癌细胞 Bel-7402 增殖生长；绞股蓝总皂苷使细胞胱天蛋白酶 8（caspase-8）大量表达；对 L1210 细胞增殖生长有抑制作用。绞股蓝水提物抑制 2,7-AF 诱发的 TA98 回变菌落数增加，抵抗 NaN_3 诱发的 TA100 回变菌落增加效应，降低由 MMC 诱发人淋巴细胞 MN 率的增高，降低由 MMC 诱发的 CHO 染色体畸变率，各组间表现出剂量-效应关系；抑制由 MMC 诱发，淋巴细胞 SCE 率的增高。

其他 绞股蓝总皂苷灌胃给药，对豚鼠枸橼酸引咳起到镇咳祛痰作用。绞股蓝总皂苷灌胃给药，抑制高糖高脂诱导的大鼠血压升高。绞股蓝总黄酮灌胃给药，升高异丙肾上腺素致心肌缺血模型大鼠的血清 SOD 活性、NO 含量；降低 MDA、LDH 活性，降低分裂原激活蛋白激酶 p38MAPK 活性，降低血清肿瘤坏死因子水平；降低低氧/复氧损伤模型大鼠低氧/复氧心肌细胞内 Ca^{2+}、总一氧化氮合酶（T-NOS）、诱导型一氧化氮合酶（iNOS）活性，升高 NO 含量。绞股蓝皂苷灌胃给药，能够提高缺氧大鼠的肺组织及血浆 NOS 活性，促进 NO 的产生及释放，降低慢性低氧大鼠的肺动脉压。

毒性与不良反应 绞股蓝总苷浸膏（含皂苷 20%）小鼠灌胃半数致死量（LD_{50}）= 4.5g/kg（折合原生药约 36g/kg）。绞股蓝提取物给 NIH 小鼠灌胃 LD_{50} = 48.94$\pm$1.07g/kg；绞股蓝总皂苷 8g/kg 灌胃 1 个月，大鼠一般情况、体重、食量、饮水量、血尿常规、病理检查等均未见异常；以绞股蓝 4g/kg 饲料给药，连续 90 天，大鼠的一般状态、血常规、肾功能、肝功能、心电图及心、肝、肾、睾丸的病理检查均无异常。绞股蓝皂苷 0.1g/kg 及更高剂量对孕鼠具有胚胎毒性。

体内过程 绞股蓝总皂苷 300mg/kg 给家兔肌内注射，其药动学特征符合二室开放模型，最大血药浓度（C_{max}）= 163.598μg/ml，达峰时间（T_{max}）= 1.878h，分布半衰期（$t_{1/2\alpha}$）= 0.289h；消除半衰期（$t_{1/2\beta}$）= 16.440h。绞股蓝总皂苷血药浓度-时间曲线出现双峰现象，T_{max}（1）= 1.8h，T_{max}（2）= 6.0h，提示其在兔体内可能有肝-肠循环现象。

（吕圭源 陈素红）

hóngjǐngtiān

红景天（Rhodiolae Crenulatae Radix Et Rhizoma）

景天科植物大花红景天 *Rhodiola crenulata*（Hook. f. et Thoms.）H. Ohba 的干燥根和根茎。味甘、苦，性平。归肺、心经。具有益气活血，通脉平喘的功效。主要用于气虚血瘀，胸痹心痛，中风偏瘫，倦怠气喘。红景天的药理有效成分主要包括红景天苷、红景天素、大红景天多糖、大花红天素等。

药理作用 主要包括调节免疫、抗应激、抗疲劳、延缓衰老、抗血栓、降血脂、抗脑缺血、抗心肌缺血、抗心律失常、抗肺损伤、抗肝损伤、提高记忆、抗抑郁、抗辐射等。

调节免疫 红景天水煎液能增强免疫期间藏仔鸡新城疫（ND）抗体的产生；增高环磷酰胺致骨髓抑制模型小鼠外周血白细胞，提高胸腺和脾重量，提高脾 T 细胞增殖能力。红景天醇浸液灌胃给药，增加小鼠胸腺指数、脾指数，促进 T 淋巴细胞增殖。红景天灌胃给药，增强小鼠二硝基氟苯（DNFB）诱导的迟发性变态反应，增加血清溶血素试验抗体积数，增强腹腔巨噬细胞吞噬鸡红细胞的能力和自然杀伤（NK）细胞活性；增强环磷酰胺致免疫功能低下小鼠淋巴细胞活性，使小鼠脾免疫分子 Fas 配体及穿孔素为阳性表达；提高小鼠碳廓清能力，增强绵羊红细胞诱导小鼠足趾增厚（DTH）能力，促进 NK 细胞活性和血清凝血素的生成，增加抗体生成细胞数的生成，提高小鼠腹腔巨噬细胞吞噬鸡红细胞的能力。

红景天苷灌胃给药，提高人胃腺癌细胞移植小鼠脾系数和脾细胞功能，增加脾淋巴细胞转化率和 IL-2 活性，抑制 BGC-823 肿瘤的生长，增加小鼠体质量；浓度依赖性的对抗内毒素所致细胞活力的减低、NF-κB 含量的增加，减少肿瘤坏死因子-α（TNF-α）、白介素-6（IL-6）和乳酸脱氢酶（LDH）的含量，增加 IL-10 的含量；提高小鼠 ^{60}Co 照射后存活率，增强小鼠胸腺、脾指数。红景天多糖灌胃给药，增强老年小鼠 T 淋巴细胞亚群、白介素-2（IL-2）；促进体外植物血凝素（PHA）诱导的正常人外周血 T 淋巴细胞的增殖。

抗应激、抗疲劳 红景天纳米粉灌胃给药，延长小鼠耐缺氧存活时间，延长小鼠游泳时间。红景天水煎液灌胃给药，延长小鼠在低温（-5℃）环境下存活时间，延长小鼠负重游泳持续时间；延长小鼠常压缺氧、亚硝酸钠中毒存活时间；保护缺氧和营养不良大鼠的膈肌细胞损伤；促进低氧条件下内皮细胞低氧诱导因子 1α（HIF-1α）和血管内皮细胞生长因子（VEGF）的基因和蛋白表达；使慢性缺氧大鼠促肾上腺皮质激素细胞分泌颗粒变大变多，且粗面内质网、线粒体等细胞器有所增加。3% 红景天苷灌胃给药，延长小鼠负重游泳时间，加快运动后乳酸水平的恢复，降低小鼠运动后血乳酸、血清尿素氮含量，减少蛋白质分解供能的程度，减少运动造成的机体损伤。红景天乙醇提取物或红景天浸膏灌胃给药，延长小鼠负重游泳时间，降低小鼠血清尿素，增强小鼠肝糖原含量，减少血乳酸。

红景天总黄酮灌胃给药，延长小鼠缺氧状态下的存活时间，延长小鼠负重游泳存活时间。红景天皂苷灌胃给药，延长大鼠负重游泳时间，降低小鼠血浆肌酸激酶（CK）及肌酸激酶同工酶MB（CK-MB）活性，拮抗长时间运动导致的血浆乳酸脱氢酶（LDH）、CK 及 CK-MB 活性升高，减轻小鼠骨骼肌及心肌超微结构损伤；提高运动小鼠肝脏过氧化物歧化酶（SOD）、谷胱甘肽过氧化物酶（GSH-Px）活性，降低丙二醛（MDA）含量；增加小鼠负重游泳时间，降低血清尿素氮、血乳酸含量；增强有氧运动能力，提高大鼠血浆支链氨基酸，延长力竭沉水时间；升高急性低压缺氧大鼠血浆、脑内皮素，降低急性中、重度低压缺氧引起的机体内皮素异常升高。

抗氧化、延缓衰老 红景天粉灌胃给药，升高血管性痴呆大鼠血 SOD 活性、降低 MDA 含量，降低大脑海马组织 IL-1β 的含量。红景天水提物灌胃给药，提高训练小鼠肝脏 SOD 活性，降低脂质过氧化产物丙二醛（MDA）含量。红景天水煎液、醇提液灌胃给药，抑制老年小鼠的肝、脾过氧化脂质（LPO）形成；降低老龄小鼠血、肝、睾丸 LPO 和睾丸脂褐素，减少肝细胞凋亡；抑制老年小鼠脑单胺氧化酶（MAO-B），增加 5-羟色胺（5-HT）、多巴胺（DA）、RNA 和蛋白质，增强 SOD 活性，降低 MDA；通过调节血管性痴呆大鼠海马 Bcl-2 及 Bax 蛋白表达而抑制神经细胞的凋亡，降低海马组织乙酰胆碱酯酶活性而抑制神经元凋亡；降低血清 TNF-α、IL-6、内皮素和 MDA 含量，增强 SOD 活性。

红景天苷灌胃给药，提高小鼠血浆 SOD 及谷胱甘肽过氧化物酶（GSH-Px）活性，降低小鼠血浆 MDA 含量，拮抗长时间运动导致的小鼠血浆 SOD 活性降低，提高运动小鼠肝脏内 SOD 和 GSH-Px 等抗氧化酶活性，降低 MDA 含量，提高老龄小鼠脑 GSH-Px 和 SOD 活性，减少组织羟自由基，保护组织蛋白质和细胞膜；提高自然衰老小鼠的血清、心、肝及肾的 SOD 活性，降低血清、肝、肾中过氧化脂质水平，降低心、肝、肾和大脑中脂褐素水平，升高肾脏和大脑中谷胱甘肽（GSH）活性；减少 MDA 的产生；上调力达霉素导致 DNA 损伤后所诱导的衰老细胞活力，下调 SA-β-gal 染色阳性率，下调 G_2/M 期细胞，上调 S 期，下调细胞内的 γ-H2AX 水平，下调 p53 和 p21 水平，抑制基因毒药物所致 DNA 损伤及其诱导的细胞衰老。

饮用水中加入不同浓度的红景天，延长麻蝇的寿命；提高亚急性衰老小鼠皮肤中 SOD 活性以及成纤维细胞数目和羟脯氨酸含量，降低皮肤 MDA 含量。红景天总黄酮灌胃给药，提高自然衰老大鼠血清 SOD、GSH-Px、IL-2 含量，降低 MDA、IL-6 含量，提高胸腺脾指数和 T、B 淋巴细胞增殖能力。红景天多酚能清除 DPPH 和 $O_2^-\cdot$ 自由基，最高可达 90%。红景天中苷及其醇类化合物 8 种成分（芦丁苷、红景天苷、异槲皮苷、酪醇、络塞琳、熊果苷、络塞维、肉桂醇红景天），异槲皮苷和芦丁苷作用强于其他化合物，酪醇和红景天苷清除羟自由基作用则强于其他化合物。

抗血栓、降血脂 红景天苷灌胃给药，预防急性血瘀模型大鼠全血黏度（高、中、低切变率）、血浆黏度、血细胞比容以及纤维蛋白原含量的升高，降低大鼠血小板聚集率，延长小鼠的凝血时间；缩短体外血栓长度，降低体外血栓湿重和干重，降低血细胞比容、血液黏度，降低血小板聚集率，延长凝血时间。

红景天水煎液灌胃给药，减少高脂饮食和股动脉球囊扩张致动脉粥样硬化模型兔的斑块内新生血管生长，降低血清低密度脂蛋白（LDL-C）、TC 含量；降低高脂饲料饲喂致高脂血症大鼠血清 TC 含量。红景天皂苷灌胃给药，降低高脂膳食大鼠、小鼠体重，降低血清 TC、TG、高密度脂蛋白（HDL-C）水平；稳定运动小鼠血糖，增加肝糖原、肌糖原储备，防止长时间运动后血糖和肝糖原、肌糖原水平降低，提高运动小鼠血浆总胆固醇（TC）、三酰甘油（TG）及游离脂肪酸

（FFA）的水平。红景天灌胃给药，降低自发性高血压大鼠血清LDL-C、TC水平，升高NO含量，升高SOD活性，降低左心室质量指数。红景天多糖铁灌胃给药，增加患缺铁性贫血小鼠的血红蛋白（Hb）、红细胞（RBC）、血清铁（SI）、脾指数、脾质量和体质量等指标。

抗脑缺血　红景天灌胃给药，改善缺血缺氧性脑病新生大鼠的脑组织结构，增加大脑皮质和海马区低氧诱导因子-1α（HIF-1α）的表达。红景天苷灌胃给药，降低脑缺血再灌注大鼠梗死百分比、脑含水量，改善脑组织学损伤，增加SOD、GSH水平，降低MDA、一氧化氮（NO）含量，提高 Na^+-K^+-ATP酶、Ca^{2+}-ATP酶活力；抑制大脑皮质神经元型一氧化氮合酶的表达，增强DNA和RNA荧光强度；减少脑TNF-α蛋白表达；抑制脑缺血再灌注损伤模型大鼠脑IL-1β表达；可提高缺氧神经元存活率。

抗心肌缺血、抗心律失常　红景天粉末饲喂，增多结扎冠状动脉左前降支致急性心肌梗死大鼠血管计数，增加缺血心肌血管内皮细胞生长因子（VEGF）及其mRNA表达。红景天苷灌胃给药，升高结扎大鼠冠状动脉前降支致心肌梗死后心衰大鼠Bcl-2的表达，降低Bax蛋白表达，抗心肌细胞凋亡，抑制心力衰竭；升高细胞内的平均游离钙离子浓度（$[Ca^{2+}]_i$）用维拉帕米阻断细胞膜外钙内流时，红景天苷同样引起细胞内 $[Ca^{2+}]_i$ 升高；增加急性心肌梗死大鼠梗死边缘区心肌CD31表达、心肌组织肾上腺髓质素（AM）、降钙素受体样受体（CRLR）表达，具有上调AM、CRLR表达和促进急性心肌梗死

（AMI）大鼠缺血心肌血管新生的作用；增加缺氧复氧损伤心肌细胞的活力，降低心肌细胞乳酸脱氢酶和肌酸激酶的渗漏，使磷酸化细胞外信号调节激酶蛋白表达水平降低；抑制垂体后叶素所造成的心电图T波抬高和J点升高；提高缺氧/复氧模型和氧化损伤模型下的细胞存活率，降低培养液中的LDH和CK浓度。红景天苷灌胃给药，下降左心室舒张末期压（LVEDP），上升左心室发展压（LVDP）、左心室收缩压最大变化速率（+dP/dt$_{min}$）、左心室舒张压最大下降速率（-dP/dt$_{min}$），改善大鼠离体心脏的血流动力学指标；减小梗死面积，可降低肌酸激酶（CK）活性和MDA含量，提高SOD和NOS的活性。红景天苷衍生物能减轻乳鼠心肌细胞缺氧-复氧损伤后LDH，CK和天冬氨酸转氨酶（AST）的漏出量，同时能够升高SOD活性，降低缺氧-复氧损伤所致的ATP水平下降程度和拮抗细胞内ROS升高和钙超载。

红景天水煎液灌胃给药，减少氯化钙致大鼠室性心动过速、心室颤动的发生率及死亡率；提高氯化钙致大鼠室性心律失常的阈剂量，提高乌头碱致大鼠室性心动过速、心室颤动的阈剂量；推迟肾上腺素致兔室性心律失常开始发作时间，缩短发作持续时间及窦性心律恢复时间；升高慢性高原心脏病大鼠血管内皮细胞生长因子受体表达水平，降低内皮抑素；升高急性心梗大鼠的左室内压上升最大速度。

红景天单体成分红景天苷、酪醇、没食子酸、德钦红景天苷、草质素-7-O-（3′-β-D-葡萄糖）-α-L-鼠李糖苷，能不同程度促进细胞活力，减少LDH和MDA的

含量，其中单体成分红景天苷、酪醇能上调缺氧诱导因子（HIF-1α）mRNA的表达。

抗肺损伤　红景天水煎液灌胃给药，减轻高原心脏病大鼠的肺血管内皮细胞损伤，抑制血管内皮细胞增生，保持血流畅通，降低肺动脉压力和右心室压力；减轻肺纤维化大鼠肺泡炎和肺纤维化程度；增加支气管肺泡灌洗液中NO含量；抑制博莱霉素致大鼠肺纤维化模型肺组织的基质金属蛋白酶-2（MMP-2）和金属蛋白酶组织抑制物-1（TIMP-1）的合成及分泌，减少MMP-2、TIMP-1阳性细胞数，能在一定程度上调整MMP-2和TIMP-1的比值使其趋于平衡。红景天提取物灌胃给药，能增高油酸致豚鼠急性肺损伤血气指标中氧分压（PaO_2），降低MDA含量，增加SOD活性。

抗肝损伤　红景天水煎液灌胃给药，减少肝纤维化大鼠血清层粘连蛋白（LN）、Ⅲ型前胶原（PCⅢ）、Ⅳ型胶原（CⅣ）、ALT和AST，增多白蛋白；促进肝再生增长因子mRNA的表达，延缓或减轻肝硬化的发生；降低四氯化碳诱发肝纤维化大鼠血清中LN、透明质酸（HA）、PCⅢ、CⅣ水平，肝组织内TIMP-1 mRNA表达，改善肝组织病理学检测；降低肝脏缺血再灌注损伤大鼠ALT和MDA水平，降低肝细胞凋亡率。红景天醇提物灌胃给药，抑制肝纤维化大鼠血清、肝中对硝基酚N-乙酰-β-D-氨基葡萄糖苷酶、对硝基酚N-乙酰-β-D吡喃葡萄苷酶、MAO、血清醛缩酶的活性。红景天苷灌胃给药，降低四氯化碳、D-半乳糖胺及卡介苗加脂多糖致肝损伤小鼠血清ALT、MDA、NO及TG；降低肝纤维化

模型大鼠血清 ALT、AST、NO、透明质酸、层粘连蛋白水平和肝组织过高的羟脯氨酸、MDA；降低四氯化碳致肝纤维化模型大鼠的血清 ALT、AST、HA、LN、PC Ⅲ 和 CⅣ-水平，升高血清总蛋白（TP）、白蛋白（ALB）和肝组织羟脯氨酸（Hyp），改善肝纤维化组织形态学。

提高记忆 红景天粉末灌胃给药，降低血管性痴呆大鼠海马组织乙酰胆碱酯酶（AchE）的活性和抑制神经元凋亡；缩短阿尔茨海默病（AD）模型大鼠逃避潜伏期，增加原平台象限比、跨平台次数，升高抗超氧阴离子和总抗氧化能力活性；增高阿尔茨海默病大鼠海马组织中 PSD-95、shank-1 蛋白水平。红景天苷灌胃给药，降低链脲佐菌素致糖尿病大鼠血糖浓度，增加体质量，改善学习记忆障碍；增加新生大鼠血清组单位视野内神经元特异烯醇化酶（NSE）阳性细胞个数；增高海马组织 OD、GSH-Px 和过氧化氢酶（CAT）活性，降低 MDA 含量，神经元损伤好转。

抗抑郁 红景天水提醇沉提取液灌胃给药，延长小鼠中央区活动时间、活动路程及穿梭时间，增加小鼠探洞次数；增加慢性应激抑郁小鼠糖水消耗，降低纯水消耗；减少卒中后抑郁（PSD）大鼠海马组织肿瘤坏死因子-α（TNF-α）、白介素-1β（IL-1β）含量，升高 IL-6 含量，减少海马神经细胞的受损程度，提高抑郁的行为学评分；减少 PSD 大鼠海马组织 TNF-α、IL-1β 含量而提高 IL-6 的含量，减少海马神经细胞的受损程度，提高抑郁的行为学评分。

抗辐射 红景天醇提物灌胃给药，提高 X 射线辐射大鼠血清 GSH-Px 活性。红景天多糖灌胃给药，增强长波紫外线辐照损伤大鼠的血清 GSH 和抑制血清羟自由基的能力，降低 MDA 含量，对抗 UVA 辐射所造成的损伤，增强肝组织匀浆抑制羟自由基能力和 MDA，提高 SOD 活性。红景天水提取物灌胃给药，增高高能 X 线辐射后大鼠胸腺及脾指数。红景天能减少 DNA 中的线性形态，增加超螺旋形态。

其他 红景天水煎液灌胃给药，可增强硫喷妥钠小鼠催眠，拮抗安钠咖致惊厥；升高兔血液红细胞和血红蛋白数、肌糖原和肝糖原含量，增加幼稚型细胞。红景天苷灌胃给药，能降低阿霉素致肾损伤模型大鼠尿蛋白、血胆固醇，提高血浆白蛋白，降低血清转化生长因子-β₁ 及肾组织纤维细胞。红景天烯苷，能改善高糖导致施万细胞增殖能力的抑制性变化。

红景天水煎液灌胃给药，降低移植瘤小鼠乳腺癌细胞增殖。红景天多糖对体外人胃癌细胞增殖有抑制作用。红景天能够抑制人肺腺癌细胞系 SPC-A-1 细胞的生长，增加 SPC-A-1 细胞的 ^{3}H-TdR 掺入抑制率，降低肿瘤细胞的生存率。红景天苷能抑制肝癌细胞（W256，H₂₂，Hepal-6）的增殖，抑制黑色素瘤细胞与基膜的黏附，抑制其迁移和侵袭，对人皮肤黑色素瘤细胞 A375 具有抑制侵袭的功效。红景天多糖体外能够抑制鸡传染性法氏囊病毒感染鸡胚成纤维细胞，抑制柯萨奇病毒 B 组 3 型（CVB3）引起的细胞病变，降低心肌酶（LDH、CK-MB）的释放。

毒性与不良反应 红景天 70%醇提物灌胃给药，小鼠灌胃 LD₅₀ 为 45.02±7.38g/kg。红景天浸膏 12g/kg 灌胃给药，大鼠精神萎靡，活动明显减少，其中 3 只大鼠出现便溏，20 小时后症状逐步好转，饮食活动渐趋正常，观察一周无大鼠死亡；杂种犬口服 7 g/kg、10g/kg，观察一周，精神、活动、毛色、食欲、二便较正常。红景天提取物 0.12～1.05g/kg 灌胃给药，SD 孕鼠的生殖能力胚胎形成和胎仔外观骨骼及内脏生长发育试验，未发现红景天提取物对大鼠有胚胎毒性和致畸毒性。

体内过程 红景天苷 30mg/10L 静脉注射，在加速实验 6 个月内、长期实验 12 个月内稳定，红景天苷血药浓度在 0.5～400.0μg/ml 内线性关系良好（$r=0.9999$），平均回收率大于 95%，药动学结果显示，消除半衰期为 7.6 分钟，表观分布容积为 324.0ml/kg，清除率为 32.0ml/（min·kg）。

（吕圭源 陈素红）

shājí

沙棘（Hippophae Fructus） 胡颓子科植物沙棘 *Hippophae rhamnoides* L. 的干燥成熟果实。味酸、涩，性温。归脾、胃、肺、心经。具有健脾消食，止咳祛痰，活血散瘀的功效。主要用于脾虚食少，食积腹痛，咳嗽痰多，胸痹心痛，瘀血经闭，跌扑瘀肿。药理有效成分主要包括黄酮类、多糖、脂肪酸、维生素等。常见的有效成分有异鼠李素、芸香苷、紫云英苷、槲皮素等。

药理作用 主要包括抗胃溃疡、抗肝损伤、调节免疫、延缓衰老、降血黏、调血脂、调血糖、抗应激、抗疲劳、抗菌、抗肿瘤等药理作用。

抗胃溃疡 沙棘果肉油灌胃给药，能抑制大鼠胃酸及胃蛋白酶分泌，促进胃黏液分泌；改善大鼠水浸应激性、利血平型、幽门结扎型胃溃疡；促进大鼠乙酸型胃溃疡的愈合。沙棘油灌胃给药，能减少由无水酒精或阿司匹林引起大鼠胃黏膜损伤性出血点的总面积。沙棘子油灌胃给药，能降低葡聚糖硫酸钠（DSS）诱导的大鼠溃疡性结肠炎组织损伤的结肠髓过氧化物酶（MPO）活性，降低血清和结肠丙二醛（MDA）含量，升高血清和结肠超氧化物歧化酶（SOD）、谷胱甘肽过氧化物酶（GSH-Px）活性，改善大鼠溃疡性结肠炎大体形态，降低组织学评分。

抗肝损伤 沙棘果汁灌胃给药，能降低 CCl_4 致肝损伤模型小鼠丙氨酸转氨酶（ALT）、MDA。沙棘果提取物灌胃给药，能降低 CCl_4 所致小鼠血清 ALT、天冬氨酸转氨酶（AST）、MDA 的升高，水提物效果略优于醇提物；提高肝脏 SOD 活性，醇提取物作用略优于水提取物。沙棘果油灌胃给药，能降低 CCl_4 致肝损伤模型小鼠 MDA、ALT、AST 含量，升高对乙酰氨基酚致肝中毒小鼠 GSH-Px 活性；改善肝细胞变性（细胞肿胀、炎性细胞浸润、空泡样或水样变性、脂肪变性）及坏死等病理组织改变。沙棘油灌胃给药，能降低急性染镉致肝损伤大鼠血清乳酸脱氢酶（LDH）、ALT 活力，肝 MDA、谷胱甘肽（GSH）含量，升高肝 SOD 活力；降低亚慢性染镉血清 ALT 活力，下降肝 MDA、GSH 含量，升高肝 SOD 活力。沙棘子油灌胃给药，能降低酒精引起的急性肝损伤大鼠肝脏三酰甘油（TG）水平，增高肝脏 GSH 含量，减轻大鼠肝细胞脂肪变性；降低 CCl_4 造成的肝损伤大鼠血清 ALT、AST，减轻大

鼠肝细胞水样变型和坏死程度以及总病变计分。

调节免疫 沙棘粉灌胃给药，能增加小鼠巨噬细胞吞噬能力，促进淋巴细胞转化。沙棘汁或沙棘油灌胃给药，能增强小鼠自然杀伤细胞（NK）活性；增强小鼠脾细胞对白介素-2（IL-2）的反应性；升高大鼠血清免疫球蛋白（IgG、IgA、IgM）及补体 C3、C4 水平；提高小鼠抗体生成细胞数和抗体效价。沙棘灌胃给药，可提高胸腺、脾指数，提高大鼠白细胞数目，红细胞受体花环形成率；提高大鼠巨噬细胞吞噬率；降低红细胞免疫复合物花环形成率，提高 T 淋巴细胞转化率，增加血清溶血素含量和溶血空斑含量。沙棘果油灌胃给药，可增强伴刀豆球蛋白 A（Con A）诱导的小鼠脾淋巴细胞增殖能力，增强二硝基氟苯诱导的小鼠迟发型过敏反应（DTH），升高小鼠血清溶血素含量，增强小鼠腹腔巨噬细胞吞噬鸡红细胞功能、碳廓清能力、抗体生成细胞能力，提高小鼠免疫力，同时不会影响小鼠的免疫器官。

抗氧化、延缓衰老 沙棘水煎液或全果匀浆灌胃给药，可提高 X 射线照射损伤模型大鼠的红细胞 SOD、GSH-Px 含量及活力。5% 沙棘油乳剂灌胃给药，可提高维生素 D_3（VD_3）致心肌损伤模型大鼠的心肌组织 SOD、GSH-Px 活性，降低过氧化脂质（LPO）。50% 沙棘果水提物灌胃给药，能降低老龄大鼠血清 MDA、LPO、大脑皮质脂褐素含量，增加 SOD、GSH-Px 活力。沙棘果汁能提高果蝇的交配率，延长交配持续时间及平均寿命。沙棘鲜果浆灌胃给药，能提升高脂膳食大鼠 SOD 活性，降低 MDA 含量。沙棘醇提物

灌胃给药，能增强阿尔茨海默病模型大鼠脑组织 SOD 活性，降低 MDA 含量；缩短莫里斯（Morris）水迷宫测试中潜伏期、增加穿台次数。沙棘汁中的维生素 C、总黄酮、总酚含量较高，抑制 1,1-二苯基-2-三硝基苯肼（DPPH）自由基、羟自由基、超氧自由基，具有很强保护羟基致 DNA 的氧化损伤能力，总体抗氧化值随着沙棘汁浓度的增加而增加。沙棘果皮渣黄酮粗提物能抑制 DPPH 自由基、羟自由基、超氧自由基及对 Fe^{2+} 诱发卵黄低密度脂蛋白多不饱和脂肪酸过氧化产生的自由基，随着浓度的升高而增强，呈现一定的线性关系；沙棘子原花青素灌胃给药，增强糖尿病 ICR 小鼠心、脑组织中的 SOD、GSH-Px 活性。

改善血液流变性 沙棘果油灌胃给药，抑制去甲肾上腺素加胶原静脉注射致小鼠血栓形成，延长血栓症状出现时间，减轻形态学改变，降低死亡率。沙棘总黄酮灌胃给药，降低正常大鼠全血黏度（切变率为 $200s^{-1}$），降低全血比黏度（切变率为 $100s^{-1}$）；改善血管性痴呆（VD）模型大鼠异常的血液流变学，降低血液黏稠度，增加脑血流量，进而恢复缺血缺氧神经细胞功能。

降血糖 沙棘果水提物、醇提物灌胃给药，能降低四氧嘧啶致糖尿病模型小鼠血糖；改善高脂膳食配合链脲佐菌素（STZ）致糖尿病模型大鼠一般状态以及体重减轻、多饮、多食等症状，升高肝糖原含量、SOD 活性，降低血糖、果糖胺和 MDA。沙棘水提物灌胃给药，能升高肾上腺素致高血糖小鼠和格列本脲致低血糖小鼠的血糖。沙棘子渣黄酮、沙棘果渣黄酮灌胃给药，降低小

鼠血糖，抑制糖异生。沙棘子渣多糖、沙棘果渣多糖灌胃给药，降低高脂血症大鼠的血糖。大果沙棘黄酮灌胃给药，降低四氧嘧啶（ALX）诱导的糖尿病小鼠血糖水平、MDA 和尿素氮（BUN）含量，提高胰岛素水平、肝（肌）糖原含量。沙棘子渣多糖（PSH）灌胃给药，降低 2 型糖尿病大鼠的血清葡萄糖、总胆固醇和糖基化血清蛋白水平，增加糖尿病大鼠的血清胰岛素含量。沙棘原花青素灌胃给药，降低 STZ 致糖尿病小鼠 MDA 含量、一氧化氮合酶（NOS）活性，增强 GHS-Px 和 SOD 活性，减轻 6 月龄糖尿病心肌病变小鼠心肌组织氧化损伤。

调血脂　沙棘果水提物、醇提物灌胃给药，降低高脂膳食配合链脲佐菌素致糖尿病模型大鼠血清总胆固醇（TC）、三酰甘油（TG）、低密度脂蛋白胆固醇（LDL-C），升高血清高密度脂蛋白胆固醇（HDL-C），降低高脂血症模型小鼠 TG 水平。沙棘油灌胃给药，降低高脂饲料诱发高脂血症大鼠血清 TG、LDL-C。沙棘子渣黄酮、沙棘果渣黄酮灌胃给药，降低血清 TC、TG、MDA。沙棘总黄酮灌胃给药，降低高脂血症型"血管性痴呆"（VD）模型大鼠的 TC、TG、LDL-C、载脂蛋白 A I（apoA I）、载脂蛋白 B（apoB），提高 HDL-C，改善 VD 模型大鼠行为学。大果沙棘黄酮灌胃给药，降低高脂饲料致高脂血症大鼠体重，降低脂体比；降低 TG、HDL-C、TC 的含量；提高抗粥样动脉硬化指数（AAI）；提高肝脏 HL、LA、LPS 活性，促进肝脏脂肪代谢和防止由于 LPS 活性降低而使脂类物质积累；提高肝脏 SOD、GSH-Px 活性，降低过氧化脂质产物 MDA 含量；降低四氧嘧啶

（ALX）诱导的糖尿病小鼠血脂水平。沙棘子渣多糖、沙棘果渣多糖灌胃给药，能够降低高脂血症大鼠的肝脏中 TC，降低血清中 LDL-C、TC。

抗应激、抗疲劳　沙棘粉混悬液灌胃给药，延长小鼠在低温（-20℃）存活时间、游泳时间、常压耐缺氧时间。沙棘果提取物能提高小鼠耐缺氧能力和负重游泳能力，延长小鼠存活时间和负重游泳时间，且随剂量的增加效果越明显。沙棘果灌胃给药，促进铅中毒模型小鼠铅排出，降低骨、肝铅贮量。沙棘汁灌胃给药，延长大鼠运动至力竭的时间，升高骨骼肌抗氧化酶活性，降低 MDA 含量，升高血睾酮（T）和血红蛋白（Hb），降低肌酸激酶（CK），增强大鼠骨骼肌抗氧化能力，提高血睾酮和血红蛋白水平，延缓疲劳出现，提高有氧耐力运动的能力。沙棘油灌胃给药，减少二氧化硫（SO_2）污染下运动训练大鼠骨骼肌和脑组织中 MDA 含量，增强机体 SOD、GSH-Px 活性，增强脂质过氧化物降解、转运和排出过程，减弱脂质过氧化反映，提高 SO_2 污染环境下大鼠的机体自由基防御系统的能力。

抗菌　沙棘多糖对大肠埃希菌、枯草杆菌、蜡样芽胞杆菌、番茄煤霉、棉花红腐等菌种均有一定的抑制作用。沙棘果皮渣黄酮对大肠埃希菌、金黄色葡萄球菌、酵母菌、变形杆菌、嗜热链球菌、枯草杆菌、根霉、青霉、黑曲霉均有抑菌效果。沙棘果提取物对泌尿系统感染常见菌深部真菌白色假丝酵母菌、光滑假丝酵母菌、热带假丝酵母菌、其他假丝酵母菌及金黄色葡萄球菌、表皮葡萄球菌、大肠埃希菌、变形杆菌具有较强的抑菌效果。

抗肿瘤　沙棘汁饮用 38 周，延缓氨基比林或二甲基亚硝胺喂养诱发大鼠肝、肺及肾脏肿瘤发生时间，降低肝肿瘤发生率，缩小肝癌变范围，减轻病情。沙棘汁灌胃给药，抑制小鼠骨髓瘤细胞（NS-1）、人急性粒细胞白血病细胞（HL60）、小鼠 T 淋巴瘤细胞（YAC-1）及腹水肉瘤（S_{180}）增殖。沙棘果提取物灌胃给药，提高患 H_{22} 和 EAC 实体瘤小鼠的脾指数和胸腺指数。沙棘油灌胃给药，增强荷瘤小鼠 NK 细胞活性，提高小鼠的单核-巨噬细胞吞噬功能。

其他　沙棘果油灌胃给药，抑制小鼠耳炎症肿胀度，降低醋酸腹膜炎血管通透性。沙棘果醇和水提取物灌胃给药，减少小鼠扭体次数，抑制二甲苯致小鼠耳肿胀的炎症反应，且其抑制作用随剂量增加越明显，即沙棘果具有抗炎镇痛作用。沙棘油灌胃给药，能升高顺铂致肾损伤模型大鼠体重，降低血清 BUN。从沙棘籽粕分离得的生物碱 5,11-二羟基色胺，维持心肌细胞活力，减少培养心肌细胞缺血/再灌注损伤致心肌酶（LDH、CK）的释放。沙棘籽粕的乙酸乙酯萃取物和 50% 乙醇洗脱物能提高缺氧/复氧心肌细胞的存活率。沙棘黄酮对酪氨酸酶活性的抑制率随着时间的延长，底物浓度的增加，酶量的增加而增强；总黄酮能降低抗 H_2O_2 所致的内皮细胞凋亡率，降低 Caspase-3 表达。

毒性与不良反应　沙棘果油 9.2~46g/kg 小鼠灌胃给药，观察 7 天未见死亡，最大耐受量（MTD）为 46g/kg。沙棘原汁 172.8 g/kg、388.8 g/kg、561.6 g/kg 给亲代和子代喂饲 3 个月，大鼠血象（红细胞、白细胞、血小板、

血红蛋白）、BUN、ALT 水平未见异常，心、肝、肾、脾等脏器大体解剖及病理组织学检查未见异常，大鼠繁殖试验，仔鼠未见异常；沙棘原汁 5.4 g/kg、16.2g/kg 微核试验、大小鼠精子畸形试验未见致突变、精子致畸；沙棘原汁 10.8~32.4g/kg 致畸试验未见大鼠有致畸作用。小鼠经口最大耐受量（MTD）为 24g/kg。8g/kg、4g/kg、2g/kg 三个剂量组考察遗传毒性结果表明，受试物不能导致小鼠骨髓细胞染色体畸变，不会诱发小鼠嗜多染红细胞微核产生，对小鼠精子没有致畸作用。

体内过程　本品口服给药后，其成分沙棘黄酮在比格（Beagle）犬体内的药动学特征符合单室开放模型，最大血药浓度（C_{max}）= 0.2106μg/ml，达峰时间（T_{max}）= 3.0211h，分布相速率常数（K_a）= 0.6812/h，分布半衰期（$t_{1/2\alpha}$）= 0.0998h；消除相速率常数（K_e）= 0.6575/h，消除半衰期（$t_{1/2\beta}$）= 1.3657h。沙棘黄酮固体脂质纳米粒在比格犬体内的药动学特征符合双室开放模型，C_{max} = 17.2511μg/ml，T_{max} = 2.0123h，分布相 K_a = 5.8461/h，$t_{1/2\alpha}$ = 0.1431h；消除相 K_e = 0.3156/h，$t_{1/2\beta}$ = 2.3288h。

（吕圭源　陈素红）

fēngmì

蜂蜜（Mel）　蜜蜂科昆虫中华蜜蜂 Apis cerana Fabricius 或意大利蜂 Apis mellifera Linnaeus 所酿的蜜。味甘，性平。归肺、脾、大肠经。具有补中，润燥，止痛，解毒的功效；外用生肌敛疮。主要用于脘腹疼痛，肺燥干咳，肠燥便秘，解乌头类药毒；外治疮疡不敛，水火烫伤。蜂蜜的药理有效成分主要包括黄酮类、糖类、

抑菌素、酚酸、抗坏血酸、类胡萝卜素、乙酰胆碱、维生素、氨基酸、酶等。糖类主要包括葡萄糖、果糖等。抑菌素主要包括过氧化氢、生松素。维生素主要包括维生素 B_1、B_2、B_6、C、K、H 等。酶类主要包括葡萄糖氧化酶、过氧化氢酶。

药理作用　主要包括促进肠运动、解川乌毒、促伤口愈合、抗菌、抗氧化等作用。

促进肠运动　蜂蜜灌胃给药，能促进小鼠小肠推进运动，缩短通便时间；增强复方地芬诺酯致便秘模型小鼠小肠推进运动，增加小鼠粪便粒数及粪便重量，蜂蜜高剂量组还能缩短小鼠首粒黑便排出时间。

解川乌毒　蜂蜜灌胃给药，能减轻川乌水煎液灌服引起的小鼠呕吐、腹泻、抽搐等症状；含 50% 蜂蜜的川乌粉混悬液灌服后小鼠平均死亡时间比单用川乌粉延长 5 倍；含 50% 蜂蜜的川乌水煎液灌服后 48 小时内的小鼠死亡率比单用川乌水煎液低 3 倍。

促伤口愈合　涂有蜂蜜的消毒纱布覆盖伤口，促进小鼠伤口肉芽增生和边缘上皮增生。20% 消毒蜂蜜滴眼，促进角膜碱烧伤模型兔的角膜上皮愈合，缓解术后角膜混浊、虹膜炎症及结膜充血与水肿等症状。蜂蜜、蜂胶乳化剂外涂伤口给药，促进烫伤大鼠创面愈合，提高血清超氧化物歧化酶（SOD）、羟脯氨酸（Hyp）水平；缩短氢氧化钠（NaOH）外涂致溃疡大鼠创面愈合时间。蜂蜜涂抹链脲佐菌素致糖尿病大鼠背部创面深达皮下组织的伤口，可能首先通过基质细胞衍生因子（SDF-1α）的生成而促进内皮祖细胞动员，进而参与新生血管的生成，从而促进糖尿

病大鼠创面愈合。

抗菌　蜂蜜含 75% 以上的糖类，抑制微生物在高渗透压环境中获得正常存活所需水分。蜂蜜含有葡萄糖氧化酶，与葡萄糖作用产生有抗菌作用的过氧化氢；蜂蜜含的有机酸包括葡萄糖酸、乳酸、焦谷氨酸、琥珀酸、酒石酸、草酸、羟基丁二酸、柠檬酸、醋酸、蚁酸、谷氨酸、苯甲酸、松香酸，pH 值为 3.2~4.5，医学上称之为合酸，而一般病原菌生长繁殖的 pH 值多在 7.2~7.4。蜂蜜的抗菌能力主要决定于其合酸量达到 0.43%，可抑制多种病原菌的生长繁殖。

杜鹃花蜜对铜绿假单胞菌和奇异变形杆菌的抑制效果最好，对金黄色葡萄球菌、嗜水气单胞菌、李氏杆菌、枯草杆菌及鼠伤寒沙门菌次之。葡萄牙东北部的蜂蜜中分离出的抑菌成分：p-香豆酸、肉桂酸、柚皮素、松属素和白杨素，对金黄色葡萄球菌的抑制活性最为明显，对枯草杆菌、缓慢葡萄球菌、肺炎杆菌和大肠埃希菌微抑制作用弱。龙眼蜜、荔枝蜜、八叶五加蜜、桂花蜜、野菊花蜜、桉树蜜、红树林蜜，按两倍稀释法测得最低抑菌浓度（MIC）和最低杀菌浓度（MBC），桉树蜜抑菌 MIC 为 1∶8，红树林蜜抑菌 MIC 为 1∶2，其他蜜抑菌 MIC 为 1∶4；桉树蜜 MBC 为 1∶2。生蜂蜜 1 滴，滴入细菌培养基上（37℃）观察 24 小时，抑制化脓性金黄色葡萄球菌、乙型溶血性链球菌、铜绿假单胞菌、部分大肠埃希菌。

抗氧化　洋槐蜂蜜、枣花蜂蜜与过氧化油按 1∶1 混合后灌胃给药，提高成年小鼠血清超氧化物歧化酶（SOD），降低血清丙二

醛（MDA）及肝脏脂褐质含量。在总酸、还原糖、过氧化氢、淀粉酶值测定基础上，采用羟自由基清除法比较4种蜂蜜的抗氧化活性，洋槐蜜、枸杞蜜、椴树蜜、枣花蜜对羟自由基的清除率分别为4.96%、5.83%、16.8%、23.2%。蜂蜜中的黄酮类、抗坏血酸、维生素E、类胡萝卜素以及多酚类化合物，具有抗氧化活性。蜂蜜酚类物质主要表现为清除自由基，可清除超氧阴离子自由基、过氧亚硝酸盐自由基、脂质过氧化自由基、DPPH自由基、ABTS$^+$自由基、羟自由基等。蜂蜜酚含量越高，总抗氧化能力越强，清除DPPH自由基的活性越高，枣花蜜总酚含量最高，总抗氧化能力和清除DPPH自由基能力最强；龙眼蜜和野桂花蜜次之；洋槐蜜总酚最低。

其他　1%和5%的椴树蜜灌胃给药，增加小鼠抗体分泌细胞，增强体液免疫功能；1%的杂花蜜能减少抗体分泌细胞，抑制抗体产生。

毒性与不良反应　40ml/kg蜂蜜小鼠一次灌胃给药，数分钟后活动减少，有的出现匍匐，2小时后恢复，无死亡和其他异常发生。

蜜蜂采集有毒植物（如杜鹃花科植物地桂和颠茄类植物等）的花粉酿成的蜂蜜中会混进有毒物质，其中毒症状因所含毒性成分的不同而异。其毒性分为血液毒性和神经毒性，患者会出现频繁的呕吐、腹泻，导致电解质紊乱、有效循环血量减少、血管活性物质释放、外周血管扩张，出现肾前性肾衰竭；毒物直接作用于肾小管，肾小管上皮细胞广泛受损，肾小管坏死，最后出现肾性肾衰竭；或使肝细胞变性坏死，解毒、排泄功能下降，加重毒物对其他器官的损坏。蜂蜜含有的某种易致敏花粉可能会引起过敏性胃炎。蜜蜂采蜜酿造及蜂蜜加工过程中，有些有害物质（包括微生物污染、金属污染、HMF、农药残留、抗生素等）会进入蜂蜜。蜂蜜中毒其毒源较多，成分复杂，虽然诊断明确，由于对毒物的种类、性质难以做出正确判断，缺乏特异性治疗，病死率相对较高。

体内过程未见文献报道。

（吕圭源　陈素红）

lánbùzhèng

蓝布正（Gei Herba）　蔷薇科植物路边青 *Geum aleppicum* Jacq. 或柔毛路边青 *Geum japonicum* Thunb. var. *chinense* Bolle 的干燥全草。味甘、微苦，性凉。归肝、脾、肺经。具有益气健脾，补血养阴，润肺止咳的功效。主要用于气血不足，虚痨咳嗽，脾虚带下。药理有效成分主要包括黄酮类、鞣质、三萜类、氨基酸等。黄酮类主要有山奈酚、槲皮素、水杨梅苷。鞣质主要有没食子鞣质、丁子香宁、五倍子醛。三萜类主要有熊果酸、山楂酸等。氨基酸主要有酪氨酸、组氨酸、蛋氨酸、苯丙氨酸、缬氨酸等。

蓝布正药理作用主要包括调节免疫、平喘等。

调节免疫：蓝布正水提液灌胃给药，既能提高小鼠巨噬细胞的吞噬能力，增强小鼠非特异免疫功能；又能提高小鼠胸腺指数和脾指数；增加小鼠脾细胞分泌溶血素的能力，提高正常小鼠血清溶血素IgM抗体水平，增强小鼠特异免疫功能；能延长小鼠的游泳时间，延长小鼠在缺氧、高温、低温环境中的存活时间，能提高小鼠的抗应激能力，使机体对环境变化的适应能力增强。

平喘：蓝布正灌胃给药，能促进小鼠呼吸道酚红排泄的；能直接松弛离体豚鼠气管平滑肌，对抗组胺引起的离体气管平滑肌的收缩，而对乙酰胆碱和氯化钡引起的离体豚鼠气管平滑肌收缩无对抗作用。

其他：蓝布正水提液灌胃给药，能增加急性失血性"血虚"模型小鼠血液中的血红蛋白（Hb）、红细胞（RBC）数。蓝布正煎剂灌胃给药，抑制番泻叶煎液致泻小鼠的小肠推进，松弛豚鼠回肠平滑肌，抑制正常小鼠胃排空；具有抗番泻叶致小鼠腹泻的作用，有抑制胃肠运动功能。

蓝布正醇提物灌胃给药，能延长脑缺血小鼠的存活时间，降低死亡率；延长小鼠常压耐缺氧时间，提高大脑对缺氧的耐受性；抑制二甲苯致小鼠耳郭肿胀，抑制醋酸致小鼠血管通透性增高。

蓝布正鞣质有抗单纯疱疹病毒、抗凝血、抗病毒等作用，抗单纯疱疹病毒的机制主要是抑制DNA的合成；其三萜苷及苷元主要有抗人类免疫缺陷病毒（HIV）病毒活性，其机制主要是对反转录酶病毒蛋白酶的抑制作用。

蓝布正水提物能剂量依赖性的抑制去甲肾上腺素（NA）引起的主动脉环收缩，半数抑制浓度（IC$_{50}$）为0.63 g/L，阻滞受体依赖性的Ca^{2+}通道；抑制高K$^+$致血管收缩，抑制高K$^+$无Ca^{2+}除极化时外Ca^{2+}依赖性主动脉环收缩，IC$_{50}$分别为5.74 g/L和4.60 g/L。蓝布正对电位依赖性Ca^{2+}通道的作用弱于受体操纵性Ca^{2+}通道，高浓度时才体现出对血管的舒张作用，具有类似钙通道阻滞样作用，其中以阻滞受体依赖性的

Ca^{2+} 通道作用更为明显。

（吕圭源　陈素红）

lùróng

鹿茸（Cervi Cornu Pantotrichum）

鹿科动物梅花鹿 Cervus nippon Temminck 或马鹿 Cervus elaphus Linnaeus 的雄鹿未骨化密生茸毛的幼角。味甘、咸，性温。归肝、肾经。具有壮肾阳，益精血，强筋骨，驻颜悦色，益气养神的功效，主要用于诸虚不足，四肢无力，阳痿滑精，赤白带下，面色萎黄，眩晕耳鸣等。药理有效成分主要包括碱性磷酸酶，活性多肽如胰岛素样生长因子、碱性成纤维生长因子、促生长释放因子、神经生长因子、表皮生长因子、转化生长因子等。此外，还含有睾酮、雌二醇、雌酮、雌三醇和孕激素等甾体化合物。

药理作用　主要集中在生殖系统、神经系统、骨骼肌系统、心血管系统、皮肤系统等方面。

生殖系统　马鹿茸具有性激素样作用，马鹿茸细粉灌胃，雄性大、小鼠前列腺和精囊腺重量增加，雌性小鼠阴道涂片角化细胞和上皮细胞周期性增多，雌家兔卵巢增厚、出现血斑数增加。鹿茸也有类似作用，其冻干粉可提高雌性小鼠雌二醇的水平，促进雌性器官生长发育，表现为增加子宫、卵巢和阴道的重量和脏器指数。麋鹿茸提取液灌胃，小鼠的子宫、卵巢重量均有增加；去势大鼠子宫、阴道有代偿性增生和变化。

神经系统　鹿茸多肽能促进神经再生及功能的恢复。鹿茸多肽-PLGA（聚乳酸-羟基乙酸共聚物）复合膜包裹大鼠周围神经切断的缝合口，2 周后坐骨神经支配的小腿三头肌诱发电位恢复率提高，再生有髓纤维计数、直径、截面积恢复率均有提高，至 6 周时效果更好。

骨骼肌系统　鹿茸多肽具有促进骨折愈合作用，能加速实验性骨折大鼠骨痂的形成和缩短骨折愈合时间，改善骨折部位的生物力学性能，其机制是通过促进骨祖细胞、骨细胞和软骨细胞增殖及促进骨痂内骨胶原的积累和钙盐沉积而加速骨折愈合。鹿茸多肽对骨质疏松大鼠也有预防和治疗作用，表现为逆转骨量降低和骨密度下降，预防和控制骨量的丢失和改善骨小梁结构，使受损的骨小梁得到部分重建。腹腔注射鹿茸生长素对维 A 酸所致大鼠骨质疏松具有治疗作用，表现为大鼠骨密度、骨重、骨长均有不同程度的提高，且增加了抗弯强度和骨钙含量。鹿茸多肽还具有促进骨性关节炎软骨细胞增殖作用，这与抑制软骨细胞中金属蛋白酶的过度表达有关。

心血管系统　鹿茸多肽对大鼠心肌缺血损伤具有保护作用，其机制可能与抗氧化作用有关。尾静脉注射鹿茸多肽能减少冠状动脉结扎所致心肌缺血损伤大鼠心肌梗死面积，降低心电图出现的 S-T 段抬高，降低血清肌酸激酶，乳酸脱氢酶，天冬氨酸转氨酶活性，血清及心肌组织丙二醛含量，增加血清及心肌组织超氧化物歧化酶活性。

皮肤系统　鹿茸多肽对多种皮肤黏膜创伤模型有治疗作用，主要是其对多种细胞，特别是表皮细胞和成纤维细胞增殖有促进作用。梅花鹿茸和马鹿茸多肽对表皮细胞分裂都有促进作用。

其他　鹿茸多肽能够提高小鼠耐缺氧和抗疲劳的能力。小鼠灌服鹿茸多肽能增加小鼠常压缺氧存活时间、断头喘气时间、爬杆时间和负重游泳时间，并能降低游泳后血清乳酸的增加量。

毒性与不良反应　鹿茸精给大鼠和小鼠灌服、静脉注射和肌内注射均能观察到半数致死量（LD_{50}），其毒性表现为颤抖、安静、喘气和流泪等症状。过量可致消化道出血。

体内过程　鹿茸蛋白混合物用异硫氰酸荧光素对其进行荧光标记，通过半离体肠囊外翻实验模拟标记物透过肠黏膜的吸收行为，发现分子质量小于 45kD 的蛋白可透过肠壁吸收。

（余日跃）

lùjiǎo

鹿角（Cervi Cornu）

鹿科动物马鹿 Cervus elaphus Linnaeus 或梅花鹿 Cervus nippon Temminck 已骨化的角或锯茸后翌年春季脱落的角基。分别习称"马鹿角""梅花鹿角""鹿角脱盘"。味咸，性温。归肾、肝经。具有温肾阳，强筋骨，行血消肿。用于肾阳不足，阳痿遗精，腰脊冷痛，阴疽疮疡，乳痈初起，瘀血肿痛。主要含有无机元素、蛋白多肽、氨基酸类，少量甾体类、多糖类和脂类。

药理作用：①调节内分泌。鹿角多肽成分、水溶性成分和注射液均具有抑制乳腺增生作用，能降低血清雌二醇、孕酮、促黄体生成素水平，抑制乳腺小叶、腺泡、导管增生。其机制可能是通过升高脑多巴胺的含量来抑制催乳素升高。②增强骨骼。马鹿角对鼠胚成骨细胞有促进增殖和促进分化作用，其作用与护骨因子/NF-κB 受体激活蛋白配体/NF-κB 受体激活蛋白（OPG/RANKL/RANK）信号通路有关。③调节免疫。鹿角水溶性成分可促进小鼠巨噬细胞的吞噬功能和

T 淋巴细胞的增殖能力，使 T、B 淋巴细胞的比值增大。此外，鹿角脱盘蛋白还具有抗疲劳、增强造血功能、抗炎与镇痛等作用。

（余日跃）

lùjiǎojiāo
鹿角胶 （Cervi Cornus Colla）

鹿角经水煎煮、浓缩制成的固体胶。味甘、咸，性温。归肾、肝经。具有温补肝肾，益精养血的功效。用于肝肾不足所致的腰膝酸冷，阳痿遗精，虚劳羸瘦，崩漏下血，便血尿血，阴疽肿痛。

药理作用：①抗骨质疏松。鹿角胶对去卵巢所致的大鼠骨质疏松症有拮抗作用。鹿角胶能提高去卵巢大鼠的骨密度、骨矿物质含量及骨钙素，降低碱性磷酸酶含量，增加骨小梁宽度及骨小梁面积百分比，增加成骨细胞数，降低破骨细胞数。②调节内分泌。鹿角胶具有抑制乳腺增生作用，能降低乳腺增生大鼠乳房直径及乳头高度，其作用与提高血清中孕酮与黄体生成素水平、降低促滤泡生成素和雌二醇水平有关。鹿角胶还能提高雄鼠阴茎勃起能力、缩短勃起潜伏期。③促进造血。鹿角胶对环磷酰胺致血虚小鼠具有促进造血作用，能够提高全血中红细胞、白细胞、血小板、T 淋巴细胞数量。④保护胃黏膜。鹿角胶具有保护胃黏膜作用，能降低乙醇对胃黏膜的损伤指数，增强胃黏膜屏障。

（余日跃）

yínyánghuò
淫羊藿 （Epimedii Herba）

小檗科植物淫羊藿 *Epimedium brevicornum* Maxim.、箭叶淫羊藿 *Epimedium sagittatum* （Sieb. et Zucc.） Maxim.、柔毛淫羊藿 *Epimedium pubescens* Maxim.、巫山淫羊藿 *Epimedium wushanense* T. S. Ying 或朝鲜淫羊藿 *Epimedium koreanum* Nakai 的干燥地上部分。味辛、甘，性温。归肝、肾经。具有温补肾阳、强筋骨、祛风湿的功效。主要用于肾阳虚衰，阳痿遗精，筋骨痿软，风湿痹痛，麻木拘挛。淫羊藿的主要有效成分为黄酮类化合物、木脂素、生物碱和多糖，其中包括淫羊藿苷、淫羊藿次苷 II 等。

药理作用 对心血管系统、生殖系统、中枢神经系统、血液系统、免疫系统均有作用，此外还具有抗炎、抗骨质疏松、抗衰老、抗肿瘤等作用。

心血管系统 主要包括抗心肌缺血、强心、降压等作用，可用于动脉粥样硬化、心力衰竭、冠心病、心绞痛等疾病的治疗。淫羊藿苷具有扩张冠状动脉保护心肌缺血作用，其机制为阻滞受体操纵型和电压依赖型钙通道，阻滞血管平滑肌细胞外 Ca^{2+} 内流。淫羊藿总黄酮抑制心收缩力、降低心率，降低脑血管阻力、增加脑血流量，对脑缺血有保护作用，其作用机制是拮抗 β_1 受体、降低血浆内皮素和血清一氧化氮 （NO） 含量。临床上，淫羊藿总黄酮用于治疗冠心病、心肌缺血。

生殖系统 主要包括雄性激素样、促进生殖内分泌功能等作用，可用于治疗勃起功能障碍、睾酮水平低下的男性不育症等方面的疾病。

雄性激素样：淫羊藿苷口服能提高大鼠海绵体平滑肌环鸟苷酸 （cGMP） 浓度，增强阴茎海绵体平滑肌的松弛作用；通过增强一氧化氮合酶 （NOS） 活性，淫羊藿苷能增加阴蒂海绵体平滑肌细胞 NO 的生成，增强性刺激下阴蒂海绵体平滑肌的松弛作用，提高阴蒂胀大勃起能力；淫羊藿苷能降低生精细胞凋亡率，提高模型动物各级生精细胞的数量。淫羊藿苷可提高未成年大鼠雌二醇和黄体生成水平，促进间质细胞睾酮基础分泌。

促进生殖内分泌功能：淫羊藿苷通过促进肾上腺皮质增殖、抑制其细胞凋亡、促进类固醇生物合成，从而促进肾上腺皮质再生，在激素撤除过程中发挥保护肾上腺皮质功能的作用。

中枢神经系统 淫羊藿提取物具有抗抑郁作用，可逆转抑郁动物模型中脂质过氧化物的水平的升高，减弱自由基对神经组织的损伤程度而改善动物的绝望行为；可抑制小鼠脑和肝组织单胺氧化酶 A 和单胺氧化酶 B 活性，减少单胺类神经递质的代谢，提高脑组织单胺类神经递质水平。

血液系统 淫羊藿能降低红细胞聚集性及全血黏度，抑制血小板聚集反应，抑制血栓的形成。淫羊藿苷可促进小鼠脾淋巴细胞产生集落刺激因子 （CSF） 样活性，促进机体造血并刺激诱导细胞成熟。

免疫系统 淫羊藿具有较广泛的免疫活性。淫羊藿苷和淫羊藿多糖能提高巨噬细胞的吞噬功能，对巨噬细胞分泌的白介素-1和肿瘤坏死因子具有双向调节作用；提高自然杀伤 （NK） 细胞和淋巴因子激活的杀伤 （LAK） 细胞的杀伤活性。淫羊藿多糖能促进 T 淋巴细胞的增殖，提高机体细胞免疫功能，提高免疫低下动物的免疫功能。淫羊藿苷具有保护小鼠胸腺、骨髓免受环磷酰胺损伤的作用，淫羊藿苷可增强脾淋巴细胞增殖能力，增强巨噬细胞吞噬能力和分泌细胞因子的能力，使外周血红细胞、白细胞和血小板数量上升。淫羊藿总黄酮和淫羊藿多糖均能提高老年大鼠的 NK 细胞活性，及小鼠胸腺和脾细胞产生白介素-2 的能力，对免疫功能低下的小鼠亦有良好的免疫促进作用。

抗炎 淫羊藿总黄酮对各种急、慢性炎症和大鼠佐剂性关节炎均有抑制作用，其抗炎作用可能不依赖于下丘脑-垂体-肾上腺轴，而是降低炎症渗出物中前列腺素 E 和丙二醛的含量，提高小鼠红细胞过氧化氢酶的活力。淫羊藿总黄酮对巴豆油所致小鼠耳肿胀、醋酸所致小鼠腹腔毛细血管通透性增加，角叉菜胶所致大鼠足肿胀及巴豆油所致肉芽组织增生具有抑制作用，对佐剂关节炎大鼠的原发性足肿胀和继发性足肿胀均有抑制作用。

抗骨质疏松 淫羊藿总黄酮具有促进体外成骨细胞增殖和分化成熟的作用。淫羊藿总黄酮可通过保护性腺、抑制骨吸收和促进骨形成等途径，使机体骨代谢处于骨形成大于骨吸收的正平衡状态，抑制骨量丢失，防治骨质疏松症。

延缓衰老 淫羊藿总黄酮和淫羊藿多糖能恢复 D-半乳糖衰老模型小鼠 T、B 淋巴细胞增殖反应的功能，提高小鼠肝脏总 SOD 的活性，减少肝组织过氧化脂质的形成，减少心、肝等组织脂褐素的形成，可以延缓衰老的生化代谢障碍与免疫低下等变化。在基因水平上，淫羊藿复方通过调控、增强编码蛋白的基因表达而增强抗氧化酶活性，减少自由基产物作用，因而有延缓衰老的作用。

抗肿瘤 淫羊藿苷可降低肺癌 PG 细胞对胞外基质的黏附性及侵袭、运动能力，减少 PG 细胞表面黏附分子 CD44V6、LN-R

及胞质内 CK18 的表达，同时细胞内 c-myc、Tiam-1 基因 mRNA 水平均有不同程度的降低，而 Nm23-H1 mRNA 水平有不同程度的升高，淫羊藿苷通过对肿瘤转移多个步骤的抑制而发挥抗转移作用。淫羊藿苷通过抑制肿瘤细胞免疫抑制因子转化生长因子-β_2（TGF-β_2）的产生，增强免疫效应细胞的杀伤活性等机制而发挥抗肿瘤作用。除此以外，淫羊藿苷能抑制 HL60 细胞端粒酶活性，且端粒酶活性下降与细胞表面粒细胞分化抗原 CD11b 表达率呈负相关；诱导 HL60 细胞向粒细胞方向分化；改变 HL60 细胞周期各时相的分布，表现为 G_0/G_1 期细胞逐渐增多，S 期细胞逐渐减少；上调分化相关基因 p21、下调增殖相关基因 c-myc mRNA 和蛋白表达水平。淫羊藿苷还可诱导分化白血病细胞，并有抑制白血病细胞增殖作用，且与全反式维 A 酸合用可产生协同效应。

毒性与不良反应 淫羊藿总黄酮的急性毒性很小，且无长期毒性。复方淫羊藿胶囊属无毒级物质，对体细胞无致诱变及突变作用。

体内过程 大鼠灌胃及肝门静脉给药淫羊藿苷后，其药-时过程符合单室开放一级吸收模型特征。各浓度淫羊藿苷静脉给药后其药-时过程符合二室开放模型特征，低浓度静脉注射后，其药-时过程符合线性动力学，高浓度静脉注射后为非线性动力学。服药 2 小时后药物可广泛分布于各组织中，主要集中在肺和血浆，心、肝、肾次之，脾和脑较少。经口服的淫羊藿苷在胃中比较稳定，在肠道中降解为淫羊藿次苷 II（脱葡萄糖基），然后吸收进入体内。进入体内的淫羊藿次苷 II 再

在肝脏发生 C7-OH 葡糖醛酸化。葡糖醛酸化产物通过胆汁排入小肠中，而未被代谢的淫羊藿次苷 II 通过肾脏排入尿中。

（余日跃）

bājǐtiān
巴戟天（Morindae Officinalis Radix）

茜草科植物巴戟天 *Morinda Officinalis* How 的干燥根。味甘、辛，性微温。归肾、肝经。具有补肾阳，强筋骨，祛风湿的功效，主要用于阳痿遗精，宫冷不孕，月经不调，少腹冷痛，风湿痹痛，筋骨痿软。主要有效药理成分为糖类，尤其是还原糖及其苷，黄酮类、甾体三萜类、氨基酸、有机酸、强心苷及微量蒽醌类、维生素 C、树脂和环烯醚萜苷等。

药理作用 主要集中在生殖系统、骨骼肌系统、免疫系统等方面，尚有增强记忆、延缓衰老等作用。

生殖系统 巴戟天具有性激素样作用。其水煎液能够降低小鼠基础精子畸形率，能保护精子的运动功能，减少活性氧对精子的损伤。其醇提取物能增加衰老大鼠精子总数、提高活精子率；作用于精原细胞和初级精母细胞，能降低小鼠的精子基础畸形率。巴戟天水提液、醇提液、总寡糖均具有促进精子生成作用，其中总寡糖结晶作用最强。巴戟天醇提取物对去卵巢小鼠具有增加子宫重量和提高血清雌二醇含量，减轻子宫萎缩作用。

骨骼肌系统 巴戟天对骨质疏松症具有防治作用。其水提液可增高卵巢切除所致质疏松症的大鼠胫骨骨小梁体积百分比，降低骨小梁吸收表面百分比、骨小梁形成表面百分比和骨小梁矿化率，同时成骨细胞、骨髓基质细

胞 NF-κB 受体激活蛋白配体（RANKL）表达皆降低。巴戟天含药血清可降低原代破骨细胞 NF-κB 受体激活蛋白（RANK）和碳酸酐酶 Ⅱ（CA Ⅱ）mRNA 表达。巴戟天多糖能够提高切除卵巢后骨质疏松大鼠骨密度。巴戟天多糖含药血清可促进体外培养成骨细胞的增殖能力和碱性磷酸酶活性，并可通过下调成骨细胞 DKK-1 蛋白的表达影响骨代谢。

免疫系统 巴戟天具有调节免疫作用。巴戟天水提液对环磷酰胺所致的免疫抑制小鼠具有升高外周血白细胞数，提高单核吞噬细胞系统廓清率，增强腹腔巨噬细胞吞噬能力的作用；对老龄小鼠的红细胞 C3b 受体花环率、红细胞免疫复合物花环率、脾淋巴细胞增殖反应、白介素（IL-2）活性均有恢复作用；对 S_{180} 荷瘤小鼠的细胞免疫也有提高作用；对伴刀豆球蛋白 A 活化的淋巴细胞具有增殖作用，还能提高脾淋巴细胞产生白介素-2 和干扰素 γ 的水平。巴戟天寡糖对正常小鼠脾细胞增殖反应有促进作用，并能增强脾细胞抗体形成数目。巴戟天多糖能增加幼年小鼠胸腺重量，提高小鼠巨噬细胞吞噬百分率、免疫特异玫瑰花结形成细胞的形成。巴戟天低聚糖有促进细胞免疫的作用。

增强记忆 巴戟天水提物对 D-半乳糖所致老年痴呆模型大鼠有一定的保护作用，表现为增强大鼠的学习记忆能力，提高超氧化物歧化酶活性，减小丙二醛含量，减少单胺氧化酶 B 活性及其 mRNA 表达作用。灌服巴戟天低聚糖可以提高 β 淀粉样蛋白（$A\beta_{25-35}$）致拟痴呆大鼠学习记忆能力，表现为缩短大鼠水迷宫定位航行潜伏期，延长空间探索平

台所在象限的游泳时间，提高脑组织中单胺类神经递质水平，增加海马 CA1 区椎体细胞和神经元数量，以及大脑皮质和前脑基底核神经元数量。

延缓衰老 巴戟天水煎剂可提高血清超氧化物歧化酶和谷胱甘肽过氧化物酶活性并降低血清丙二醛含量，通过补充外源性抗氧化物质或促进机体产生内源性抗氧化物质，清除自由基，抑制脂质过氧化损伤，延缓衰老。巴戟素抑制衰老大鼠脑组织中一氧化氮（NO）的下降，提高脑组织葡萄糖代谢水平及抗氧化酶的活性，抑制脂质过氧化反应和脂褐素的积聚而起抗衰老作用。

其他 巴戟天还具有抗抑郁、促进造血等作用。

毒性与不良反应 巴戟天寡糖胶囊毒性极低，不良反应轻微，主要不良反应为口干、失眠、困倦、乏力、便秘、头痛、腹泻及恶心等。

体内过程未见文献报道。

（余日跃）

dùzhòng

杜仲（Eucommiae Cortex）

杜仲科植物杜仲 Eucommia ulmoides Oliv. 的干燥树皮。味甘，性温。归肝、肾经。具有补肝肾，强筋骨，安胎的功效。用于肝肾不足，腰膝酸痛，筋骨无力，头晕目眩，妊娠漏血，胎动不安。杜仲化学成分主要有环烯醚萜类，包括杜仲醇、杜仲醇苷、京尼平苷、京尼平苷酸、桃叶珊瑚苷等；苯丙素类，如绿原酸等；木脂素类，如松脂醇二葡萄糖苷等。此外，还含有杜仲胶、多糖、黄酮类等。杜仲叶也被《中华人民共和国药典》收录，性味归经与杜仲相似。

药理作用 主要集中于心血管系统、骨骼肌系统、免疫系统。尚有抗氧化、抗病原微生物、保

胎等作用。

心血管系统 杜仲对心血管系统的作用主要表现为降低血压，且对多种高血压均有降低作用。杜仲提取物对麻醉猫和兔、肾型高血压大鼠、清醒自发性高血压大鼠均具有降压作用。离体动脉条为标本，杜仲醇提物和木脂素部位能舒张肾上腺素 α 受体激动剂预收缩的血管，作用依赖内皮的存在。杜仲降血压的机制依其化学成分的不同而有差异。杜仲水提物松弛大动脉血管与诱导血管内皮产生一氧化氮（NO）、前列环素（PGI_2），以及激活 ATP 敏感的 K^+ 通道有关；木脂素类松脂醇二糖苷通过抑制磷酸二酯酶，升高环腺苷酸（cAMP）浓度，抑制钙离子内流而松弛血管；槲皮素通过促进内皮细胞释放 NO、阻滞 Ca^{2+} 内流和抑制血管紧张素转换酶活性而松弛血管。松脂醇二糖苷与槲皮素按比例 1:1 配伍时，血管舒张作用较强。杜仲叶所含的丁香苷为血管紧张素和 cAMP 的抑制剂，尚能够增加冠状动脉血流量，参与心血管功能的调节。

杜仲叶醇提取物对冠状动脉粥样硬化心脏病具有保护作用，在给予冠状动脉粥样硬化大鼠模型杜仲叶醇提物一段时间后，发现大鼠冠状动脉粥样硬化病变程度及心肌损伤程度减轻，具有维持一氧化氮/内皮素和血栓素 A_2/前列环素 I_2 平衡、保护血管内皮细胞结构和功能的作用。

骨骼肌系统 杜仲对骨折、去卵巢和维 A 酸骨损伤动物均具有壮骨作用。杜仲水煎液内服能促进家兔骨折断端矿物质的沉积、促进创伤性骨折愈合；杜仲对去卵巢大鼠可抑制骨吸收，提高腰椎和股骨矿物含量与胫骨抗弯力，

阻止股骨质量下降和骨小梁减少，增加骨强度，提高血清碱性磷酸酶活性、血清雌二醇和胰岛素样生长因子-1 水平，防止骨质疏松形成。杜仲总黄酮能直接促进体外成骨细胞的增殖。杜仲及其含药血清诱导培养骨髓间充质干细胞增殖和向成骨细胞分化，提高碱性磷酸酶活性，增加骨桥蛋白的表达，促进钙化结节的形成。细胞分化因子参与了促进骨化过程，如波形蛋白和核纤层蛋白 A 的上调、钙网织蛋白的下调促进了细胞内钙释放。杜仲防治骨质疏松的机制与提高雌二醇含量、降低 IL-6 水平、促进胰岛素样生长因子-Ⅰ、骨中转化生长因子和成纤维生长因子-2 的表达有关。杜仲黄酮类和木脂素类化合物具有雌激素样作用，是其有效成分。

免疫系统 杜仲对非特异性免疫与细胞免疫均有调节作用。杜仲水煎液对细胞免疫具有双向调节作用，既能激活单核巨噬细胞系统和腹腔巨噬细胞系统的吞噬活性，增强机体的非特异免疫功能，又能对迟发型超敏反应起抑制作用；使血中嗜酸性粒细胞及淋巴细胞降低，血糖和血浆皮质醇含量升高，促进肝糖原堆积，导致胸腺萎缩。杜仲叶的乙醇提物能增强小鼠脾细胞对伴刀豆球蛋白 A（ConA）刺激的增殖反应及腹腔巨噬细胞的吞噬功能；能增强对免疫低下小鼠的巨噬细胞吞噬能力，升高血清溶血素含量。

抗氧化 杜仲体内外均有抗氧化作用。杜仲及其叶水煎剂能降低小鼠肝中过氧化脂质，杜仲叶水提物还能提高实验性衰老小鼠肺组织和红细胞中的 SOD、GSH-Px 活力，抑制脂质过氧化产物 MDA 产生。杜仲所含抗氧化的

成分较多，如绿原酸能消除羟自由基和超氧阴离子等自由基的活性；京尼平苷酸和桃叶珊瑚苷能促进老龄大鼠胶原合成及表皮细胞增殖；桃叶珊瑚苷处理紫外线照射的人皮肤成纤维细胞，能抑制基质金属蛋白酶-1（MMP-1）的产生；降低 β-半乳糖苷酶的活性，降低自由基的生成量及 MDA 含量，提高细胞的存活力。

抗病原微生物 杜仲茎皮、根皮、绿叶和落叶中均含有绿原酸，绿原酸有很强的抗菌作用。桃叶珊瑚苷元及其多聚体有的抑菌作用。桃叶珊瑚苷元对革兰阴性、阳性菌都有抑制作用。桃叶珊瑚苷有抑菌作用，并能促进伤口愈合；桃叶珊瑚苷与葡萄糖苷酶一起预培养后还会产生抗病毒作用，但其本身并不具有抗病毒功能。杜仲茶碱性提取物有抗人类免疫缺陷病毒作用，有抗破坏人体免疫系统病毒的功能。

保胎 杜仲能抑制离体大鼠子宫收缩，具有抗垂体后叶素收缩子宫的作用，对垂体后叶素所致的孕小鼠流产有保胎作用。

其他 杜仲尚有利尿、利胆、降血脂、中枢镇静和抗肿瘤作用。

毒性与不良反应 杜仲醇提物经口半数致死量（LD_{50}）> 160.0g/kg，水提物对遗传物质无诱变作用，对生殖细胞无遗传损伤，属安全类。临床应用未见明显不良反应，偶尔会出现轻微的干咳、头晕、头痛和心慌。

体内过程 杜仲的化学成分京尼平苷酸和松脂醇二葡萄糖苷的蛋白结合率较低，绿原酸则与大鼠血浆蛋白有中等强度的结合。

(余日跃)

xùduàn

续断（Dipsaci Radix） 川续断科植物川续断 *Dipsacus asper* Wall.

ex. Henry 的干燥根。味苦、辛，性微温。归肝、肾经。具有补肝肾，强筋骨，续折伤，止崩漏的功效。主要用于肝肾不足，腰膝酸软，风湿痹痛，跌扑损伤，筋伤骨折，崩漏，胎漏。酒续断多用于风湿痹痛，跌扑损伤，筋伤骨折。盐续断多用于腰膝酸软。药理有效成分主要包括川续断皂苷Ⅵ，此外，还含有生物碱、黄酮、挥发油和多糖等。

药理作用 续断的药理作用主要集中于骨骼肌系统、生殖系统等，主要用于骨折的治疗与骨质疏松的防治。

骨骼系统 续断能促进家兔骨折愈合，能提高成骨细胞的活性和数量、促进基质钙化、促进骨痂生长、加快骨痂的改建；能抑制去势雌性大鼠股骨及腰椎骨密度的降低，改善桡骨骨折愈合骨痂的生物力学性能。能促进成骨细胞的分化、增殖，防止成骨细胞凋亡。续断皂苷类和非皂苷类成分均能阻止泼尼松龙诱导的斑马鱼骨丢失，续断皂苷具有促进大鼠体外骨髓间充质干细胞向成骨细胞增殖和分化，其中续断皂苷Ⅴ和川续断皂苷Ⅵ为有效成分。续断的含药血清具有刺激骨基质蛋白（碱性磷酸酶和骨钙素）生成和分泌的作用，并具有刺激成骨细胞增殖的作用，这种作用在雌性大鼠的血清中表达强于雄性大鼠。续断皂苷对骨骼系统的作用机制涉及多条信号通路，如升高核心结合因子 α-1 mRNA 的表达；促进骨形成蛋白-2（BMP-2）表达，提高其下游关键磷酸化蛋白的表达量；上调成骨细胞中护骨因子/NF-κB 受体激活蛋白配体（OPG/RANKL）的表达，促进成骨细胞的分化与成熟，调节破骨细胞的活化。

生殖系统　续断总生物碱能抑制妊娠大鼠在体子宫平滑肌的自发收缩活动，降低其收缩幅度和张力，对抗缩宫素诱发的妊娠大鼠在体子宫收缩幅度和张力的增加，能对抗大鼠摘除卵巢后导致的流产作用。其生物碱能拮抗显明海棠对雄性大鼠的生殖损伤，促进精子活动力恢复，保护睾丸组织。

抗氧化与延缓衰老　续断具有抗氧化作用，能提高老龄小鼠、D-半乳糖模型小鼠红细胞和脑组织超氧化物歧化酶（SOD）活性和肝细胞膜 Na^+-K^+-ATP 酶活性，降低脑、肝和外周血中丙二醛（MDA）含量，能延长家蚕生存时间。续断具有防治铝剂所致阿尔茨海默病作用，减少皮质内淀粉样蛋白的毒性反应，抑制和清除 β-淀粉样肽（β-AP）沉积和抗细胞过氧化，改善大鼠学习记忆力。续断正丁醇和水提取物具有改善 D-半乳糖模型小鼠的学习记忆能力。

其他　续断还有镇痛、消炎、抗疲劳、促进巨噬细胞吞噬作用。

体内过程　对大鼠单次灌胃给予 0.09g/kg 川续断皂苷 VI（A-VI）后，A-VI 的血药浓度-时间曲线出现双峰现象，C_{max1} =（35.19 ± 23.53）μg/L，C_{max2} =（22.11±16.15）μg/L；药时曲线下面积（AUC_{0-t}）= 133.9±102.5（μg/L）· h；半衰期（$t_{1/2}$）= 3.2±2.3h。A-VI 的胆汁和尿液排泄速率-时间曲线也出现双峰现象，灌胃 6 小时后可以在大鼠粪便中检测到其代谢产物常春藤皂苷元。A-VI 在大鼠血浆中的平均血浆蛋白结合率为 92.9%。

续断的毒性与不良反应报道少见。

(余日跃)

ròucōngróng

肉苁蓉（Cistanches Herba）

列当科植物肉苁蓉 Cistanche deserticola Y. C. Ma 或管花肉苁蓉 Cistanche tubulosa（Schrenk）Wight 的干燥带鳞叶的肉质茎。味甘、咸，性温。归肾、大肠经。具有补肾阳，益精血，润肠通便之功。用于肾阳不足，精血亏虚，阳痿不孕，腰膝酸软，筋骨无力，肠燥便秘。药理有效成分主要包括苯乙醇苷类、多糖、环烯醚萜、木脂素及半乳糖醇等。

药理作用　包括调节免疫、增强学习记忆、抗疲劳、抗氧化及延缓衰老等，尚对生殖系统、骨骼肌系统有影响。

调节免疫　其水提取液和多糖能调节非特异性免疫，增加免疫器官的重量，提高巨噬细胞的吞噬能力；其多糖能调节细胞免疫功能，调节 T 细胞，增强淋巴细胞的增殖反应，促进淋巴细胞转化；增加溶血素和溶血空斑数；调节衰老和荷瘤小鼠机体免疫功能。肉苁蓉多糖能促细胞因子释放发挥免疫调节功能。

生殖系统　肉苁蓉具有雄性激素样作用，能增加去势大鼠精囊腺和前列腺的重量；对正常大鼠和小鼠有同样的作用；对雷公藤造成雄鼠生殖系统抑制有改善作用，能提高雌鼠的怀孕率；对环磷酰胺所致小鼠生精障碍具有治疗作用，能使睾丸组织中睾酮水平升高。

抗疲劳　肉苁蓉水煎剂能提高运动耐力和加速消除疲劳。肉苁蓉具有提高运动能力，提高心肌线粒体抗氧化酶活性，减轻自由基对线粒体膜和肌质网膜的损伤，抑制大强度力竭运动造成的心肌线粒体氧化损伤，防止组织氧化损伤，提高力竭运动时间，延缓疲劳发生。肉苁蓉可降低乳酸脱氢酶 5 活性，上调一氧化氮合酶 3 的表达，促进肝糖原合成和体能恢复。

抗氧化及延缓衰老　肉苁蓉有延缓抗衰老作用。其成分麦角甾苷能拮抗自由基损伤，增强衰老小鼠心和脑组织端粒酶活性；肉苁蓉多糖和苯乙醇苷能改善阿尔茨海默病大鼠学习记忆能力，其机制与抑制海马神经元的凋亡、提高抗氧化能力和加速自由基清除有关。肉苁蓉对败血症大鼠急性肝、肺、胸腺损伤具有良好保护作用，其机制可能是通过抑制中性粒细胞在肺组织的浸润，减少氧自由基对组织的损伤，维持了细胞线粒体膜电位。

骨骼肌系统　肉苁蓉水提液对大鼠成骨细胞具有促进作用，其含药血清能诱导骨髓间充质干细胞向成骨细胞分化；其总苷可促进骨髓间充质干细胞增殖，并促其向神经细胞样细胞分化，且能促进嗅鞘细胞增殖，促进其神经营养因子的分泌。肉苁蓉多糖能促进骨髓抑制贫血小鼠骨髓细胞细胞周期的转化，促进骨髓造血功能的恢复，促进红系巨核系造血。

其他　肉苁蓉还有通便、降压、抗酒精性肝损伤等作用。

毒性与不良反应　肉苁蓉无明显毒性和不良反应。灌服肉苁蓉乙醇提取物和水提物，小鼠最大耐受量分别为 90.0g/kg 和 40g/kg。

体内过程　大鼠灌胃松果菊苷后其药动学符合一室模型特征，松果菊苷吸收很快，但是峰浓度很低，绝对生物利用度不到 1%。在大鼠的尿液和粪便中能检出许多代谢产物，如 3,4-二羟基苯乙醇及其硫酸结合物等，其代谢物可能是松果菊苷的药效物质基础。

（余日跃）

锁阳（Cynomorii Herba）

锁阳科植物锁阳 Cynomorium songaricum Rupr. 的干燥肉质茎。味甘，性温。归肝、肾、大肠经。具有补肾阳，益精血，润肠通便功效。用于肾阳不足，精血亏虚，腰膝痿软，阳痿滑精，肠燥便秘。锁阳药理有效成分包括黄酮类、三萜类、甾体类、挥发性成分、氨基酸类、糖和糖苷类、有机酸和无机离子等。

药理作用 主要集中在生殖系统、免疫系统、消化系统等方面，尚有抗氧化与延缓衰老的药理作用。

生殖系统 锁阳水煎液具有一定的对抗雄性激素作用，能提高阳虚小鼠血液中糖皮质激素的浓度，降低正常和阳虚小鼠睾丸湿重和血浆睾酮含量；但对正常小鼠血清皮质醇浓度无影响。锁阳水煎液还能抑制大鼠前列腺增生，能降低大鼠前列腺湿重和指数，其作用机制可能与改善组织中氧化应激水平有关。盐锁阳对睾丸、附睾及包皮腺的功能有促进作用，能使正常和氢化可的松所致阳虚模型小鼠睾丸曲细精管初级精母细胞分裂活跃，包皮腺成熟细胞数量增多。

免疫系统 锁阳对非特异性和体液免疫失衡机体具有保护作用。锁阳能升高老龄小鼠吞噬细胞的吞噬指数、吞噬百分率、脾淋巴细胞转化能力；锁阳醇提取物能恢复可的松免疫抑制小鼠吞噬鸡红细胞的能力和脾淋巴细胞转化功能；增加正常小鼠脾溶血空斑形成细胞数。锁阳水提物能够增强环磷酰胺或氢化可的松免疫抑制小鼠的非特异性免疫和体液免疫。

抗氧化与延缓衰老 锁阳的多种提取物均具有抗氧化作用，能提高衰老模型动物脑组织超氧化物歧化酶（SOD）活性，降低丙二醛（MDA）、一氧化氮（NO）的含量，其中锁阳多糖较水提物作用更强。锁阳还具有延缓衰老作用，其水提液对衰老模型小鼠肝线粒体有保护作用，可减轻肝线粒体结构与功能的损伤，使 NADH 脱氢酶和 H^+-ATP 酶的活性升高，降低 MDA 含量；其醇提物对 D-半乳糖致衰小鼠具有降低过氧化氢酶、谷胱甘肽过氧化物酶活性，提高总抗氧化能力作用；其乙酸乙酯和甲醇提取物能清除自由基，对细胞氧化损伤模型具有保护作用，能提高细胞存活率；其多糖能抑制 D-半乳糖衰老小鼠血细胞和脑细胞染色体末端端粒长度的缩短，延缓组织细胞的衰老进程。

消化系统 锁阳多糖对乙酸、水浸束缚应激、幽门结扎等多种原因所致胃溃疡有保护作用，其机制与抗氧自由基损伤、降低血小板活化因子和提高前列腺素 E_2 和表皮生长因子水平、改善胃黏膜的微循环、增强胃黏膜防御能力有关。锁阳粗末煅烧炭化完全后加水溶解，其水溶液具有促进小鼠肠蠕动和加速其排便作用，其作用与所含大量无机盐有关。

其他 锁阳能升高肝糖原、肌糖原水平，升高血红蛋白水平，减少尿素氮和乳酸的生成，延长力竭游泳时间。锁阳水提取液对垂体后叶素导致小鼠心肌缺血具有保护作用。

毒性作用与不良反应 服用大剂量锁阳能致急性肾损害。

体内过程未见文献报道。

（余日跃）

补骨脂（Psoraleae Fructus）

豆科补骨脂 Psoralea corylifolia L. 的成熟干燥果实。味辛、苦，性温。归肾、脾经。具有温肾助阳，纳气，止泻。用于阳痿遗精，遗尿尿频，腰膝冷痛，肾虚作喘，五更泄泻；外用治白癜风，斑秃。药理有效成分主要包括香豆素类如补骨脂素、异补骨脂素、补骨脂内酯，黄酮类、酚萜类、补骨脂多糖等成分。

药理作用 包括抗白癜风、抗肿瘤、抗骨质疏松、调节免疫、平喘、抗前列腺增生等。

抗白癜风：补骨脂酊外用对氢醌所致的苍白表皮可促其转呈棕黑色，表现为皮肤含黑色素颗粒细胞数增加，其机制是促进黑色素合成的关键酶酪氨酸酶含量增加，而致黑色素减少的单胺氧化酶活性下降、含量降低。补骨脂抗白癜风的有效成分是补骨脂素和异补骨脂素。

抗肿瘤：补骨脂素和补骨脂酚对乳腺癌细胞有抑制增殖作用，可见癌细胞线粒体变性，细胞空泡化。补骨脂能促进造血系统的恢复，提高化疗对白血病的疗效。补骨脂素对 HL60 细胞生长具有抑制作用，能促进细胞凋亡比率。

抗骨质疏松：补骨脂水煎剂可改善去卵巢骨质疏松大鼠股骨骨密度、上颌骨骨密度及高度，提高血清 1,25-二羟基维生素 D_3、骨钙素水平，降低血清肿瘤坏死因子-α、碱性磷酸酶水平。补骨脂抗骨质疏松的有效成分为补骨脂素，其作用机制与其增加成骨细胞的数量和促进成骨细胞的增殖能力有关。

调节免疫：补骨脂能增强小鼠的体液免疫，提高特异性抗体的水平。补骨脂多糖具有促进羊红细胞抗体和卵清抗体生成、提高白介素-2、γ干扰素激发水平的作用。

平喘：补骨脂总香豆素对过敏性哮喘、组胺性哮喘和卵蛋白致敏哮喘的潜伏期均有延长作用，其作用机制与大鼠血清环腺苷酸/环鸟苷酸（cAMP/cGMP）比值增大有关。

抗前列腺增生：补骨脂素对大鼠前列腺增生有明显治疗作用，其作用机制可能是通过抑制前列腺细胞雌激素受体（ER）和雄激素受体（AR）的表达而实现的。

毒性与不良反应 补骨脂酚长期使用对小鼠肾脏有选择性毒性，且恢复较慢。大剂量的补骨脂素类加紫外光照射能够引起皮肤损伤。

体内过程 补骨脂素可透皮吸收，且易滞留于皮肤细胞。补骨脂素消化道吸收不受 P-糖蛋白的影响，血药浓度个体差异大可能与肝脏的首过效应有关，补骨脂素的吸收比异补骨脂素完全，补骨脂素为二室模型，吸收快消除慢，异补骨脂素为一室模型，吸收和消除均快。经胃肠道给药的补骨脂内酯血药浓度-时间曲线呈现"双峰"现象，其体内代谢存在肠-肝循环过程。

（余日跃）

yìzhì

益智 （Alpiniae Oxuphyllae Fructus）

姜科植物益智 *Alpinia oxyphylla* Miq. 的干燥成熟果实。味辛，性温，脾、肾经。具有暖肾固精缩尿，温脾止泻摄唾之功效。主要用于肾虚遗尿，小便频数，遗精白浊，脾寒泻泄，腹中冷痛，口多唾涎。药理有效成分主要包括挥发油类、萜类、黄酮类、二芳基庚烷类等。挥发油类主要有聚伞花烃、香橙烯、香橙烯、芳樟醇、桃金娘醛等，黄酮类有杨芽黄酮、白杨素等，二芳基庚烷类有益智酮甲等。

药理作用：①镇静。益智具有中枢镇静作用，其提取物能延长小鼠的睡眠时间，提高睡眠率。其挥发油乳剂能改善帕金森病小鼠行为，提高小鼠纹状体多巴胺的含量，对抗黑质神经元细胞凋亡。益智仁对束缚应激大鼠海马神经元损伤有保护作用。②延缓衰老。益智具有延缓衰老作用，其水提取物可改善 D-半乳糖所致脑老化小鼠的学习记忆能力，提高超氧化物歧化酶活力，增加海马蛋白含量。③保护心血管系统。益智的甲醇提取物具有正性肌力作用，其成分为益智酮甲，其机制为抑制心肌 Na^+-K^+-ATP 酶；益智仁的甲醇提取物含有 Ca^{2+} 拮抗活性成分，具有舒张血管作用。④抗过敏。益智水提物能抑制被动皮肤过敏性反应，能抑制二硝基酚免疫球蛋白 E 介导的组胺释放和 α-肿瘤坏死因子的产生。⑤抗肿瘤。益智提取物对小鼠腹腔内的腹水性肉瘤、小鼠皮肤癌具有一定的抑制作用。

毒性与不良反应：益智挥发油乳剂半数致死量（LD_{50}）= 8.327 ml/kg，95% 的可信限为 7.037~10.060 ml/kg。

（余日跃）

túsīzǐ

菟丝子 （Cuscutae Semen）

旋花科植物南方菟丝子 *Cuscuta australis* R. Br. 或菟丝子 *Cuscuta chinensis* Lam. 的干燥成熟种子。味辛、甘，性平。归肝、肾、脾经。具有补益肝肾，固精缩尿，安胎，明目，止泻的功效；外用消风祛斑。用于肝肾不足，腰膝酸软，阳痿遗精，遗尿尿频，肾虚胎漏，胎动不安，目昏耳鸣，脾肾虚泻；外治白癜风。主要化学成分有黄酮类、糖苷、氨基酸及微量元素，还有胆甾醇、芸苔甾醇、谷甾醇、豆甾醇及三萜酸类、生物碱、香豆素等。黄酮类主要有槲皮素和山柰酚等。

药理作用 包括生殖系统、皮肤系统、心血管系统、免疫系统等方面，以及延缓衰老、抗骨质疏松等作用。

生殖系统 菟丝子有改善生殖内分泌的功能。菟丝子具有促性腺激素样活性，其黄酮提取物可使成年大鼠腺垂体、卵巢、子宫重量增加，能增强卵巢人绒毛促性腺激素、黄体生成素受体功能及垂体对促性腺激素释放激素的反应性；菟丝子可改善羟基脲所致的肾虚大鼠排卵障碍，可改善排卵障碍大鼠下丘脑-垂体-卵巢轴性激素水平。菟丝子黄酮还能改善应激所致大鼠卵巢内分泌功能，提高应激大鼠血清雌二醇、睾酮水平，增加垂体、卵巢、子宫的重量。

菟丝子黄酮能增加未成年雄性小鼠睾丸、附睾重量，促进离体培养大鼠睾丸间质细胞睾酮的分泌。菟丝子能够促进热应激小鼠睾丸和附睾损伤后的修复，能够增加小鼠精子数，增强小鼠精子生成的质量和活力，其作用有一定的剂量依赖性。

菟丝子总黄酮还具有孕激素样作用，能够促使孕激素分泌，对黄体抑制所致自然流产的病症模型有整体调节作用，并对胚胎有保护作用，使子宫蜕膜孕激素受体的阳性率增加。菟丝子总黄酮可能是通过调节母胎界面内分泌-免疫网络平衡而起到维持早孕的作用。

皮肤系统 菟丝子具有抗白癜风作用。菟丝子外用对 H_2O_2 所致豚鼠白癜风有治疗作用，可增多皮肤黑色素分布，提高血浆酪氨酸酶、胆碱酯酶含量，降低血清单胺氧化酶含量。菟丝子水提取物能促进毛囊无色素黑素细胞的分化，且呈浓度依赖性，这种作用与其增强酪氨酸酶活性有关。

心血管系统 菟丝子提取物能增强离体蟾蜍心脏的收缩力。菟丝子黄酮通过升高雌激素水平和促进主动脉平滑肌细胞凋亡发挥其对老年血管的保护作用。菟丝子水提物能提高心肌线粒体抗氧化能力，改善线粒体能量代谢障碍，维护线粒体功能。

免疫系统 菟丝子具有增强机体免疫功能，可增加小鼠吞噬百分率、使幼龄小鼠的胸腺和脾增重。

五官系统 菟丝子可延缓大鼠白内障形成，可使半乳糖引致的白内障大鼠的醛糖还原酶活性减低，并可提高多元醇脱氢酶、己糖激酶及 6-磷酸葡萄糖脱氢酶的活性。

延缓衰老 菟丝子提取物能使自然衰老小鼠 Y-型电迷宫测试正确次数显著降低，能提高小鼠脑组织超氧化物歧化酶、谷胱甘肽过氧化物酶活力，降低丙二醛的含量。

抗骨质疏松 菟丝子黄酮能够抑制去卵巢大鼠的骨代谢增强，对骨质疏松有防治作用。菟丝子醇提物可直接抑制前破骨细胞增殖，其含药血清能促进成骨细胞增殖与分化，提高碱性磷酸酶活性，促进 I 型胶原的表达。

其他 菟丝子黄酮对缺血再灌注损伤大鼠脑组织具有保护作用，改善大鼠神经功能缺失症状，减少 TNF-α、IL-1β、ICAM-1 的表达，其机制与抑制炎症因子的分泌和表达有关。

体内过程 菟丝子的有效成分槲皮素和槲皮苷在大鼠体内的动力学行为符合二室模型，盐炙能促进槲皮苷在体内的吸收，并能延缓其体内消除过程。

毒性与不良反应 未见相关文献报道。

（余日跃）

shāyuànzǐ
沙苑子（Astragali Complanati Semen）
豆科植物扁茎黄芪 *Astragalus complanatus* R. Br. 的干燥成熟种子。味甘，性温。归肝、肾经。具有补肾助阳，固精缩尿，养肝明目的功效。主要用于肾虚腰疼，遗精早泄，遗尿尿频，白浊带下，眩晕，目暗昏花。药理有效成分主要包括沙苑子苷、沙苑子新苷、沙苑子杨梅苷、紫云英苷、β-谷甾醇、黄酮类、有机酸、氨基酸和三萜类等。

沙苑子的药理作用：①调节生殖系统。沙苑子醇提取物对生精障碍模型动物有促生精作用，能提高大鼠精子的质量，改善血清性激素水平，对肾阳虚模型动物有治疗作用。表现为增加模型动物的精子数、精子活动率及前列腺和精囊腺指数，降低精子畸形数；增加血清睾酮含量，降低促黄体生成素、促卵泡生成素水平。②抗疲劳。沙苑子具有延缓运动性疲劳的发生，促进运动后恢复作用。沙苑子能提高耐力训练大鼠脑、肝、骨骼肌、肾和心肌组织的 Na^+-K^+-ATP 酶和 Ca^{2+}-Mg^{2+}-ATP 酶活性，提高运动中的能量供应。③降血压。沙苑子总黄酮灌胃使自发性高血压大鼠血压下降，降低总外周阻力，对舒张压的下降更为明显，但动物心率无明显变化。沙苑子总黄酮对肾血管性高血压大鼠有降压作用，其机制与其降低血管紧张素 II 水

平有关。④抗肝损伤：沙苑子黄酮具有保肝作用，能降低四氯化碳（CCl_4）和 D-氨基半乳糖损伤肝细胞小鼠血清中丙氨酸转氨酶、天冬氨酸转氨酶活性，减轻肝组织损伤程度，促进肝细胞增殖。沙苑子黄酮预防给药，可抑制二甲基亚硝胺诱导的大鼠肝纤维化形成。沙苑子黄酮能预防模型大鼠胶原纤维沉积，减少假小叶结构，使肝细胞结构接近正常，减少迪塞（Disse）间隙、肝细胞内胶原纤维。⑤其他：沙苑子还具有调节血脂、抑制血小板聚集、提高免疫功能等作用。

（余日跃）

géjiè
蛤蚧（Gecko）
壁虎科动物蛤蚧 *Gekko gecko* Linnaeus 的干燥体。味咸，性平。归肺、肾经。具有补肺益肾，纳气定喘，助阳益精的功效。主要用于肺肾不足，虚喘气促，劳嗽咳血，阳痿，遗精。药理有效成分有肌肽，胆碱，肉毒碱，鸟嘌呤，磷脂类成分，蛋白质，脂肪酸，氨基酸和钙、磷等微量元素。

药理作用 蛤蚧具有调节免疫、性激素样、镇咳、抗炎等药理作用。

调节免疫 蛤蚧身或尾的醇提物，均能加强豚鼠白细胞的移动力，增强肺、支气管和腹腔吞噬细胞的吞噬功能。蛤蚧提取物能增加小鼠脾重，并能对抗泼尼松和环磷酰胺的免疫抑制作用，还能提高小鼠静脉注射碳粒的廓清指数增强单核-吞噬细胞系统功能的活性，提高正常小鼠免疫后血清中的溶血素含量，促进 B 淋巴细胞增生作用。蛤蚧还能增强诱生小鼠体内干扰素作用。蛤蚧尾醇提物能增强血清中溶菌酶活性，提高抗体效价和提高小鼠淋

巴细胞转化率；而蛤蚧体仅能提高溶菌酶活性和抗体效价，蛤蚧头则无作用。蛤蚧肽对环磷酰胺引起免疫功能低下小鼠免疫功能具有增强作用，表现为增加脾淋巴细胞增殖指数、NK 细胞、腹腔巨噬细胞杀瘤活性，提高血清溶血素含量。蛤蚧具有抑瘤和促进 S_{180} 荷肉瘤小鼠免疫系统增强的作用，且呈剂量依赖性。蛤蚧可延长 S_{180} 荷肉瘤小鼠的生命、瘤重减轻，提高抑瘤率，增加脾重而降低脾指数，增强 T、B 淋巴细胞增殖。

性激素样作用 蛤蚧醇提物能增加大鼠子宫卵巢的重量，提高血中雌二醇浓度，且反馈性降低大鼠卵泡刺激素浓度；可使幼年雌小鼠子宫和卵巢增重，阴道开放时间提前，使去势雄性大鼠精囊和前列腺增重，且蛤蚧尾的效果更好。蛤蚧乙醇提取液能有效抑制大鼠卵巢颗粒细胞的凋亡，改善大鼠卵巢功能。蛤蚧乙醇提取液可诱导骨微环境中 $TGF-\beta_1$ 表达增加，抑制破骨样细胞的生成，能预防绝经后骨质疏松的发生。

镇咳 小鼠灌服蛤蚧水混悬液具有镇咳和祛痰作用，表现为延长氨水引起的咳嗽潜伏期，减少咳嗽次数，增加小鼠气管对酚红的排泌。

抗炎 蛤蚧醇提物水溶性部分和脂溶性部分对甲醛性大鼠踝关节肿胀，二甲苯所致小鼠耳部炎症及冰醋酸所致腹腔毛细血管通透性增加均有抑制作用，同时降低正常大鼠肾上腺内维生素 C 含量，呈现促肾上腺皮质激素样作用。

其他 蛤蚧提取液能降低鼠脑单胺氧化酶 B 型活性，蛤蚧能提高心肌组织胞质和线粒体中、血液红细胞中和肝肾组织胞质和线粒体中大多数自由基代谢酶活性及谷胱甘肽的含量，同时降低过氧化脂质的含量。

毒性与不良反应 小鼠灌服蛤蚧水混悬液和醇提取物，在相当于成人临床日用量的 320 倍时，7 日内未见小鼠死亡，心、肝、脾、肺、肾等器官未见病理形态学改变。

体内过程未见文献报道。

（余日跃）

hétáorén
核桃仁（Juglandis Semen）
胡桃科植物胡桃 *Junglans regia* L. 的干燥成熟种子。味甘，性温。归肾、肺、大肠经。具有补肾，温肺，润肠的功效。用于腰膝酸软，阳痿遗精，虚寒喘嗽，大便秘结。主要药理有效成分为 18 种氨基酸、亚麻酸、亚油酸、油酸等多种不饱和脂肪酸，还含有维生素类和无机盐类等。

核桃仁具有抗氧化、延缓衰老的作用。①抗氧化：核桃仁中所含亚油酸、亚麻酸等不饱和脂肪酸以及多种微量元素和维生素能够抑制生物膜的不饱和脂肪酸发生过氧化，形成过氧化脂质，从而达到稳定细胞膜的作用。核桃仁的抗氧化作用可能与清除体内有害自由基有关。②延缓衰老：核桃仁能减轻 β 淀粉样蛋白（Aβ）所致大鼠脑内炎症，降低炎因子 IL-1、IL-6 的含量，能提高脑组织中乙酰胆碱、乙酰胆碱转移酶及乙酰胆碱酯酶活性；还具有延缓皮肤衰老作用，其水提物能使动物皮肤胶原纤维厚度增加，排列紧密，升高羟脯氨酸含量，减少基质金属蛋白酶 9 阳性细胞数及表达量。其中核桃仁的脂溶性成分作用更强。

（余日跃）

dōngchóngxiàcǎo
冬虫夏草（Cordyceps）
麦角菌科真菌冬虫夏草菌 *Cordyceps sinensis*（BerK.）Sacc. 寄生在蝙蝠蛾科昆虫幼虫上的子座及幼虫尸体的干燥复合体。味甘，性平。归肺、肾经。具有补肾益肺，止血化痰的功效。主要用于肾虚精亏，阳痿遗精，腰膝酸痛，久咳虚喘，劳嗽咯血。药理有效成分主要包括核苷类，多糖类，甾醇、糖醇类，氨基酸等。人工培养的虫草菌粉与天然虫草所含的成分基本类同，并已有较多的研究与应用。

药理作用 主要集中在泌尿系统、呼吸系统、免疫系统等方面，尚有保肝等作用。

泌尿系统 冬虫夏草对多种肾疾病具有保护作用。动物实验中，它对慢性肾病、急性和慢性肾衰竭、高血压肾损伤、缺血肾病、糖尿病肾病、肾小球肾炎、肾移植、药物性肾炎均有保护作用，具有降低血清尿素氮和肌酐含量、减轻肾脏组织病理改变作用。对 5/6 肾切除大鼠具有阻止肾小球代偿性肥大、减轻肾脏病理改变、缓解线粒体损伤、降低尿白蛋白肌酐比等作用。其作用机制主要与下述环节有关：①抑制转化生长因子-β 和原癌基因 c-myc，减少细胞外基质蓄积，防止肾小球硬化与小管间质纤维化。②稳定肾小管细胞溶酶体膜，保护 Na^+-K^+-ATP 酶，抗脂质过氧化。③保护线粒体膜 ATP 酶、改善线粒体能量代谢，减轻线粒体损伤。

呼吸系统 主要包括扩张支气管，抗肺纤维化等作用，可用于老年慢性支气管炎，哮喘、肺气肿、肺心病等疾病的治疗。①扩张支气管：冬虫夏草有抑制慢性阻塞性肺疾病气道炎症反应、改善肺功能及降低气道阻力的作用，提高肺顺应性作用，使支气管肺泡灌洗液中的炎症细胞数降低、IL-2/IL-4 比值升高。其作用机制可能与抑制肺部组织氧化，提高谷胱甘肽过氧化酶、醛脱氢酶及线粒体醛脱氢酶活性有关。②抗肺纤维化：冬虫夏草对博莱霉素诱导肺纤维化大鼠，具有减轻大鼠肺系数、缩短负重游泳时间、下降动脉血氧分压以及阻抑肺组织纤维化改变的作用。其作用机制与抑制转移生长因子-β 在肺中的表达有关。

免疫系统　冬虫夏草对正常或免疫功能低下动物能增强机体的免疫功能，而在免疫增强状态下则抑制免疫功能，显示出对免疫功能的双向调节作用。冬虫夏草对免疫功能的影响体现在：①增强非特异性免疫功能。冬虫夏草及其多糖能提高动物血浆碳清除率和肝、脾吞噬指数，提高自然杀伤细胞的活力，能使白介素-1、干扰素、肿瘤坏死因子的含量提高。冬虫夏草可促进大鼠小肠黏膜细胞的增殖，维持小肠黏膜上皮细胞间紧密连接的完整性，保护肠黏膜的机械屏障功能。②调节特异性免疫功能。对细胞免疫而言，低剂量组人工虫草多糖提取物可以增强 T 细胞的免疫应答反应，而高剂量则表现为抑制趋势，呈剂量依赖性的双向调节作用。冬虫夏草水提物对 T 淋巴细胞的增殖具有促进作用，对小鼠胸腺细胞及脾细胞都有与剂量相关的致有丝分裂作用，对免疫低下动物的脾萎缩和 T 淋巴细胞减少有阻抑作用。冬虫夏草多糖能降低迟发型超敏反应及混合淋巴细胞反应，延长小鼠同种异体移植皮片的存活时间。

保肝　冬虫夏草能改善患者肝功能，减轻肝脏的炎性细胞浸润和肝细胞变性坏死，对化学性和免疫性肝损伤具有促肝细胞修复作用；冬虫夏草水溶液能抑制肝储脂细胞增殖，还能抑制肝储脂细胞向肌纤维细胞及成纤维细胞转化。

其他　冬虫夏草还有镇静、降压等作用。

毒性与不良反应　少数人服用冬虫夏草时有过敏，便秘或腹胀等不良反应。

体内过程未见文献报道。

(余日跃)

jiǔcàizǐ
韭菜子（Allii Tuberosi Semen）

百合科植物韭菜 *Allium tuberosum* Rottl. ex Spreng. 的干燥成熟种子。味辛、甘，性温。归肝、肾经。具有温补肝肾，壮阳固精的功效。用于肝肾亏虚，腰膝酸痛，阳痿遗精，遗尿尿频，白浊带下。药理成分主要有生物碱和皂苷等。

韭菜子的药理作用主要集中于生殖系统方面。韭菜子能改善雄性动物的性功能。它对去势小鼠的性功能有改善作用，能增加去势小鼠包皮、精液囊的重量；韭菜子提取物能够提高去势大鼠阴茎对外部刺激的兴奋性；其醇提物能增加幼年雄性小鼠睾丸（附睾）、精囊腺、包皮腺的重量。韭菜子生品及盐炙品能提高氢化可的松所致的肾阳虚小鼠交配能力，酒炙品对正常和肾阳虚小鼠交配能力均有提高。

(余日跃)

zǐshíyīng
紫石英（Fluoritum）

氟化物类矿物萤石族萤石，主含氟化钙（CaF_2）。味甘、辛，性温。归肾、心、肺经。具有湿肾暖宫，镇心安神，温肺平喘功效。主要用于肾阳亏虚，宫冷不孕，惊悸不安，失眠多梦，虚寒咳喘。

药理作用：①促进卵巢分泌。紫石英具有促进卵巢分泌功能改善排卵障碍作用，可用于排卵功能低下等疾病的治疗。紫石英能提高卵泡刺激素受体在卵巢颗粒细胞中的表达强度，其对卵泡刺激素受体的激动作用及对黄体生成素受体的抑制作用可能源于紫石英中氟化钙和其他成分的共同作用；能调节排卵障碍大鼠卵巢局部转化生长因子和表皮生长因子的异常高表达。紫石英用于排卵功能低下的妇女及无排卵性月经的妇女，能兴奋卵巢的功能，调节子宫发育，提高性欲。②抑制神经应激能力。紫石英可用于抽搐等疾病的治疗。紫石英具有抑制神经应激、镇静解痉作用，该作用与其所含的 Ca^{2+} 有一定的关系。

(余日跃)

hǎimǎ
海马（Hippocampus）

海龙科动物浅纹海马 *Hippocampus kelloggi* Jordan et Snyder、刺海马 *Hippocampus histrix* Kaup、大海马 *Hippocampus kuda* Bleeker、三斑海马 *Hippocampus trimaculatus* Leach 或小海马 *Hippocampus japonicus* Kaup 的干燥体。味甘、咸，性温。归肝、肾经。具有温肾壮阳，散结消肿功效。主要用于阳痿，遗尿，肾虚作喘，癥瘕积聚，跌打损伤；外治痈肿疔疮。药理有效成分主要包括甾体类，脂肪酸及酯类，蛋白质、氨基酸类，磷脂类等。

药理作用　主要作用于生殖系统，尚有抗疲劳、抗氧化及延缓衰老、镇痛、镇静、抗血栓等作用。

生殖系统：海马具有性激素样作用。它能提高正常和去势幼

白芍总苷无明显毒性损害。安全范围较大，然而，白芍总苷致突变致畸形研究表明当大剂量大鼠体重增重减低时，对胎仔和胎盘发育具有胚胎毒效应，但未见白芍总苷对胎仔外观、内脏和骨骼形态等产生明显的致畸作用。临床上白芍总苷被广泛应用于自身免疫疾病治疗中，不良反应较少，主要是大便性状改变，如便稀、便次增多，轻度腹痛等。但也有白芍总苷罕见不良反应的报道，如白芍总苷致男性乳房增生，白芍总苷胶囊可致疱疹，但停药后症状均消失。

体内过程未见文献报道。

(朱晓新)

ējiāo

阿胶（Asini Corii Colla） 马科动物驴 *Equus asinus* L. 的干皮或鲜皮经煎煮、浓缩而制成的固体胶。阿胶性平、味甘。归肺，肝，肾经。具有补血滋阴、润燥止血的功效。用于血虚萎黄，眩晕心悸，肌痿无力，心烦不眠，虚风内动，肺燥咳嗽，痨咳咯血，吐血尿血，便血崩漏，妊娠胎漏。阿胶多由骨胶原组成，其水解可得明胶、蛋白质及多种氨基酸。阿胶的蛋白类含量为 $60\% \sim 80\%$，含有 18 种氨基酸（包括 7 种人体必需氨基酸）。含有 27 种微量元素，尤以 Fe、Cu、Zn、Mn 含量丰富；有害微量元素 Pb、Hg 等含量则较低。此外，阿胶中还含有硫酸皮肤素（DS）和透明质酸（HA）等多糖类及其降解、结合成分。

阿胶的药理作用多集中于心血管系统、血液系统、免疫系统等方面，主要有改善微循环、抗贫血、促进造血、抗氧化、抗肿瘤等作用。

心血管系统 阿胶能使内毒素引起犬休克模型的血压下降、总外周阻力增加、血黏度上升以及球结膜微循环障碍减轻或尽快恢复正常，对休克时血液黏滞性的增加有明显的抑制作用，使微循环障碍改善、稳定、恢复动脉血压。阿胶能扩张血管，缩短活化部分凝血酶原时间（APTT），提高血小板数，降低病变血管的通透性，能防止烫伤性渗漏。阿胶对油酸造成的肺损伤有保护作用。另外，血液流变学观察结果表明，阿胶对血管有扩容作用。

血液系统 具有抗贫血和促进造血的作用。

抗贫血：阿胶具有显著的抗贫血作用。阿胶对缺血性动物的红细胞（RBC）、血红蛋白（Hb）等有明显的促进作用，使贫血家兔 Hb、RBC、白细胞（WBC）等项均增加非常显著，血小板亦有明显增加，能够促进机体造血干细胞的增殖和分化，小鼠辐射致贫血、家兔放血致贫血和环磷酰胺引起的小鼠白细胞减少、网积红细胞减少具有显著的治疗作用。阿胶可以减轻肿瘤化疗引起的血液毒性。阿胶的补血作用机制可能与促进正相造血细胞因子释放和抑制负相造血因子分泌有关。

促进造血：阿胶对造血系统可能是其含胶原蛋白对造血干细胞的有益作用，所含糖胺多糖对细胞增生、造血系统的组织分化之间存在着密切关系。阿胶在治疗晚期肿瘤患者化疗后引起的外周血血小板减少症中有明显的刺激血小板再生的功能，能刺激骨髓造血干细胞，特别是巨核系祖细胞，并能提高骨髓髓外造血功能，尤以大剂量阿胶作用强，对环磷酰胺引起的小鼠白细胞减少、网积红细胞减少均有明显升高作用，提示该药对骨髓造血系统的造血功能有促进和保护作用。

免疫系统 阿胶能提高机体特异玫瑰花率和单核吞噬细胞功能（提高吞噬百分率和吞噬指数），对抗氢化可的松所致的细胞免疫抑制作用，对自然杀伤细胞有促进作用。阿胶溶液对脾有明显的增重作用，对胸腺略有减轻作用，可明显提高小鼠腹腔巨噬细胞的吞噬能力，提高衰老小鼠血超氧化物歧化酶（SOD），谷胱甘肽过氧化物酶（GSH-Px）活力，降低血浆、脑匀浆及肝匀浆过氧化脂质物（LPO）水平，明显拮抗衰老模型小鼠胸腺及脾的萎缩，能够使皮质厚度增加，皮质细胞数增加，脾小节增大及淋巴细胞数增加，促进脑神经细胞的发育。

骨骼肌系统 阿胶在骨愈合早、中期可促进 I、II、III 型前胶原和转化生长因子（TGF-β_1）mRNA 的表达，因此可加强巨核细胞的聚集及增强其活性，促进软骨细胞、成骨细胞的增殖及合成活性，加快软骨内骨化，促进骨愈合作用。

治疗皮肤溃疡 酒精浸泡阿胶涂敷治疗下肢溃疡患者，获较好疗效。阿胶外用可治疗皮肤慢性溃疡。

抗肿瘤 阿胶含药血清可促使肺癌 PG 细胞凋亡，并可使细胞分裂阻滞在 G_0 期，提示阿胶主要通过阻滞细胞分裂，诱导细胞凋亡发挥作用。阿胶含药血清对肺癌 PG 细胞株端粒酶表达水平有大幅度降低，而且具有一定的量效相关性。

抗缺氧、抗疲劳 阿胶能明显提高小鼠有氧和无氧耐力，增强机体对疼痛反应的抑制能力，促进运动性疲劳的消除，可明显延长血虚模型小鼠负荷游泳时间及在密闭环境中成活时间，明显升高失血性贫血小鼠的红细胞和血红蛋白数量，延长正常小鼠的耐缺氧时间，使小鼠血清中溶血素含量增加，提高脾虚模型小鼠的游泳时间和耐高温时间。

其他 阿胶所含甘氨酸能促进钙的吸收，服阿胶者血钙浓度轻度增高，而凝血时间没有明显变化，认为阿胶有钙平衡作用。阿胶可以促进子宫内膜生长，改善子宫内膜容受性，有助于胚胎着床，从而提高临床妊娠率的作用，阿胶与结合雌激素、西地那非联合使用，可协同发挥该方面的功效。阿胶可能具有抑制哮喘大鼠哮喘 Th2 细胞优势反应的作用，从而调节 Th1/Th2 型细胞因子平衡。同时，可减轻哮喘大鼠肺组织嗜酸性细胞炎症反应。阿胶含有多糖成分能促进双歧杆菌的生长。阿胶对铅致海马 CA3 区神经元超微结构及功能的损害均具有保护作用，从而改善学习记忆损伤。

毒性与不良反应、体内过程未见文献报道。

(朱晓新)

héshǒuwū

何首乌（Polygoni Multiflori Radix）

蓼科植物何首乌 Polygonum multiflorum Thunb. 的干燥块根。味苦、干、涩，性微温。归肝、心、肾经。具有解毒、消痈、截疟，润肠通便的功效。用于疮痈，瘰疬，风疹瘙痒，久疟体虚，肠燥便秘。药理有效成分主要包括二苯乙烯苷类化合物、蒽醌类化合物、聚合原花青素、卵磷脂和多种微量元素等，二苯乙烯苷类化合物主要是 2,3,4,5-四羟基二苯乙烯-2-O-β-D-吡喃葡糖糖苷等，蒽醌类化合物主要有大黄酚和大黄素等。

药理作用 何首乌的药理作用多集中于神经系统、心血管系统、消化系统、免疫系统、泌尿系统等方面，主要有保护神经、降血脂、抗动脉粥样硬化、保护心肌、保肝、致泻、调节免疫功能、抗氧化及延缓衰老等。

保护神经 何首乌所含的卵磷脂是构成神经组织特别是脑髓的主要成分，其对大鼠乙酰胆碱酯酶神经元及其投射纤维有保护作用。何首乌能够改善老年大鼠中枢多巴胺神经系统的功能；何首乌中的二苯乙烯苷对老年性痴呆等神经系统退行性疾病的防治有一定的作用；制首乌提取物可以浓度依赖性地抑制白介素-1（IL-1）及一氧化氮（NO）的产生，从而发挥神经元保护作用。

降血脂及抗动脉粥样硬化 何首乌提取物可以有效降低大鼠血清中三酰甘油（TG）、游离胆固醇（FC）、低密度脂蛋白（LDL）的含量，提高高密度脂蛋白（HDL）的含量，降低血浆总胆固醇（TC）水平，结合 HDL-C/TC 比值显著升高，提示何首乌可提高机体运转和清除胆固醇的能力，降低血脂水平，延缓动脉粥样硬化的发展；何首乌可能通过抗氧化保护主动脉内皮细胞形态，降低基因敲除小鼠氧化型 LDL（ox-LDL）含量，减少主动脉壁核因子 κB（NF-κB）的表达，下调主动脉壁细胞间黏附因子-1（ICAM-1）及血管细胞黏附分子-1（VCAM-1）的表达等环节延缓主动脉斑块的形成；平滑肌的增殖是动脉粥样硬化病变的一个重要环节，研究表明，含何首乌的复方中药制剂可以明显抑制牛的主动脉平滑肌（SMC）的增殖；此外，何首乌中的蒽醌类成分具有泻下作用，从而加速了机体内的毒物代谢，使肝脏的脂肪代谢途径得以恢复，抑制内源性胆固醇的合成，从侧面降低了动脉粥样硬化的发生。

保护心肌 研究发现，何首乌提取物对心肌缺血再灌注损伤具有预防作用，且对垂体后叶素所致家兔心肌缺血有一定的保护作用。何首乌中的某些成分如蒽醌类、磷脂等均有抗氧化作用，可以减少体内氧自由基。含蒽醌的何首乌提取物对心肌缺血再灌注导致的心肌谷胱甘肽（GSH）抗氧化剂相对水平的降低有剂量相关的保护作用，可减少再灌注导致的 GSH 损耗并抑制 SE 谷胱甘肽过氧化酶（GPX）、谷胱甘肽还原酶（GRD）活性的降低，从而显示较好的心肌保护作用。

保肝 生何首乌对四氯化碳、泼尼松和硫代乙酰胺引起的肝脂蓄积有效；制首乌对泼尼松所致的肝脂蓄积有效；此外，何首乌含有丰富的卵磷脂，使多种因卵磷脂减少的肝病得到补充或促进合成，能够防治脂肪肝和胆固醇的沉积。

致泻 生首乌中含有结合性蒽醌衍生物，能够促进肠道蠕动而产生泻下作用。

调节免疫功能 何首乌可以促使老龄小鼠胸腺细胞发生形态学逆转变化；制何首乌能拮抗免疫抑制剂氢化可的松导致的小鼠胸腺萎缩与退化作用，增加肾上腺、脾、腹腔淋巴结和胸腺的质量，提高白细胞的总数，并促进腹腔巨噬细胞的吞噬功能；何首乌可以通过提高胸腺核酸和蛋白质的含量，从而促使胸腺细胞增生，保护胸腺组织，延缓老年大鼠胸腺年龄性退化作用，提高老年机体胸腺依赖性免疫功能。

抗氧化及延缓衰老 衰老动物体内积累大量脂质过氧化产物，并伴随超氧化物歧化酶（SOD）活性的降低，何首乌可以显著提高衰老模型小鼠血中 SOD 的活力，降低血、脑及肝过氧化脂质水平，表现出明显的抗氧化、抗自由基作用，对心脑组织的过氧化损伤有保护作用；何首乌乙醇浸膏可提高老年大鼠外周淋巴细胞 DNA 的损伤修复能力；灌胃给予何首乌乙醇提取物，明显抑制肝脏和脑内 B 型单胺氧化酶（MAO-B）的活性，延缓大脑的衰老。

其他 研究发现，何首乌中含有较多的卵磷脂和铁，可以促进红细胞的新生及发育；20%何首乌注射液对离体的蛙心有减慢心率的作用，且呈现一定的剂量依赖性，能够对抗异丙肾上腺素引起的心率加快，能够轻度增加离体心脏冠状动脉血流量；何首乌的不同炮制品水煎液对金黄色葡萄球菌、白色葡萄球菌、福氏志贺菌等多种细菌均有不同程度的抑制作用；何首乌具有肾上腺皮质激素样作用，可以使去肾上腺饥饿小鼠的肝糖原水平明显增加，且能够使小鼠的肾上腺增重并能对抗柴胡、氢化可的松所致的胸腺、肾上腺萎缩；此外，何首乌醇提物对二甲苯致小鼠耳肿胀和角叉菜胶致足跖肿胀呈明显抑制作用。

毒性与不良反应 何首乌的毒性成分主要是其蒽醌类化合物，如大黄素、大黄酚、大黄酸、大黄素甲醚等，服用过量可致胃肠产生刺激作用，出现腹痛、腹泻、恶心、呕吐等症状，严重者可出现阵发性强制性痉挛、抽搐、躁动不安，甚至发生呼吸麻痹等。大鼠口服或注射大量生何首乌提

取物（蒽醌类衍生物）3~9个月，大鼠出现甲状腺瘤性病变，前胃上皮肥大增生，肝细胞退行性变。何首乌的不同炮制品毒性差异也很大，生首乌毒性较制首乌强。何首乌的不良反应主要有肝损伤、皮肤过敏、药物热和眼部色素沉着等。据报道，患者因脱发而服用何首乌煎剂，导致药物性肝炎，出现乏力、黄疸、转氨酶升高、肝功能异常等。患者外用生首乌后出现皮肤过敏，症状为红疹、局部瘙痒，且呈现家族性过敏。亦有报道，何首乌可以导致药物热和眼部色素沉着，但是停用何首乌后症状均消失。

体内过程未见文献报道。

（朱晓新）

lóngyǎnròu

龙眼肉（Longan Arillus） 无患子科植物龙眼 *Dimocarpus longan* Lour. 的假种皮。味甘、性温。归心、脾二经。具有补益心脾，养血安神的功效。用于气血不足，心悸怔忡，健忘失眠，血虚萎黄。龙眼肉的主要成分包括糖类、脂类、核苷、皂苷、多肽、多酚、氨基酸和微量元素。

药理作用： 主要体现在神经系统、生殖系统、免疫系统等方面，并具有抗病原微生物、抗肿瘤、抗氧化及延缓衰老作用。

神经系统：龙眼肉甲醇提取物皮下给予小鼠，发现小鼠冲突缓解试验饮水次数明显增加，证明其具有明显的抗焦虑活性。对小鼠遭受低温、高温、缺氧刺激有明显的保护作用，证明龙眼肉有抗应激作用。

生殖系统：龙眼肉的乙醇提取物可降低雌性大鼠血清中催乳素、雌二醇和睾酮的含量，增加孕酮和促卵泡刺激素的含量，而对促黄体生成素无影响，说明龙

眼肉可明显影响大鼠垂体-性腺轴的功能。

免疫系统：龙眼多糖口服液能使小鼠的胸腺指数升高，抗体数升高，同时使动物的溶血空斑数明显增加，明显增强小鼠迟发型变态反应，能增强细胞的吞噬率及吞噬指数。龙眼肉提取液，可增加小鼠碳粒的廓清速率，能增加小鼠脾重，增强单核-吞噬细胞系统活性。龙眼肉提取液具有提高细胞免疫功能的作用。

抗病原微生物：龙眼肉的水浸剂在试管内对奥杜安小孢子菌有抑制作用。煎剂用纸片法测试对痢疾杆菌有抑制作用。

抗肿瘤：龙眼肉水浸液对人的子宫颈癌细胞 JTC-26 有 90% 以上的抑制率。

抗氧化及延缓衰老：龙眼肉具有较强的清除氧自由基的能力。龙眼肉提取液可抑制小鼠肝匀浆过氧化脂质的生成，可选择性地对脑 B 型单胺氧化酶（MAO-B）活性有较强的抑制作用，有一定的抗自由基及提高细胞免疫功能的作用。热水法提取的龙眼肉干品活性物质具有良好的抗氧化活性，其清除 1,1-二苯基-2-三硝基苯肼（DPPH）自由基的半数有效浓度 IC_{50} 为 2.2 g/L。龙眼多糖有清除活性氧自由基的作用，但抑制肝微粒体脂质过氧化物的作用呈双相性，在一定剂量范围内，随着龙眼剂量的增加抗脂质过氧化作用增强，当剂量达到一定程度时反而减弱。

其他：龙眼肉甲醇提取物与戊巴比妥同时使用，低剂量时能够增强睡眠频率和睡眠时间，与毒蝇蕈醇有协作用，能增强睡眠初期和增强戊巴比妥诱导的睡眠时间。

（朱晓新）

chǔshízǐ

楮实子（Broussonetiae Fructus）

桑科植物构树 *Broussonetia papyrifera* (L.) Vent. 的干燥成熟果实。味甘，性寒。具有补肾清肝、明目、利尿的功效。用于腰膝酸软、虚劳骨蒸、头晕目昏、目生翳膜、水肿胀满。主要含有皂苷类、生物碱类、多糖等化学成分。

楮实子的药理作用主要体现在血液系统、神经系统等，具有促进记忆、降血脂、抗氧化及细胞毒等作用。

促进学习记忆：楮实子提取液对正常小鼠缩短小鼠走迷宫取食所需时间、减少错误次数的趋势。对东莨菪碱造成的记忆获得障碍具有明显的改善作用；楮实子提取液对氯霉素造成的记忆巩固缺损有明显改善，使小鼠测验时的错误次数显著减少，潜伏期显著延长；对亚硝酸钠造成的记忆巩固不良有明显的改善作用，对低浓度乙醇造成的记忆再现缺损有显著拮抗作用。

降血脂：用楮实子后血清中过氧化脂质物（LPO）、总胆固醇（TC）和三酰甘油（TG）水平显著下降，而超氧化物歧化酶（SOD）和高密度脂蛋白（HDL）水平显著升高。楮实子通过提高血中 HDL 水平和体内 SOD 活性，直接淬灭体内过多的 LPO，降低血中 TC 和 TG 水平，使老年痴呆患者病情得到缓解，而达到治疗目的。另外，楮实子的固本补肾、益气抗衰作用也可通过促进脑血循环、抑制脑老化等过程，改善老年痴呆患者的临床症状和阻止病情进一步发展。

抗氧化：楮实子红色素能显著清除超氧阴离子及羟基自由基，抑制 H_2O_2 诱导小鼠红细胞溶血和肝匀浆自氧化，对肝线粒体也有保护作用，有较强的体外抗氧化作用。

抗肿瘤：对楮实子总生物碱 100 μg/L 显示出较为显著的肿瘤细胞抑制作用。

（朱晓新）

běishāshēn

北沙参（Glehniae Radix）

伞形科植物珊瑚菜 *Glehnia littoralis* Fr. Schmidt ex Miq. 的干燥根。性微寒，味甘、微苦。养阴清肺，益胃生津。用于肺热燥咳、劳嗽痰血、热病津伤口渴。含欧前胡素、补骨脂内酯、佛手内酯、圆当归内酯-7-O-β-龙胆二糖苷等多种香豆素，并含生物碱、淀粉、微量挥发油等。

药理作用 北沙参的药理作用主要体现在免疫系统、呼吸系统、抗肿瘤等方面，具有镇咳、抗肿瘤、调节免疫、抗菌等作用。

镇咳 北沙参对氨水致咳小鼠有明显的镇咳作用，对潜伏期有明显延长作用。

抗肿瘤 北沙参的正己烷、乙醚和乙酸乙酯提取物在体内具有抗癌作用。主要活性成分为呋喃香豆素，其中欧前胡素和异欧前胡素（浓度为 50 μg/ml）抑制活性最强。北沙参的水提取物能提高人体肺癌细胞增殖指数抑制率（PI），且对其细胞周期各时相均有抑制作用。北沙参的水或乙醇浸出液对 3 种致突变剂 2-氨基芴、2,7-二氨基芴、叠氮钠诱导的突变株回复突变有良好的抑制效果。

调节免疫 北沙参饮片多糖和北沙参粗多糖对正常小鼠均有增强巨噬细胞吞噬功能的作用。100%北沙参水煎剂对正常小鼠巨噬细胞吞噬功能、血清溶菌酶水平和迟发超敏反应（DTH）有非常显著的提高作用；对脂多糖（LPS）诱导的 B 细胞增殖有显著促进作用，对伴刀豆球蛋白 A（Con A）诱导的 T 细胞有显著抑制作用。北沙参粗多糖可使阴虚小鼠体重明显增加；亦能显著增加阴虚小鼠脾抗体生成细胞（AFC）的数量，增强 DTH 反应。北沙参饮片多糖和北沙参粗多糖对正常小鼠均有增强巨噬细胞吞噬功能的作用。100%北沙参水煎剂可显著提高正常小鼠巨噬细胞吞噬功能、血清溶菌酶水平和迟发超敏反应；对血清抗体有增强作用，但不显著；可显著促进 LPS 诱导的 B 细胞增殖，而对 Con A 诱导的 T 细胞则有显著抑制作用，对 B 细胞增殖有非常显著促进作用。北沙参对正常小鼠有免疫调节作用。北沙参水提取物有较强地抑制红细胞溶血作用，其有机提取物可有效地抑制脂质过氧化作用。北沙参粗多糖可显著增强阴虚小鼠的细胞免疫和体液免疫功能，增加脾抗体形成细胞的数量，增强迟发型超敏反应，但对非特异性免疫无明显促进作用。北沙参能够降低肺组织的羟脯氨酸（HYP）、血清纤维连接蛋白（FN），血清层黏蛋白（LN）的含量，对肺纤维化有一定的治疗作用。

抗菌 补骨脂素、佛手柑内酯以及花椒毒素等香豆素成分在 400 μg/ml 浓度以下无抑菌活性。北沙参聚炔类成分具有很强的抗革兰阳性菌的活性（MIC：2.5～25.0 μg/ml）；而另两种聚炔类成分（9Z）-十七碳-1,9-二烯-4,6-二炔-3,8,11-三醇和（10E）-十七碳-1,10-二烯-4,6-二炔-3,8,9-三醇的抑菌活性很弱（MIC：200～400μg/mg）。

抑制酪氨酸酶 北沙参 50%

甲醇提取物对酪氨酸酶的活性有抑制作用。

催眠镇静 北沙参的甲醇提取物经口服给药，能够延长戊巴比妥诱导的睡眠时间，醇提取物的乙酸乙酯萃取部分在剂量为 1 g/kg 体重对小鼠有镇静作用。

抗氧化 北沙参水提取物对红细胞溶血有很强的抑制作用。正丁醇提取物对脂质过氧化作用有很强的抑制作用。实验证明，北沙参的水提取物和有机物提取物都有很强的抗氧化作用。

抑制血栓素 A_2 和促进前列环素 北沙参水提醇沉制剂在各种剂量下均可抑制 TXB_2（TXA_2 的稳定代谢产物），又可促进 6-酮-$PGF_{1\alpha}$（PGI_2 的稳定代谢产物）的合成。

体内过程 香豆素是北沙参中的一类主要活性成分，以香豆素类成分为研究对象，用 HPLC-MS 法研究了 9 类香豆素类成分在大鼠尿液和胆汁中的排泄过程。9 种香豆素类成分在尿中 60 小时内基本排泄完全，在胆汁中 16 小时内基本排泄完全，且 9 种成分以原形的排泄量均低于 15%。

毒性与不良反应未见相关文献报道。

（朱晓新）

nánshāshēn

南沙参（Adenophorae Radix）

桔梗科植物轮叶沙参 Adenophra tetraphylla（Thunb.）Fisch. 或沙参 Adenophora stricta Miq. 的干燥根。味甘，性微寒。归肺、胃经。养阴清肺，化痰，益气。用于肺热燥咳，阴虚劳嗽，干咳痰黏，气阴不足，燥热口干。富含多糖、糖苷、萜类、β-谷甾醇及其衍生物等。

南沙参具有抗氧化、抗辐射、抗衰老、改善学习记忆、清除自由基等药理作用。

抗氧化：南沙参多糖（RAPs）对小鼠肺癌病变引起的超氧化歧化酶（SOD）含量减少、谷胱甘肽过氧化物酶（GSH-Px）活性降低有明显的保护和恢复作用。

抗辐射：南沙参多糖可减轻大鼠 ^{60}Co γ 射线辐射损伤，提高 50 天存活率。可使大鼠血清丙二醛（MDA）减少，GSH-Px 增加，红细胞 SOD 回升。南沙参多糖对 ^{60}Co γ 射线照射后的遗传损伤也有一定的拮抗作用。南沙参多糖（2000 mg/d 或 1000mg/d）能使受 6.0Gy ^{60}Co γ 射线照射后的小鼠染色体畸变率、外周血淋巴细胞微核数以及精子畸变率降低，与模型组相比有显著差异。

抗衰老：对老龄小鼠连续 20 天灌胃给予 1.0 g/kg 南沙参多糖，可明显抑制血清中 MDA 的产生及肝、脑组织中脂褐素的形成，同时降低小鼠单胺氧化酶的活性；且提高老龄小鼠红细胞中 SOD 及全血中 GSH-Px 的活性，小鼠血清中睾酮的量也有所提高。南沙参多糖还可延长果蝇的寿命，提高其活性。

改善学习记忆：RAPs 对东莨菪碱、亚硝酸钠、乙醇引起的小鼠学习记忆的损害具有明显的改善作用，可对抗乙醇引起的小鼠脑中 MAO-B 活性升高，MDA 增加以及 SOD 减少。

清除自由基：南沙参多糖对小鼠肺癌病变引起的 SOD 和 GSH-Px 活力下降有保护和恢复作用，并且能够使 MDA 下降，减轻损伤。

（朱晓新）

bǎihé

百合（Lilii Bulbus）

百合科植物卷丹 Lilium lancifolium Thunb.、百合 Lilium brownii F. E. Brown var. viridulum Baker 或细叶百合 Lilium pumilum DC. 的干燥肉质鳞叶。味甘，性寒。归心、肺经。具有养阴润肺，清心安神的作用。用于阴虚燥咳，劳嗽咳血，虚烦惊悸，失眠多梦，精神恍惚。药理有效成分主要包括百合多糖、秋水仙碱、岷江百合苷 A 及 D，百合皂苷，去酰百合皂苷，淀粉，蛋白质，脂肪等。

药理作用 百合的药理作用多集中于免疫系统、神经系统、内分泌系统等方面，主要有镇静催眠和抗应激损伤，降血糖，调节免疫，镇咳，祛痰，平喘，抗肿瘤，抗疲劳、耐缺氧，抗氧化，抗过敏等作用。

镇静催眠和抗应激损伤：小鼠灌服百合水提液可明显延长戊巴比妥钠睡眠时间，并使阈下剂量戊巴比妥钠给药小鼠睡眠率显著提高。百合的正丁醇部位能明显减少小鼠的自发活动数，同时可以显著延长小鼠在常压下的耐缺氧时间及小鼠在冰水浴中的游泳时间。

降血糖：用分离纯化的百合纯多糖单体，对四氧嘧啶引起的高血糖小鼠有明显降血糖功能。

调节免疫：百合粗多糖可显著提高免疫低下小鼠腹腔巨噬细胞的吞噬百分率和吞噬指数，促进溶血素及溶血空斑形成，促进淋巴细胞转化。

镇咳：百合 50% 煎剂对氨水引起的小鼠咳嗽有止咳作用。百合水提取液灌胃 20g/kg，可明显延长二氧化硫引咳潜伏期，并减少 2 分钟内运行咳嗽次数，百合水煎剂对氨水引起的小鼠咳嗽也有止咳作用，百合经蜜制后对上述两种化学刺激性咳嗽的止咳作用增强。

祛痰：20g/kg 百合水提液给

小鼠灌胃可明显增强气管酚红排出量。

平喘：百合煎剂肺灌流能使流量增加，并能对抗组胺引起的蟾蜍哮喘。

抗肿瘤：秋水仙碱，能抑制癌细胞的增殖，其作用机制是抑制肿瘤细胞的纺锤体，使其停留在分裂中期，尤其对乳癌的抑制效果比较好。

抗疲劳、耐缺氧：百合水提液、水煎醇沉液均可延长正常小鼠常压耐缺氧和异丙肾上腺素所致耗氧增加的缺氧小鼠存活时间，水提液还可以延长甲状腺素所致/甲亢阴虚动物的常压耐缺氧存活时间。百合水提液可以明显延长动物负荷（5%）游泳时间，亦可使肾上腺素皮质激素所致的阴虚小鼠及烟熏所致的肺气虚小鼠负荷（5%）游泳时间延长。

抗氧化：百合多糖 200mg/kg、400mg/kg 灌胃，可使 D-半乳糖致衰老小鼠中超氧化物歧化酶（SOD）、过氧化氢酶（CAT）及谷胱甘肽过氧化物酶（GSH-Px）活力升高，血浆、脑匀浆和肝匀浆中 LPO 水平明显下降。

抗过敏：百合水提液对二硝基氯苯（DNCB）所致的迟发型过敏反应有抑制作用。

毒性与不良反应 百合鳞茎所含秋水仙碱有骨髓抑制作用，胃肠道症状如恶心、呕吐、食欲减退、腹泻、便秘等。部分可产生肠麻痹、四肢酸痛。注射液局部刺激性较大，漏于血管外可引起局部坏死。少数患者有脱发、心电图改变。

体内过程 以一定质量浓度的秋水仙碱灌流 Wistar 大鼠，秋水仙碱 20 g/ml 灌流液在各肠段的吸收速率常数（K_a）和表观吸收系数（Pa pp）依次为回肠>十二指肠>空肠>结肠。不同质量浓度（4 mg/ml、20 mg/ml、40 mg/ml）灌流液在全肠道的吸收无显著性差异，而灌流液中含 1% 乳糖与不含乳糖时秋水仙碱的吸收存在显著性差异。秋水仙碱在大鼠各肠段均有不同程度吸收，乳糖能够促进其吸收；健康志愿者单剂量口服 2 mg 秋水仙碱片后，在 1.1 小时左右达到 7.6μg/L 的峰值浓度，在体内呈一级消除的二室模型；血浆消除半衰期（$t_{1/2β}$）为 15.8 小时左右，表观分布容积约为 190 L，清除率约为 38L/h。

（朱晓新）

màidōng

麦冬 （Ophiopogonis Radix）

百合科植物麦冬 Ophiopogon japonicus （L. f.） Ker. -Gawl. 的干燥块根。味甘、微苦，性微寒。归心、肺、胃经。具有养阴生津、润肺清心的功效。主要用于肺燥干咳，阴虚痨嗽，喉痹咽痛，津伤口渴，内热消渴，心烦失眠，肠燥便秘。主要化学成分为甾体皂苷类、异黄酮类、多糖类、氨基酸等。

药理作用 主要集中在心血管系统、免疫系统、消化系统等方面，主要具有抗心律失常、抗心肌缺血、抗血栓、调节免疫、降血糖、调节胃肠运动、抗肿瘤、延缓衰老。

抗心律失常 40 mg/kg 山麦冬总皂苷腹腔注射可明显降低心外膜心电图 ST 段变化。10 mg/kg 山麦冬总皂苷能使结扎冠状动脉 24 小时后的室性心律失常发生率由（87±8）%降至（57±7）%。

抗心肌缺血 麦冬提取物具有明显的抗心肌缺血作用并呈一定的量效关系。大鼠腹腔注射山麦冬注射液对大鼠急性心肌缺血性改变有明显的作用。麦冬总皂苷和总皂苷可显著增加小鼠心肌营养血流量。麦冬有促进心肌损伤愈合和缩小梗死范围及坏死区的作用。山麦冬氨基酸和总皂苷在一定剂量下可以明显降低大鼠梗死心肌中的肌酸磷酸激酶水平和保护缺血心肌的超氧化物歧化酶（SOD）的活性，减少心肌脂质过氧化产物丙二醛生成；通过透射电镜观察发现，随着山麦冬氨基酸和总皂苷剂量的增加，缺血心肌的核膜和线粒体膜的损伤逐渐缓解，麦冬抗心肌缺血的作用可能与保护心肌的 SOD 活性，防止心肌细胞脂质过氧化及改善脂肪酸代谢有关。

抗血栓 麦冬的石油醚提取液、乙醇提取液、水提取液均可显著降低大鼠血小板的聚集率。麦冬水煎剂还具有降低 D-半乳糖衰老大鼠血液黏度的作用。麦冬可有效防治血栓性疾病。

免疫系统 麦冬多糖可以促进体液免疫和细胞免疫功能，并诱生多种细胞因子。麦冬多糖可显著增加小鼠脾重量、增强小鼠碳廓清的作用（增加小鼠单核-吞噬细胞系统的吞噬能力），短葶山麦冬皂苷 C 对由环磷酰胺引起的小鼠的白细胞下降有显著的对抗作用，显著提高小鼠血清中溶血素含量。麦冬还可通过一定的免疫促进作用对荷瘤小鼠具有一定的抑瘤谱及抑瘤强度，其作用机制与麦冬能够提高 NK 细胞的活性有关。在钐-乙二胺四甲撑膦酸（SM-EDTMP）与麦冬注射液联合治疗骨转移癌中发现，麦冬明显提高 T4/T8 比值，NK 细胞活性明显升高，对治疗后骨髓抑制也有较明显的预防作用。

降血糖 麦冬多糖可明显改善胰岛素敏感性，使周围组织对胰岛素抵抗降低。麦冬的提取物

（BM）可明显降低血糖浓度，并有剂量依赖性。另外麦冬对四氧嘧啶所致的血糖升高有明显的抑制作用，可能是减弱四氧嘧啶胰岛 β 细胞的损伤或改善受损伤的 β 细胞的功能。麦冬多糖能拮抗肾上腺素引起的血糖升高，可能与抑制糖的分解有关。口服葡萄糖耐糖试验表明，麦冬多糖能阻止葡萄糖在小鼠肠道中吸收。

调节胃肠运动 麦冬多糖对乙醇引起的胃黏膜损伤有保护作用，并对乙醇引起的胃黏膜电位差（PD）值下降有拮抗作用，其作用机制与抑制胃酸、胃蛋白酶活性，减少攻击因子对胃黏膜损伤。麦冬多糖还可对吲哚美辛引起的胃黏膜损伤有保护作用，这与增加前列腺素（PG）合成有关。麦冬多糖对萎缩性胃炎有一定的治疗作用，与改善胃黏膜的血液循环，抑制炎性反应，促进组织细胞的增生有一定有关系。

抗肿瘤 短葶山麦冬皂苷 C 剂量为 10～40 mg/kg 腹腔注射对艾氏腹水癌有抑瘤活性，剂量为 20 mg/kg 时，腹腔或皮下注射均对 S$_{180}$ 肉瘤有抑瘤活性。麦冬乙酸乙酯提取物对 HeLa-S3 细胞有强的细胞毒性（IC$_{50}$<10μg/ml）。

延缓衰老 麦冬水提物可明显降低 D-半乳糖衰老模型大鼠脑中 MDA 含量，拮抗自由基对生物膜的脂质过氧化损伤，从而发挥抗衰延寿的作用。

其他 麦冬可以降低全血高切黏度、低切黏度、血浆黏度等作用，增加血液循环来延缓衰老。麦冬水提物剂量为 10 mg/kg 时即可对抗由 ^{60}Co γ 射线照射引起的白细胞下降。麦冬水提物与镉同时使用时，小剂量水提物（1.7g/kg）对镉诱发微核无抑制作用，中剂量（3.4g/kg）和大剂量（6.8g/kg）则有明显抑制作用，抑制率分别达 47.5% 和 41.0%。

毒性与不良反应 小鼠腹腔注射山麦冬注射液的 LD$_{50}$ 为 134.34±12.59 g/kg，山麦冬水提物（2g/kg、4 g/kg、6 g/kg）灌胃 6 天间隔 1 天的给药方法，连续给药 12 周，对大鼠体重、血象、肝肾功能均无影响，且动物各实质脏器未见病理改变。山麦冬水提物（3g/kg、6 g/kg、9 g/kg）腹腔注射 2 周，大鼠血尿素氮、丙氨酸转氨酶、血红蛋白、红细胞、白细胞和白细胞计数等指标均无异常；组织学检查心、肝、脾、肺、肾未见明显毒性。

体内过程 静脉注射麦冬多糖的体内过程符合双室模型，随给药剂量增加，其分布和消除均减慢。麦冬多糖在胃、十二指肠、空肠、回肠和结肠的吸收率分 4.4%、9.1%、4.9%、1.4% 和 15.1%。另外，在各部位均未检出其糖类降解产物。麦冬多糖静脉注射后迅速大量地以原形自尿中排出，2 小时内约排除给药量的 50%。口服后麦冬多糖可以大分子形式吸收和排泄。尿样中均未见明显的糖类降解产物。

（朱晓新）

tiāndōng

天冬（Asparagi Radix） 百合科植物天冬 *Asparagus cochin chinensis*（Lour.）Merr. 的干燥块根。味甘、苦，性寒。归肺、肾经。具有养阴润燥、清肺生津的功效。主要用于肺燥干咳，顿咳痰黏，腰膝酸痛，骨蒸潮热，内热消渴，热病津伤，咽干口渴，肠燥便秘。药理有效成分主要包括多糖类和氨基酸等。

天冬的药理作用主要集中于免疫系统、血液系统、呼吸系统等，具有抗炎、调节免疫、镇咳、祛痰、平喘、抗溃疡、止泻、抗凝血、延缓衰老、抗肿瘤以及抗菌等作用。

抗炎：天冬 75% 的醇提物能明显抑制二甲苯所致的耳肿胀厚度以及角叉菜胶所致的小鼠足肿胀厚度，抑制蛋清所致的大鼠足趾肿胀厚度。

调节免疫：天冬具有增多外周白细胞，增强单核-吞噬细胞系统吞噬能力及体液免疫功能的作用；煎剂或醇提取液可促进抗体生成，延长抗体生存时间。

镇咳、祛痰、平喘：天冬有较强的镇咳、祛痰、平喘作用。天冬中所含的天冬酰胺（天冬素）是其有效成分之一。天冬酰胺灌服可明显减少浓氨水所致的小鼠咳嗽次数，明显增加小鼠呼吸道中酚红含量和纤毛运动，明显延长乙酰胆碱和组胺混合液引喘潜伏期。

抗溃疡：天冬 75% 的醇提物具有很强的抑制溃疡形成的作用，对小鼠水浸性溃疡形成、盐酸性溃疡形成以及吲哚美辛-乙醇性溃疡形成均有一定的抑制作用。

止泻：天冬 75% 的醇提物可以显著减少蓖麻油所致的小肠性腹泻和番泻叶所致的大肠性腹泻。但天冬不影响小鼠墨汁胃肠推进运动。

抗凝血：天冬 75% 的醇提物可显著延长电刺激大鼠颈总动脉血栓形成时间，能对抗二磷酸腺苷和胶原诱导的兔血小板聚集，从而发挥抗凝血作用。

抗缺氧：给小鼠连续 7 天灌服天冬水提液，可显著延长常压缺氧存活时间和冰水游泳时间。

抗肿瘤：天冬水提物具有抑制实体型 S$_{180}$ 小鼠肿瘤生长的作

用，其总多糖对小鼠肉瘤 S_{180} 有明显抑制作用，天冬水提物使荷瘤 BALB/c 小鼠瘤块（S_{180}、H_{22}）重量减少，使 S_{180} 腹水型昆明种小鼠平均存活时间延长。天冬水提物能抑制酒精诱导肿瘤坏死因子 α（TNF-α）的分泌，并且有剂量依赖性。天冬水提物能抑制酒精和 TNF-α 诱导的细胞毒性，并且还发现天冬水提物能抑制 TNF-α 诱导的人肝癌 $HepG_2$ 细胞凋亡。

抗菌：天冬煎剂体外试验研究发现，其对甲型及乙型溶血性链球菌、白喉棒状杆菌、肺炎球菌、金黄色葡萄球菌等均有不同程度的抑制作用。

（朱晓新）

shíhú

石斛（Dendrobii Caulis） 兰科植物金钗石斛 *Dendrobium nobile* Lindl.、鼓槌石斛 *Dendrobium chrysotoxum* Lindl. 或流苏石斛 *Dendrobium fimbriatum* Hook. 的栽培品及其同属植物近似种的新鲜或干燥茎。味甘，性微寒。归胃、肾经。具有益胃生津、滋阴清热的功效。主要用于热病津伤，口干烦渴，胃阴不足，食少干呕，病后虚热不退，阴虚火旺，骨蒸劳热，目暗不明，筋骨痿软。药理有效成分主要包括生物碱类、倍半萜类、菲类、联苄类、多糖类、氨基酸和微量元素等。

药理作用 石斛的药理作用主要集中在心血管系统、免疫系统、消化系统，主要具有改善血液流变学、降血糖、调节免疫、调节胃肠运动、抗白内障以及抗肿瘤等作用。

改善血液流变学：金钗石斛的醇提取物有显著降低家兔全血黏度和抑止二磷酸腺苷，诱导的血小板聚集，降低血浆纤维蛋白

原含量，抑制内源性及外源性凝血系统，抑制血栓形成的作用，并延长凝血酶原时间、白陶土凝血活酶时间等。石斛乙醇提取物灌胃，降低大鼠血小板聚集率。

降血糖：金钗石斛多糖和生物碱均能降低肾上腺素所致的小鼠血糖升高。

调节机体免疫：金钗石斛的水煎剂可促进小鼠腹腔巨噬细胞的吞噬功能，但不能改善激素造成的巨噬细胞功能低下，从中提取出的 7 个倍半萜苷类化合物，6 个对鼠 T、B 淋巴细胞的体外增殖具有刺激作用，1 个对其具有抑制作用。

调节胃肠运动：金钗石斛浸膏能兴奋豚鼠离体肠管，使收缩幅度增加，但对小鼠胃肠推进运动无明显影响；金钗石斛水煎液能明显增高浅表性胃炎患者的胃酸排量和血清胃泌素浓度；进一步的研究表明，金钗石斛对人的胃酸分泌有明显的促进作用。

抗白内障：金钗石斛对眼科疾病有明显的治疗作用，其生物碱具有较好的抗糖性白内障作用，可下调诱导性一氧化氮合酶基因的表达，显著抑制一氧化氮合酶的活性，减少一氧化氮的产生，从而减轻氧化损伤作用，达到抗白内障作用。体外研究表明金钗石斛的总生物碱和粗多糖均有一定的抗白内障作用，而总生物碱的作用优于粗多糖。

抗肿瘤：金钗石斛乙酸乙酯提取物对人体肺癌细胞、人体卵巢腺癌细胞和人体早幼粒细胞白血病具有显著的细胞毒性作用，其粗提物对移植肉瘤 S_{180} 也有抑制作用；从中提取的 3 种单体化合物对人肝癌高侵袭细胞株的增殖具有一定的抑制作用。

毒性与不良反应 金钗石斛

对小鼠和大鼠口服半数致死量（LD_{50}）均大于 20.0 g/kg 体重，属无毒级；金钗石斛对小鼠微核试验、小鼠精子畸形试验、埃姆斯（Ames）试验均未见致突变作用；金钗石斛对大鼠 30 天喂养试验各项指标均未见明显毒性反应，得出其无作用剂量为 5.00 g/kg，提示金钗石斛对大鼠进食量有一定的影响，但不影响大鼠体重增长，且有一定的提高食物利用率的作用。金钗石斛两个个阶段的毒理试验结果未见毒性反应，其在受试剂量范围内是安全的。

体内过程未见文献报道。

（朱晓新）

yùzhú

玉竹（Polygonati Odorati Rhizoma） 百合科植物玉竹 *Polygonatum odoratum*（Mill.）Druce 的干燥根茎。味甘，性微寒。归肺、胃经。具有养阴润燥，生津止渴的功效。主要用于肺胃阴伤，燥热咳嗽，咽干口渴，内热消渴。药理有效成分主要包括甾体皂苷类、黄酮类、多糖类、挥发油类、氨基酸类、微量元素等。

玉竹的药理作用主要集中于免疫系统和心血管系统。此外，还具有抗肿瘤、抗衰老的作用。

免疫系统 主要包括调节机体免疫系统功能、抗病毒、提升巨噬细胞功能等方面的作用。玉竹多糖能够显著增加小鼠的脾指数，提高其免疫功能，对亚急性衰老小鼠免疫器官的功能具有一定的调节作用，可改善机体的免疫失衡状态，从而增强机体细胞及体液免疫功能。玉竹多糖对荷瘤小鼠巨噬细胞功能有明显的促进作用。

心血管系统 主要包括改善心肌舒缩功能，调血脂，降血糖，保护心肌细胞等方面的作用。

改善心肌舒缩功能：玉竹煎剂可用于治疗Ⅱ-Ⅲ度心力衰竭，对离体蛙心、离体大鼠心脏有正性肌力作用，玉竹总苷有明显的增强心肌收缩性能，改善心肌舒缩功能的作用。静脉注射玉竹总苷，可剂量依赖性地降低麻醉Wistar大鼠的收缩压和舒张压，并以降低舒张压的作用明显。

降血脂：玉竹水提物灌胃4周能使实验性糖尿病兼高脂血症SD大鼠三酰甘油显著降低。推测玉竹具有促进三酰甘油代谢，改善高三酰甘油血症的药理活性。

降血糖：玉竹的甲醇提取物有连贯的降低血糖作用，玉竹正丁醇提取部分有降血糖效果。玉竹的甲醇提取物能使链脲佐菌素（STZ）引起的糖尿病小鼠血糖降低，能显著降低血葡萄糖水平，并有改善糖耐量的倾向。

抗肿瘤 玉竹多糖灌胃对肉瘤、艾氏腹水癌（EAC）实体瘤的生长有明显抑制作用，并能延长荷瘤小鼠的生存期。玉竹提取物B对肿瘤细胞株CEM的增殖具有明显的时间-剂量依赖性抑制作用，但对人的正常T淋巴细胞没有明显影响，说明玉竹提取物B在抗肿瘤的同时不会破坏机体的正常细胞。同时能增加CEM表面分子MHC-Ⅰ类分子、CD2和CD3的表达，尤其对CD2分子的表达作用更为显著；并能诱导促进CEM的分化，对CEM的逆转具有一定的作用，对于急性白血病的治疗具有明显的意义。此外，玉竹提取物B对S180移植小鼠足垫所形成的移植瘤有明显的抑制作用，体外细胞培养研究表明玉竹提取物B对人结肠癌CL-187细胞株、宫颈癌HeLa细胞具有显著的抑制及诱导凋亡作用，并呈良好的时间-剂量依赖性关系。

抗衰老 玉竹多糖能提高大鼠机体超氧化物歧化酶活性，增强对自由基的清除能力，抑制脂质过氧化，降低丙二醛含量，从而减轻对机体组织的损伤以延缓衰老。此外，玉竹多糖能明显提高衰老模型小鼠的细胞及体液免疫功能，延缓机体的免疫衰老。

毒性与不良反应、体内过程未见文献报道。

（朱晓新）

huángjīng
黄精（Polygonati Rhizoma）

百合科植物滇黄精*Polygonatum kingianum* Coll. et Hemsl.、黄精*Polygona tumsibiricum* Red.或多花黄精*Polygonatum cyrtonema* Hua的干燥根茎。味苦，性寒。归心、肝经。具有清热解毒，泻火通便的功效。主要用于热毒内盛，便秘，泻痢，咽喉肿痛，目赤红肿，痈肿疮毒。黄精的药理有效成分主要包括多糖类、甾体皂苷类、黄酮蒽醌类、木脂素类、氨基酸和微量元素、生物碱类等。

黄精的药理作用主要包括抗心肌缺血、降血糖、降血脂、调节免疫、抗炎、抗菌、提高学习记忆能力、抗肿瘤、抗疲劳、抗氧化等。

抗心肌缺血 黄精能显著增加小鼠心肌、肝、脾细胞对3H-TdR的掺入率，对心肌血管，尤其是心肌微血管具有扩张作用。黄精醇制剂可增加犬冠状动脉血流量，黄精水浸膏溶液可增加离体兔心冠状动脉血流量。给兔静脉注射黄精溶液有对抗神经垂体素所致使的急性心肌缺血作用，抑制垂体后叶素所引起的T波增高，促进T波异常变化提前恢复。

降血糖 黄精多糖对正常小鼠血糖水平无明显影响，但可显著降低肾上腺素诱发的高血糖小鼠的血糖值，同时降低肾上腺素模型小鼠肝脏中环磷酸腺苷的含量。正常小鼠腹腔给予黄精甲醇提取物后可使血糖浓度显著降低，同样条件下链脲霉素诱发高血糖小鼠（胰岛素依赖型模型）的血糖显著降低，但其在降血糖作用的同时，不改变血清胰岛素水平。此外，黄精甲醇提取物还有抑制肾上腺素诱发高血糖小鼠血糖的作用。

降血脂 黄精多糖能够降低高脂血症实验动物的血脂作用和抑制动脉内膜泡沫细胞形成。

调节免疫 黄精多糖不但能增强小鼠体液免疫功能，还可增强小鼠细胞免疫的功能。黄精可提高受环磷酰胺处理小鼠的骨髓造血功能，使其白细胞和红细胞数量上升，骨髓嗜多染红细胞微核率下降，小鼠腹腔巨噬细胞的吞噬功能提高。灌胃黄精水煎液能降低正常小鼠血浆cAMP、cGMP含量。黄精粗多糖可明显增强小鼠静脉注射胶体碳粒的廓清速率，对小鼠单核-吞噬细胞系统吞噬功能，有明显的激活和增强作用。

抗炎 黄精多糖眼药水能消除兔模型结膜充血、水肿、分泌物增加、角膜混浊、睫状充血等局部症状，能明显抑制小鼠耳郭肿胀、大鼠足趾肿胀，还能降低大鼠肉芽肿的质量、减少肉芽肿内渗出。

抗菌 黄精煎液对伤寒杆菌、金黄色葡萄球菌、结核杆菌、耐酸杆菌等有抑制作用。

提高学习记忆能力 黄精多糖能显著改善老龄大鼠学习记忆及记忆再现能力，降低错误次数。黄精总皂能明显改善模型小鼠的学习记忆功能。黄精口服液持续给药具有重塑突触结构与功能、改善血管性痴呆雌性大鼠学习记忆能力的作用。

抗肿瘤 连续给药黄精口服液，能促进正常小鼠及 S$_{180}$ 荷瘤小鼠，MNNG 诱癌大鼠脾组织产生 IL-2，增强正常小鼠及 S$_{180}$ 荷瘤小鼠杀伤细胞与细胞毒 T 淋巴细胞活性；对 S$_{180}$ 瘤重抑制率为 28%~40%，使 MNNG 诱导的大鼠消化道肿瘤发生率由对照组的 85%降低到 45%。黄精根茎中分离的甾体皂苷在体外对肿瘤细胞的抑制作用，具有显著抑制人白血病细胞、人宫颈癌细胞、人乳腺癌细胞及人肺癌细胞增殖的作用，并具有良好的剂量依赖关系。黄精多糖灌胃的荷瘤小鼠脾指数和胸腺指数显著增加。

抗氧化衰老 主要通过抗自由基，提高细胞端粒酶活性等一系列作用延缓衰老。

抗自由基：黄精口服液连续灌胃小鼠，口服液能显著降低心、肝过氧化物脂质，增加谷胱甘肽过氧化物酶活力以及血过氧化物歧化酶活力，而且呈剂量依赖性；黄精口服液抑制心、肝生成能力明显增加，也呈剂量依赖性，显示其具有抗衰防老作用。黄精多糖的体外抗氧化作用，结果显示其在体外能抑制自发的和诱导的脂质过氧化产物丙二醛的生成，对氧自由基具有直接清除作用，表明黄精多糖在抗氧化及防衰老方面具有一定作用。

抗缺氧损伤：黄精对遭受缺血/缺氧的小鼠有耐受作用，明显延长死亡时间。小鼠腹腔注射黄精溶液能明显提高小鼠耐缺氧能力。黄精乙醇提取物均可明显延长双侧颈总动脉结扎致急性脑缺血小鼠的生存时间并且显著抑制大鼠脑组织丙二醛的生成。

提高端粒酶活性：衰老小鼠黄精治疗后，小鼠脑组织端粒酶活性明显升高。

抗疲劳 小鼠腹腔注射黄精溶液，能明显提高小鼠耐缺氧能力；用黄精水煎剂灌胃小鼠，能显著延长小鼠游泳时间。

提高细胞膜酶活性 连续给小鼠灌胃黄精水煎液，能升高红细胞膜 Na$^+$-K$^+$-ATP 酶活性

毒性与不良反应、体内过程未见文献报道。

（朱晓新）

míngdǎngshēn

明党参（Changii Radix） 伞形科植物明党参 *Changium smyrnioides* Wolff 的干燥根，味甘、微苦，性微寒。归肺、脾、肝经。具有润肺化痰、养阴和胃、平肝、解毒的功效，主要用于肺热咳嗽，呕吐反胃，食少口干，目赤眩晕，疔毒疮疡。明党参的化学成分主要包括磷脂类、脂肪酸类、氨基酸、挥发油类及无机元素类等。

明党参的药理作用主要有调节免疫、降血脂、镇咳、祛痰、平喘、抗氧化、抗应激等。

调节免疫：明党参及其多糖一方面显示出显著的免疫促进作用，另一方面，明党参煎液及多糖对二硝基氯苯所致的小鼠迟发型变态反应又显示出显著抑制作用，说明明党参可减轻Ⅳ型变态反应所致的炎症。

降血脂：明党参水提物及醇提取可以通过抑制 HMG-CoA 还原酶合成胆固醇，使血胆固醇浓度下降，起到降血脂作用。

镇咳、祛痰、平喘：不同浓度的明党参水提液对氨水诱导咳嗽的小鼠以及氯乙酰胆碱和磷酸组胺引起的豚鼠哮喘均有显著的抑制作用，L-天门冬素可能为明党参水溶性祛痰、止咳、平喘活性成分。

抗氧化：明党参的氯仿、乙酸乙酯、丙酮以及甲醇提取物具有明显的抗氧化作用。

抗应激：明党参水提液和明党参多糖均能够显著延长常压缺氧小鼠存活时间，明显减轻小鼠脏器受缺氧环境的损伤，提高小鼠耐受性，同时还能够显著延长氰化钾所致的化学性缺氧小鼠的存活时间及小鼠在高温下存活时间，表现出良好的抗应激能力。

（朱晓新）

gǒuqǐzǐ

枸杞子（Lycii Fructus） 茄科植物宁夏枸杞 *Lycium barbarum* L. 的干燥成熟果实。味甘、性平，归肝、肾经。有滋补肝肾、益精明目的功效。用于虚劳精亏、腰膝酸痛、眩晕耳鸣、阳痿遗精、内热消渴、血虚萎黄、目眩不明。枸杞子的药理有效成分主要包括枸杞多糖，甜菜碱，色素类，黄酮类成分和维生素等。

枸杞子的药理作用包括调节免疫功能、抗衰老、降血糖、抗肿瘤、提高生殖功能、保肝、退热、抑菌和抗炎等。

调节免疫功能 枸杞多糖可以激活 T 淋巴细胞和 B 淋巴细胞，以增强细胞免疫为主，同时也能增强体液免疫。枸杞多糖对 T 淋巴细胞具有选择性免疫效应，低剂量可促进 T 淋巴细胞的转化，高剂量则抑制 T 淋巴细胞的转化，具有免疫及生物双向调节作用。另外，枸杞子润肺的功效可能与它能提高呼吸系统的免疫功能有关，能增强机体防御呼吸道疾病的能力。

研究表明枸杞对 T 淋巴细胞增殖和亚群稳定有调节作用。老年人服用枸杞制剂后，淋巴细胞应答能力增强 3.28 倍。此外，枸杞多糖（LBP）对脾和胸腺 T 细

胞有显著刺激作用，灌注 LBP 可提高小鼠脾 T 淋巴细胞的增殖功能，增强细胞毒效应（CTL）的杀伤率，特异性杀伤率由 33% 提高到 67%，同时还可对抗环磷酰胺对小鼠 T 细胞、CTL 细胞和 NK 细胞的免疫抑制作用。LBP 对老年小鼠抑制性 T 细胞有明显调节作用，能增强抑制性 T 细胞的活性。另有报道显示，LBP 能明显促进伴刀豆球蛋白 A（Con A）活化的脾淋巴细胞、DNA 和蛋白质的生物合成。给老年人服用枸杞子 3 周后有 2/3 以上 T 细胞转化功能上升，白介素-2（IL-2）活性平均增加 2.26 倍，说明枸杞可促进 IL-2 分泌。

老年人服用枸杞子后 IgA、IgC、IgM 均升高。LBP 能使照射所致的小鼠 B 淋巴细胞对有丝分裂原诱导的反应性恢复。大鼠灌服枸杞袋泡茶 2 周，结果发现免疫球蛋白含量和补体活性均增高，特别使 IgM 升高显著。小鼠灌胃 LBP 能明显提高血清中抗羊红细胞抗体效价，增加脾中抗羊红细胞的抗体形成细胞数量。

抗衰老 老年人服用枸杞子后，血液中某些反映机体功能状态的客观指标改善。如升高 cAMP，提高血浆睾酮水平，脑力、体力均明显增强。枸杞子提取液可显著提高小鼠皮肤中 SOD 的活性，增加皮肤中胶原蛋白含量，减少脂质过氧化产物丙二醛的含量，说明枸杞子提取物具有延缓皮肤衰老的作用。

降血糖 枸杞子提取物可使大鼠的血糖持续降低，糖耐量显著增高。给正常小鼠灌胃 LBP，发现可使血糖明显降低；糖尿病小鼠灌胃 LBP，高血糖水平亦明显降低；预防给药 LBP，可使糖尿病小鼠血糖接近正常或维持较低水平。糖耐量实验表明，LBP 可明显对抗正常小鼠给予高剂量葡萄糖引起的血糖升高。

抗肿瘤 枸杞子含有抗突变物质和阻断致突变作用，枸杞子提取液对致癌剂诱导的突变株的抑制率分别为 91.18% 和 82.16%。枸杞子冻干粉混悬液对大鼠肉瘤、枸杞多糖对小鼠 S_{180} 有一定的抑制作用，且与环磷酰胺有协同效果。枸杞子提取液能够促进白介素-2 的产生，从而能促进 T 淋巴细胞生长、分化及 B 淋巴细胞的增殖、分化和产生抗体，进而杀伤肿瘤细胞。此外，枸杞多糖配合放疗时显示出明显的放射增敏作用。

提高生殖功能 连续多日服用枸杞子，可使男性血清中睾酮含量显著升高。且能增加女性垂体和卵巢的重量，改善神经内分泌的调节，诱发排卵，对女性不孕症有良好的治疗功能。

保肝 枸杞子能抑制四氯化碳引起的血清和肝脏脂质过氧化，降低 ALT 水平，抑制脂肪在肝细胞内沉积和促进肝细胞新生。

退热 枸杞子有退热的作用。发热大鼠喂饲枸杞子等药后，能降低发热大鼠的肛门温度，血清促甲状腺素含量也随肛门温度的下降而迅速降低。

提高造血功能 枸杞煎剂对正常小鼠和环磷酰胺引起的白细胞受抑小鼠的造血功能都有促进作用。可增加小鼠外周血粒细胞数目，促进股骨骨髓细胞增殖、分化。

抑菌和抗炎 枸杞子提取物对金黄色葡萄球菌大肠埃希菌和链球菌的抑菌作用为中度敏感，对白念珠菌和铜绿假单胞菌的抑菌作用为低度敏感。

毒性与不良反应、体内过程 未见文献报道。

（朱晓新）

mòhànlián

墨旱莲（Ecliptae Herba） 菊科鳢肠属植物鳢肠 *Eclipta prostrata* L. 的干燥地上部分，味苦、酸，性寒。归肾、肝经。具有滋补肝肾、凉血止血的功效，主要用于肝肾阴虚，牙齿松动，须发早白，眩晕耳鸣，腰膝酸软，阴虚血热、吐血、衄血、尿血、血痢、崩漏下血，外伤出血。药理有效成分主要包括三萜皂苷类、黄酮类、噻吩类及香豆草醚类等。

药理作用 主要有调节免疫、促凝血、抗肝损伤、抗肿瘤等。

调节免疫：墨旱莲叶水提物可以显著提高机体非特异性免疫的能力。

促凝血：墨旱莲水煎剂对热盛胃出血小鼠模型有明显止血作用，临床上主要用于治疗出血性疾病等。

抗肝损伤：墨旱莲的甲醇提取部位可以在体外有效抑制小鼠肝星状细胞的增殖，防止肝的纤维化。此外，墨旱莲提取物能够改善氯仿诱导的小鼠肝损伤。

抗肿瘤：墨旱莲的有效成分蟛蜞菊内酯可以通过降低炎症反应，进而抑制 HeLa 细胞的生长。

毒性与不良反应 小鼠灌胃给药半数致死量（LD_{50}）为 163.4 ± 21.4 g/kg，安全系数为 700～750 倍。墨旱莲水提取液 5 g/kg 灌胃，连续 7 日，未见骨髓多染红细胞（PCE）和有核红细胞的微核率无明显升高作用，表明墨旱莲对染色体无损伤作用，无诱变性。

体内过程 静脉注射和灌胃给予大鼠墨旱莲的主要活性成分蟛蜞菊内酯后的药物动力学过程。发现蟛蜞菊内酯经大鼠灌胃给药后，与静脉给药比较，生物利用度为（5.9±2.6）%。灌胃给予膨蜞菊内酯的达峰时间（T_{max}）= 5.50±1.23min，达峰浓度（C_{max}）= 5.76 ± 1.50μg/ml，半衰期（$t_{1/2}$）= 14.23±3.96 min，药时曲线下面积（$AUC_{0-\infty}$）= 76.49 ± 31.87（mg/L）·min。静脉注射膨蜞菊内酯的 $t_{1/2}$ = 10.34±3.57 min，$AUC_{0-\infty}$ = 260.6 ± 21.96（mg/L）·min。

（朱晓新）

nǚzhēnzǐ

女贞子 （Ligustri Lucidi Fructus）

木犀科植物女贞 *Ligustrum lucidum* Ait. 的干燥成熟果实。味甘、苦，性凉。归肝、肾经。滋补肝肾，明目乌发，用于肝肾阴虚，眩晕耳鸣，腰膝酸软，须发早白，目暗不明，内热消渴，骨蒸潮热。女贞子含有较高含量的齐墩果酸，还有乙酰齐墩果酸、熊果酸等，其挥发油成分主要为酯、醇、醚类，其次是硫酮和烃类、少量胺和醛。

贞子的药理作用多集中于免疫系统、心血管系统等，具有保肝、抗炎、抗菌、抗病毒、影响物质代谢、抗衰老、抗诱变和抗癌、双向调节激素等作用。

免疫系统 女贞子对Ⅰ、Ⅲ、Ⅳ型变态反应具有明显抑制作用。齐墩果酸（OLA）可以对抗可的松所致小鼠胸腺、脾萎缩；升高抗体 IgG 含量。不能阻止免疫复合物所致的组织损伤，齐墩果酸减慢单核-吞噬细胞系统对炭粒的廓清速率；降低豚鼠血清补体总量，齐墩果酸抑制大鼠、小鼠同种被动皮肤过敏反应。

女贞子能显著提高外周蛋白细胞数目，其有效成分为齐墩果酸。女贞子对造血系统有促进作用，对化疗或放疗所致白细胞减少有增多作用，齐墩果酸是女贞子中增多白细胞的有效成分，但对 ^{60}Co γ 射线照射引起的白细胞减少无效。

女贞子能明显提高 T 淋巴细胞功能。女贞子水提液能明显增强适量聚羟基脂肪酸酯（PHA）、伴刀豆球蛋白 A（Con A）引起的淋巴细胞增殖，能明显地增强异种（人）淋巴细胞引起的大鼠局部移植物抗宿主反应（GOH）。此外，在体内女贞子多糖刺激在一定浓度范围内能刺激小鼠脾 T 淋巴细胞的增殖或协同刺激有丝分裂原 PHA 或 Con A 促进小鼠脾 T 淋巴细胞的增殖，但是多糖的作用呈现为剂量依赖的双向调节作用，即低浓度下激活增殖，高浓度时抑制作用增强。

女贞子具有增强体液免疫功能的作用，齐墩果酸和女贞子多糖是调节机体免疫功能的两种活性成分。齐墩果酸具有促进淋巴细胞增殖及迟发超敏的效应，并与白介素-2（IL-2）具有协同作用。女贞子多糖能使小鼠脾重增加，脾细胞对伴刀豆球蛋白 A 的增殖反应显著增强。

心血管系统 大量的女贞子（30g 以上）可使冠状动脉的血流量增加，齐墩果酸有强心利尿的作用。女贞叶乙酸乙酯总提取物能缓解心绞痛和改善心肌缺血现象。女贞子对红细胞造血有促进作用，齐墩果酸还可抑制老龄小鼠由胶原及二磷酸腺苷（ADP）诱导的血小板的凝集作用。

保肝 女贞子中的有效成分齐墩果酸对于四氯化碳（CCl_4）诱导的肝损伤有保护作用，能显著降低丙氨酸转氨酶和天冬氨酸转氨酶的活性；对多种肝毒物都有抵抗作用，可显著减少乙酰胺苯酚对肝脏的毒害及镉诱导的肝损伤。此外，齐墩果酸还对溴苯、呋塞米、秋水仙素、内毒素等的肝毒性都有明显的拮抗作用。另外，女贞子中红景天苷对肝损伤有明显的保护作用，红景天苷可显著降低肝损伤所致血清丙氨酸转氨酶（ALT）、一氧化氮（NO）的升高，降低损伤肝组织丙二醛（MDA）、三酰甘油（TG）的含量。

抗炎 50%女贞子水煎液对二甲苯、乙酸、角叉菜胶等致炎物引起的血管通透性增加、炎症渗出增加和组织水肿，对甲醛所致慢性炎症损伤，均有抑制作用。此外，齐墩果酸对于多型关节炎能够发挥抗炎作用。

抗菌、抗病毒 女贞子中所含齐墩果酸为广谱抗菌药物，对金黄色葡萄球菌、溶血性链球菌、大肠埃希菌、福氏志贺菌、伤寒沙门菌，特别是对伤寒沙门菌、金黄色葡萄球菌作用比氯霉素强。此外，齐墩果酸还具有明显的抗病毒作用。

影响物质代谢 齐墩果酸可以降低正常小鼠的血糖，对四氧嘧啶引起的小鼠糖尿病有预防及治疗作用，对抗肾上腺素或葡萄糖引起的小鼠血糖升高。女贞子还具有降血脂，预防动脉粥样硬化（AS）的作用。齐墩果酸对实验性高脂血症大鼠和兔有明显的降血脂作用，能明显降低胆固醇、肝脏脂质过氧化物（LPO）水平，降低动脉壁胆固醇含量和粥样硬化斑块发生率，减少脂质在兔主要脏器的沉积，升高高脂血症前列环素（PGI_2）/血栓素 A_2（TXA_2）比值，表面齐墩果酸对 AS 形成有显著的抑制作用。女贞子还有改善老龄小鼠脑和肝脏脂质代谢的作用。

抗氧化 女贞子及其有效成分提取物齐墩果酸能清除氧自由

基，提高机体对自由基的防御力。

抗诱变和抗癌 齐墩果酸可明显抑制环磷酰胺和乌拉坦所致微核率升高。女贞子的甲醇和热水提取物能直接抑制苯并（a）芘的诱变活性。女贞子提取物对小鼠移植性肿瘤 H_{22} 有抑制。

双向调节激素 女贞子的有机提取物中含有睾酮及雌二醇样激素物质，经睾酮和雌二醇放射免疫测定，证实女贞子中既有雌激素样作用也有雄激素样物质存在，即同一药物具有激素样双向调节作用。

毒性和不良反应、体内过程 未见文献报道。

（朱晓新）

sāngshèn

桑椹（Mori Fructus） 桑科植物桑 *Morus alba* L. 干燥果穗。味甘、酸，性寒，归心、肝、肾经。具有滋阴补血，生津润燥的功效。主要用于肝肾阴虚，眩晕耳鸣，心悸失眠，须发早白，津伤口渴，内热消渴，肠燥便秘。桑椹的化学成分主要包括糖，鞣酸，苹果酸，维生素 B_1 和 B_2，胡萝卜素，脂肪酸和蛋白质等。桑椹有中度促进淋巴细胞转化的作用，可显著增加不同年龄组小鼠的 T 淋巴细胞，对幼年小鼠的体液免疫也有促进作用。桑椹可以降低红细胞膜 Na^+-K^+-ATP 酶活性。

（朱晓新）

hēizhīma

黑芝麻（Sesami Semen Nigrum） 脂麻科植物脂麻 *Sesamum indicum* L. 的干燥成熟种子。味甘，性平。归肝、肾、大肠经。用于精血亏虚，头昏眼花，耳鸣耳聋，须发早白，病后脱发，肠燥便秘。其化学成分主要是脂肪油，油中含油酸、亚油酸、棕榈酸、硬脂酸、花生油酸、廿四烷酸的甘油酯，还含有芝麻素、芝麻林素、芝麻酚、维生素 E、植物甾醇、卵磷脂等成分。

黑芝麻的药理作用包括 3 个方面：①调节血脂。用黑芝麻油加饲料给予动脉粥样硬化兔模型，证明黑芝麻油具有较明显的降血脂作用，其降脂作用主要表现在降低低密度脂蛋白胆固醇进而降低总胆固醇。②保护肝脏。黑芝麻醇提物可降低乙醇诱导的急性肝损伤小鼠血清丙氨酸氨基转移酶（ALT）和天冬氨酸氨基转移酶（AST）活性。③抗衰老。黑芝麻可显著提高 D-半乳糖衰老模型小鼠血清中超氧化物歧化酶的活性，明显降低丙二醛活性，具有抗衰老作用。

（朱晓新）

guījiǎ

龟甲（Testudinis Carapax et Plastrum） 龟科动物乌龟 *Chinemys reevesii*（Gray）的背甲及腹甲。味咸、甘，性微寒。归肝、肾、心经。具有滋阴潜阳，益肾强骨，养血补心，固经止崩功效。用于阴虚潮热，骨蒸盗汗，头晕目眩，虚风内动，筋骨萎软，心虚健忘，崩漏经多。龟上、下甲均含有十八种相同的氨基酸，乌龟背甲及腹甲中成分基本相似。微量元素锶的含量高，其次是锌、铜、二氧化硅、氧化钙、氧化镁、五氧化二磷及钾、钠、铁的氧化物等含量较高。此外，龟甲中还含有动物胶、角质、蛋白质、维生素、脂肪等化学成分。

药理作用 包括调节免疫系统，调节内分泌系统调节调节肾脏 β 肾上腺素受体。

调节免疫系统：龟甲能明显促进体外培养 2 倍体细胞的生长增殖速度，提高小鼠腹腔巨噬细胞的吞噬功能。

调节内分泌系统：龟甲对甲亢型阴虚大鼠的阴虚症状均有纠偏作用，龟上甲具有龟甲同样的滋阴作用，均可使整体耗氧量降低、痛阈延长、心率减慢、血糖升高、血浆皮质醇含量降低。甲亢型阴虚大鼠出现的阴虚症状与其体内甲状腺激素水平升高有密切关系，龟甲能纠正此种模型的阴虚症状，可能与有效地降低其体内甲状腺激素水平有关。龟甲能有效地降低甲亢型大鼠的甲状腺功能。用大剂量三碘甲腺原氨酸（T_3）造成的甲亢型阴虚大鼠，其病变主要表现为胸腺明显萎缩，并在肾上腺皮质细胞功能状态的改变及甲状腺、肾上腺、脾重量减轻，龟甲能降低其整体耗氧量，减慢心率，升高血糖，降低血浆皮质醇含量，还能降低血清中铜元素的含量及铜/锌比值。龟甲能够降低甲亢型阴虚大鼠模型血浆黏度，加速血液流动，明显延长痛阈。

调节肾脏 β 受体：龟甲能纠正甲亢大鼠肾脏 β 受体数量的增加，能促使肾上腺皮质恢复生长，皮质球状带增厚，束状带单位面积细胞数虽减少，但胞体增大，胞质丰满，肾上腺重量增加，使用血浆皮质醇及尿 17-羟类固醇含量降低，使之恢复至正常。

毒性与不良反应 龟甲的毒性极低，100% 龟上下甲煎液（1ml 相当于 1g 生药）给小鼠服用，其半数致死量（LD_{50}）测不出，最大耐受量（MTD）均为 250g/kg，该剂量为成人临床用量的 500 倍。

体内过程未见文献报道。

（朱晓新）

guījiǎjiāo

龟甲胶（Testudinis Carapacis et Plastri Colla） 龟甲经水煎煮，

浓缩制成的固体胶。味咸、甘，性凉。归肝、肾、心经。具有滋阴，养血，止血，用于阴虚潮热，骨蒸盗汗，腰膝酸软，血虚萎黄，崩漏带下功效。

龟甲胶能调节机体功能，激发机体自身调节机制，增强自身稳定状态。龟甲胶可使甲亢型阴虚大鼠整体耗氧量降低、痛阈延长、心率减慢、血糖升高、血浆皮质醇含量降低。龟甲胶对贫血小鼠有补血作用，增加贫血小鼠的红细胞（RBC）和血红蛋白（Hb）；缩短小鼠出血时间；对抗泼尼松对单核-吞噬细胞系统吞噬功能的抑制作用。龟甲胶有升血小板和白细胞的作用。尚有抗凝血、增加冠状动脉血流量、提高耐缺氧功力、促进免疫、抑菌等作用。龟甲胶对细胞具有延缓衰老作用。龟甲提取液对去势造成的骨质疏松有一定治疗作用。

（朱晓新）

biējiǎ

鳖甲（Trionycis Carapax） 鳖科动物鳖 Trionyx sinensis Wiegmann 的背甲。味咸，性微寒。归肝、肾经。具有滋阴潜阳，软坚散结，退热除蒸的功效。主要用于阴虚发热，劳热骨蒸，虚风内动，经闭，癥瘕，久疟疟母等症。不适合于脾胃虚寒及食少便溏者，孕妇禁服。鳖甲的药理有效成分主要包括骨胶原、中华鳖多糖、多种氨基酸及钙、钠等10多种微量元素，以及肽类等。鳖甲中含有17种人体所必需氨基酸，其中脯氨酸（Pro）含量最高，占氨基酸总量的27%左右，其次是甘氨酸（Gly），占氨基酸总量的17%左右，它们是鳖甲中氨基酸的特征性成分。鳖甲中含有多种微量元素，包括钙、磷、镁、钠、钾、锌、铁、锰、钴、铝、铜、砷、

铬、硒、镉、铅等，其中钙、磷、镁含量最高。

药理作用 包括调节免疫、抗纤维化、抗肿瘤、预防辐射损伤、抗应激等。

调节免疫 鳖甲超微细粉能提高小鼠自然杀伤细胞（NK细胞）活性，提高小鼠巨噬细胞、吞噬细胞的数量和提高小鼠溶血素抗体积数水平，具有免疫调节作用。鳖甲提取物能显著提高小鼠细胞免疫功能，能显著对抗免疫抑制剂引起的小鼠免疫器官萎缩，可改善免疫抑制小鼠的非特异性免疫功能，其作用有浓度-剂量效应。鳖甲多糖还可显著提高小鼠血清半数溶血值、外周血T淋巴细胞CD4亚群的比例，可显著增强小鼠迟发性超敏反应，表明增强免疫抑制小鼠体液免疫和细胞免疫功能。此外，鳖甲多糖能明显提高 S_{180} 荷瘤小鼠的非特异性免疫功能和细胞免疫功能。以鳖甲多糖灌胃小鼠15~20天后，能够显著提高小鼠空斑形成细胞的溶血能力，促进溶血素抗体生成；并且增强小鼠迟发型超敏反应。

抗纤维化 鳖甲具有抗肝纤维化、抗肺纤维化的作用。鳖甲对大鼠肝纤维化具有保护作用，能明显降低羟脯氨酸含量，减轻纤维化程度，早期应用可以预防或延缓肝纤维化的形成和发展。但对已形成的肝纤维化，鳖甲无明显逆转作用。鳖甲的蛋白提取物具有显著的直接抑制肝星状细胞增殖的作用，而鳖甲微粉药物对肝星状细胞增殖无抑制效应。研究显示，鳖甲抗肝纤维化的活性物质为小分子肽类物质。

抗肿瘤 鳖甲及其提取物对多种肿瘤细胞有杀伤作用。从鳖甲中提取出来的生物活性物质具

有提高免疫功能、抗肿瘤及抗辐射等作用。鳖甲粉末对小鼠移植实质性癌 MH134 具有抑制作用，使肿瘤重量显著减轻，肿瘤直径减小。鳖甲粉对人肠癌有抑制作用，且副作用小，对骨髓的抑制轻于氟尿嘧啶。鳖甲提取液对小鼠 S_{180} 腹水肉瘤细胞、小鼠 H_{22} 肝癌细胞和小鼠路易斯（Lewis）肺癌细胞体外生长有抑制作用。鳖甲多糖能明显抑制 S_{180} 荷瘤小鼠肿瘤的生长，其抑瘤作用与免疫增强作用有关。鳖甲浸出液对肠癌细胞能起到抑制生长作用，能降低肠癌细胞的代谢活性，干扰癌细胞的合成，抑制癌细胞增殖。

预防辐射损伤 鳖甲提取物具有调节免疫功能、抗肿瘤及抗辐射等作用，鳖甲粗多糖具有良好的减轻放射损伤作用，可增加受 X 射线照射小鼠的存活时间和30天存活率，提高不同剂量（2Gy，4Gy，6Gy 辐射剂量）照射后24小时小鼠的体质量、脾质量和胸腺质量，显著升高受 X 射线照射小鼠的白细胞数、脾细胞数及胸腺细胞数，具有抗辐射防护作用。

抗应激 鳖甲提取物能提高机体对负荷的适应性。鳖甲多糖灌胃小鼠15~20天，能明显提高小鼠耐缺氧能力和抗冷冻作用，可延长小鼠游泳时间，有抗疲劳作用。鳖甲提取物能显著增加小鼠乳酸脱氢酶（LDH）活力，有效清除剧烈运动时机体的代谢产物，能延缓疲劳的发生和加速疲劳的消除。鳖甲提取物可以明显延长小鼠的耐缺氧时间。

其他 以 0.5% 或 1.0% 鳖多糖伦格尔（Renger）液浸泡蟾蜍坐骨神经腓肠肌标本，有增加收缩高度和画纹面积、延长持续收缩时间的作用，同时能抑制结缔

组织的增生，可消结块，增加血浆蛋白的作用，可用于肝病所致的贫血。

毒性与不良反应 本品无毒，未见临床不良反应报告。鳖甲多糖口服 100g/kg，给药后 14 天，未见有死亡，解剖动物，肉眼未见有病理变化。

体内过程未见文献报道。

（朱晓新）

zhūzǐshēn

珠子参（Panzcis Majoris Rhizoma）

五加科植物珠子参 *Panax japonicus* C. A. Mey. var. *major*（Burk.）C. Y. Wu et K. M. Feng 或羽叶三七 *Panax japonicus* C. A. Mey. var. *bipinnatifidus*（Seem.）C. Y. Wu et K. M. Feng 的干燥根茎。味苦、甘，性微寒。归肝、肺、胃经。具有补肺养阴，祛瘀止痛，止血的功效。用于气阴两虚，烦热口渴，虚劳咳嗽，跌扑损伤，关节痹痛，咳血、吐血、衄血，崩漏，外伤出血。珠子参的药理有效成分主要包括皂苷类、多糖，以及人体必需的多种微量元素。皂苷类主要为人参苷 R_0 和人参苷 Rd 及竹节参苷-Ⅳa、珠子参苷 R_1 和 R_2、糖蛋白 ZP-2 等，微量元素主要为 Fe、Cu、Zn、Sr、Ca、K、Mg、Cd、Pb、Co 等。

药理作用 包括抗肿瘤、影响造血系统、镇痛镇静、调节免疫功能等。

抗肿瘤 珠子参对 S_{180} 荷瘤小鼠氟尿嘧啶（5-FU）化疗具有减毒作用，可减轻 5-FU 化疗后的骨髓抑制，并可延长荷瘤化疗小鼠生存时间。珠子参对 H_{22} 肝癌小鼠具有良好的抑瘤作用。珠子参多糖对 H_{22} 肝癌小鼠具有抑制肿瘤生长、延长生存期作用。珠子参在体外对人早幼粒白血病 HL60 细胞株有细胞毒作用，对 HL60 细胞增殖抑制和诱导分化作用，且能提高 5-FU 的敏感性而与化疗药物起协同作用，诱导 THL50 细胞分化的功能。珠子参总皂苷对刀豆素诱导的小鼠脾细胞产生白介素-2 有明显的促进作用；并能对抗环磷酰胺对白介素-2 产生的抑制作用。珠子参在体外对 HL60 细胞株有细胞毒作用，且能提高 5-FU 的敏感性，有诱导 HL60 细胞分化的功能。

影响造血系统 珠子参根水煎液能明显对抗化学损伤对造血功能的影响；对 ^{60}Co 辐射损伤小鼠血液细胞及造血功能模型。珠子参有明显保护作用，能抗辐射及减轻化疗药物所致的血液系统损害。

镇痛镇静 珠子参水提物具有明显的抗炎镇痛作用。云南丽江产大叶珠子参总皂苷能明显提高热扳法致痛的阈值，减少小鼠醋酸所致的扭体反应。珠子参总皂苷有镇静作用，能明显延长戊巴比妥钠和硫喷妥钠对小鼠的睡眠时间。

调节免疫功能 珠子参总皂苷在一定浓度时具有促进特异性免疫功能的作用，珠子参体内给药后对 T 细胞促有丝分裂原（PHA 和 ConA）诱导下的 T 细胞增殖效应有明显的增强作用。不同浓度珠子参总皂苷对 T 细胞丝裂原 PHA 刺激下的脾细胞增殖效应均有不同程度的增强作用，具有复杂的免疫调节作用。珠子参根茎总皂苷有与人参皂苷类似的免疫作用，能提高小鼠血中碳廓清率和激活腹腔巨噬细胞的吞噬作用。

其他 珠子参醇提物预处理对小鼠局灶性脑缺血损伤具有明显的保护作用，其机制可能是通过上调超氧化物歧化酶（SOD）/谷胱甘肽过氧化物酶（GPX）/过氧化氢酶（CAT）反应系统的基因表达，从而减轻脑缺血诱导的氧化应激对脑的损伤。此外，珠子参还具有抗脂质过氧化、抗实验性溃疡、抗真菌和抗心律不齐的作用。

毒性与不良反应 1% 珠子参皂苷对兔球结膜无明显刺激作用，有轻度溶血活性，皮下注射珠子参心律不齐无异常反应，仅活动减少，3 天内无死亡。

体内过程未见文献报道。

（朱晓新）

yùpíngfēngsǎn

玉屏风散（yupingfeng powder）

由防风、黄芪、白术三味药物组成。出自元·朱丹溪的《丹溪心法》，具有益气健脾、固表止汗之功。玉屏风散的主要有效活性成分为：黄芪含有葡聚糖、杂多糖和三萜黄芪皂苷，另还含有氨基酸、胡萝卜素、胆碱、甜菜碱等；白术含挥发油，含苍术醇，苍术醚，苍术内酯等；防风含挥发油，从中分离鉴定出多种成分：辛醛、十七烷、己醛、多糖类、香豆素类、防风醇类等。

玉屏风散的药理作用主要表现在对免疫系统的影响。具有调节免疫、抗变态反应、抗氧化、抗衰老、抗菌、抗病毒等作用。

调节免疫 玉屏风散给药后可改善荷瘤小鼠腹腔巨噬细胞功能，增强一氧化氮的分泌量，有效提高其吞噬中性粒细胞的能力，提高正常小鼠巨噬细胞的吞噬功能；可完全对抗泼尼松龙所致的吞噬功能降低，使其恢复至正常水平。玉屏风散总提物及总多糖能对抗环磷酰胺所致小鼠腹腔巨噬细胞吞噬功能的减弱。玉屏风散能影响小鼠腹腔巨噬细胞一氧化氮的生成和诱导型一氧化氮合成酶的表达，提示玉屏风散可刺激小鼠腹腔巨噬细胞一氧化氮的生成，且可能通过诱导巨噬细胞表达一氧化氮合成酶，继而产生一氧化氮。玉屏风散煎剂和玉屏风散发酵液给环磷酰胺所致免疫抑制小鼠灌胃，玉屏风散发酵液能明显改善由环磷酰胺所导致的小鼠脾和胸腺萎缩，以及脾抗体细胞形成数的减少。

抗变态反应 玉屏风散水煎服能使反复上呼吸道感染动物和病人的血清免疫球蛋白 IgA 明显增加，且能提高正常小鼠血清 IgG 及其亚型 IgG_1、IgG_2 的量，而对 IgG_{2b}、IgG_3 无明显影响。玉屏风散能提高环磷酰胺所致免疫抑制小鼠 IgG、IgG_1 水平，而对 IgG_{2a}、IgG_{2b}、IgG_3 无显著影响。玉屏风散能提高卵白蛋白（OVA）致敏和激发的过敏性鼻炎小鼠模型 Th1/Th2 比值和抑制 Th2 细胞的过度表达。玉屏风散体外可抑制变应性鼻炎大鼠腹腔肥大细胞（RPMC）脱颗粒释放类胰蛋白酶，可能是该方通过稳定肥大细胞用于治疗变应性鼻炎的相关机制之一。

抗氧化、抗衰老 大鼠以玉屏风散灌胃，其超氧化物歧化酶（SOD）、谷胱甘肽过氧化物酶（GSH-Px）活性的降低少于仅饮水的大鼠，提示玉屏风散具有抗氧化作用。玉屏风散能改善微循环，提高血浆总 SOD、Cu 和 Zn-SOD 活力，并增加红细胞和血红蛋白含量，提高血液的带氧能力，从而促进细胞的新陈代谢，提高机体的抗氧化能力。玉屏风散能抑制 D-半乳糖连续 6 周颈部皮下注射致亚急性衰老小鼠模型表皮郎格罕细胞出现的线粒体肿胀、空泡样变，内质网、高尔基复合体肿胀等改变。

抗菌、抗病毒 采用二氧化硫（SO_2）刺激法制成大鼠慢性支气管炎模型，通过铜绿假单胞菌气溶胶吸入的细菌气道黏附实验，扫描电镜下可见服药组慢性支气管模型大鼠的气管黏膜表面病变及黏附的细菌数远少于不服药组，气管组织匀浆黏附细菌定量培养计数也相应显著减少。玉屏风散水煎剂对液体培养基内甲型溶血性链球菌有增菌作用，对乙型溶血性链球菌、大肠埃希菌、肺炎球菌有抑菌作用。玉屏风散由鸡胚尿囊腔（同途径给药）或卵黄囊（异途径）给药，对流感病毒 A/京科/1/68（H_3N_2）毒株 $15EID_{50} \cdot 30\ EID_{50}$ 感染是均有拮抗作用。玉屏风散制剂口服给药对流感病毒感染鼠有较好的预防作用，能一定程度上减轻感染鼠肺病变程度。

影响泌尿系统 该方对水盐代谢等方面起着重要的调节作用，并增强单核-吞噬细胞系统功能，调节机体的免疫功能，调节免疫紊乱。

毒性与不良反应、体内过程 未见文献报道。

（苗明三）

sìjūnzǐtāng

四君子汤（Sijunzi Decoction）

由人参、白术、茯苓、甘草四味药组成，源于宋代《太平惠民和剂局方》，具有益气健脾之功，适用于各种脾胃虚弱证的治疗。

药理作用 多集中于消化系统、免疫系统与内分泌系统等方面，尚有抗衰老等作用。

消化系统 主要是调节胃肠运动、促进消化吸收、抗胃肠黏膜损伤，可用于胃肠道疾病如功能性消化不良、慢性腹泻、慢性胃炎、消化性溃疡等。

调节胃肠运动：四君子汤水提物能抑制家兔离体肠管自发活动，能拮抗乙酰胆碱、组胺和氯化钡引起的离体小肠强直性收缩，能解除肾上腺素对离体肠管的抑制作用。水煎液经不同溶剂萃取，氯仿、乙酸乙酯和正丁醇提取部位对家兔离体肠管运动均呈不同程度的抑制作用。水煎液的不同溶剂萃取物对大鼠胃肠活动均表现抑制作用，但不同萃取物对胃和十二指肠的作用强度不同，水煎液对胃的抑制作用较强，对十二指肠的作用则很弱，水煎液经正丁醇萃取后的水相部位对十二指肠活动有明显的抑制作用。

促进消化吸收：能明显增加胃主细胞内酶原颗粒的含量，提高胃蛋白酶消化毛细玻管内凝固蛋白的长度，通过促进胃蛋白酶原的合成，提高胃蛋白酶的活性，从而提高消化能力。四君子汤能升高脾虚大鼠血清 D-木糖，增加脾虚大鼠小肠上皮细胞微绒毛，从而增强小肠对营养物质的吸收功能。

免疫系统 主要是调节免疫作用，纠正免疫紊乱。

影响细胞免疫：四君子汤的水煎液能提高 T 细胞的淋转率和活性花瓣的形成率，且在不同浓度作用下对淋转率无明显影响。四君子汤能拮抗免疫抑制剂对小鼠脾自然杀伤细胞（NK 细胞）和 ADCC 细胞活性的抑制作用，尤其对后者作用更明显。四君子汤更能明显提高小鼠腹腔巨噬细胞的吞噬功能。其对正常小鼠腹腔巨噬细胞素活性没有明显增强作用，但对腹腔注射环磷酰胺（100mg/kg）造成免疫抑制小鼠的巨噬细胞毒功能有促进恢复作用。四君子汤对不同免疫状态的小鼠腹腔巨噬细胞吞噬功能及细胞毒活性具有调节作用。

影响体液免疫：四君子汤能提高 B 细胞对抗原刺激的反应性，从而分化形成更多产生抗体的浆细胞。四君子汤对处于不同免疫状态机体免疫功能的影响结果不同。当用绵羊红细胞免疫小鼠，并加用免疫抑制剂环磷酰胺后，小鼠血清抗绵羊红细胞（SRBC）抗体水平显著下降，若在加用环磷酰胺同时并用四君子汤，则能显著提高 SRBC 抗体水平。对一次性大剂量电离辐射所造成的急性放射性损伤大鼠，及时给予四君子汤连续灌胃 10 天，同样能显著提高受损伤大鼠的血清总补体活性和溶菌酸含量。如是正常状态的小鼠，四君子汤尚能抑制血清 SRBC 凝集效价和溶血素水平。可见不同免疫状态其产生的效应有别。

内分泌系统 四君子汤可通过调节低下的肾上腺皮质功能，来促进人体的各项生理功能。四君子汤能显著增加脾虚证小鼠的红细胞数目及血红蛋白含量，表明四君子汤对造血功能有一定促进作用。不同浓度的四君子汤对脾虚证小鼠胃液分泌均具有非常显著的促进作用，且具有明显的量效关系。四君子汤可改善唾液淀粉酶的分泌障碍。利血平所致脾虚大鼠存在唾液淀粉酶调节分泌障碍，即负荷状态下的分泌水平下降，四君子汤对此及相关症状有明显的治疗作用。

心血管系统 主要是对血压的作用，在失血性休克实验中，四君子汤有明显的升压作用，给药后 1~2 小时升压作用最显著，12 小时后还能继续升高血压。在升压方面，人参起着主要作用，主要通过调整人体的内在因素（包括神经、心脏和内分泌腺）促

使血压上升，改善休克状态。

抗衰老 四君子汤能够拮抗 D-半乳糖诱导的亚急性衰老小鼠脑、胸腺重量的增龄性下降，降低抑制性细胞因子 TGF-β 含量并使 γ-干扰素（IFN-γ）含量升高，但对肝、肾指数的影响无太大差异，四君子汤能有效地控制和对抗脑的衰老，保持机体的免疫系统，提高抗病能力。

其他 四君子汤预处理可以减轻心肌梗死程度，降低梗死导致心肌酶漏出，具有明显的心肌缺血损伤保护作用。四君子汤可使长期处于脾虚状态机体恢复正常状态，修复线粒体 DNA 损伤所致 mtDNA 编码的细胞色素氧化酶亚基基因突变，使细胞色素氧化酶（COX）亚基基因序列恢复正常，细胞色素 a，b，c，c_1 含量增加，细胞色素氧化酶水平升高，大鼠体质量增加，技能活动恢复正常。四君子汤的水煎醇提液，对食管癌细胞（Eca）及肺鳞癌细胞均有抑制分裂的作用，使分裂停止与中期极多，且见癌细胞部分或大部分脱落后失活，核内染色体凝集。

体内过程 四君子汤灌胃甘草甜素在大鼠体内药时过程符合二房室开放模型，吸收和分布较为迅速，排泄缓慢。

毒性与不良反应未见相关文献报道。

（朱晓新）

siwùtāng

四物汤（siwu decoction） 由熟地黄、当归、白芍、川芎四味药物组成，首见于宋代《太平惠民和剂局方》。四物汤在临床广泛应用，为补血、活血、调经的基础方。

四物汤的药理作用集中在血液系统、免疫系统、心血管系统、

生殖系统等方面，尚有抗氧化及延缓衰老、抗辐射等作用。

血液系统 四物汤具有补血作用，可以提高血虚患者的红细胞膜的 ATP 酶活性；四物汤可使红细胞数、血红蛋白量、血细胞比容明显增加，促进成红细胞的分化成熟；四物汤富含维生素 B_{12}、叶酸及多种氨基酸、微量元素等，能促进小肠对铁、铜、锌等微量元素的吸收；四物汤能增强造血细胞的功能，升高血虚大鼠外周血中集落刺激因子的含量。四物汤可抑制溶血。

免疫系统 四物汤可促进伴刀豆球蛋白 A（Con A）诱导的淋巴细胞增殖，增加 T 细胞功能，具有免疫激活作用，并能促进细胞脂多糖（LPS）激活巨噬细胞产生 IL-1 因子的活性。四物汤能促进 T 细胞的增殖和巨噬细胞的吞噬作用，从而其对体液免疫和细胞免疫均有显著增强作用。四物汤可使受损的红细胞 C3b 受体得到修复或 C3b 受体的再生能力得到提高，而且四物汤对于清除免疫复合物能力方面有明显增强作用。

心血管系统 四物汤可增加心脏收缩性能，从而增强心脏泵血功能。四物汤灌胃能显著扩张小鼠耳郭和肠系膜动脉，四物汤直接滴于肠系膜，也明显扩张其动脉和静脉，且可能对动脉的作用更强，并对去甲肾上腺素引起的动脉收缩效应有拮抗作用，因此四物汤能改善微循环。

生殖系统 四物汤对子宫具有双向调节作用，此作用与子宫的功能状态有关，对兴奋的子宫呈现抑制作用，而对处于抑制状态的子宫则显示兴奋作用。

抗氧化及延缓衰老 四物汤对亚硝酸钠、异丙肾上腺素、结

扎双侧颈总动脉和常压下致小鼠缺氧现象有不同程度的对抗作用，可能是通过改善血液循环，增加氧的供应和/或降低肾上腺素系统功能，减低动物整体耗氧量，增加心肌细胞耐缺氧能力，提高脑组织对缺氧的耐受力或（和）降低脑组织耗氧量等药理作用来实现的，从而使急性缺氧的动物存活时间延长。四物汤对衰老模型出现的体力、御寒能力和耐缺氧耐受力下降等指标有明显的改善作用。四物汤具有明显抗自由基损伤的功能，能延缓衰老，其可减弱体内脂质氧化作用，使测得的脂质过氧化物（LPO）含量下降，脑 B 型单胺氧化酶（MAO-B）活力降低及血清超氧化物歧化酶（SOD）活力升高。

抗辐射 四物汤抗 X 射线作用，四物汤可增加用 X 射线照射小鼠的内源性脾结节，可增加受照小鼠外周血中的红细胞、白细胞、血小板和血细胞比容。四物汤具有抗 γ 射线作用。对接受致死剂量 γ 射线照射的小鼠，在其照射前注射四物汤甲醇或水提取物均有较强的防护作用，而在照射后给药则无此作用。γ 射线照射小鼠引起体液免疫、细胞免疫和非特异性免疫功能下降，四物汤对这种免疫功能的损伤具有拮抗和纠正作用；四物汤对这种小鼠的抗体产生、外周血 T 及 B 细胞数、迟发型超敏反应、血清溶菌酶含量及小鼠体重均有明显的保护作用，对胸腺指数、脾指数及巨噬细胞的吞噬功能有轻微增加，但作用不显著，因此，四物汤具有抗辐射损伤作用，可能与免疫调节作用有关。小剂量四物汤即可使电离辐射对骨髓干细胞增殖分化能力的抑制作用恢复正常，而大剂量四物汤的骨髓干细胞增殖能力甚至超过正常对照。四物汤可抗紫外线照射所致损害，四物汤作为外用药对胶原足肿及豚鼠紫外线红斑的急性炎症有显著抑制作用。四物汤对紫外线照射所致细胞损害有保护作用，并可抑制 PGE_2 释放，这种抑制作用呈浓度依赖性。

此外，四物汤可对抗利多卡因、氨基苷类药的毒性反应。

毒性与不良反应、体内过程未见文献报道。

（朱晓新）

liùwèi dìhuángwán

六味地黄丸 （liuwei dihuang decoction）

由熟地黄、山萸肉、山药、泽泻、茯苓、牡丹皮六味药物组成。为北宋名医钱乙（字仲阳）之名方，为滋阴补肾的基础方。始创于其《小儿药证直诀》，原书用以治疗小儿肾怯失音、囟开不合、神气不足等证。名六味者，其由六味药组成；后世亦称六味地黄方，并制有中成药制剂六味地黄丸及六味地黄胶囊等。具有滋补肝肾的功效。主要用于治疗肝肾阴虚之证。六味地黄方的有效成分主要有苷类，如芍药苷、马钱苷、地黄苷等；酚性成分，如丹皮酚等；萜类，如泽泻醇 A、B、C 等；及一些有机酸如没食子酸、熊果酸等。

药理作用 六味地黄丸的药理作用相当广泛，具有调节免疫、抗衰老、抗肿瘤、降血糖血脂、保肝的作用，并对内分泌、泌尿生殖系统、心血管系统有影响，可以调节钙磷代谢，其中调节免疫、抗衰老、抗肿瘤作用最重要。

调节免疫 本方汤剂及水煎醇提液对细胞免疫反应均有不同程度的促进作用，六味地黄汤通过调节机体免疫平衡而发挥作用。六味地黄汤能明显促进小鼠淋巴细胞转化及活性花环形成，抑制白细胞游走和促进溶血空斑的产生及促进脾细胞抗体生成反应，提示其对细胞和体液免疫均有促进作用。六味地黄汤能拮抗醋酸氢化可的松肾阳虚模型引起的脾重量减轻，能提高模型动物的白介素-22（IL-22）活性。六味地黄汤能显著提高肝肾阴虚证患者红细胞 C_{3b} 受体的免疫黏附活性，有效地促进红细胞免疫复合物的清除，并改善临床症状。六味地黄方 100% 煎剂和水煎醇提液能提高淋巴细胞转化率，对淋巴细胞转化具有激发作用。本方能提高血清 IgG 含量，能使阴虚患者糖皮质激素受体（GRH）恢复正常。六味地黄汤对自身免疫引起的佐剂性关节炎大鼠踝关节肿胀具有明显的消肿作用，可降低空肠弯曲杆菌致变态反应小鼠血清自身抗体引起的水肿，同时对这类小鼠的免疫紊乱有明显的纠正作用。六味地黄汤的主要活性部位之一对环磷酰胺（CTX）处理的小鼠、荷瘤小鼠和快速老化小鼠的免疫功能低下具有调节作用。六味地黄汤能提高泼尼松龙肾阳虚模型动物脾细胞白介素-2（IL-2）的活性，拮抗制作模型引起的脾重量减轻。以水提醇沉法制备六味地黄丸药液能显著促进外周血和乳汁中中性粒细胞的杀菌能力，并能显著提高外周血和乳汁中中性粒细胞释放超氧基的水平，六味地黄丸对中性粒细胞的免疫功能有明显的双向调节作用。

抗衰老 六味地黄汤能显著增加老年小鼠红细胞过氧化氢酶的活性，增加肝脏非蛋白巯基（NPSH）的含量，减少脑丙二醛（MDA）的含量，能明显改善老年小鼠的自由基代谢紊乱。六味地黄汤能明显增加老龄小鼠血清中超氧化物歧化酶（SOD）的活性，且能显著降低氧化脂质的含量，具有抗衰老、抗氧化的作用。六味地黄汤可使皮质酮所致阴虚模型免疫器官中清除自由基能力明显增强，受自由基攻击的脂质过氧化物明显减少，对多种原因所致的大脑细胞膜脂质过氧化损伤有保护作用。六味地黄汤具有良好的抗 DNA 损伤作用，其提高机体 DNA 损伤是延缓衰老作用的主要机制所在。六味地黄方能保护和提高 SOD 活性，具有抗氧化作用，提高对氧自由基的清除作用和抗脂质过氧化物反应作用，对抗衰老。六味地黄方中含有锌、锰、铜、铁 等多种微量元素，这些微量元素通过调节体内微量元素平衡提高相关酶（DNA、RNA 聚合酶等）的活性，维持和提高体内各部分功能，增强机体非特异性应激能力，实现抗衰老的作用。六味地黄丸能明显增加阴虚动物体重，降低体温，降低痛反应，增强其抗疲劳、耐低温和耐缺氧能力。

抗肿瘤 经常服用六味地黄丸有一定预防肿瘤的作用，特别对食管癌、胃癌的预防作用较好，对食管癌前期病变上皮重度增生效果良好。六味地黄汤能延长荷瘤小鼠的存活时间，降低亚硝胺诱发肿瘤的机会，对肿瘤的发展无影响，但对肿瘤导致的免疫功能低下有明显的改善作用。六味地黄汤能拮抗脑腱黄瘤病（CTX）的遗传毒性，抑制 CTX 诱发的微核和姐妹染色单体互换。其机制之一可能是通过提高机体 SOD 活性、增强自由基清除能力，减轻自由基对 DNA 的损伤，因此对使用 CTX 的肿瘤患者选用六味地黄汤作为辅助药物，既能发挥 CTX 的抗肿瘤作用，又可减轻其遗传

毒性，具有积极的意义。同时，六味地黄汤具有抑制癌细胞生长以及在治疗肿瘤过程中或治疗其他疾病中所产生的药物毒副作用。六味地黄汤对恶性程度高，生长迅速的瘤株无直接作用，但能抑制多种化学诱变剂的诱瘤，促进骨髓干细胞和淋巴组织增生作用。六味地黄汤能够通过一定的途径维持 P53 基因的表达，抑制 P53 基因表达下降，从而降低氨基甲酸乙酯对小鼠肺腺瘤的诱发率。用小鼠骨髓细胞为材料，以微核（MN）为指标，六味地黄丸对环磷酰胺（CPP）诱发的 MN 有拮抗作用，具有抗突变作用，而且抗突变作用具有浓度效应，其微核率随药物浓度降低而升高。

影响泌尿生殖系统 六味地黄汤能改善肾功能，促进肾脏对体内代谢产物尿素的排泄。六味地黄汤可直接或间接改善肾血流，并可通过肾代谢而促进肾小管的分泌。

改善肾功能：服用六味地黄丸后大鼠细胞生成溶酶体的速度明显加快，溶酶体的个数比对照组增多 57%，单位细胞体积内溶酶体的表面积比增大，从而提高了细胞的解毒速度并改善了肾功能。六味地黄丸可调节机体免疫功能，增强全身及肾脏局部的防御功能，适用于慢性肾盂肾炎的治疗，在用抗生素的基础上可加用六味地黄丸效果明显。六味地黄汤合用糖皮质激素治疗肾病综合征患者比单用糖皮质激素治疗疗效明显提高。激素对肾病综合征的疗效与血清中激素受体水平的高低、受体结构异常以及因抗激素受体抗体存在所致的受体功能异常有一定的关系。六味地黄汤与激素合用，能减轻应用激素后其受体下降的程度，从而保证

了激素与其受体的水平。六味地黄汤剂能提供缺血肾脏中的 SOD，对缺血肾脏起到一定的保护作用，这与其提高激素的临床疗效关。六味地黄汤对慢性肾小球肾炎有明显的治疗作用，六味地黄丸还具有改善 5/6 肾切除大鼠残肾肾功能的作用，可提高肾小球的体积。六味地黄丸不仅增强肾脏的保护功能，而且抑制肾小球系膜细胞核转录因子 NF-κB 蛋白表达的作用也最为显著，表明该药物具有增强保护糖尿病肾病大鼠肾脏的作用。

影响生殖系统：六味地黄丸作为滋阴补肾的代表方，对改善生殖系统的功能具有明显作用。六味地黄汤能显著对抗雷公藤多苷引起的小鼠精子损伤及孕鼠胎仔数减少。六味地黄丸能够升高垂体促黄体素（LH）的浓度，降低促卵泡素（FSH）的浓度，而对雌二醇的浓度无影响，并能增加垂体促黄体细胞的数量，同时改变其形态结构，减少促卵泡素细胞的数量，改善睾丸间质细胞及曲细精管的结构。六味地黄方可作用于下丘脑-垂体-性腺轴而改善性激素分泌，促进正常精子的生成，从而提高受孕率。

降血脂、降血糖 六味地黄胶囊具有对抗阿霉素性大鼠肾病综合征的高脂血症的作用，能降低病鼠的总胆固醇、三酰甘油含量。六味地黄方可降低四氧嘧啶高血糖小鼠的血糖，并呈一定的量效关系，可显著降低糖尿病大鼠坐骨神经山梨醇含量，从而减轻糖尿病神经并发症的症状。加减六味地黄丸对糖尿病的症状及体征改善有明显作用，同时具有一定降血糖、降血脂作用。六味地黄汤水提物能增加小鼠肝糖原的含量，降低实验性高血糖小鼠

的血糖水平，对正常小鼠血糖无明显影响，对糖负荷试验鼠的糖耐量有改善作用，能降低实验的正常动物和阴虚动物的血糖含量。六味地黄丸可以降低糖尿病大鼠的空腹血糖，同时降低肾组织中过氧化脂质（LPO）含量，提高SOD活性，对防治糖尿病血管并发症有一定作用。

对心血管作用　六味地黄丸有保护血管内皮和协同降压作用，可以降低Ⅰ、Ⅱ期原发性高血压病患者血浆血管性假血友病因子（vWF）水平，血液中的vWF可通过它的糖蛋白Ib和Ib/Ia受体与血小板的结合而促进血小板聚积，促进血栓的形成，血管损伤和血栓形成正是动脉硬化形成和发展的关键因素，具有延缓动脉硬化形成和发展的作用。六味地黄丸能显著减慢阴虚大鼠的心率，降低血浆黏度。六味地黄丸提取物能对抗氯仿、乌头碱及异丙肾上腺素所致小鼠、大鼠等动物在体、离体心脏及离体心房的心律失常。六味地黄煎剂可降低实验性高血脂大鼠的总胆固醇（TC）和肝中脂肪含量，升高血清高密度脂蛋白胆固醇（HDL-C）及（HDL-C/TC）比值。六味地黄丸可抑制鼠一氧化氮合酶（iNOS）的表达而降低了对动脉粥样硬化（AS）小鼠一氧化氮（NO）的水平，从而达到防治AS的目的。六味地黄汤药物血清作用48小时可降低延迟整流钾离子通道电流和高电压激活钙离子通道电流，调节海马神经元的兴奋性进而发挥益智作用。六味地黄汤具有保护血管内皮细胞（VEC）损伤模型的作用，这种作用将有助于血栓性疾病的防治。

对内分泌作用　六味地黄丸能降低阴虚大鼠血清三碘甲腺原氨酸（T_3）、甲状腺素（T_4）水平，能提高β-内啡肽含量β-EP，β-EP是女性生殖内分泌活动的重要调节因素，其与下丘脑-垂体-肾上腺轴、下丘脑-垂体-卵巢轴有着密切的联系，本方可以调理下丘脑-垂体-卵巢轴的功能，具有雌激素样作用，可提高大鼠的雌激素水平。本方对大鼠的垂体、精囊有增重作用，能增加垂体LH细胞的数量，并改变其形态结构。此外，六味地黄丸含有微量元素锌、锰、铜、铁，其中锌广泛存在于人体的各内分泌（肾上腺、甲状腺、垂体）介质合成部位和下丘脑中，影响甲状腺素和生长激素的合成。

对钙、磷代谢影响　六味地黄汤能减少尿钙、尿羟脯氨酸的排泄，提高血清骨钙含量，增加骨矿物质及骨中钙、磷含量，减少破骨细胞数，使骨小梁数目增加，骨小梁面积变大，六味地黄汤能拮抗骨质丢失，抑制骨吸收，有促进骨形成的作用。六味地黄汤能改善大鼠骨生物力学特征，增加骨中钙磷沉积，提高骨骼负载能力及抗外力冲击能力，预防骨折发生。六味地黄汤对绝经后骨质疏松患者骨痛及骨密度均有改善。

保肝　六味地黄汤明显促进CCl_4中毒小鼠对血清溴磺酚钠（BSP）的排泄，有助于恢复和改善肝脏的正常解毒排泄功能，六味地黄汤能明显缩短正常小鼠和CCl_4中毒小鼠戊巴比妥钠的睡眠时间。本方对慢性活动性肝炎属肝肾阴虚者肝功能（以蛋白质代谢为主）明显改善，补体C3、E玫瑰花结形成率明显升高，乙肝五项指标得到改善。

其他　六味地黄汤含药脑脊液可抑制A1-40的神经毒性作用，对神经起到保护作用。六味地黄汤具有抗胸腺和脾萎缩的作用，而且呈现剂量效应关系，可能具有抑制糖皮质激素引起的淋巴细胞凋亡的作用。六味地黄丸具有降低酪氨酸酶活性的作用，为中药治疗色素障碍性皮肤病提供实验依据。此外，六味地黄汤还具有防治老年痴呆、防治骨关节病及治疗更年期综合征等作用。

体内过程　大鼠灌胃六味地黄丸浓缩溶液后，方中马钱苷的药动学曲线经拟合符合一室模型，主要药动学参数：吸收速率常数（K_a）＝0.0085/min、消除速率常数（K_e）＝0.025/min、吸收半衰期$t_{1/2}$（K_a）＝27.95min、消除半衰期$t_{1/2}$（K_e）＝81.23min、达峰时间（T_{max}）＝65.59min、达峰浓度（C_{max}）＝6 970.40ng/ml、药时曲线下面积（AUC）＝1 429 620.62（ng/ml）·min。对六味地黄丸的血清药物化学研究结果表明，马钱素和丹皮酚能以原形入血。对六味地黄方的移行入血成分研究结果显示，马钱素、莫罗苷、丹皮酚均能移行入血，为方中主要有效成分之一。对六味地黄汤不同配伍对马钱素药代动力学影响的研究结果表明，不同配伍组中，马钱素的吸收不同。灌胃给予不同配伍六味地黄方后测定血清药物浓度，结果表明六味地黄全方组给药，大鼠体内莫罗苷和马钱素成分口服吸收较快，2~3小时血药浓度基本达到稳定，一补一泻组12小时内莫罗苷和马钱素成分吸收较慢，3小时时血药浓度还处于明显上升阶段，未达到稳定状态，提示六味地黄方中各药味对这两种效应成分的吸收起促进作用，说明不同配伍对有效成分的吸收有一定的影响。

毒性与不良反应未见相关文

献报道。

（朱晓新）

shènqìwán

肾气丸（shenqi pills） 由干地黄，薯蓣，山茱萸，泽泻，茯苓，牡丹皮，桂枝，附子组成。上为末，炼蜜和丸梧子大。又称金匮肾气丸，八味丸，八味肾气丸。源于东汉医家张仲景所著《金匮要略》一书，其原名为"崔氏八味丸""八味肾气丸""桂附地黄丸"，是张仲景临床经验的结晶，为温补肾阳的代表方剂，被誉为"千古补肾之祖方"。同名方约有14首，现选《金匮要略》卷下妇人杂病脉证并治方。具有温补肾阳的功效，主要用于治疗肾气不足，腰酸脚软，肢体畏寒，少腹拘急，小便不利或频数，夜尿增多，阳痿早泄，舌质淡胖，尺脉沉细；以及脚气、痰饮、消渴、转胞等证。肾气丸的主要药效成分含有苷类，如马钱苷、芍药苷等；三萜类成分，如茯苓酸、熊果酸及齐墩果酸等；丹皮酚、乌头碱、次乌头碱及多糖类成分。临床常用剂型有金贵口服液。

药理作用 主要作用于心血管系统、生殖系统、免疫系统、神经系统、内分泌系统、呼吸系统等。尚有保护骨骼肌、抗衰老、抗突变、抗辐射等作用。

心血管系统 金匮肾气口服液（组方同肾气丸）可明显延长小鼠常压耐缺氧存活时间；明显保护垂体后叶素所致急性心肌缺血；显著降低氯仿所致小鼠室颤发生率；明显延长乌头碱所致心律失常出现的时间；明显抑制大鼠血小板聚集功能。肾气丸能提高老年雌性大鼠一氧化氮、性激素（E_2）含量，对中老年妇女具有防治心血管疾病的作用。肾气丸能降低血中游离脂肪酸，提高

高密度脂蛋白-胆固醇水平，降低动脉硬化指数。

生殖系统 肾气丸具有类性激素样作用。可使大鼠附睾重量、精子数、活动精子百分率及睾丸组织环磷酸腺苷量、血清睾酮量明显增加，对生精障碍有明显恢复作用。肾气丸不仅可使睾丸组织明显增重，而且可显著提高大鼠睾丸组织内DNA和RNA含量，并能使大鼠血清睾酮含量增加。肾气丸能够明显促进幼龄雄性大鼠睾丸、附睾组织发育；能提高幼龄大鼠睾丸组织环磷酸腺苷（cAMP）水平；并能促进糖原和DNA的合成，说明肾气丸确能促进睾丸生精功能和性腺发育。肾气丸能使典型的肾虚模型小鼠萎靡不振，畏寒怕冷，拱背少动，反应迟钝，饮食减少，皮毛无光泽等临床表现好转，睾丸组织乳酸脱氢酶（LDH）总活性及乳酸脱氢酶同工酶（LDHX）相对活性恢复。肾气丸可以改善"劳倦过度、房室不节"肾阳虚模型小鼠的精子质量。肾气丸用于治疗前列腺增生症（BPH），能通过增加前列腺组织iNOS含量，诱导细胞凋亡等缩小前列腺体积。肾气丸能改善劳倦过度加庆大霉素肾虚模型大鼠的肌酐、尿素氮，改善病理表现。肾气丸对氢化可的松致肾阳虚大鼠肾上腺超微结构的影响，发现肾气丸对受损的肾上腺皮质胞质内的线粒体和脂滴有明显改善作用。肾气丸可不同程度地改善氢化可的松注射液肾阳虚模型大鼠精子的密度和活动率，恢复血清睾酮浓度和睾丸组织结构，使之接近正常水平。

免疫系统 肾气汤能明显改善醋酸氢化可的松所致的肾阳虚大鼠模型动物阳虚的表现，并可恢复胸腺和脾的环腺苷酸

（cAMP）含量的降低和环鸟苷酸（cGMP）含量的升高。免疫器官环核苷酸的这种改变，是肾阳虚机体免疫功能异常的重要物质基础，肾气汤也能通过环核苷酸发挥其治疗作用。对醋酸氢化可的松肾阳虚模型大鼠免疫功能下降，脾重量减轻及脾细胞之白介素-2（IL-2）活性降低，而肾气汤能提高肾阳虚大鼠IL-2的产生能力。肾气丸能恢复环磷酰胺所致的小鼠免疫和造血功能抑制，明显促进小鼠免疫造血功能的恢复。肾气汤对肾虚和脾虚模型均有明显的治疗作用，而四君子汤仅对脾虚模型有治疗作用，推测两种模型的成因和两种方剂的作用机制有所不同，提示在脾虚健脾治疗无效时，可考虑补肾治疗。研究肾气丸水煎液对雌性Swiss小鼠免疫功能的影响，发现本方可明显增强小鼠腹腔巨噬细胞的吞噬功能。肾气丸具有增强免疫抑制小鼠免疫功能的作用。对免疫抑制小鼠，肾气丸能提高腹腔巨噬细胞的吞噬功能；能提高胸腺重量；能提高溶血素含量；能促进淋巴转化功能；能提高红细胞数。肾气丸能提高老年人血清免疫球蛋白IgM水平，防止IgG减少，升高血清补体效价（TCH50），调节老年人免疫功能的作用。

神经系统 肾气丸能明显增强氢化可的松造成的阳虚小鼠与18月龄以上自然衰老大鼠的学习记忆功能，可显著对抗氢化可的松造成的小鼠脑组织线粒体脂质过氧化物水平提高。肾气丸在明显降低于庆大霉素耳蜗毒性损害豚鼠脑干听觉诱发电位的同时，对于动物整体功能状态的修复亦具有良好的作用。肾气丸具有控制或降低对"恐伤肾"大鼠丘脑、海马C-fos基因表达增高的作用。

肾气丸能影响"恐伤肾"法和悬吊应激法制备小鼠肾虚鼠模型肾虚小鼠基因表达,使其差异表达基因谱趋近于正常生理状态。

内分泌系统 肾气丸对生育末期小鼠体内性激素水平具有影响,可显著提高小鼠体内睾丸激素、促卵泡激素水平。肾阳虚的人或动物都可能表现出下丘脑-垂体-肾上腺皮质系统的功能紊乱,而服用肾气丸治疗后,上述病变常能得到不同程度的改善甚或完全恢复正常。肾气丸能明显提高老年雌性大鼠血清雌二醇和老年雄性大鼠血清睾酮的含量以及老年雄性大鼠睾丸的重量,并认为这一作用是肾气丸通过调整下丘脑-垂体-性腺轴(HHS轴)的功能而得以实现的。肾气汤能改善羟基脲制成肾虚模型动物的激素水平降低和生育能力下降,改善临床症状。肾气丸可使受损睾丸组织中环腺苷酸(cAMP)水平明显提高,提示 cAMP 作为第二信使,通过 cAMP-蛋白激酶的作用,调整和恢复激素水平及内分泌功能。肾气丸通过垂体-肾上腺轴提高垂体细胞转化能力,增高血浆 ACTH 含量,进而调节皮质激素的含量。肾气丸能有效提高男性血清睾酮(T)水平,改善因血清睾酮水平低下而引起的相关病症;能调节女性性激素水平及生殖内分泌功能。

呼吸系统 肾气丸能降低平阳霉素所致肺纤维化大鼠的肺系数,减轻其肺泡炎及纤维化程度。肾气丸加味对支气管哮喘气道炎症具有抑制作用,其免疫调节作用于诱导 Th1/Th2 极化和诱导不同淋巴亚群细胞凋亡有关。在对平阳霉素复制大鼠肺纤维化模型后大鼠肺部病理组织学改变及肺组织中表达影响研究中,肾气丸

组肺组织中血小板衍生长因子 BB(PDGF-BB)表达量较模型对照组明显减少,阳性面积百分比积分吸光度均低于模型组。肾气丸可能通过抑制肺组织中有关炎性细胞过度产生 TOGF-BB,发挥抗肺间质纤维化效应。

保护骨骼 肾气丸对实验性骨折家兔能加速胶原的合成与分泌,促进钙盐沉积,加快骨折局部凝血块的吸收速度。肾气丸对连续酶消化法和机械分离法获得成骨细胞和破骨细胞,有恒定的促进成骨细胞增殖作用,并能明显地减少骨吸收陷窝数。肾气丸含药血清体外能够提高兔骨髓间充质干细胞(BMSCs)的活性,促进 G_0/G_1 期的 BMSCs 向 S 期和 G_2/M 期转化,促进 BMSCs 的增殖,降低地塞米松所致兔 BMSCs 的凋亡率。

抗衰老 肾气丸能显著增加老龄小鼠红细胞内急肝组织中超氧化物歧化酶(SOD)活力,降低血清丙二醛(MDA)含量。肾气丸对由环磷酰胺所致骨髓细胞 DNA 损伤具有良好的拮抗作用,提高机体抗骨髓细胞 DNA 损伤能力可能是肾气丸延缓衰老作用的主要机制所在。肾气丸对 24～36 月龄的小鼠水分、电解质、糖类、脂质的代谢均有一定的影响,对防止血压上升、血糖值上升、脂肪积存有一定的效果。肾气丸能够显著提高大鼠血液 SOD 活性,抑制自由基生成并降低 MDA 水平,使细胞凋亡率显著降低,这些作用可能是肾气丸抗衰老作用的重要的机制之一。肾气丸能增强衰老大鼠细胞免疫功能,明显提高亚急性衰老大鼠胸腺指数及 T、B 淋巴细胞增殖能力并使亚急性衰老大鼠 γ 干扰素(IFN-γ)含量升高,具有延缓衰老作用。肾

气丸水煎液对于不同年龄小鼠均具有抗衰老作用,能减轻自由基对肝组织的损伤,从而使肝脏脂质过氧化物(LPO)含量下降;同时,该方还具有一定的抑制脑单胺氧化酶(MAO)活性的作用,是一种良好的抗衰剂。

抗突变 肾气丸能明显抑制环磷酰胺所致小鼠骨髓细胞微核率的增高。肾气丸对猫吓孕鼠先天肾虚本能行为失常者有康复作用。猫恐吓孕鼠所致恐伤肾的自然模型子代小鼠 IL-2 活性处于亢进状态,而经典补肾方药肾气丸对其有一定调节作用。肾气丸对环磷酰胺诱发的姐妹染色单体互换(sCE)具有明显的抑制作用,具有预防肿瘤作用。肾气丸具有肾上腺皮质激素样作用,可对抗大鼠近距离放射性损失早期胶质细胞的凋亡作用。

抗辐射 肾气丸促进细胞代谢,对细胞重要生物大分子 DNA 有保护和促进损伤修复作用有关。另能明显降低辐射诱发骨髓细胞染色体畸变率,表明其有减轻辐射损伤作用。肾气丸具有抗自由获损伤作用,这可能在其减轻辐射损伤中也起重要作用。

其他 肾气丸还具有调节糖代谢、脂代谢和抗疲劳等作用。肾气丸提取物能提高实验大鼠耐糖能力,通过作用于交感神经系统可能产生降血糖效果。肾气丸对于鹌鹑食饵性高脂血症可提高高脂膳食动物血清高密度脂蛋白-胆固醇(HDL-ch)及 α-脂蛋白含量,对于动物高胆固醇血症、高三酰甘油血症的形成具有一定的抑制作用。长期口服肾气丸提取物可使大鼠晶状体及精巢中还原型谷胱甘肽(GSH)、氧化型谷胱甘肽(GSSG)含量显著上升,血浆中 GSH 含量亦明显升高,具

有预防白内障眼病发生的作用。肾气丸能提高实验小鼠游泳试验，使小鼠存活率提高50%以上。

体内过程 新西兰兔口服肾气丸后体内桂皮酸与丹皮酚的药代动力学规律为：桂皮酸在兔体内的药动学过程符合二室模型；丹皮酚在兔体内的药动学过程符合一室模型。桂皮醛的保留时间为6.7分钟左右。家兔灌胃后，桂皮醛经1.72小时可达最大吸收峰，峰浓度（C_{max}）= 6.26mg/L，半衰期（$t_{1/2}$）= 0.446h，以药时曲线下面积（AUC）最小值为参考，桂皮醛在兔体内的药动学过程符合一室模型。

毒性与不良反应未见相关文献报道。

(朱晓新)

shōusèyào yàolǐ
收涩药药理（pharmacology of astringent medicinals）
收涩药是具有收敛、止泻、固精、缩尿、止血、止带和止咳等功效的药物。主入肺、脾、肾、大肠经。根据功效侧重点的不同，收涩药可分为固表止汗药、敛肺涩肠药、固精缩尿止带药三类。常用药物有五味子、麻黄根、乌梅、石榴皮、肉豆蔻、赤石脂、禹余粮、山茱萸、金樱子等。

与收涩药相关的药理研究主要集中在收敛、抑菌、止泻等方面。本类药物如五味子、山茱萸、石榴皮等植物药多含有鞣质和有机酸，矿物药明矾、赤石脂中含有无机盐，这些成分均具有明显的收敛作用。这类药物中五味子、山茱萸、石榴皮等对金黄色葡萄球菌、链球菌、伤寒沙门菌、痢疾志贺菌、铜绿假单胞菌等有抑制作用。石榴皮、肉豆蔻、金樱子、赤石脂等具有明显的止泻作用，其收敛作用可减轻肠内容物对神经丛的刺激，使肠蠕动减弱，有利于止泻。

在收涩药中，以对五味子研究较多、较早，五味子的药理研究主要集中在保肝、神经系统药理方面。在收敛、抑菌、止泻之外，收涩药有更多的现代药理研究。可采用动物实验观察收涩药的止泻、止血、止咳、促进创面愈合等作用，采用体外观察收涩药的抑菌、杀虫等作用。

(苗明三)

máhuánggēn
麻黄根（Ephedrae Radix et Rhizoma）
麻黄科植物草麻黄 *Ephedra sinica* Stapf 或中麻黄 *Ephedra intermedia* Schrenk et C. A. Mey. 的干燥根和根茎。性平，味甘、涩。归心、肺经。具有固表止汗之功。用于自汗，盗汗。麻黄根主要含生物碱类、黄酮类以及多种微量元素等。生物碱类主要有麻黄根碱A、B、C、D、阿魏酰组胺及酪氨酸甜菜碱等，黄酮类主要有麻黄宁A、B、C、D和麻黄酚等，尚含一些微量元素，如铜、锌、钼、铬、铁、锡、钴、锰、镍等。

麻黄根的药理作用多集中于心血管系统方面，主要是调节血压和影响心率。尚有止汗等作用。①调节血压：麻黄根中的生物碱和黄酮类成分等均有降压作用。以麻黄根碱B为降压活性单体的代表，其降压作用主要是通过神经节阻断作用达到的；酪氨酸甜菜碱药理实验显示，麻黄根对大鼠有升高血压作用。说明麻黄根对血压具有双向调节作用。②影响心率：麻黄根碱A、B、C、D可以降低大鼠血压和心率，以麻黄根碱B降低心率作用最强。③止汗：麻黄根行于表分，功专敛汗，临床上常用于治疗自汗、盗汗等证。对于麻黄根的止汗作用的物质基础与机制尚无报道。④其他：麻黄根提取物还具有扩张蛙后肢血管、抑制离体蛙心、兴奋呼吸等作用。

麻黄根与麻黄作用相反。若混淆，会使病情加重，甚至出现危象。

(苗明三)

wǔwèizǐ
五味子（Schisandrae Chinensis Fructus）
木兰科植物五味子 *Schisandra chinensis* (Turcz.) Baill. 的干燥成熟果实。性温，味酸、甘。归肺、心、肾经。具有收敛固涩，益气生津，补肾宁心之功。用于久嗽虚喘，梦遗滑精，遗尿尿频，久泻不止，自汗盗汗，津伤口渴，内热消渴，心悸失眠。主要含木脂素类、萜类、粗多糖等。木脂素类成分主要为五味子醇甲，尚含有五味子醇乙、五味子酯甲、五味子酯乙、五味子甲素、五味子乙素及戈米辛A、B、D、G、H及前戈米辛等木脂素成分；萜类主要存在于挥发油中，主要是单萜类、含氧单萜类、倍半萜类和含氧倍半萜类，其中以倍半萜类物质最多；粗多糖含有五味子总多糖和18种以上氨基酸及16种以上微量元素。

药理作用 五味子的药理作用主要集中消化系统、中枢神经系统、心血管系统，有抗衰老、调节免疫、抗肿瘤等作用。

消化系统 包括抗肝损伤、增强肝脏解毒、降脂、抗自由基损伤等作用。

抗肝损伤 五味子有效成分五味子乙素显著降低四氯化碳（CCl_4）肝损伤小鼠血清丙氨酸转氨酶（ALT）和山梨醇脱氢酶（SDH）水平，并显著降低中毒后氧化谷胱甘肽（GSSG）、增加谷胱甘肽（GSH）的浓度。五味子乙素明显抑制甲萘醌致肝损伤小鼠 ALT 的活性和 MDA 的浓度、干细胞中 DT-硫辛酸脱氢酶（DTD）的活性提高、肝细胞中甲萘醌的消除速率显著加快。五味子乙素的对映异构体在增加肝细胞内 GSH 浓度和肝细胞抗氧化损伤保护作用方面发挥一定作用。五味子有效成分五味子醇乙对经小鼠尾静脉注射短棒菌苗和细菌性脂多糖建立的免疫性肝损伤模型有显著保护作用，降低小鼠死亡率。五味子乙素可对抗 D-半乳糖胺和脂多糖诱导的小鼠急性肝衰竭。

增强肝脏解毒　五味子乙素等选择性地诱导肝细胞滑面内质网中 P450 的活性。孕烷 X 受体（PXR）介导的 CYP3A4 诱导是中药与化药相互作用的一种重要机制，PXR 激动剂具有增强肝脏的解毒功能，五味子甲素和乙素为PXR 的激动剂。

降脂　五味子有效成分可降低高血脂小鼠血清、肝脏总胆固醇和三酰甘油的含量，提示有降脂作用。

抗自由基损伤　五味子有效成分五味子乙素能够增强线粒体抗氧化能力，对脑缺血再灌注损伤大鼠有很好脑保护作用。五味子醇粗提物可显著降低酒精中毒小鼠肝脏组织内丙二醛（MDA）含量。五味子酚能显著抑制 MDA 的生成和 ATP 酶活性的丧失，线粒体肿胀及其形态结构的完整性亦得到保护。五味子醇甲通过线粒体介导途径和氧化应激反应来达到拮抗谷氨酸诱导的大鼠脑皮质细胞的凋亡作用。五味子乙素的保肝作用可能通过激活与谷胱甘肽（GSH）有关酶活性，从而增强肝 GSH 抗氧化系统的功能而

发挥作用。五味子分离提取的多种木脂素类化学成分有很强的抗氧化应激引起神经细胞和血管内皮细胞损伤。

中枢神经系统　包括镇静、催眠、镇痛、保护脑神经细胞等作用。

镇静、催眠　五味子水提取物及其有效成分五味子甲素、五味子丙素、五味子醇乙等均可增强阈下睡眠剂量戊巴比妥钠致小鼠睡眠效果，延长阈上睡眠剂量戊巴比妥钠致小鼠睡眠时间。五味子种仁乙醇提取物不但有中枢抑制作用，还有抗惊厥作用。

镇痛　五味子水煎液可减少醋酸所致小鼠扭体次数，延长扭体出现的潜伏期和热水所致小鼠缩尾的潜伏期，提高热板所致小鼠舔足的痛阈。

保护脑神经细胞　灌胃给予五味子醇提取液，可提高超氧化物歧化酶（SOD）活性，降低 MDA 量，增强神经元 DNA 损伤的修复能力，减少凋亡细胞数，增强 Bcl-2 基因表达。

心血管系统　五味子提取液有抑制心肌收缩、减慢心率的作用。五味子水提醇沉注射液可使在体蛙心单相动作电位频率减慢、动作电位幅度减小、平台期下移、平台期缩短；可使离体蛙心心肌收缩力减弱，作用强于普萘洛尔。提示五味子有增强心血管功能的作用。

抗衰老、调节免疫　五味子多糖可使衰老小鼠已萎缩的胸腺及脾明显增大变厚，胸腺皮质细胞数及脾淋巴细胞数明显增加，脾小结增大，说明五味子多糖可提高衰老小鼠的免疫功能；五味子多糖还可明显促进衰老小鼠神经细胞的发育。五味子粗多糖、五味子水煎剂能明显对抗环磷酰

胺所致小鼠外周血白细胞的减少，并增加免疫抑制小鼠胸腺和脾质量，具有升高白细胞数及调节免疫功能的作用。

抗肿瘤　五味子多糖能抑制 S_{180} 小鼠荷瘤的生长，并对免疫器官（脾、胸腺）具有刺激增生作用，浓五味子多糖合并环磷酰胺抑瘤率达 74.5%，比单纯用环磷酰胺抑瘤率 69.5% 有所提高。小鼠骨髓嗜多染红细胞（PCE）微核试验表明五味子多糖有抗突变作用。

其他　还有改善记忆、抗运动疲劳、降血糖、抗溃疡等作用。

改善记忆、抗运动疲劳　五味子可以使小鼠跳台反射中的错误次数显著减少。五味子果实浸出液能够延缓神经元超微结构的老化。五味子素能够改善人的智力活动，提高工作效率，对需要集中注意力、精细协调的动作具有改善作用。

降血糖　五味子油可以通过升高 SOD，清除自由基，减少脂质过氧化，保护胰岛 β 细胞；同时增加 GLUT4 转运葡萄糖的能力，使血糖降低。

抗溃疡　大鼠灌胃给予五味子素和戈米辛 A，发现其对应激性溃疡有很好的抑制作用，静脉注射给药则对大鼠胃收缩具有抑制作用，而五味子乙素有抑制胃分泌和利胆作用。

毒性与不良反应　①急性毒性：五味子脂肪油 10～15g/kg 给小鼠灌服。15～60 分钟后出现呼吸困难、运动减少，1～2 天后死亡。小鼠口服其种子挥发油 0.28g/kg，呈抑制状态、呼吸困难、共济失调。1～3 小时全部死亡。五味子乙素毒性较低，2g/kg 灌服，10 只小鼠均无死亡。②长期毒性：五味子 5g/kg 给小鼠灌

服, 2 月内未见死亡, 说明毒性较低。小鼠口服五味子乙醇提取物 0.6g/kg、1.2g/kg, 连续 10 日, 虽出现活动减少、竖毛、萎靡不振等轻度中毒现象, 但体重仍增加, 对血象和主要脏器无明细影响。五味子油 200mg/kg 每日给小鼠灌服, 连续 30 日, 对小鼠生长、血红蛋白和主要脏器组织形态均无明细影响。五味子乙素 10mg/kg 每日给犬灌服, 连续 4 周, 对体重、血象、肝肾功能及肝组织形态, 均无明细影响。③不良反应: 五味子无明细毒性, 但个别患者服药后有胃部灼烧、泛酸、胃痛、食欲减退等不良反应。五味子也可引起皮肤瘙痒、荨麻疹等。有报道五味子可引起窦性心动过速。

体内过程 北五味子油体内过程: 口服北五味子油溶液后, 大鼠体内五味子甲素和五味子乙素的药动学符合双隔室模型, 达峰浓度 (C_{max}) 分别为 (567.6 ± 129.8) $\mu g/L$ 和 (714.4±335.9) $\mu g/L$, 达峰时间 (t_{max}) 分别为 (5.33±0.18) h 和 (5.45±0.21) h, 半衰期 ($t_{1/2}$) 分别为 (4.4±1.7) h 和 (5.3±1.8) h。口服五味子油溶液达峰时间久, 且血药浓度高, 作用效果明显, 有效时间长; 与五味子乙素相比, 五味子甲素达峰较早, 且半衰期短, 消除较快。

北五味子提取物体内过程: 北五味子提取物小鼠灌胃给药后, 以五味子醇甲为指标, 采用高效液相色谱法测定其在小鼠血浆及心、肝、脾、肺、肾中的含量。结果: 血药浓度-时间曲线符合单室模型, $C_{max} = 2.17 ± 0.27mg/ml$, $t_{max} = 1.00 ± 0.32h$, $AUC_{0\to\infty} = 4.07±0.62$ (ng/ml)·h。五味子醇甲在小鼠体内各部位的分布顺序: 肝> 血浆> 肾> 肺> 心> 脾。北五味子提取物在体内分布广泛, 肝中药物浓度较高, 有利于其对肝脏疾病的治疗。

（苗明三）

wūméi

乌梅（Mume Fructus） 蔷薇科植物梅 *Prunus mume*（Sieb.）et Zucc. 的干燥近成熟果实。性平, 味酸、涩。归肝、脾、肺、大肠经。具有敛肺、涩肠、生津、安蛔之功, 用于肺虚久咳, 久泻久痢、虚热消渴、蛔厥呕吐腹痛等症。乌梅主要含挥发性成分、黄酮类、有机酸、氨基酸类等。挥发性成分中糠醛含量最高, 其次为硬脂酸; 有机酸含量较高的是柠檬酸和苹果酸; 氨基酸含量最高为天冬氨酸。从乌梅中分离出山柰酚和染料木素两种黄酮类化合物。

药理作用 ①镇静及抗惊厥: 乌梅水煎剂可以减少小鼠自主活动次数, 延长睡眠持续时间, 对尼可刹米所致小鼠惊厥有一定拮抗作用。②抗肝纤维化: 乌梅可以调节 TGF-β_1 水平, 恢复肝脏功能, 消除肝纤维化、肝硬化诱发因素, 从而抑制胶原纤维增生和促进胶原纤维降解。③调节平滑肌: 乌梅能增强未孕大鼠离体子宫平滑肌的舒张运动, 该作用主要是通过前列腺素的合成与释放及 L 型钙通道发挥作用。对豚鼠离体胆囊平滑肌的作用表现为双向性反应。④抗肿瘤: 乌梅有抑制人早幼粒白血病细胞和人原始巨核白血病细胞生长作用。乌梅水煎剂对艾氏腹水癌、小鼠肉瘤 S_{180} 有抑制作用。乌梅醇提物对 U937 人体白血病细胞有促凋亡作用。⑤抗生育: 乌梅水煎液可以增强平滑肌起步细胞的电活动, 加快其动作电位去极化的速度, 增强未孕和早孕大鼠的子宫肌电活动。⑥抑菌: 乌梅提取物对口腔致病菌有抑制作用。乌梅及其制剂在体外对大肠埃希菌、金黄色葡萄球菌等均有抑制作用。此外, 乌梅还具有镇咳、协同降脂、抗结石及抑制黑色素形成等作用。

毒性与不良反应 长期毒性: 将乌梅、乌梅炭、乌梅肉分别以 2 g/kg、3 g/kg、6 g/kg 剂量给予 SD 大鼠灌服, 每日 1 次, 连续 13 周。大鼠观察未见异常, 饲料消耗量、体重增长正常, 血液学、血液生化学指标、主要脏器系数均无异常。实验高剂量组的剂量为人用最大剂量的 30 倍。停药 2 周后也未见药物延迟性毒性反应。

体内过程未见文献报道。

（苗明三）

wǔbèizǐ

五倍子（Chinensis Galla） 漆树科植物盐肤木 *Rhus chinensis* Mill.、青麸杨 *Rhus potaninii* Maxim. 或红麸杨 *Rhus punjabensis* Stew. var. *sinica*（Diels）Rehd. et Wils. 叶上寄生的虫瘿, 主要由五倍子蚜 *Melaphis chinensis*（Bell）Baker 寄生而形成。性寒, 味酸、涩。归肺、大肠、肾经。具有敛肺降火, 涩肠止泻, 敛汗, 止血, 收湿敛疮之功, 主要用于肺虚久咳, 肺热痰嗽, 久泻久痢, 自汗盗汗、消渴, 便血痔血, 外伤出血, 痈肿疮毒, 皮肤溃烂等症。主要含鞣质, 又叫单宁酸。五倍子的鞣质含量很高, 最高可达 70% 以上。

药理作用 ①抗菌、抗炎: 五倍子水提取物、乙醇提取物对变形链球菌 Ingbritt 株、茸毛链球菌有较强作用。五倍子鞣酸能够凝固微生物体内的原生质及多种酶, 没食子酸能与蛋白质发生结合, 生成鞣质蛋白而杀菌。体外试验表明，五倍子对大肠埃希菌、伤寒沙门菌、金黄色葡萄球菌等均有明显的抑菌或杀菌作用。五倍子水提取物能够减少牙龈卟啉菌内毒素诱导人单核细胞膜表面 CD_{14} 的表达，具有一定抗炎作用。②抗病毒：五倍子煎剂对接种于鸡胚的流感甲型 PR3 株病毒有抑制作用，该作用可能与五倍子中的鞣质成分有关。五倍子单宁有很强的抑制 HIV-Rt 活性。③抗氧化：五倍子中鞣质及没食子酸具有较多邻位酚羟基，可释放出氢与环境中的自由基结合，终止自由基引发的连锁反应；同时由于自由基被清除，五倍子对心血管病、肿瘤、白内障等与之相关疾病具有独特作用。

毒性与不良反应 ①急性毒性：用煎煮法从中药五倍子中提取的鞣质溶液，按原液、10 倍稀释液、10 倍稀释液三个浓度，分组灌胃 45 日龄小鼠，结果对小鼠有毒性；五倍子鞣质溶液 10 倍稀释后对小鼠没有致死性。小鼠腹腔注射五倍子 100% 煎剂 0.25ml，于 12 小时内死亡，减少为 1/10 量时，未见异常。豚鼠口服 20g/kg，未见异常。皮下注射后可发生局部腐烂、坏死，动物表现不安、精神萎靡、不思饮食、呼吸急促，24 小时后死亡。五倍子鞣酸进入机体后几乎完全被分解为梧酸与焦梧酸，极大量则可引起灶性肝细胞坏死。②外用毒性：20% 五倍子软膏敷贴家兔背部 24 小时，皮肤有轻度红晕，4 小时后消失，生、炒五倍子无差异。10% 以上五倍子液膀胱灌注，5 日后可见接触药液的膀胱内膜呈灰黄色，病理显示灰黄区膀胱壁各层高度充血、水肿，有大量白细胞和淋巴细胞浸润。5% 以下五倍子液对膀胱无刺激性。③不

良反应：五倍子过量服用有明显的刺激性、腐蚀性，在空腹时可致疼痛、呕吐、腹泻或便秘，可引起呃逆、中毒性肝炎。五倍子有明显的肝毒性。

体内过程未见文献报道。

(苗明三)

yīngsùqiào

罂粟壳（Papaveris Pericarpium） 罂粟科植物罂粟 *Papaver somniferum* L. 的干燥成熟果壳。性平，味酸、涩；有毒。归肺、大肠、肾经。具有敛肺、涩肠、止痛之功，用于久咳、久泻、脱肛、脘腹疼痛等症。主要含吗啡、那可汀、可待因及罂粟碱等成分。

药理作用 ①调节中枢神经系统：罂粟壳对各种神经痛都有镇痛作用，罂粟碱有镇静作用，可延长大鼠同步化睡眠时间，吗啡可降低呼吸中枢对 CO_2 的敏感性，表现为呼吸频率减慢。②调节心血管系统：罂粟碱可以松弛各种平滑肌，尤其是大动脉平滑肌；吗啡可舒张外周小血管及促进组胺释放，大剂量罂粟碱可抑制心肌传导，延长不应期。③调节平滑肌：吗啡可抑制胃肠平滑肌收缩，使蠕动减慢，胃排空减慢，消化液分泌减少，对水的吸收充分。也可以收缩奥迪括约肌，使胆汁排出受阻，胆管内压增高。此外，罂粟壳水提物有明显致突变作用，吗啡可兴奋化学感受区引起恶心、呕吐。

毒性与不良反应 吗啡小鼠皮下注射的半数致死量（LD_{50}）为 531mg/kg，腹腔注射的 LD_{50} 为 500mg/kg，常见不良反应为头痛、恶心、便秘、出汗等。急性中毒特征为昏睡、瞳孔极度缩小，慢性中毒为成瘾性和耐受性。罂粟碱小鼠灌胃的 LD_{50} 为 2500mg/kg，口服毒性低，无成瘾性，静脉注射过快可

引起严重的心律失常而死亡。

不良反应：罂粟壳的不良反应多涉及中枢神经系统和消化系统，急性中毒的主要特征是昏迷、瞳孔缩小、呼吸高度抑制和脊髓反射增强。慢性中毒主要表现为吗啡成瘾，停药后会出现严重的戒断症状。①神经系统：罂粟壳内服可致头后仰、头晕汗出、烦躁不安、肌张力增高、瞳孔缩小，有的出现牙关紧闭、嗜睡、昏迷、呼吸抑制等。②呼吸系统：中毒后可见呼吸减慢或呼吸增快变浅，呼吸节律不齐，呼吸困难，呼吸暂停，甚至呼吸衰竭。③心血管系统：过量后可见心慌、心悸、心律不齐，心动过缓或过速，可出现面色苍白、口周发绀、血压下降、皮肤湿冷、手指冰凉等休克表现。④消化系统：恶心呕吐，呃逆，上腹部不适，绞痛。⑤泌尿系统：尿少、尿潴留、尿频、尿急、尿痛，甚至可致紫癜性肾炎。⑥孕期或哺乳期：可通过胎盘及乳汁，引起新生儿和婴儿的窒息。

体内过程未见文献报道。

(苗明三)

hēzǐ

诃子（Chebulae Fructus） 使君子科植物诃子 *Terminalia chebula* Retz. 或绒毛诃子 *Terminalia chebula* Retz. var. *tomentella* Kurt. 的干燥成熟果实。性平，味苦、酸、涩。归肺、大肠经。具有涩肠止泻、敛肺止咳、降火利咽之功，用于久泻久痢，便血脱肛，肺虚喘咳，久嗽不止，咽痛音哑。主要含鞣质和酚酸类、三萜类、黄酮类及挥发油等成分。

药理作用 ①抗菌：诃子具有广泛的抗微生物作用，对革兰阳性菌、革兰阴性杆菌、幽门螺杆菌以及部分真菌等都有抑制作

用。②抗癌和抗 HIV：诃子提取物能抑制肿瘤细胞（包括人和鼠的乳腺癌细胞株 MCF-7 和 S115 以及人前列腺癌细胞株 PC-3 和 PNTIA）的产生及分化，促进细胞凋亡。③抗氧化和降糖：诃子提取物能减弱线粒体在氧化应激过程中结构和功能改变引起的损伤，同时还能增强其他抗氧化剂的活性，从而发挥抗氧化作用。诃子果实提取物能降低链霉素诱导糖尿病大鼠模型的血糖和糖化血红蛋白浓度。此外，诃子还具有抗胆碱酯酶、抗胃溃疡作用，可以促进气管平滑肌收缩，诃子树皮提取物具有强心作用。

毒性与不良反应 ①急性毒性：诃子素对小鼠的半数致死量（LD_{50}）为 550mg/kg。②不良反应：诃子可引起中毒性肝炎，有乏力、食欲缺乏、恶心、呕吐、尿色加深等，肝脏可重大，有压痛，血清转氨酶升高。也有一些患者表现为起病缓慢，可有发热、消化道症状轻、黄疸程度轻，但持续时间长，伴有皮肤瘙痒。长期大量应用诃子，可引起肝小叶中央坏死、脂肪肝及肝硬化。

体内过程未见文献报道。

（苗明三）

shíliúpí
石榴皮 （Granati Pericarpium）

石榴科植物石榴 *Punica granatum* L. 的干燥果皮。性温，味酸、涩。归大肠经。具有涩肠止泻，止血，驱虫之功，用于久泻，久痢，便血，脱肛，崩漏，带下，虫积腹痛。主要含多酚类物质、五环三萜类化合物、生物碱和苷类等；多酚类主要包括鞣质和黄酮类，五环三萜类为乌索酸和齐墩果酸等。

药理作用 ①抑菌：石榴皮煎剂对痢疾杆菌、溶血性链球菌、金黄色葡萄球菌及多种皮肤真菌均有抑制作用。对幽门螺杆菌甲硝唑耐药株及敏感株均有抑制作用。②抗肿瘤：石榴皮水解物鞣花酸以 4g/kg 的剂量饲养 A/J 小鼠，可 54% 抑制由 4-（甲基亚硝氨基）-3-吡啶-1-丁酮（NNK）诱发的多种肿瘤。③抗氧化：石榴皮提取物对氧化应激人脐静脉内皮细胞（ECV304）具有保护作用。在氧化应激状态下，石榴皮提取物可升高人脐静脉内皮细胞存活率；抑制血管内皮细胞与单核细胞黏附率；减少乳酸脱氢酶释放，提高超氧化物歧化酶活性。此外，石榴皮还具有抑病毒、调节免疫等作用。

毒性与不良反应 ①急性毒性：石榴皮水提液给大鼠灌服的半数致死量为 4.785g/kg。②其他毒性：石榴皮总碱毒性约为石榴皮的 25 倍，对蛙、小鼠、豚鼠、兔及猫的毒性是运动障碍及呼吸麻痹。石榴皮总碱对心脏有暂时性兴奋，对自主神经有烟碱样作用，对中枢神经有毒害作用，对神经末梢有箭毒样作用。由石榴皮制成的石榴皮栓于生殖器用药，对重要生殖力指数影响不明显，着床前死亡率、胎仔死亡率也无明显异常；活胎均未发现明显外观、内脏及骨骼的畸形；提示石榴皮阴道栓无明显毒性。③不良反应：石榴皮口服可引起恶心、呕吐、腹痛、腹泻，长期大量使用可导致脂肪肝、肝硬化。石榴皮中毒可引起三度房室传导阻滞，甚至急性心力衰竭、非水肿。石榴皮也可引起视物模糊、瞳孔散大，出现复视、黑矇等；可引起头痛头晕、耳鸣，心慌汗出，小腿痉挛，蚁行感，肌肉震颤，严重者出现阵挛性或强直性惊厥，甚至呼吸麻痹。

体内过程未见文献报道。

（苗明三）

ròudòukòu
肉豆蔻 （Myristicae Semen）

肉豆蔻科植物肉豆蔻 *Myristica fragrans* Houtt. 的干燥种仁。性温，味辛。归脾、胃、大肠经。具有温中行气，涩肠止泻之功。用于脾胃虚寒，久泻不止，脘腹胀痛，食少呕吐。主要含脂肪油和挥发油等成分。

药理作用 ①抗炎镇痛及抑菌：肉豆蔻不同炮制品均有抗炎作用，肉豆蔻挥发油有抗真菌作用，肉豆蔻中甲基丁香酚具有镇静、镇痛、镇咳、祛痰作用。②调节心血管系统：肉豆蔻挥发油可明显减慢心率，降低心律失常的发生率，降低 MDA 含量、升高 SOD 活性、降低心肌细胞损伤所释放的天冬氨酸转氨酶（AST）、肌酸激酶（CK）、乳酸脱氢酶（LDH）的含量，对大鼠心肌缺血再灌注损伤具有保护作用。③保肝：肉豆蔻乙醇提取物对 D-氨基半乳糖中毒大鼠急性肝损伤具有保护作用。肉豆蔻木脂素通过激活促细胞分裂剂激活蛋白激酶信号通路，尤其是 JNK 和 c-Jun 及其底物，发挥肝保护作用。④抗肿瘤及调节免疫：肉豆蔻醇提物对 S_{180} 肉瘤生长有抑制作用，可以提高免疫器官脏器指数，提高 S_{180} 荷瘤小鼠 T 淋巴细胞的百分数。肉豆蔻挥发油对 KB、HepG-2、SGC-7901 细胞的体外增殖均有抑制作用。此外，肉豆蔻还具有止泻、保护神经及抗氧化、清除自由基等作用。

毒性与不良反应 ①急性毒性：肉豆蔻水煎液毒性很小，给小鼠按 164% 的浓度灌服，给药量已达 41g/kg，未见小鼠死亡；该量已为人用量的 300 倍以上。

②其他毒性：肉豆蔻有致畸作用。肉豆蔻所含黄樟醚有麻痹和致癌作用，所含肉豆蔻醚和榄香脂素对正常人有致幻作用。③不良反应：轻者出现幻觉及恶心、眩晕，重则不安、昏迷、瞳孔放大、呼吸变慢、反射消失，甚至死亡。

体内过程未见文献报道。

(苗明三)

chìshízhī
赤石脂 （Halloysitum Rubrum）

硅酸盐类矿物多水高岭石族多水高岭石。性温，味甘、酸、涩。归大肠、胃经。具有涩肠、止血、生肌敛疮之功。用于久泻久痢，大便出血，崩漏带下；外治疮疡久溃不敛，湿疮脓水浸淫。主要含四水硅酸铝 $[Al_4(Si_4O_{10})(OH)_8 \cdot 4H_2O]$，氧化铁、氧化镁、氧化锰等伴生。

药理作用 ①止血、抗血栓形成：赤石脂既可以止血，又可以抗血栓形成。赤石脂水煎液能显著缩短凝血时间和血浆复钙时间。体外、体内均能显著抑制ADP诱导的血小板聚集。②保护消化道黏膜：赤石脂内服可以吸附消化道内的毒物，可吸附炎性渗出物，对胃肠出血有止血作用。③止泻：赤石脂口服能形成硅酸盐和水合氧化铝的胶体溶液，吸附胃肠中的污染食物，清洁肠道而止泻。④抗炎：赤石脂研末外用具有吸湿作用，使创面皮肤干燥，抑制细菌生成，减轻炎症反应，促进溃疡愈合。此外，家兔应用80%黄磷1ml，烧伤面积7cm×12cm，烧伤30秒后，立即用2%硫酸铜湿纱布灭火，此模型造成家兔的急性死亡率为50%，伴血磷升高和肝肾损害。创面应用赤石脂吸附磷，全身应用绿豆汤治疗，可降低血磷，促进尿磷排泄，预防磷中毒，可降低磷烧伤家兔的急性死亡率。

毒性与不良反应 用赤石脂给药小鼠1次口服，7天内的体重增长率分别为26.1%±16.9%，与对照组相比无明显差异，说明一次口服给药无明显毒性。赤石脂组连续7天给药体重增长率与对照组相比无明显毒性反应。腹腔注射或静脉给药72小时后，赤石脂组小鼠无一只死亡。

体内过程未见文献报道。

(苗明三)

yǔyúliáng
禹余粮 （Limonitum）

氢氧化物类矿物褐铁矿，性微寒，味甘、涩。归胃、大肠经。具有涩肠止泻，收敛止血之功。用于久泻久痢，大便出血，崩漏带下。主要含碱式氧化铁（FeO·OH）、碱式含水氧化铁（FeO·OH·nH₂O）等。

药理作用：禹余粮能促进肠蠕动，收敛胃肠管壁黏膜、保护创面和促进红细胞再生。禹余粮在体内外均能抑制肿瘤，并可促进非特异性抗肿瘤功能，主要是提高自然杀伤（NK）细胞等的活性。禹余粮水煎液可以缩短小鼠（大黄水煎液致）腹泻时间，认为是其中的黏土类物质能降低肠蠕动，吸附肠道的水分，而起到涩肠、收敛作用。禹余粮生品水煎液具有明显缩短小鼠凝血、出血时间的作用，但经煅制、醋制后作用不明显。禹余粮能显著缩短家兔血浆再钙化时间，具有肯定的止血作用。禹余粮的体内外抑瘤作用和体外对M5和NK细胞活性影响的非特异性抗肿瘤作用研究，结果显示均有明显的抑瘤作用。禹余粮的厚肠胃和涩肠止泻作用可能与其水煎液中富含可溶性铝离子（Al^{3+}）以及胶体溶液的吸附效应有关，并指出其所含的稀土元素在生物体内有促进细胞代谢功能的作用。

(苗明三)

shānzhūyú
山茱萸 （Corni Fructus）

山茱萸科植物山茱萸 Cornus officinalis Sieb. et Zucc. 的干燥成熟果肉。性微温，味酸、涩。归肝、肾经。具有补益肝肾，收涩固脱之功。用于眩晕耳鸣，腰膝酸痛，阳痿遗精，遗尿尿频，崩漏带下，大汗虚脱，内热消渴。新鲜山茱萸果肉主要含糖类（葡萄糖、果糖、蔗糖）、有机酸（没食子酸、苹果酸、酒石酸）、环烯醚萜类、鞣质类、蛋白质、氨基酸、维生素、黄酮、蒽酮、香豆素、挥发油、脂肪酸等，还有多种微量元素。山茱萸果肉及果核中均含有十几种氨基酸、丰富的维生素 B_1、维生素 C 等。

药理作用 山茱萸具有调节免疫、降血糖、降血脂、抗氧化、抗衰老、抗肿瘤、抗炎、抑菌等药理作用。

调节免疫：山茱萸不同提取物对免疫系统作用不同，其中多糖类成分具有免疫促进作用，苷类成分有免疫抑制作用。山茱萸多糖可提高小鼠腹腔巨噬细胞吞噬百分率和吞噬指数，促进小鼠溶血素的形成和小鼠淋巴细胞的转化。山茱萸水提液可增加脾指数和腹腔巨噬细胞的吞噬率、吞噬指数，促进巨噬细胞吞噬功能。山茱萸水煎剂能抑制绵羊红细胞和2,4-二硝基氯苯所致小鼠迟发性超敏反应，抑制T淋巴细胞的活化及淋巴因子的释放。山茱萸总苷是一种免疫抑制剂，体内外均能抑制淋巴细胞转化、淋巴因子激活的杀伤细胞（LAK细胞）增殖和白介素-2（IL-2）的产生，并且能够抑制小鼠和人混合淋巴细胞反应（MLR）。

降血糖：山茱萸中熊果酸和齐墩果酸对链脲霉素所致糖尿病大鼠有降血糖作用。山茱萸不同极性溶剂部位Ⅲ、Ⅳ能降低正常小鼠的血糖，Ⅲ、Ⅳ、Ⅴ、Ⅵ部位能降低四氧嘧啶糖尿病小鼠血糖，对链脲佐菌素（STZ）所致糖尿病大鼠也有类似作用，但对正常大鼠血糖无明显影响。用大鼠的附睾脂肪组织进行实验，发现山茱萸有胰岛素样作用，其鞣酸能抑制脂质过氧化。山茱萸对体外蛋白质非酶糖基化有抑制作用，能改善糖尿病慢性并发症，环烯醚萜总苷能显著降低糖尿病血管并发症模型大鼠血清可溶性细胞间黏附分子 sICAM-1、肿瘤坏死因子-α（TNF-α）水平，部分恢复一氧化氮（NO）和内皮素（ET）的动态平衡，保护血管内皮细胞，对糖尿病血管并发症具有改善作用。

调节心血管系统：由山茱萸制成的茱萸注射液以 2～8g/kg 的剂量给猫静脉滴注，能增强心肌收缩性，提高心脏效率，扩张外周血管，增强心脏泵血功能，使血压升高。山茱萸注射液能抑制二磷酸腺苷、胶原、花生四烯酸诱发的兔血小板聚集及血栓的形成。山茱萸总有机酸可抑制乌头碱诱发的大鼠心律失常。

抗氧化、抗衰老：山茱萸水提物可明显提高大鼠红细胞中超氧化物歧化酶（SOD）活力，降低血清过氧化脂质物（LPO）含量。山茱萸鞣质可抑制肾上腺素和肾上腺皮质激素促进脂肪分解作用，阻止脂肪分解。山茱萸多糖、熊果酸、马钱素具有较好抗氧化能力。给小鼠连续 60 天服用山茱萸提取物，可提高血红蛋白含量，增强小鼠体力和抗疲劳能力，提高记忆力。山茱萸有抗衰老作用，可增加小鼠血红蛋白含量，增强小鼠抗疲劳、耐缺氧的能力和改善记忆。

保护缺血再灌注损伤：山茱萸多糖对缺血后脑组织具有保护作用。山茱萸果核提取液能够降低心肌梗死范围，对大鼠心肌缺血再灌注损伤具有保护作用。

抗炎、抑菌：山茱萸总苷对实验性变态反应性脑脊髓炎（EAE）大鼠外周血清 γ 干扰素（IFN-γ）、可溶性白介素-2 受体（sIL-2R）均有抑制作用。山茱萸果核提取物和果肉对小鼠肉芽增生、大鼠二甲苯所致耳肿胀具有抑制作用，同浓度果核提取物的作用比果肉要弱。山茱萸提取物具有强抑菌活性，在 pH<7 的条件下对细菌具有较好的抑菌效果。

抗癌：山茱萸体外能杀死腹水癌细胞。山茱萸中的熊果酸体外能迅速杀死培养细胞，熊果酸 0.125 mg/ml 时可杀死 70% 的艾氏腹水癌细胞、87% 的 SP20 细胞和 97% 的小鼠淋巴细胞，使培养的淋巴细胞几乎完全失去淋巴细胞转化、IL-2 生成及 LAK 细胞产生的能力。

其他：山茱萸具有抗休克、抗肿瘤、保肝等作用。山茱萸的主要成分山茱萸苷、山茱萸多糖、熊果酸、齐墩果酸、马钱素是其发挥药理作用的重要物质基础。

毒性与不良反应 小鼠灌服山茱萸果肉、果核水煎剂的半数致死量（LD_{50}）分别为 53.5g/kg、90.8g/kg。山茱萸水提液在小鼠体内达 10g/kg，小鼠无明显中毒症状。

体内过程 大鼠灌胃山茱萸提取物后，从胃肠道吸收快，5 分钟即可测到马钱苷，0.5 小时左右血药浓度达峰值，灌胃后吸收半衰期 $t_{1/2}$（K_a）= 12.47 min，消除半衰期 $t_{1/2}$（K_e）= 52.45 min，说明本品在大鼠体内吸收及消除均迅速。小鼠静脉注射山茱萸注射液后，药动学符合二室模型。

（苗明三）

fùpénzǐ

覆盆子（Rubi Fructus） 蔷薇科植物华东覆盆子 *Rubus chingii* Hu 的干燥果实。性微温，味甘、酸。归肝、肾、膀胱经。具有益肾固精缩尿，养肝明目之功。用于遗精滑精，遗尿尿频，阳痿早泄，目暗昏花。主要含黄酮类、萜类、生物碱类及香豆素等。

药理作用 主要有降血脂、抗炎、抗氧化、抗肿瘤、改善学习记忆等。

降血糖、降血脂：覆盆子水提物对四氧嘧啶所致高血糖模型有明显降糖作用，可显著降低大鼠脂质代谢紊乱模型大鼠血清总胆固醇（TC）、三酰甘油（TG）水平。覆盆子酮可明显控制糖尿病小鼠空腹血糖升高，降低血糖曲线下面积；覆盆子酮可显著提高血清胰岛素水平、显著增加血清中超氧化物歧化酶和谷胱甘肽含量、显著降低血清中丙二醛的含量，有效修复胰岛病理改变，增加胰岛 β 细胞中胰岛素的表达。

抗炎：覆盆子能抑制基质金属蛋白酶（MMP-1）的活性，显著抑制肿瘤坏死因子-α（TNF-α）诱导产生白介素-8（IL-8）的分泌，可用于治疗皮肤细胞的炎症反应。

抗氧化：覆盆子的乙醇提取物、乙酸乙酯部位和正丁醇部位均对 1,1-二苯基-2-三硝基苯肼（DPPH）自由基有显著清除能力，覆盆子糖蛋白粗提取物可显著增强小鼠脑组织、血清、肝脏中超氧化物歧化酶（SOD）、过氧化氢酶（CAT）、谷胱甘肽过氧化物酶（GSH-Px）活性，可有效清除超氧阴离子自由基、羟自由基和 DPPH 自由基。

抗肿瘤：采用 MTT 法、形态学检测覆盆子浆对人原发性肝癌增殖的抑制作用。结果表明，各个浓度的覆盆子浆对人原发性肝癌细胞的增殖均有抑制作用，呈现出与药物浓度、作用时间的依赖性。覆盆子水提取物对基质金属蛋白酶也具有抑制作用，其抑制作用与浓度呈明显正比关系。

改善学习记忆：大鼠用腹腔注射 D-半乳糖加肌内注射氢化可的松混悬液造成肾阳虚痴呆模型，各组均预防性灌胃覆盆子氯仿部位、正丁醇部位、乙酸乙酯部位、水部位 12g/kg 每天，连续 4 周。结果：覆盆子氯仿部位、乙酸乙酯部位均可缩短大鼠逃避潜伏期，增强大鼠空间探索能力，同时明显升高血清睾酮水平。

其他：覆盆子还能抑制人原发性肝癌增殖，对 D-半乳糖衰老模型显示抗衰老作用等。

毒性与不良反应 湖北掌叶覆盆子叶对昆明种小鼠的急性经口毒性为无毒级。遗传毒性试验（小鼠骨髓细胞微核试验，Ames试验和精子畸形试验）结果均为阴性。按 2.5 g/kg、5.0 g/kg、10.0g/kg 对 Wistar 大鼠连续经口灌胃给予 90 天，动物未见明显的中毒症状和死亡。覆盆子所含果胶大剂量静脉注射可沉积于肺、肝、肾，不易静脉注射。

体内过程未见文献报道。

（苗明三）

sāngpiāoxiāo

桑螵蛸（Mantidis Oötheca）
螳螂科昆虫大刀螳 *Tenodera sinensis* Saussure、小刀螳 *Statilia maculata*（Thunberg）或巨斧螳螂 *Hierodula patellifera*（Serville）的干

燥卵鞘。以上三种分别习称"团螵蛸""长螵蛸""黑螵蛸"。性平，味甘、咸。归肝、肾经。具有固精缩尿、补肾助阳之功，用于遗精滑精，遗尿尿频，小便白浊。主要含蛋白质、氨基酸、脂肪及微量元素和宏量元素等。

药理作用 包括提高耐力、提高免疫、抗利尿、抗脂质过氧化等。

提高耐力：团螵蛸、长螵蛸和黑螵蛸 70% 乙醇提取物灌服可延长小鼠常压耐缺氧时间、延长小鼠负荷游泳时间。

提高免疫：3 种桑螵蛸能增加小鼠胸腺脏器指数，长螵蛸还能增加脾重量指数。团螵蛸和黑螵蛸可增加小鼠睾丸指数，对免疫器官和性器官有增强作用。桑螵蛸纤维中的木质素可使具有吞噬致病细菌和癌细胞的巨噬细胞活动提高 2～3 倍，从而抑制癌症发生发展。

其他：大鼠喂高脂饲料同时灌胃给予桑螵蛸 9 g/kg、18g/kg，连续 21 天，长螵蛸和黑螵蛸能明显降低肝中丙二醛（MDA）含量。团螵蛸和长螵蛸 18g/kg 剂量灌胃，在末次给药后 1 小时有抗利尿作用。桑螵蛸能增加食物在胃中的排空时间，促进消化液的分泌，有助于食物消化。桑螵蛸挥发油提取物对耐甲氧西林金黄色葡萄球菌（MRSA）的体外抑菌效应。桑螵蛸及其粗提物可降低四氧嘧啶所致糖尿病小鼠血糖水平。

毒性与不良反应 桑螵蛸毒性较小，小鼠灌胃的半数致死量（LD_{50}）大于 320g/kg。

体内过程未见文献报道。

（苗明三）

jīnyīngzǐ

金樱子（Rosae Laevigatae Fructus） 蔷薇科植物金樱子 *Ro-*

sa laevigata Michx. 的干燥成熟果实。性平，味酸、甘、涩。归肾、膀胱、大肠经。具有固精缩尿，固崩止带涩肠止泻之功。用于遗精滑精，遗尿尿频，崩漏带下，久泻久痢。主要含多糖类、黄酮类、三萜类及其衍生物。

药理作用 包括保肝、改善肾脏功能、降血糖、降血脂、调节免疫、抗氧化等。

保肝：金樱子中总黄酮对对乙酰氨基酚所致小鼠肝损伤有对抗作用，使小鼠血清丙氨酸转氨酶、天冬氨酸转氨酶和 MDA 的含量明显降低，超氧化物歧化酶和谷胱甘肽显著升高。

改善肾脏功能：金樱子醇提物连续 4 周灌服，对血清病型、被动型 Heymann 肾炎大鼠有改善作用。金樱子醇提物均可降低两种肾炎模型大鼠尿蛋白、血清肌酐和尿素氮水平，升高血清总蛋白含量，减轻肾小球病变，并改善肾脏功能。金樱子醇提颗粒剂及饮片均可以降低 IgA 肾炎大鼠尿蛋白，尿红细胞，并减少因 IgA 肾炎而升高的大鼠血清尿素氮及肌酐水平，减缓肾小球系膜增生，减少受损组织。

降糖、降脂：金樱子对实验性高糖高脂家兔有降血葡萄糖、三酰甘油水平作用，对胰岛素水平无影响。金樱子鲜汁能明显升高高密度脂蛋白胆固醇水平，降低大鼠血清胆固醇，三酰甘油水平；金樱子多糖可预防和治疗实验性小鼠高胆固醇血症，其机制可能是抑制肠道对胆固醇的吸收。

调节免疫：金樱子多糖能增强小鼠非特异性免疫、体液免疫和细胞免疫作用。金樱子果实提取物可增加小鼠脾、胸腺的重量及脏器指数；促进小鼠血清溶血素形成；增加小鼠腹腔巨噬细胞

吞噬百分率及吞噬指数；使小鼠淋巴细胞转化率增加。

抗氧化：金樱子果实中的水溶性多糖能消除超氧阴离子自由基、抑制羟自由基对细胞膜的破坏而引起的溶血。金樱子水醇提取液可以抑制大鼠肝匀浆化学诱导脂质过氧化产物 MDA（丙二醛）的生成。

其他：金樱子多糖对大肠埃希菌、副伤寒沙门菌、白色葡萄球菌以及金黄色葡萄球菌等有很强抑制作用，对酿酒酵母和放线菌也有较强抑制作用。采用 MTT 还原分析法显示金樱子醇提取物可以抑制 β-淀粉样蛋白（Aβ）对细胞的识别与记忆的作用，减少 Aβ 在神经元细胞氧化应激产生的细胞毒性，增加细胞的存活率，表明金樱子的醇提取物对预防老年痴呆症有预防的作用。金樱子还有抑制肿瘤、排铅、抗结核、治疗烧灼伤等作用。

毒性与不良反应　金樱子多羟基色素小鼠腹腔注射的半数致死量（LD_{50}）为 $519 \pm 105mg/kg$。未成年大鼠皮下注射金樱子多羟基色素 $100mg/kg$、$500mg/kg$，每日 1 次，持续给药 2 周，可引起体重增加减慢。脏器指数增大，白细胞增多，红细胞减少，未见主要脏器组织形态的病变。金樱子在 $1.25 \sim 10.0g/kg$ 剂量范围内，不引起小鼠骨髓微核和小鼠精子畸形频率增高，对雄性小鼠生殖细胞（UDS）亦无诱导作用。

体内过程未见文献报道。

（苗明三）

hǎipiāoxiāo

海螵蛸（Sepiae Endoconcha）

乌贼科动物无针乌贼 *Sepiella maindroni* de Rochebrune 或金乌贼 *Sepia esculenta* Hoyle 的干燥内壳。性温，味咸、涩。归脾、肾经。

具有收敛止血，涩精止带，制酸止痛，收湿敛疮之功。用于吐血衄血，崩漏便血，遗精滑精，赤白带下，胃痛吞酸；外治损伤出血，湿疹湿疮，溃疡不敛。主要含碳酸钙，还含壳角质、黏液质、磷酸钙等。钙含量最高为 26.7%，为海螵蛸中主要无机元素。此外，钠、锶、钾等元素含量较高，且含有微量的磷、镁、锌、铁、铜、锰等尚含有蛋氨酸、天冬氨酸、谷氨酸等 17 种氨基酸。

药理作用　海螵蛸具有抗溃疡、促进骨修复等药理作用。

抗溃疡：碳酸钙是主要有效成分，可以中和盐酸，制止胃酸过多。海螵蛸多糖具有提高胃酸 pH 作用。通过保护胃黏膜细胞的完整性和减少炎症细胞的浸润。海螵蛸多糖中相对均一组分 CPS-1，对溃疡性结肠炎小鼠有保护作用，CPS-1 可通过促进表皮生长因子（EGF）和血小板源性生长因子 PDGF 的表达来加速溃疡组织的愈合，并且能够降低 TNF-α 的表达，增强 SOD 活力，从而减少炎症的发生，对溃疡性结肠炎具有治疗保护作用。

促进骨修复：有微孔结构的海螵蛸被植入动物体内，宿主细胞在各间隙生长、繁殖，将海螵蛸由边缘向中央不断溶解吸收，最后海螵蛸完全吸收替代。对骨折软骨形成早期具有促进骨诱导作用，对成骨细胞的增殖及合成活性有较大影响。

毒性与不良反应　海螵蛸 $24g/kg$、$12 g/kg$ 和 $6g/kg$ 剂量灌胃给药对小鼠一般行为、自发活动、协调运动、戊巴比妥钠阈下剂量催眠和睡眠时间无明显影响；剂量为 $14.4 g/kg$、$7.2 g/kg$ 和 $3.6g/kg$ 时对麻醉猫的血压、心率、呼吸频率、呼吸幅度等各项生理指标亦无显著影响。提示海螵蛸无明显毒性。

体内过程未见文献报道。

（苗明三）

liánzǐ

莲子（Nelumbinis Semen）

睡莲科植物莲 *Nelumbo nucifera* Gaertn. 的干燥成熟种子。性平，味甘、涩。归脾、肾、心经。具有补脾止泻，止带，益肾涩精，养心安神之功。用于脾虚泄泻，带下，遗精，心悸失眠。主要含碳水化合物、蛋白质、脂肪；脂肪中脂肪酸有棕榈酸、油酸、亚油酸、亚麻酸；含膳食纤维、硫胺素、核黄素、烟酸；还含有黄酮化合物（如槲皮素、芦丁及金丝桃苷）以及钙、磷、铁、锌、硒等多种矿物质；含莲子多糖、多种维生素及 18 种氨基酸（其中 7 种是人体必需的氨基酸）。

莲子具有保肾、调节免疫、抗衰老、降压等作用。①保肾：莲子提取物对大鼠急性肾缺血再灌注损伤有好的保护作用，可使大鼠血清中丙二醛（MDA）、肌酐（Scr）、尿素氮（BUN）含量均显著降低，血清中超氧化物歧化酶（SOD）含量升高、肾小管计分明显降低，肾组织中 MDA 含量降低、谷胱甘肽过氧化物酶（GSH-Px）活性增强。②调节免疫、抗衰老：莲子能提高大鼠胸腺皮质 T 淋巴细胞数。莲子粉有一定调节免疫作用。莲子能延长果蝇最高寿命，并使雌果蝇脂褐素含量下降。莲子多糖可提高免疫抑制小鼠腹腔巨噬细胞和脾细胞分泌的白介素 -1α、白介素-2 活性，促进经伴刀豆球蛋白 A 或脂多糖刺激的脾细胞增殖，并降低血清可溶性白介素-2 受体水平，具有较好增调节免疫作用。此外，莲子所含非结晶性生物碱有降压作用。

（苗明三）

lián zǐ xīn

莲子心（Nelumbinis Plumula）

睡莲科植物莲 Nelumbo nucifera Gaertn. 的成熟种子中的干燥幼叶及胚根。性寒，味苦。归心、肾经。具有清心安神，交通心肾，涩精止血之功。用于热入心包，神昏谵语，心肾不交，失眠遗精，血热吐血。主要含生物碱类、黄酮类、谷甾醇、挥发油和微量元素等化学成分。其中生物碱包括莲心碱、甲基莲心碱、异莲心碱和莲心季铵碱等，是莲子心的主要药效成分；黄酮类物质主要为木犀草素、芦丁、金丝桃苷等。

药理作用 有降压、抗心律失常、抗心肌损伤、抑制血管平滑肌细胞增殖和正性肌力、抗氧化、保肝等作用。

降压：莲心碱静脉注射有短时降压作用，降低舒张压 DAP 作用大于收缩压 SAP，在一定范围内呈剂量依赖性。其机制主要是外周作用而非中枢作用，主要作用部位在外周血管，并可与早期的心脏抑制作用、降低正常大鼠左室收缩功能有关。经转变成季铵盐后，降压作用明显增强，作用时间延长。甲基莲心碱降压作用比莲心碱强且作用持久。莲心碱并可抑制麻醉或毁脊髓大鼠血流动力学诸指标。莲子心结晶生物碱对麻醉猫、犬有降压作用。

抗心律失常：甲基莲心碱可缩短心律失常持续时间，避免复灌后引起的室颤和死亡；可显著对抗乌头碱诱发的大鼠及哇巴因（毒毛花苷 G）诱发的豚鼠心律失常；也能预防肾上腺素所致豚鼠室颤发生；可对抗心肌缺血复灌所致大鼠心律失常。抗心律失常机制与阻滞 Na^+、Ca^{2+}、K^+ 的跨膜

转运有关。

抗心肌损伤：甲基莲心碱静脉注射能明显缩小结扎大鼠冠状动脉心肌损伤模型的心肌坏死面积。

抑制血管平滑肌细胞增殖和正性肌力：莲心碱能抑制血管平滑肌细胞增殖，与癌基因调控的分子生物学机制有关。莲心季铵碱对心肌的正性肌力作用机制与磷酸二酯酶抑制有关。抑制磷酸二酯酶，有延长和促钙内流作用，在其正性肌力效应的产生中起着重要作用。抑制磷酸二酯酶可能与其舒张血管、提高血小板环核苷酸作用有关。

抗氧化：莲子心可提高白介素-10（IL-10）水平，从而起到抗炎作用，莲子心有较强清楚自由基作用，提高超氧化歧化酶水平，具有抗氧化作用。甲基莲心碱能抑制小鼠肝匀浆温孵引起的丙二醛（MDA）升高，具剂量依赖性。莲子心水提液体外有好的抗氧化活性。

保肝：莲子心醇提物有抗四氯化碳（CCl_4）诱导的大鼠肝纤维化有保护作用，使丙氨酸转氨酶（ALT）及天冬氨酸转氨酶（AST）显著降低；胶原沉积明显减少，肝脏炎症活动度及纤维化程度减轻，肝脏羟脯氨酸（Hyp）含量明显降低；肝匀浆 MDA 降低，超氧化物歧化酶（SOD）升高；α-平滑肌肌动蛋白（α-SMA）表达明显降低；过氧化反应、抑制肝星状细胞活化增殖可能是其抗肝纤维化的主要机制。莲子心油对小鼠急性酒精性肝损伤也有保护作用。

其他：甲基莲心碱在体外抑制多种诱导的血小板聚集。莲子心水煎液对甲型流感病毒有治疗和预防作用。

毒性与不良反应 莲心总碱

小鼠静脉注射 LD_{50} 为 20.0mg/kg。中毒表现为眼球突出、发绀、进行性呼吸困难、全身肌无力，最终死亡。

体内过程未见文献报道。

（苗明三）

lián fáng

莲房（Nelumbinis Receptaculum）

睡莲科植物莲 Nelumbo nucifera Gaertn. 的干燥花托。性温，味苦、涩。归肝经。具有化瘀止血之功。用于崩漏，尿血，痔疮出血，产后瘀阻，恶露不尽。莲房富含多酚类成分，主要含原花青素及胡萝卜素、硫胺素、核黄素、烟酸、抗血坏血酸和微量的莲子碱等。

莲房的药理作用：①改善记忆力。莲房对记忆障碍小鼠的学习记忆能力有不同程度改善作用，且可抑制小鼠大脑组织乙酰胆碱酯酶（AchE）的活性，增加大脑组织超氧化物歧化酶（SOD）的活性，具有一定益智抗痴呆的作用。②调节血脂。不同剂量莲房均能降低高血脂家兔血脂水平，调脂作用明显。莲房中原花青素（LSPC）含量丰富。能降低高血脂家兔血清及肝脏中总胆固醇（TC），升高血清高密度脂蛋白胆固醇（HDL-C）；减少高血脂兔的血清 TC、低密度脂蛋白胆固醇低密度脂蛋白胆固醇（LDL-C），同时升高血清 HDL-C，但对肝组织形态有一定的不良影响。③抗心肌缺血。莲房可剂量依赖性地拮抗异丙肾上腺素所致大鼠心肌酶释放量、心肌钙含量增加，减小心肌梗死面积，降低心肌组织病理损伤程度，升高超氧化物歧化酶与丙二醛的比值，对异丙肾上腺素所致大鼠心肌损伤有保护作用。可能与抗脂质过氧化、抗心肌钙超载有关。④抗肿瘤。莲房

有促进人口腔表皮样癌细胞凋亡，抑制体内黑色素瘤 B16 细胞的作用，可抑制人肝癌细胞 HepG2，具有抗肿瘤的药理作用。此外，莲房能缩短出血时间，炒炭后效果更显著。莲房提取物体外对金黄色葡萄球菌生长有抑制作用。莲房提取物具有抗氧化活性。

（苗明三）

liánxū

莲须（Nelumbinis Stamen） 睡莲科植物莲 *Nelumbo nucifera* Gaertn. 的干燥雄蕊。性平，味甘、涩。归心、肾经。具有固肾涩精之功。用于遗精滑精，带下，尿频。主要含黄酮和生物碱等成分，含槲皮素、异槲皮苷、山奈酚、木犀草素葡萄糖苷、木犀草素、生物碱。

药理作用 ①镇痛。小鼠热板法表明莲须能够明显提高小鼠的痛阈，小鼠醋酸扭体法显示莲须的不同剂量均有镇痛作用。莲须能够明显延长甩尾反应潜伏期。②抗炎。莲须能显著抑制小鼠水浸应激性溃疡形成，能显著抑制盐酸性溃疡形成和吲哚美辛-乙醇性溃疡的形成。莲须可抑制二甲苯引起的小鼠耳肿胀及角叉菜胶引起的足趾肿胀。③美白。莲须热水提取物对紫外线照射所致的黑素细胞活化具有抑制作用。莲须热水提取物不是直接作用于黑素细胞抑制其活性，而是作用于角质形成细胞，通过抑制紫外线照射后促进 IL-1α 生成以及抑制各种黑素细胞活化因子的生成，抑制黑素细胞活化。④类雌激素效应。莲须体内代谢后对在体子宫的平滑肌有收缩作用。子宫增重试验显示，莲须在体内整体试验有雌激素样作用，影响内分泌下丘脑-垂体-卵巢轴系统，为弱雌激素样效应。莲须煎剂可使小鼠子宫和卵巢重量增；莲须可使正常兔、孕兔和孕小鼠离体子宫平滑肌收缩力增加。⑤抗腹泻。莲须乙醇提取物能减少蓖麻油引起小鼠的腹泻次数和发生率，也减少番泻叶引起的小鼠腹泻次数，但不影响小鼠墨汁胃肠推进运动。此外，莲须有一定的抗乙肝病毒表面抗原作用。体外试验对流感病毒有较强的抑制作用。

毒性与不良反应 莲须无明显毒性，属无毒级。沙门菌诱变试验（埃姆斯试验）为阴性结果，未发现对小鼠骨髓嗜多染红细胞有致突变作用和对小鼠精子有致突变作用。

体内过程未见文献报道。

（苗明三）

qiànshí

芡实（Euryales Semen） 睡莲科植物芡 *Euryale ferox* Salisb. 的干燥成熟种仁。性平，味甘、涩。归脾、肾经。具有益肾固精，补脾止泻，除湿止带之功。用于遗精滑精，遗尿尿频，脾虚久泻，白浊，带下。主要含碳水化合物，另含有蛋白质、氨基酸、矿物质及维生素等。

药理作用 芡实的药理作用主要集中在神经系统、心血管系统、等方面，具有改善脑衰老、抗心肌缺血、抗氧化、改善肾损伤等药理作用。

抗脑衰老：芡实提取物改善脑衰老，通过下调 p53 蛋白的表达可改善脑衰老，其机制可能与其提高衰脑组织总抗氧化能力（T-AOC）、超氧化物歧化酶（SOD）和谷胱甘肽过氧化物酶（GSH-Px）水平，降低丙二醛（MDA）含量，从而清除自由基及改善脑组织海马区神经细胞受损情况有关。芡实乙醇提取物、乙酸乙酯提取物、正丁醇提取物均能浓度依赖性地改善亚急性衰老小鼠的学习记忆能力，提高脑组织一氧化氮合酶（NOS）、GSH-Px 活力，降低乙酰胆碱酯酶（AChE）活力。

抗心肌缺血：将芡实提取物灌注到大鼠离体心脏中，证明提取物能够改善心肌细胞缺血情况，减小梗死面积，促进硫氧化蛋白-1（Trx-1）和其相关的蛋白 32（TRP32）的表达。芡实抗心肌损伤的功能与诱导 Trx-1 和 TRP32 表达及清除活性氧有关。芡实通过提高抗氧化能力，从而治疗或减轻心肌缺血再灌注损伤。

抗氧化：芡实的水和乙醇提取物具有较强的抗氧化功能、清除·OH 自由基和 O_2^-·自由基的能力，0.01% 的提取物即可清除几乎 100% 的·OH 自由基和 93% 的 O_2^-·自由基。将分离纯化后得到的芡实多糖成分灌胃给予 D-半乳糖所致的衰老小鼠，证实该类成分能够提高给药组小鼠心、脑、肝、肾组织中超氧化物歧化酶、过氧化氢酶、谷胱甘肽过氧化物酶的活性，同时抑制丙二醛的生成，提示芡实具有的抗氧化作用。

改善肾损伤：给链脲佐菌素所致糖尿病性肾病大鼠模型灌服芡实水煎液 12 周，可缓解大鼠 24 小时尿蛋白、尿肌酐和尿素氮等尿生化指标，减轻肾组织病理，使肾组织中细胞因子信号抑制因子-3 表达上升，胰岛素样生长因子-1、葡萄糖转运蛋白、转化生长因子-β1 和尾加压素Ⅱ及胶原Ⅰ、Ⅲ表达下降，表明芡实能够通过降低尿蛋白改善肾损伤，延缓糖尿病性肾病的进程。

其他：芡实多糖对金黄色葡萄球菌有好的抑制作用，对酿酒酵母、枯草芽胞杆菌、大肠埃希菌也有抑制作用。芡实的醇、水提取物合并后具有保护胃黏膜作用，其作用机制可能与芡实能够抑制胃黏膜中有害自由基的生成有关。

毒性与不良反应 芡实可引起变态反应，表现为皮肤刺痒，并出现片状的密集如麻疹样红色小丘疹。

体内过程未见文献报道。

（苗明三）

chūnpí

椿皮（Ailanthi Cortex）

苦木科植物臭椿 *Ailanthus altissima* (Mill.) Swingle 的干燥根皮或干皮。性寒，味苦、涩，归大肠、胃、肝经。具有清热燥湿，收涩止带，止泻，止血之功。用于赤白带下，湿热泻痢，久泻久痢，便血，崩漏。主要含木脂素类、生物碱、三萜类、降三萜类、黄酮类等化合物。主要是苦木苦味素和生物碱两类化合物。

药理作用 ①抗菌、抗病毒、杀虫：椿皮具有较强的体外抑菌活性和抗结核作用。椿皮醇提物和水提物都有较强的抗炎活性和细胞毒活性，具有明显的抑菌等作用，还具有一定的毒性。叶绿素酸总酯有抑菌活性，生物碱对变形链球菌、放线菌和嗜血放线伴生杆菌三种口腔致病菌均有较强菌作用，对 I 型单纯性梅疫病毒表现出较好的治疗作用。椿皮提取物具有较好的抗烟草花叶病毒作用，乙醚提取物对米象、锯谷盗、赤拟谷盗、小眼书虱均有较强的驱避作用。②抗炎：臭椿提取物抗炎活性是通过下调 TH2 细胞因子和嗜酸细胞活化趋化因子的转录，或抑制炎症介质来实现的。其活性成分能促进机体清除 NO 含量和下调 NOS 的活性，可使药物所致的小鼠结肠炎得到缓解作用。③抗肿瘤：椿皮对肿瘤血管生成有一定抑制作用，可抑制移植 S_{180} 肉瘤的生长及基质金属蛋白酶（MMP-9）的表达。臭椿中抗肿瘤成分主要是苦木苦味素和生物碱两类化合物。椿皮中含有的苦木苦味素类成分有治疗宫颈癌、结肠癌、直肠癌的作用。苦木苦味素 A 在最低浓度时，对人胃癌细胞和人肝癌细胞具有一定抑制作用。椿皮抗肿瘤成分大都集中在苦木苦味素类化合物，其抗癌成分是确切的，但由于大多数化合物毒性较大而难以应用于临床。

毒性与不良反应 椿皮可引起口干、恶心、呕吐等反应。

体内过程未见文献报道。

（苗明三）

jīguānhuā

鸡冠花（Celosiae Cristatae Flos）

苋科植物鸡冠花 *Celosia cristatae* L. 的干燥花序。性凉，味甘、涩。归肝、大肠。具有收敛止血，止带，止痢之功。用于吐血，崩漏，便血，痔血，赤白带下，久痢不止。主要含槲皮素、木犀草素、山柰酚、山柰苷、苋菜红苷、松醇、苋菜红素、苋红素及大量硝酸钾等。红色花序中主要含苋菜红苷，黄色花序中含微量苋菜红苷。

药理作用 包括止血、抗衰老、调节免疫、预防骨质疏松、降脂、抗菌、杀虫等。

止血：鸡冠花灌服，小鼠（断尾法）、家兔（试管法）均提示有好的止血作用；鸡冠花炭品可能因为鞣质含量增加而止血作用增强。鸡冠花的乙酸乙酯部位、正丁醇部位、水部位均有一定止血作用。鸡冠花生品组、乙酸乙酯和正丁醇部位组均能明显降低干酵母所致大鼠体温升高；鸡冠花炭品乙酸乙酯及正丁醇部位有止血作用；鸡冠花生品组、炭品组、正丁醇部位均能降低致热复合出血模型大鼠全血黏度。

抗衰老：鸡冠花可明显增加超氧化物歧化酶（SOD）、谷胱甘肽过氧化物酶（GSH-Px）活力及总抗氧化能力，并可降低脂质过氧化产物丙二醛（MDA）的含量，从而达到抗氧化、延缓衰老的作用。鸡冠花能全面增强机体抗氧化能力、拮抗 D-半乳糖而延缓衰老。

调节免疫：鸡冠花可增强机体特异和非特异性免疫功能，对环磷酰胺所致的免疫损伤具有恢复和保护作用，能使小鼠受损免疫器官胸腺和脾相对质量恢复至正常水平，同时可以增强正常小鼠细胞免疫功能和巨噬细胞吞噬功能。鸡冠花对 S_{180} 肿瘤细胞的生长有抑制作用，并可增加免疫器官的质量，而且不同浓度状态鸡冠花的抑瘤作用及增强免疫系统活性的能力也不同。鸡冠花黄酮有糖尿病小鼠脾及巨噬细胞吞噬功能，有利于减少巨噬细胞激活所引起的免疫病理损伤。

预防骨质疏松：鸡冠花提取物可提高氟中毒大鼠骨矿物含量（BMC）和骨密度（BMD）水平，有助于预防和治疗氟中毒引起的骨代谢紊乱，抵抗 BMD 降低，促进骨形成，达到预防骨质疏松的作用。鸡冠花黄酮类化合物有促进大鼠成骨细胞矿化、促进成骨细胞胰岛素样生长因子-1 表达的作用。鸡冠花黄酮类化合物可调节去卵巢大鼠无机盐代谢表达，增加骨形态发生蛋白 2（BMP2）表达，提高巨噬细胞吞噬功能的。

其他：给予高脂饮食动物鸡冠花乙醇提取物，可明显降低动物血脂及 MDA 水平，抑制肝细胞脂肪样变，保护肝脏，预防脂肪肝。鸡冠花提取物对金黄色葡萄球菌、芽胞杆菌和白念珠菌具有明显抑菌作用；鸡冠花煎剂体外对人阴道毛滴虫有杀灭或抑制作用。鸡冠花能够提高小鼠机体肌糖原、肝糖原储备的作用，延长小鼠游泳、耐高温、耐缺氧的时间。鸡冠花黄酮类能显著降低糖尿病大鼠的尿钙和尿钠的排出，提高肾小管的重吸收功能。由鸡冠花制成的鸡冠花注射液有明显中期引产作用。

毒性与不良反应 鸡冠花色素粗品属于无毒级物质，鸡冠花红色素和橙黄色素为实际无毒级物质。无致突变性。

体内过程未见文献报道。

（苗明三）

涌吐药药理（Emetic） 涌吐药是能够促使呕吐，治疗毒物、宿食、痰涎等停滞在胃脘或胸膈以上所致病症的药物。药物味多酸苦辛，归胃经，具有涌吐毒物、宿食、痰涎的作用。大多作用剧烈，且多具毒性，易伤胃损正，仅适用于形证俱实者。药理研究显示，本类药物具有催吐的作用，主要是刺激胃黏膜的感受器，反射性地引起呕吐中枢兴奋所致。《黄帝内经》中记载："其高者，因而越之。""在上者涌之。"之意。

常用的涌吐药品种：瓜蒂、茶末、常山、藜芦、晋矾、绿矾、胆矾、铜绿、青盐、皂角、沧盐、人参芦、远志、郁金计14味。变相涌吐药：薄荷、蝎、轻粉、谷精草、葱根须、牙硝计6味。经方选用涌吐药：赤小豆、山栀、豆豉、厚朴、乌头计5味。酸茶涌吐药：大黄、黄连、黄芩、茶参、饭浆、韭汁计6味，其他类有附子、地黄汁、芫花、木香、白米汁计5味。

涌吐作用机制：涌吐对机体的作用机制是一个复杂的综合反应，不能仅局限于消化道局部刺激和兴奋呕吐中枢上，应该从神经、体液、代谢、免疫等多系统来探求。通过催吐，可强烈刺激中枢，改变毗邻神经中枢活动，激活神经调节功能。

（苗明三）

常山（Dichroae Radix） 虎耳草科植物常山 *Dichroa febrifuga* Lour. 的干燥根。性寒，味苦、辛；有毒。归肺、肝、心经。具有涌吐痰涎，截疟之功。用于痰饮停聚，胸膈痞塞，疟疾。主要含有喹唑酮类生物碱、香豆素、甾体、多酚等化学成分，对其药用部位进行提取，分离出来有效成分主要有常山碱甲、常山碱乙、常山碱丙等。

药理作用 有降压、抗心律失常、抗疟疾、杀虫、促进伤口愈合、抗肿瘤等药理作用。

降压：常山碱甲、乙及丙对麻醉犬均有明显的降压作用。对兔心都有明显的抑制作用。

抗心律失常：对冠状动脉结扎所诱发犬急性心肌缺血所致心律失常的作用。

抗疟疾：常山具有抗疟疾活性，其主要活性成分是常山碱和异常山碱，常山对疟原虫代谢中的主要酶（谷氨酸脱羧酶）有抑制作用。常山水提液对鸡疟有显著疗效，对氯喹敏感株和耐氯喹株疟原虫均有效。

杀虫：盐酸常山碱乙在体内外对溶组织阿米巴原虫均有抑制作用，常山全株煎剂对钩端螺旋体有抑制作用，水浸液对甲型流感病毒有抑制作用。

促进伤口愈合：常山碱衍生物常山酮促进老鼠伤口的愈合能力，能明显缩小伤口的面积，并缩短伤口愈合的时间。

抗肿瘤：常山总碱、常山碱乙对大鼠艾氏腹水癌、肉瘤 S_{180} 及腹水型肝癌均有抑制作用。常山碱和异常山碱动物体外抗老鼠腹水癌细胞，癌细胞的死亡率为 $80\% \sim 90\%$。

毒性与不良反应 小鼠灌服常山碱乙或丙，兔及大鼠静脉注射常山碱丙，均可导致腹泻；重复给小鼠灌服常山碱丙可引起肝水肿样变性；给犬灌服常山水浸膏或肌内注射其醇浸膏或皮下注射常山碱甲，可致恶心、呕吐、腹泻及胃肠黏膜充血、出血。常山的主要副作用是恶心、呕吐。常山碱甲、乙、丙静脉注射均可引起鸽呕吐，氯丙嗪不能完全对抗催吐反应，仅能延长催吐潜伏期。常山碱乙主要通过刺激胃肠道的迷走与交感神经末梢，反射性地引起呕吐。相互作用过去传统抗疟方面将常山与槟榔合用，但经鸡疟试验，槟榔碱本身并无抗疟作用，既不能增强常山碱乙的抗疟效力，也不能对抗常山碱乙所致的呕吐，反而增加常山的毒性。服药指导：本品有催吐的副作用，量不宜过大，孕妇慎用。

体内过程 大鼠口服常山碱乙后在胃肠道吸收良好，静脉注射后很快离开血液，血浓度迅速降低，在体内肾分布量最多，心、肝、肌肉、脂肪及脾次之，血中含量很少。常山碱乙进入体内后，仅16%左右以原形从尿中排出，粪便中只有极少量，胆汁中几乎没有。

（苗明三）

攻毒杀虫止痒药药理（pharmacology of drugs for killing parasites to relieve itching） 凡以攻毒疗疮，杀虫止痒为主要作用的

药物，分别称为攻毒药或杀虫止痒药。药理研究证明，本类药物大都具有杀菌抗炎作用，可杀灭细菌、真菌、疥虫、螨虫、滴虫等，并且在局部外用后能形成薄膜保护创面，减轻炎症反应与刺激；有些药物有收敛作用，能凝固表面蛋白质，收缩局部血管，减少充血与渗出，促进伤口愈合。常用攻毒杀虫止痒药：雄黄、硫黄、白矾、蛇床子、蟾酥、樟脑、木鳖子、土荆皮、蜂房、大蒜。

(苗明三)

xiónghuáng

雄黄（Realgar） 硫化物类矿物雄黄族雄黄。性温，味辛；有毒。归肝、大肠经。具有解毒杀虫，燥湿祛痰，截疟之功。用于痈肿疔疮，蛇虫咬伤，虫积腹痛，惊痫，疟疾。主要含二硫化二砷（As_2S_2）。并含硅、铅、铁、钙、镁等杂质。

药理作用 ①影响免疫功能：雄黄可逆地降低人淋巴细胞花结形成率。体外抑制细胞免疫的作用不明显。给兔口服雄黄能使中性粒细胞的吞噬作用明显降低。②抗菌：雄黄有较广泛的抑菌作用，如对结核杆菌、链球菌、痢疾杆菌、白念珠菌、金黄色葡萄球菌等有较强的抑菌作用，对皮肤真菌及多种细菌有抑制或杀灭作用。③抗肿瘤：雄黄诱导肿瘤细胞凋亡，抑制肿瘤细胞生长雄黄体外可以诱导白血病细胞株HL60、NB4 细胞凋亡，抑制白血病细胞 HL60 生长，并且与时间和剂量有一定的相关性。④增加细胞膜 HSP70 及 MT 蛋白的表达：发现雄黄能增加细胞膜 HSP70 蛋白的表达，砷能够使鼠肝脏内膜细胞上的 MT 基因表达增强不受细胞内水平的影响，雄黄可抑制 HL60/ADR 细胞生长，促进了细胞的凋亡，并且与雄黄的剂量呈现一定的相关性。

毒性与不良反应 雄黄有剧毒，急性中毒可引起消化系统、循环系统及中枢神经系统的病变，易致人死亡，雄黄混悬液的半数致死量（LD_{50}）= 3.207g/kg。长期服用对肝、肾组织细胞有一定损害，停药后有不同程度恢复。高剂量对肾脏损害较为严重，肾小球充血较明显，肾小管特别是近曲小管上皮细胞水肿，间质血管充血，部分上皮细胞坏死脱落，肾小管重吸收和排泄功能下降，这将导致水、电解质和酸、碱的失衡，从而影响肾功能。雄黄具有潜在致突变性。

雄黄中毒后表现为口干、咽喉干痛、口渴、吞咽困难、口中有金属味、流涎、恶心、剧烈呕吐、腹痛、腹泻、头痛、头昏、眩晕、呼吸困难、肌肉疼痛、痉挛、谵妄、血管麻痹、吐血、咯血、便血、眼结膜充血、鼻出血、肝、肾损害而引起转氨酶升高、黄疸、血尿、蛋白尿、尿闭等，严重时极度衰竭以致昏迷。还可引起砷角化病及砷黑变病，表现为：双手掌、足底皮肤增厚、起硬疙瘩、不痛不痒，上身皮肤发黑，轻度食欲减退，双腿麻痛，肝功能异常，指（趾）甲增厚、粗糙，并有纵向或横向排列的黑色条纹，前胸及腰背部皮肤色素沉着，深浅不匀，其间有白色斑点，表皮有空泡样或密集的颗粒样疣状增生，质坚。长期接触可引起皮肤过敏、丘疹、疱疹、脓疱、湿疹、痤疮样皮肤疹等。

体内过程 雄黄进入小鼠体内后可迅速分布至肝、脾、肺、肾、胃肠壁、骨、皮肤、心脏、脑等组织，与胃肠组织亲和力最大，其次为肾、骨骼、肺、肝、皮肤。在骨骼、皮肤、脾、脑中浓度下降较慢，提示易于蓄积。

(苗明三)

liúhuáng

硫黄（Sulfur） 自然元素类矿物硫族自然硫。性温，味酸；有毒，归肾、大肠经。外用解毒杀虫疗疮；内服补火助阳通便。外治用于疥癣，秃疮，阴疽恶疮；内服用于阳痿足冷，虚喘冷哮，虚寒便秘。主要含硫，尚杂有砷、硒、碲等。

硫黄的药理作用：①中枢抑制。硫黄可明显加强氯丙嗪及硫喷妥钠的中枢抑制作用。②泻下。硫黄内服后，可在肠中形成硫化钾或硫化氢，刺激胃肠黏膜而促肠蠕动，使粪便软化而缓泻。③杀菌、杀疥虫。硫黄与皮肤分泌液接触，可形成硫化氢及五硫黄酸，具有软化表皮、溶解角质，杀灭真菌及疥虫的作用。天然硫黄含砷量较多，不宜内服，升华硫西黄耆胶混悬液小鼠灌胃的半数致死量为 0.266g/kg，中毒表现为拒食、肝大。

(苗明三)

báifán

白矾（Alumen） 硫酸盐类矿物明矾石经加工提炼制成。性寒，味酸、涩。归肺、脾、肝、大肠经。外用解毒杀虫，燥湿止痒；内服止血止泻，祛除风痰。外治用于湿疹，疥癣，脱肛，痔疮，聤耳流脓；内服用于久泻不止，便血，崩漏，癫痫发狂。枯矾收湿敛疮，止血化腐。用于湿疹湿疮，脱肛，痔疮，聤耳流脓，阴痒带下，鼻衄齿衄，鼻息肉。主要含水硫酸铝钾 [$KAl(SO_4)_2 \cdot 12H_2O$]。

药理作用 包括止血、利胆、抑菌、抗癌等作用。

止血：明矾制剂直接施用于

出血点有止血作用，对微血管的渗血有明显的止血效果，但对小动脉及活动性出血效果不佳。其机制与促进小血管收缩和缩短凝血时间有关。

利胆：大鼠十二指肠直接给药有明显的利胆作用。

抑菌：明矾有广谱的抑菌作用，白矾液对铜绿假单胞菌有明显抑制作用。明矾对厌氧菌及兼性厌氧菌如产黑素类杆菌、核酸杆菌、变异链球菌、产气夹膜杆菌等有明显抑制作用。并对破伤风杆菌、淋球菌亦有明显的抑制作用。对表皮癣菌、毛霉菌及白念珠菌等真菌高度敏感。此外，明矾对金黄色葡萄球菌、变形杆菌、大肠埃希菌、炭疽杆菌、痢疾杆菌、伤寒沙门菌、副伤寒沙门菌、百日咳杆菌、肺炎球菌、白喉杆菌、布氏菌、溶血型链球菌、脑膜炎球菌等均有明显的抑制作用。10%明矾液有明显抑制阴道毛滴虫的作用。

抗癌：明矾可促使纤维结缔组织大量增生，并分割包围癌组织，使其周围组织纤维化，血管壁增厚，内膜增生，血栓形成，并可产生明显的无菌性炎症，有大量的中性粒细胞、单核细胞、吞噬细胞及淋巴细胞聚集，癌组织呈灶状、片状坏死，从而达到抑制癌细胞的生长和转移的作用。

其他：明矾液在体外有强烈凝固蛋白的作用，可使血清立即沉淀。低浓度有收敛、抗炎、防癌作用，高浓度引起组织腐烂，所以一般只供外用。白矾可抑制小肠黏膜分泌而起止泻作用。白矾内服后能刺激胃黏膜，发生反射性呕吐，促进痰液排出。

毒性与不良反应 人用量的25~40倍白矾使小鼠均出现学习、记忆障碍，停药2周后，血铝水

平恢复。另外，长期大剂量给药可使小鼠肝、肾功能受到影响，血中丙氨酸转氨酶（ALT）、尿素氮（BUN）水平升高，停药后，ALT可恢复正常。大鼠长期口服白矾，迷宫学习记忆能力受损，可导致海马区细胞的病理改变和CA区锥体细胞损伤。肾脏排铝能力有限，长期大剂量摄入会导致机体铝蓄积，骨、脑、肝、肾等器官铝蓄积明显。大剂量明矾刺激性大，可引起口腔、喉头烧伤，呕吐，腹泻，虚脱，甚至死亡。明矾对生殖有一定的影响。白矾小鼠口服的 LD_{50} 为 2.153g/kg。白矾中的铝不是人体需要的微量元素，过量摄入会影响人体对铁、钙等成分的吸收，从而导致贫血和骨质疏松，毒副作用主要表现为明矾可以杀死脑细胞，使人提前出现脑萎缩、痴呆等症状。

体内过程未见文献报道。

（苗明三）

shéchuángzǐ

蛇床子（Cnidii Fructus） 伞形科植物蛇床 *Cnidium monnieri* (L.) Cuss. 的干燥成熟果实。性温，味辛、苦；有小毒。归肾经。具有燥湿祛风，杀虫止痒、温肾壮阳之功。用于阴痒带下，湿疹瘙痒，湿痹腰痛，肾虚阳痿，宫冷不孕。主要有效成分主要为蛇床子素。

药理作用 多集中于中枢神经系统、心血管系统、内分泌系统、免疫系统等方面，尚有抗诱变、抗肿瘤、抗炎等作用。

中枢神经系统：蛇床子素呈剂量相关性地显著增强戊巴比妥钠催眠作用，同时可对抗小剂量安钠咖所致小鼠自主活动次数的增加，发挥镇静作用。蛇床子提取液对豚鼠有浸润麻醉作用，并且能被盐酸肾上腺素增强其麻醉

作用，对家兔有椎管麻醉作用，对蟾蜍离体坐骨神经有阻滞麻醉作用。蛇床子素可显著改善小鼠记忆获得、巩固及方向辨别障碍，显著延长小鼠耐缺氧时间，同时能降低小鼠全血、脑胆碱酯酶的活性。

心血管系统：蛇床子素能降低麻醉开胸犬的收缩压、舒张压、平均血压、总外周阻力，显著抑制豚鼠离体心脏收缩力和收缩频率。蛇床子素对乌头碱诱发的大鼠心律失常有明显的治疗效果，对氯仿诱发的小鼠室颤、氯化钙（$CaCl_2$）诱发的大鼠室颤均有明显的预防作用，且能明显提高兔心室致颤阈。

内分泌、免疫系统：蛇床子素在增强体力、降低血中胆固醇、提高免疫力、调节超氧化物歧化酶（SOD）及性激素（E_2/T）水平方面均有一定作用。蛇床子素和蛇床子总香豆素均可增强肾阳虚小鼠免疫功能，增强非特异性免疫功能。

抗诱变、抗肿瘤：蛇床子素对肺腺癌的抑癌率为 50.0%，肺鳞癌的抑癌率为 69.5%。在测试菌种 TA98 中显示出较高的抑制 AFB_1 诱发的移码突变作用。并且能够较好地抑制黄曲霉素 B_1 的诱变性。

抗炎：蛇床子素对二甲苯所致小鼠耳郭肿胀、醋酸引起的小鼠腹腔毛细血管通透性增高、角叉菜胶诱发的大鼠足趾肿胀及切除双侧肾上腺所致的大鼠足趾肿胀均有明显的抑制作用，对急慢性炎症模型均有抗炎作用。

毒性与不良反应 蛇床子总香豆素豚鼠口服半数致死量（LD_{50}）为 2.44g/kg ± 0.05g/kg；蛇床子素静脉注射 LD_{50} 为 65.2mg/kg。结果表明，蛇床子醇

提物小鼠灌胃给药 LD_{50} 为 17.4454g/kg，为临床剂量的 116 倍。蛇床子 20 克水煎服，出现舌麻、恶心呕吐的不良反应。

体内过程 蛇床子素的吸收主要以被动扩散为主。

(苗明三)

chánsū

蟾酥（Bufonis Venenum） 蟾蜍科动物中华大蟾蜍 *Bufo bufo gargarizans* Cantor 或黑眶蟾蜍 *Bufo melanostictus* Schneider 的干燥分泌物。性温，味辛；有毒。归心经。具有解毒，止痛，开窍醒神之功。用于痈疽疔疮，咽喉肿痛，中暑神昏，痧胀腹痛吐泻。有效成分主要为蟾毒、蟾毒配基脂肪酸酯和蟾毒配基硫酸酯、脂蟾毒配基、华蟾毒精、蟾毒灵、蟾毒色胺类、氨基酸、有机酸、肾上腺素、吗啡、多肽及多糖等。

药理作用 蟾酥的药理作用主要集中于神经系统、心血管系统，尚有抗肿瘤作用。

神经系统：蟾酥脂溶性提取物能显著降低小鼠扭体次数，显著提高小鼠热板痛阈值。蟾酥制剂能用于快速无痛切髓或拔髓，蟾毒灵的表面麻醉效力为可卡因的 90 倍。

心血管系统：蟾酥及其二烯内酯化合物有类似洋地黄的强心作用，且与洋地黄相比，无蓄积作用，因为其结构与强心苷苷元相似。蟾毒配基类和蟾蜍毒类化合物均有强心作用。蟾酥可使纤维蛋白原液的凝固时间延长，使纤维蛋白酶活性化，从而增加冠状动脉灌流量。对因血栓导致的冠状动脉血管狭窄而引起的心肌梗死等缺血性心肌障碍，蟾酥可增加心肌营养性血流量，改善微循环，增加心肌供氧。蟾酥升高动脉血压的作用与肾上腺素相似，

主要来自于周围血管的收缩，部分来自心动作用。脂蟾毒配基、华蟾毒精及蟾毒灵等均具有显著的中枢兴奋作用。

抗肿瘤：华蟾素制剂对胃癌、肺癌、肝癌、肠癌、食管癌、胰腺癌及急性白血病均有非常好的疗效。线粒体途径可能是蟾毒灵诱导肺癌细胞凋亡的主要机制之一。蟾酥对卵巢癌细胞的增殖有抑制作用，并诱导其有丝分裂期阻滞；蟾酥水提物对骨肉瘤 U2OS 细胞株的增殖有凋亡和抑制作用，表现为细胞 G_0/G_1 期阻滞。

毒性与不良反应 蟾毒灵的半数致死量（LD_{50}）= 2.256 mg/kg，将蟾毒它灵溶解在 50% 丙二醇灭菌水溶液中，小鼠静脉给药的 LD_{50} 为 4.13（3.77~4.52）mg/kg。人服用蟾酥 LD_{50} 量为 0.359 mg/kg，一般内服量为 3~5 mg/d，最大不能超过 135 mg/d。中毒机制是高剂量蟾酥可抑制 Cp 基因表达，导致铁离子稳态失调，进而引起心脏细胞中铁离子（Fe^{2+}）蓄积，产生心脏毒性，并进一步干扰心脏的收缩，能引发铁离子蓄积，最终可能导致细胞凋亡。低剂量蟾酥可以通过干扰离子稳态和肌动蛋白构建来影响心脏的收缩，同时还会导致心脏细胞的抗凋亡和脂类代谢等应激反应；其毒性对体内代谢的干扰主要集中于脂质代谢的相关途径。

体内过程 华蟾毒精是蟾酥中的一种蟾毒配基，属于有醚键的甾体化合物，可溶于水，体内半衰期短且分布广泛，具有较强的毒性。华蟾毒精在大鼠体内的组织分布符合一级动力学过程的二室开放模型，分布广泛，吸收消除迅速，能透过血脑屏障，在肝脏中浓度最大。

(苗明三)

mùbiēzǐ

木鳖子（Momordicae Semen） 葫芦科植物木鳖 *Momordica cochinchinensis*（Lour.）Spreng. 的干燥成熟种子。性凉，味苦、微甘；有毒。归肝、脾、胃经。具有散结消肿、攻毒疗疮之功。用于疮疡肿毒，乳痈，瘰疬，秃疮，痔瘘，干癣，秃疮。主要含木鳖子酸、丝石竹皂苷元、齐墩果酸、α-桐酸、氨基酸、甾醇。

药理作用 ①心血管系统：大鼠静脉注射木鳖子皂苷，血压下降，呼吸短暂兴奋，心搏加快。注射于犬股动脉，可暂时增加后肢血流量，其作用强度约为罂粟碱的 1/8。②消化系统：主要是对肠管的作用。木鳖子皂苷对离体兔十二指肠呈抑制作用，能加强豚鼠回肠乙酰胆碱的作用，拮抗罂粟碱的作用。③抗病原微生物：主要是抑菌、杀螨和抗病毒作用。木鳖子水煎液对白念珠菌具有一定抑制作用。木鳖子丙酮提取物对孢子萌发有抑制作用。木鳖子汤剂及粉剂均可抑制葡萄球菌及化脓链球菌的生长。木鳖子煎剂对嗜热链球菌及人蠕形螨有一定作用。浓度为 5~40mg/ml 的木鳖子素有轻度到明显的抑病毒作用，对乙肝表面抗原（HBsAg）或乙型肝炎 E 抗原（HBeAg）的治疗指数分别达到 2.6 和 5.9。④抗炎：木鳖子皂苷能显著抑制角叉菜胶引起的大鼠足趾肿胀。

毒性与不良反应 小鼠静脉注射木鳖子皂苷半数致死量（LD_{50}）= 32.35mg/ml；腹腔注射的 LD_{50} = 37.34 mg/ml。木鳖子水煎剂长期给药可以造成大鼠肝、肾损伤。

体内过程未见文献报道。

(苗明三)

土荆皮（Cortex Pseudolaricis）

tǔjīngpí

松科植物金钱松 *Pseudolarix amabilis*（Nelson）Rehd. 的干燥根皮或近根树皮。性温，味辛；有毒。归肺、脾经。具有杀虫、疗癣、止痒之功。用于疥癣瘙痒。主要含土荆皮酸 A、B、C、D、E，土荆皮酸 A-β-D-葡萄糖苷，土荆皮酸 B-β-D-葡萄糖苷，金钱松呋喃酸，白桦脂酸，β-谷甾醇，β-谷甾醇-β-D-葡萄糖苷。

药理作用 ①抗生育：皮下、肌肉、腹腔内和静脉给土荆皮乙酸的 $NaHCO_3$ 溶液，对大鼠和家兔均能产生明显的抗早孕作用。土荆皮甲酸也有抗早孕作用，但其作用和毒性明显小于土荆皮乙酸。土荆皮乙酸无雌激素样活性，其抗早孕的有效剂量能使妊娠大鼠的蜕膜细胞变性、出血和坏死。土荆皮乙酸使早孕大鼠子宫血流量减少是造成胚胎死亡的重要原因。②抗真菌：土荆皮对浅部真菌效力强，能使细胞完全变性，细胞结构消失，是临床治疗浅部真菌的具有卓效的药物。研究表明其抗真菌有效成分主要是羧酸。③抗肿瘤：土荆皮乙酸是土荆皮的主要成分，其有细胞毒活性，但对正常细胞无明显细胞毒性。土荆皮乙酸对肝癌 BEL-7402、直肠癌 SW620、胃癌 SGC7901、膀胱癌 5637 等细胞株有明显的细胞毒活性。土荆皮乙酸能显著抑制宫颈癌 HeLa 细胞端粒酶的活性，在一定浓度范围内，土荆皮乙酸（PAB）对宫颈癌 HeLa 端粒酶活性的抑制作用呈剂量和时间依赖性，还发现 PAB 具有阻滞宫颈癌 HeLa 细胞周期的作用。土荆皮乙酸能在体外抑制宫颈癌 HeLa 细胞增殖，诱导其凋亡。并且有效抑制宫颈癌细胞的侵袭和转移。土荆皮总萜可抑制肿瘤血管生成如果在卵巢癌的放疗（化疗）期间及放疗（化疗）后，辅助以 PAB 的治疗，不仅有助于提高肿瘤患者的治疗效果，还可以预防卵巢癌的复发。

毒性和不良反应 土荆甲酸和乙酸对小鼠一次静脉注射的半数致死量（LD_{50}）及 95% 置信限分别为 486（430～548）mg/kg 和 423（404～442）mg/kg，对小鼠腹腔注射 LD_{50} 及 95% 置信限 397（347～453）mg/kg 和 316（285～351）mg/kg，小鼠静脉注射后出现痉挛，头颈部强直，5 分钟左右痉挛缓解，呈无力弛缓状态，张口呼吸等中毒症状，3 小时后逐渐恢复，死亡多在 24 小时内。土荆乙酸无论对大鼠灌胃或对小鼠的静脉注射、腹腔注射的毒性，皆明显大于土荆甲酸，毒性与抗早孕作用亦相应。

体内过程未见文献报道。

（苗明三）

蜂房（Vespae Nidus）

fēngfáng

胡蜂科昆虫果马蜂 *Polistes olivaceous*（DeGeer）、日本长脚胡蜂 *Polistes japonicus* Saussure 或异腹胡蜂 *Parapolybia varia* Fabricius 的巢。性平，味甘。归胃经。具有攻毒杀虫，祛风止痛之功。用于疮疡肿毒，乳痈，瘰疬，皮肤顽癣，鹅掌风，牙痛，风湿痹痛。主要含挥发油（露蜂房油）、抑菌成分黄酮化合物、黄良姜素、松属素、咖啡酸酯、蛋白质、铁、钙等。

蜂房的药理作用：①对神经系统的作用。蜂胶有一定的麻醉镇静作用，并能维持一定时间。蜂胶丙二醇提取液能迅速有效地阻滞神经的兴奋性传导，说明蜂胶有较强的传导麻醉作用。②对消化系统的作用。蜂胶水醇提取物可加速硫酸钡通过消化道的过程，显示其可促进胃肠平滑肌蠕动，并有轻泻作用。蜂房的丙酮提取物可使家兔离体肠管蠕动、紧张度稍有减弱。③对泌尿系统作用。蜂房有轻度利尿作用。家兔口服蜂房 0.9g 后 24 小时内尿量平均增加 28%，且尿液中不含蛋白质和糖分。④抗肿瘤。蜂房对胃癌细胞有效，能抑制人体肝癌细胞，还可用于子宫颈癌等。且对 S_{180} 的生长具有一定的抑制作用。蜂房醇浸石油醚提取物与蜂房醇浸乙酸乙酯提取物对 HepG2 细胞具有显著的抑制作用。⑤抗病原微生物。蜂胶对沙门菌、链球菌、金黄色葡萄球菌等 20 种细菌有抑菌作用。对牙周致病菌亦有明显的抑菌作用，对主要致病菌产黑色素杆菌（ATCC）的抑菌作用较强。蜂胶可抗真菌，蜂胶制剂在低浓度时能抑制阴道滴虫，对单纯性疱疹病毒和疱疹性口腔炎病毒的外壳有杀灭作用，对脊髓灰质炎病毒的繁殖有较强抑制作用。⑥抗炎。蜂房水提物 LEF 能明显抑制由豆油诱发小鼠耳的急性渗出性炎症，此种作用于切除实验动物两侧肾上腺后仍然出现，对大鼠脚掌皮内注射蛋清诱发的足趾肿胀有明显的抑制作用，能显著抑制大、小鼠皮下埋藏棉球所诱发的肉芽组织增生的慢性炎症。⑦抗溃疡。蜂胶石油醚萃取物对幽门结扎型溃疡有一定的对抗作用，对醋酸型、应激型溃疡有明显对抗作用。

（苗明三）

蜂蜡（Cera Flava）

fēnglà

蜜蜂科昆虫中华蜜蜂 *Apis cerana* Fabricius 或意大利蜂 *Apis mellifera* Linnaeus 分泌的蜡。性微温，味甘。归脾经。具有解毒，敛疮，生肌，止痛之功。外用于溃疡不敛、臁疮糜烂，外伤破溃，烧烫伤。主要含长链脂肪醇族（D-002）及长链脂肪酸族（D-003）。

蜂蜡的药理作用：①降血脂。蜂蜡中的长链脂肪醇族具有降血脂的作用，并测得降血脂的活性成分是二十八烷醇、三十烷醇和三十一烷醇。②抗炎。D-002通过降低小鼠的白三烯 B_4（LTB_4）水平，从而达到抗皮肤炎症的作用；蜂蜡能明显抑制金葡菌和白念珠菌的生长。③抗溃疡。D-002能明显改善由卡拉胶引起的豚鼠结肠溃疡的前期症状。D-002对由醋酸引起的慢性胃溃疡也有很好的治疗作用。非溃疡大鼠口服D-002可增加其可溶性黏液的分泌，并能保持溃疡大鼠的可溶性黏液量，从而达到保护胃黏膜的作用。④其他。D-002能有效抑制体外四氯化碳和甲苯诱导的肝及脑组织中的微粒体脂质过氧化，口服给药后也能抑制肝及脑组织中的微粒体脂质过氧化。

（苗明三）

fēngjiāo

蜂胶（Propolis） 蜜蜂科昆虫意大利蜂 Apis mellifera L. 的干燥分泌物。性寒，味苦、辛。归脾、胃经。内服补虚弱、化浊脂、止消渴，外用解毒消肿，收敛生肌。内服主要用于体虚早衰，高脂血症，消渴；外治主要用于皮肤皲裂，烧烫伤。主要含黄酮类化合物、酸、醇、酚、醛、酯、醚、烯、萜、甾类化合物和多种氨基酸、脂肪酸、酶类、维生素、微量元素等。

药理作用 主要集中于心血管系统、免疫系统，尚有抗病原微生物等作用。

心血管系统：蜂胶中的黄酮类化合物不但强化心肌细胞膜，增强细胞功能，对血小板聚集及血栓形成具有良好的抑制作用，促进血液循环。蜂胶降血脂的作用机制主要是与胆固醇或胆酸结合，从而抑制其在肠内的吸收，促进降解和排泄。

免疫系统：蜂胶能强化免疫系统，增强免疫细胞的活力；既可促使胸腺产生大量 T 细胞，又能促进脾产生大量淋巴细胞，对骨髓、淋巴结等整个系统产生有益的影响。

抗病原微生物：蜂胶是一种天然抗生素，对多种细菌有抑菌作用，能抑制金黄色葡萄球菌、链球菌、沙门菌、变形杆菌等 20 余种细菌。蜂胶对放线菌、真菌中腐生根霉、毛霉、酵母菌抑制作用较好。蜂胶提取液对脊髓灰质炎病毒、假狂犬病病毒、流感病毒、牛痘病毒等具有不同程度的抑制作用。

其他：蜂胶中黄酮醇类化合物高良姜素具有抗氧化、清除自由基和抑制化学药物的生殖毒性作用。蜂胶对四氯化碳、酒精、D-半乳糖胺、药物所致的肝损伤具有不同程度的保护作用。

毒性与不良反应 蜂胶可能会发生过敏反应，蜂胶过敏症主要是直接接触引起的，而口服蜂胶几乎不会引起过敏。研究表明，蜂胶过敏通常是次生性的，是由于对某些物质尤其是对杨树新芽分泌物和秘鲁香脂有原发敏感性的人，体内发生交叉反应而引起的。

体内过程未见文献报道。

（苗明三）

dàsuàn

大蒜（Allium Sativi Bulbus） 百合科植物大蒜 Allium sativum L. 的鳞茎。性温，味辛。归脾、胃、肺经。具有解毒消肿，杀虫，止痢之功。用于痈肿疮疡，疥癣，肺痨，顿咳，泄泻，痢疾。主要含脂溶性有机硫化物、硫代亚磺酸酯类等含硫化合物，水溶性有机硫化物、类固醇皂苷、皂苷配基、类黄酮类、酚类、有机硒、有机锗、血凝素、果聚糖、前列腺素以及各种氨基酸等。

药理作用 大蒜的药理作用主要集中于心血管系统、消化系统，尚有抗病原微生物、抗肿瘤、抗氧化及延缓衰老等作用。

心血管系统 主要包括降血压、降血脂、保护心肌等作用，可用于高血压、高血脂、动脉粥样硬化等疾病的治疗。

降血压与降血脂：大蒜素可通过一氧化氮（NO）产生舒血管作用，并提高血小板内及胎盘绒毛膜组织和绒毛膜癌组织中诱导型一氧化氮合酶（iNOS）和 NO 水平。大蒜素可明显降低喂以高脂饲料小鼠的血清总胆固醇（TC）、三酰甘油（TG）和低密度脂蛋白胆固醇（LDL-C）水平及提高高密度脂蛋白胆固醇（HDL-C）含量，其作用与剂量呈正相关。

保护心肌：大蒜素具有抗心肌细胞凋亡作用，可减轻心肌细胞损伤，能降低乳酸脱氢酶（LDH）和丙二醛（MDA）水平，明显提高超氧化物歧化酶（SOD）水平。

消化系统 主要包括抗肝纤维化等作用，可用于肝硬化等消化系统疾病的治疗。大蒜素为强效抗氧化剂，对肝细胞具有保护作用。大蒜素能明显降低二甲基亚硝胺（DMN）诱发的大鼠肝纤维化模型的血清天冬氨酸转氨酶（AST）和丙氨酸转氨酶（ALT）水平，对 DMN 所致肝损伤具有保护作用。

抗病原微生物 大蒜素中的二硫醚、三硫醚具有杀菌、抑菌作用，能穿过致病菌的细胞膜进入细胞质中，使细菌缺乏半胱氨酸，中断细菌的生物氧化作用，从而破坏致病菌的正常新陈代谢，从而抑制细菌的生长繁殖。

抗肿瘤 大蒜素对胃癌、结肠癌、肝癌和肺癌等多种肿瘤均有明显的抑制作用，可明显拮抗苯巴比妥的促癌作用。蒜氨酸具有明显的抗肿瘤活性，能抑制人体对亚硝胺的合成及吸收，并刺激体内产生抗癌干扰素，防止癌细胞的繁殖和扩散。

抗氧化及延缓衰老 大蒜素可对抗氧自由基对细胞的毒害作用。小鼠服用大蒜油后，抗氧化物酶活性增强，谷胱甘肽得到积累，从而明显增加小鼠抵抗尼古丁脂质过氧化作用的能力。

其他 大蒜素可促进胰腺泡心细胞转化、胰岛细胞和 R 细胞增殖，使内源性胰岛素分泌增加而发挥降血糖作用。此外，大蒜具有增强体力、促进胃液分泌、增进食欲、改善皮肤血液循环、安定紧张情绪、缓解工作压力、解毒（重金属中毒）、保肝、健脑等作用。

毒性与不良反应 空腹大量食用大蒜，可能会产生很多不良反应，如易发火，影响视力，胃肠不适（烧灼感和腹泻）、胀气和肠道菌群失调等副作用；生吃或直接接触新鲜切碎的大蒜会使一些皮肤敏感的人产生接触性皮炎、灼伤、水疱。大量食用会使胃液中的盐酸增加，引起胃蠕动加快，产生不适感，易引起急性胃炎、胃溃疡和十二指肠溃疡。大蒜中含有能使结肠变硬的物质，可抑制肠道消化液的分泌，影响食物消化，长期食用会使肠蠕动功能减弱，引起便秘，加重肝炎病人的恶心等诸多症状。大蒜有较强

的杀伤力，在杀死肠内致病菌的同时，也会把肠内的有益菌杀死，引起 VB_2 缺乏症，易患口角炎、舌炎、口唇炎等皮肤病，因此不宜长期食用。此外，大蒜挥发油可使血液中的红细胞、血红蛋白减少，从而引起贫血。

体内过程未见文献报道。

（苗明三）

zàofán

皂矾（Melanteritum） 硫酸盐类矿物水绿矾的矿石。性凉，味酸。归肝、脾经。具有解毒燥湿，杀虫补血之功。用于黄肿胀满，疳积久痢，肠风便血，血虚萎黄，湿疮疥癣，喉痹口疮。主要含硫酸亚铁（$FeSO_4 \cdot 7H_2O$）。

药理作用：皂矾内服在胃中水解生成 Fe^{2+}，在肠中被上皮细胞吸收，大部分进入血液循环，小部分被肠黏膜细胞氧化成 Fe^{3+}，并与黏膜内去铁蛋白结合成铁蛋白而滞留其中。进入血液循环的 Fe^{2+} 被氧化成 Fe^{3+}，并与血中的结合成为血浆铁，以 β_1 球蛋白为载体运转到机体各个储铁组织，供骨髓造血使用。对于缺铁性贫血，疗效良好。一般治疗后第 $10 \sim 14$ 天出现网织红细胞上升高峰，贫血越重，效果越好。

毒性与不良反应：多服能引起呕吐、腹痛、泄泻等不良反应。皂矾遇鞣质易生成不溶于水的鞣酸铁而失去疗效，故服用皂矾或含皂矾中成药期间忌饮茶水。外用皂矾能使蛋白质沉淀，其稀薄液有收敛作用，浓溶液则产生刺激。

（苗明三）

bádú huàfǔ shēngjīyào yàolǐ

拔毒化腐生肌药药理（pharmacology of drugs for removing toxic substance to promote granulation） 拔毒化腐生肌药是以外用拔毒化腐、生肌敛疮为主要作

用，治疗溃疡病为主的药物。药理研究表明，本类药物多能抑杀病原微生物，有些则具防腐、收敛、保护和促进伤口愈合作用。本类药物多为矿石重金属类药，多具剧毒，以外用为主，具有拔毒化腐，生肌敛疮功效。本类药物主要适用于痈疽疮疡溃后脓出不畅，或溃后腐肉不去，新肉难生，伤口难以生肌愈合之证以及癌肿，梅毒；有些还常用于皮肤湿疹瘙痒，五官科的口疮、喉症、目赤翳障等。医学诊断为湿疹、慢性溃疡、烧烫伤、酒渣鼻、口腔溃疡、结膜炎、急慢性中耳炎以及皮肤癌、宫颈癌等，也可选用本类药物治疗。本类药物的外用方法，可根据病情和用途而定，如研末外撒，加油调敷，或制成药捻，或外用膏药敷贴，或点眼、吹喉、滴耳等。本类药物多为矿石重金属类，或轻加工炼制而成：多具剧毒或强大刺激性，使用时应严格控制剂量和用法，外用也不可过量或过久应用，有些药还不宜在头面及黏膜上使用，以防发生毒副作用而确保用药安全。其中含砷、汞、铅类的药物毒副作用甚强，应更加注意。

药理作用：拔毒化腐生肌药多作用于体表皮肤、黏膜、创面等部位，产生抑菌、收敛等功效。本类药物能对抗多种革兰阳性及阴性细菌，对多种皮肤、黏膜真菌亦有抑制作用，如砒石等含砷药物具有细胞原浆毒，可杀灭活体细胞；生药、轻粉等含汞药物可与病原体多种酶蛋白质结合，影响其代谢而起到抑制作用。部分药物能够吸收创面水分，减少深处，在局部形成保护膜，从而促进止血和组织修复。部分药物尚有抗肿瘤作用，如砒石对多种肿瘤，特别是白血病细胞具有抑

制生长、促进凋亡、诱导分化等作用。临床常用的拔毒化腐生肌药有红粉、轻粉、信石、铅丹、密陀僧、炉甘石、硼砂等。

(苗明三)

qīngfěn

轻粉（Calomelas） 用升华法炼制而成的氯化亚汞结晶。又称甘汞。性寒，味辛；有毒。归大肠、小肠经。外用杀虫，攻毒，敛疮；内服具有祛痰消积、逐水通便之功。外治用于疥疮、顽癣、臁疮、梅毒、疮疡、湿疹；内服用于痰涎积滞，水肿臌胀，二便不利。轻粉主要含氯化亚汞（Hg_2Cl_2）。

药理作用 ①消化系统：轻粉口服后在肠中遇碱性肠液，小部分变成易溶的二价汞离子，能抑制肠壁细胞的代谢与功能活动，阻碍肠中电解质与水分的吸收，从而发挥泻下作用。②泌尿系统：轻粉有抑制肾小管重吸收的作用，内服可利尿，尤其是尿液呈酸性时利尿作用更明显，对心源性水肿较为适用。③抗病原微生物：轻粉水浸剂体外对奥杜安小孢子菌、堇色毛癣菌、红色表皮癣菌、许兰黄癣菌、星形诺卡菌等皮肤真菌有不同程度的抑制作用，其混悬液对金黄色葡萄球菌、大肠埃希菌、乙型链球菌、变形杆菌有明显的抑制作用。

毒性与不良反应 轻粉可在人体蓄积，久服能导致慢性中毒，服用过量会导致急性中毒。轻粉混悬液对小鼠灌胃的半数致死量（LD_{50}）为 410mg/kg，大鼠灌胃的 LD_{50} 为 1740mg/kg。中毒后心、肺、肝、肾均有不同程度的损害。因肾为汞的主要排泄器官，约占全部吸收量的 75%，故尤以肾小管上皮细胞最为显著，可见细胞肿胀、脂变、坏死等。卵巢中部分较大的滤泡破碎，且有白细胞浸润。轻粉可刺激黏膜，并有蓄积作用，在口服轻粉中毒死亡的尸体解剖中可发现口腔炎等。轻粉与碱性药物同用或与碱性消化液接触，使之转变成汞离子而有剧毒，口服轻粉 2~3g 可以致死。轻粉主要含有氯化亚汞，通常都用人工制备（纯度不得少于 99.6%），为无味无色鳞片状结晶，其毒性较小，使与水共煮，则分解而生成氯化汞及金属汞，二者均有剧毒，在曝光时，轻粉颜色渐渐变深，亦起同样变化而具剧毒。轻粉内服过量或持续作用，均可发生中毒，内服中毒主要以胃肠道和肾脏损害以及心血管病变为主，亦有其他伴随症状。其中毒表现形式有急性中毒和慢性中毒之分。

体内过程 0.58g/kg 轻粉单次灌胃正常大鼠以后，血药浓度曲线短时间内迅速上升到峰值，能在体内很快被吸收，药物随血液进入组织的速度大于出组织的速度，消除缓慢。正常小鼠每天 2.73mg 轻粉连续灌胃 35 天，初期各组织汞含量均呈上升趋势，其中肝肾组织上升最快；随着给药次数增多，组织中的汞含量趋于稳定，唯有肝肾中的含量继续上升且蓄积量远大于其他组织。

(苗明三)

hóngfěn

红粉（Hydrargyri Oxydum Rubrum） 红氧化汞。性热，味辛；有大毒。归肺、脾经。具有拔毒，除脓，祛腐生肌之功。用于痈疽疔疮，梅毒下疳，一切恶疮，肉暗紫黑，腐肉不去，窦道瘘管，脓水淋漓久不收口。红粉的药理有效成分主要为氧化汞，汉口红粉中氧化汞的含量在 98% 以上；另含有硝酸汞等。

红粉所含的氧化汞及硝酸汞具有消毒、防腐、抑菌等作用，可抑制多种致病菌，对金黄色葡萄球菌和大肠埃希菌的杀伤作用比苯酚（石炭酸）强 100 倍以上。红粉外用还能促进机体组织再生和伤口愈合。氧化汞毒性剧烈，人的致死量为 0.1~0.7g。小鼠口服的半数致死量（LD_{50}）为 22mg/kg，大鼠口服的 LD_{50} 为 18mg/kg。

(苗明三)

lúgānshí

炉甘石（Calamina） 碳酸盐类矿物方解石族菱锌矿。性平，味甘。归肝、脾经。具有解毒明目退翳、收湿止痒敛疮之功，主要用于目赤肿痛、睑弦赤烂，翳膜遮睛，胬肉攀睛，溃疡不敛，脓水淋漓，湿疮瘙痒。炉甘石（菱锌矿）的药理有效成分主要为碳酸锌，尚含少量氧化钙、氧化镁、氧化铁、氧化锰，其中锌往往被少量的二价铁所取代。浮水炉甘石（水锌矿）主含碱式碳酸锌 $[Zn_5(CO_3)_2 \cdot (OH)_6]$。

药理作用 炉甘石作为中度的防腐、收敛、保护剂而被广泛用于皮肤科，主要用于治疗皮肤炎症或表面创伤。一般用 5%~10% 的洗剂，也有用油膏者。外用还可抑制局部葡萄球菌生长，且能部分吸收创面分泌液，具有较好的防腐、收敛、抗炎、止痒及保护创面作用。

毒性 有些炉甘石含铅及镉，有相当大毒性。该品口服后在胃内可生成氯化锌，会刺激腐蚀胃肠道。中毒机制：主要是由于炉甘石所含氧化锌对皮肤和黏膜的较强刺激和腐蚀所致。且可使血液中蛋白质沉淀，对内脏器官造成损害。

不良反应 炉甘石为常用外

用药，有报道可引起接触性皮炎，出现皮肤瘙痒、发红、起米粒样皮疹，逐渐扩大，形成水疱。若误服炉甘石，常可见消化系统有恶心、呕吐、吐出物为紫蓝色，腹泻，大便带血。呼吸系统见喉头发紫，呼吸急促。循环系统有血压升高，心动过速。泌尿系统有肾区疼痛，蛋白尿，血尿，管型尿。神经系统有头晕，抽搐，昏迷，瞳孔散大，甚至休克。

（苗明三）

索　引

条 目 标 题 汉 字 笔 画 索 引

说　明

一、本索引供读者按条目标题的汉字笔画查检条目。

二、条目标题按第一字的笔画由少到多的顺序排列，按画数和起笔笔形横（一）、竖（丨）、撇（丿）、点（丶）、折（乛，包括丁乚く等）的顺序排列。笔画数和起笔笔形相同的字，按字形结构排列，先左右形字，再上下形字，后整体字。第一字相同的，依次按后面各字的笔画数和起笔笔形顺序排列。

三、以拉丁字母、希腊字母和阿拉伯数字、罗马数字开头的条目标题，依次排在汉字条目标题的后面。

八　画

条 目 外 文 标 题 索 引

内 容 索 引

说　明

　　一、本索引是本卷条目和条目内容的主题分析索引。索引款目按汉语拼音字母顺序并辅以汉字笔画、起笔笔形顺序排列。同音时，按汉字笔画由少到多的顺序排列，笔画数相同的按起笔笔形横（一）、竖（丨）、撇（丿）、点（丶）、折（乛，包括丁し〈等）的顺序排列。第一字相同时，按第二字，余类推。索引标目中夹有拉丁字母、希腊字母、阿拉伯数字和罗马数字的，依次排在相应的汉字索引款目之后。标点符号不作为排序单元。

　　二、设有条目的款目用黑体字，未设条目的款目用宋体字。

　　三、不同概念（含人物）具有同一标目名称时，分别设置索引款目；未设条目的同名索引标目后括注简单说明或所属类别，以利检索。

　　四、索引标目之后的阿拉伯数字是标目内容所在的页码，数字之后的小写拉丁字母表示索引内容所在的版面区域。本书正文的版面区域划分如右图。

a	c	e
b	d	f

A

阿托品　328c

矮地茶（Ardisiae Japonicae Herba）　325c

艾片　346f

艾叶（Artemisiae Argyi Folium）　256b

安宫牛黄丸（angong niuhuang pill）　348f

安神药　330e

安神药药理（pharmacology of sedatives and tranquilizer）　330e

安息香（Benzoinum）　348e

B

八角茴香（Anisi Stellati Fructus）　205f

八味肾气丸　423a

八味丸　423a

巴豆（Crotonis Fructus）　141f

巴豆毒蛋白　142d

巴豆生物碱　142c

巴豆霜（Crotonis Semen Pulveratum）　142e

巴豆油　142a，142d

巴戟天（Morindae Officinalis Radix）　388e

巴马汀　93a

拔毒化腐生肌药　443d

拔毒化腐生肌药药理（pharmacology of drugs for removing toxic substance to promote granulation）　443d

菝葜（Smilacis Chinae Rhizoma）　186d

白扁豆（Lablab Semen Album）　369a

白丑　141d

白矾（Alumen）　438f

白茯苓　174f

白附片　195f

白附子（Thyphonii Rhizoma）　306b

白果（Ginkgo Semen）　324c

白胡椒　208f

白虎汤（baihu decoction）　125d

白花前胡甲素　315c

白花蛇舌草（Hedyotidis Herba）　103b

白花蛇舌草水提取物　103f，104b

白花蛇舌草注射液　104c

白花蛇舌草总黄酮　103e

白桦酸　154b

白及（Bletillae Rhizoma）　250f

白芥子（Brassicae Semen）　307b

白藜芦醇苷　190a

白藜芦苷　190c

白蔹（Ampelopsis Radix）　107a

白蔹醇提物　107b

白茅根（Imperatae Rhizoma）　245a

白前（Cynanchi Stauntonii Rhizoma et Radix）　309e

白屈菜（Chelidonii Herba）　271e

白芍（Paeoniae Radix Alba）　401c

白术（Atractylodis Macrocephalae Rhizoma）　365a

D

本卷主要编辑、出版人员

执行总编　谢　阳

责任编审　袁　钟

责任编辑　李亚楠　戴小欢

索引编辑　赵　健

名词术语编辑　陈丽丽

汉语拼音编辑　王　颖

外文编辑　顾良军

参见编辑　杨　冲

美术编辑　北京心合文化有限公司

责任校对　苏　沁

责任印制　陈　楠

装帧设计　雅昌设计中心·北京